Clinical Genetic Counseling

Editor-in-chief: **Gary Lu, MD, F.A.C.M.G.**
Xiangmin Xu, MD
Associate Editors: **Tian-jian Chen, Ph. D., F.A.C.M.G.**
Yanhong Yu, MD

PEKING UNIVERSITY MEDICAL PRESS

临床遗传咨询

主　编：[美] 陆国辉　　徐湘民
副主编：　　　陈天健　　余艳红

北京大学医学出版社

图书在版编目（CIP）数据

临床遗传咨询／（美）陆国辉，徐湘民主编．—北京：北京大学医学出版社，2007.4（2021.5重印）

ISBN 978-7-81071-843-1

Ⅰ．临…　Ⅱ．①陆…②徐…　Ⅲ．遗传咨询　Ⅳ．R394

中国版本图书馆CIP数据核字（2007）第034393号

临床遗传咨询

主　　编：	陆国辉（美）　徐湘民
出版发行：	北京大学医学出版社
地　　址：	（100191）北京市海淀区学院路38号 北京大学医学部院内
电　　话：	发行部 010-82802230；图书邮购 010-82802495
网　　址：	http://www.pumpress.com.cn
E-mail：	booksale@bjmu.edu.cn
印　　刷：	北京信彩瑞禾印刷厂
经　　销：	新华书店
责任编辑：	韩忠刚　　责任校对：金彤文　　责任印制：罗德刚
开　　本：	850mm×1168mm　1/16　　印张：36.5　　字数：1112千字
版　　次：	2007年3月第1版　2021年5月第3次印刷
书　　号：	ISBN 978-7-81071-843-1
定　　价：	150.00元

版权所有，违者必究

（凡属质量问题请与本社发行部联系退换）

《临床遗传咨询》编委会名单

主编： 陆国辉　徐湘民
副主编： 陈天健　余艳红

责任编委：（按姓氏笔画为序）
吴柏林　余艳红　陈天健　罗小平　陆国辉　张　成　徐湘民

主编助理： 严提珍

顾问： 顾　江

编委：（按姓氏笔画为序）

王国普	副教授	暨南大学华侨医院骨科
王越英	主任	北京军区总医院临床遗传中心
方　红	教授	浙江大学医学院第一附属医院皮肤科
方　群	教授	中山大学附属第一医院胎儿医学中心
许顶立	教授	南方医科大学附属南方医院心血管内科
孙　竞	教授	南方医科大学附属南方医院血液科
朱　辉	主任	美国 Athena Diagnostics Inc. 分子诊断实验室
刘慧姝	副教授	广州医学院附属第三医院妇产科研究所
邹小兵	教授	中山大学附属第三医院小儿科
沈亦平	主任	美国哈佛大学医学院麻省总医院神经病理遗传分子诊断实验室
李胜利	教授	南方医科大学附属深圳妇幼保健院产前诊断中心
吴柏林	主任	美国 Harvard University 儿童医院基因诊断研究室
	客座/兼职教授	北京大学医学遗传中心、复旦大学病理研究中心、解放军总医院
余艳红	教授	南方医科大学附属南方医院妇产科
罗小平	教授	华中科技大学同济医学院附属同济医院儿科
罗宏斌	教授	广州医学院附属荔湾医院内分泌科
陈天健	副教授	美国 University of South Alabama 医学遗传系
	客座教授	北京军区总医院
陈敦金	教授	广州医学院附属第三医院妇产科
林　宁	主任	美国 Eye and Vision Central California 眼科中心
陆国辉	主任	美国 LabCorp/USL 病理细胞遗传诊断部
	客座/兼职教授	美国 University of South Carolina 妇产科、南方医科大学基础医学院医学遗传学教研室
胡平安	副教授	中南大学湘雅医学院附属第三医院内分泌科
张　成	教授	中山大学附属第一医院神经科
张咸宁	教授	浙江大学医学院生物化学与遗传学系
赵　彤	教授	南方医科大学基础医学院病理学教研室

姚细保	副教授	江西赣南医学院附属医院妇产科
徐艳文	副教授	中山大学附属第一医院生殖研究中心
徐湘民	教授	南方医科大学医学遗传学教研室
	主任	南方医科大学附属南方医院产前诊断与遗传病诊断技术中心
娄探奇	教授	中山大学附属第三医院肾内科
袁慧军	教授	解放军总医院耳鼻咽喉科研究所
黄艳仪	教授	广州医学院附属第三医院妇产科
曾 平	主治医师	广东省人民医院老年病研究所
曾 嵘	副教授	南方医科大学基础医学院医学遗传学教研室
曾文琦	助理教授	美国 City of Hope 国家医学中心临床分子诊断实验室
蒋玮莹	教授	中山大学医学院医学遗传学教研室
谢有梅	副教授	美国北卡州立大学神经科
廖 灿	主任	广州市妇婴医院优生围产研究所
蔡望伟	教授	海南医学院生物化学教研室
潘小英	主任	广东省妇幼保健院产前诊断中心
瞿 咏	主任	美国加州 Kaiser Permanente 生化/分子遗传诊断中心
	客座助理教授	美国 University of California 洛杉矶分校儿科
	客座教授	北京大学医学遗传中心

序

遗传咨询是临床遗传学的重要组成部分，也是临床医学实践中遗传咨询师（genetic counselor）直接面对求诊者所进行的一种专业性很强的医疗服务业务，其核心是就一个家庭中遗传病的发生或再发风险进行分析和评估。其理论基础是孟德尔发现的分离定律、自由组合定律以及摩尔根发现的连锁与交换定律，这些规律源于配子形成的减数分裂中的染色体的行为，因此熟练掌握减数分裂中染色体在细胞水平到分子水平的变化是从事遗传咨询者的最起码的要求，当然这些基础理论在临床上的应用必须建立在疾病准确诊断的基础上。陆国辉和徐湘民二位教授主编的这本由北京大学医学出版社出版的《临床遗传咨询》，在内容的布局、疾病病种的选择和遗传咨询知识点的阐述方面，既强调了相关基础知识的系统性，又兼顾了临床遗传咨询操作的实用性；在参考国内外最新文献和结合自己的临床实践经验陈述主题的同时，也尽可能注意收集和更新国内同行所关注的我国人群中主要遗传性疾病的相关知识。

我国的医学遗传学始于上世纪60年代初张孝骞教授的倡导，临床遗传学的早期实践起步于70年代初期，经过30多年的发展，我国在遗传病的基础研究和临床遗传学方面取得了长足的进步。在临床遗传学迅速发展的今天，这本以广大临床医生为读者对象的《临床遗传咨询》的出版，为相关科室的临床大夫、遗传学实验室人员、正在医学院校就读的本科生和其他相关专业人士提供了学习临床遗传咨询专业知识的阅读范本。

中国工程院医药学部院士
中南大学湘雅医学院中国医学遗传学国家重点实验室
人类与医学遗传学教授

2007年1月20日

前 言

本书由遗传咨询总论（基础篇）和遗传咨询各论（疾病篇）两大部分共 26 章组成。基础篇里的每一章节，重点论述了与临床遗传咨询应用息息相关的理论基础；除了与孟德尔遗传、分子遗传、细胞遗传、生化遗传、线粒体遗传、多基因遗传和出生缺陷基础等通用的基础理论外，还特别详细地介绍了产前诊断、胎儿超声影像学、遗传筛查等实用性的实验室诊断理论和应用章节。在对每一病例进行遗传咨询时必不可少的风险评估则放在这一部分的末端重点介绍。疾病篇阐述不同系统的共 152 种主要常见遗传疾病或常见先天畸形的遗传咨询。

新颖、全面和实用三大风格贯穿了本书的每一章节。"新颖"主要体现在直接介绍与遗传咨询相关的国内外最新的医学遗传理论基础及其临床应用、疾病发生的最新遗传病理和诊断技术方法（例如 CGH MicroArray 等），所纳进的内容力求新鲜，甚至包括清稿付印前发表的重要信息。"全面"表现为比较完整地介绍与遗传咨询相关的理论和临床门诊应用知识，以及编者的经验。具有指导临床遗传咨询门诊实践的实用性是本书编写过程中所特别强调的基本风格；这都体现于基础理论和具体疾病的介绍上，包括疾病的遗传方式、基因型和临床表型及其相互间的关系、实验室诊断检测、治疗和预防、发病或再发风险和预后等；使读者能明确对特定疾病进行临床实验室遗传诊断的可行性及其实验室检测结果的意义。所有这些，涵盖了在本书完稿时刚问世的美国遗传咨询学会给"遗传咨询"所下的新定义的内容，这也反映了各位主编原来对本书撰写时构思的正确和经验所在。

与在国内医学遗传领域里现有的屈指可数的与临床遗传咨询相关的参考书相比，除了上述的三大特点外，本书所详细介绍的胎儿超声影像学、肿瘤遗传咨询和线粒体病遗传咨询则是其突出的主要补缺；基础篇里对遗传咨询内容的论述更具实用性，包括肿瘤咨询、先天性畸形咨询、近亲结婚遗传咨询和线粒体遗传咨询等；各章节里对每一疾病的遗传咨询内容介绍也显得更突出和更有指导性，这特别反映在对风险评估和预后方面的描述；其中以 Down 氏综合征、先天性神经管缺陷、地中海贫血、Huntington 病、苯丙酮尿症、非综合征型耳聋、多囊肾病、视网膜母细胞瘤、乳腺癌、慢性髓细胞白血病、脆性 X 综合征和胎儿酒精综合征等作为典范，务求读者能举一反三地应用。此外，本书采用了大量的列表和编者自己的插图，使与之相关的内容更形象化，通俗易懂。因此，除了作为临床咨询师和其他从事临床遗传的专业人员临床咨询门诊的参考书外，本著还可以用作遗传咨询培训班和高等院校有关专业的教材。

由于篇幅、时间和水平的限制，本书未免还有其他遗漏或不足之处，恳请同道们不吝指教。

编委会
2006 年 11 月

编后感

还是五年前的一个晚上，我拿着我的学生E. Hull那红色封面的毕业论文，透过遗传咨询研究生毕业晚餐会上那一尘不染的玻璃窗，眺望东边的圆月自问：何时能在远方的祖国亲身体验同样的激情？就是从那一天开始，我一直梦想着组织撰写一本《临床遗传咨询》。

《产前遗传病诊断》刚问世后，经过一番波折，在正需要的时刻，得到的是鼎力相助、并肩战斗的朋友：故乡的友好和同行佼佼者——南方医科大学的徐湘民教授和在他身边的同行兄弟姐妹、中山大学附属第一医院神经科的张成教授和神州里胎儿医学的先锋方群教授、南方医科大学附属深圳妇幼保健院的胎儿超声影像专家李胜利教授、华中科技大学同济医学院儿科的罗小平教授、以及编委榜上分布在全国各地名牌学府的其他同行师长；还有异乡同行——十多年来各独占一峰的South Alabama大学的临床分子遗传专家陈天健博士、Harvard大学的临床分子遗传专家吴柏林博士、以及Kaiser Permanente的临床分子/生化遗传专家瞿咏博士等。那尊敬的每一位，在繁忙的工作之余，继续灯下一丝不苟地敲打键盘，迎来一个个初露的月牙，又将一挂挂明亮的圆月送走，把自己宝贵的知识财富倾注于每一页，不断更新，直到清稿付印前的一刻。我们追求的是：新颖、全面、实用，为临床遗传咨询事业推波助澜。更令我难忘的是曾给予磐石般支持、认真审稿或者画龙点睛般建议的Miami大学的细胞遗传专家范耀山教授、加州大学（Irvine）的分子/临床遗传专家黄涛生博士、LabCorp诊断公司的张小湘和Jar-Fee Yung两位细胞遗传专家以及血液/淋巴肿瘤专家陈卫平博士、香港医学遗传学会林德深会长以及国际知名而被行内誉为"产前诊断皇后"的纽约大学妇产科/儿科Lillian Hsu教授。他们无私的帮助使本书的内容更完美。

时值轻松刷笔卸妆之际，一挂明月又回到了宁静的夜空。顿时使我联想起曾为这一专著热心筹备的北京大学基础医学学院院长顾江教授、北京大学医学遗传中心的钟南教授、北京大学医学出版社的陆银道社长和韩忠刚编辑；多次给我鼓励鞭策的卫生部妇社司王斌处长；更有曾扶持我上路的医学遗传学界老前辈杜传书教授；还有为本书文书工作而经常废寝忘餐的南方医科大学博士研究生严提珍，我感谢万分。

愿这由诸位尊敬的老师、同行、师兄妹携手努力的作品流传在临床遗传咨询业内每一个角落，激励我们永远前行。也愿把这一新篇章作为丰厚的礼物回敬我的导师Wayne Stanley博士和Peter Benn博士、二十二年前的产前诊断启蒙老师殷光霖博士以及曾在南卡大学共事八年的医学遗传教授Robert Best博士和遗传咨询教授Janice Edwards，祝福一直为我祷告的其他亲朋好友和家中那永不凋谢的两朵金花，我亲爱的女儿：Victoria和Virginia。

陆国辉
2006年重阳节于美国Irvine

编 后 记

产生编写这本书的念头源于与在美国有着多年临床遗传学从业经验的同行陆国辉（Gary Lu）教授的邂逅，也许是因为我们的年龄和早年求学经历的相似（都是1977级医学院本科生），当两年前我们有机会在一起讨论各自感兴趣的专业话题时，就编写《临床遗传咨询》这本书的想法几乎是一致和不谋而合的，于是很快就形成了行动方案，并在征得各自在国内和美国工作的同行参编者的同意后，很快将写作方案付诸实施。经历两年的艰辛旅途后终于到达了预期的驿站，让我真切地体会了一次如释重负的感觉。

我们编写这本书的原始初衷主要有两个，一是国内目前尚无类似的可指导临床"遗传咨询"工作的实用性专业书籍；二是我们预计未来几年我国临床遗传学的兴起和发展会对这类书籍产生需求。同时，由于有多位作者是在有先进临床遗传学专业体系的美国成长起来的同业专家，我相信，这本书应该可以在一定程度上起到传播西方先进知识和技术理念的桥梁作用。当然，更重要的是，借助这一载体，可以表达和阐述我们对"临床遗传咨询"的理解，并与对本书感兴趣的业内同行和读者交流我们的学习经验和工作体会。由于我国的医院体系中目前还没有正规的临床遗传咨询技术规范和操作指南，如果本书的面世能够为促进这一专业领域的发展有所启迪，将是我们的莫大的光荣。本书所期望的主要目标是能为广大一线临床医生提供实用性知识和指南，帮助他们在从事相关专业的遗传病的诊断和遗传咨询临床实践时，如何处理和有针对性地应对一些人类遗传病的相关问题。由于作者的知识水平所限，是否能满足临床同行的需求从而达到这一目标，只有留给广大读者去评判啦！

在本书的写作过程中，主编Gary的刻苦和真诚给我留下了深刻的印象，正是受到他的鼓舞，我才能不敢懈怠地为本书的完成不断地努力。工作在太平洋彼岸的陈天健、吴柏林、瞿詠、曾文琦、林宁、谢有梅、沈亦平和朱辉，这几位留学生同行们系统广博的知识背景，为本书的诸多章节增添了光彩。还有张成、李胜利、袁慧军、罗小平、张咸宁、廖灿、方群等一批国内的同行先锋，他们各自都贡献了与自己的业绩密切相关的书本内容。再有支撑我专业发展的我的团队成员，特别是曾嵘、莫秋华和周万军老师，以及余艳红、许顶立、孙竞、赵彤等南方医院的合作伙伴，他们的辛勤劳动奠定了本书的写作基础。此外，还有担任主编助理的我的学生严提珍，她的无私劳动为这本书稿留下了许多有价值的印记。在北大医学部基础医学院顾江教授的引荐下，本书在计划之初即得到北京大学医学出版社的大力支持，陆银道社长为本书的出版进行了周到的策划，韩忠刚编辑不遗余力地完成了大量的书稿文字和版面的修订工作。夏家辉院士在百忙中给予了我们这些晚辈热情的支持和鼓励，其殷切期望已体现在他为本书所撰序言的字里行间。在即将成书之时，我由衷感谢每一位为本书完成做出贡献的人们，我将以更加努力的工作回报大家，并真诚地面对批评。最后，我要向长年为我和我们可爱的女儿操劳的妻子深深道谢，没有她的慷慨无私的支持，包括本书写作在内的我的任何专业成绩，都是无从谈起的。

徐湘民

2007年2月1日于羊城

目 录

第一部分 基础篇

第1章 遗传咨询概论 ……………………………………………………… 潘小英 陆国辉 (3)
 第一节 遗传咨询的定义和指征 ………………………………………………………… (3)
 第二节 遗传咨询必须遵循的伦理、道德原则和法律 ………………………………… (4)
  一、自愿的原则 ……………………………………………………………………… (4)
  二、平等的原则 ……………………………………………………………………… (4)
  三、教育咨询者原则 ………………………………………………………………… (4)
  四、公开信息的原则 ………………………………………………………………… (4)
  五、非指导性的咨询原则 …………………………………………………………… (4)
  六、关注咨询中的心理、社会和情感影响尺度 …………………………………… (5)
  七、信任和保护隐私的原则 ………………………………………………………… (5)
  八、遗传诊断的伦理、道德问题 …………………………………………………… (5)
  九、与遗传诊断相关的法律问题 …………………………………………………… (6)
  十、遗传伦理委员会 ………………………………………………………………… (6)
 第三节 遗传咨询的过程 ………………………………………………………………… (6)
  一、获取信息 ………………………………………………………………………… (6)
  二、建立和证实诊断 ………………………………………………………………… (7)
  三、风险评估 ………………………………………………………………………… (7)
  四、给出信息 ………………………………………………………………………… (7)
  五、心理咨询 ………………………………………………………………………… (7)
 第四节 特殊情形的遗传咨询 …………………………………………………………… (8)
  一、与再生育有关的遗传咨询 ……………………………………………………… (8)
  二、儿科领域的遗传咨询 …………………………………………………………… (8)
  三、成年起病的遗传咨询 …………………………………………………………… (8)
  四、肿瘤病的遗传咨询 ……………………………………………………………… (8)
  五、近亲婚配的遗传咨询 …………………………………………………………… (10)
  六、先天性畸形的遗传咨询 ………………………………………………………… (11)
 第五节 遗传咨询队伍 …………………………………………………………………… (12)
  一、遗传咨询师 ……………………………………………………………………… (12)
  二、临床遗传学家 …………………………………………………………………… (12)
  三、遗传护士 ………………………………………………………………………… (12)
  四、遗传学实验室专家 ……………………………………………………………… (12)
  五、国内的遗传学服务队伍 ………………………………………………………… (12)
  六、遗传咨询师的继续教育 ………………………………………………………… (13)
 主要参考文献 ……………………………………………………………………………… (13)

第2章 孟德尔遗传病基础 …………………………………………………… 曾 嵘 陆国辉 (14)
 第一节 常染色体显性遗传 ……………………………………………………………… (15)

一、常染色体显性遗传的特点 …………………………………………………………………… (15)
　　二、与常染色体显性遗传有关的几个重要概念和特殊现象 …………………………………… (16)
　第二节　常染色体隐性遗传 ……………………………………………………………………………… (17)
　第三节　性连锁遗传 ……………………………………………………………………………………… (18)
　　一、X连锁隐性遗传 ………………………………………………………………………………… (19)
　　二、X连锁显性遗传 ………………………………………………………………………………… (19)
　　三、Y连锁遗传 ……………………………………………………………………………………… (20)
　第四节　非经典孟德尔遗传 ……………………………………………………………………………… (20)
　　一、基因组印记与单亲二体 ………………………………………………………………………… (20)
　　二、遗传早现与动态突变 …………………………………………………………………………… (20)
　　三、表观遗传和DNA甲基化 ……………………………………………………………………… (22)
　第五节　临床上值得注意的与孟德尔遗传相关的重要概念 …………………………………………… (23)
　　一、生殖腺镶嵌体（germline mosaicism） ………………………………………………………… (23)
　　二、新突变 …………………………………………………………………………………………… (23)
　　三、异质性 …………………………………………………………………………………………… (23)
　主要参考文献 ……………………………………………………………………………………………… (24)
　附录：常用的系谱符号及其含义 ………………………………………………………………………… (25)
　附录：常用的系谱符号及其含义（续） ………………………………………………………………… (26)

第3章　临床细胞遗传学基础 ……………………………………………………………… 蒋玮莹 (27)
　第一节　染色体的形态 …………………………………………………………………………………… (27)
　第二节　染色质、染色体的结构与功能 ………………………………………………………………… (28)
　　一、染色质和染色体的化学组成 …………………………………………………………………… (28)
　　二、染色体的结构 …………………………………………………………………………………… (28)
　　三、染色质的结构及特点 …………………………………………………………………………… (28)
　　四、染色体的功能 …………………………………………………………………………………… (29)
　第三节　细胞周期 ………………………………………………………………………………………… (29)
　　一、间期 ……………………………………………………………………………………………… (30)
　　二、有丝分裂期 ……………………………………………………………………………………… (30)
　第四节　减数分裂 ………………………………………………………………………………………… (31)
　　一、减数分裂Ⅰ期 …………………………………………………………………………………… (31)
　　二、减数分裂Ⅱ期 …………………………………………………………………………………… (33)
　　三、减数分裂的遗传学意义 ………………………………………………………………………… (33)
　第五节　精子和卵子的生成 ……………………………………………………………………………… (33)
　　一、精子的生成 ……………………………………………………………………………………… (33)
　　二、卵子的生成 ……………………………………………………………………………………… (34)
　第六节　Lyon假说 ………………………………………………………………………………………… (35)
　　一、Lyon假说 ………………………………………………………………………………………… (35)
　　二、符合Lyon假说的X染色体失活的遗传学意义 ……………………………………………… (36)
　　三、不符合Lyon假说的现象 ……………………………………………………………………… (37)
　　四、X染色体失活偏好性及选择性X染色体失活的遗传学意义 ……………………………… (37)
　第七节　正常人体细胞染色体核型的命名 ……………………………………………………………… (37)
　　一、人类细胞遗传学国际命名体制 ………………………………………………………………… (38)
　　二、辨认染色体结构的标志 ………………………………………………………………………… (38)

第八节　染色体畸变 （38）
　　一、数目异常 （38）
　　二、染色体结构畸变 （40）
　主要参考文献 （48）

第4章　临床分子遗传学基础　徐湘民　吴柏林（51）
　第一节　基因突变的分类 （51）
　　一、点突变 （51）
　　二、大片段突变 （53）
　　三、动态突变 （53）
　第二节　遗传检测的主要方法及其应用 （54）
　　一、直接诊断 （54）
　　二、连锁分析 （58）
　　三、遗传检测的范畴 （59）
　第三节　分子诊断的基本操作 （63）
　　一、病例和样本收集 （63）
　　二、个体研究和家系研究 （64）
　　三、遗传病的产前诊断 （65）
　　四、遗传检测技术应用的局限性 （66）
　　五、临床遗传学实验室的建立和布局 （67）
　主要参考文献 （68）

第5章　遗传性代谢疾病的生化机制　瞿詠（69）
　第一节　酶蛋白的缺失导致代谢疾病 （69）
　　一、底物的累积为致病因子 （69）
　　二、产物的缺失为致病因子 （71）
　　三、辅酶/辅因子的缺失为致病因子 （73）
　第二节　非酶蛋白变性导致功能丧失 （74）
　　一、结构蛋白变性为致病因子 （74）
　　二、转运载体蛋白的缺陷为致病因子 （75）
　　三、受体蛋白缺失为致病因子 （77）
　主要参考文献 （78）

第6章　线粒体疾病遗传学基础　陈天健（80）
　第一节　线粒体DNA （80）
　　一、线粒体DNA的生物学特点 （80）
　　二、mtDNA疾病的遗传特征 （81）
　第二节　线粒体疾病的常见临床表现和诊断 （83）
　　一、常见临床表现 （83）
　　二、mtDNA缺陷导致的综合征 （83）
　　三、mtDNA疾病的临床诊断 （84）
　第三节　mtDNA突变和临床实验室诊断 （84）
　　一、mtDNA的突变 （84）
　　二、mtDNA突变的致病机制 （84）
　　三、线粒体疾病的实验室诊断 （85）
　　四、线粒体疾病的产前诊断 （85）

第四节 核基因组的基因突变 ··· (85)

第五节 线粒体疾病的治疗 ··· (86)
 一、以减轻症状为目的的对症治疗 ·· (86)
 二、降低有毒代谢产物的积累 ·· (86)
 三、给予辅酶和维生素以促进代谢 ·· (87)
 四、物理与辅助运动 ·· (87)
 五、基因治疗 ··· (87)

第六节 线粒体疾病的遗传咨询 ··· (87)
 一、线粒体疾病的发病率 ·· (87)
 二、线粒体疾病再发风险率的估计 ·· (88)
 三、氨基糖苷类抗生素敏感性耳聋突变的遗传咨询 ······························· (88)

主要参考文献 ·· (89)

第7章 多基因遗传和出生缺陷基础 ··· 黄艳仪 姚细保 (91)

第一节 多基因遗传的特点 ··· (91)
 一、多基因遗传的数量性状 ··· (91)
 二、易患性、发病阈值及遗传率 ··· (91)
 三、多基因遗传病的特点 ·· (92)
 四、多基因病再发风险估计 ··· (93)

第二节 出生缺陷 ··· (94)

第三节 畸形发生和致畸原 ··· (95)
 一、畸形发生 ··· (95)
 二、致畸原 ·· (96)
 三、影响畸形发生的因素 ·· (96)

第四节 出生缺陷遗传咨询的适应证 ··· (97)

第五节 出生缺陷的预防、筛查与诊断 ·· (97)
 一、出生缺陷的预防 ·· (98)
 二、高危因素筛查 ··· (98)
 三、临床观察与体检 ·· (98)
 四、实验室检查 ·· (99)

主要参考文献 ·· (100)

第8章 产前诊断 ·· 方 群 徐艳文 (101)

第一节 概述 ··· (101)
 一、产前诊断取材方法 ··· (101)
 二、产前诊断技术的发展 ·· (101)
 三、产前诊断指征 ··· (101)

第二节 羊膜腔穿刺 ·· (103)
 一、妊娠中期羊膜腔穿刺 ·· (103)
 二、妊娠早期羊膜腔穿刺 ·· (104)
 三、诊断项目 ··· (105)

第三节 绒毛取样 ··· (106)
 一、取材时间 ··· (106)
 二、取材途径 ··· (106)
 三、取材方法 ··· (106)

四、手术相关并发症 (108)
　五、存在问题 (109)
第四节　脐带穿刺 (109)
　一、产前诊断应用范围 (109)
　二、方法 (110)
　三、穿刺部位 (110)
　四、操作过程 (110)
　五、注意事项 (111)
　六、手术相关并发症 (112)
　七、早期脐带穿刺 (113)
第五节　胚胎镜和胎儿镜检查 (113)
　一、胚胎镜检查 (113)
　二、胎儿镜检查 (114)
　三、胎儿活检 (115)
　四、并发症 (115)
第六节　胚外体腔穿刺 (116)
　一、操作方法 (116)
　二、注意事项 (116)
第七节　采集经宫颈细胞产前诊断 (117)
　一、经宫颈细胞的采集方法 (117)
　二、滋养叶细胞的分离和应用 (117)
第八节　非侵入性产前诊断方法 (118)
　一、孕妇外周血中胎儿细胞的分离与富集 (118)
　二、母血中胎儿DNA/RNA在产前诊断中的应用 (118)
主要参考文献 (119)
第九节　植入前遗传学诊断 (122)
　一、PGD的适应证 (122)
　二、PGD的步骤 (122)
　三、细胞活检 (122)
　四、单细胞诊断技术 (123)
　五、胚胎镶嵌型对诊断准确率的影响 (124)
　六、PGD的展望 (125)
主要参考文献 (125)

第9章　胎儿超声影像学　　　　　　　　　　　　　李胜利 (127)
第一节　胎儿超声影像检查的时机与适应证 (127)
第二节　胎儿超声影像检查的内容 (128)
第三节　胎儿染色体异常的超声诊断 (131)
　一、胎儿超声波筛查染色体异常与胎儿主要结构畸形 (132)
　二、胎儿微小畸形与染色体异常 (134)
第四节　21-三体综合征超声诊断 (143)
主要参考文献 (148)

第10章　遗传筛查　　　　　　　　　　　　廖　灿　瞿　詠　吴柏林 (149)
第一节　遗传筛查的目的和原则 (149)

一、遗传筛查的定义……………………………………………………………………………………(149)
　　二、遗传筛查的目的和原则……………………………………………………………………………(149)
　第二节　遗传筛查的方法………………………………………………………………………………(150)
　　一、生化分析……………………………………………………………………………………………(150)
　　二、超声波筛查…………………………………………………………………………………………(150)
　　三、分子遗传筛查………………………………………………………………………………………(150)
　第三节　遗传筛查的应用………………………………………………………………………………(151)
　　一、产前筛查……………………………………………………………………………………………(151)
　　二、新生儿筛查…………………………………………………………………………………………(152)
　　三、杂合子筛查…………………………………………………………………………………………(152)
　　四、症状前筛查…………………………………………………………………………………………(152)
　　五、患病风险评估性预测性遗传筛查…………………………………………………………………(152)
　　六、配子供体筛查………………………………………………………………………………………(153)
　第四节　常用遗传筛查项目举例………………………………………………………………………(153)
　　一、开放性神经管缺陷的母血 AFP 筛查………………………………………………………………(154)
　　二、α 和 β 地中海贫血筛查……………………………………………………………………………(155)
　　三、G6PD 缺乏症筛查…………………………………………………………………………………(156)
　　四、新生儿筛查项目……………………………………………………………………………………(157)
　主要参考文献……………………………………………………………………………………………(159)

第11章　遗传风险评估……………………………………………………………陆国辉(160)
　第一节　概率与概率基本运算法则……………………………………………………………………(160)
　第二节　单基因疾病的遗传风险评估…………………………………………………………………(160)
　　一、应用孟德尔比率评估单基因遗传病风险…………………………………………………………(160)
　　二、应用 Bayes 分析方法评估单基因遗传病风险……………………………………………………(162)
　　三、常染色体隐性遗传的群体风险评估………………………………………………………………(170)
　　四、近亲结婚的风险评估………………………………………………………………………………(171)
　第三节　染色体病风险评估……………………………………………………………………………(172)
　　一、家族性染色体平衡易位的风险评估………………………………………………………………(172)
　　二、三体妊娠史阳性者再发风险评估…………………………………………………………………(173)
　第四节　多基因疾病的风险评估………………………………………………………………………(173)
　第五节　肿瘤风险评估的特殊性………………………………………………………………………(174)
　　一、肿瘤的风险评估方法………………………………………………………………………………(174)
　　二、遗传性肿瘤风险的分类……………………………………………………………………………(176)
　主要参考文献……………………………………………………………………………………………(177)

第二部分　临床篇

第12章　染色体疾病遗传咨询………………………………………………陆国辉　余艳红(181)
　第一节　数目异常性染色体病…………………………………………………………………………(181)
　　一、21-三体综合征………………………………………………………………………………………(181)
　　二、13-三体综合征………………………………………………………………………………………(188)
　　三、18-三体综合征………………………………………………………………………………………(190)
　　四、其它常染色体三体综合征…………………………………………………………………………(191)

五、Turner 综合征 ·· (191)
　　六、Klinefelter 综合征 ··· (194)
　　七、三倍体综合征 ·· (196)
 第二节　微结构异常染色体疾病 ··· (197)
　　一、染色体亚端粒重组异常相关性智力低下 ··· (199)
　　二、22q11 微缺失综合征 ·· (200)
　　三、22q11 微重复综合征 ·· (201)
　　四、Prader-Willi 综合征 ··· (202)
　　五、Angelman 综合征 ·· (205)
　　六、Beckwith-Wiedemann 综合征 ··· (206)
　　七、William 综合征 ··· (207)
　　八、其他常见的微结构异常染色体病 ··· (208)
 主要参考文献 ·· (209)

第13章　出生缺陷疾病咨询 ··· 陈敦金　黄艳仪　陆国辉 (212)
 第一节　妊娠期微生物感染 ··· (212)
　　一、妊娠期风疹病毒感染 ·· (212)
　　二、巨细胞病毒宫内感染 ·· (213)
　　三、水痘 ··· (214)
　　四、妊娠期单纯疱疹病毒感染 ··· (215)
　　五、妊娠期艾滋病 ·· (216)
　　六、妊娠合并乙型肝炎 ··· (217)
　　七、先天性梅毒 ··· (218)
 第二节　母源性代谢性先天畸形 ··· (220)
　　一、母源性糖尿病 ·· (220)
　　二、母源性苯丙酮尿症 ··· (222)
 第三节　药源性和环境致畸原相关的先天畸形 ·· (223)
 第四节　几种常见重要的先天畸形 ··· (227)
　　一、先天性神经管缺陷 ··· (227)
　　二、先天性脑积水 ·· (230)
　　三、唇/腭裂畸形 ·· (231)
 主要参考文献 ·· (233)

第14章　血液系统疾病遗传咨询 ·· 徐湘民　蔡望伟　孙　竞 (237)
 第一节　α 地中海贫血 ·· (237)
 第二节　β 地中海贫血 ·· (240)
 第三节　葡萄糖-6-磷酸脱氢酶缺乏症 ·· (244)
 第四节　血友病 ··· (248)
 主要参考文献 ·· (250)

第15章　神经肌肉疾病遗传咨询 ··· 张　成　徐湘民 (252)
 第一节　遗传性周围神经系统疾病 ··· (252)
　　一、腓骨肌萎缩病 ·· (252)
　　二、Refsum 病 ·· (255)
 第二节　遗传性脊髓-小脑-脑干疾病 ··· (256)
　　一、Friedreich 共济失调 ··· (256)

二、遗传性痉挛截瘫 (258)
　　三、脊髓小脑性共济失调 (260)
第三节　遗传性锥体外系病症 (263)
　　一、肝豆状核变性 (263)
　　二、Huntington 病 (265)
第四节　遗传性运动神经元病 (268)
　　一、家族性肌萎缩侧索硬化症 (268)
　　二、脊肌萎缩症 (270)
第五节　遗传性肌肉疾病 (272)
　　一、假肥大型肌营养不良症 (272)
　　二、面肩肱型肌营养不良症 (275)
　　三、强直性肌营养不良症 (276)
主要参考文献 (279)

第16章　心血管疾病遗传咨询　许顶立　曾　平 (281)
第一节　家族性高胆固醇血症 (281)
第二节　家族性肥厚型心肌病 (283)
第三节　家族性扩张型心肌病 (285)
第四节　长 Q-T 间期综合征 (288)
第五节　动脉粥样硬化 (290)
第六节　高血压病 (296)
第七节　先天性心脏病 (301)
主要参考文献 (305)

第17章　代谢性疾病遗传咨询　罗小平　徐湘民 (308)
第一节　氨基酸代谢病 (308)
　　一、苯丙酮尿症 (308)
　　二、酪氨酸血症 (311)
　　三、尿素循环疾病 (312)
第二节　有机酸代谢病 (315)
　　一、异戊酸血症 (315)
　　二、丙酸和甲基丙二酸代谢异常 (317)
　　三、戊二酸血症Ⅰ型 (319)
　　四、中链脂酰辅酶 A 脱氢酶缺乏症 (320)
第三节　糖代谢障碍 (322)
　　一、半乳糖血症 (322)
　　二、糖原贮积病 (323)
第四节　溶酶体贮积症 (326)
　　一、粘多糖贮积症 (326)
　　二、鞘脂贮积症 (328)
主要参考文献 (334)

第18章　骨骼疾病遗传咨询　王国普　陆国辉 (337)
第一节　先天性髋关节脱位 (337)
第二节　先天性马蹄内翻足 (339)
第三节　马凡综合征 (340)

第四节　软骨发育不全……(342)
　第五节　颅缝早闭综合征……(343)
　第六节　成骨不全病……(345)
　第七节　抗维生素 D 佝偻病……(347)
　主要参考文献……(348)

第 19 章　眼耳疾病遗传咨询……林　宁　袁慧军 (350)
　第一节　眼科疾病……(350)
　　一、视网膜色素变性……(350)
　　二、先天性色觉缺陷……(353)
　　三、非综合征性先天性白内障……(354)
　　四、原发性先天性青光眼……(356)
　主要参考文献……(357)
　第二节　耳科疾病……(358)
　　一、遗传性非综合征性耳聋……(359)
　　二、氨基糖苷类抗生素致聋……(363)
　　三、Waardenburg 综合征……(364)
　　四、Usher 氏综合征……(366)
　　五、Pendred 综合征……(367)
　　六、耳硬化症……(368)
　　七、双侧听神经纤维瘤……(369)
　主要参考文献……(371)

第 20 章　肾脏疾病遗传咨询……娄探奇 (374)
　第一节　Alport 综合征……(374)
　第二节　薄基底膜肾病……(378)
　第三节　Fabry 病……(379)
　第四节　多囊肾病……(380)
　　一、成人型多囊肾病……(380)
　　二、婴儿型多囊肾……(382)
　第五节　指甲-髌骨综合征……(383)
　第六节　青年性肾消耗病-髓质囊性病综合征……(384)
　主要参考文献……(386)

第 21 章　内分泌系统疾病遗传咨询……罗宏斌　胡平安 (389)
　第一节　糖尿病……(389)
　第二节　甲状腺与甲状旁腺疾病……(392)
　　一、先天性甲状腺功能减退症……(392)
　　二、自身免疫性甲状腺疾病……(393)
　　三、甲状旁腺疾病……(395)
　第三节　雄激素不敏感综合征……(397)
　第四节　自身免疫性内分泌腺综合征……(399)
　第五节　先天性肾上腺皮质增生症……(400)
　　一、先天性类固醇 21-羟化酶缺陷症……(400)
　　二、11β-羟化酶缺陷症……(402)
　　三、3β-羟类固醇脱氢酶缺陷症……(403)

四、17α-羟化酶缺陷症与类固醇激素急性调节蛋白缺陷症 …………………………………………（404）
　主要参考文献 …………………………………………………………………………………………………（406）

第22章　皮肤系统疾病遗传咨询………………………………………………方　红　张咸宁（408）
　第一节　银屑病 …………………………………………………………………………………………………（408）
　第二节　鱼鳞病 …………………………………………………………………………………………………（411）
　第三节　大疱性表皮松解症 ……………………………………………………………………………………（413）
　第四节　掌跖角化症 ……………………………………………………………………………………………（416）
　第五节　白化病 …………………………………………………………………………………………………（418）
　第六节　白癜风 …………………………………………………………………………………………………（421）
　第七节　遗传性对称性色素异常症 ……………………………………………………………………………（422）
　第八节　着色性干皮病 …………………………………………………………………………………………（423）
　第九节　结节性硬化症 …………………………………………………………………………………………（425）
　主要参考文献 …………………………………………………………………………………………………（427）

第23章　肿瘤、癌症综合征遗传咨询…………………………………吴柏林　陆国辉　赵　彤　孙　竞（430）
　第一节　实体性肿瘤 ……………………………………………………………………………………………（430）
　　一、视网膜母细胞瘤 …………………………………………………………………………………………（430）
　　二、家族性腺瘤性息肉病 ……………………………………………………………………………………（432）
　　三、遗传性非息肉性肠癌 ……………………………………………………………………………………（433）
　　四、遗传性乳腺癌/卵巢癌 …………………………………………………………………………………（434）
　　五、Ⅰ型多发性内分泌腺瘤病综合征 ………………………………………………………………………（436）
　　六、Ⅱ型多发性内分泌肿瘤综合征 …………………………………………………………………………（437）
　　七、Li-Fraumeni综合征 ……………………………………………………………………………………（438）
　　八、1型神经纤维瘤 …………………………………………………………………………………………（438）
　　九、黑色素瘤 …………………………………………………………………………………………………（440）
　　十、遗传性前列腺癌 …………………………………………………………………………………………（441）
　　十一、家族性透明细胞型肾癌 ………………………………………………………………………………（442）
　　十二、肺癌 ……………………………………………………………………………………………………（444）
　　十三、肾母细胞瘤 ……………………………………………………………………………………………（445）
　主要参考文献 …………………………………………………………………………………………………（447）
　第二节　白血病 …………………………………………………………………………………………………（448）
　　一、临床常见的血液肿瘤基因突变及其临床表型 …………………………………………………………（448）
　　二、慢性髓细胞白血病 ………………………………………………………………………………………（453）
　　三、急性早幼粒细胞白血病 …………………………………………………………………………………（456）
　　四、治疗相关急性髓细胞白血病 ……………………………………………………………………………（458）
　主要参考文献 …………………………………………………………………………………………………（461）
　第三节　恶性淋巴瘤 ……………………………………………………………………………………………（463）
　　一、霍奇金淋巴瘤 ……………………………………………………………………………………………（463）
　　二、非霍奇金淋巴瘤 …………………………………………………………………………………………（464）
　主要参考文献 …………………………………………………………………………………………………（469）
　第四节　癌症综合征 ……………………………………………………………………………………………（470）
　　一、Bloom综合征 ……………………………………………………………………………………………（470）
　　二、范可尼贫血症 ……………………………………………………………………………………………（470）
　　三、毛细血管扩张性共济失调症 ……………………………………………………………………………（472）

  主要参考文献 (473)

第24章　常见智力低下疾病遗传咨询 邹小兵　陈天健 (475)
  第一节　脆性X综合征及相关疾病 (475)
  第二节　孤独症 (480)
  第三节　Rett综合征 (483)
  第四节　胎儿酒精综合征 (484)
  主要参考文献 (487)

第25章　生殖系统疾病遗传咨询 刘慧姝　陆国辉 (491)
  第一节　McCune-Albright综合征 (491)
  第二节　性腺功能减退 (493)
    一、Noonan综合征 (493)
    二、Kallmann综合征 (494)
    三、卵巢早衰 (495)
  第三节　隐　睾 (496)
  第四节　不孕症 (497)
  第五节　葡萄胎 (501)
  主要参考文献 (503)

第26章　线粒体疾病遗传咨询 陈天健 (506)
  第一节　Leigh综合征 (506)
  第二节　线粒体DNA缺失综合征 (508)
  第三节　Leber遗传性视神经病 (509)
  第四节　线粒体脑肌病伴乳酸中毒及中风样发作 (511)
  第五节　肌阵挛性癫痫伴碎红肌纤维病 (514)
  主要参考文献 (515)

索引 (518)

第一部分 基础篇

第 1 章 遗传咨询概论

随着人类对遗传性疾病认识的深入,遗传咨询(genetic counseling)在公众生活中的作用越来越重要。遗传病筛查的普遍开展,使得遗传咨询从过去的少数人咨询,变成现在的所有有生育要求的人共同的话题。随着糖尿病、高血压等常见慢性疾病和肿瘤的有关基因和遗传倾向逐渐被认识,遗传咨询的目的也不再仅仅和生育有关。伴随人类基因组序列确定而来的人类对遗传病认识的迅速深入和诊断技术的飞速进步,使得遗传咨询成为知识更新更快、涵盖范围更广的一个专业。由于遗传咨询涉及到个人、家庭、社团、工作环境和社会的方方面面,为了让遗传咨询更好地服务于个人和家庭,要求咨询医师对伦理、道德、文化、社会、现行法律、法规有深入的认识。

第一节 遗传咨询的定义和指征

自 1906 年有遗传咨询至今,虽然遗传咨询模式经历了四种变化,即优生模式(eugenic model)、医学和预防模式(medical/preventive model)、作出决定模式(decision-making model)和心理治疗模式(psychotherapeutic model),但对遗传咨询正式下定义只有一次,这就是 1975 年美国人类遗传协会(American Society of Human Genetics,ASHG)所作的定义,指定遗传咨询过程中的五大内容。

为适应最近十几年基因组医学的迅速发展以及对遗传咨询师本身职业的新要求,美国国家遗传咨询协会(National Society of Genetic Counseling,NSGC)于 2006 年 5 月对遗传咨询重新定义,即:

遗传咨询是一个帮助人们理解和适应遗传因素对疾病的作用及其对医学、心理和家庭的影响的程序。这一程序包括:①通过对家族史的解释来评估疾病的发生或再发风险率;②进行有关疾病的遗传、实验室检测、治疗处理及预防的教育,并提供与疾病有关的各种可以求助的渠道及研究方向;③辅导促进知情选择和对所患疾病及其再发风险的逐步认知和接受。

可以简单地把新定义中的第一句作为遗传咨询的定义;而把完整的定义作为教科书、培训等的正式内容,或者将其作为基础开展对风险评估、教育以及辅导与遗传咨询相结合等的遗传咨询研究,也可以将其作为对开展遗传咨询工作成功与否的评定准则。

与 1975 年的定义相比,新定义具有其重要特征,其中包括:①遗传咨询范围扩大,已从单纯的生育遗传咨询延伸到包括肿瘤等常见病的遗传咨询;②没有标明非指导性咨询(non-direct counseling)这一原则。其原因是:第一,非指导性咨询是遗传咨询的基本伦理概念,这一概念已是众所周知的,无须重复;第二,与对实验室检测和生育的咨询不同,对肿瘤特别是肿瘤综合征预防的咨询时,非指导性咨询已显得不实用,往往变成了有意识的指导性咨询;③涵盖了教育和研究内容,即把与遗传咨询相关的教育(包括培训班)和研究都归属于遗传咨询的范围。

在新定义的指导下,遗传咨询的范围将不断扩展,未来遗传咨询的内容会更广泛,包括机体对药物治疗敏感性或对环境污染物反应的遗传多态、人的正常行为和生理特征等的遗传咨询。

现代检测技术的进步,要求咨询师不断更新知识。现在咨询师不仅要向咨询者解释疾病的遗传性质、风险、实验结果及其在诊断、治疗和预后上的意义,商讨再生育方法的选择,还要与咨询者讨论由检查结果导致的以医疗保险和就业歧视为重点的伦理问题。咨询有时在不同民族甚至不同国家的人群中进行,除了语言的沟通外,咨询师还要了解不同文化背景的差异。

可以预见,在未来遗传咨询的基本原则不变,但遗传咨询的内容会不断更新。

遗传咨询指征通常包括:①遗传筛查阳性者;②高龄孕妇,即孕妇年龄达到或者超过 35 周岁;③曾怀过有遗传病的胎儿或生育过有遗传病的孩子;④父母之一是遗传病患者;⑤有反复发生的自发性流产或不孕不育病史的夫妇；⑥父母是遗传病基因携带者；⑦夫妇之一有遗传病家族史；⑧近亲婚配；⑨外环境致畸物接触史；⑩肿瘤和遗传因素明显的常见病。

（陆国辉　潘小英）

第二节　遗传咨询必须遵循的伦理、道德原则和法律

在遗传咨询中必须遵循的伦理、道德原则：

一、自愿的原则

即完全尊重咨询者自己的意愿。目前普遍实行的原则是当事者必须知情、被检查者和家人有权利自己做出决定，特别是有关遗传学检查和再生育问题。这种选择不受任何外来压力和暗示影响。

未经病人同意或不知情下进行的遗传学检查都是不合法的，例如医疗保险公司和社会的一些组织为了自身利益，要求当事者进行遗传学检查；或有些当事者在参加一个他们所不了解的筛查时被要求进行遗传学检查等。

不少病人对遗传诊断产生恐惧，害怕别人利用遗传信息伤害自己。在国外，人们害怕遗传诊断的主要原因是由此导致的医疗保险申请的否决或丢失。

二、平等的原则

理想的状况是遗传咨询、遗传病诊断和治疗应该平等地提供给所有需要并且选择遗传学服务的人。目前的情况是遗传学服务多数在大城市进行，小城市、经济落后的地区欠缺。在中国，广大农村地区遗传学服务资源明显欠缺。

三、教育咨询者原则

遗传咨询的重要特征是对咨询者的教育。典型的针对特殊疾病对咨询者的教育包括如下内容：①疾病特征、病史、疾病变异范围；②遗传或非遗传的基础；③如何诊断和处理；④在不同家庭成员中发生或再发的机会；⑤对经济、社会和心理可能的影响；⑥为因疾病带来困难的病人家庭介绍相应的求助机构；⑦改善或预防的策略。

四、公开信息的原则

在对咨询者进行教育的时候，许多遗传学家和咨询师赞同公开所有有关信息，但就"有关信息"的内容一直以来存在争议。大多数赞成应该告知咨询者有关遗传病的诊断，包括难以接受的诊断。如表型为女性的男性性腺不敏感综合征患者，告知其核型为46,XY。DNA检查发现"非亲生父亲"，在不涉及到风险增加且当事人不要求时，可不告知。由于携带者检查的遗传学实验越来越多，对于是否需要提供或讨论所有的实验一直存在争议。对于咨询师是否有资格告知不相关的潜在的遗传学意义也有争论。

在过去，通常要教育咨询者让他们了解染色体、基因和所做的实验。现今，遗传咨询需求量增加了，检查的技术也丰富且复杂多了，已不可能让咨询者完全理解上述内容，但为了达到让咨询者知情的目的，咨询师应向咨询者公开所有咨询者能理解和与做出决定有关的信息。

五、非指导性的咨询原则

咨询师可以根据临床判断，应该了解何种信息对疾病诊断或对咨询者作出决定是最重要和最有帮助的。在咨询过程中，咨询师必须没有偏好地陈述信息，而不能有任何鼓励采取某种特别措施的目的。坚持非指导性的方式是遗传咨询定义中最基本的特征。咨询中应没有任何优生学的动机，防止非医学性性别选择。

在20世纪60年代开始的作出决定模式的实践过程中，虽然非指导性咨询原则是经得起时间考验

的，但有时也会事与愿违。咨询者希望咨询师在某些情况下提供指导，特别是在复杂的遗传学和医学情况下，面对矛盾的数据或存在道德问题的选择时。在这些情况下如果完全采取非指导性的原则，会让咨询者感到不知所措。这时，咨询师应进行综合分析，指出重点问题，最后由咨询者作出选择。再者，正如在第一节里所说，对肿瘤和肿瘤综合征的咨询，非指导性咨询已经变得不太实用了。

六、关注咨询中的心理、社会和情感影响尺度

现在的遗传咨询所采取的心理治疗模式是针对咨询者的焦虑（anxiety）和罪恶感（guilty）两大心理特点而设立的。仅仅提供信息不一定能帮助咨询者做出自己的选择。为了帮助咨询者有能力应对遗传病、再发风险，或做出困难的选择，咨询师应鼓励咨询者相信自己的能力并帮助他们一起设想各种可能选择的影响程度。因此，咨询师必须了解咨询者的社会地位、文化、受教育程度、经济能力、情感和经历，聆听、理解和运用这些信息，一个有经验的咨询师应该对这些因素敏感。咨询师不仅要了解咨询者对咨询信息的理解程度，还要了解这些信息对他们意味着什么，以及这些信息对咨询者相应的社会和心理框架的影响。但是，在进行心理咨询时必须注意技巧，在处理一些很可能令咨询者心情更难过的事情时，更是如此。例如，在给咨询者做有关先天畸形的咨询时，既要给咨询者有关畸形知识的教育，又要做到对咨询者尊重，还要有技巧地尽量避免咨询者与刚产下的畸形胎儿见面，因为这一亲生骨肉的畸形形象会马上触动和加深咨询者的罪恶感。对肿瘤患者及其家属的遗传咨询，心理咨询显得特别重要（详见第四节）。

七、信任和保护隐私的原则

遗传咨询引出了特殊的有关信任和保护隐私（confidentiality protection）的问题：一方面，有关咨询者本人或后代的家族史、携带者状态、诊断或遗传病风险的信息可能成为潜在的烙印，并可能成为雇主或保险公司歧视当事人而不给予医疗保险的理由。基于以上原因，保证这些信息安全是非常重要的。另一方面，知道个体的基因型，有时不仅可以对个体本人，也可以对其家人提供重要信息。当风险是肯定的并且是严重的，同时具备有效的预防措施存在的时候，咨询师有责任告知病人家属有关遗传信息。只有在极少的医学情形下（例如在心理治疗过程中所要公开的包括严重的遗传性疾病在内的某些信息可能会威胁他人的生命安全的时候），才可以考虑采取适当的方法违背病人隐私。例如，在HIPAA条例保护下，美国医师可允许考虑违背病人的隐私，警告其家属有关肿瘤的再发风险。为了某种目的（如遗传连锁的研究、新生儿筛查、军事秘密的辨认等）可以通过正确的法律渠道而获取遗传物质，或者暴露一些不需要或有害的信息（如迟发疾病的风险、非亲生父亲问题）。由于电脑数据库和DNA样本保存的可能性和可索取机会的存在，遗传信息的保密已变得不严密，关于遗传信息的隐私权问题也就备受关注。今后，遗传信息的隐私问题可能会更多地成为诉讼和立法的原因。

八、遗传诊断的伦理、道德问题

随着产前诊断工作的广泛开展，其所带来的道德、伦理（ethics）问题也日渐突出。产前诊断常涉及一个新生命的存亡问题，如果从事遗传和产前诊断工作的医务工作者完全不懂有关的道德、伦理问题，后果会很严重。从合乎普遍的伦理、道德标准来讲，产前诊断应该对可以严重地影响个体生存质量、缺乏有效的治疗方法、给个体及家庭都带来巨大痛苦和负担的疾病进行诊断，然后作出相对的正确处理。有些疾病，如单纯性性分化异常，患者虽然也痛苦，但其智力和生存能力在正常范围，并未给家庭和社会带来额外负担；多指、单纯唇裂等，除了影响美观外，并不影响其生存。这些胎儿是否有生存的权利？对于有生育问题的父母，如果这时草率地进行流产（引产），可能他们再也不能有一个自己的孩子。对于胎儿的生存权利，胎儿是否为一个个体，或者是否应把他们视为一个个体，从而考虑胎儿的利益已是人们长期以来争论的问题。国外学术界的观点是：胎儿在孕24周后离开母体也可能存活，被视为有生命胎儿，应被当成独立个体，做决定时应充分考虑胎儿利益。这就是许多国家要求在孕24周前完成产前诊断的原因。孕24周后发现胎儿为无脑儿、21-三体综合征、18-三体综合征、严重的先天性心脏病、多个脏器的严重畸形及其他严重的疾

病患者,这时的胎儿已不应再当成是有生命胎儿,而应当作死胎对待。在孕 24 周后发现胎儿有不会严重影响其生存质量的异常情况,或者出生后可以治愈的疾病,如轻度肾积水、唇裂、性分化异常等,在检查其未合并染色体异常或其他脏器异常后,原则上不应建议终止妊娠。但是,在咨询中,咨询师本人应有明确的伦理、道德标准,给出充分的信息后,除了非常特殊的情况外,都主张由咨询者自己作出决定。

九、与遗传诊断相关的法律问题

除了上面在自愿原则里曾描述过的之外,值得注意的法律(legal)问题还包括:

1. 知情同意书(informed consent)。在任何遗传检查之前,都必须得到病人或其家属签名的知情同意书。这是处理法律争端时很重要的法律纠纷依据。

2. 遗传歧视(genetic discrimination)。任何个人、单位都不能对有遗传缺陷的患者在医疗保险、就业、教育或银行贷款等方面歧视。不管遗传学资料的来源如何,医疗保险公司以当事人的遗传学资料为理由否决医疗保险申请是违法的。美国国会在通过 HIPAA 时特别限制遗传资料用在医疗保险的申请,但是,并没有限定医疗保险费的百分率。

3. 雇主与雇员。在没有经得雇员的同意情况下,雇主不能对任何雇员作任何的遗传诊断实验室检查。在特殊的情况下,雇主可以对雇员作健康的评估;但是,雇主在雇员发病后才提出的又未经过雇员同意的遗传检查都属于遗传歧视范畴。在美国,雇主不能以任何遗传借口否定雇员正当的残废福利;患有轻微但需求昂贵医疗费用的遗传病不应成为雇主解雇雇员或拒雇的主要理由;但是,如果雇员在工作时(如长途汽车驾驶员)因为受其所患的遗传病的影响而会威胁到第三者的生命时,则可以另类考虑。

4. 医师与病人的关系。临床遗传医师或咨询师应该向病人透露其家属各成员患病的风险。应该首先与病人讨论如何与其家属交流遗传信息、给予帮助和信心,然后通过病人告诉其家属的患病风险。这是在目前基因组医学发展中医生或咨询师与病人之间处理遗传信息的适当方法,既保护医生或咨询师,又不侵犯病人的遗传私隐。此外,医师需要与病人讨论有关遗传检查可能引起的多种后果,并让病人自己决定接受检查与否。

5. 遗传筛查机构与公共卫生。遗传筛查可以由公立的和私立的遗传检验室进行,鉴别遗传筛查机构的合格与否,应该以其筛查的质量保证及其对公共卫生的效益来衡量。凡是对病人或公共卫生有损害的遗传筛查或诊断机构都必须进行整顿。医师和病人最关心的是检验结果正确与否,而不是检验室是私立还是公立的体制问题。不管筛查项目属于行政命令或者自愿,其实施必须有利于公共卫生或群体健康的改善。从公共卫生的角度看,开展筛查必须进一步考虑到人们是否把筛查结果用来改变他们现有的不利于健康的习惯和行为。一些癌症易感者,由于心理或时间的压力,会拒绝癌症易感筛查。人们往往比较容易接受具有预防性或治疗性的筛查。但是,尽管有良好的治疗效果,人们多数对终生或长时期服药感到困难,难以坚持。

十、遗传伦理委员会

各级卫生单位和机构应该设立遗传伦理委员会(ethic committee)。伦理委员会应由临床遗传医师、各临床遗传检验专家、遗传咨询师、心理医师、社会工作者、行政领导和法律顾问等组成。其职责是处理与遗传疾病诊断有关的医疗纠纷、遗传歧视、遗传伦理等难题,既保护从事遗传病服务的专业人员,又保证病人的权利和利益。

(陆国辉 潘小英)

第三节 遗传咨询的过程

一、获取信息

遗传咨询的第一步是获取信息。家族史的获取是遗传咨询过程中重要的一部分。通常用系谱的方式来描述和记录先证者和家人的相互关系及可能和诊断有关的表型特征。其他具有潜在意义的家族史（种族、宗族、不育、出生缺陷、迟发疾病、智力障碍）也应获取。坚持用统一的符号表示性别、生物关系、生育情况和基因型情况（如果已知的话），可以保证系谱被方便和准确地理解。

在获取信息过程中，了解医疗史同样重要，如以往和现在妊娠的情况，包括并发症和可能的致畸因素。通常，临床特征和诊断应被证实，证实方法包括查看先证者病历资料和查看家族中有关人员的资料。

让咨询者及家人了解咨询师获取资料的目的及从获取的资料中得到的信息是重要的。在整个咨询过程中应该了解咨询者及家人对疾病原因的认识，他们的情感、经历、社会地位、教育和文化等。

二、建立和证实诊断

尽管遗传病的诊断通常可以从病史记录中获取，但相当部分通过咨询门诊后重新建立。建立诊断通常依赖临床遗传医师，有时是专科医师，有时需进行特殊的辅助检查和实验室检查。产前诊断需要医师帮助取材，越来越多的细胞和分子遗传实验室检查可以诊断患者和携带者，甚至还可以提供预后和疾病严重性的重要线索（例如已知的基因型和表型的相关性）。实验室检查的出现，使得遗传咨询师在咨询中的作用愈发重要。

三、风险评估

在许多病例中，咨询者关心的中心问题是未来再生育或个体患病的风险。有时咨询师可以通过分析系谱，了解遗传类型及个体与先证者的关系，做出风险评估（risk evaluation）（详见第 11 章）。在统计学计算结果时通常需要参考其他因素（如群体中携带者频率、已患病和未患病个体的数目、咨询者年龄等）加以修正。携带者可以通过相关的检验室检查来确定。对于多因素或遗传学杂合状态，风险的咨询只有通过了解其他家庭成员的健康状况而得出。对先天畸形风险的评估，应该首先了解有关致突变或致畸物质接触时间，然后查相应的经验风险数据。

四、给出信息

诊断或风险一旦被确定，便是给出信息的阶段。咨询者及家人需要了解实验的结果、结果得出的经过及结果的意义。给出信息内容包括解释疾病的诊断、描述疾病的状况、解释遗传方式、个体发病的风险及再发风险、可以采取的对策、这些对策的优劣及其对于个体和家庭的意义、遗传病治疗和社会有关遗传病支持团体的情况等。

五、心理咨询

咨询者及家人在得知诊断或疾病发生和再发风险时通常会产生强烈的情绪波动。咨询师在给出信息时必须了解和处理这一心理问题。一些咨询机构建立了对应情绪反应的措施，有些措施需要实施数月甚至数年。在一定情况下，对胎儿或新生儿的诊断需要咨询者作快速的决定，包括一些痛苦的决定。有时检查结果会否定咨询者本身一贯的认识，（例如，咨询者原来认为没有增加某种遗传病再发风险或生出患病孩子的风险），从而使咨询者感到迷茫。在提出各种可能的选择时，咨询师应帮助咨询者想象各种选择对于他们和家庭的影响。对于一些过度或变态的心理反应，超出了咨询师心理治疗能力范围，应将咨询者介绍到专门的遗传病和出生缺陷的心理治疗机构。

（潘小英）

第四节 特殊情形的遗传咨询

一、与再生育有关的遗传咨询

随着遗传学的发展，遗传咨询的内容是大大扩展了。过去和生育有关的遗传咨询多是发生在家族中有先证者或出生缺陷生育史的夫妇。现在的遗传咨询多数是在孕前或产前筛查中发现夫妇双方或其中之一是某种遗传病的携带者。有些是在产前母血清筛查时发现胎儿患染色体病或神经管缺陷的风险增高。有些是孕期常规胎儿超声检查时，发现胎儿存在某些异常情况。有些遗传咨询是夫妇在寻找不孕不育或习惯性流产原因时发现某些染色体异常等情况。随着辅助生殖技术的增加，有些遗传咨询是涉及供精（卵）者遗传病筛查。随着植入前产前诊断的出现，有些遗传咨询可以发生在受孕前或者受精前。凡是进行与再生育有关的遗传咨询，必须有与之有关的夫妇双方共同参与。

二、儿科领域的遗传咨询

许多遗传病和出生缺陷是在出生后才发现的。遗传咨询师经常会面对有出生缺陷的患儿或有畸形的死胎的遗传咨询，也有一些是与遗传病有关的婴儿死亡。遗传咨询师不仅可以帮助了解病因，而且可以在精神上给予安慰。当家人从孩子死亡或出生缺陷的阴影中解脱出来后，咨询师就可以给他们提供全面的咨询。在咨询过程中，应对他们一直提供精神上的支持，直至下一次妊娠。

有些遗传病在出生后一段时间才被发现，有些到青少年甚至成年才被发现。如生殖和认知能力发育迟缓，要到一定的时期才会明显表现出来。儿科的遗传咨询包括收集与诊断有关的信息，预测其对患者和家人的影响，解释病情及其影响。向咨询者提供临床服务和社会服务信息，并协助他们联系这些机构。遗传咨询师是了解有关疾病医疗、遗传和心理治疗情况的专业人士，通常会成为病人随后医疗服务队伍中的一员。

三、成年起病的遗传咨询

近年的遗传咨询包括对在成年时才发病的遗传病的咨询。分子检验的使用，使得一些疾病如亨廷顿病、肌萎缩性脊髓侧索硬化症和一些肿瘤易感个体的检测成为可能。有一定风险的健康个体可能会要求知道他们的基因型以减少焦虑，或者用于作出个人或医疗决定。无论如何，咨询师应帮助家庭选择做何种检验，解释做相关检验的意义和可能的结果，并指导他们如何面对检验结果。传统上，这些有关问题都通常由内科医师帮助处理。现在，内科医师常会感到没有能力来提供有关检验的教育和咨询，而遗传咨询师本身也通常会参与包括肿瘤中心、透析中心、成年神经疾病中心等在内的传统上认为与遗传没有多大关系的工作，使遗传咨询师有能发挥其专业优势的更多机会。

检验室检测手段的进步对于临床遗传医师和遗传咨询队伍是一个挑战。就目前来看，多数遗传病的诊断是由临床遗传医师提供的。临床遗传医师综合病史、体检、辅助检查和遗传检验室检查从而得出疾病的诊断。随着分子诊断技术的不断发展，由于在临床症状出现前的遗传病诊断和遗传易感性评估已变为现实，遗传咨询师所能起的作用将越来越重要。

四、肿瘤病的遗传咨询

近年的肿瘤遗传咨询（cancer genetic counseling）发展很快。由于越来越多的遗传性肿瘤基因被克隆，通过肿瘤基因的检测和对有关肿瘤易感性的测定，对肿瘤的诊断、治疗和预后评估已变成了现实（详见第23章）。由于肿瘤基因突变异常复杂的特点和病人对肿瘤存在的极端惧怕心理，肿瘤遗传咨询有其重要的特点：

1. 多方配合。肿瘤咨询必须与多部门的有关人员密切联系，取得多方面的配合和支持，包括肿瘤科、遗传科、内科、外科、精神科、公共卫生、政府行政机构以及社会工作者等。

2. 特殊的心理咨询知识和技巧。咨询师面对肿瘤病人及家属强烈的感情反应和沉重的思想负担，其心理咨询技巧的要求比一般遗传咨询的要高，需要有更强的同情心，更多的关心和诚恳。咨询师对病人的关心体现于对咨询者的尊重。咨询师的诚恳态度表现于对病人的亲切。

前来要求肿瘤遗传咨询的咨询者可能是还没有患肿瘤或者是已患肿瘤的两类。这两种不同的咨询者在遗传咨询过程中会表现出不同的心理反应而对遗传咨询带来不同的影响。

前者通常是由于近亲家属患上肿瘤而来咨询。对这一类咨询者进行咨询时，应该首先考虑到他们是否有能力接受肿瘤DNA的检查。有过亲属死于肿瘤经历的咨询者，通常深思熟虑后而推迟作检查，寻求将来的手术，并且通常表现出肿瘤幸存罪恶感。咨询者的悲痛心情必会影响咨询的整个过程。

后者则由于面对继发性肿瘤或其他新的原发性肿瘤检查结果的可能性，常表现出强烈的心理反应，甚至自杀的念头。咨询师必须在咨询前对这样情况的发生有足够的思想准备。此外，由于对肿瘤病人的治疗具有独特性，在与病人有关遗传信息沟通的同时，应该取得临床肿瘤科医生的配合。

肿瘤遗传咨询者对肿瘤高风险发生的情感表现主要包括愤怒、焦虑、破相恐惧、负担恐惧、死亡恐惧、悲伤、罪恶感、自我失控、耻辱感和孤独等。咨询师应该根据不同的心理特点采取不同的咨询技巧。

3. 病人的肿瘤知识教育。为易感者提供有关肿瘤的防治知识，以达到对肿瘤病人早期诊断、早期治疗是肿瘤遗传咨询的主要目的。通过咨询，使咨询者对有关家族遗传性肿瘤或散发性肿瘤有较深入的认识和理解，特别是对肿瘤基因的认识。给咨询者及其家属解释肿瘤基因的变异、肿瘤基因的传递方式、再发风险的评估和防治方法；肿瘤基因诊断的方法以及检查结果对诊断、治疗和预后的意义；评估肿瘤病对病人、家庭和社会的影响。值得特别注意而又常常被忽视的是要有技巧地给咨询者有关肿瘤治疗相关性白血病发生风险的咨询。经过化疗五年后，治疗相关性白血病发生的风险可高达50%（详见第23章）。

为能够给咨询者提供比较全面的肿瘤咨询，肿瘤遗传咨询师必须首先掌握肿瘤的发生、诊断、治疗、预后及其相互之间关系的知识（图1-1），根据不同的阶段和具体情况进行咨询。例如，在对乳腺癌进行遗传咨询时（详见第23章），首先要分清是由于 *BRC1* 或 *BRC2* 基因突变引起的遗传性（hereditary）肿瘤或者是由其他多种基因突变和环境因素相互作用引起的非遗传性（non-hereditary）肿瘤，因为两种情况下的再发风险评估完全不一样，前者通常按照常染色体显性遗传规律评估，后者则按照经验风险率计算；当 *Her2/neu* 扩增检测结果阳性时，肿瘤早期远处转移快，预后差，可针对性地使用抗 *Her2/neu* 蛋白类药物治疗；最后，也要在治疗的过程中，及时发现治疗相关性白血病的继发。

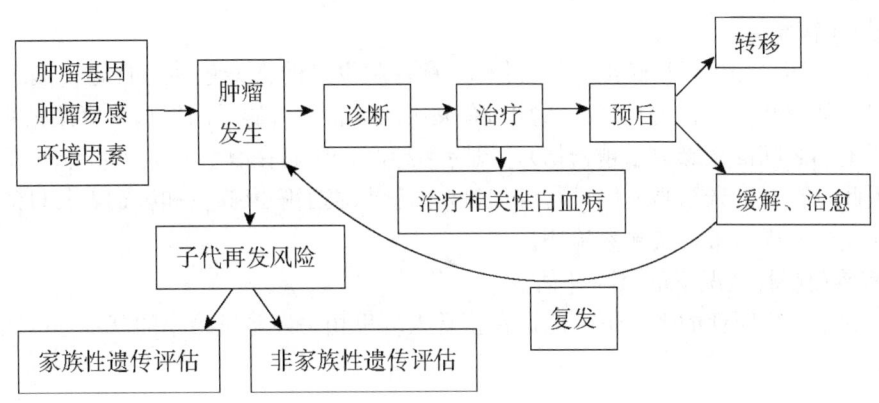

图1-1 肿瘤遗传咨询的连贯性

4. 有关肿瘤预测性检测

与一般的易感性或症状前检测一样，对肿瘤的预测性检测（predictive testing）现已变为事实，例如，对已知 *BRCA1* 和 *BRCA2* 基因阳性携带者的家属成员进行早期的基因筛查检测，以利于对乳腺癌发生的早期诊断和跟踪，明显提高肿瘤患者的生存率和寿命。随着肿瘤遗传的深入研究，将有更多这样的检测的临床应用。由美国 NIH Ried T 等首先发现位于 3 号染色体长臂 3q26 区域上包括端粒酶基因（telomerase gene，*TERC*）在内的染色体微片段的扩增与 HPV 感染阳性者的宫颈癌变密切相关，开展 *TERC* 基因扩增检测很可能是一项具有临床价值的宫颈癌预测性筛查项目。然而，肿瘤预测性检测对人们来讲毕竟是一件不容易接受的检查项目，同样会产生像肿瘤基因诊断给病人带来的恐惧感和伦理或法律问题；由于筛查人群大，这样的影响比个性化的肿瘤基因诊断更为广泛。因此，在实施肿瘤预测性检测前，对筛查目标群体的有关宣传教育显得更为重要，而遗传咨询师在肿瘤预测性检测的实施过程中的作用更显得举足轻重。在进行肿瘤预测性检测时，遗传咨询师应该做好以下的咨询：

第一、对咨询者潜在性伤害的咨询

主要包括心理伤害、社会影响和保险就业歧视三方面。心理咨询要侧重于罪恶感、无家可归感（homeless）和焦虑感的咨询。在咨询者作肿瘤预测性检测过程中，社会上的朋友、家族里的亲戚都可能会因此对检测者，特别是结果阳性者产生负反应，使他们之间产生隔阂，甚至关系中断。面对这种情况，咨询师必须细心给予辅导教育。此外，咨询师必须严守遗传保密制度，并利用现有的遗传法律和规定，帮助咨询者避免或解脱受歧视的可能性。

第二、有关筛查或检测检验室程序和咨询

要认真做好三方面的工作：①一旦预测性检测应用于临床检验室里，就要马上把原来使用于研究实验室里的实验程序修改，以适用于临床病人；②通常，在作相关的检验室检查前都要给予心理评估和最少三次的门诊咨询。首次的心理咨询侧重于风险评估，要与咨询者解释有关的风险、作检查的益处、检查项目的局限性、针对不同结果的措施，以及心理、社会评估等。第二次的咨询应该首先重温第一次咨询的全过程及其结论，然后在双方认可下签定知情同意书后采集检验室检查标本。第三次咨询是向咨询者公开检查结果，并再一次给予解释和指导采取相应的行动计划；③对于病人及其亲属来讲，最大限度地保证有关检查的准确性是最重要的关注，因此，任何的一个筛查或检测项目都应具有十分高的敏感度和特异性，并要在使用的过程定期做好质控。

五、近亲婚配的遗传咨询

与一般正常人群的随机选择性婚配相比，近亲结婚夫妇之间的近亲系数（coefficient of inbreeding）都比任何其他的非近亲结婚夫妇之间的高，因此，在计算疾病发生风险和再发风险时，必须把近亲系数算进，然后按照有关的多途径计算方法进行运算（详见第 11 章第二节）。此外，在对近亲结婚夫妇咨询者进行咨询时还应该注意与众不同的咨询要点。

1. 疾病的发病率增高

这对于多因素疾病（如先天性畸形，详见第 13 章）和少见的常染色体隐性遗传病为突出，发病率的增高可达数倍，甚至数十倍；这与近亲系数和有关疾病在正常人群里的发病率直接相关。近亲系数越大（即近亲结婚夫妇之间的亲缘关系越密切），风险率越高；疾病在有关种族人群中的发病率越低，风险率就越高。因此，在对近亲结婚夫妇进行咨询时，应该认真了解家族史和咨询者父母的种族或民族背景，并要求作相应的基因携带者实验室检测。

2. 在疾病家族史阴性情况下的风险评估

在有关疾病的家族史阴性的情况下，应该在正常人群里相关经验风险率的基础上按照近亲系数加以调整（表 1-1）。

表 1-1 近亲结婚子女患病发病风险*

近亲结婚亲源关系	疾病及其相关风险率
三级（表兄妹等）	1. 先天性出生缺陷：3.7%～6.8%（比正常人群的升高 1.7%～2.8%）； 2. 生育年龄前死亡率为 4.4%
二级（叔叔与侄女、同父异母（或同母异父）的同胞兄妹间等）	先天性出生缺陷：6.4%～9.6%（比正常人群的升高的百分比相当于三级关系的两倍）
一级（同胞兄妹、父亲女儿等）	1. 严重的先天性出生缺陷：升高 40% 2. AR 疾病：11.7% 3. 一般先天性畸形：16% 4. 非特异性智力低下：11.7% 5. 轻度智力低下：14.6%

*正常人群的经验风险率为 3%～4%；AR：常染色体隐性遗传

3. 主张提供筛查检测

由于发病率升高，基于预防为主的原则，应该主张为近亲结婚夫妇提供相关的遗传筛查。在不同的时期，给予不同的筛查：①受孕前筛查应该侧重于咨询者所属的民族或种族人群里比较常见的疾病；②产前筛查项目应包括母体血清生化标志或其他分子遗传筛查（如对 21-三体综合征和先天性神经管缺陷的筛查、中国南方地区的地中海贫血和 G6PD 缺陷等的筛查）和高分辨超声影像筛查；③新生儿期给予代谢障碍疾病的新生儿筛查项目（如苯丙酮尿症和先天性甲状腺功能减退症等）。

4. 心理咨询

特别要注意对咨询者的羞耻感和受排斥感的心理咨询。在咨询过程中也必须尊重咨询者不同的民族风俗，不能表露任何的民族歧视行为。此外，在有条件的情况下，把咨询者介绍到近亲结婚社团，给予积极性的支持。

5. 有关部门近亲结婚的法律和伦理

我国婚姻法已清楚地严厉限制和打击非法的近亲结婚。必须上报可疑的非法近亲结婚或乱伦，并采取必要的措施进行调查。但是，不能对非法近亲结婚或乱伦生下的小孩有任何的歧视行为，在作包括收养前在内等的一切儿科实验室检查时也应要与一般人群的一视同仁。

六、先天性畸形的遗传咨询

大部分的先天性畸形都属于多因子遗传疾病（multifactorial inheritance），由遗传因素与外环境因素互相作用破坏肌体的生长发育，导致不同组织器官先天性畸形的发生，例如先天性神经管缺陷和先天性腭裂等（见第 13 章）。与一般的单基因遗传病相比，先天性畸形通常有其复杂且不完全清楚的发病机制、严重的临床表型及其对当事人可怕的直观感等特点，因此，在对先天性畸形的咨询有其独特之处。

1. 再发风险。由于大多数的出生缺陷的发病机制不清楚，在评估再发风险时不可能像单基因疾病一样按一定的规律计算，而必须使用经过长期研究得到的有关疾病的经验风险。这样的经验风险可以通过查对文献得到。

2. 再发风险受性别、亲缘关系的密切程度、疾病临床表型严重程度等多种因素影响（详见第 7 章）。

3. 先天畸形的病情严重，往往造成流产或新生期死亡，活新生儿器官组织表现出的畸形改变，这对于孕妇来说是心理和感情上的一个沉重的打击，从而自然会产生强烈的罪恶感。在这种情况下的心理咨询及其技巧显得特别重要。为了减少直观刺激，咨询师应该尽量避免让孕妇及其家属与刚出生的畸形婴儿见面。在事后的咨询门诊，当咨询者问及与先天缺陷发生有关的像迷信一类的非科学话题时，咨询师最好的反应是微笑而不直接回答的不理睬态度，然后针对具体情况作耐心引导。

（陆国辉　潘小英）

第五节 遗传咨询队伍

在美国等先进国家，遗传咨询已作为一门医学专科。有遗传病或出生缺陷的人最好是寻求经过特别训练的专业人员来进行诊断和咨询。在许多医学遗传中心，通常是由一组人员来提供这方面的服务。这些人员包括受过训练的各方面专家。

一、遗传咨询师

遗传咨询师是指一种职业，是遗传健康保健队伍中的一员，起到沟通病人与其他各类不同的医学遗传专业人员之间桥梁的作用。这是从事遗传咨询的主体。遗传咨询师通常在大学时所学专业多半与生物学有关，毕业后完成遗传咨询师硕士学位的学习，经考核取得遗传咨询师资格。遗传咨询师硕士学位的培训课程主要包括：遗传咨询概论、医学遗传学、医学遗传学进展、人类发育生物学、生理学、心理学、遗传病对于家庭和个体生活的影响、遗传咨询的道德挑战、人类分子遗传、遗传病的风险分析、遗传咨询的方法、肿瘤遗传和遗传咨询等。培训方式包括授课、临床轮转实习、社区调查（残疾人家庭调查）和服务、阅读杂志交流会（每周一次）、完成论文。

二、临床遗传学家

这些人具有某个临床专业（如儿科、内科、妇产科或其他专科）的临床医师资格，接受临床遗传学的训练，包括遗传病的临床和实验室诊断、治疗和遗传咨询的训练。他们具有诊断和治疗遗传病和出生缺陷的知识经验，也了解遗传学原理。临床遗传学家通常在某个领域比较精通，如神经肌肉系统遗传疾病、代谢异常、产前诊断方面，但他们同时也能在其他更广泛的领域提供遗传学服务。

三、遗传护士

在美国也有护士在遗传咨询领域工作，其中有些具有遗传咨询师资格。在遗传病诊断和治疗的专科需要一些经过特殊培训的专科护士。在多数情况下，他们的遗传专业知识来源于多年的临床经验，也有一些是遗传专业护士毕业。和普通的护士相比，遗传专业护士需要的额外技能包括：生理和心理评估、病例处理、病人教育、临床处理和社区保健。这些技能对于遗传专科遗传病筛查和追踪是非常有用的。对于婴儿室或新生儿室护士、助产士等，了解一定的遗传学知识，有助于发现需要遗传学服务的病人。

四、遗传学实验室专家

在美国，从事临床遗传学服务的还有临床细胞遗传师、临床分子遗传师和临床生化遗传师。他们熟悉相关领域的遗传学知识，他们也参与遗传咨询工作。他们主要负责有关临床遗传诊断实验室的运作和管理、遗传实验结果的解释、检查报告的签发、与有关临床医师沟通等。

五、国内的遗传学服务队伍

与国外上述的情况相比，国内的遗传咨询仍处于起步阶段。

在国内，遗传咨询由相关专业的专科医师和遗传学专家共同承担。相对于中国人口基数，我们能提供遗传咨询服务的机构还非常少。国内大多数执业医师没有接受过系统的医学遗传学培训。而我们的国策、生育政策和人们的普遍意识及经济承受能力，使得社会对遗传咨询工作有广泛的需求。最便捷的满足这种需求的方法就是培训相关专科的医师，给予医学遗传再教育，让他们能够处理一些常见的、基本的遗传学问题，如进行遗传病筛查、发现需要做产前诊断的人群并介绍他们去相应机构。正规的医学院校遗传咨询班有待于建立。

六、遗传咨询师的继续教育

医学遗传领域发展十分迅速，不断地有新的疾病被诊断出来，新的诊断方法和新的处理手段被发现。例如，近来发现的参照先前妊娠母体血清 21-三体综合征筛查结果不但能降低现妊娠 21-三体综合征筛查假阳性率而且可以提高 21-三体综合征的检测率，从而提高筛查的安全性；对再发性 21-三体综合征的咨询；以及近年来 CGH 微阵列新技术在产前诊断和体质性（constitutional）染色体异常检测等的应用，所有这些，要求遗传咨询师要不断学习、掌握最新动态。通过相关期刊或相关网站可以获取最新信息。

（潘小英）

主要参考文献

1. Andersson S, Wallin KL, Hellstrom AC, et al. Frequent gain of the human telomerase gene TERC at 3q26 in cervical adenocarcinomas. Br J Cancer, 2006, 95: 331-8
2. Baker DL, Schuette JL, Uhlmann WR, eds. Genetic Counseling. New York: A John Wiley & Sons Inc Publication, 1998
3. Clayton EW. Ethical, legal, and social implications of genomic medicine. New Engl J Med, 2003, 349: 562-9
4. Gair JL, Arbour L, Rupps R, et al. Recurrent trisomy 21: four cases in three generations. Clin Genet 2005, 68: 430-5
5. Harper PS, ed. Practical genetic counseling. 6th ed. London: Arnold, 2004
6. Heselmeyer-Haddad K, Janz V, Castle PE, et al. Detection of genomic amplification of the human telomerase gene (TERC) in cytologic specimens as a genetic test for the diagnosis of cervical dysplasia. Am J Pathol, 2003, 163: 1405-16
7. Heselmeyer-Haddad K, Sommerfeld K, White NM, et al. Genomic amplification of the human telomerase gene (TERC) in pap smears predicts the development of cervical cancer. Am J Pathol, 2005, 166: 1229-38
8. Leung TN, Ching Chau MM, Chang JJ, et al. Attitudes towards termination of pregnancy among Hong Kong Chinese women attending prenatal diagnosis counselling clinic. Prenat Diagn, 2004, 24 (7): 546-51
9. 陆国辉主编. 产前遗传病诊断学. 广州：广东科技出版社, 2002
10. 陆国辉, 陈天健, 黄尚志等. 产前诊断及其在国内应用的分析. 中国优生与遗传杂志, 2003, 11: 1-5
11. Milunsky A. ed. Genetic Disorders and the Fetus: Diagnosis, Prevention and treatment. 5th Edition, Baltimore: John Hopkins Univ Press, 2004
12. Miura S, Miura K, Masuzaki H, et al. Microarray comparative genomic hybridization (CGH)-based prenatal diagnosis for chromosome abnormalities using cell-free fetal DNA in amniotic fluid. J Hum Genet, 2006, 51: 412-7
13. Nussbaum RL, McInnes RR, Willard HF, et al. Thompson & Thompson Genetics in Medicine. 6th Edition. Philadelphia: Saunders, 2004
14. Offit K, ed. Clinical Cancer Genetics: Risk counseling & management. New York: A John Wiley & Sons Inc. Publication, 1998
15. Resta RG. Defining and redefining the scope and goals of genetic counseling. Am J Med Genet Part C Semin Med Genet, 2006, 142C: 269-75
16. Schneider K, ed. Counseling About Cancer: Strategies for Genetic Counseling. 2nd Edition, Danvers: Wiley-Liss, 2002
17. The National Society of Genetic Counselors' Definition Task Force: Resta R, Biesecker BB, Bennett RL, Blum S, Hahm SE, Strecker MN, and Williams JL. A new definition of genetic counseling: National Society of Genetic Counselors' Task Force Report. J Genet Counseling, 2006, 15: 77-83
18. Van den Veyver IB, Beaudet AL. Comparative genomic hybridization and prenatal diagnosis. Curr Opin Obstet Gynecol, 2006, 18: 185-91
19. Wald NJ, Barnes IM, Birger R, et al. Effect on Down syndrome screening performance of adjusting for marker levels in a previous pregnancy. Prenat Diagn, 2006, 26: 539-64
20. Warburton D, Dallaire L, Thangavelu M, et al. Trisomy recurrence: a reconsideration based on North American data. Am J Hum Genet, 2004, 75: 376-85

第 2 章 孟德尔遗传病基础

孟德尔遗传病（Mendelian inheritant disease）是指按照孟德尔方式传递的疾病。这些疾病通常由单个基因突变引起，故又称为单基因遗传病（monogenic inheritant disease），简称单基因病。根据其致病基因所在染色体及基因显、隐性质的不同，可以把孟德尔遗传病分为常染色体（autosomal）遗传和性连锁（sex-linked）遗传两大类，两者各进一步分为显性（dominant）遗传和隐性（recessive）遗传两种，由于性染色体还包括 Y 染色体，因此，性连锁遗传还有 Y 连锁遗传。

通常，显性与隐性之间的基本区别点是：显性遗传是指单个致病等位基因（allele）发生突变后，即处于杂合子（heterozygous）状态，就可导致疾病的发生并显示出其特征性的表型；而隐性遗传则需一对致病等位基因都发生突变，即处于纯合子（homozygous）状态，才能显示特征性的表型。但是，显性与隐性的区分不是绝对的，其实，这是基于临床表型（phenotype）上人为的一种定义，从基因表达能力的角度来分析是没有意义的。基因的突变在细胞、生化或分子水平上都已有了改变，镰状细胞病（sickle cell disease）就是一个明显的例子。该病是黑色人种里常见的一种常染色体隐性遗传疾病，其突变基因是定位于第 16 号染色体短臂上的 β 血红蛋白基因。在蛋白质合成的水平上，携带者（即杂合子）体内突变的和正常的等位基因都能表达，分别合成异常的和正常的血红蛋白，处于一种共显性状态（详见下）；但在临床水平上，由于携带者通常没有贫血等的镰状细胞病特征性的表型，疾病则处于隐性状态。

到 2006 年 9 月为止，发现具有特征性临床表现的而且符合孟德尔遗传方式传递的致病基因已达近 2280 个，表 2-1 列举的是比较常见的单基因疾病。

表 2-1 部分常见的的孟德尔遗传病及其发生率

遗传方式	疾病名称	基因/染色体定位	发生率
AD	Huntington 病	HD/4p16.3	白种人为 3/10～7/10 万；日本人为 0.1/10 万～0.4/10 万；我国报道约有 200 余例
	家族性高胆固醇血症	LDL-R/19p13.2	1/500（杂合子），1/100,000（纯合子）
	成骨不全	COL1A1/17q21.3-q22 COL1A2/7q21.3-q22	1/40,000～1/20,000
	马凡综合征	FBN1/15q21.1	40/100 万～60/100 万*
	软骨发育不全	FGFR3/4p16.3	25/100 万～66/100 万（新生儿）
	成人型多囊肾	PKD1/16p13.3-p13.12 PKD2/4q21-q23	1/1,000～1/400
	寻常鱼鳞病	FLG/1q21	1/6,000～1/2,500
AR	α 地中海贫血	HBA1，HBA2/16p13.3	1.2/1,000～8.1/1,000**
	苯丙酮尿症	PAH/12q22-q24.1	1/12,000
	婴儿多囊肾	PKHD1/6p21.1-p12	1/55,000～1/6,000
	白化病	TYR/11q14-q21	1/20,000～1/10,000*
XLD	抗维生素 D 性佝偻病	PHEX/Xp22.1	1/20,000
	遗传性肾炎（Alport 综合征）	COL4A5，COL4A6/Xq22.3	1/5,000～1/10,000

遗传方式	疾病名称	基因/染色体定位	发生率
	Rett 综合征	MECP2/Xq28	1/15,000～1/10,000
XLR	假肥大型肌营养不良症	DMD/Xp21.2	1/3,500（活产男婴）
	红绿色盲	RCP/Xq28	男性 8/100，女性 5/1,000
YL	Leri-Weill 软骨骨生成障碍	SHOX/Ypter-p11.2	有报道为 2.4/100（身材矮小活新生儿）

注：表中的某些疾病还包含了其他的遗传方式，但以上述的为主（详细情况请参阅本书疾病篇）；*为中国人群统计资料；**为中国南方地区统计资料；AD：常染色体显性遗传；AR：常染色体隐性遗传；XLD：X 连锁显性遗传；XLR：X 连锁隐性遗传；YL：Y 连锁遗传

第一节　常染色体显性遗传

一、常染色体显性遗传的特点

与常染色体显性（autosomal dominant，AD）遗传相关的致病基因都位于 1～22 号常染色体上，通常用 A 表示；其相应的等位基因则为正常基因，通常用 a 表示。AD 病只需一个等位基因突变即可导致疾病的发生，致病基因频率很低，绝大多数患者为杂合子（Aa）。图 2-1 表示的是一个患有短指症的家族，是一个典型的常染色体显性遗传病系谱图，还显示了 AD 最常见的婚配方式，即患者双亲一方为杂合子患者，另一方为正常纯合子。患者把致病基因传递给每一胎儿而发病的风险是 1/2，因而，疾病在家系中能代代相传且男女皆可发病，并反映了如下的典型 AD 的遗传特点：

1. 垂直传递，代代相传。即每代都有可能出现患者，患者的父母之一必为患者，而非患病者的后代都正常。有四种情况下不显示这一特点：生殖腺镶嵌体（见第五节）、基因新突变（见第五节）、基因非外显或外显不全（见下）和表现度差异（见下）。
2. 患者的任何一个子代的患病概率都为 1/2。
3. 父、母患者都可以同等地将致病基因往下代传递，而且（理论上）男女相等。因此可以出现"父-子"表型遗传现象，即同一家系里可以有父、子都是患者的现象，这是与 X 连锁隐性遗传相鉴别的特点。患病父亲也可以有正常的女儿。
4. 表型正常的个体不会有患病的子女，除非有上述的生殖腺镶嵌体和外显不全的存在。
5. 相当部分病例属散发性，并且与新基因突变有关（见第五节）。

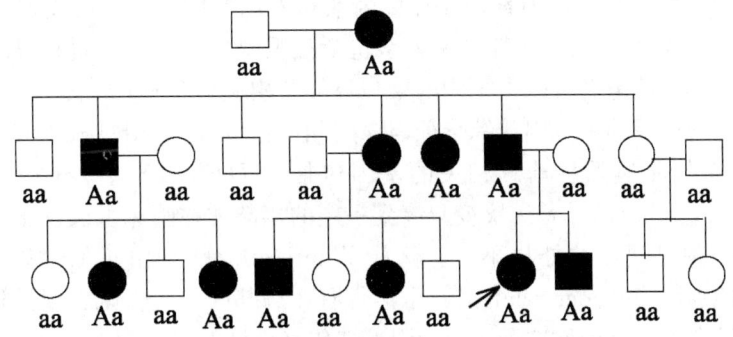

图 2-1　一例短指症系谱

二、与常染色体显性遗传有关的几个重要概念和特殊现象

由于基因突变及其表达受到多种复杂因素的影响，AD 杂合子基因型不一定能表现出与突变纯合子基因型一样的临床表型，临床表现也会有相当大的区别，遗传咨询过程中往往遇到以下不同的现象：

（一）完全显性

在 AD 病中，如果杂合子或纯合子基因型的表达都导致相同的表型的发生，称之为完全显性（complete dominance）；要不然，称之为不完全显性。到目前为止，只有两种属于完全显性的疾病，即 Huntington 病（详见第 15 章）和Ⅰ型多发性内分泌腺瘤病（详见第 23 章）。

（二）不完全显性

如上面所述，不完全显性（incomplete dominance）是指：杂合子基因型表达所导致的表型在严重程度上与纯合子基因型的不一样。大部分的常染色体显性遗传病的基因表达都属于不完全显性。软骨发育不全是其中的一个例子；该病的纯合子个体（AA）病情严重，常于婴儿期死亡，杂合子则可以发育成临床上所见的软骨发育不全性侏儒（详见第 18 章）。

（三）共显性

当两个不同的等位基因同时存在，而且两者都能表达并且显示出不同的表型，称这种现象为共显性（codominance）。人类的 ABO 血型、MN 血型和人类白细胞抗原（HLA）的遗传都属于这种遗传方式。其中的 ABO 血型包括位于第 9 号染色体长臂上三个不同的等位基因 I^A、I^B 和 I。当个体携带 I^A 与 I^B 基因时，就可以同时分别表达为 A 表型和 B 表型，其血型就是 AB 型。

（四）延迟显性

一些常染色体显性遗传的杂合子，致病基因在早年并不表达，只有到一定的年龄后才表达致病，称为延迟显性（delayed dominance）。Huntington 病的杂合子则多在 40 岁以后才发病（详见第 15 章）。

（五）外显、外显不全、表现度差异和基因多效性

理论上，致病基因发生突变后都能在个体内表达并使这一个体患病，显示出其相关的表型。基因能在患者身上表达并且能显示临床表型称之为基因外显（penetrance）。这是"有"与"没有"的总体概念，而不是程度上的区别，哪怕能表达出轻微的临床表现，都视为基因表达有外显。但是，在临床上，可以遇到有显性基因突变的发生，但缺乏相关的表型，或临床表型严重程度不一，或临床表现不一样等的病例。这通常可以用三个方面解释：

1. 外显不全

外显不全（reduced penetrance）指的是：不是所有含显性致病基因突变的个体都能显示出临床表型的现象。外显不全的发生可能与如下的因素有关：①生长发育性：在这种情况下，除了基因本身的突变外，疾病临床表型的发生还与其他因素，如环境因素和表观遗传等效应相关。前脑无裂畸形（holoprosencephany）就是一个典型的例子，其临床表型包括独眼畸形、中线腭裂和眼距短等。部分基因携带者的表型可以正常，50% 的患者可以由不同的染色体异常引起，包括 13-三体、18-三体、12p12 缺失和 18q 缺失等，也已发现不少的单基因或综合征与该病相关，例如 Smith-Lemli-Opitz 综合征和 Meckel Gruber 综合征等；已知与前脑无裂畸形相关的基因包括 *SHH*、*SIX3*、*ZIC2*、*TGIF*、*PATCHED* 等；②时间相关性（time-related）：基因突变只有到一定的年龄才在临床上表现出来，或在不同的阶段显示临床表型，这是一种时间性的外显不全。例如 Huntington 病和由 *FAP* 基因突变引起的结肠癌（详第 23 章）等；③性别性（gender-related）：虽然带有致病基因，但临床表型只限于单一种性别，而在另一种性别个体里没有外显，也称这种情况为限性遗传（详见下）。

外显不全可用外显率来表示。外显率是指表现出疾病症状的个体数与所有带有突变基因的个体数之比，即外显率=患者数/（患者数+无临床表型的致病基因携带者数）。外显率为 100% 者为完全外显，低于 100% 者为外显不全。

2. 表现度差异

表现度（expressivity）是指致病基因突变在个体里表达而引起的临床表现及其严重程度。临床表现及其严重程度在患同一种疾病的不同患者间的差异称为表现度差异（variable expressivity）。这就是说，由相同的基因引起的疾病在不同的患者上的临床表现不一样，一些患者病情严重，另一部分则比较轻；这样的差异可以反映在同一个家系里不同的患者上，也可以反映在不同家系之间的不同患者上。造成前一种情况的发生与修饰基因和环境因素的作用有关，其发生属于随机性；而后一种情况的发生，除了所有这些因素外，还与座位异质性（见第五节）有关。例如，成骨不全病的致病基因分别位于17号和7号染色体长臂的 *COL1A1* 和 *COL1A2*，其杂合子患者可以同时出现多发性骨折、耳聋和蓝色巩膜的症状，也可只有其中一种或两种表现（详见第18章）。

3. 基因多效性

一个或者同一对的等位基因的突变可以导致多种不同器官系统或不同特异性的症状和体征，称为基因多效性（pleiotropy）。如 Marfan 综合征，是由于 *FBN1* 基因突变引起原纤维素的合成障碍，可以导致感觉（如晶状体异位）、骨骼（如蜘蛛脚样指（趾））和心血管（如主动脉根部扩张）等三大器官系统的病变（详见第18章）。22q11.2 微缺失则可能导致患儿出现 DiGeorge 综合征或腭心面综合征（Velocardiofacial syndrome），前者可表现为先天性心脏病、免疫缺陷与低血钙，而后者则表现为腭咽发育不良、心脏缺陷与特殊面容等。（详见第12章）

以上的特殊现象通常见于常染色体显性遗传，但不只限于常染色体显性遗传。

（六）从性显性与限性遗传

最常见的从性遗传的例子是早秃，该病属常染色体显性遗传。携带早秃基因的男性杂合子，35岁左右即可出现以头顶为中心向周围扩展的进行性对称性脱发；而女性杂合子仅表现为头发稀疏，只有显性纯合子或体内雄性激素异常增高的女性才会出现秃顶。这种发生同样的基因突变，而表型的出现偏重于一种性别的现象称为从性显性（sex-influenced dominance）。雷特综合征也属于从性显性，几乎所有的患者都是女孩（详见第24章）。

如果疾病表型只出现在一种性别，但完全不在另一种性别身上被发现，则称为限性遗传（sex-limited inheritance），例如，子宫阴道积水症是一种常染色体隐性遗传疾病，突变基因纯合子在女性中表现出相应的临床症状，但在男性的突变纯合子临床表现正常，患病家族里的患者全部是女性。属于常染色体显性遗传的家族性睾丸中毒症只限于男性发病，女性无症状，所以，每一代的患者都是清一色的男性（图2-2）。

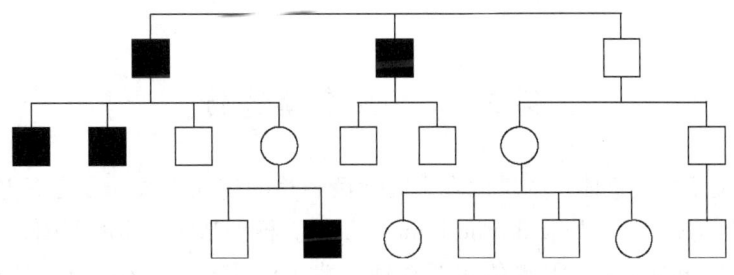

图2-2 家族性睾丸中毒症系谱

（陆国辉 曾 嵘）

第二节 常染色体隐性遗传

常染色体隐性遗传（autosomal recessive，AR），是指一对常染色体上的隐性等位基因表达遗传性状的遗传方式。患者为突变基因的纯合子；杂合子为携带者（carrier），即带有一个突变等位基因和一

个正常等位基因,其表型正常。图 2-3 显示的先天性耳聋的疾病传递方式即为 AR,它反映了如下的 AR 遗传特点:

1. 患者常在系谱中呈水平分布。即患者在同一代里的个体,尤其是同胞间出现;患者的父母与子女通常不发病,故患者在系谱里呈散发或隔代出现,这是与常染色体显性遗传的主要鉴别点。

2. 患者的父母都是无临床症状的致病基因携带者。患者同胞患病的概率为 1/4,致病基因携带者占表型正常同胞的 2/3。

3. 发病没有性别区别,男女患病概率相等。因此,在总体上,男女之间患者的数量基本相等。

4. 可见近亲结婚(图 2-3)。由于近亲双方同时携带同一种致病隐性基因的概率高,其子女是致病隐性基因纯合子的概率比正常人群的明显增高,患病概率就升高(详见第 11 章);近亲结婚家族里出现的疾病通常是极其罕见的隐性遗传病。

大多数的代谢性缺陷疾病都是常染色体隐性遗传病,其他常见的还有:白化病、肝豆状核变性、尿黑酸尿症和地中海贫血等。

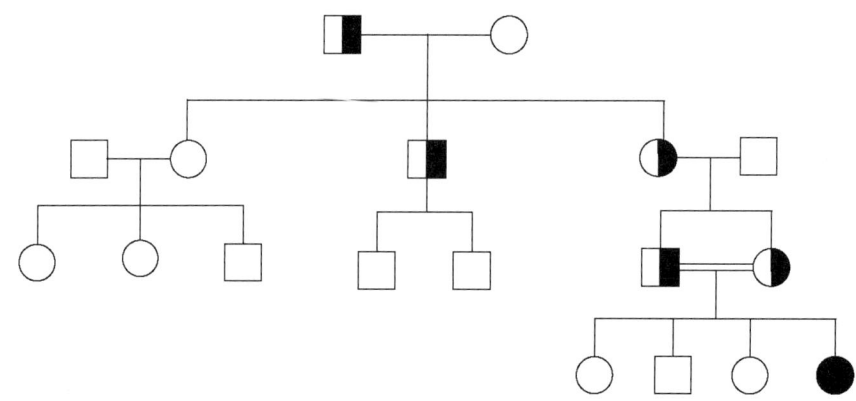

图 2-3 一例先天性耳聋的系谱

在由保持生育能力的 AR 纯合子患者与杂合子婚配,可以出现类似 AD 的遗传系谱,即子女为患者的概率是 1/2,且男女机会均等,把这种情况称为假显性遗传(pseudo-dominant inheritance)。在这种情况下,如果进一步分析较多的案例和较大的家系,就可以与常染色体隐性遗传加以鉴别。假显性遗传有两个特点:①父母通常为近亲结婚;②病人通常只能连续两代出现。

(曾 嵘 陆国辉)

第三节 性连锁遗传

性连锁遗传是由位于性染色体上的基因发生突变后表达的传递方式,分为 X 连锁遗传(X-linked inheritance)和 Y 连锁遗传(Y-linked inheritance,YL)。根据基因性质的不同,X 连锁遗传分为 X 连锁显性(X-linked dominant,XLD)遗传和 X 连锁隐性(X-linked recessive,XLR)遗传,分别由 X 染色体上的显性基因和隐性基因表达的传递方式。

与常染色体遗传相比,X 连锁遗传有如下的特点:

1. 半合子(hemizygote):是指男性 X 染色体上的基因型,由于正常男性只有一条 X 染色体,等位基因数目只相当于正常女性的一半,称为半合子;位于男性唯一的一条 X 染色体上的基因,不管是显性或者是隐性,都能表达而导致疾病的发生。

2. 交叉遗传(crisscross inheritance):即男性患者的 X 连锁基因只能来自母亲并只能传给女儿,不存在"父-子"或"男-男"传递的现象。

3. 女性杂合子表达差异：在 X 连锁遗传中，X 连锁遗传的致病基因，在女性中是否表达与表达的程度如何，不仅与该基因的表达特性而且与 X 染色体失活相关（详见第 3 章），这是明显区别于常染色体遗传的一个特点。

一、X 连锁隐性遗传

图 2-4 显示的甲型血友病家系的遗传方式为 X 连锁隐性遗传。它体现了下列 XR 遗传的特点：

1. 男性的发病率远高于女性。
2. 女性杂合子通常不发病，但由于受 X 失活的影响（详见第 3 章），相当部分女性杂合子可能表现出不同程度的表型。
3. 男性患者的致病基因只通过所有的女儿往下代传递，其基因携带者女儿的任何一个男孩患病的概率都是 1/2。
4. 不存在"父-子"致病基因传递现象。
5. 在一个系谱里，患者可能不连续地在几代里出现，一旦出现男性患者，其致病基因则从母亲传递而来。
6. 相当部分的病例与新基因突变有关。

常见的 X 连锁隐性遗传病还包括：红绿色盲、假肥大型肌营养不良症和睾丸女性化综合征等。

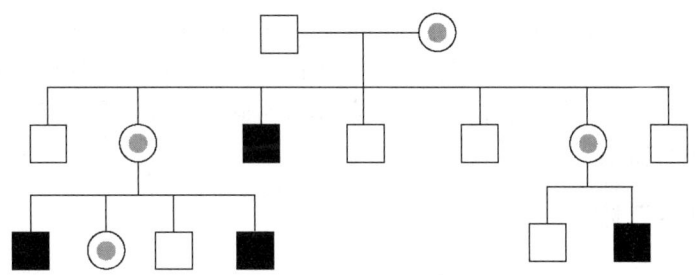

图 2-4　一例甲型血友病系谱

二、X 连锁显性遗传

图 2-5 显示的抗维生素 D 性佝偻病家系的遗传方式即为 X 连锁显性遗传，其遗传特点是：

1. 男性患者与正常女性配对生下来的子女，全部男孩正常，而全部女孩是患者；
2. 女性杂合子的子女中，有 1/2 患病，其传递方式与常染色体显性遗传的相同；
3. 对于少见的疾病，女性患者的数目是男性患者的两倍，但女性患者的表型比男性患者相对的轻。

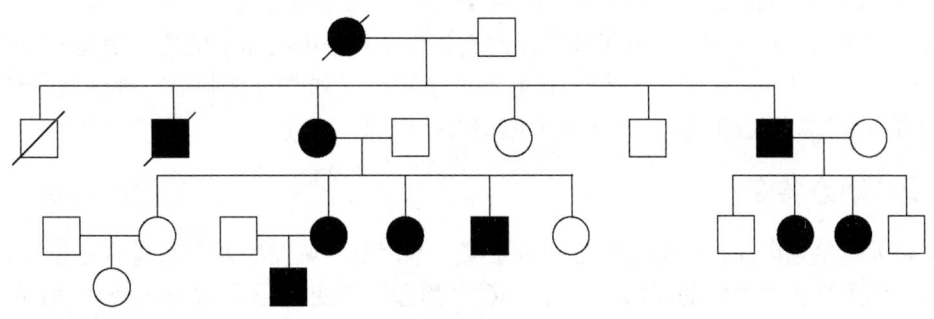

图 2-5　一例抗维生素 D 性佝偻病系谱

例如，抗维生素 D 性佝偻病男性患者的症状比女性患者明显严重，尤以骨骼畸形为显著（详见第 18 章）。在一些 XD 疾病中，如 I 型色素失禁症，其男性患者甚至为致死性，常常在出生前夭折。

目前所知的 X 连锁显性遗传病还有遗传性肾炎（Alport 综合征）和腓骨肌萎缩病 CMTX1 型（详见第 15 章）等。

三、Y 连锁遗传

人类 Y 染色体包括了两个遗传功能不同的区域：即拟常染色体区和 Y 特异区。前者位于 Y 染色体短臂及长臂的末端，与 X 染色体同源，在减数分裂中，与 X 染色体上的相对区域配对、同源重组和分离。Y 连锁基因则位于后者，其基因数量较少，而且在 X 染色体上没有相应的等位基因。目前比较清楚的 Y 连锁基因与睾丸形成、性别分化有关，如 H-Y 抗原、睾丸决定因子（SRY 基因）和无精子因子（AZF 基因）等相关。Y 连锁遗传病的遗传特点包括：

1. 患者仅限于男性。
2. 全男性遗传（holandric inheritance）。"父 - 子"相传是其唯一的传递方式。

（曾　嵘　陆国辉）

第四节　非经典孟德尔遗传

孟德尔遗传规律是现代遗传学的基石。迄今为止，大多数的遗传性疾病都被归属于孟德尔遗传病的范畴，其疾病传递遵循孟德尔遗传规律。许多研究结果证明，除了孟德尔遗传机制外，还存在其他的遗传机制，其中比较明确的是非经典孟德尔遗传。目前比较明确的非孟德尔遗传机制包括了基因组印记、动态突变以及表观遗传等机制。

一、基因组印记与单亲二体

基因组印记（genomic imprinting）指的是致病基因亲源性（即父源或母源）的不同导致不同临床表型的发生。某些基因只有来自父亲时才具有转录活性，来自母亲的基因则不表达。相反，某些基因只有来自母亲时才具有转录活性，来自父亲的基因则不表达。其中的典型例子是由 15 号染色体长臂 15q13 片段上的 3～4Mb 的变化导致两种不同疾病的发生，即 Prader-Willi 综合征（PWS）和 Angelman 综合征（AS）。基因组印记反映在这两种疾病上的其中一个表现是单亲二体（uniparental disomy）。所谓单亲二体，是指正常二倍体个体体细胞里某对同源染色体全部只来源于父母中的一方。当一对 15 号染色体都来源于母亲时，将导致 Prader-Willi 综合征的发生；相反，如果都来源于父亲时，则是 Angelman 综合征。（详见第 12 章）

大约有 70% 的 Prader-Willi 综合征和 Angelman 综合征病例是由于 15q13 染色体缺失所导致，父源 15q13 的缺失导致 Prader-Willi 综合征的发生，而母源性 15q13 的缺失引起 Angelman 综合征（图 2-6）。

作为一种与孟德尔遗传共同存在并发挥作用的遗传模式，基因组印记的功能紊乱可以引发多种发育异常（如 Beckwith-Wiedemann 综合征等）、死胎和儿童肿瘤（如肾母细胞瘤、视网膜母细胞瘤和慢性粒细胞白血病等），但基因组印记确切的形成机制仍有待于深入研究。

二、遗传早现与动态突变

长期以来，人类单基因遗传病的发生都归咎于某一基因及其调控序列中碱基的突变，此种突变的发生率在一定的条件下是相对稳定的（10^{-6}），是一种"静态"突变（static mutation）。但是从 20 世纪以来的临床观察发现，某些遗传病在代代相传的过程中，发病年龄逐代提前，临床表现逐代加重，这是用静态突变所无法解释的一种早现现象（anticipation）。强直性肌营养不良症是典型的遗传早现疾病。（详见第 15 章）

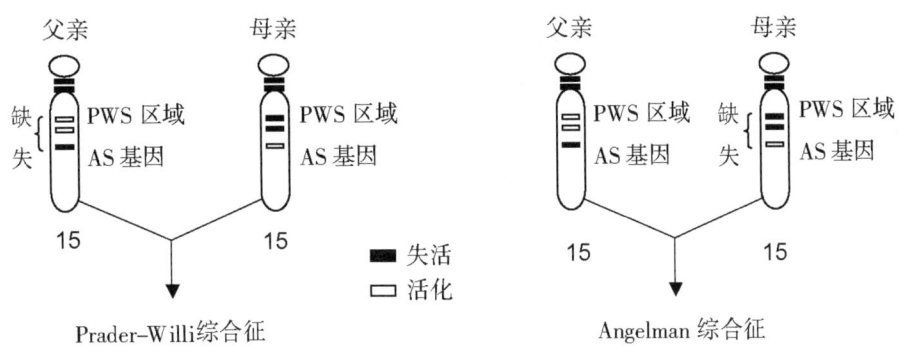

图 2-6 Prader-Willi 综合征和 Angelman 综合征的遗传模式图

Prader-Willi 综合征：父源性 15q13 缺失；Angelman 综合征：母源性 15q13 缺失

1991 年，一种人类突变类型被意外发现并使早现的分子机制得以明朗。这种突变类型就是动态突变（dynamic mutation）。动态突变是指 DNA 中的核苷酸（主要为三核苷酸）重复序列的拷贝数发生扩增而产生的突变。动态突变伴随着世代的传递而不断扩增，重复序列的拷贝数越来越多，在达到一定的倍数后就导致疾病的发生，其发病率和疾病的严重性也逐代升高加重。

迄今为止，发现与 DNA 动态突变有关的遗传病至少有 27 种（表 2-2），主要为神经肌肉系统的遗传性疾病，其重复单位片段的大小从 3 个碱基到 133 个碱基不等。这种重复通常产生在基因内，并且有两种表现形式：一种是所谓完全重复（perfect repeats），即在所有扩增了的重复片段中，其重复单位中碱基组成一致；另一种是非完全重复，即有些重复片段的碱基组成与大多数的不一样。在人类细胞中，当动态突变发生在转录序列内或附近时，就有可能对基因转录或其表达产物产生影响，使其功能丧失或获得新的功能，从而表现出疾病症状。

表 2-2 动态突变相关遗传病及其变异特征

序号	名 称	重复序列	正常拷贝数范围	异常拷贝数范围	重复序列位置
1	Huntington 病	CAG	11～34	36～121	外显子
2	X 连锁脊髓延髓肌萎缩（Kennedy 病）	CAG	17～31	40～52	外显子
3	Ⅰ型脊髓小脑共济失调	CAG	25～36	43～81	外显子
4	Ⅱ型脊髓小脑共济失调	CAG	17～25	35～59	外显子
5	Ⅲ型脊髓小脑共济失调	CAG	13～36	68～79	外显子
6	Ⅵ型脊髓小脑共济失调	CAG	4～16	21～27	外显子
7	Ⅶ型脊髓小脑共济失调	CAG	7～17	38～200	外显子
8	齿状核红核苍白球丘脑下部核萎缩	CAG	7～25	49～88	外显子
9	马赫多-约瑟夫病	CAG	14～44	60～80	外显子
10	常染色体显性纯痉挛性截瘫	CAG	<40	36～110	外显子
11	假性软骨发育不全	GAC	5	6～7	外显子
12	眼咽肌营养不良	GCG	6	7～13	外显子
13	颅锁骨发育不全	GCG, GCT, GCA	17	27	外显子
14	多指合并并指	GCG, GCT, GCA	15	22～25	外显子

续表

序号	名称	重复序列	正常拷贝数范围	异常拷贝数范围	重复序列位置
15	强直性肌营养不良	CTG	5～37	50～3000	3'非翻译区
16	Friedreich共济失调	GAA	1～22	200～900	内含子
17	脆性X综合征	CGG	5～45	>200	5'非翻译区
18	脆性位点FraXE	GCC	6～25	>200	5'非翻译区
19	Ⅷ型脊髓小脑共济失调	CTG	16～37	107～127	3'非翻译区
20	Ⅹ型脊髓小脑共济失调	ATTCT	10～22	800～4500	内含子
21	Ⅻ型脊髓小脑共济失调	CAG	7～28	66～78	5'非翻译区
22	Ⅰ型进行性肌阵挛性癫痫	12C/G	2～4	65～95	启动子区
23	膏河综合征	AGC	7～80	55～90	外显子
24	Creutzfeldt-Jakob病	24bp	5	6～14	外显子
25	Jacobsen 11q-综合征	CCG	8～30	～1200*	5'非翻译区
26	FRAXF	CCG	6～14	～1200*	5'非翻译区
26	FRA16A	CCG	16～60	～1200*	未知
27	FRA16B	33A/T	8～30	～2050*	未知

*异常拷贝数的下限不详

脆性X综合征的遗传病理变化是动态突变的一个典型例子。疾病随着致病基因 *FMR-1* 中CGG重复序列拷贝数的扩增而发生。当扩增倍数达到前突变（premutation）水平时，男性基因携带者有可能患上脆性X震颤共济失调综合征（fragile X-associated tremor ataxia syndrome，FXTAS）而女性者则患脆性X相关性卵巢早衰（FMR1-related premature ovarian failure，POF），当达到全突变（full mutation）的状态时就导致脆性X综合征的发生（详见第24章）。

三、表观遗传和DNA甲基化

随着分子生物学技术的发展，很多生物学家发现并提出，在基因变异过程中包含着两大类机制，一个是通过DNA核苷酸序列改变而形成突变，即经典的孟德尔遗传机制；另一个就是表观遗传（epigenetic inheritance）机制，即单细胞或多细胞的生物不依赖基因中的核苷酸编码序列，而是通过其他途径，如碱基修饰的改变，导致基因表达水平发生变化并将这些变化了的遗传信息向后代传递。关于表观遗传的研究称为表观遗传学（epigenetics）或拟遗传学。表观遗传见于多种细胞和个体的发育和遗传传递的过程，它和经典的孟德尔遗传机制相互交叉存在，共同促进基因的变异和性状的传递。表观遗传变异可自发地出现和逆转，即一些等位基因可以转换成同源染色体相同基因座位上的表观遗传状态，但受其他遗传因素和环境因素的影响。在复杂生物体中，表观遗传存在着隔代遗传。

目前已知的参与表观遗传的系统可分为三类：稳定状态系统（steady-state systems）、结构遗传系统（structural inheritance systems）和染色质标记系统（chromatin-marking systems）。其中，研究得比较清楚的是染色质标记系统中的DNA甲基化现象。甲基化是最常见、最早发现的一种DNA修饰。DNA甲基化能关闭某些基因的活性，去甲基化则诱导基因的重新活化和表达。通过选择性地甲基化与去甲基化，生物体可在胚胎发育和细胞分化的过程中实施对基因的调控，从而形成各种特异的组织类型。同理，甲基化在基因组印记中也有重要作用，可以确保某种基因的活性只表达一个亲系的遗传版本。与此同时，异常的DNA甲基化水平则将导致疾病的发生。根据肿瘤发生的"二次打击"理论，只有当抑癌基因受到两次致命的打击而发生完全失活之后，癌变才得以启动。而打击抑癌基因的机制，除了基因突变、染色体缺失，还包括了异常的甲基化，启动子区的高甲基化将导致抑癌基因的失活，诱发肿瘤发生。因此，近年来，特定 DNA 序列（如 CpG 岛）的高度甲基化已被作为一种肿瘤标记，应用于肿瘤早期诊断、进展判断、危险性估计及一些肿瘤微小转移病灶的检测。而甲基化抑制剂则被应用于恶性肿瘤的临床治疗。

（曾 嵘 严提珍 陆国辉）

第五节 临床上值得注意的与孟德尔遗传相关的重要概念

一、生殖腺镶嵌体（germline mosaicism）

生殖腺镶嵌体（germline mosaicism）是指基因突变只发生在部分的生殖细胞里而没有含突变基因的体细胞的现象。这样的个体虽然不是患者，但由于能产生带有致病基因的配子，并往其下代子女传递而使他们发病。子女患病的概率与生殖腺镶嵌体携带者所能产生的异常配子占所有配子的比例有直接的关系。在临床上，如果出现不典型的孟德尔遗传系谱，疾病总是发生在某一对夫妇的晚辈家族成员，而不能在其长辈各代里的家族成员中发现病人，在这种情况下，生殖腺镶嵌体很可能发生在这一对夫妇中的任一方。

二、新突变

群体里出现的致病基因能否继续在群体中间传递，取决于携带该基因的个体对外环境的适应度（fitness），即其适应环境得以生存并把基因往下代传递的能力。适应度直接受自然选择（selection）影响，后者指的是生物进化过程中存优去劣的现象。新突变（new mutation）的发生是由于带突变基因个体的适应度差，在自然选择的干预下被清除的结果。

新突变既可以发生在常染色体显性遗传疾病（例如，软骨发育不全），也可以发生于 X 连锁遗传疾病，例如，约 1/3 的假肥大型肌营养不良症病例的基因突变都属新突变。表型越严重，基因发生新突变的可能性越大。这些疾病通常是致死性或疾病表型严重，患者通常死于宫内或者幼年夭折，或者很少能存活到生育年龄，使致病基因无法向下一代传递，大部分的新患者都源自于新的基因突变。例如，100% 的 II 型成骨不全病患者和 100% 的早老症（progeria）患者的基因突变都属于新突变，80%~90% 的软骨发育不全患者的相关基因突变也是新突变。由于男性精子的生成要经过长时期、无数次的有丝分裂才能进入减数分裂，随着男性年龄增大，原始生殖细胞受外环境致畸物质长期不断的影响而使基因容易发生突变，因此，高龄父亲发生基因新突变的风险大。

三、异质性

异质性（heterogeneity）包括遗传异质性（genetic heterogeneity）和临床异质性两类，其中的遗传异质性包括等位基因异质性和座位异质性两种。

基因座位上通常含有一个以上的突变等位基因，由这样多个不同的等位基因引起的表型差异，称为等位基因异质性（allelic heterogeneity）。这样的表型差异可以是在临床上难以区别的两种疾病，也可以是表型截然不同的两种疾病。因此，等位基因异质性是单基因病临床表现多样化的重要原因。例如，表型基因上的突变可以引起以结肠蠕动障碍和严重慢性便秘为特征的 Hirschsprung 病（见第 13 章），RET 基因上不同的突变也可以导致 IIa 和 IIb 型多发性内分泌腺瘤病的发生（见第 23 章）。目前的研究表明，导致等位基因异质性的发生有两种解释：第一，突变基因残留功能的结果：残留功能（residual function）是指基因发生突变后尚能保留下来的正常基因功能；残留功能的保留越多，疾病表型越轻微；相反，保留下来的残留功能越少，疾病表型就越严重；第二，基因突变所产生的蛋白质位置上的特异性亚功能（specific subfunctiion）的结果，例如 β 血红蛋白病是一个例子（详见第 14 章）。

座位异质性（locus heterogeneity）是指两个或两个以上座位上的基因突变导致相同或相似表型发生的现象。高苯丙酮血症可以由5个不同的基因的突变引起是一个例子。

临床异质性（clinical heterogeneity），也称表型异质性（phenotypic heterogeneity），指的是在单个座位上的基因突变导致一种以上的不同表型。例如，与苯丙酮尿症（phenylketonuria，PKU）相关基因的突变可以导致PKU和非PKU疾病的发生（详见第17章）。

异质性这一概念对于遗传病的临床基因诊断和确定基因治疗靶点具有重要意义，因为不同病因引起的同种疾病或者同一种病因引起不同的疾病将可能有不同的遗传方式、发病年龄、疾病进程、严重程度、预后以及复发率等，需要引起临床医生的注意。

（陆国辉　曾　嵘）

主要参考文献

1. Goodlin-Jones BL, Tassone F, Gane LW, et al. Autistic spectrum disorder and the fragile X premutation. J Dev Behav Pediatr, 2004, 25: 392-8
2. Hagerman RJ, Leavitt BR, Farzin F, et al. Fragile-X-associated tremor/ataxia syndrome (FXTAS) in females with the FMR1 premutation. Am J Hum Genet, 2004, 74: 1051-6
3. http://www.all-science-fair-projects.com/science_fair_projects_encyclopedia/Epigenetic_inheritance
4. Jacquemont S, Hagerman RJ, Leehey M, et al. Fragile X premutation tremor/ataxia syndrome: molecular, clinical, and neuroimaging correlates. Am J Hum Genet, 2003, 72: 869-78
5. Jacquemont S, Hagerman RJ, Leehey MA, et al. Penetrance of the fragile X-associated tremor/ataxia syndrome in a premutation carrier population. JAMA, 2004, 291: 460-9
6. Jorde LB, Carey JC, Bamshad MJ, et al. Medical Genetics. 2nd Edition. St Louis: Mosby, 2005
7. Kim UK, Jorgenson E, Coon H, et al. Positional cloning of the human quantitative trait locus underlying taste sensitivity to phenylthiocarbamide. Science, 2003, 299: 1221-5
8. 陆国辉. 孟德尔遗传和线粒体遗传. 见陆国辉主编. 产前遗传病诊断. 广州：广东科技出版社，2002，38-76
9. Nussbaum RL, McInnes RR, Willard HF and Boerkoel CF, eds. Thompson & Thompson Genetics in Medicine. 6th ed. Philadelphia: Saunders, 2004, 51-78
10. Rappold GA, Fukami M, Niesler B, et al. Deletions of the homeobox gene SHOX (short stature homeobox) are an important cause of growth failure in children with short stature. J Clin Endocrinol Metab, 2002, 87: 1402-6
11. Waye JS, Walker L, Lafferty J, et al. Dominant beta-thalassemia due to a newly identified frameshift mutation in exon 3 (codon 113, GTG—>Tg). Hemoglobin, 2002, 26: 83-6
12. 王培林主编. 遗传病学. 北京：人民卫生出版社，2000

附录：常用的系谱符号及其含义

符号	含义	符号	含义
□ b.1965	正常男性，生于1965年	○ 19 y	正常女性，19岁
◇ 4 mo	性别未知，4个月	■ ●	男性或女性患者
（两种填充图案）	具有两种症状或患有两种疾病的患者	◧ ◐ ⊡ ⊙	基因携带者
↗■ ↗●	先证者	↗□ ↗○	咨询者
⊘ ⦸ ⬦̸	已死亡	□ ○ ◇ 5　3　6	多个已知数目的个体
□ ○ ◇ n　n　n	多个未知数目的个体	□ ○ ◇ p　p　p	怀孕中的胚胎或胎儿
△	自然流产的胚胎	⊘ ● ⬦̸ SB　SB　SB 28wk　　30wk	死胎、流产及孕周
△̸ ▲	终止妊娠的胚胎或胎儿	□? ○?	家族史不明的个体
□─○	配偶关系	□---○	婚外夫妻关系
□─○（竖线）	近亲婚配	□─/─○	离婚
□⊤○　□⊤　⊤○	不育	□⊥○　□⊥　⊥○	未育（不想生育或因其他未明的原因而没有生育）
⟨□ □⟩（连顶）	同卵双生子	⟨□ □⟩	异卵双生子

附录：常用的系谱符号及其含义（续）

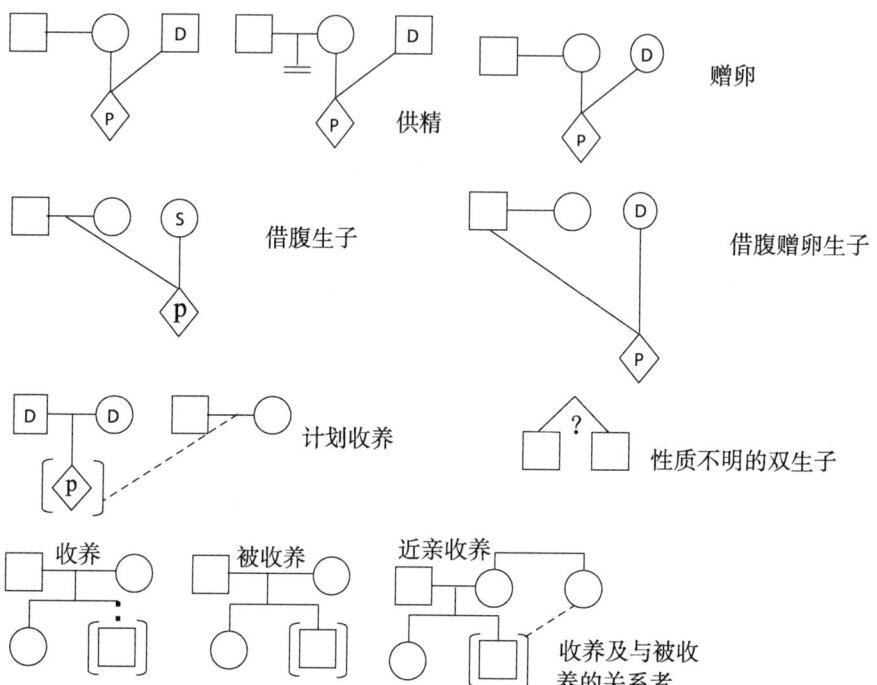

第3章 临床细胞遗传学基础

临床细胞遗传学是医学遗传学的重要部分。它通过研究人类染色体的数目、结构及功能的异常改变阐明疾病的发生机制，指导对疾病的诊断及发病风险的估计，是进行遗传咨询的重要基础之一。

第一节 染色体的形态

染色体是分裂中、后期细胞核中最重要的组成部分，是生物遗传物质——基因的主要载体。正常人有46条染色体，相互构成23对。其中1~22对为常染色体，还有1对性染色体XX或XY。在人的一个体细胞中由22对常染色体和1对性染色体组成的核型称之为：二倍体（diploidy），用2n表示。染色体具有特定的形态特征，在细胞有丝分裂的中期表现得最为明显和典型（图3-1）。

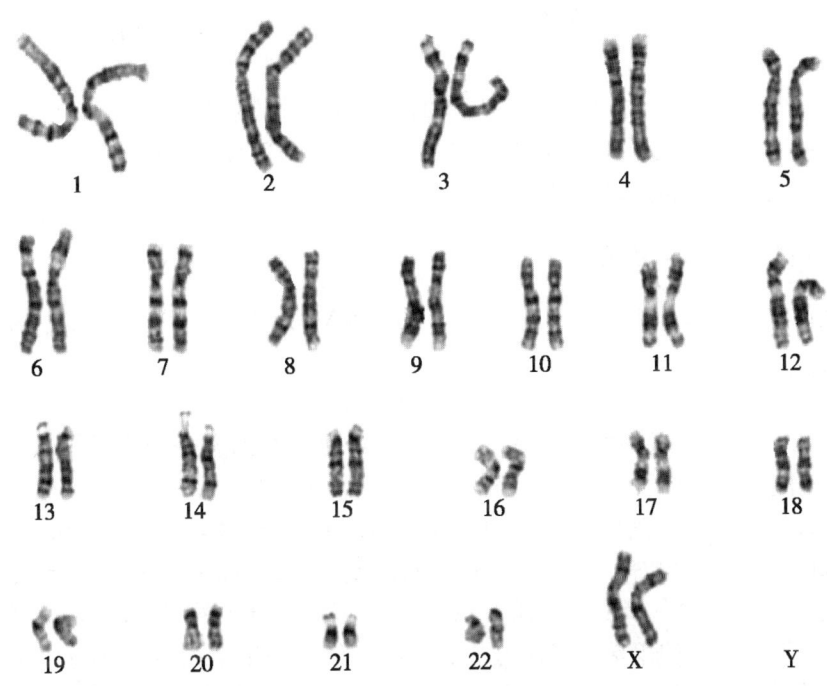

图3-1 人类女性骨髓细胞G显带正常染色体核型

（本图由陆国辉提供）

每条染色体都有一个着丝粒（centromere）和被着丝粒分开的短臂（p）和长臂（q）。两臂的末端有端粒（telomere）（图3-2中）。在细胞分裂时，纺锤丝附着在着丝粒区域。染色体经过染色后，两个臂被染色，而着丝粒不染色，看上去染色体就象在着丝粒部分中断了，形成一个缩窄的部位，故着丝粒区域又称为：主缢痕（primary constriction）。如果着丝粒位于染色体的中间，成为中央着丝粒染色体（metacentric chromosome），其长、短臂大致等长（图3-2左）；如果着丝粒较近于染色体的一端，成为亚中着丝粒染色体（submetacentric chromosome），则两臂长短不一（图3-2中）；如果着丝粒靠近染色体末端，成为近端着丝粒染色体（acrocentric chromosome），则有一个较长的长臂和一个极短的短臂（图3-2右）。在某些染色体的一个或两个臂上还常有另外的变窄、浅染的部位，称为：次缢痕

(secondary constriction)。某些染色体的短臂末端具有的圆形或略呈长形的突出体，称为：随体（satellite）。随体是识别某些特定染色体的重要标志（图3-2右）。

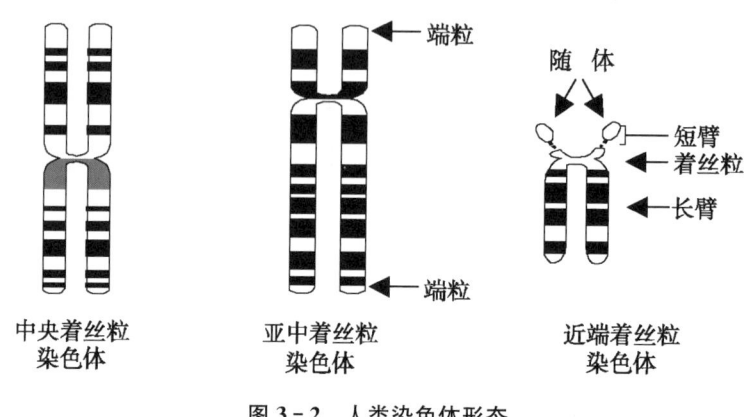

图3-2 人类染色体形态

第二节 染色质、染色体的结构与功能

染色质和染色体是同一物质在不同细胞周期中的形态表现。染色质是在细胞分裂间期，胞核中存在的、呈伸展状的DNA蛋白纤维；而染色体是在细胞分裂期呈高度螺旋化的DNA蛋白纤维，是染色质结构高度螺旋化、紧密盘绕、折叠的结果。

一、染色质和染色体的化学组成

染色质和染色体都是DNA和蛋白质的复合物。由DNA、组蛋白、非组蛋白以及少量RNA组成。

二、染色体的结构

染色体是在细胞分裂期呈高度螺旋化的DNA蛋白纤维，在细胞分裂之前形成。其形成过程是：DNA蛋白纤维→核小体→螺线管→超螺线管→染色单体→染色体（图3-3）。通过电子显微镜观察间期细胞的染色质纤维呈串珠状，其基本单位为：核小体，由核心颗粒（core-particle）和连接区DNA（linker DNA）二部分组成。核心颗粒由146个碱基对的DNA片段以1¾圈围绕在组蛋白H2A、H2B、H3和H4各二分子组成的八聚体外面，直径11nm。连接区由1分子的组蛋白质H1和60个碱基对组成。这种由核小体串联所形成的串珠状纤维称之为：染色体的一级结构。DNA的长度被压缩了7倍。染色体的一级结构经螺旋化，6个核小体构成一个螺旋，形成中空的线状螺线管，其外径约30nm，内径10nm，螺距为11nm，这是染色体的二级结构。DNA的长度在这个等级上又被再压缩了6倍。120个螺线管进一步螺旋化形成直径400nm、高30nm的超螺线管，超螺线管是染色体的"三级结构"。这时DNA又再被压缩了40倍。超螺线管进一步折叠盘绕后，形成染色单体——染色体的"四级结构"，DNA的长度又再被压缩了5倍。两条染色单体组成一条染色体。这样，从染色体的一级结构到四级结构，DNA分子一共被压缩了 $7\times6\times40\times5=8,400$ 倍。

三、染色质的结构及特点

在细胞间期，染色体分散成一级结构或伸展开的DNA分子，组成细胞核内的染色质。染色质分为：常染色质（euchromatin）和异染色质（heterochromatin）。常染色质是进行活跃转录的部位，呈疏松状，电镜下表现为浅染；在一些敏感的位点，容易被核酸酶降解。异染色质是指间期核中呈凝缩状态、深度染色和较少转录或不转录的那部分染色质。其特点为：①呈凝缩状态，为遗传惰性区；②在S

期晚期复制；③在减数分裂中重组的频率很低；④异染色质主要由重复序列组成。

异染色质又分为：结构性异染色质（constitutive heterochromatin）和兼性异染色质（facultative heterochromatin）。结构性异染色质是呈异固缩的染色质，多位于着丝粒区、端粒、次缢痕及染色体臂的某些节段，在间期聚集成多个染色中心（chromocenter），由相对简单的高度重复序列组成，没有转录活性。兼性异染色质是指不同细胞类型或在个体的不同发育时期由常染色质凝缩形成的异染色质区。当其处于浓缩状态，兼性异染色质所包含的基因失去活性，无转录功能；当其处于疏松状态，兼性异染色质又转变为常染色质，基因复活，恢复转录功能。雌性哺乳类动物失活的X染色体就是一类特殊的兼性异染色质。例如：在人类女性胚胎发育的早期，一条X染色体失活，异固缩转变为巴氏小体（Barr body），表现为异染色质；当该个体进入性成熟期，处于失活状态的X染色体在随初级卵母细胞进入减数分裂时又恢复其生物学活性（详见第六节）。

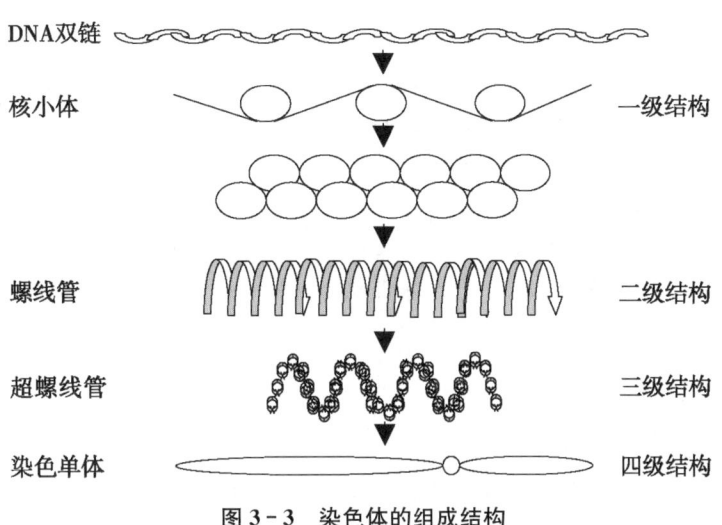

图 3-3 染色体的组成结构

四、染色体的功能

染色体的基本功能是充当基因的主要载体，将遗传信息传递给子代细胞。此外，染色体中的非组蛋白与基因表达及染色体高级结构的维持有关。例如：姊妹染色单体的相互维系是靠非组蛋白骨架纤维实现的。细胞分裂前期染色体中非组蛋白的动态变化是两条姐妹染色单体分别进入两个子细胞的必要条件；肌动蛋白和原肌球蛋白等收缩蛋白是染色体骨架的成分，肌动蛋白参与细胞的有丝分裂活动。染色体的次缢痕一般具有组成核仁物质的特殊功能，在细胞分裂时它紧密联系着一个球形的核仁，因而称为：核仁组织区（nucleolar-organizer region，NOR）。核仁组织区还具有转录 18S、5.8S 和 28S rRNA 的功能。

第三节 细胞周期

细胞周期是指体细胞进行有丝分裂（mitosis）的周期。它代表细胞从上一次有丝分裂结束时起，到下一次有丝分裂结束为止的一段时期（图 3-4）。此期的特点是体细胞 DNA 在 S 期复制一倍、在有丝分裂期亲代细胞分裂成为两个含有与亲代完全相同染色体的子细胞。

细胞周期又可根据其中 DNA 的变化分为：间期（interphase）和分裂期（mitotic phase）。间期包括：G1 期、S 期、G2 期；分裂期包括：前期、早中期、中期、后期和末期。

一、间期

1. G1 期 (gap I)：G1 期（图 3-5 之 1）是 DNA 合成前期，历时约 12 小时。指从有丝分裂完成到 DNA 复制之前的间隙时间。细胞合成 RNA 及蛋白质，为进入 S 期进行物质和能量的准备。在 G1 期，经上一次分裂形成的子细胞开始生长，逐步达到母细胞原有的体积，功能亦趋于完善。在此期的细胞一般会出现三种情况：第一，有的细胞进入 G1 期后就不能继续分裂增殖了，终身处在 G1 期，最终衰老死亡。故有"不再分裂细胞"之称。高等哺乳动物及人类中枢神经系统的神经元就属此类细胞；第二，是一些细胞暂时停留在 G1 期，若受到某种刺激可再进入增殖细胞周期，这类被称细胞为"休止细胞或 G0 期细胞"。肝细胞属此类细胞。当肝组织受到严重损伤需要修复时，肝细胞才进行增殖；第三，是细胞不断离开 G1 期进入其他各期并完成分裂。如消化道的粘膜细胞。因经常脱落、损伤，需不断更新而具有很强的增殖能力。

2. S 期 (synthesis phase)：S 期是 DNA 合成期，以 DNA 复制为主要标志，历时约 6～8 小时。在此期染色体通过精确复制，细胞内的 DNA 变为完全相同的两套。另外，S 期内还合成大量组蛋白，使新合成的 DNA 能够组装成核蛋白复合物的染色体。

3. G2 期 (gap II)：G2 期是 DNA 复制结束和有丝分裂开始之间的间隙。为 DNA 合成后期，历时约 3～4 小时。研究证实，G2 期进行着蛋白质的合成，如破坏此过程，细胞就不能过渡到 M 期。G2 期合成的是染色体浓缩以及形成有丝分裂器所需的成分如微管蛋白、有丝分裂因子等。一些细胞亦可就此停留在 G2 期，被称之为："G2 期细胞"，它受某种刺激后仍可进入细胞周期。

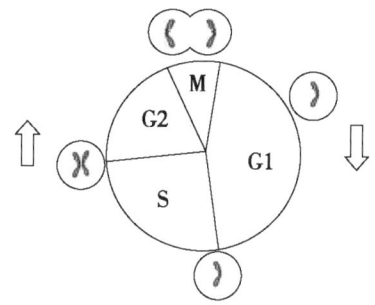

图 3-4 细胞周期

G1 期，也即 DNA 合成前期，历时约 12 小时。S 期，即 DNA 合成期，历时约 6～8 小时。G2 期，也称 DNA 合成后期，历时约 3～4 小时。M 期为分裂期，历时约 1～2 小时，包括：前期、早中期、中期、后期和末期

二、有丝分裂期

细胞有丝分裂是指从染色质浓缩，到染色体与细胞质平均分配成两份，进而形成两个完全相同的子细胞的过程。鉴于此期染色质及其他细胞结构都有复杂而明显的形态学变化，又将其分为前、早中、中、后、末五期，一般需 1～2 小时（图 3-5）。

1. 前期 (prophase)：染色质高度螺旋化和折叠，变短变粗，逐渐形成光学显微镜下可以分辨的染色体，每条染色体包含 2 个染色单体。在前期发生的主要事件是：①染色质浓缩；②分裂极确立与纺锤体开始形成（图 3-5 之 2），两个中心体向相反方向移动，在细胞中形成两极；而后以中心粒为起始点开始合成微管，形成纺锤体；③核仁解体：随着染色质的高度螺旋化，核仁逐渐消失；④核膜消失：核被膜开始瓦解为离散的囊泡状内质网。

2. 早中期 (prometaphase)：指由核膜解体到染色体排列到赤道面 (equatorial plane) 这一阶段。此时，核仁与核被膜已完全消失。纺锤体微管向细胞内部侵入，与着丝点结合。着丝点是位于染色体着丝粒区的一个特化部位，是与纺锤体微管相连的蛋白质结构。着丝点处的分子动力以振荡的方式牵引染色体移向纺锤体中部。此期染色体高度浓缩，长度可达 500 带左右的水平，形态清晰，是进行染色体分析的极好时期。

3. 中期Ⅰ (metaphase Ⅰ)：指从染色体排列到赤道面上，到姐妹染色单体开始分向两极的一段时

间。此期的特点是：①染色体达到最大浓缩，结构坚实，长度可达 400 带左右的水平。经显带技术处理，带与带之间分界清楚，形态典型，也是进行染色体分析的极好时期；②染色体均到排列细胞的赤道平面，纵向观察呈辐射状排列，染色体两边的牵引力达到平衡；③纺锤体微管开始收缩将两条染色单体分开，并向两极移动（图 3-5 之 3）。

4. 后期 I（anaphase I）：由于纺锤体微管的收缩，着丝点纵裂，每一染色体的两条姊妹染色单体分离，并向相反方向移动，接近各自的中心体。与此同时，细胞拉长，并由于大量平行排列的肌动蛋白和结合在上面的 myosin II 等成分组成的环行微丝束的收缩，形成收缩环（图 3-5 之 4）。晚后期，细胞变成哑铃形（图 3-5 之 5）。在后期结束时，如果细胞分裂正常，细胞两极排列的染色体应该相同。值得注意的是：如果两条姊妹染色单体在后期发生不分离（non-disjunction）是导致染色体数目畸变的原因之一。

5. 末期 I（telophase I）：是从子染色体到达两极，至形成两个新细胞为止的时期。在末期发生的主要事件是：①子核的形成：纺锤体消失，位于两极的子染色体解聚缩，逐渐分散形成染色质。核仁和核膜重新出现，两个含有相同染色体的新子核形成；②胞质的分裂：在后期形成的收缩环继续收缩使细胞膜从细胞中部凹入，胞质、胞膜纵裂分成基本相等的两部分，分别分配到两个子细胞中，两个具有相同染色体的子细胞形成（图 3-5 之 6）。

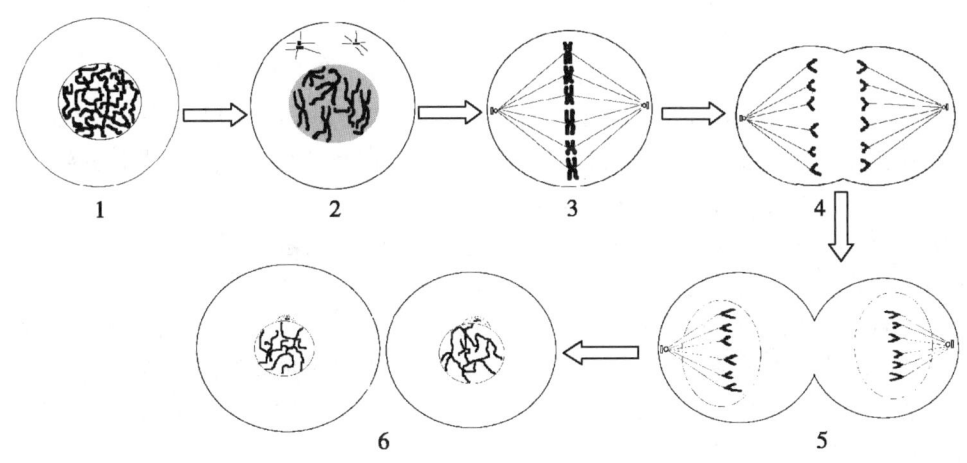

图 3-5 细胞的有丝分裂

1. 间期：为细胞分裂作准备；2. 前期：染色体形成、核仁和核膜消失；3. 中期：染色体排列在赤道板上；4. 后期：姐妹染色单体分开；5. 晚后期：姐妹染色单体向两极移动；6. 末期：两个子细胞形成

第四节 减数分裂

减数分裂（meiosis）是指由初级精母细胞或初级卵母细胞开始，经过一系列复杂的过程，生成精子或卵子的过程（图 3-6）。减数分裂分为减数分裂 I 期和减数分裂 II 期。减数分裂 I 期包括了：间期 I、前期 I、中期 I、后期 I 和末期 I。减数分裂 II 期包括了：间期 II、前期 II、中期 II、后期 II 和末期 II。

一、减数分裂 I 期

1. 间期 I（interphase I）：DNA 进行自我复制。每个初级精母细胞或卵母细胞所含 DNA 的量是正常二倍体细胞所含 DNA 的两倍。

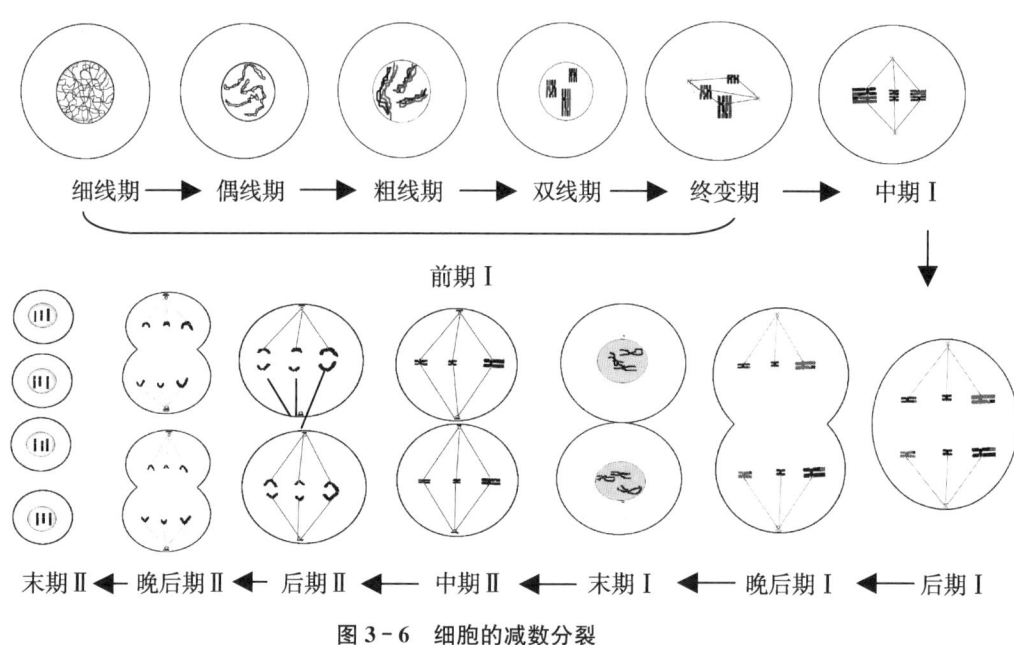

图 3-6 细胞的减数分裂

2. 前期 I (prophase I)：前期 I 分为细线期、偶线期、粗线期、双线期和终变期。

(1) 细线期 (leptotene)：染色体浓缩为细长的细线，但相互间往往难以区分。虽然染色体已在减数分裂前的间期时复制，每一染色体应该已有两条染色单体，但在细线期的染色体上还看不到两条染色单体。每条染色体的两端通过附着板和核被膜相连。

(2) 偶线期 (zygotene)：在偶线期，两条同源染色体从侧面并列，紧密靠近。通过联会复合体相互结合，并在相同的部位上准确配对（图 3-7），此过程称为：联会 (synapis)。X 与 Y 染色体之间的联会发生在短臂末端的"假常染色体区域" (pseudoautosomal region)。不精确的联会可导致基因突变，引起遗传病。从染色单体水平来考虑，每一条染色体都是由二条染色单体组成。故每一对同源染色体结构中共有四条紧密结合在一起的染色单体，称之为：四分体。从染色体水平来考虑，因为每对染色体是由二条同源染色体所组成，故称之为：二价体。

(3) 粗线期 (pachytene)：两条同源染色体的联会完成，细胞就进入粗线期，并要维持几天。在此期可发生同源染色体的非姊妹染色单体之间的互换 (crossing over)（图 3-8），亲代遗传物质发生重组。这是产生物种遗传多样性的原因之一。

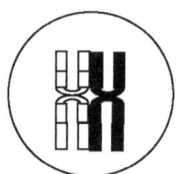 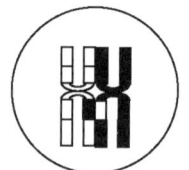

图 3-7 同源染色体配对联会　　　　图 3-8 非姊妹单体交换

(4) 双线期 (diplotene)：联会的消失，始于双线期。此期联会复合体解体，二价体的两条同源染色体彼此拉开，此时可见到同源染色体间的一个或多个交叉点，这些交叉点标志着交换发生的部位，因此一般认为交叉是交换的结果（图 3-8）。

(5) 终变期 (diakinesis)：交叉随着时间逐渐减少并向两端移动，简称端化。此期染色体螺旋化程度更高，表现更为粗短。交叉的端化仍继续进行。这时核仁和核被膜开始消失，纺锤体开始形成。双价体开始向赤道板移动。

3. 中期Ⅰ（metaphase Ⅰ）：纺锤体侵入核区，分散于核中的四分体开始向纺锤体的中部移动。最后染色体排列在细胞的赤道板上。不同于有丝分裂的是，四分体上有四个着丝点，一侧纺锤体只和同侧的二个着丝点相连。同源染色体的着丝粒分居赤道面两侧（图 3-6）。

4. 后期Ⅰ（anaphase Ⅰ）：由于纺锤体微管的收缩、牵引，使同源染色体分开，分别移向细胞的两极。每极的染色体数比母细胞减少了一半，这就是实际上的减数分裂。

5. 末期Ⅰ（telophase Ⅰ）：核膜和核仁重新形成，细胞质分裂，形成两个子细胞。每个子细胞中都含有 23 条染色体，每条染色体由两条染色单体组成，DNA 的含量与正常二倍体细胞相同。有的生物没有末期Ⅰ，由后期Ⅰ直接进入前期Ⅱ或中期Ⅱ。

二、减数分裂Ⅱ期

减数分裂Ⅱ期与有丝分裂过程基本相同，可分为前、中、后、末期。在此过程中，每条染色体的两条染色单体分开，分别移向细胞两极。核膜重新形成，染色体去凝集，复原成染色质，核仁重现。随之进行细胞分裂。减数分裂完成后，由一个二倍体的原始生殖细胞产生出四个单倍体的配子细胞。这些配子细胞，受精后又产生二倍体合子，从而保持了物种遗传的稳定性。

1. 间期Ⅱ（interphase Ⅱ）：在减数分裂Ⅰ和减数分裂Ⅱ之间有一很短的间期，但不进行 DNA 合成。在自然界中，有的生物也没有间期存在。

2. 前期Ⅱ（prophase Ⅱ）：核膜消失，染色体变粗，纺锤体开始形成。

3. 中期Ⅱ（metaphase Ⅱ）：染色体到排列细胞的赤道平面，纺锤体微管开始收缩。

4. 后期Ⅱ（anaphase Ⅱ）：着丝点纵裂，两条姊妹染色单体分离，并按相反方向移动，直到达细胞两极。

5. 末期Ⅱ（telophase Ⅱ）：两个具有 23 条染色体的单倍体配子细胞形成。

三、减数分裂的遗传学意义

1. DNA 复制一次，而细胞连续分裂两次，形成单倍体的精子或卵子（图 3-9 及图 3-10）。精子或卵子通过受精作用又恢复二倍体。维持了生物物种染色体数目的恒定。

2. 减数分裂过程中同源染色体的非姊妹染色单体间发生交换，使配子的遗传多样化，增加了后代的适应性。因此减数分裂不仅是保证生物物种染色体数目稳定的机制，而且也是产生物种遗传多样性、不断进化的动力。

3. 等位基因的分离和自由组合。在减数分裂Ⅰ期同源染色体和在减数分裂Ⅱ期姊妹染色单体的分离和自由组合也是形成物种遗传多样性的重要原因。

4. 通过减数分裂一个精母细胞形成四个精子。而一个卵母细胞形成一个卵子及三个极体。从理论上讲，极体含有与卵子相同的遗传物质。可以作为胎儿的标本，进行有关遗传病的产前诊断。

第五节 精子和卵子的生成

精子和卵子是将父母的遗传信息传给子女的唯一载体。受精卵是生命开始的象征。精子和卵子都是通过减数分裂而生成，但是精子和卵子的生成方式不同。

一、精子的生成

精子来源于睾丸的曲精细管上皮细胞。精子的生成分为四个期：

1. 增殖期：曲精细管上皮内的精原细胞（spermatogonium）连续进行无数次有丝分裂形成多个精原细胞，染色体数目为 46 条。自胎儿起，精原细胞处于休止状态。

2. 生长期：男性性成熟时，一部分精原细胞长大分化而成为初级精母细胞（primary spermatocyte）。染色体数目仍为 46 条。

3. 成熟期：初级精母细胞进入第一次减数分裂前期，并在发育过程中向曲精小管的中心推移，当初级精母细胞完成染色体联会、染色体交换等后，一对同源染色体分开，分别移向细胞两极，分裂成 2 个次级精母细胞。次级精母细胞经第二次减数分裂形成 4 个单倍体的精细胞。

4. 变形期：精细胞不再分裂，失去胞质，长出尾巴，发育成一个精子。大多数动物的精子结构基本一致，由头、颈和尾三部分组成（图 3-9）。

精子生成的特点：①在精子形成过程中，精原细胞长期经历了无数次的有丝分裂，若与环境中的有害物质接触，易发生基因突变；②男性性成熟后，初级精母细胞进行减数分裂，这是一个连续的过程，直至成熟精子的生成；③一个精原细胞经过减数分裂后，生成四个精子；④初级精母细胞经过减数分裂后，所生成精子的染色体数目为 23 条，与正常卵子受精后恢复 46 条染色体，从而保持遗传物质传递的稳定性。

二、卵子的生成

卵子是在卵巢的卵泡中发育成熟的。从卵原细胞（oogonium）形成到进一步生成成熟卵细胞的过程称为：卵子发生（图 3-10）。共分为三个期：

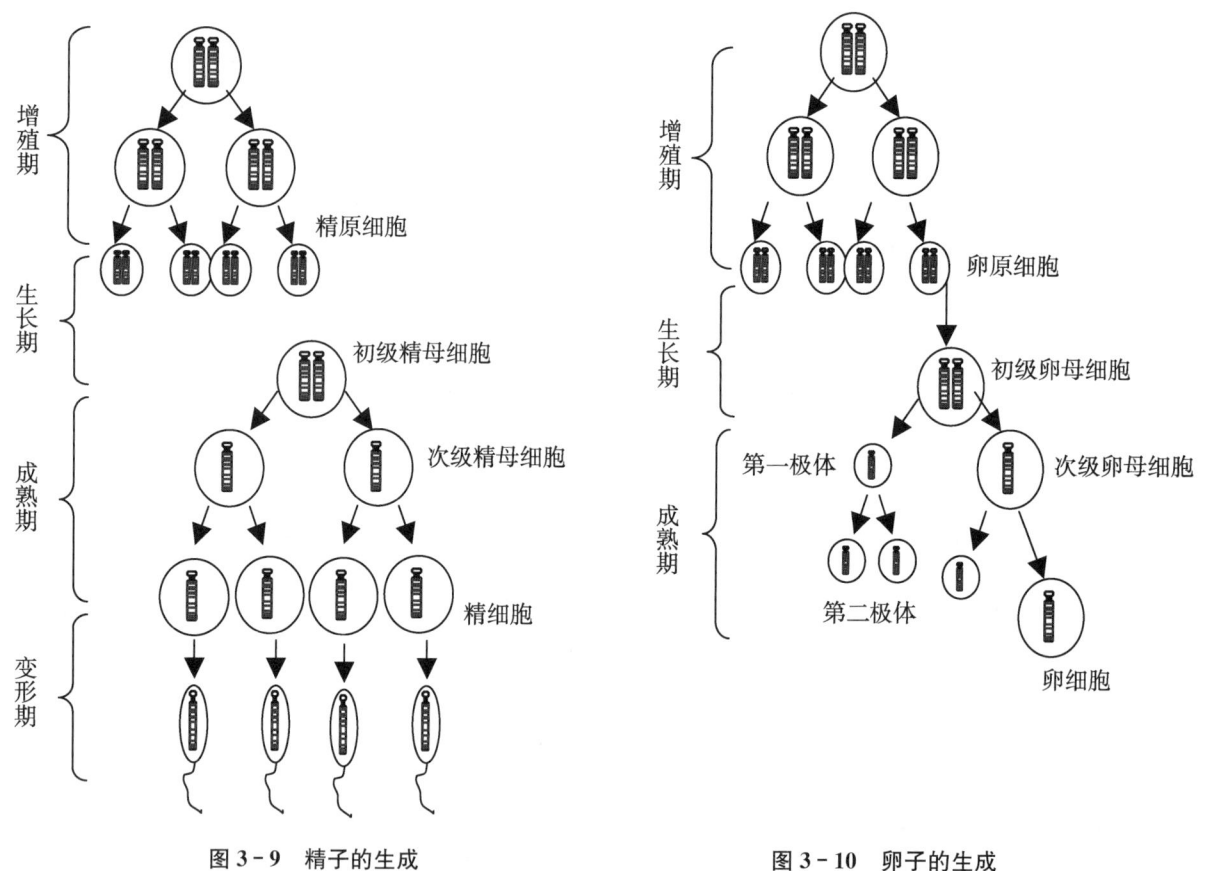

图 3-9　精子的生成　　　　　　　　图 3-10　卵子的生成

1. 增殖期：卵巢中的原始生殖细胞（primordial germ cell）经过有丝分裂生成卵原细胞。卵原细胞通过有丝分裂增殖，其染色体数目为 46 条（二倍体）。在人类，卵原细胞的总数大约 400 万～500 万。

2. 生长期：卵原细胞进入生长期体积增大。大约在胎儿三个月，发育生成初级卵母细胞（primary oocyte），其染色体数目仍为 46 条（二倍体）。胞质中含有大量蛋白质和 RNA 等营养物质。此期持续时间较长，以便让发育中的初级卵母细胞生长到足够的体积，能够携带足够的营养物质供胚胎发育之用。

3. 成熟期：该期是从初级卵母细胞进行减数分裂、最终生成卵子的过程。这是一个漫长的、间断进行的过程。在人类，出生时卵巢已生成约 200 多万个初级卵母细胞，这些细胞都停滞在减数分裂 I 前期的双线期，直到性成熟。性成熟后，在适当激素的刺激下，每月有一个卵泡发育成熟，排卵，才恢复减数分裂的过程，完成第一次减数分裂，生成一个次级卵母细胞和一个第一极体（first polar body）。继而再次停止在减数分裂 II 的中期。次级卵母细胞从卵泡中释放出来后，沿输卵管下行，向子宫移动。此时若受精，次级卵母细胞迅速恢复和完成第二次减数分裂，生成一个单倍体的成熟卵子和一个体积较小的、单倍体的第二极体（second polar body）。第一极体可以继续进行第二次减数分裂，生成两个第二极体。若未受精，次级卵母细胞则退化、消失在输卵管中。从卵母细胞到成熟卵子生成的间断过程可持续十余年到数十年之久。时间越长可以导致卵母细胞老化，在减数分裂时出现染色体不分离。这是母亲年龄大导致染色体非整倍体患儿发病率增高的原因。

卵子生成过程中的特点：①卵母细胞在发育过程中具有显著的不对称性。卵母细胞的一端称为：植物极（vegetal pole），可生成三个第二极体；相反的一端称为：动物极，生成一个成熟的卵细胞；②在卵子发生的生长期完成之后，初级卵母细胞进行漫长地、间断地减数分裂。时间长可以导致卵母细胞老化，在减数分裂时出现染色体不分离。这是母亲年龄大导致染色体非整倍体患儿发病率增高的原因；③在人类，卵原细胞的总数大约 400 万~500 万。出生时初级卵母细胞的总数大约为 200 多万。大约有 400 个卵母细胞能发育成熟。其余的细胞都在卵子生成的各个阶段逐渐退化和消失；④经减数分裂，卵母细胞的染色体发生遗传重组，并将染色体的数量减半成为单倍体。所以成熟卵细胞的染色体数目为 23 条，与正常精子受精后恢复 46 条染色体，从而保持遗传物质传递的稳定性。

第六节 Lyon 假说

女性有两条 X 染色体而男性只有一条，但女性 X 染色体的基因产物并不比男性多 1 倍，Lyon 假说较好地解释了这一现象。但 Lyon 假说不能解释一些 X 染色体减少或增加的患者所出现的临床表现。

一、Lyon 假说

英国遗传学家 Mary Lyon 在 1961 年首先提出了 X 染色体失活假说，即 Lyon 假说，其要点是：①雌性哺乳动物细胞内只有一条 X 染色体有活性。在人类，有一条 X 染色体失活并异固缩，在细胞间期表现为 X 染色质；②X 染色体的失活发生在胚胎的早期。始于桑葚胚期（受精后第三天的卵裂阶段），约在合子后 64~100 细胞阶段完成；③失活是随机的，即失活的 X 染色体既可来自父亲也可来自母亲，但一个细胞某条 X 染色体一旦失活，由该细胞繁衍而来的子细胞都具有同一条失活的 X 染色体。

现已知道 X 染色体的失活受 X 染色体失活中心（X inactivation center，Xic）及其所含 Xist 基因的调控。X 染色体失活中心位于 X 染色体 q13 带（图 3-11）。X 染色体的失活由该中心开始，逐渐向两端延伸，最终使 X 染色体上大部分基因失活。但有少部分 X 染色体上的基因可逃脱这种失活作用，仍然保持转录活性。Xist 基因是调控 X 染色体失活过程的一个必不可少的重要因子，但它单独的作用不足以启动 X 染色体的失活。Xist 基因可编码一个不翻译的 RNA 分子覆盖在失活 X 染色体的表面，呈现异染色质的性质。一般认为，DNA 分子上的 CpG 岛的甲基化可以阻止 mRNA 的转录，H4 组蛋白的去乙酰化等都参与了 X 染色体失活的过程。一旦女性体细胞内的 X 染色体失活后，在以后的细胞有丝分裂过程中不能再复活。但当女性进入性成熟期后，处于失活状态的 X 染色体在随初级卵母细胞进入减数分裂时恢复其生物学功能。所以在桑葚胚期之前，女性细胞内两条 X 染色体都具有活性。

虽然 Lyon 假说可以解释许多遗传现象，但经典的 Lyon 假说不能解释为何染色体核型为 45,X 的 Turner 综合征患者会有各种异常；为何核型为 47,XXY、48,XXXY、49,XXXXY、47,XXX、48,XXXX 或 49,XXXXX 的患者还会有各种症状，而且 X 越多症状越严重。可见，为保证正常的发育，至少在胚胎发育的某一时期女性需要双份 X 染色体上的基因。此外，失活的 X 染色体上的基因并非全都失活，只是大部分基因的功能失活。例如：已知 Xg 血型基因、寻常鱼鳞癣基因等是不失活的。有学者还提出，Y 染色体有一些与 X 染色体同源的基因。这样，正常男性或女性都有两份这类基因，但 45,X 患者缺少一份；而 47,XXY 患者有三份，因之都有表型的异常。失活的 X 染色质在细胞有丝分裂的间期呈固缩状态被称为：X 染色质（X-chromatin）。正常女性的口腔颊粘膜细胞或其它体细胞经过特殊染色，在显微镜下可见到一个附着在核膜上的 X 染色质小体，即巴氏小体（Barr body）（图 3-12）。由于巴氏小体是失活 X 染色体异固缩后的结构，所以巴氏小体的数目是 X 染色体数目减 1。这样，当怀疑有 X 染色体异常时，可以通过用巴氏小体检查作出初步诊断。例如：巴氏小体为 0 时，提示女性被检者染色体核型为 45,X 或正常男性核型；正常女性巴氏小体为 1；XXX 患者为 2。如此类推。

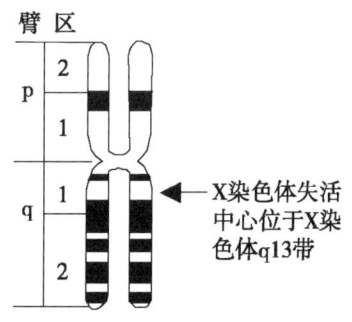

图 3-11 X 染色体失活中心

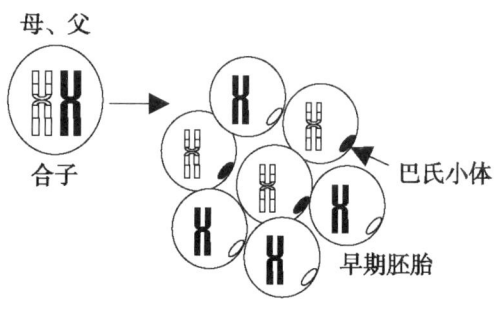

图 3-12 X 连锁遗传女性携带者镶嵌体的形成

二、符合 Lyon 假说的 X 染色体失活的遗传学意义

1. 基因剂量补偿作用（gene-dosage compensation）：女性有两条 X 染色体而男性只有一条，但女性 X 染色体的基因产物并不比男性多一倍。对这一现象可用 Lyon 假说解释：虽然女性有两条 X 染色体，但其中一条是失活的，结果无论男女都只有一条有功能的 X 染色体，使男、女 X 连锁基因的表达产物趋于平衡，起到 X 染色体的基因剂量补偿作用。

2. 镶嵌体（mosaic）的形成：由于 X 染色体失活的随机性，即失活的 X 染色体既可来自父亲也可来自母亲，使得女性体内的部分细胞群带有母源的 X 染色体，而另外部分细胞群带有父源的 X 染色体。成为同一个体带有两种不同亲代来源 X 染色体细胞群的镶嵌体（图 3-12），其表型取决于体内两种细胞群的比例。比例高，占优势的细胞群表现出表型优势。例如：G6PD 基因位于 X 染色体 q28。G6PD 缺陷症呈 X 连锁不完全显性遗传，具有不同的表现度。G6PD 缺陷女性杂合子细胞内带有一对 G6PD 等位基因，即一个野生型等位基因（wild allele）和一个突变型等位基因（mutant allele）。由于 X 染色体的随机性失活，使得女性杂合子体内部分细胞群带有活性的野生型等位基因，而另一部分细胞群带有活性的突变型等位基因，成为镶嵌体。如果带有活性突变型等位基因细胞群的比例高，则这个女性杂合子将表现 G6PD 酶活性的明显降低；如果她带有活性突变型等位基因细胞群的比例低，则将表现 G6PD 酶活性的轻度降低或酶活性正常。

X 连锁隐性遗传中的表达差异：由于 X 染色体失活的随机性，可以使得带有异常等位基因的 X 染色体与带有正常等位基因的 X 染色体的失活出现不平衡现象，从而引起女性杂合子在 X 连锁隐性遗传中的表达差异。如果某个女性杂合子体内带有突变型等位基因的细胞群比例高，则致病的 X 连锁隐性基因的表达占优势，导致疾病的发生。这个女性杂合子被称为：症状杂合子（manifesting heterozygote）。

三、不符合 Lyon 假说的现象

Lyon 假说描述了 X 染色体的遗传行为，适用于大多数的哺乳动物。但是在人类遗传学研究中发现一些与 Lyon 假说不相符合的、非随机 X 染色体失活的现象。此现象也称为：X 染色体失活的偏好现象（skewed X chromosome inactivation）。

1. 曾经有过染色体三体综合征孕史的妇女，其女儿 X 染色体失活的偏好现象比正常人更常见。X 染色体失活偏好性的增加与带有三体性的染色体及该妇女曾有过染色体三体综合征孕史的次数有关（Bretherick K，等 2005）。

2. 染色体结构的缺失或重复时，畸变的 X 染色体总是处于失活状态。

3. 在女性体细胞内一条常染色体和一条 X 染色体发生相互易位时（参看第八节），两条衍生染色体往往保持活性；而另一条没有发生相互易位的、野生型的同源 X 染色体处于失活状态。脆性 X 染色体综合征全突变的女性携带者具有 X 染色体失活的偏好性，失活的 X 染色体都带有正常的等位基因。由此决定了该个体的临床表现和血中 Fragile X mental retardation protein（FMRP）的浓度。

4. X 染色体失活的偏好性对 X 连锁显性遗传病的影响：X 染色体失活偏好性使 X 连锁显性遗传病的临床表现发生改变。例如：色素失禁症（incontinentia pigmenti，IP），又名 Bloch-Sulzberger syndrome。这是一种 X 连锁显性遗传病，*IP-I* 基因定位在 Xp11，*IP-II* 基因定位在 Xq28。出生后不久即在躯干及四肢出现红斑和水疱，皮损持续或反复发作后呈疣状生长。随后，疣状物消退，留下奇形怪状的色素沉着斑。部分病人伴有毛发稀疏、指（趾）甲萎缩，牙齿发育不良等。1/3 的病人有智力低下。本病对大多数男性胎儿是致死性的，一般难于活到出生，而在女性具有不同的表现度。色素失禁症的女性杂合子表现出 X 染色体失活的偏好性，大部分失活的 X 染色体都带有突变的等位基因，从而避免了疾病的发生或减轻了临床症状（Martinez-Pomar N, et al. 2005）。Rett 综合征（Rett syndrome）也是一种 X 连锁显性遗传病，基因定位在 Xq28。临床上主要表现为进行性神经系统发育障碍，是引起女性严重智力低下的常见原因之一。同时还伴有严重的孤独性和无目的性的手动作。该病多见于女性，多数男性半合子是致死性的。非典型的女性杂合子表现出 X 染色体失活的偏好性，失活的 X 染色体都带有突变的等位基因，从而避免了疾病的发生或减轻了临床症状；而典型 Rett 综合征的女性杂合子失活的 X 染色体都带有野生型的等位基因。

四、X 染色体失活偏好性及选择性 X 染色体失活的遗传学意义

某些 X 染色体失活的偏好性及选择性 X 染色体失活可以减轻临床症状或避免与之有关的 X-连锁遗传病或染色体病的发生。同时，X 染色体失活偏好的类型还可作为对疾病明确诊断的指标之一（Martinez-Pomar 等 2005）。

第七节　正常人体细胞染色体核型的命名

把一个体细胞里所含的染色体按照不同染色体的编号顺序排列组成的图像称之为：这一细胞的染色体核型。对染色体的数目和形态结构进行分析的方法称之为：核型分析（karyotype analysis）。对染色体核型的命名都要按照国际细胞遗传学命名委员会（International Standing Committee on Human Cytogenetics Nomenclature，ISCN）所规定的人类细胞遗传学国际命名体制（An International System for Human Cytogenetics Nomenclature，ISHCN）进行。完整的核型书写包括三大部分，即染色体的总数、性染色体的组成和染色体异常。异常核型的书写复杂，需要不同的代号并按照严格的格式表示（见附表 3-2）。

正常男性的染色体核型为46,XY，而正常女性的染色体核型为46,XX。这种由22对常染色体和一对性染色体组成的核型称之为：二倍体。除男性的一对性染色体XY外，每一编号的染色体都由一对同源染色体组成，其中一条同源染色体来自父亲，另一条同源染色体来自母亲。在正常人，这一对同源染色体的大小和形态基本一样，但DNA的结构大约有千分之一的差异（父母为随机婚配）。配子核型的染色体组为22,X或22,Y。称为：单倍体，用1n表示。

一、人类细胞遗传学国际命名体制

1960年在美国Denver市召开了第一届国际细胞遗传学会议，确定了正常人染色体核型的基本特点，称之为：Denver体制。根据染色体的形态、相对长度、臂比率、着丝粒的位置和随体的有无，将染色体分为7组（A-G）。常染色体编排为1~22号，A（3）B（2）C（7）D（3）F（3）G（2），性染色体可独立排列，也可加入大小形态相似组内，X→C组，Y→G组。随后遗传学家在伦敦（1963年）、芝加哥（1966年）和巴黎（1971年）分别召开国际会议，统一了细胞遗传学的命名原则。1978年，国际细胞遗传学命名委员会首次出版了人类细胞遗传学国际命名体制，规定了正常染色体和异常染色体核型的命名格式和原则。此后，ISCN的专家委员进一步对人类细胞遗传学国际命名体制进行了修改和更新，于1981年提出人类染色体高分辨带命名体制；1991年版首次提出人类肿瘤细胞遗传学的命名体制；1995年版明确了分子细胞遗传学的命名格式和原则。现有的2005年新版对分子细胞遗传学以及包括肿瘤和比较基因组杂交（comparative genomic hybridization，CGH）等重要命名格式作了进一步修改或规范。

二、辨认染色体结构的标志

用特殊的染色体显带技术可以使染色体呈现出深浅不同、明暗相间的条带。不同编号的染色体所出现条带的数目、形态和排列是不同的。这种染色体带的排列称之为带型。带型的分析需要用到下面几个辨认染色体结构的标志：

1. 界标（landmark）：每一条染色体上具有稳定和显著形态特征的指标，是辨认每一条染色体的标志。包括：着丝粒、染色体长、短臂的末端及某些特征性的条带。

2. 区（region）：位于相邻两个界标之间的染色体区域。每个区可包括若干条带。按照ISCN命名原则，从着丝粒区开始向两臂末端，以序号命名不同的区。

3. 带（band）：在每个区里，显带后染色体所呈现的深浅或明暗相间的条带。按照ISCN命名原则，从着丝粒区开始向两臂末端，以序号命名不同的带。

4. 亚带（sub-band）：应用高分辨染色体显带技术，可将有些带分为亚带。

第八节　染色体畸变

染色体数目或结构的异常改变称之为：染色体畸变，是引起染色体病的原因。

一、数目异常

染色体数目的异常包括：整倍体和非整倍体。人的配子（精子或卵子）是单倍体细胞，含有23条染色体（22条常染色体和1条性染色体），称之为：一个染色体组。如果染色体数目的改变是一个染色体组的倍数，则称为：染色体的整倍体畸变；如果染色体数目的改变不是一个染色体组的倍数，则称为：染色体的非整倍体畸变。

1. 整倍体（euploid）：

（1）三倍体（triploid）：指患者的体细胞有三个染色体组。例：69,XXX；69,XXY；69,XYY；三倍体/二倍体的镶嵌体。在人类，全身性的三倍体是致死性的，流产儿中常见。存活者多为三倍体/二倍体的镶嵌体。可表现为：智力低下、生长发育障碍及畸形。在男性可出现尿道下裂及分叉阴囊等。发生机制：①双雄受精（diandry）；受精时，同时有两个精子进入一个卵子受精。形成核型为 69,XXX（图 3-13A）、69,XXY（图 3-13B）或 69,XYY；的受精卵（图 3-13C）；②双雌受精（digyny）：一个单倍体的精子与一个二倍体的卵子结合受精（图 3-14），形成核型为 69,XXX（图 3-14A）或 69,XXY（图 3-14B）的受精卵。二倍体卵子的产生是由于减数分裂Ⅰ期或减数分裂Ⅱ期染色体组不分离、一组染色体没有进入第一极体或第二极体所致。

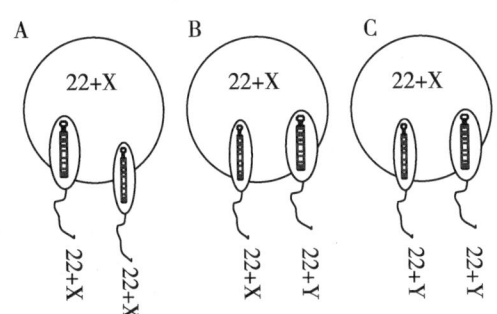

图 3-13　三倍体的发生机制——双雄受精

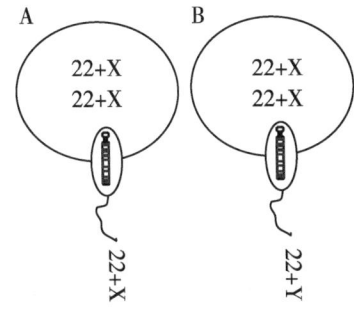

图 3-14　三倍体的发生机制——双雌受精

(2) 四倍体（tetraploid）：指患者的体细胞有四个染色体组。临床罕见，少数镶嵌体（46,XY/92,XXYY）可存活。发生机制：①两个单倍体的精子同时与一个二倍体的卵子结合受精；②一个二倍体的精子与一个二倍体的卵子结合受精；③核内复制：指在一次细胞分裂时，DNA 复制了两次。每条染色体生成四条染色体，结果生成两个四倍体的子细胞。核内复制与四倍体的形成是癌瘤细胞染色体异常的特征之一；④核内有丝分裂：是指细胞分裂时，DNA 正常复制一次。但在分裂中期，核膜没有破裂，纺锤丝没有形成；到后期及末期没有细胞质的分离。最终细胞没有分裂，形成四倍体细胞。

2. 非整倍体：非整倍体是指染色体数目的改变不是一个染色体组的倍数。可以把非整倍体简单地分为亚二倍体和超二倍体。

(1) 亚二倍体（subdiploid）：指染色体数目少于二倍体。单体（monosomy）属于亚二倍体，它是指体细胞中某号染色体呈单条出现的现象（Y 染色体除外）。例如：45,X 综合征。

(2) 超二倍体（superdipoid）：指染色体数目超过二倍体，包括三体（trisomy）和多体（polysomy）。三体是指体细胞中某号染色体呈三条出现的现象。例如：性染色体三体 47,XXX 和 47,XXY 及其镶嵌体 47,XXY/46,XY 和 47,XXX/46,XX 等。多体是指体细胞中某号染色体呈三条以上的出现。例如：48,XXXX、48,XXXY 和 48,XXYY 等。

(3) 非整倍体形成的机制：

1) 染色体不分离：染色体在减数分裂或有丝分裂时不分离，而不能平均地分到 2 个子细胞内，导致一个子细胞增多一条同源染色体而另一子细胞缺少一条同源染色体。这种现象称为：染色体不分离。染色体不分离可发生在不同的时期。如果发生在减数分裂，所形成的二体配子和缺体配子与正常配子结合后，就会分别出现合子细胞中某一染色体的三体性和另一合子细胞中该条染色体的单体性。不分离可以是第一次减数分裂的同源染色体不分离，也可是第二次减数分裂的姊妹染色单体不分离（图 3-15）。

如果染色体的不分离，发生在合子形成后有丝分裂时姊妹染色单体的不分离，则会形成正常细胞系与异常细胞系共存的镶嵌体（图 3-16）。由于合子细胞最初是正常的，但在以后的某次有丝分裂时姊妹染色单体发生不分离，这种异常细胞如能存活并且继续分裂，将构成异常的细胞系，并与正常细胞系并存。这种起源于同一个合子、具有染色体组成不同的两种或两种以上细胞系的个体称之为：镶嵌体。这种染色体不分离发生得越晚，体内正常二倍体细胞所占比例越大，临床症状也就越轻。

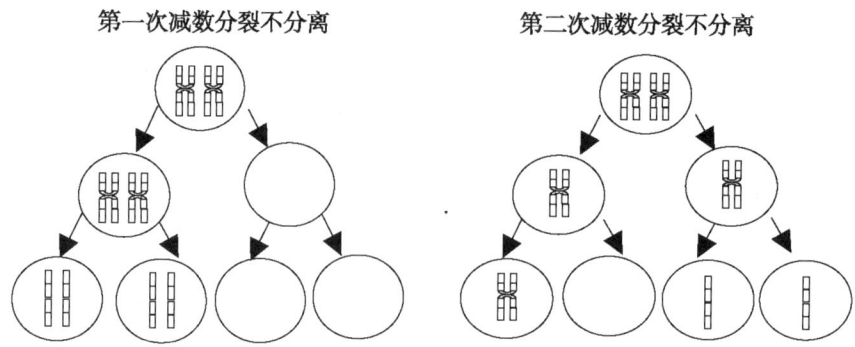

图 3-15 染色体在减数分裂期的不分离

2) 染色体后期迟滞（anaphase lag）：染色体后期迟滞可导致染色体的丢失及镶嵌体的形成。常见的有 46,XY/45,X 和 46,XX/45,X。染色体在细胞有丝分裂后期过程中，某一姊妹染色单体在向一极移动时，由于着丝粒没有与纺锤体相连，不能牵引到细胞的一极参与新细胞核的形成或是由于某种原因而迟滞在细胞浆中被分解、丢失。这种丢失也是镶嵌体形成的一种方式（图 3-17）。

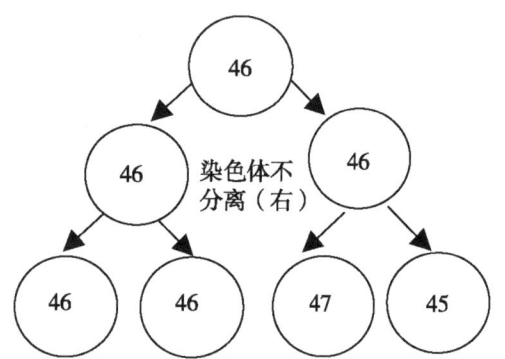

图 3-16 第二次卵裂时染色体的不分离及镶嵌体的形成

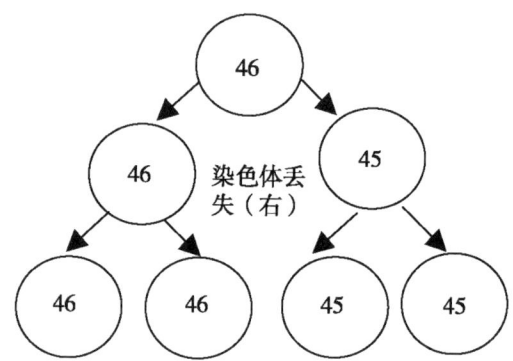

图 3-17 染色体丢失及镶嵌体的形成

二、染色体结构畸变

染色体的断裂及断裂后染色体断端的异常重接是引起染色体结构畸变的遗传学基础。常见的染色体结构畸变有缺失、易位、重复、环状染色体、双着丝粒染色体和插入等。

1. 缺失（deletion）：包括末端缺失和中间缺失。

（1）末端缺失（terminal deletion）：一条染色体的臂发生断裂后未发生重接，形成一条末端缺失的染色体和一个没有着丝粒的片段。后者由于没有着丝粒的定向作用而丢失。例如：46,XX,del(1)(q21)代表一个女性第 1 号染色体长臂 2 区 1 带发生断裂，其远侧部分（q21→qter）的片段已丢失，剩下的染色体由从短臂末端至长臂 2 区 1 带组成（图 3-18）。

（2）中间缺失（interstitial deletion）：一条染色体在同一臂内发生两次断裂，两个断裂点之间的、没有着丝粒的片段丢失。两个断裂点重接形成一个有着丝粒的比原来染色体短的衍生染色体。例：46,XX,del(3)(q21q24)代表一个女性第 3 号染色体长臂 2 区 1 带发生一次断裂，2 区 4 带又发生一次断裂，两个断裂点之间的、没有着丝粒的片段丢失。而由 q21 和 q24 两个断端重接形成一个比原来染色体短的衍生染色体（图 3-19）。

2. 倒位（inversion）：指染色体上某一区段连发生两次断裂，中间的片段发生 180°的倒转，然后重接。倒位虽然没有改变染色体上的基因数，但改变了基因顺序和相邻的基因位置，因而在表现型上产生

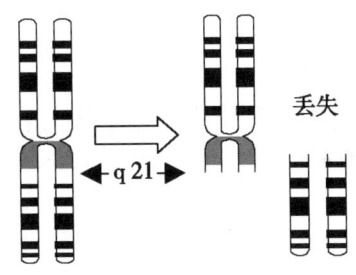
图3-18 末端缺失 46,XX,del(1)(q21)

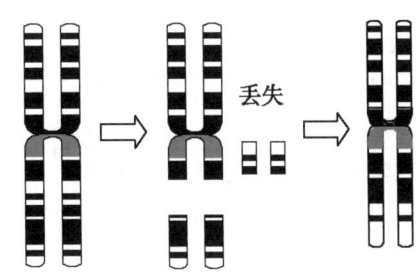
图3-19 中间缺失 46,XX,del(3)(q21q24)

某些遗传变异，主要变异特征有生长发育迟缓，智力低下，语言障碍，动作行为异常，肌张力减退，斜视，皮纹异常等。倒位包括：臂内倒位和臂间倒位。

(1) 臂内倒位 (paracentric inversion)：是指倒位区段发生在染色体的同一个臂上。例：46,XY inv(7)(q22 q35)代表一个男性第7号染色体长臂2区2带及3区5带各发生一次断裂，两个断裂点之间的片段倒转180°，然后重接形成一个重组染色体。臂内倒位的携带者比较少见，但对下一代产生的遗传学效应不可忽视。在配子形成过程中，细胞进行减数分裂时，倒位染色体与正常同源染色体之间的配对遵循同源染色体节段相互配对的原则，形成一个特有的倒位环（图3-20）。然后同源染色体的非姊妹染色单体之间进行交换。若交换发生在倒位环内，将产生四种配子：一种含正常染色体，一种含倒位染色体，一种含双着丝粒染色体和一种无着丝粒的片段，从而影响胚胎发育而流产或死胎。无着丝粒片段在下次减数分裂时因没有定向而丢失。

(2) 臂间倒位 (pericentric inversion)：是指倒位区段涉及包括着丝粒在内的两个臂的倒位，比较常见。例：46,XX,inv(2)(p15q21)代表一个女性第2号染色体短臂1区5带与长臂2区1带各发生一次断裂，两个断裂点之间的带有着丝粒的片段倒转180°，然后重接形成一个重组染色体。临床上第9号染色体的臂间倒位多见，发生率达1%。过去认为这是一种正常的多态现象。但有的学者经过研究，认为这种染色体的改变与习惯性流产有一定的相关性。关于这个问题目前尚无定论，还需进一步研究。染色体臂间倒位的携带者，在形成配子的细胞减数分裂过程中，按同源染色体节段相互配对的原则，形成特有的倒位环（图3-21），同源染色体的非姊妹染色单体在环内进行交换可产生四种不同类型的配子，一种含正常染色体，一种含倒位染色体，另两种含部分重复和部分缺失的染色体。前一种与正常配子受精后发育成正常个体；第二种为倒位携带者；后两种为不平衡配子，胚胎很难存活，将导致流产和死胎。

3. 易位 (translocation)：两条或多条染色体之间发生片段交换所引起的染色体重排。分为：

(1) 根据其易位对象分为同源和非同源染色体易位两类，以非同源染色体之间的易位多见。

(2) 根据其易位方式分为单向易位、相互易位和复杂易位三类：

1) 单向易位 (unidirectional translocation) 或转移 (shift)：是指一条染色体的片段单向地转接到另一条染色体上，是一种较少见的情况。

2) 相互易位 (reciprocal translocation)：是指两条染色体断裂后所形成的断片互相交换，并在断裂点重接，形成两条新的衍生染色体。这是一种较常见的情况。例：46,XY,t(2;5)(q21q34)。代表一个男性的2号染色体长臂2区1带及5号染色体长臂3区4带发生断裂。然后，5号染色体长臂3区4带至长臂末端的片段易位到2号染色体长臂2区1带形成一条衍生染色体 der(2)；而2号染色体长臂2区1带至长臂末端的片段易位到5号染色体长臂3区4带，形成另一条衍生染色体 der(5)（图3-22）。

在没有破坏断裂点上的基因的情况下，由于这种相互易位没有造成染色体片段的增加和减少，故带有这种染色体畸变的个体表型正常，被称之为：2/5染色体平衡易位携带者。然而，在形成配子的减数分裂前期Ⅰ的粗线期，相互易位的两条衍生染色体和相应的两条同源染色体将在联会时形成四价体（图

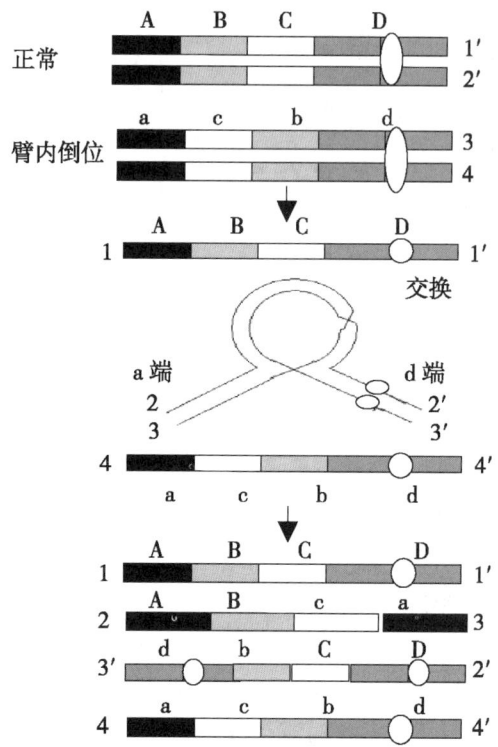
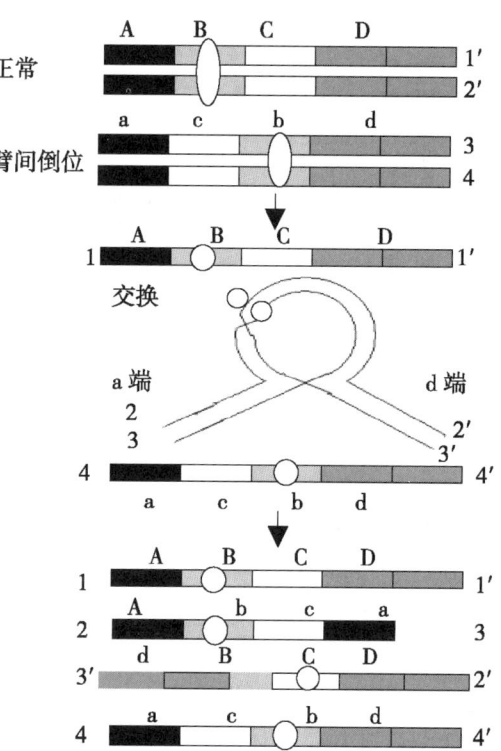

图 3-20　臂内倒位携带者产生的配子类型　　　　图 3-21　臂间倒位携带者产生的配子类型

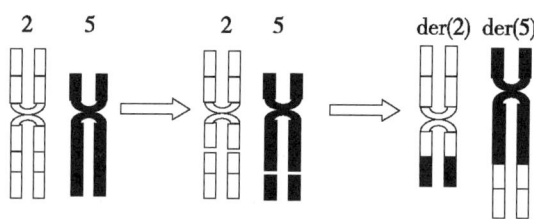

图 3-22　相互易位 46,XY,t(2;5)

3-23),并以不同的方式进行分离。常见的有 2∶2 的组合分离方式和 3∶1 的组合分离方式：a) 以 2∶2 的方式分离,四价体中的两条染色体进入一个子细胞,另两条染色体进入另一个子细胞。2∶2 的分离方式又分为：相间分离（alternate segregation）和相邻分离（adjacent segregation）。相间分离是指四价体结构中呈对角的两条染色体组合后,分别进入两个子代细胞的现象。这种分离方式可产生一种正常的配子和一种平衡易位的配子（见图 3-23,附表 3-3）。平衡易位的配子本身通常不产生遗传学效应,与正常配子受精后所产生的个体（即平衡易位携带者）表型正常。

相邻分离是指四价体结构中相邻的两条染色体组合后,分别进入两个子代细胞的现象。在水平方向上相邻两条染色体的分离-组合方式称之为：相邻-1 分离；在垂直方向上相邻两条染色体的分离-组合方式称之为：相邻-2 分离。相邻分离生成四种带有不平衡衍生染色体的配子（见图 3-23 及附表 3-3）,与正常配子受精后所产生的遗传学效应取决于不平衡染色体片段的大小及其所含基因的数目和性质。一般来说,不平衡染色体片段越小,所含基因越少,畸形胎儿存活的可能就越大。此外,由于着丝粒与易位互换点之间发生交换又可形成四种配子。故四价体以 2∶2 的方式分离可形成十种配子（见附表 3-3）。以 3∶1 的方式分离时,四价体可以四种方式进行分离,有三条染色体进入一个子细胞,剩下的一条染色体进入另一个子细胞,形成八种遗传物质不平衡的配子,与正常配子受精后产生的个体四种为

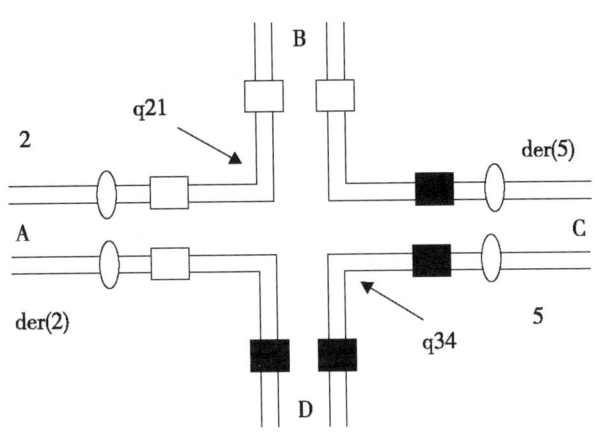

图 3-23 相互易位在减数分裂前期 I 形成的四价体

单体或部分单体,四种为三体或部分三体(见附表 3-3),多发生流产、死胎或畸形儿。

3) 复杂易位(complex translocation):是指三条或三条以上的染色体发生断裂、断裂的染色体片段发生了易位和重接,从而形成多条衍生染色体。例 46,XX,t(2;5;7)(q21;q34;q 23),断裂和重接分别发生在 2 号染色体长臂的 2 区 1 带、5 号染色体长臂的 3 区 4 带和 7 号染色体长臂的 2 区 3 带。断裂后 2q21 以远的片段易位到 7q34;5q34 以远的片段易位到 2q21;而 7q34 以远的片段易位到 5q34 处(图 3-24)。

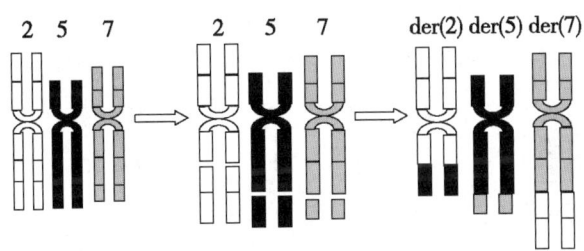

图 3-24 复杂易位 46,XX,t(2;5;7)(q21;q34;q23)

(3) 罗伯逊易位(Robertsonian translocation)

为平衡易位的一种特殊形式,只发生在近端着丝粒染色体(13,14,15,21 和 22 号染色体)。例如:45,XY,der(14;21)(q10;q10)是指 14 和 21 号染色体在着丝粒处断裂后形成两条衍生染色体(图 3-25)。一条由两者的长臂构成,几乎具有全部的遗传物质;而另一条衍生染色体由两者的短臂构成。由于后者没有着丝粒,在减数分裂时不能定向而丢失。又由于丢失的物质很少、且几乎全由结构性异染色质组成,故其丢失不引起表型异常。然而在生成配子的减数分裂前期 I 的偶线期,这种平衡易位携带者的同源染色体进行联会时少了一条染色体,形成三价体(trivalent)(图 3-25)。

三价体按 2:2 方式分离,出现三种情况:①相间分离,结果产生一种正常的和一种平衡易位的配子;②相邻-1 分离,即易位染色体 der(14;21)与一条正常 21 号染色体同走向一极,结果形成一个 21 二体(部分重复)的配子;而一条正常 14 号染色体走向另一极,形成缺 21 号染色体的缺体配子;③相邻-2 分离,即易位染色体 der(14;21)与一条正常 14 号染色体同走向一极,结果形成一个 14 二体(部分重复)的配子;而一条正常 21 号染色体走向另一极,形成缺 14 号染色体的缺体配子。由于 14、21 缺体及 14 二体的配子与正常人的配子受精后形成的 14 单体或 21 单体或 14 三体性的合子通常是致死的,因而实际上可能参与受精的配子只有三种:正常的、平衡易位的和导致 21 三体性的配子(图 3-25)。罗伯逊易位在自然流产和新生儿中的发生率都是 1/1,000(陆国辉等 2002 年),可见平衡易位携带者虽

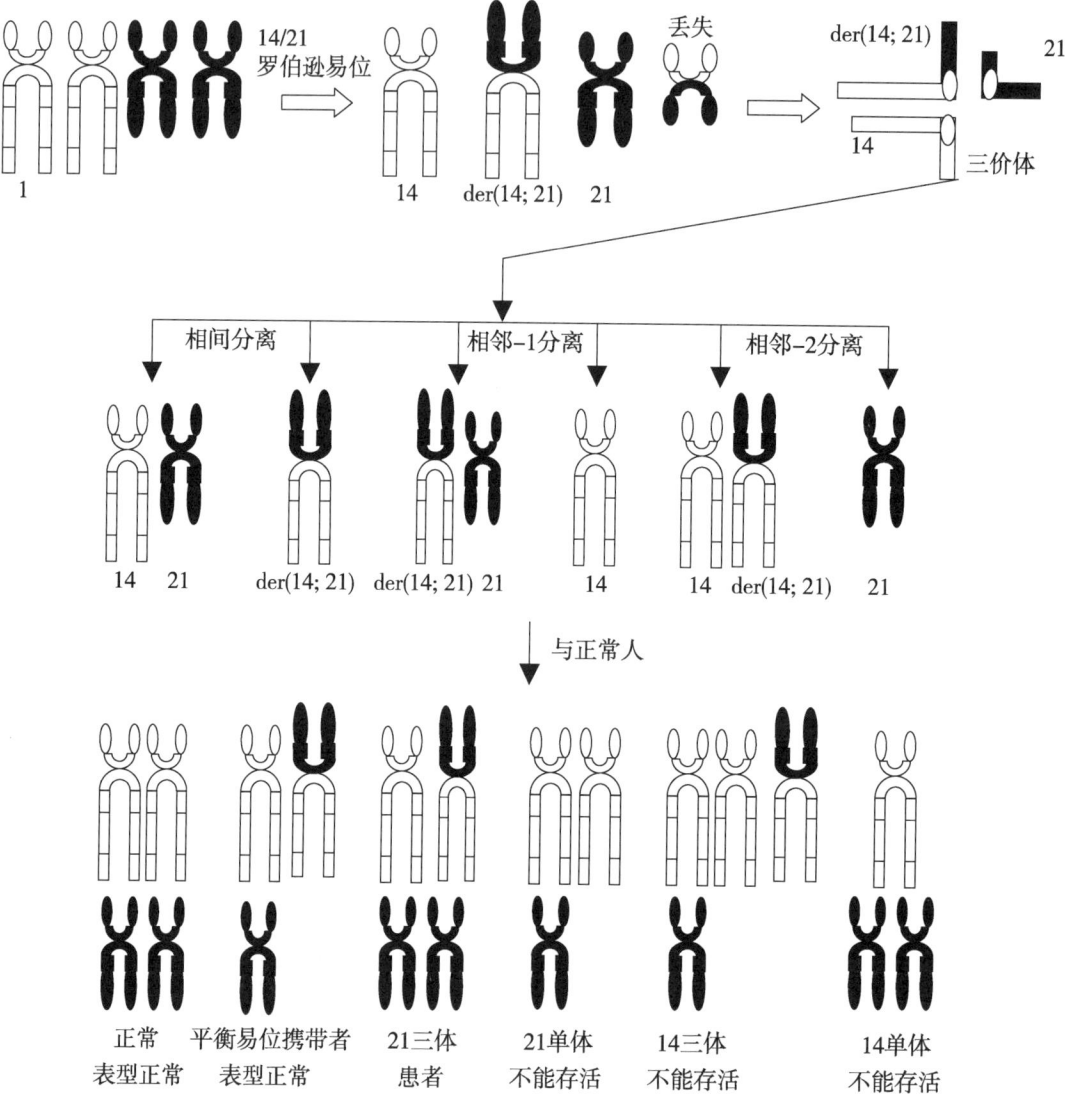

图 3-25 染色体 14/21 罗伯逊易位及遗传学效应

表型正常,但对生殖作用起着不良影响,给后代健康带来严重危害。

4. 重复（duplication）：指染色体上增加了某个相同的区段,因而引起变异的现象称为:重复。多倍体、多体型以及部分多体型等都可看成重复。但重复一般多指染色体上个别区带或片段的重复。

（1）引起重复的主要原因：①在减数分裂前期Ⅰ,同源染色体间的非对等交换。如果一对同源染色体的非姊妹染色单体,在不相等的位置上各发生一次断裂,重新愈合后就将形成两条正常、一条重复和一条缺失的染色单体；②相互易位产生的衍生染色体。由染色体重复引起的遗传学效应比缺失为轻。

（2）重复的类型：①重复基因的排列顺序可以是相同的,称正向重复（direct duplication）,又称串联重复（tandem repeat）；②重复基因的排列顺序也可以是反向的,称反向重复（inverted duplication）。

5. 环状染色体（ring chromosome）：指染色体短臂及长臂的远端各产生一个断裂点,含有着丝粒片段的短臂断端和长臂断端相连接形成一环状染色体,无着丝粒的片段丢失（图3-26）。环状染色体在细胞有丝分裂过程中,通过姊妹单体之间的交换可形成双环染色体或双着丝粒、大环状染色体。此外,环状染色体在细胞分裂过程中容易丢失,表现出不稳定性。故带有环状染色体的个体往往是镶嵌体,部分细胞含环状染色体,部分细胞含双环染色体,部分细胞又丢失环状染色体。其临床表现取决于环状染色体的大小、来源、断裂点的位置和各种细胞镶嵌的程度。

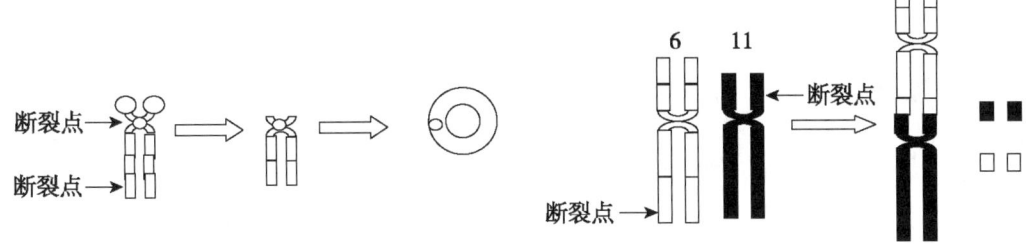

图 3-26 环状染色体的形成　　　　图 3-27 双着丝粒染色体的形成

6. 双着丝粒染色体（dicentric chromosome）：两条染色体分别发生一次断裂，两个具有着丝粒的片段连接形成一个具有双着丝粒的染色体（图 3-27）。在细胞分裂过程中，如果这个染色体上的两个着丝粒分别被纺锤丝拉向相反的两极，则可形成染色体桥（chromosome bridge）。由此，可产生两种后果：① 染色体断裂；② 阻碍两个子细胞分开，形成四倍体细胞。例：45,XX,dic(6;11)(q22;p15)表示女性 6 号染色体长臂 2 区 2 带和 11 号染色体短臂 1 区 5 带分别发生一次断裂，两个具有着丝粒的片段连接形成一个具有双着丝粒的染色体。

7. 插入（insertion）：染色体同时发生两处断裂，其间的断裂片段转移并插入到同一染色体的其它部位或插入到另一染色体上。插入片段的排列方向与原来相同的称之为：正向插入（direct insertion），反之称之为：反向插入（inverted insertion）。插入将引起重复、缺失、易位和倒位，通常引起疾病。病情的程度取决于插入片段的大小及所含基因的性质和数量。

8. 等臂染色体（isochromosome）正常情况下，在细胞有丝分裂后期或减数分裂后期Ⅱ，着丝粒纵裂，两条姊妹染色单体分开，在纺锤丝牵引下分别进入两个子细胞。异常情况下，在细胞有丝分裂后期或减数分裂后期Ⅱ，着丝粒横裂，分离后的染色体长臂或短臂经过再复制形成两条形态各异的的等臂染色体（图 3-28）。大部分的等臂染色体是致死性的，临床上常见的等臂染色体畸变是 Turner 综合征。例：46,X,i(Xq)表示一个 Turner 综合征病人的核型。X 染色体的着丝粒横裂，一条 X 染色体由两个长臂构成。

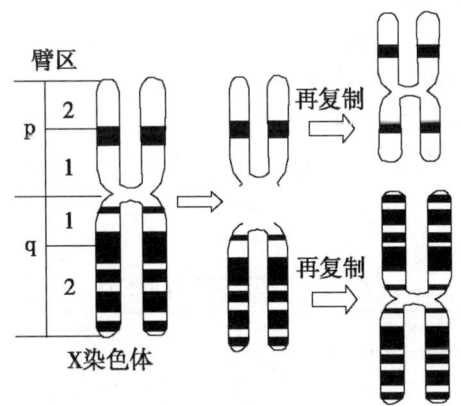

图 3-28 等臂染色体的形成

9. 标记染色体（marker chromosome）

亦称额外小标记染色体（small supernumerary marker chromosomes，SMCs）或多余结构性异常染色体（extra structurally abnormal chromosome，ESAC），是指比正常二倍体额外增多的一种在形态上可以辨认、但其来源和特征通常不能被传统染色体显带技术所识别、结构异常的细小染色体。其大小通常等于或小于分裂中期的 20 号染色体。核型为：47,XX(XY),+mar。在产前筛查的胎儿中出现的频率为0.077%，新生儿中出现的频率为0.043%。在带有标记染色体的个体中大约有0.43%为智力低下的患者，0.171%生育力低下。根据Liehr等（2005）的报道，除Y，10，11和13号染色体外，来源于其余染色体的标记染色体的基因型都有程度不一的表现型。标记染色体是否引起临床表现取决于以下因素：

（1）标记染色体的来源、常染色质的含量及其基因的组成

来源不同的标记染色体具有不同的表现型。来源相同的标记染色体是否引起临床症状还决定于此标记染色体含有常染色质片段的大小和基因的组成。例如：来源于15号染色体的双随体、双着丝粒标记染色体inv dup(15)，如果其断裂点在15q11以内，表现型通常正常或接近正常；如果其断裂点落在15q12，表现型可以是正常或出现轻重不一的智力低下；但是，如果断裂点在15q13或越靠长臂端，表型会有严重的发育迟缓。在发现inv dup(15)时，应该作FISH检测，确认与Prader-Willi综合征或Angelman综合征相关的基因缺失与否（详见第12章）。再例如：17p11.2-p12为不稳定的基因富集区，来源于17号染色体的标记染色体（SMC17）若仅含有17q11.2片段的遗传物质，引起轻微的临床表现；但若SMC17包含了17p11.2-p12的片段，其中含有编码外周神经髓鞘蛋白的*PMP22*（peripheral myelin protein 22）等重要基因，影响了生长调节和外周神经系统髓鞘的生成。受累个体可出现智力低下、生长迟缓、语言障碍、喂养困难及癫痫发作等严重的临床症状。

（2）镶嵌体的程度

即含标记染色体细胞数与正常细胞数的比例。比例越高表型越严重。由于标记染色体细小，故在细胞有丝分裂过程中容易丢失，形成镶嵌体。大约有54%～60%的带有标记染色体的个体为镶嵌体，其常见的表型是智力发育迟缓和不同程度的先天性畸形等。

（3）单亲二体性的存在与否

单亲二体是指某一对同源染色体或某一对同源染色体上的片段只来源于单一亲代。前一种情况为完全性单亲二体；后一种情况为片段性单亲二体。已有研究表明：一些具有标记染色体的病例表现出单亲二体性。有些染色体的UPD不引起临床后果，但有些染色体的UPD可引起临床症状。与之有关的、最重要的染色体有6，7，11，14，15和20号等染色体。由于标记染色体的部分三体性的存在可以使标记染色体携带者产生单亲二体性的风险增加，而临床上对具有单亲二体性标记染色体的个体所产生的表型进行估计是比较困难的。因为它受到下述因素的影响：①三体性对胎盘和胎儿的影响；②受累的等位基因纯合性的降低对相关的常染色体隐性遗传病的影响；③印记基因对某些染色体的特殊效应；④同二体（isodisomy）和异二体（heterodisomy）并存时所带来的复杂性。

综上所述，影响标记染色体基因型与表现型关系的原因是错综复杂的。因此，在进行临床分析时，应综合上述诸多因素全面考虑，不可偏一。

Starke等（2003）根据标记染色体上是否存在核仁组织区、着丝粒区及标记染色体是否进行重排，把SMCs分为五类（表3-1）。

表3-1 标记染色体的分类

	Ⅰ类	Ⅱ类	Ⅲ类	Ⅳ类	Ⅴ类
衍生于近端着丝粒染色体的SMC	+	−	−	−/+	−
含有特异性α卫星DNA的SMC	+	+	+	+	+
含重排的SMC	−/+	−	+	+	−
备注	假如发生重排，重排发生在同一条染色体上		假如发生重排，重排发生在同一条染色体上	假如发生重排，重排发生在至少两条不同的染色体上	

第一类，包括含有着丝粒区、由近端着丝粒染色体衍生而来的所有细小染色体、双着丝粒染色体、环状染色体和其它重排的SMCs。在经过GTG显带、CBG显带和NOR染色等常规染色体检测后，大

约80%的SMCs被归入第一类。此外，也可用cenM-FISH进一步明确SMCs来源的区域是否包含着丝粒区。来源于15号染色体的双随体、双着丝粒标记染色体inv dup(15)和来源于22号染色体，引起猫眼综合征（cat-eye syndrome）的标记染色体der(22)都均归入第一类。第二类，包括含有着丝粒区、没有发生重排、由非近端着丝粒染色体衍生而来的SMCs。第三类，包括含有着丝粒区、发生重排的、由同一条非近端着丝粒染色体衍生而来的SMCs。例如：等位双着丝粒染色体、双着丝粒染色体或环状染色体。它们的遗传物质均源于同一条非近端着丝粒染色体。第四类，包括含有着丝粒区、发生重排的、由两条或两条以上近端着丝粒染色体或非近端着丝粒染色体衍生而来的SMCs。第五类，包括无丝粒区、无核仁组织区、没有重排、但含有一个新着丝粒的SMC。分类的步骤见图3-29。

在临床上若发现标记染色体可用荧光原位杂交（fluorescence in situ hybridization，FISH）、着丝粒特异性多色荧光原位杂交（centromere-specific multicolor fluorescence in situ hybridization，cenM-FISH）、亚中着丝粒特异性多色荧光原位杂交（subcentromere-specific multicolor FISH，subcenM-FISH）、近端着丝粒特异性多色荧光原位杂交（acrocentromere-specific multicolor FISH，acrocenM-FISH）、全染色体涂染技术（whole chromosome painting，WCP）、多色显带技术（multicolor banding，MCB）、光谱核型分析（spectral karyotyping，SKY）、显微切割（microdissection of chromosome）及比较基因组杂交等技术进行分析，确定其来源及基因组成，从而做出正确诊断。其中subcenM-FISH技术可以较好地检出隐蔽镶嵌性（cryptic mosaicism）。

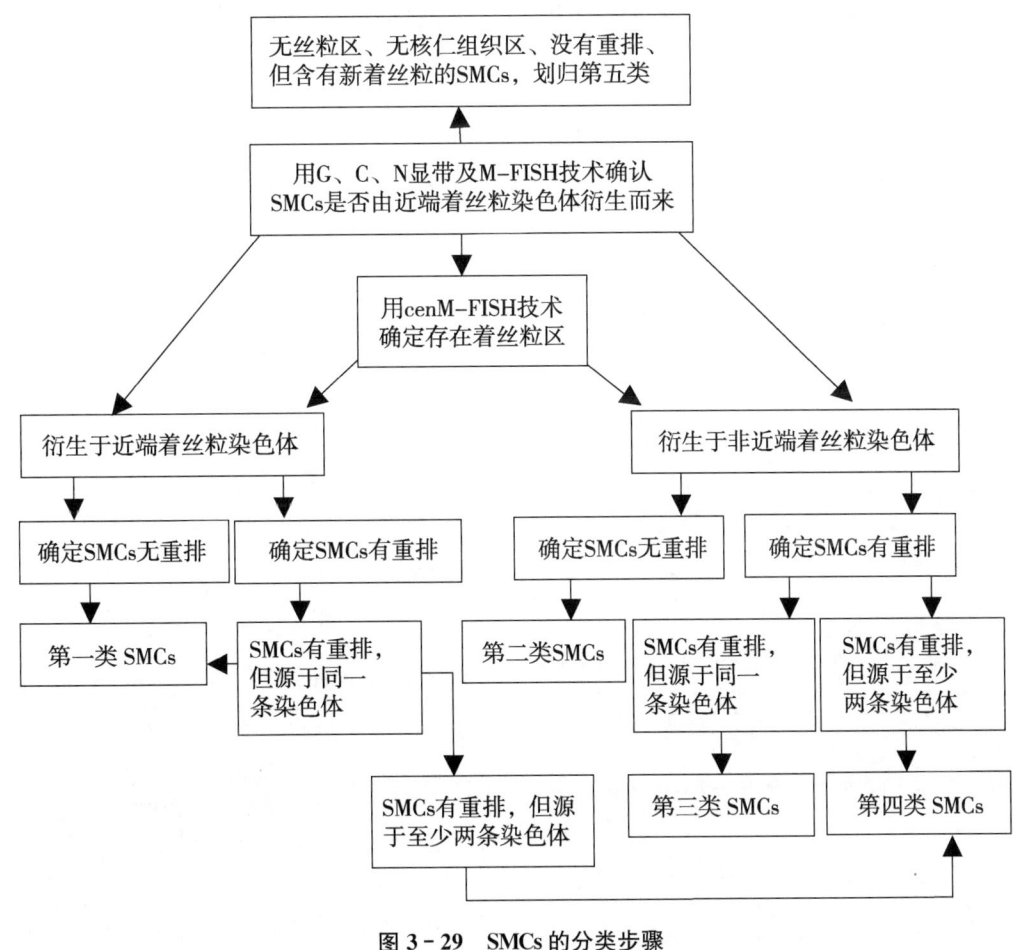

图3-29 SMCs的分类步骤

（蒋玮莹）

主要参考文献

1. Bretherick K, Gair J, Robinson WP. The association of skewed X chromosome inactivation with aneuploidy in humans. Cytogenet Genome Res, 2005, 111: 260-65
2. Heike Starke, Angela Nietzel, Anja Weise, et al. Small supernumerary marker chromosomes. (SMCs): genotype-phenotype correlation and classification. Hum Genet, 2003, 114: 51-67
3. 李璞主编. 医学遗传学. 第二版. 北京: 中国协和医科大学出版社, 2003
4. Liehr T, Mrasek K, Weise A, et al. Small supernumerary marker chromosomes progress towards a genotype-phenotype correlation. Cytogenet Genome Res, 2006, 112: 23-34
5. 陆国辉主编. 产前遗传病诊断. 广州: 广东科技出版社, 2002
6. Lyon MF. X-chromosome inactivation and human genetic disease. Acta Paediatr Suppl, 2002, 91: 107-12
7. Martinez-Pomar N, Munoz-Saa I, Heine-Suner D, et al. A new mutation in exon 7 of NEMO gene: late skewed X-chromosome inactivation in an incontinentia pigmenti female patient with immunodeficiency. Hum Genet, 2005, 118: 458-65
8. Nikolaienko O, Nguyen C, Crinc LS, et al. Human chromosome 21/Down syndrome gene function and pathway database. Gene, 2005, 30; 364: 90-8
9. Rudd MK, Wray GA, Willard HF. The evolutionary dynamics of {alpha}-satellite. Genome Res, 2006, 16: 88-96
10. Sartinez R, Bonilla-Henao V, Jimenez A, et al. Skewed X inactivation of the normal allele in fully mutated female carriers determines the levels of FMRP in blood and the fragile X phenotype. Mol Diagn, 2005, 9: 157-62

附表 3-2　常用染色体命名符号和编写术语

符号	意义和解释
A—G	染色体组的名称
add (additional)	附加在染色体某区带上的来源不明的染色体片段或物质
[ ]	中括号；括号内的数字是细胞的数目
ace	无着丝粒片段
cen (centromere)	染色体着丝粒
chi (chimerism)	嵌合体
, (comma)	逗号；将染色体数目、性染色体和染色体异常分开
ct	染色单体
:	断裂
::	断裂与重接
del (deletion)	缺失；表示染色体上某片段的缺失
de novo	新发生性；即非家族性或非遗传性染色体异常
der (derivative)	衍生染色体
dic (dicentric)	双着丝粒；指含两个着丝粒的染色体
dir (direct)	正位
dis (distance)	远端
dup (duplication)	重复；染色体片段的重复包括正位重复和倒位重复
h (heterochromatin)	异染色质，分布在染色体的次缢痕上
i (isochromosome)	等臂染色体；染色体上两臂相同，由正常染色体着丝粒横裂后其中一臂复制而成
inc (incomplete karyotype)	不完整核型
ins (insertion)	插入；用于染色体片段的插入
inv (inversion)	倒位；指染色体断裂片段上下颠倒后在原断裂位与原来染色体断裂位置上相连接
mar (marker chromosome)	标记染色体；指来源不明的染色体小片段结构
mat (maternal origin)	母源性；标记在异常染色体后表示其来源于母方
+/−	正号/负号；如放在染色体号之前，表示该染色体整体增加/丢失；放在染色体臂后面，表示该臂部分增加/丢失
mos (mosaic)	镶嵌体（注意与嵌合体鉴别）
p	染色体短臂
( )	小括号；将结构性异常染色体及其断裂点纳入括号内
pat (paternal origin)	父源性；与 mat 一样，表示染色体的亲源性
q	染色体长臂
?	问号；表示识别无把握
r (ring chromosome)	环状染色体
rob (Robertsonian translocation)	罗伯逊易位
;	分号；将不同的染色体及其区带隔开
/	斜号；将含不同核型的细胞系隔开
t (translocation)	易位

附表3-3 相互易位携带者产生的18种配子及与正常配子受精后的合子类型

分离类型			与正常配子受精后产生的合子类型
2∶1分离方式			
相间	AB	CD	46,XX或XY
	AD	CB	46,XX或XY,−2,−5,+der(2),+der(5),t(2;5)(q21;q31)
相邻1	AB	CB	46,XX或XY,−5,+der(5),t(2;5)(q21;q31)
	AD	CD	46,XX或XY,−2,+der(2),t(2;5)(q21;q31)
相邻2	AB	AD	46,XX或XY,−5,+der(2),t(2;5)(q21;q31)
	CB	CD	46,XX或XY,−2,+der(5),t(2;5)(q21;q31)
	*AB	AB	46,XX或XY,+2,−5
	*CD	CD	46,XX或XY,−2,+5
	*CB	CB	46,XX或XY,−2,−5,+2der(5),t(2;5)(q21;q31)
	*AD	AD	46,XX或XY,−2,−5,+2der(2),t(2;5)(q21;q31)
3∶1分离方式			
AB	CB	CD	47,XX或XY,+der(5),t(2;5)(q21;q31)
AD			45,XX或XY,−2,−5,+der(2),t(2;5)(q21;q31)
CB	CD	AD	47,XX或XY,−2,+der(2),+der(5),t(2;5)(q21;q31)
AB			45,XX或XY,−5
CD	AD	AB	47,XX或XY,+der(2),t(2;5)(q21;q31)
CB			45,XX或XY,−2,−5,+der(5),t(2;5)(q21;q31)
AD	AB	CB	47,XX或XY,−5,+der(2),+der(5),t(2;5)(q21;q31)
CD			45,XX或XY,−2

备注：

1. *着丝点与互换点之间发生交换

2. 表中的AB和CD分别代表发生相互易位前的两条染色体；CB和AD分别代表发生相互易位后所产生的两条衍生染色体，请参看图3-23

3. 本表引自李璞主编《医学遗传学》第二版. 北京：中国协和医科大学出版社

第 4 章　临床分子遗传学基础

临床分子遗传学的主要技术支撑点是遗传检测（genetic testing），从应用面上讲，基于 DNA 的分子诊断（molecular diagnosis）是其主要内涵。遗传检测是现代遗传学和分子生物学技术发展在医学上应用的首批成果之一，虽然其发展历史仅约 30 年，但它对临床遗传学的发展和推动作用是毋庸置疑的。分子遗传学与生化遗传学和细胞遗传学分析共同构成临床遗传学实验室的三大主体内容，分子遗传学在临床遗传服务中的主要任务是从事遗传病的基因诊断，为遗传咨询提供技术支持和科学依据，并丰富其内涵。

第一节　基因突变的分类

人基因组 DNA 序列发生变化，即遗传变异是人类多样性的源泉，它是人类可更广泛的适应环境的基础。同时，某些遗传变异又是产生人类遗传病的根源。以人类单基因病为代表的遗传性疾病的产生，是由于 DNA 分子发生了影响结构基因编码蛋白质指令的序列变异，且致病的突变基因可通过生殖细胞产生的配子传递给后代，使后代产生遗传病，这一事件称之为生殖系突变（germline mutation）。与之相对应的发生在生殖细胞以外的突变称之为体细胞突变（somatic mutation），这类突变可成为引发肿瘤的重要因素，但这类体细胞突变是不能遗传给后代的。根据 DNA 序列变异的物理形态，可大致划分为点突变、大片段突变（gross mutation）和动态突变（dynamic mutation）三大类。以下将根据这三类突变进一步说明其各自不同的基因突变类型。基因突变是遗传检测中针对的主要靶点，也是临床分子遗传学阐述基因型和临床表型之间关系的核心。

一、点突变

点突变（point mutation）严格的定义是指 DNA 序列中的单个碱基的置换，包括转换（transition）和颠换（transversion）两种形式。前者是指一种嘌呤核苷酸置换为另一种嘌呤核苷酸或嘧啶核苷酸被另一种嘧啶核苷酸所置换（如 A>G，C>T）；后者是指嘌呤与嘧啶核苷酸之间的互换（如 A>C，C>G 等）。但点突变也用于描述那些小的 DNA 序列变异形式，包括少数几个碱基的插入、缺失和碱基替换等。从点突变对基因功能的影响划分，点突变主要包括同义突变（synonymous mutation）、错义突变（missense mutation）、无义突变（nonsense mutation）、移码突变（frameshift mutation）、转录突变或启动子突变（promoter mutation）、剪接位点突变（splice site mutation）和多聚腺苷尾信号突变等（见图 4-1）。

发生于结构基因序列中的点突变有影响和不影响基因功能的两类结果。沉默突变（silent mutation）指不引起明显表型变化的 DNA 变异，这类突变见于两种情况，同义突变是其中的一种类型，变异发生在密码子的第二和第三位的碱基，变异后既无氨基酸变化，也无蛋白质功能变化；另一种情况是氨基酸发生了替代，但无蛋白质功能变化。故这类变异又称为中性替代（neutral substitution）。

错义突变是指密码子中的碱基变异使其所编码的氨基酸发生了改变，即原氨基酸被另一种氨基酸所替代。这种变异会改变基因产物的性质和功能，如果影响到蛋白质活性中心的氨基酸序列，其后果是显著的。

无义突变是指突变使编码某一氨基酸的密码子变成三个终止密码子（TAA、TGA 和 TAG）中的一种，这种变异将使基因编码的多肽链合成提前终止，成为没有活性或活性明显改变的多肽链片段。

移码突变是指突变处以下遗传密码发生移位，从而使氨基酸的编码信息发生错读的一种突变。该突变通常是由发生在外显子区的单个或少数几个（非 3 或非 3 的倍数）碱基的插入或缺失突变所致。

基因转录和初级转录本的加工依赖结构基因中的某些保守序列，如启动子区、外显子和内含子交界处的剪接位点和多聚腺苷尾信号序列等，这些保守序列的突变会影响基因编码产物和/或基因表达量。启动子突变是指位于启动子区的点突变；剪接位点突变是指剪接加工特有的供体或受体位点的点突变；多聚腺苷尾信号突变是指发生在 3'端多聚腺苷加尾信号序列（AAATAA）中的点突变；这类突变通常会抑制受累基因的转录水平或影响初级转录本的加工，从而使基因表达受损。

```
(a1) 5'-  AGC  CTC  TTT  GAT  TGC  AAG  ACC  GCT  GTA  CAC -3'
          Ser  Leu  Phe  Asp  Cys  Lys  Thr  Ala  Val  His
                         ↓ T→C 突变
      5'- AGC  CTC  TTC  GAT  TGC  AAG  ACC  GCT  GTA  CAC -3'
          Ser  Leu  Phe  Asp  Cys  Lys  Thr  Ala  Val  His

(a2) 5'-  AGC  CTC  TTT  GAT  TGC  AAG  ACC  GCT  GTA  CAC -3'
          Ser  Leu  Phe  Glu  Cys  Lys  Thr  Ala  Val  His
                         ↓ A→C 突变
      5'- AGC  CTC  TTT  GCT  TGC  AAG  ACC  GCT  GTA  CAC -3'
          Ser  Leu  Phe  Ala  Cys  Lys  Thr  Ala  Val  His

(b)  5'-  AGC  CTC  TTT  GAT  TGC  AAG  ACC  GCT  GTA  CAC -3'
          Ser  Leu  Phe  Asp  Cys  Lys  Thr  Ala  Val  His
                         ↓ C→A 突变
      5'- AGC  CTC  TTT  GAT  TGA  AAG  ACC  GCT  GTA  CAC -3'
          Ser  Leu  Phe  Asp  Stop

(c)  5'-  AGC  CTC  TTT  GAT  TGC  AAG  ACC  GCT  GTA  CAC -3'
          Ser  Leu  Phe  Asp  Cys  Lys  Thr  Ala  Val  His
                         ↓ G→T 突变
      5'- AGC  CTC  TTT  GAT  TGC  AAT  ACC  GCT  GTA  CAC -3'
          Ser  Leu  Phe  Asp  Cys  Asn  Thr  Ala  Val  His

(d)  5'-  AGC  CTC  TTT  GAT  TGC  AAG  ACC  GCT  GTA  CAC -3'
          Ser  Leu  Phe  Asp  Cys  Lys  Thr  Ala  Val  His
                         ↓ 插入 C
      5'- AGC  CTC  TTT  GAT  TGC  AAG  CAC  CGC  TGT  ACA  C -3'
          Ser  Leu  Phe  Asp  Cys  Lys  His  Arg  Cys  Thr
```

图 4-1 基因点突变的不同表现形式
(a1) 同义突变 (a2) 中性替代 (b) 无义突变 (c) 错义突变 (d) 移码突变

其实，人类基因的绝大多数点突变并不直接影响基因编码功能，这类变异称之为单核苷酸多态性 (single nucleotide polymorphism, SNP)。SNP 是体现人群中个体差异的 DNA 序列变化中最基本和最常见的形式。上述中性替代是发生在基因编码区的 SNP。除 SNP 外，基因组中还存在另外两种形式的

DNA 多态性，限制性片段长度多态性（restriction fragment length polymorphism，RFLP）和可变数量串联重复序列（variable number of tandem repeats，VNTR）。RFLP 的本质与 SNP 相同，也是单碱基置换型遗传多态性，只是变异发生处由于碱基置换而增加或消除了限制性酶切位点。而 VNTR 中属微卫星 DNA 的序列，是一类由一些短核苷酸序列单元构成的 DNA 变异，如 $(CA)_n$，$(CTG)_n$ 和 $(GAAA)_n$，在人群中个体之间的多态性表现为其序列单元数量上的差异。上述遗传多态性靶点的遗传检测可以为我们提供人群和个体疾病易感性和某些药物治疗反应性等遗传素质的评估信息。同时，这三类变异也是遗传学研究中进行疾病基因的染色体定位、分子进化研究和单倍型分析的重要的分子标记工具。

二、大片段突变

与上述小变化的点突变不同，大片段突变是用于描述那些有较大物理尺度的 DNA 变异的名词。大片段突变主要包括缺失（deletion）、插入（insertion）、重复（duplication）和 DNA 重排（rearrangement）等。

缺失是指大段 DNA 的丢失，缺失的基因范围从数十到数万个碱基对或更大，为 DNA 分子重组的后果。其结果可使部分结构基因序列丢失造成编码基因序列重排，也可使整个基因缺如，功能丧失。

插入是指大段 DNA 插入到基因组的某个位置，其片段从数十到数万个碱基对或更大，插入片段可来源于同一染色体，也可来自其他染色体或外源基因。若插入发生在结构基因，该基因的序列将发生重排，导致基因表达失活或激活插入位点附近的基因。

重复是指染色体某些区段的 DNA 序列重复，从而使这一区域的拷贝数目增加和基因产物的剂量增加。重复序列的产生与基因扩增及染色体不等交换的重组事件等有关。大多数基因的序列重复将导致细胞功能的紊乱。

DNA 重排是一个描述 DNA 序列发生大的排列顺序改变的名词。上述 DNA 缺失、插入或二倍体形成的后果均可产生 DNA 重排现象，通常可使基因表达产物剂量增加，或产生新的融合基因，导致细胞功能异常。

三、动态突变

动态突变是指 DNA 中的一些特定的短核苷酸序列单元（主要为三核苷酸，如 CAG，CGG，GCG）的拷贝数目（三核苷酸重复序列）发生扩增而产生的突变。其序列变异特征为正常等位基因的这种重复序列的拷贝数低，而突变等位基因的拷贝数明显增加。因此，这类突变又称为扩增重复序列（expanded repeats）。动态突变可遗传给后代，且伴随着世代的传递会不断积累，重复序列的拷贝数逐渐增多，传递过程中还会产生正常和疾病间的过渡状态，其重复序列拷贝数也会介于二者之间，所谓"前突变"（premutation）。目前已鉴定的动态突变主要发生在结构基因上，在疾病基因的启动子区、5'非翻译区、3'非翻译区、外显子和内含子上都发现了有这种突变的一些案例。故可以理解为由于基因序列的扩增影响了受累基因的正常功能，从而导致疾病。

迄今为止，发现与 DNA 动态突变有关的遗传病至少有 29 种，其中，三核苷酸重复序列的扩增是主要的表现形式，少数为五核苷酸和 24 bp 等一些小片段重复序列，这类动态突变主要引起神经肌肉系统的遗传性疾病（详见第 15 章）。

除 DNA 多态性外，上述三类发生在结构基因上的或影响功能基因的不同形式的突变均可影响受累基因的功能，其后果是使基因不能产生基因表达产物、产物的表达量不足或过量，或产生异常的多肽链（蛋白质）等，即疾病发生的分子遗传学基础。概括来说，人类遗传病是由基因突变引起的，因此，基因突变的遗传检测是诊断遗传性疾病和评估疾病易感性的核心。对于人类单基因遗传病，遗传检测结果一般可作为疾病"确诊"的指标。而对于像癌症这样的多因素疾病的诊断而言，其结果通常对评价患病风险、疾病易感性和疾病进程等有重要价值。

第二节 遗传检测的主要方法及其应用

遗传检测技术是针对遗传信息靶分子而设计的方法学，就人类遗传病的诊断而言，其核心内容是进行基因突变分析。DNA 和 mRNA 分子是我们进行遗传检测的主要遗传信息靶分子，从技术角度讲，目前基于 DNA 的分子诊断技术应用要广泛的多，当涉及基因功能分析时，才需采用定量检测 RNA（主要是 mRNA）靶分子的技术手段。这里将重点阐述 DNA 遗传检测的两种主要的方法学策略——直接诊断和连锁分析。此外，我们还详细地介绍分子诊断技术应用于人类遗传病诊断的各种不同类型的遗传检测。

一、直接诊断

直接诊断是指鉴定致病基因突变（disease-causing mutation）本身的遗传分析，故又称直接突变分析（direct mutation analysis）。这一诊断策略是针对致病基因及其基因突变谱已经清楚的遗传性疾病而设计的，直接诊断是目前用于临床遗传学诊断遗传病的主要方法学手段。直接诊断的优点，一是不需依赖家系调查，在缺乏家系成员样品时也可实现对患病个体的诊断；二是检测方法更为简单可靠，因而结果更为直接和准确，以下介绍几种用直接诊断策略进行基因突变分析的一些代表性基因诊断技术，用于检测大片段的基因缺失或插入、点突变和动态突变的三种方法。

1. 基因缺失或插入的诊断

用于检测大片段基因缺失或插入的经典方法是 Southern 印迹术（Southern blot）。该方法由一位名为 Southern EM 的美国科学家于 1975 年发明，它是具有里程碑意义的现代分子诊断技术。这一方法的基本操作原理是，首先在凝胶电泳上根据大小分离经限制性核酸内切酶消化的基因组 DNA 片段，将凝胶上的 DNA 变性为单链 DNA 后通过虹吸作用转移（或称为印迹）到硝酸纤维素膜或尼龙膜上，采用同位素标记的特异性基因探针与膜上的 DNA 片段杂交，经放射自显影显示杂交片段，根据由自显影片段构成的 DNA 限制性酶切图谱（条带的大小和数量），可获得基因缺失（或插入）片段大小等信息（图 4-2），并可以区分正常和突变样品的基因型。

Southern 印迹实验结果可靠，但操作烦琐，费时费力，而且要使用放射性同位素，这些因素使其难以作为一种常规的临床诊断手段得以广泛开展。目前，一种基于 PCR 直接检测的简便快速技术——跨越断裂点的 PCR（又称裂口 PCR，gap-PCR）已被广泛用于检测基因缺失或插入。图 4-3 以检测 α 地贫缺失基因为例阐述了该方法的基本原理：在缺失片段（20kb）的周围设计三个引物 a、b 和 c，引物 a 位于缺失基因 5'端裂点的上游，引物 b 位于 3'端断裂点的下游，共用引物 c 位于 5'端断裂点的下游。这样，在正常基因中，引物 a 和 c 形成一对 PCR 引物，扩增产生片段 A（565-bp），引物 a 与 b 之间则因距离太远而无法形成 PCR 反应（5'和 3'端断裂点之间的距离为 20kb）；而在缺失基因中，由于 c 无结合位点而致 PCR 反应阴性，引物 a 与 b 因基因缺失而靠近，可扩增产生片段 B（376-bp）。因此，对于基因缺失的诊断，用上述三引物的双重 PCR 直接扩增待测 DNA 样本，通过检测 PCR 扩增片段的琼脂糖凝胶电泳谱带即可直接诊断 α 地贫样品的基因型。同理，该方法也可用于特定的基因插入或基因重排的分子诊断。

最近几年新发展的基因分子杂交和 PCR 合为一体的新的基因剂量（基因拷贝数目）测定技术，如多重酶联依赖性探针扩增（multiplex ligation-dependent probe amplification，MLPA）和 DNA 微阵列比较基因组杂交（array CGH，也称 DNA 芯片）能高分辨检测染色体区段或基因的缺失和重复并可同时检测许多目标序列，比其它方法更具优越性，将会在涉及基因剂量和基因拷贝数目变化（如基因外显子的片段缺失或重复，甚至染色体（基因组）的片段缺失和重复）的基因检测方面起重要作用。

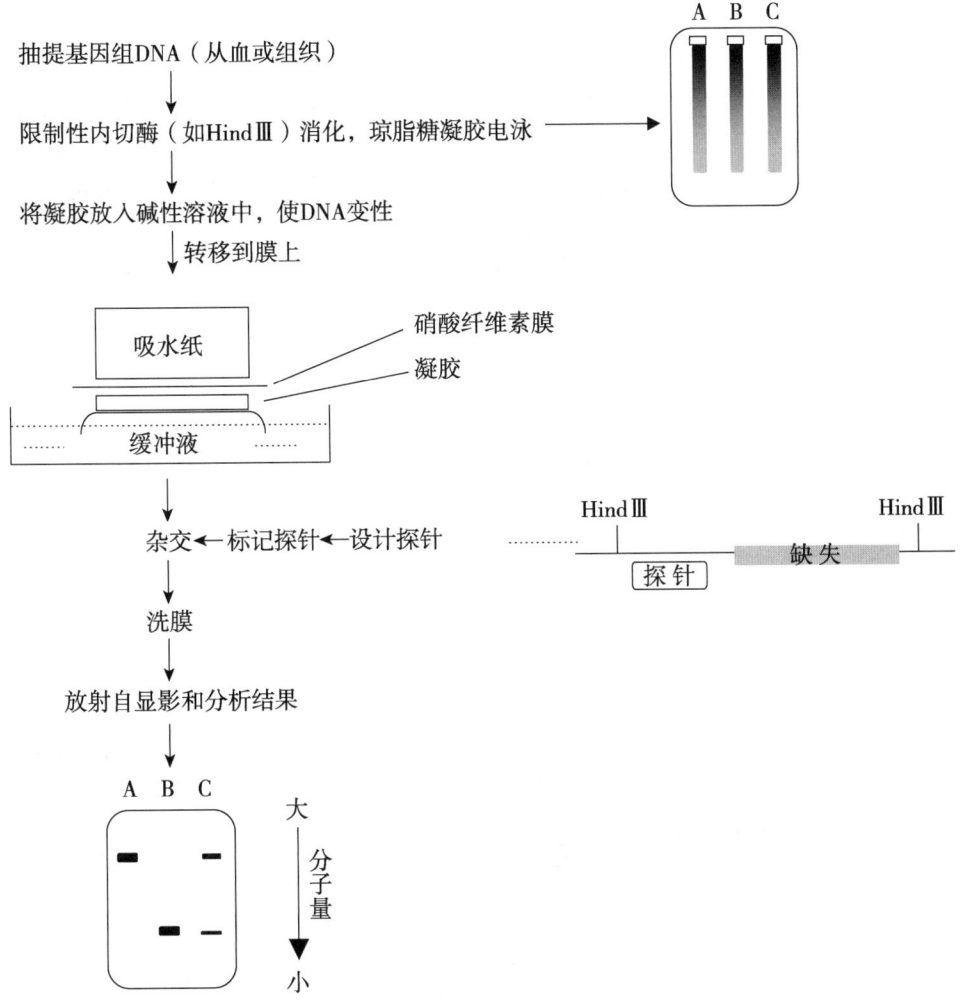

图 4-2 Southern 印迹分析大片段基因缺失或插入

A：正常个体；B：缺失纯合子；C：缺失杂合子

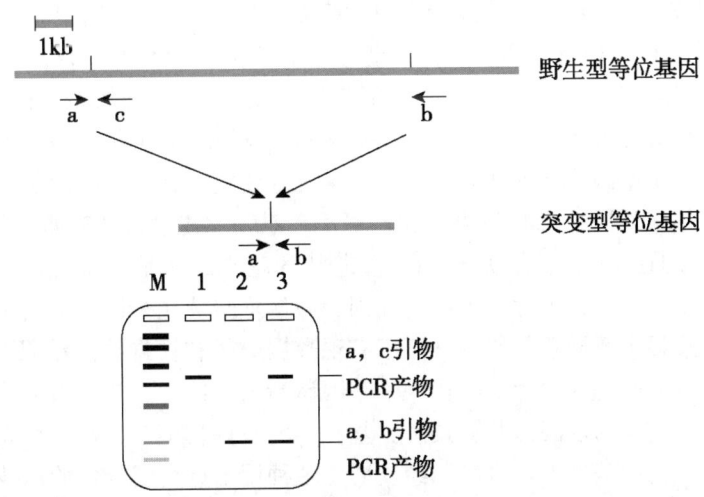

图 4-3 检测基因缺失的 Gap-PCR 技术的基本原理

片段 M 为分子量标记；泳道 1 显示为正常个体（野生型纯合子）；泳道 2 显示为突变纯合子；泳道 3 显示为突变杂合子。图例中等位基因上的垂直线示缺失断裂点，当缺失存在时引物 a 和 b 靠近可扩增出突变等位基因片段

2. 点突变的诊断

等位基因特异性寡核苷酸（allele specific oligonucleotide，ASO）探针杂交是用于基因点突变检测的经典分子诊断技术。该技术是根据已知致病点突变的确切位置及其周围序列，设计合成包含突变位点在内的一对正常和突变的寡核苷酸探针。图4-4为β地中海贫血密码子17 A>T点突变检测的ASO探针序列，突变碱基一般处于探针的中部，然后将这两个标记探针分别与待检DNA样品的扩增产物进行杂交和检测。序列特异性ASO探针在适宜的杂交和洗膜条件下，可以准确地区分出三种不同的基因型：正常人DNA只能与正常序列的ASO探针杂交，突变纯合子只能与突变序列的ASO探针杂交，而突变杂合子则能与两种探针产生杂交信号（图4-4）。

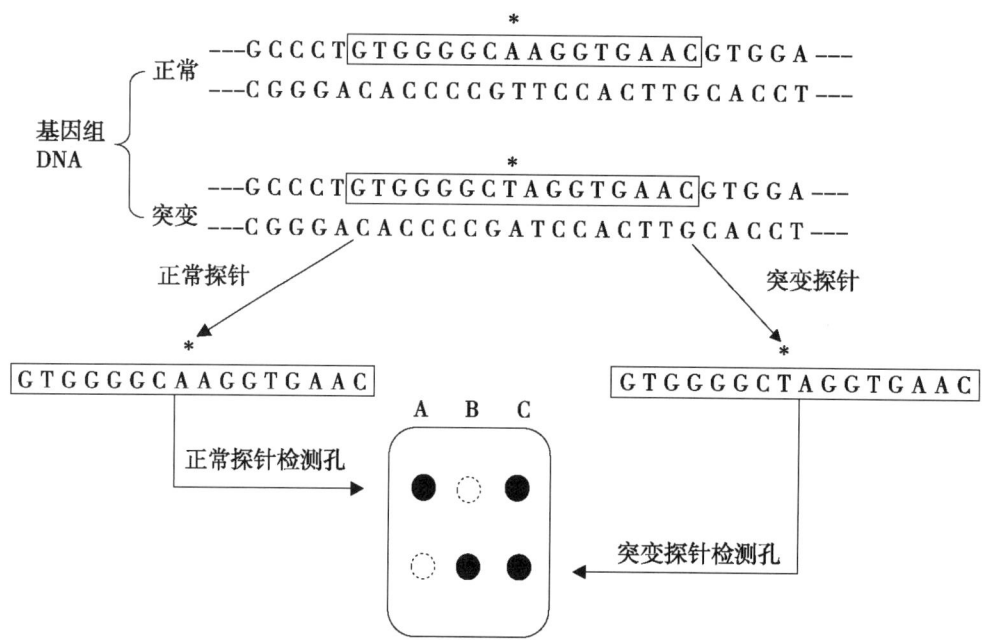

图4-4 β地中海贫血CD17点突变的ASO分子杂交

ASO分子杂交虽然可以准确的进行已知突变的基因分型，但由于一种突变需要对应一个探针和一组实验，对于突变类型较少的遗传病的诊断较为快速简便，当一种遗传病是由许多种点突变所引起，且其频率分散时，ASO技术就显得有些烦琐。为了能够同时检测多种突变，目前的改进技术是将针对各种突变和正常序列的ASO探针固定在杂交膜上，而将原来在ASO杂交体系中固定在膜上的PCR产物改为液相进行杂交，这种方法称为反向点杂交（reverse dot blot，RDB），这一技术一次检测可以同时筛查多种突变，大大提高了基因诊断效率，已在一些常见遗传病，如β地中海贫血和囊性纤维化的基因诊断中得以应用。近些年来发展起来的DNA芯片（DNA chip）技术，其实质也是一种基于RDB的技术，但更为高效、高通量且操作易于自动化。DNA芯片的基本原理是：将大量已知序列的DNA探针依次排列并固定在硬质小基片（如玻片）上，在此固相载体上与荧光标记的扩增靶序列进行微杂交，杂交信号由激光共聚焦扫描显微镜捕获并通过计算机实现数据分析和报告检测结果。由于DNA芯片技术可以一次"集成"数量巨大的基因探针，故代表了基因诊断向快速、高效和自动化发展的趋势，是一种令人期待的有着广阔应用前景的基因诊断新技术。基于ASO探针的点杂交技术是我们理解现代突变分析技术设计理念的基础，在此基础上，目前已经发展了多种用于点突变分析的新技术，这些技术的进一步成熟和多样化为使用者提供了更多的选择。

此外，在临床病例的基因诊断时，经常会遇到不能检测出已知类型突变的情况，如果表型明确指向某种疾病，可采用另一类筛查点突变的技术对目的基因进行基因序列扫描，以期发现和确定新的或未知突变类型。变性高效液相色谱（denature high performance liquid chromatography，DHPLC）是这类技术的代表之一，DHPLC 技术的基本原理是，如果被测 DNA 片段中存在点突变，通过 PCR 扩增后，由于在 PCR 循环时核酸单链可以随机与互补链结合，这样 PCR 反应体系中会产生 4 种不同的核酸双链分子，两种为异源双链（heteroduplexes），两种为同源双链（homoduplexes），但不含点突变的片段只产生一种同源双链。在给定的部分变性洗脱条件下，这 4 种双链会由于 DNA 序列或/和部分变性造成的 DNA 分子电荷量等的差异而在液相色谱柱中呈现出不同的滞留时间。因此，DHPLC 技术可将含不同的点突变的片段分离成不同的特征性洗脱峰而达到检测基因变异的目的（图 4-5），出现"变异"洗脱峰的样品可进一步通过 DNA 直接测序确定样品的突变所在和性质。这一技术依赖自动化操作的分析仪完成，目前已成为临床遗传学诊断的重要工具。

此外，基于实时 PCR（real-time PCR）的点突变检测技术（如 Taqman 探针技术）和用于分析点突变对基因转录功能影响的反转录 PCR（RT-PCR）也是临床遗传学实验室的常用技术方法。目前还有多种可选择的其他点突变分析技术，有条件的临床遗传学实验室可根据检测靶点的需要设计和研发出有针对性的分子诊断技术，经过严格的对照和评价研究，为临床提供相应的应用检测技术。

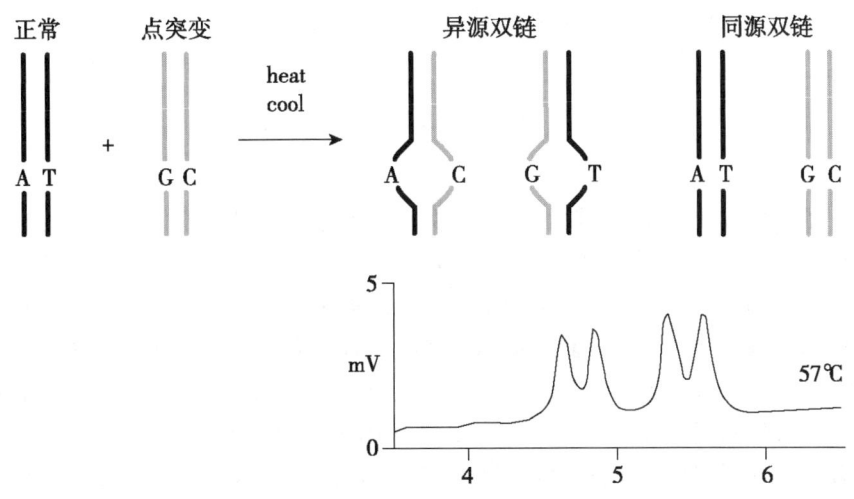

图 4-5　DHPLC 检测点突变的技术原理

3. 动态突变的诊断

如前所述，动态突变是引起一类神经肌肉系统遗传性疾病的共同原因，例如亨廷顿舞蹈病和脊髓小脑共济失调症。该遗传变异的特征性表现为三核苷酸重复序列（CAG）的扩增。对于这类由几十个串联重复序列扩增导致的遗传性疾病，大多数可以采用 PCR 直接扩增技术来诊断。该方法只需要以致病靶位点的三核苷酸重复序列及其周围序列为模板，设计合成一对针对两侧翼的寡核苷酸引物，样品经 PCR 扩增后，用丙烯酰胺凝胶电泳可直接检测扩增片段的长度，据此计算出三核苷酸序列的串联重复拷贝数。而对于那些由几百个串联重复序列扩增导致的遗传性疾病，则采用 Southern 印迹法检测。例如脆性 X 染色体综合征，在 FMR1 基因的 5' 端有一个 CGG 重复序列，正常人其拷贝数为 5～50，前突变携带者的拷贝数为 50～200，而脆性 X 染色体综合征患者的全突变拷贝数超过 200。对于前突变，CGG 重复序列拷贝数的区别可通过一对针对 CGG 重复区两侧翼的寡核苷酸引物，经 PCR 扩增得到诊断（图 4-6），而全突变因太多的 CGG 重复序列拷贝数（即 CG 富集区），阻止了 PCR 的扩增，必须用 Southern 印迹法检测。同理，强直性肌营养不良的重复序列拷贝数可以从数十个 CTG 甚至高达 1000 多个 CTG，因此也需要联合使用 PCR 和 Southern 印迹法。

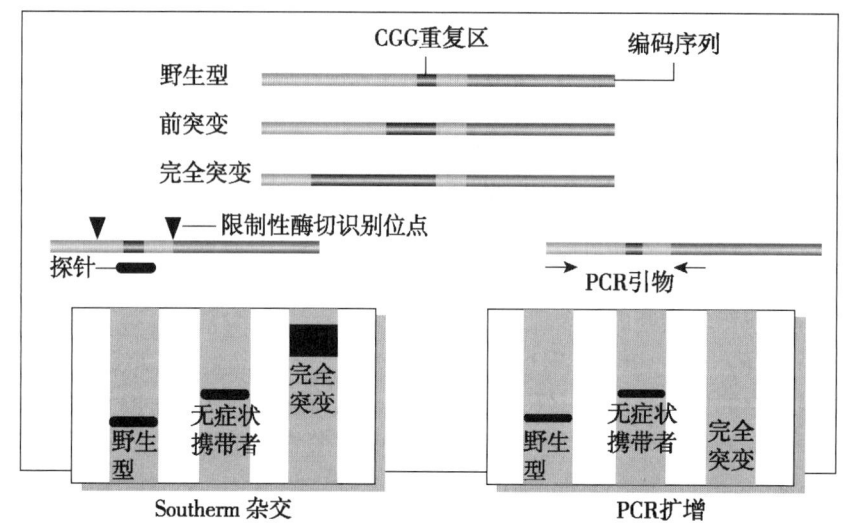

图 4-6 通过 PCR 直接扩增检测导致 Fragile-X 发生的动态突变（CGG 扩增）

图右下的第 3 泳道由于 完全突变致使引物相距太远而无法扩增出相应的 PCR 片段，故扩增阴性示被检样品中含完全突变

二、连锁分析

连锁是指同一条染色体上位置相邻的基因，常被一起遗传而没有发生重组。连锁分析（linkage analysis）就是利用与致病基因相连锁的某些遗传多态性位点作为遗传标志，通过家系分析来追踪和判断被测个体是否带有致病基因及其可能的基因型。在临床遗传检测实践中，连锁分析通常在三种情况下采用：①因检测已知基因突变的直接诊断（见本节相关内容）未能提供阳性信息或在被测家系中未发现基因突变；②致病基因尚未被详细了解，现有的研究只能提供染色体定位和一些与之相连锁的 DNA 多态性位点的信息；③致病基因的尺度大，且突变在基因上的分布无明显热点，不便于分析。由于连锁分析没有直接检测致病的基因突变，又称为间接诊断（indirect diagnosis）。连锁分析是在不了解致病基因或经突变分析未能获得阳性信息的条件下，进行遗传病基因诊断的一种可选择的有效手段。目前使用的用于连锁分析的 DNA 多态性主要有三种——限制性片段长度多态性 RFLP（restriction fragment length polymorphism）、短串联重复顺序（short tandem repeats，STR）和单核苷酸多态性（single nucleotide polymorphism，SNP）。

常染色体显性多囊肾病（ADPKD）是一种常见的人类单基因病，发病率高达 1/200～1/1,000，患者多于 30 岁后发病，根据其基因定位分为 *PKD1*（16p13.3-p13.12）和 *PKD2*（4q21-q23）两种类型 ADPKD。可采用与基因连锁的微卫星 DNA 遗传标记来间接诊断这种遗传病。图 4-7 为用连锁分析在一个 PKD2 型 ADPKD 家系中进行常染色体显性遗传病诊断的基本原理。从图中可以看出，4 号染色体长臂上的 5 个 STR 多态性位点组成的单倍型（haplotype）2-1-2-2-3 在该家系的 5 个被测患病成员中都存在，其中第三代的 III-2 和 III-3 两个成员由于继承了其母亲的突变染色体而成为患病个体。连锁分析提示第四代的个体（IV-1）未继承其父亲的突变染色体，可排除患病的可能性。

连锁分析是建立在以 DNA 多态性位点为标记的家系研究（family study）基础上的遗传诊断方法，其优点是在致病基因及其产物尚不被了解的情况下，也可用于解决某些遗传病的诊断问题。但该项技术应用于遗传病的诊断需满足一定条件，存在以下的技术缺点：①由于需获得有价值的连锁分析相关信息，需要足够多的家系成员样本才能满足检测需要；②由于遗传标记杂合性信息量不足，使连锁分析不能提供确切的诊断结果；③由于基因重组，可能会引入错误诊断的结论。因此，在临床遗传学应用中，连锁分析难以成为主流技术。目前，已能对 1,000 多种单基因病作直接的基因诊断，连锁分析已很少应用。

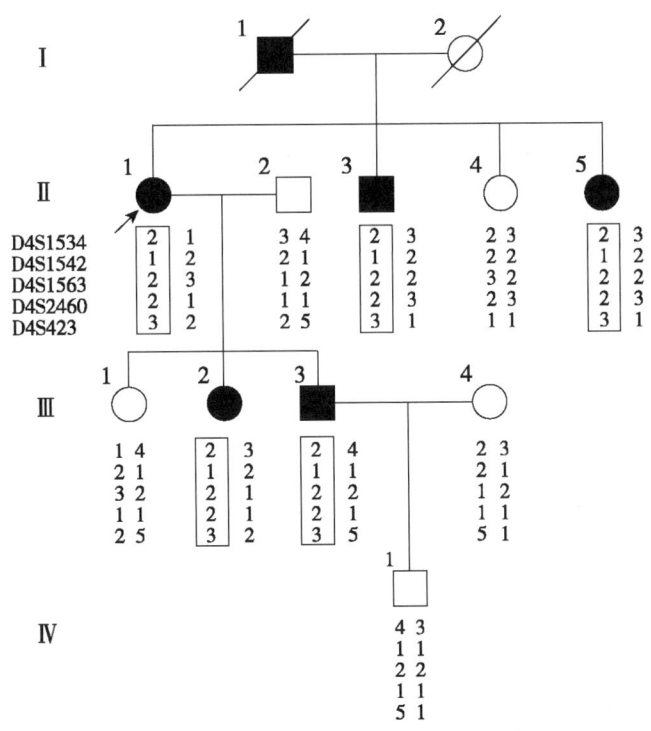

图 4-7 用连锁分析在一个家系中进行常染色体显性遗传病的分子诊断

图上为一个 PKD 家系的单倍型分析，结果显示高风险个体 Ⅳ-1 未携带该致病基因

在遗传诊断实践中，以下两个基本概念需特别强调：①人类遗传病基因诊断的前提是建立在疾病表型与基因型关系已被阐明的基础之上的，开展遗传病的分子诊断必须了解相关基因的染色体定位、基因克隆和功能分析等一些基础知识；②由于家系成员间的遗传关系是遗传病的本质特征之一，故家系分析是遗传病诊断操作中的核心内容，它也是取得准确诊断结果的保证，任何时候都不应忘记这一重要原则。人类遗传病的表型是由个体的基因型决定的，故对遗传病的诊断也可理解为进行个体和家系成员的基因型分析。就基因诊断的一般内容而言，包括检测个体的基因序列的特征、基因突变分析、测定基因的剂量和拷贝数、基因表达产物分析、以及检测是否存在外源基因等。在进行不同内容的基因诊断时，需选择与检测目的相适宜的技术，基因诊断技术大致可分为定性和定量分析两类技术。在遗传病诊断时，基因分型和检测基因突变一般采用定性分析，本节叙述的遗传检测方法属于这类技术。而测定基因（染色体）拷贝数及基因表达产物则属于定量分析。

三、遗传检测的范畴

传统的分子遗传检测主要是针对人类单基因病的诊断性遗传检测（diagnostic genetic testing），随着人类遗传病分子医学知识的积累和新技术的发展，基于分子诊断的遗传检测有了更丰富的内涵，如现代分子遗传检测已延伸出了具有广泛应用潜力的预测性遗传检测（predictive genetic testing），其范畴包括针对迟发性单基因遗传病的症状前检测、针对个体治疗前的药物遗传学检测以及针对人类常见的复杂性状疾病（如冠心病、高血压、糖尿病、精神性疾病及肿瘤等）的发病风险预测性检测等，这些应用范畴将为未来个体化医学（individualized medicine）的发展奠定了基础。广义地讲，针对人类单基因病的隐性携带者和常染色体显性疾病（如乳腺癌的 *BRCA1/BRCA2*）的遗传检测均属于分子遗传风险筛查的范畴，所不同的是，单基因病检测结果可以给出准确的个体发病概率并直接指导产前诊断后续的终止妊娠操作，而复杂性状疾病则只能给出可能的发病风险概率评估。以下就主要的遗传检测应用范畴分别进行阐述。

1. 诊断性检测（diagnostic testing）

表 4-1 列举了应用诊断性遗传检测的常见疾病。这些疾病将在本书的后续章节中分别进行阐述。

表 4-1 诊断性遗传检测的疾病举例

类型	举例	发生率
染色体病：		
常染色体数目异常	21-三体；	1/600～800（活婴）
	18-三体；	1/6,000（活婴）
	13-三体（47 条染色体）；	1/10,000（活婴）
性染色体数目异常	47,XXY；47,XYY；其它	1/1,000（男性总计）
	47,XXX；45,X；其它	1/1,000（女性总计）
染色体结构异常	相互易位 t(11;22)	1/700（男女性总计）
	其它易位、倒位、缺失、重复、插入等	
单基因病	α 地中海贫血症	1.2/1,000～8.1/1,000 中国南方高发区
	β 地中海贫血症	4/10,000 中国南方高发区
	G6PD 缺乏症	4%～20%（中国南方）
	镰形细胞贫血*	1/400（中国南方）
	遗传性高胆固醇血症	1/500（杂合子）
		1/100,000（纯合子）
	多囊肾	1/1,000～1/400（成人型）
		1/55,000～1/6,000（婴儿型）
	先天性神经性耳聋	1/1,000
	先天性心脏病（22q11 缺失综合征）	1/4,000～1/3,000
	脆性 X 综合征	1/1,250～1/1,000（男性）
		1/2,500（女性）
		1/5,000（正常传递者）
	囊性纤维化*	1/2,500
	Duchenne 肌营养不良症	1/3,500
	脊肌肉萎缩症	4/10,000
代谢缺陷症	先天性甲状腺功能低下症	1/4,000
	苯丙酮尿症	1/12,000
	先天性肾上腺皮质增生症	3.5/100,000（中国台湾）
多基因/多因子/复杂病：	神经管缺陷	0.1%～0.2%（中国北方）
	先天性心脏病	2/1,000～5/1,000
遗传性癌症（生殖细胞突变）	遗传性乳腺癌和卵巢癌（BRCA）	1/1,000～1/500
散发性癌症（体细胞突变）	慢性粒细胞性白血病（CML）	1/100,000～1/50,000
	视网膜母细胞瘤	1/11,000

＊表示国外常见的遗传病

诊断性遗传检测一般是针对某些特定遗传病受累个体的诊断。通常被测者有相应的临床表现，为患病个体，DNA 诊断是为进一步证实临床诊断或对临床诊断加以"确诊"。当然，像其他实验室检测一样，临床医生有时希望通过 DNA 检测来帮助在几种可能的鉴别诊断中得到排除或确诊的信息。DNA 诊断所提供的遗传病"确诊"的结果对于给相关家系成员提供详细的医学建议和遗传咨询是至关重要的。需强调的是这项遗传检测的主要目标是寻找遗传病患者的分子病理学原因，而非进行症状前检测。

对于像重型β地中海贫血、脆性X染色体、血友病和杜氏肌营养不良症这类临床特征明显的单基因遗传病，由于技术的成熟和医生对其病因的认知度高，临床上开展诊断性检测已很普遍。就被测对象的年龄而言，β地贫一般为年幼儿童，杜氏/贝氏肌营养不良症（DMD/BMD）多为男孩或年青男性，而Huntington病一般为成年人。

需要提出的是，分子诊断有很高的特异性，但同时在某些情况下因为只能对特定疾病的部分已知突变做出诊断而没有足够高的敏感性，故对于表型阳性的个体在分子诊断结果阴性时并不能排除其患病的可能性。如采用多重PCR检测DMD/BMD疑诊个体时，若未发现常见的缺失/重复突变，仍有可能存在少见的点突变，而不能据此作出完全排除DMD/BMD诊断的武断决定。

2. 症状前检测（pre-symptomatic testing）

症状前检测是针对一些特定疾病的高风险个体、家庭或潜在风险人群，以预测其未来健康状态为目标的一种诊断。这种诊断是随着对遗传病分子机制认识水平的提高和分子诊断技术的介入而发展起来的。它所针对的疾病为一类迟发性发作（delayed age onset or late onset）遗传性疾病，Huntington病为这类遗传病的典型范例，这种神经性遗传病的主要表现为进行性痴呆和日益加重的肢体运动失控，其发病年龄通常在30~50岁之间，晚期表现为舞蹈病（参见第15章）。其分子病理学基础为位于编码基因内的CAG重复序列的高度扩增，正常人拷贝数为11~35个，患者高达36至多于100个，一般CAG扩增拷贝数越大，发病年龄会越早。且总体看，遗传自父亲突变基因的个体，其发病年龄早于源自母亲的个体，西方发达国家的研究表明，该病从初诊到死亡约为15年时间。由于该病会产生上述严重不幸的后果，且目前尚缺乏有效的治疗方法或预防措施，又无法阻止其发生，故是否需在儿童期或未成年前实施诊断，尚难以取得社会的公认。因为很难预测未成年被测试者在未来生活中将如何面对这些信息。症状前检测的实施必须非常慎重，且有必要建立一些规范的操作指南和准则来指导实践，以下内容是开展症状前检测的重要参考条款：

(1) 症状前检测须强调以下两项前提条件：①被测试者要求进行遗传检测；②在"知情同意"的情况下由被测试者签署了书面同意文件。

(2) 这项检测应是在提供良好的遗传咨询保证的条件下进行，在检测前、后均应提供相应的遗传咨询，并需进行疾病随访。

(3) 建立尽可能快速的出报告时间约定制度，在获取被测试者血样后，实验室检测人员须明确告知遗传检测报告的日期，期间需与直接面对被测试者的临床遗传咨询者或医生保持沟通，以期保证当被测试者在得到结果前随时改变主意（如撤销检测申请）的要求可获得满足。同时，这项制度也可避免被测试者由于等待结果而产生不必要的精神负担。

(4) 严格保密制度，实验室检测人员和临床遗传咨询者或临床医生均应坚守保密约定，实验室检测人员不得随意将检测结果透露给非相关人员，须严格避免将这项含个人隐私的医学检测结果在医院的公共检验单提取处出现。建议由实验室用密封信件将测试结果寄交被测试者，而由被测试者在进行遗传咨询时将结果交给临床遗传咨询医生。

(5) 作为医学诊断重要内容的检测结果报告应由可对其意义作出全面解释的专业医生或资深遗传咨询师签发。

与对待像Huntington病这样的遗传病的症状前检测的态度不同，人们在一些早期发现有助于预防和治疗的疾病（如遗传性肿瘤）的症状前检测上会抱有更积极的态度。如ADPKD、家族性结肠癌和常染色体显性遗传性乳腺癌，对有家族史的对象进行症状前检测会使被测试者在接受健康监测和及时治疗方面获得益处。由于目前大多数单基因遗传病尚无有效的治疗方法，尽管阴性结果可以消除受检者的焦虑，但阳性结果会给受检者带来严重心理和生理上的额外负担。故操作者需十分慎重地实施症状前检测。作为遗传检测的一般性原则，其目标应遵循患者受益原则，即对阳性结果者能提供有效的预防性治疗手段（如预防性手术切除或药物治疗），或有比较好的预防措施能阻止或降低尚未出现的严重后果。在无适当治疗或预防措施的情况下，应为受试者提供选择性的生殖计划或辅助生殖技术，及相关的产前诊断或植入前诊断，以避免受累患儿出生。

上述指南可作为在临床实践上指导对人类遗传病的分子遗传学检测，特别是症状前检测操作的重要参考。

3. 携带者检测（carrier testing）

携带者检测所针对的对象为常染色体和X-连锁的隐性遗传病的杂合子个体。下列情况是这项检查的主要对象：①已知遗传病受累患儿的双亲，在打算妊娠前进行指定遗传病的基因型分析，为产前诊断作铺垫；②有家族患病史的家族成员，家族成员携带者检测有助于疾病的确诊；③有特定种族或地域背景的高风险人群对象，如我国广东和广西等地区的原籍居民为α和β地中海贫血基因携带者高风险人群，他们是在当地开展α和β地中海贫血筛查的重点对象；④开展针对某种或某些遗传病的遗传筛查所选定的普通人群。前两项为家庭内携带者检测，而后二项为特定群体内的携带者检测。针对特定人群的大规模携带者筛查可以在不同发育阶段实施，如新生儿筛查和孕妇产前筛查等。

一般来说，开展群体水平的携带者遗传筛查，考虑到遗传检测的成本和方法的可接受程度，多数情况下人群的初筛可采用表型分析技术，当发现高风险对象时，如双方均为被测遗传病的杂合子夫妇，进一步采用分子诊断方法确定其基因型是十分重要的，分子诊断一方面可澄清初筛结果的正确与否，同时，它也为高风险对象提供良好的后续遗传咨询和未来可能的产前诊断服务奠定了基础。但某些遗传病的筛查没有适宜的表型指标，在这种情况下，DNA检测的分子诊断方法为遗传筛查提供了可选择的有用工具。在携带者检测的遗传咨询中，围绕产前诊断主题的胎儿患病风险，遗传病携带者与患病的关系，以及筛查的阳性结果对受试者心理的影响等是必须向咨询对象提供解释的一些重要内容。虽然基因携带者为无症状健康个体，但由于缺乏认识，遗传病携带者有时会遭到"歧视"而影响其婚配甚至就业等情况的发生，因此，在检测前和检测后提供必要和详细的遗传咨询服务是十分必要的。

4. 产前检测（prenatal testing）

产前检测是针对一些特定疾病的高风险家庭以生殖健康为目的的产前遗传诊断。具体地讲，就是对通过上述携带者检测、症状前检测和诊断性检测所发现的有明显风险的夫妻或家庭成员，在他们再妊娠时，于孕早、中期采用DNA分析技术对胎儿进行遗传检测，以期确定被检胎儿是否为某种遗传病的受累个体。由于技术的进步和遗传服务内容的扩展，在西方一些发达国家，选择产前诊断已成为有此需求的高风险家庭安排生育计划的先决条件之一。

在要求进行产前诊断的高风险家庭中，最常见的疾病是具有以下条件的对象：①出生缺陷或婴儿、儿童期发病；②表型严重且预后差，特别是那些致死性疾病；③缺乏或难以进行有效的治疗。例如包括我国南方在内的世界上热带和亚热带地区高发的单基因遗传病β地中海贫血和欧美白种人中常见的囊性纤维化，非洲及世界各地的黑种人中常见的镰状细胞贫血病，都属于世界上最重要的常染色体隐性遗传病，他们也是目前全球范围内开展产前诊断最广泛的疾病对象之一。而Down综合征是先天性出生缺陷类疾病的代表性产前诊断靶标。需要说明的是分子诊断虽然是进行产前诊断的主流技术，但就产前诊断而言，其他传统的技术方法，如新型的三维超声诊断、染色体检查和母体血清/羊水的生化遗传学检测等同样在产前诊断的临床实践中发挥着巨大作用。

从遗传检测的技术策略看，实施产前诊断有以下两种途径：①回顾性诊断（retrospective diagnosis），即针对已生育过患儿或有家族患病史的夫妇的产前诊断，目前实施的产前诊断多数为这种情况，我国的现状尤其如此；②前瞻性诊断（prospective diagnosis），即基于人群携带者遗传筛查基础上的操作，产前诊断的对象是经人群筛查计划而发现的高风险夫妇、个体或家庭，这种以群体预防为目的的携带者筛查及其产前诊断计划在欧美发达国家已取得了显著的社会效益，如对白种人孕妇都要作囊性纤维化的产前筛查。而我国这方面的工作才刚刚起步。

由于产前诊断涉及胎儿的命运，对当事人作出产前诊断的选择和/或终止妊娠的决定都是相当困难的事情，而我国的现实是广大群众在这方面的教育和认知水平不高，因此，检测前和检测后的遗传咨询服务显得特别重要。在产前诊断的遗传咨询中，下列内容和主题是应在实际操作中需向咨询对象说明的事项：①疾病的遗传方式、严重性和预后；②胎儿患病风险和不患病的概率；③产前诊断的时机、胎儿采样技术及其可能的副作用；④如果胎儿被诊断为受累个体，终止妊娠的时机和方式；⑤家系分析及其在产前诊断中的重要性；⑥DNA诊断技术及其可能产生误诊的原因。

5. 药物遗传学检测（pharmacogenetic testing）

药物遗传学检测是针对接受药物治疗前的病人所进行的遗传学检测。其理论基础为个体基因型多态性可影响某些药物代谢的生化过程并因此而改变药物在体内的功效。即通过这一针对药物代谢基因靶点的遗传检测可以鉴定出不同个体对某种药物治疗的有效性和敏感性，检测所提供的主要信息是个体特定药物代谢的基因型或单倍型分析结果，如最近的研究表明人体遗传因素对抗血栓药物华法林（wafarin）的药物反应性具有约60%的贡献，其中主要的遗传因素为 VKORC1 基因和细胞色素 P450 2C9 基因的多态性，个体这两个位点的基因多态性信息可以为预测不同病人对华法林的药物反应性，从而为医生迅速有效地寻找到适合个体的用药剂量提供直接指导。其临床意义在于可尽量避免采用传统给药方式可能产生的大出血或抗凝血不足，并显著提高制定适合个体用药方案的工作效率。药物遗传学检测属预测性遗传诊断，是未来发展个体化医疗的一种重要体现，相信这一遗传诊断应用领域有着广阔的发展前景。

6. 植入前遗传诊断（preimplantation genetic diagnosis，PGD）

与上述各种遗传检测不同，植入前遗传诊断所针对的对象不是个体（胎儿、儿童或成人），而是发育早期的胚胎，其目的是通过对体外培养的试管胚胎的遗传检测，来鉴别被检胚胎是否健康，为选择胚胎后续移植到母体的操作提供依据。即这一检测是通过遗传检测的技术干预和主动选择来达到孕育健康生命个体目的的一项新技术，它可以帮助人类实现避免因胎儿受累而终止妊娠的梦想。这一遗传检测技术是伴随着试管婴儿技术而发展起来的，其遗传检测的操作对象是4或8细胞期的卵裂期或囊胚期的胚胎细胞（blastomere）中的1个细胞或极体（polar body），对这两类细胞进行遗传检测后获得的结果可提供被检胚胎是否有某种或某些遗传缺陷的信息。需强调的是，由于检测的对象为单细胞，其技术要求是非常高的，故植入前诊断的技术基础是分子遗传检测。通过近10多年的发展，目前国外已成功地将PGD应用于一些重要染色体病和人类单基因病的诊断，如以 Down 综合征为代表的非整倍体（aneuploidy）疾病、β地中海贫血、囊性纤维化、杜氏肌营养不良症、甲型血友病、Marfan 综合征和 Huntington 病等。由于技术概念的更新，在PGD操作的遗传咨询中，除上述各种遗传检测需面对的一些共性问题外，遗传技术介入所带来的一些伦理问题需引起重视。

分子诊断技术在临床遗传学上已获得了广泛的应用，目前发达国家的遗传检测服务所能提供的遗传诊断的疾病基因已超过1,000种，几乎涵盖了目前已经发现的包括单基因遗传病、以癌症为代表的复杂病、线粒体病和染色体病在内的所有重要的人类遗传病种类，此外，法医学上的DNA个体认定、血型分析、HLA基因分型和基于SNP分析的细胞嵌合体分子诊断等也越来越受到临床医学的重视，相信临床分子遗传学技术对未来分子医学的发展会有更大的贡献。需要说明的是，尽管复杂性状疾病的发病风险预测性检测显示出其潜在的应用前景，但目前有限的相关研究中尚未提供足够的可正确指导临床进行疾病干预的成功案例，故这一遗传检测领域的应用价值有待更多的证据支持和进一步评价，其广泛应用尚需时日。

第三节　分子诊断的基本操作

一、病例和样本收集

1. 病例收集和记录

如上所述，"知情同意"在遗传诊断的实际操作中是非常重要的，虽然以上的叙述中重点强调了其在症状前诊断的重要性，但"知情同意"应该作为实施包括遗传病分子诊断在内的遗传分析须遵循的一般性原则。因此，病例或被测对象（个体或及家庭成员）样本的采集一般是在遗传咨询门诊的专科医生或遗传咨询师提供遗传咨询的基础上才进行的，医生或遗传咨询师开展遗传咨询的操作原则可参考本书第一章相关内容。这里需强调的是在病例和样本收集操作中要掌握以下一些基本内容和程序：①分子诊断的申请是由遗传咨询师或具有相应资质的专科医生接诊后提出的；②家系调查在任何时候都是非常重要的，故相关的询问和家系谱记录是保证后续工作的基础；③需明确遗传诊断对象是仅仅针对个体还是涉及家庭其他成员，通常情况下对有明确遗传背景（历史）的单基因病的诊断需有家系分析才能得到可靠的结果，这也可以理解为遗传病的分子诊断是针对家系的诊断，这一点在实施产前诊断时更为重要；而在开展某些有一定再发风险的肿瘤的诊断时，可能遇到采集家系样本的困难，此时，分子诊断检测对象虽然是针对个体的，而其参照对象可能是健康或患病群体；④在样本的收集时，一般资料、样本编号（实验室统一参考编号）、样本类型、样本采集量和个体数以及采样和检测时机需有明确的记录和交代。有关记录实验室需保留备份。

2. 样品类型

用于遗传分析的样品的共同之处是细胞内核酸物质，主要指人基因组的 DNA 和 mRNA。DNA 是使用最广泛和方便的检测材料，一般可长期保存，而 mRNA 需从新鲜组织细胞中提取和尽快用于诊断，只可在较短的有限时间内保存。临床分子遗传诊断使用的样本以 DNA 为主，从遗传分析目的上讲，又可分为来自于性细胞的单倍体 DNA，和来自于体细胞的二倍体 DNA，在实际应用中，二倍体 DNA 是分子诊断的主要对象。从取材来源看，目前用于临床分子遗传分析的主要人体组织和材料的类型是：血液、骨髓细胞、各种活检或穿刺组织块、羊水、绒毛、精液、毛发、唾液、尿液、母血中的胎儿细胞、母血浆中的胎儿 DNA 以及用于辅助生育的植入前胚胎细胞等。在样本采集时，应根据检测目的和被检测对象的要求和具体情况选择适当的临床样品，在国内外的临床实践中，外周血中的白细胞是目前被最广泛采用的分子遗传检测材料。

3. 样品要求和传送

在分子遗传实验室，一般需配备有抽取外周血的人员和相应器具。普通样品一般为用于提取 DNA 的外周血（3～5ml），将全血收集在灭菌的已加入 ACD 或 EDTA 钠抗凝剂（干粉）的试管内，在室温下传送至实验室。骨髓样品的采集需用含抗凝剂的注射器抽取（至少需 1 ml），然后转移至 EDTA 试管中。有特殊要求的样品主要包括用于提取 RNA 的外周血或骨髓以及实体瘤和冰冻组织标本，如用于白血病 *BCR-ABL* 或 *PML-RARa* 易位检测的外周血或骨髓的抗凝处理同 DNA 样品，但需注意试管在低温下（冰块）操作，并立即送入实验室提取 RNA，由于 RNA 极易降解，无菌和快速操作是保证被测 RNA 完整性的主要措施。淋巴结或皮肤活检组织样品要求在无菌条件下采集（用于 DNA 检测的实体组织最少需 3 立方毫米），应在 3 小时内转送至实验室进行 DNA 提取，或迅速置于 -70℃ 中保存备用。此外，石蜡包埋的组织切片亦可用作某些 PCR 扩增的 DNA 检测的样品来源，但这类标本仅限于那些用福尔马林作固定的样品，因为用 Zenker B5 或 Bouin 液作为固定剂的组织片中的 DNA 已被这些试剂广泛降解。

由于遗传病分子诊断的专业性强，技术要求高，开展遗传病诊断的资源往往会集中在一些中心城市的临床遗传学实验室中进行，在这种情况下，标本的远程传送成为必然。采用最多的样品远程传送方式为通过快速邮件将在低温下保存的抗凝血液样品在 72 小时内送达指定的实验室。有条件时，也可将临床样品提取出 DNA，在适当的保存条件下（如置于无水乙醇中）于室温寄送。此外，也可采用更简单的方式操作，即将适量用于提取 DNA 的人体外周血（如 0.5ml）放在特制的清洁滤纸上，包装后通过邮政快件寄达指定的实验室。人 DNA 在常温和不受核酸酶污染的情况下是非常稳定的大分子，故上述远程寄送是国外已成型的实现分子遗传检测的常规操作方式。但快速处理和低温保存仍然是在远程样本提取 DNA 操作中的重要原则。对于 RNA 分子诊断而言，其样品的远程传送是不可取的。

二、个体研究和家系研究

目前的分子遗传学技术手段已经可以通过对一个 DNA 样品的分析获得个体或家庭成员的遗传学信

息，事实上，遗传诊断的通俗含义就是取得被检个体的某些特定的（特别是与遗传病相关的）遗传信息。在临床遗传诊断实践中，有时很难界定 DNA 分析工作是纯粹的临床应用还是研究，在某些情况下，它们往往是部分联系和重叠的。也就是说，临床遗传诊断会经常涉及到"研究"的问题，而这类研究有可能使用病人提供的 DNA 样品。所以，有必要对分子遗传诊断过程中涉及"研究"的操作提出一些指导原则。从 DNA 样品的分析方法讲，有个体研究和家系研究两种途径。个体研究（individual study）是指针对个体的遗传分析，也称为个体水平的研究（study at the individual level）；而家系研究（family study）是针对先证者及其与先证者联系在一起的家庭成员的遗传分析。二者在个体的 DNA 分析和检测上并无本质区别，只是在遗传分析对象上和样品数量上的差异。以下简要阐述在个体研究和家系研究中所涉及的操作观念和原则，以供医生和遗传工作人员在处理样品和样品提供者的关系时参考。

1. 个体研究：①个体的以 DNA 为代表的遗传物质不可用作商业目的，这一原则也包含在对其基因组序列的研究和分析工作中；②所从事的遗传分析应对提供样品的个体或其家庭是有益的，原则上，分析取得的各种可能的结果都应该告知被检个体，但当研究结果有可能影响其生命或行为时，为保护受试者，应使个体在采样时有可能要求不被告知这类结果。此外，有些研究可能难以获得预期或有明显科学意义的结果，这种情况在采样前要向被试者陈述清楚；③未经当事人同意，不能将含有个体基因组特征的某些信息提供给其父母、配偶和任何团体（单位）。父母要求对未成年孩子进行遗传分析时，只有那些在孩子未成年前（18 岁前）可能发病或未成年前有预防措施的疾病才给予实施；④用于研究目的的采样和研究计划需经过相应的伦理委员会同意方可实施。"知情同意"应限制在所给定的研究范围内，不可任意延伸研究内容，必要时，要另行签署"知情同意书"。

2. 家系研究：①上述个体研究中列出的所有条款均适合于家系研究中的每一个成员，且对有或无患病风险者一视同仁；在采样前向被试家庭提供系统准确的相关研究信息是非常重要的；②家系调查对于某些遗传病的研究有不可替代的价值，澄清非亲父源性（non-paternalty）是家系调查中的重要内容，因为生物学家庭（biological family）和法定家庭（legal family）有着完全不同的意义，家系研究的对象一般是指患者及其血缘亲属。在发现非亲父源性情况时，要通知相关的检测结果分析和报告人，同时这一信息应像个人隐私样受到保护；③家系研究的采样和说服工作应遵循以下规则：（A）家庭成员的说服和接触应由要求检测的个体来主导实施，必要时可由医生参与协助；（B）当被调查家庭的疾病始现于未成年个体时，调查应通过其父母引导介入其他家庭成员；（C）为避免由于家庭成员出面可能产生的错误信息，在家系调查中应由遗传专业人员（医生和临床遗传专家）采取单独或/和直接接触的方式来获取有关信息。

三、遗传病的产前诊断

遗传病的产前诊断是以孕早中期的胎儿为对象，通过检测受孕个体是否累患某种遗传性疾病，以期达到用淘汰受累胎儿的方式来预防人类遗传病发生的目的。遗传病的分子诊断是实现产前诊断的基本工具。从分子诊断的操作上讲，DNA 诊断是遗传病产前诊断的主流技术，其操作的技术流程与一般的临床诊断一样，主要的区别在于胎儿取样技术，具体的讲，就是用一些专门的胎儿取样技术获得代表胎儿个体的用于提取 DNA 的组织样品。因此，涉及遗传病的产前基因诊断的技术包括胎儿取样技术和 DNA 诊断技术两个基本流程。有关胎儿取样技术和分子诊断以外的其他产前诊断技术（如产前超声诊断），在本书的其他章节中已经阐述，此外，一些遗传病的产前诊断也可以通过染色体分析（如核型分析）和表型分析（如代谢酶活性分析和 Hb 电泳等）来实现，亦可将其理解为广义上的分子诊断，有关这方面的内容不作赘述。这里主要叙述有关基于 DNA 检测的产前诊断操作。

如前所述，遗传病的分子诊断实际上是针对家系的诊断，故在遗传病产前诊断操作中，家系分析是保证产前诊断准确性和可靠性的基础。以我国南方常见的 β 地中海贫血这一单基因病为例，在产前诊断实践中，通常有两种操作策略，一是回顾性诊断，二是前瞻性诊断，前者是指曾生育过受累患儿的家庭在计划妊娠或再次怀孕时，要求为其提供产前诊断服务的操作；后者是在人群筛查基础上通过主动发现β地中海贫血基因携带者高风险夫妇，提供遗传咨询和DNA诊断服务而进行的产前诊断。从分子遗传的操作上讲，无论是哪种策略，都需要进行家系分析，胎儿双亲（父母）是产前诊断基因型分析的主要参照，如果有先证者，也应包含在内（回顾性诊断时，可能存在先证者），并严格设置各种基因型的阳性、阴性、正常对照，再加上至少二次重复实验，产前诊断结果的可靠性才可能最大限度地得到保证。图4-8显示了两家β地中海贫血基因高风险家庭的产前诊断结果。

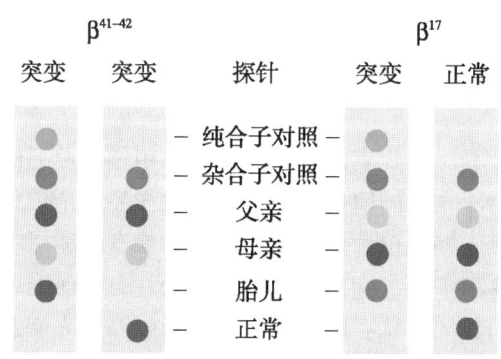

图4-8 ASO探针杂交用于β地中海贫血的产前诊断

图上显示除家系分析外，在操作时须严格设置阳性、阴性和正常对照，以保证检测的准确性

胎儿DNA的采样可来源于羊膜腔穿刺术、绒毛采样术和脐静脉穿刺三种途径，就DNA诊断而言，不同来源的组织细胞，其DNA样品的产量以及应用于产前诊断的时机会有所不同，这三种取样技术的主要参数见表4-2。需要说明的是，对于分子遗传诊断而言，必须强调表型和基因型检测结果的一致性，有关家系成员的表型检测结果在遗传诊断中同样是构成诊断结果的重要内容。以上述β地中海贫血为例，胎儿双亲（父母）和先证者通过血液学分析（红细胞参数和Hb电泳分析）诊断为小细胞低色素性贫血的表型结果是诊断该病的基础数据。

表4-2 羊膜穿刺、CVS和脐带穿刺技术的比较

主要技术参数	羊膜穿刺术	CVS（经宫颈）	脐带穿刺术
取样时间	孕15~20周	孕10~13周	孕20~25周
取样量（每份）	20~30ml	5~25mg	1~2 ml
DNA产量	5~10μg	25~125μg	40~80μg
风险性	胎儿丢失率0.5% 自然流产率3%	短肢畸形6/10,000 总胎儿丢失率同羊膜穿刺术	胎儿丢失率1%
母方污染	母血等，发生率2%	胎盘组织，较难区分	母血等，非常少见

四、遗传检测技术应用的局限性

由于分子遗传检测范畴涉及人口素质、出生缺陷和人类生殖健康等重要医学问题，故对技术的准确和可靠性提出了严格的要求，且其结果的意义和解释会受到特别关注。正因为如此，此类技术的使用在西方发达国家有一套完善的管理和质量控制体系。然而，需要强调的是，在保证人员和实验室资质的前提下，我们仍然需要充分考虑遗传检测技术应用的局限性，了解这一点，对于指导遗传咨询是至关重要的，同时，它也可为操作者把握好技术提供依据。以下就遗传检测技术的局限性作扼要说明：

1. 实验操作中引起的错误。如样品的误标、污染等会给遗传检测带来严重后果。特别要注意的是在利用高度灵敏的 PCR 检测技术时，这一问题需要引起高度重视。

2. 技术敏感性的局限。目前几乎所有的基因突变筛查（mutation screening）技术都不能达到 100% 的敏感性。如常用的突变筛查方法单链构象多态性（SSCP），其敏感性在 80%～90%。变性高效液相色谱分析（DHPLC）是目前公认敏感性最高的突变筛查技术之一，但在肿瘤突变检测时仍然受困于由于靶基因拷贝数低而产生的敏感性问题。传统的荧光标记 PCR 测序时，单向测序的敏感性在 95% 左右，即 5% 的突变会被漏检，其次，还需考虑因 PCR 参入错误引起非特异性错误结果。故对于临床样品的确诊，双向测序是必要的。

3. DNA 多态性对分析结果的影响。DNA 多态性检测可能造成的不确定性结果：①目标基因中检测出一些未知序列变异，不能确定或排除是否具有致病性；②在检测已知突变时，如利用 RFLP 或 ASO 作基因型测定时，出现于受检区段的未知 DNA 多态性会给遗传检测带来假阴性、假阳性等误导性结果。

4. 遗传检测结果的复杂性。一些非确定性复杂因素对结果解释的影响，如不完全显性，阳性检测结果并不能完全肯定或否定疾病会必然发生，如果发生，其发生时间及疾病的严重程度也无法准确预测；如许多遗传病的基因型和突变型没有明确的相关性规律，故基因型和临床表型的关系的预测能力是有限的；如 X 染色体上甲基化对检测区域功能影响的不确定性；如复杂性状疾病中，环境因素和生活方式等非遗传因素对发病风险的贡献的影响等等。对特殊或复杂表型病例的突变分析结果的解释，应以基因型与表型关系的多效性（pleiotropy）、变异性（variability）和遗传异质性（genetic heterogeneity）的临床遗传学原理指导实践。

5. DNA 片段或已知突变漏检对分析结果的影响。遗传检测往往不能对一些大基因的所有可能的突变作全面分析，故阴性检测结果并不能排除检测片段以外存在基因突变的可能性。如 DMD 致病基因长达 2,300kb，包含 79 个外显子，对所有区域进行分析是十分困难的；又如中国人中已发现 38 种 β 珠蛋白基因突变，但实验室常检测的突变仅 18～24 个；故突变阴性结果不能排除存在未涉及的已知突变或新突变的可能性，只能对疾病发生的风险作调整评估。

6. 基础研究的限制。目前在西方发达国家可用于临床检测的人类遗传性疾病已达上千种，这些应用成果是建立在广泛深入的疾病分子病理学、遗传流行病学和诊断技术学研究基础上的，我国目前的同类研究较落后，故可开展的临床遗传学疾病检测项目的发展空间十分广阔。

7. 遗传检测技术高成本的局限。除上述技术因素外，遗传检测还依赖特殊的实验室，专门技术人员，一些必需的特殊仪器设备和试剂，往往具有较高的成本，故遗传检测的应用受到社会经济发展水平的限制。

五、临床遗传学实验室的建立和布局

从学科的专业分布和临床遗传服务的内涵看，临床遗传学实验室一般分为细胞遗传学、生化遗传学和分子遗传学三个主要的分支实验室。这三个分支实验室分别有自己的主项业务，细胞遗传学实验室是以染色体病的诊断为主体，通过采用以染色体分析为核心的细胞遗传学技术来进行遗传病诊断的单元；生化遗传学实验室则主要针对一些遗传代谢性疾病，这类疾病通常由于酶或其他蛋白质性质或量的改变而产生可检测的生化表型，通过对这些表型变异指标的分析可以诊断遗传病。由于许多人类遗传病都可产生可检测的表型变化，故生化遗传学实验室实际上已成为一般遗传病诊断中提供表型检测资料的单元，并将遗传筛查作为自己的主体内容，在许多情况下，依靠特异性表型指标是可以对遗传病进行诊断的。分子遗传学实验室是实施以 DNA 和 RNA 分子为主要检测对象的单元，其技术应用范围在人类遗传病中最为广泛，由于它是对遗传物质本质成分的检测，故检测结果的权威性更大，准确性和可靠性更好。目前国内外开展的人类单基因病的产前诊断通常需要 DNA 诊断技术的支持。

医学遗传学是美国医学遗传学家，现就职于 John Hopkins 大学的资深教授 Victor A. McKusick 在半个多世纪的研究和实践中，与他的同事创建的医学领域的新兴学科，在欧美发达国家这一学科已成为临床医学学科体系中的重要成员，并建立了严格系统的相关专业人员（包括医生、遗传咨询师和实验室技术人员）培训和实验室质量评价体系。在美国，它已成为 25 个医学专科之一。其中的临床遗传学实验室是支撑医学遗传学业务和学科发展的基地，其临床的主体业务是开展人类遗传病的实验室诊断和提供遗传咨询，也就是向需求者提供临床遗传服务。在我国现有的医疗体系中，临床遗传学尚处在初建阶段，是临床医学中的一个薄弱和缺陷环节。在医学遗传学的学科建设中，临床遗传学实验室的建设是至关重要的，在目前国家尚无成功经验的情况下，借鉴国外的先进经验和办法，结合自己的国情，首先就在人员素质要求、实验室准入制及质量控制体系建设上把好关，将对该学科未来的发展奠定坚实的基础。就实验室建设和布局而言，不同水平的医院可根据自己的条件建设各单元，不一定强求一步就企图开展包括细胞遗传学、生化遗传学和分子遗传学在内的所有三个方面的业务。但建立起可以承担全面业务的国家和区域性临床遗传学参考实验室，对于我们这样一个大国来说是十分必要的。

由于基于 PCR 的检测技术是现代分子诊断的基础技术，而 PCR 又存在众所周知的扩增污染问题，为保证分子遗传学诊断的准确性和可靠性，在分子遗传学实验室的规划布局中，要特别注意各操作单元的物理分隔和在实验室中装备良好的空气调节体系，要有一定大小的空间要求，至少应包括样品准备室、PCR 扩增室、PCR 后检测室和试剂准备室等独立单元的实验操作间，同时，还需设计好各单元的位置关系，以最大限度地防止由于技术人员在常规操作和实验室装备条件的不足而造成实验室污染。当然，实验室人员素质培训和质量控制体系的建立始终是实验室建设中的基础工作。我国有关临床遗传学实验室的规范和管理办法正在制定当中。

（徐湘民　吴柏林　沈亦平）

主要参考文献

1. Guttmacher AE, Collins FS. Genomic medicine—a primer. N Engl J Med，2002，347：1512-20
2. Jorde LB, Carey JC, Bamshad MJ, et al. Medical Genetics. Second Edition. St. Louis：Mosby，2000
3. Korf B. Molecular Medicine：Molecular Diagnosis—First of Two Parts. The New England Journal of Medicine，1995，332：1218-20
4. McGovern MM, Benach MO, Wallenstein S, et al. Quality assurance in molecular genetic testing laboratories. JAMA，1999，281：835-40
5. Rob Elles. Molecular Diagnosis of Genetic Diseases. New Jersey：Humana Press Inc，1996
6. Davey Smith G, Ebrahim S, Lewis S, et al Genetic epidemiology and public health：hope, hype, and future prospects. Lancet，2005，366：1484-98
7. Rieder MJ, Reiner AP, Gage BF, et al. Effect of VKORC1 haplotypes on transcriptional regulation and wafarin dose. N Engl J Med，2005，352：2285-93
8. 吴柏林. 基因诊断和遗传筛查. 科学，2003，55：16-9
9. 吴柏林. 预测性遗传诊断. 科学，2003，55：18-22

第 5 章　遗传性代谢疾病的生化机制

对遗传性代谢疾病的研究起始于 1908 年的一位英国医师 Sir Archibald Garrod 的专题论文"先天性代谢缺陷"。整整一个世纪以后的今天，先天性代谢缺陷、遗传性代谢疾病以及生化遗传性疾病已成为可以交替使用的代名词。它们都是指一类可以用生化手段来检测代谢物质及蛋白质功能的遗传性疾病。

可以用实验技术来确诊的遗传性疾病以检测手段各异分为三大类：细胞遗传性疾病（检测以观察染色体畸变为主）、分子遗传性疾病（检测 DNA 突变）和生化遗传性疾病（检测代谢物质及蛋白质功能为主）。事实上，所有遗传性疾病归根到底都是由 DNA 突变引起的，这种分类完全是人为的。可以想象，染色体畸变是由多基因突变（大片段 DNA）导致的宏观变异，可以在显微镜下观察得到。而分子遗传性疾病是微观变异，小至一个碱基的置换、缺失或插入，大到几千个碱基片段的变异，通常在一般显微镜下无法识别，只能用分子手段进行检测。生化遗传学不同于细胞和分子遗传学的要点在于它是研究这些基因的功能。我们知道，基因是通过蛋白质来行使功能的，只有对蛋白质包括酶蛋白的功能进行研究，才能对致病机制有所了解，从而制定出一系列普查、诊断、治病和预防的措施。

人体蛋白质功能种类很多，例如酶蛋白、载体蛋白、结构蛋白、转录蛋白、核糖体蛋白及受体等等。目前已知蛋白质功能的生化遗传病中，几乎一多半是由于酶的活性丧失引起的。虽然酶也是蛋白质，但酶的催化活性的丧失可以引起底物的累积，代谢产物的缺失以及其他不利的生化反应。通过相关的研究，一系列治疗措施由此产生，为一部分生化遗传病患者及其家属带来福音。所以本章将分为两节进行讨论：酶蛋白缺失和非酶蛋白变性，以求进一步了解遗传性代谢疾病的生化机制，也为遗传咨询提供一些理论根据。

第一节　酶蛋白的缺失导致代谢疾病

酶的催化活性丧失通常导致底物累积和产物减少，大多数代谢疾病主要是由于底物的累积引起，也有部分疾病主要是由于产物的不足而致病。通常酶活性的丧失是由于编码酶的基因发生突变所致，也有些却是因为酶的辅酶/辅因子的缺失而造成酶的催化活性下降。

从理论上讲，如果致病机制是底物的累积，我们可以控制病人对底物的摄取量；如果主要是由于产物不足而致病，我们可以给病人补充产物；如果是由于辅酶/辅因子的缺失而致病，我们可以添加大剂量的辅酶/辅因子来提高酶的催化活性。治疗的基础就是控制底物和产物的平衡，所以明了致病的机制至关重要，这样使我们能够采取相应的治疗措施来改善病况，以减轻病人的痛苦。

这一节将分为三个部分一一举例说明，第一部分以槭糖尿病作为底物累积致病的例证，第二部分以丝氨酸缺乏综合征作为产物降低而致病的例证，第三部分以生物素酶缺失作为辅酶/辅因子不足而致病的例证。当然，这三个部分并不是孤立存在的，它们有其相关性，这样分类，仅仅是为了阐述基本原理的方便。

一、底物的累积为致病因子

在酶反应中，通常底物 A 经过酶 X 的催化作用生成产物 B，产物 B 可能是另一个酶 Y 的底物。由于 Y 酶的作用，B 转化为产物 C，这种反应可以延续直到终末产物不能继续分解为止（图 5-1）。

如果编码酶 X 的基因发生突变，酶 X 会丧失活性，这样底物 A 会在人体内累积。以底物的化学特性及累积的器官而异，病人可以产生不同的病症，这种遗传代谢疾病大多数是属于常染色体隐性遗传，槭糖尿病就是一个典型的范例（Chuang 等，2001）。

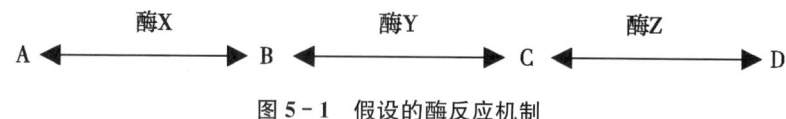

图 5-1 假设的酶反应机制

枫糖尿病（maple syrup urine disease，MSUD）因病人尿样具有较浓的枫糖浆气味（糖被烧过的气味）而得名。根据病人发病的年龄、症状以及对硫胺素（维生素 B_1）的治疗反应而分为 5 种亚型——典型性的 MSUD、过渡型、间歇型、硫胺素反应型以及二氢硫辛酰胺脱氢酶（E3）缺失型（见下）。这里只简单介绍最严重的典型性 MSUD。

典型性的 MSUD 通常在婴儿出生后一周内出现症状，最初症状常常只是嗜睡、拒食，随之而来的可能是病人肌张力时高时低，酮症，脑病，这时枫糖浆味道明显，如不能及时治疗，患儿常常会癫痫发作，进入昏迷状态，导致死亡。

MSUD 是由于分支 α-酮酸脱氢酶（branched-chain α-keto acid dehydrogenase，BCKD）复合体的缺失导致分支氨基酸（branched-chain amino acids，BCAA）的累积而致病。这些分支氨基酸分别是亮氨酸（leucine）、异亮氨酸（isoleucine）和缬氨酸（valine）。它们的代谢途径如下：

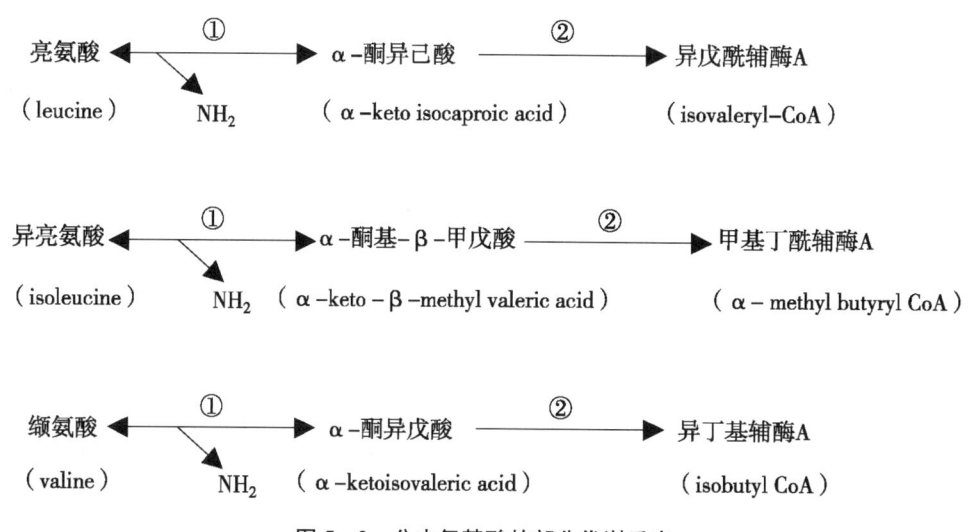

图 5-2 分支氨基酸的部分代谢反应

① 分支氨基酸氨基转换酶（branched-chain amino acid aminotransferase）；② 分支 α-酮酸脱氢酶复合体（branched-chain α-keto acid dehydrogenase complex，BCKD）

如图所示，分支氨基酸（BCAA）首先由分支氨基酸氨基转换酶作用去氨而形成相应的分支 α-酮酸，这些 α-酮酸再经由线粒体的分支 α-酮酸脱氢酶（BCKD）复合体进一步作用分解成相应的酰基辅酶 A。所以 BCKD 的缺失不仅会引起相应的酮酸在体内的累积，也会为可逆的 BCAA 氨基转换酶提供大量底物而导致逆转反应，使 BCAA 在病人血样及尿样中的浓度大大增加。通常累积的 α-酮酸经体内排出，因而可以在病人尿样中用有机酸分析仪检测得到，累积的分支氨基酸可以用氨基酸分析仪在病人的血样中进行定量分析和确诊。在氨基酸定量分析中，常常可以检测到别异亮氨酸（alloisoleucine）的增加，这主要是由于异亮氨酸的消旋作用所致。别异亮氨酸在体内的大量积累是具有 MSUD 特异性的，常常可以用来做确诊。

人体内共有三个 α-酮酸脱氢酶复合体，它们分别是丙酮酸脱氢酶复合体，α-酮戊二酸脱氢酶复合体以及上面讲到过的分支 α-酮酸脱氢酶复合体（BCKD）。所谓的复合体是指它们不是单一的酶缺失。例如 BCKD 复合体就是由三个催化组成部分和两个调节控制酶组成，这三个催化组成部分分别是 E1、E2

和 E3。E1 是一个异四聚体（$\alpha_2\beta_2$）的分支 α-酮酸脱羧酶（branched-chain α-keto acid decarboxylase）；E2 是一个同二十四聚体（α_{24}）的二氢硫辛酸转酰基酶（dihydrolipoyl transacylase）；E3 是一个同二聚体（α_2）的二氢硫辛酰胺脱氢酶（dihydrolipoamide dehydrogenase）。E1 和 E2 组成部分具有 BCKD 复合体的特异性，而 E3 则是以上提到的三个 α-酮酸脱氢酶复合体都不可缺少的一个组成部分。所以当编码 E3 的基因发生突变时，人体内分支氨基酸，分支 α-酮酸以及丙酮酸和 α-酮戊二酸都会增加，这就是为什么 E3 缺失型被列为一个单独的亚型 MSUD。

分支 α-酮酸脱氢酶（BCKD）复合体除了三个催化组成部分外，还有两个调节酶，一个是 BCKD 激酶；另一个是 BCKD 磷酸酶。当 BCKD 复合体受激酶作用被磷酸化时，BCKD 就没有活性，而一旦磷酸酶使 BCKD 脱磷酸后，BCKD 又恢复催化活性。调节酶主要是作用于 E1α 亚基上，这种调节作用受制于底物和产物的平衡。

由于 BCKD 复合体的复杂性，任何一个组成部分发生基因突变而使某一个蛋白亚基失活时，BCKD 复合体的催化作用就会降低或丧失，从而导致 MSUD。不同的基因突变（严重的或缓和的）会导致不同的亚型。目前已知的 BCKD 复合体的基因突变已多于 60 个，大部分是由于 E1α 和 E2 的基因突变而致病。

神经病理生理学研究表明，体内的分支氨基酸，尤其是亮氨酸会很快被转移到大脑进行代谢。MSUD 病人人体内过量的分支氨基酸及相应的酮酸会干扰神经元及星形细胞的代谢过程。大量累积的亮氨酸与 MSUD 病人的神经系统病症有着极其相关的联系。所以亮氨酸及其相应的酮酸（α-酮异己酸）被认为是毒害神经的代谢产物，而控制亮氨酸的摄取量以求得与其他分支氨基酸的平衡，就成为治疗措施的一个重要手段。治疗过程主要是依赖于氨基酸分析仪来对病人血样中分支氨基酸，尤其是亮氨酸的含量进行监测。除了饮食控制以外，添加硫胺素，肝脏移植都在某些 MSUD 病人中收到良好的治疗效果。

二、产物的缺失为致病因子

如第一部分图 5-1 所示，如果编码酶 Y 的基因发生突变，Y 酶的催化活性会降低而导致底物 B 的累积和产物 C 的不足甚至缺失。丝氨酸缺失综合征（serine-deficiency syndrome，SDS）就是一个产物缺失致病的例证（de Koning 等，2004a）。

丝氨酸缺失综合征（SDS）是较新的一类神经系统代谢疾病，由丝氨酸的生物合成受阻所致。目前已知的两种 SDS 是由于 3-磷酸甘油酸脱氢酶（3-phosphoglycerate dehydrogenase，3-PGDH）或 3-磷酸丝氨酸磷酸酯酶（3-phosphoserine phosphatase，3-PSP）的缺失引起。由 3-PSP 缺失所致的 SDS 仅有一例报道（Jaeken 等，1997），这里主要介绍由 3-PGDH 缺失所引起的 SDS。

第一个 SDS 病例（3-PGDH 缺失）是由 Jaeken 等于 1996 年报道的。典型的病症是先天性小头畸形、严重的精神运动性阻滞和难以抑制的颤搐或癫痫发作。其他神经系统的症状还包括脑电图（EEG）异常、张力过强、眼球震颤、强直性四肢瘫痪等。

传统上氨基酸代谢疾病是靠测量增加或累积的代谢化合物来作初诊，因为通常的代谢受阻是发生在分解代谢途径中，例如第一部分讲到的槭糖尿病。而 SDS 是由于合成代谢受阻，所以初诊是以检测脑脊髓液中降低的丝氨酸为依据，进而采用酶检（成纤维细胞）和分析基因突变来作确诊。血清中的丝氨酸浓度也会相应减少，但通常只是在空腹情况下才会比较明显，因为进食多少和离抽样时间长短都会影响丝氨酸在血清样品中的含量。

丝氨酸的合成代谢途径如图 5-3 所示：

丝氨酸缺失综合征（SDS）主要病症是严重的神经系统失调，而丝氨酸的缺失是致病机制（已被酶检和基因突变证实，见下），这足以证明丝氨酸在中枢神经系统发育中扮演着极其重要的角色。丝氨酸不仅是合成蛋白质不可缺少的一个氨基酸，它还具有以下三个主要的生物功能：

1. 为核苷酸合成提供前体以使细胞增殖。据报道（Yoshida 等，2004），失去 3-PGDH 功能的小鼠

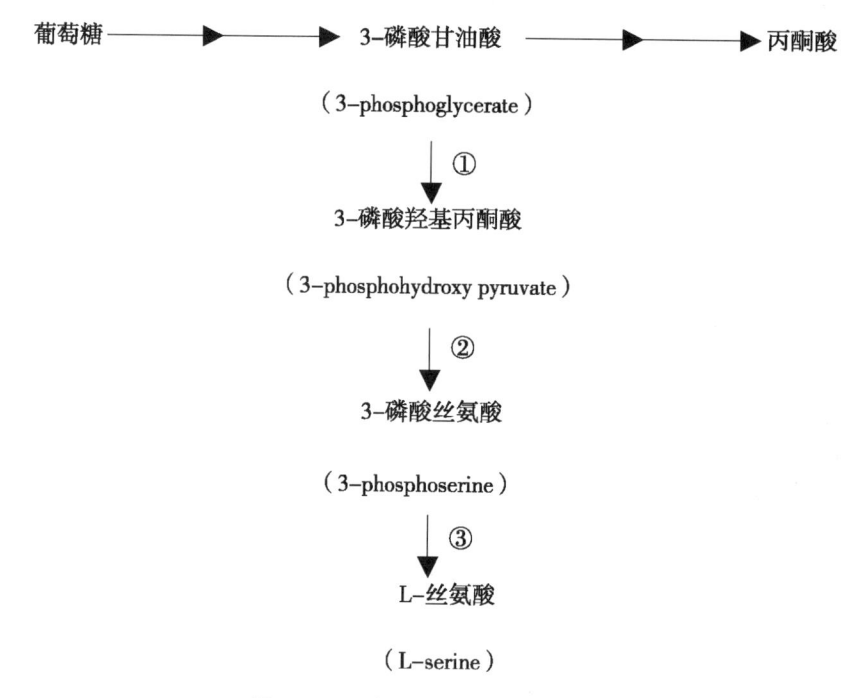

图 5-3 丝氨酸生物合成代谢途径

① 3-磷酸甘油酸脱氢酶（3-phosphoglycerate dehydrogenase，3-PGDH）；② 3-磷酸羟基丙酮酸转氨酶（3-phosphohydroxy pyruvate aminotransferase）；③ 3-磷酸丝氨酸磷酸酯酶（3-phosphoserine phosphatase，3-PSP）

(knock-out mouse) 有严重的神经系统发育异常，胚胎会在发育后第 13 天左右致死，并且有脑组织缺损。

2. 为磷脂合成提供前体进而合成其他磷脂类化合物，如脑苷脂类、神经鞘磷脂类以及神经节苷脂类等。这些由丝氨酸衍生出来的磷脂类化合物是重要的细胞膜和髓鞘质的组成部分，并在细胞分化、增殖、迁移和细胞凋亡（apoptosis）中起着相当重要的作用（Colombaioni 等，2004）。

3. 为甘氨酸和 D-丝氨酸的合成提供前体以满足神经系统发育过程中对这些神经传递素的需求。甘氨酸是早就已知的具有抑制性和刺激性的神经递质，它是通过抑制甘氨酸受体和刺激 N-甲基-D-天冬酰氨（N-methyl-D-aspartate，NMDA）受体来行使功能。而 D-丝氨酸是在中枢神经系统中发现的较新的一种具有神经调节功能的氨基酸，它也许与甘氨酸相似，作为 NMDA 受体的活化剂。其重要性还有待进一步研究（de Koning，2006）。

Klomp 等在 2000 年第一次用分子手段证明 3-PGDH 的基因突变是导致 3-PGDH 酶活性降低的根本原因。他们在 SDS 病人中检测到两个错义突变 V490M（第 490 个氨基酸缬氨酸突变成蛋氨酸）和 V425M。这些突变都位于 C 末端，比较缓和。突变基因的体外表达实验证明，与正常的酶活性作比较，突变蛋白酶失去了 40%～50% 的催化活性。SDS 病人的成纤维细胞酶检也常常观察到大约 20% 的残余酶活性。从丝氨酸的三大主要功能可以推断，严重的或完全的 3-PGDH 酶缺失可能会使胎儿早期致死，这也许是对目前还没有发现完全的 3-PGDH 酶缺失病人的一个较好的解释。

因为 SDS 病人常常具有 20%～30% 的残余酶活性，用酶检作产前诊断很难得到准确的答案，所以对 3-PGDH 基因突变的检测成为产前诊断的重要依据。

综上所述，我们就可以知道如何对 SDS 病人作诊断治疗。目前对已知的 SDS 病人的治疗方法是给病人每天补充 500～600mg/kg 丝氨酸（口服），如果效果不太理想时，每天再补充 200～300mg/kg 甘氨酸。这对控制抽搐及癫痫发作有很好的疗效。目前报道的最成功的一例病案是产前诊断与治疗。一位荷兰妇女（已有两个患有 SDS 的孩子），在孕期 10～11 周时用胎儿绒毛膜组织作产前诊断，发现胎儿带有纯合性的 V490M 突变，确诊为 SDS 患儿。孕期 20 周以后，胎儿颅周生长呈逐渐下降的趋势，母亲从孕期 27 周开始每天补充 190mg/kg 丝氨酸直到婴儿出生。女婴出生时颅周正常，她每天服用 400～500mg/kg 丝氨酸，现在她已年满 5 岁，神经系统及神经运动系统都发育正常，MRI 没有发现任何脑发育病变，她与同龄孩子一样，已进入正规的学校接受教育（de Koning, 2004b）。由此可见，补充产物的不足不失为治疗遗传代谢病的一个良方。

三、辅酶/辅因子的缺失为致病因子

酶在人体内是非常重要的一类蛋白质，几乎所有人体内的代谢反应都是依赖酶的催化作用。但在某些代谢反映中，仅有正常的酶还不够，因为有些酶的催化功能还得依靠辅酶/辅因子的协同作用方可实现。生物素（biotin）就是在羧化反应中不可缺少的一个辅酶。它的缺失会导致生物素再循环的紊乱而致病（Wolf, 2001）。

人体内有四种羧化酶，它们分别是丙酮酸羧化酶（pyruvate carboxylase, PC），丙酰辅酶 A 羧化酶（propionyl CoA carboxylase, PCC），β-甲基巴豆酰辅酶 A 羧化酶（β-methylcrotonyl CoA carboxylase, MCC）以及乙酰辅酶 A 羧化酶（acetyl CoA carboxylase, ACC）。这些羧化酶在氨基酸代谢、脂肪酸合成以及葡萄糖异生作用中扮演重要的角色。合成这些羧化酶的第一步骤是先合成没有催化活性的脱辅基羧化酶，然后由羧化全酶合成酶（holocarboxylase synthetase）将生物素和这些脱辅基羧化酶共价联接而形成具有催化特异性的四种羧化全酶。当这些羧化全酶完成其羧化功能而通过蛋白质分解作用降解时，它们会形成生物胞素（biocytin, ε-N-生物素酰-L-赖氨酸）和含生物素的多肽，这时生物素酶会通过裂解生物素与赖氨酸之间的酰胺键来分解生物胞素和含生物素的多肽，并释放游离的生物素。生物素酶也可以用来分解通过饮食进入体内的含生物素的蛋白质或多肽。这些被生物素酶释放的游离生物素可以通过生物素再循环重复使用，继续行使羧化酶辅酶的功能。可想而知，如果基因突变导致生物素酶的缺失，生物素就不能进入再循环致使辅酶缺失。这样，羧化全酶合成酶就不能将脱辅基羧化酶转化成羧化全酶，这四种羧化酶的催化作用就会大大降低甚至缺失，导致生物素酶（biotinidase）缺失综合征。生物素的代谢循环如图 5-4 所示。

患有生物素酶缺失综合征的患儿通常会出现癫痫、低能、视听力障碍、发育迟缓、酮酸中毒以及脱发、皮疹等症状，发病时间从出生后几周到几年不等，最常见的是出生后 3～5 个月。大部分患儿会出现有机酸尿症。有机酸尿样检验会发现 β-羟异戊酸（β-hydroxyiso valerate），乳酸（lactic acid），β-甲基巴豆酰甘氨酸（β-methylcrotonylglycine），β-羟丙酸（β-hydroxypropionate）以及柠檬酸甲酯（methylcitrate）等。血清生物素酶的定量检验可以用来作确诊。目前，生物素酶基因检测已经在患病者中确认了二十多个碱基突变，生物素酶缺失综合征的产前诊断和新生儿筛查工作都已成为现实。

生物素酶缺失综合征呈常染色体隐性遗传，其产前诊断和新生儿筛查工作至关重要，因为这种遗传代谢疾病常常可以通过每天 5～20mg 的生物素的摄入得以治疗，所有得到生物素增补的患者无一不得到症状的缓解以及病情的改善，尤其是那些在新生儿筛查过程中发现或原已有家族史的患儿，疗效格外明显。这些患儿通常在病症出现之前或从新生儿期开始就获得游离生物素的增补，这样患儿甚至可以不会出现病症。由此可见，找到致病因子是治疗遗传代谢病的关键。

给病人增补辅酶/辅因子已用于治疗多种其他代谢疾病，其原理都是增加酶蛋白的催化活性。例如给亚甲四氢叶酸还原酶（methylene tetrahydrofolate reductase, MTHFR）缺失的病人添加甜菜碱（Betaine）和叶酸（Folic acid），为甲基丙二酸尿症（methylmalonic aciduna, MMA）的病人补充钴胺素（Cobalamin，维生素 B_{12}），以及给苯丙酮尿症（phenylketonuria, PKU）的病人增补四氢生物蝶呤（Tetrahydrobiopterin, BH_4）都是为了疏通代谢途径而达到缓解病情，减轻病人痛苦的目的。

酶蛋白的缺失一节阐述了酶蛋白在人体代谢过程中的重要性。本节所涉及的三个部分中，底物的累积和产物的缺失是酶蛋白缺失的后果，而第三部分的辅酶/辅因子缺失却是造成酶催化活性下降的重要

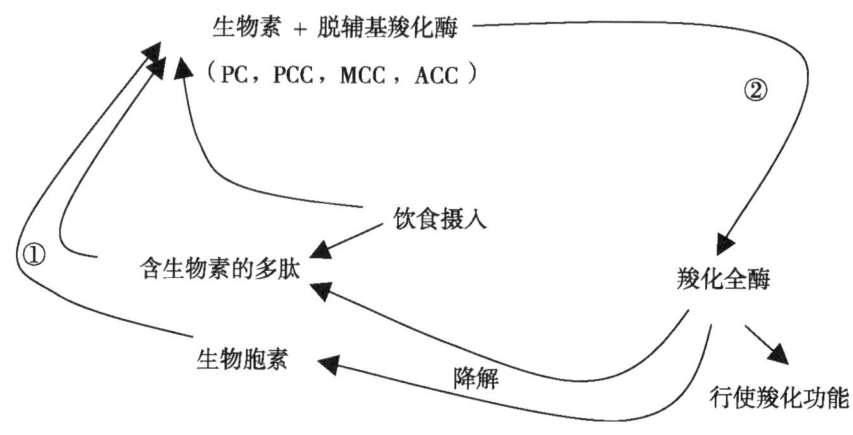

图 5-4　生物素的循环代谢途径
① 生物素酶（biotinidase）；② 羧化全酶合成酶（holocarboxylase synthetase）

原因之一。以上每个部分仅举一例以阐述原理，类似的病例可参考第 17 章代谢性疾病的遗传咨询。

第二节　非酶蛋白变性导致功能丧失

我们知道，蛋白质是由 DNA 分子上的碱基顺序和数量决定的。如果 DNA 分子的碱基顺序和数量发生变化，即发生基因突变，由它编码的蛋白质结构就会发生相应的变化。如果这个改变了结构的蛋白质是酶蛋白，其催化活性就会下降或缺失（详见第一节），如果这个改变了结构的蛋白质不是酶蛋白，而是其他蛋白质，例如结构蛋白、转移蛋白或受体等等，这些蛋白质的功能也会丧失而导致遗传性疾病，本节将以成骨不全症（osteogenesis imperfecta，OI）为例阐述结构蛋白的变性，以胱氨酸贮积病（cystinosis）为例阐述转运载体蛋白变异，以及点状软骨发育不良Ⅰ型（rhizomelic chondrodysplasia punctata type 1，RCDP1）为例阐述受体蛋白缺损的原理，以此窥见一斑。

一、结构蛋白变性为致病因子

结构蛋白是人体内用来组装细胞、组织和器官的重要组成部分，编码结构蛋白的基因发生突变时常常导致显性遗传疾病。这是因为如果有 50% 的结构蛋白变性，而这些突变的蛋白质可能还会与其他蛋白质共同作用才能行使功能，这样细胞、组织和器官的结构就会减弱，而引起病症。成骨不全症（OI）就是由变性的结构蛋白——胶原蛋白所造成（Byers，2001）。

胶原蛋白是人体内普遍存在的一种主要的结构蛋白，它代表了一类复杂的在不同组织中以不同的亚基组合而行使功能的纤维状蛋白质。胶原蛋白共有十几种，它们分布在人体不同的组织之中，其分类是根据胶原蛋白的长度、氨基酸序列以及氨基末端（N-末端）和羧基末端（C-末端）的成分和大小而定。这里仅以原型胶原蛋白，即Ⅰ型胶原蛋白的突变为例来说明其突变会导致成骨不全症。

Ⅰ型胶原蛋白是由三个蛋白亚基组成。这三个长链状的蛋白亚基是由 2 个相同的 α_1 Ⅰ型亚基和一个 α_2 Ⅰ型亚基 $\{[\alpha_1(Ⅰ)]2\,\alpha_2(Ⅰ)\}$ 互相盘绕形成一个紧密的杆状三线螺旋结构。这些Ⅰ型胶原蛋白分子再凝聚成原纤维，然后扎束成更大的胶原纤维，胶原纤维常常集中在细胞外围以加固皮肤、骨骼及肌腱等结缔组织。

胶原纤维的长链蛋白亚基氨基酸序列主要是甘氨酸-X-Y 重复 300 多次而形成其一级蛋白结构，其中 X 和 Y 代表不同的其他氨基酸。通常 X 是脯氨酸，而 Y 可以是脯氨酸或赖氨酸。胶原蛋白的前 α 肽链是在细胞核中转录，内质网的核糖体上转译，修饰并聚集成一个三线螺旋体，形成前胶原蛋白。然后，组装好的前胶原蛋白分子从细胞中分泌出去并切去 N-和 C-末端形成成熟的胶原蛋白以实现其加固成骨不全症是一种遗传性的骨脆症，分为四型。患儿骨骼异常脆弱，易骨折，其Ⅱ型和Ⅲ型患儿表现为先天性的骨折及骨发育不全，胎儿期的骨折甚至可以用超声波显示。Ⅱ型 OI 患儿因其严重的先天性骨折及骨发育畸形，常常于围产期夭折。其他形式的 OI 会有骨和牙的发育不全，骨易脆，灰蓝或青色的巩膜，有些病人会丧失听力。

生化研究证明了胶原蛋白在 OI 患病者中的缺陷。有的 OI 病人分泌极少的Ⅰ型胶原蛋白；有的病人含有大片段氨基酸缺失，所以其前 $\alpha_1(Ⅰ)$ 肽链比正常的缩短；有的突变的 $\alpha_1(Ⅰ)$ 肽链无法形成正常的三线螺旋结构。分子遗传学研究证明 $\alpha_1(Ⅰ)$ 基因位于第 17 染色体，而 $\alpha_2(Ⅰ)$ 基因位于第 7 染色体。大片段 DNA 缺失、单个碱基错义、无义突变都是导致 OI 的重要原因。

我们不禁会问，为什么酶蛋白缺失常常会引起隐性遗传而结构蛋白缺陷会导致显性遗传呢？第一节中提到的酶缺失的病例中，基因携带者通常表型正常，显然 50% 的酶活性足够完成催化功能而不致使底物过多累积。结构蛋白则不同，它们担负着加固和支持细胞、组织以及器官的重任。50% 的缺失就足以使这些组织器官削弱，更何况有些结构蛋白需要通过蛋白质与蛋白质的相互作用来行使功能，50% 的突变蛋白会影响到其他蛋白质的协同作用。这里我们可以设想一个编码 $\alpha_1(Ⅰ)$ 肽链的基因发生突变，我们会有：50% 的正常 $\alpha_1(Ⅰ)$ 肽链 [$\alpha_1^w(Ⅰ)$，野生型]，50% 的突变 $\alpha_1(Ⅰ)$ 肽链 [$\alpha_1^m(Ⅰ)$，突变型]。

假设 $\alpha_2(Ⅰ)$ 是正常的，当这些肽链形成三线螺旋结构时，可以发现如图 5-5 所示的几种组合。图中显示了一个基因突变虽只影响 50% 的基因产物，但可以导致 75% 的胶原蛋白改变，丧失功能。所以这也叫作显性的负性效应或蛋白质自取灭亡模式。当然如果要更进一步研究成骨不全症在不同种族中的表现，我们还可以发现其特殊的复杂性以及其他的遗传方式（Byers，2001）。

由于结构蛋白突变引起的遗传疾病还有很多，例如软骨发育不全（achondroplasia）和埃勒斯-当洛斯综合征（Ehlers-Danlos syndrome）等。它们大多呈常染色体显性遗传，后代有 50% 机遇受累。弄清每个遗传病的遗传方式是预测未来胎儿受累机率的基础。藉此，我们可以提供正确的遗传咨询。

二、转运载体蛋白的缺陷为致病因子

转运载体蛋白是一类具有多样转运功能的蛋白质，通常位于细胞或细胞器的膜上，形成细胞或细胞器内外物质交流的通道。如果载体蛋白发生变异，内外物质交流受阻，就会引起某些物质的缺失或大量累积而致病。胱氨酸贮积病就是一个因载体蛋白缺陷引起胱氨酸累积而致病的例证（Gahl 等，2001）。

胱氨酸贮积病（cystinosis）是一种少见的溶酶体贮积病，呈常染色体隐性遗传。1903 年，Abderhalden 第一次描述了此病的症状并发现胱氨酸在病人器官内的累积。但是直到 20 世纪 80 年代，运用胱氨酸负荷试验，胱氨酸转运最初速度以及逆转运输实验（Gahl 等，1983）才肯定地证明胱氨酸转运蛋白确实是存在于溶酶体膜上，而且此载体蛋白缺陷是胱氨酸贮积病的致病因子。

通常随饮食摄入的蛋白质或是体内部分降解的蛋白产物会进入溶酶体。溶酶体内的酸性水解酶会进一步使这些蛋白质分解为组成蛋白质的成分——氨基酸，包括半胱氨酸（cysteine）。半胱氨酸可以被氧化为胱氨酸（cystine），由 2 个半胱氨酸通过二硫共价键形成。在正常途径中，胱氨酸会通过其载体蛋白从溶酶体进入细胞质，胱氨酸可以在细胞质内被还原为半胱氨酸来合成其他蛋白质或被降解为无机硫盐排出体外。

但是在患有胱氨酸贮积病的病人中，胱氨酸载体蛋白（cystinosin）发生缺陷而不能将胱氨酸运出溶酶体，胱氨酸会在溶酶体内大量贮积并在各种器官的细胞内形成双折射的六角形或长方形的结晶体，造成各类器官的损伤而致病。这些器官和组织包括肾、肝、肺、胰、结膜、角膜、视网膜以及多形核白细胞和骨髓等。

与大多数溶酶体贮积病相似，患有胱氨酸贮积病的婴儿出生时正常，也许会有较淡的肤色和发色，发病期通常在出生 6～7 个月以后。此时患儿开始发育不良，进食不佳，喝水量及排尿量增多，常伴有酸中毒及脱水症状。由于胱氨酸结晶体在肾小管细胞中的积累，患儿早期出现肾小管范可尼综合征

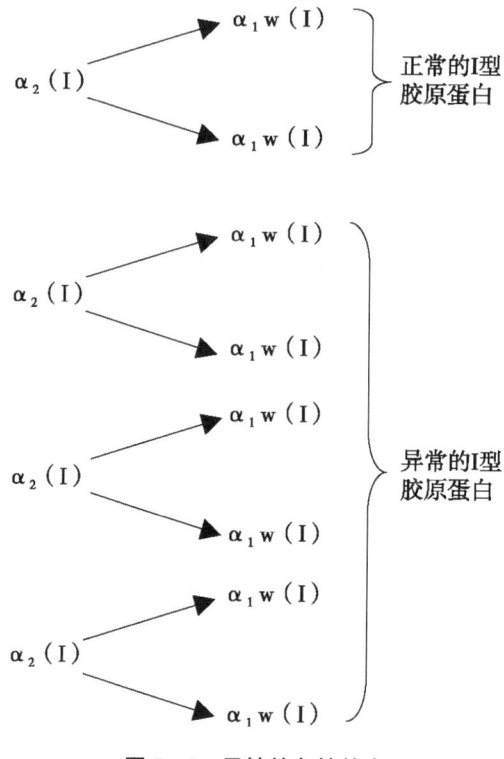

图 5-5 显性的负性效应

50%的 $\alpha_1(I)$ 肽链突变，可以导致 75%的不正常的 I 型胶原蛋白。$\alpha_1 w(I)$：正常的 $\alpha_1(I)$ 肽链，野生型；$\alpha_1 m(I)$：突变的 $\alpha_1(I)$ 肽链，突变型

(renal tubular Fanconi syndrome)，最后出现氨基酸尿、糖尿、尿内磷酸盐过多，电解质不平衡。胱氨酸贮积症是引起范可尼综合征的最常见的遗传性的原因之一。胱氨酸结晶体也可以在一岁左右婴儿的眼角膜，用裂隙灯观察得到。如果得不到及时治疗，婴儿会得佝偻病，畏光，甚至失明，肾衰竭，最后需要肾透析或肾移植。也有的胱氨酸贮积病人是后期发病（12～13岁左右），更轻微的可能只有眼角膜晶体混浊为病症。病情严重与否与基因突变的位置、大小有直接关联。

1998年，Town 等人克隆了胱氨酸贮积症的基因 *CTNS*（第17号染色体），发现胱氨酸载体蛋白含有7个跨膜区带和8个潜在的糖基作用位点，并在患病者的 DNA 中确认了基因突变。目前已知的 *CTNS* 突变有 80 多个，包括错义、无义突变、剪接位点突变和启动基因突变等，但最常见的突变是一段 57kbDNA 片段缺失，导致最严重的婴儿期肾衰竭型的胱氨酸贮积病。

胱氨酸贮积症的诊断常常以肾功能不全、肾小管范可尼综合征为始，裂隙灯观察眼角膜胱氨酸结晶体，以及定量测定白细胞或成纤维细胞中胱氨酸的含量，最后在分子水平上检测 DNA 突变来作为确诊。产前检查可以用胎儿绒毛膜细胞或羊水细胞检测胱氨酸的贮积量来作诊断，也可用 DNA 来检查是否有突变存在。

早期诊断胱氨酸贮积症至关重要，因为早期使用半胱胺（cysteamine，β-mercaptoethylamine，β-巯基乙胺）治疗可以大大降低细胞内胱氨酸的含量，延缓对肾小管、肾小球的损伤，以推迟甚至取消对肾移植的需求。用半胱胺眼药（cysteamine hydrochloride）还可溶化角膜晶体，缓解眼疾。利用半胱胺来降低胱氨酸累积的原理是因为其含有硫氢基，它可以进入溶酶体，通过二硫键的互换与胱氨酸发生反应，生成半胱氨酸和混合的半胱氨酸-β-半胱胺二硫共价键。半胱氨酸可通过半胱氨酸载体系统运出溶酶体，而半胱氨酸-β-半胱胺的混合二硫产物，因其结构与赖氨酸相似，可以通过赖氨酸载体蛋白离开溶酶体（图5-6），这样就大大降低了溶酶体内胱氨酸的含量，以缓解病情。

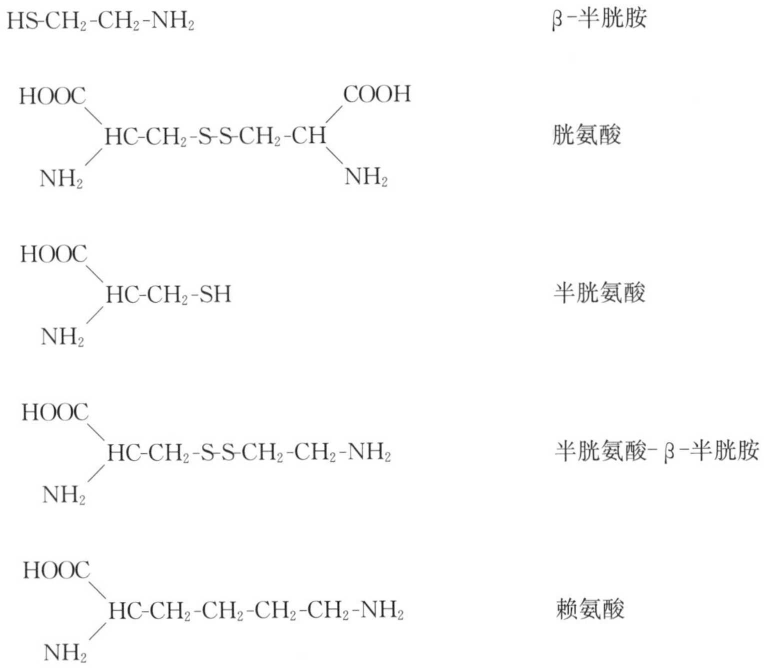

```
HS-CH₂-CH₂-NH₂                                          β-半胱胺

        HOOC                    COOH
            \HC-CH₂-S-S-CH₂-CH/                         胱氨酸
        NH₂                     NH₂

        HOOC
            \HC-CH₂-SH                                  半胱氨酸
        NH₂

        HOOC
            \HC-CH₂-S-S-CH₂-CH₂-NH₂                     半胱氨酸-β-半胱胺
        NH₂

        HOOC
            \HC-CH₂-CH₂-CH₂-CH₂-NH₂                     赖氨酸
        NH₂
```

图 5-6 β-半胱胺、胱氨酸、半胱氨酸、半胱氨酸-β-半胱胺、赖氨酸的化学结构式，
用以阐述 β-半胱胺降低胱氨酸的原理

值得一提的是胱氨酸贮积病患者的血样氨基酸检验通常是正常的，尿样氨基酸检验虽然能发现氨基酸尿，但胱氨酸及碱性氨基酸的排泄量相对其他氨基酸并不呈明显增加。实验室诊断胱氨酸贮积病必须依靠定量分析多形核白细胞或成纤维细胞中胱氨酸的含量来作确诊。这是区别胱氨酸贮积症和胱氨酸尿症（Palacin 等，2001）的关键所在。虽然胱氨酸尿症也是由于胱氨酸转输途径受阻，但这是由于肾小管重吸收缺陷造成的。其缺陷位点在于近端肾小管细胞的网眼刷状缘薄膜上，造成腔内胱氨酸的累积而导致胱氨酸尿石症。胱氨酸尿症，顾名思义，病人排泄大量的胱氨酸，用氨基酸尿样检验可以发现除了增加的胱氨酸排泄量以外，病人还同时排泄大量的碱性氨基酸，如赖氨酸、精氨酸和鸟氨酸，其他氨基酸的排泄量基本正常。氨基酸尿样检验通常可以确诊胱氨酸尿症，其基因 *SLC3A1* 位于 2 号染色体，40 多个基因突变已被鉴别。

虽然胱氨酸贮积症与胱氨酸尿症都是与胱氨酸有关的遗传代谢疾病，但其临床症状迥异，胱氨酸尿症通常只是成年期出现尿结石现象。治疗主要在于消融和预防尿结石。明了这些致病机制旨在诊断无误，从而为治疗提供根本的依据。

三、受体蛋白缺失为致病因子

受体是位于细胞膜、胞质或细胞核内的可以识别配体并与之结合的一类蛋白质，它们常常与特异的配体：化合物或分子相结合，引起一定的细胞反应及生理变化。如果受体蛋白发生缺陷，配体就不能被识别，也不能与受体蛋白结合，那么这些特异的细胞反应及生理变化会受阻而致病。点状软骨发育不良 I 型（rhizomelic chondrodysplasia punctata type 1，RCDP1）就是由于受体蛋白缺陷而致病的一个例证（Braverman 等，2002）。

点状软骨发育不良 I 型（RCDP1）是一种过氧化物酶体的合成障碍，其临床特征为侏儒症、近端肢体缩短、点状钙化性软骨发育不良、先天性白内障、严重的低能及生长受滞，大部分病人常常于 2 岁以前夭折，呈常染色体隐性遗传。

过氧化物酶体是具有单层膜的细胞器，人体一个细胞内可以容纳少于一百，多至一千个过氧化物酶体，其合成需要至少三个步骤：①脂双层结构的形成；②膜蛋白嵌入脂双层；③基质蛋白输入过氧化物酶体以行使功能。过氧化物酶体基质内包括许多蛋白酶用以催化各种代谢反应，尤其是极长链脂肪酸的氧化代谢。另外，这些反应也包括缩醛磷脂的合成以及β-甲基分支长链脂肪酸，如植烷酸的氧化代谢。其代谢过程必须在过氧化物酶体内才能完成。如果行使这些功能的酶不能进入过氧化物酶体，其代谢合成途径就会受阻而致病。但是，这些基质蛋白或酶蛋白要进入过氧化物酶体，需要经过一系列的过氧化物酶体的组装蛋白（peroxins）的协同作用才能实现。这些基质蛋白是在细胞质中游离的多核糖体上翻译，其输入过程是依赖基质蛋白本身携带的靶信号被受体识别并与之结合才被送入过氧化物酶体的。百分之九十以上的基质蛋白都携有Ⅰ型靶信号，位于羧基末端。Ⅰ型靶信号是以丝-赖-亮氨酸（SKL，单个字母的氨基酸缩写）的三肽链或其变型为识别标志。基质蛋白上的Ⅰ型过氧化物酶体靶信号（peroxisomal targeting signal，PTS1）可以被受体Pex5p（peroxin 5受体蛋白，由PEX5基因编码）识别并与之结合来启动含有PTS1的基质蛋白进入过氧化物酶体的程序。少数几个基质蛋白酶没有PTS1而携带Ⅱ型靶信号（PTS2）。PTS2位于基质蛋白的氨基末端，是一个具有（精\赖）（亮\缬\异亮）（5个其它氨基酸）（组\谷氨酰胺）（亮\丙）氨基酸顺序的九肽链及其变型［(R/K)(L/V/I)(X5)(H/Q)(L/A)，单个字母的氨基酸缩写］。受体蛋白Pex7p（peroxin 7受体蛋白，由PEX7基因编码）具有识别PTS2的特异性并能与携有PTS2的基质蛋白结合，将其送入过氧化物酶体内行使功能。如果PEX7基因发生突变引起Pex7p受体蛋白缺陷，那么凡是携有PTS2的基质蛋白都不能进入过氧化物酶体，引起一个以上的酶蛋白功能丧失而致病。Pex7p受体蛋白的缺陷就是导致RCDP1病症的根本原因。

目前已知的携有PTS2的基质蛋白有3个以上，其中包括烷基-二羟丙酮磷酸合酶（alkyl-dihydroxyacetone phosphate synthase，alkyl-DHAPS）和植烷辅酶A羟化酶（phytanoyl-CoA hydroxylase，PhyH）。Alkyl-DHAPS是催化缩醛磷脂的前体磷酸酯醚（ether phospholipids）的合成，其缺失会引起最终产物缩醛磷脂（plasmalogen）的合成大大降低。而PhyH是催化植烷酸氧化的最初反应，其缺失会阻滞植烷酸的分解代谢而引起植烷酸的积累。由于Pex7p受体蛋白的缺陷，至少这两种基质蛋白酶不能进入过氧化物酶体因而丧失功能。这就是为什么我们可以在RCDP1病人血样中检测到缩醛磷脂的下降以及植烷酸的增加而作确诊。

PEX7基因位于第6号染色（6q22-24），其DNA突变是导致RCDP1的原因。在RCDP1病人DNA样本中确认的突变已达20多个，其中包括错义、无义突变以及碱基的缺失、插入等。RCDP1的产前诊断可以用胎儿绒毛膜组织作缩醛磷酯的定量分析，也可以找出先证者及父母的基因突变来为产前诊断提供可靠的依据。

不足的是，到目前为止，对RCDP1还没有理想的治疗措施，主要原因是，过氧化物酶体的组装及基质蛋白的转入是一个十分复杂的过程，包括十几个过氧化物酶体蛋白的协同作用。从1960年过氧化物酶体的原型病例（Zellweger syndrome）的描述到找出其病例与过氧化物酶体的关联，花了整整十三年（Goldfischer等，1973）。直到1982年（Brown等），人们才开始了解过氧化物酶体在人体内的重要生理功能。近十年来由于分子遗传技术的发展，才使对过氧化物酶体疾病的研究有了新的飞跃。还有更多的机制需要探索，尤其是对过氧化物酶体疾病病情的缓解与治疗。

本章探讨的遗传性代谢疾病的生化机制仅仅是介绍生化遗传学科的一个开始。各部分介绍的病例均属较典型，较严重的类型。每种代谢疾病因其基因突变各异导致蛋白质或酶的缺陷程度不等，因此各类疾病都会有一定的亚型以及不同的临床特征和发病机制。这里因篇幅时间有限没有一一例举，仅借用本章所列参考文献，以飨读者。

（瞿　詠）

主要参考文献

1. Braverman N, Chen L, Lin P, et al. Mutation analysis of PEX7 in 60 probands with rhizomelic chondrodysplasia punctata and functional correlations of genotype with phenotype. Hum Mutat, 2002, 20: 284-97

2. Brown FR III, McAdams AJ, Cummins JW, et al. Cerebro-hepato-renal (Zellweger) syndrome and neonatal adrenoleukodystrophy: similarities in phenotype and accumulation of very long chain fatty acids. Johns Hopkins Med J, 1982, 151: 344-51.
3. Byers PH. Disorders of collagen biocynthesis and structure. In: Scriver CR, Beaudet AL, Sly WS, et al (eds). The metabolic and molecular bases of inherited diseases, 8th ed. New York: McGraw-Hill, 2001, 5241-85
4. Chuang DT, Shih VE. Maple syrup urine disease (branched-chaain ketoaciduria). In: Scriver CR, Beaudet AL, Sly WS, et al (eds). The metabolic and molecular bases of inherited diseases, 8th ed. New York: McGraw-Hill, 2001, 1971-2005
5. Colombaioni L, Garcia-Gil M. Sphingolipid metabolites in neural signaling and function. Brain Res Rev, 2004, 46: 328-55
6. de Koning TJ, Klomp LWJ. Serine-deficiency syndromes. Curr Opin Neurol, 2004a, 17: 197-204
7. de Koning TJ, Klomp LWJ, van Oppen ACC. Prenatal and early postnatal treatment in 3-phosphoglycerate-dehydrogenase deficiency. Lancet, 2004b, 364: 2221-22
8. de Koning TJ. Treatment with amino acids in serine deficiency disorders. J Inherit Metab Dis, 2006, 29: 347-51.
9. Gahl WA, Thoene JG, Schneider JA. Cystinosis: A disorder of lysosomal membrane transport. In: Scriver CR, Beaudet AL, Sly WS, et al (eds). The metabolic and molecular bases of inherited diseases, 8th ed. New York: McGraw-Hill, 2001, 5085-108
10. Gahl WA, Tietze F, Bashan N, et al. Characteristics of cystine counter-transport in normal and cystinotic lysosome-rich leucocyte granular fractions. Biochem J, 1983, 216: 393-400
11. Goldfischer S, Moore CL, Johnson AB, et al. Peroxisomal and mitochondrial defects in the cerebro-hepato-renal syndrome. Science, 1973, 182: 62-4
12. Jaeken J, Detheux M, Fryns JP, et al. Phosphoserine phosphatase deficiency in a patient with Williams syndrome. J Med Genet, 1997, 34: 594-6
13. Jaeken J, Detheux M, van Maldergem L, et al. 3-Phosphoglycerate dehydrogenase deficiency: an inborn error of serine biosynthesis. Arch Dis Child, 1996, 74: 542-5
14. Klomp LWJ, de Koning TJ, Malingre HEM, et al. Molecular characterization of 3-phosphoglycerate dehydrogenase deficiency-a neurometabolic disorder associated with reduced L-serine biosynthesis. Am J Hum Genet, 2000, 67: 1389-99
15. Palacin M, Goodyer P, Nunes V, et al. Cystinuria. In: Scriver CR, Beaudet AL, Sly WS, et al (eds). The metabolic and molecular bases of inherited diseases, 8th ed. New York: McGraw-Hill, 2001, 4909-32
16. Peroxisome biogenesis factor 7; pex7, http://www.ncbi.nlm.nih.gov/entrez/dispomim.cg, OMIM 601757
17. Pind S, Slominski E, Mauthe J, et al. V490M, a common mutation in 3-phosphoglycerate dehydrogenase deficiency, causes enzyme deficiency by decreasing the yield of mature enzyme. J Biol Chem, 2002, 277: 7136-43
18. Rhizomelic chondrodysplasia punctata, type 1; RCDP1, http://www.ncbi.nlm.nih.gov/entrez/ dispomim.cgi? id=215100, OMIM 215100
19. Sacksteder KA, Gould S. The genetics of peroxisome biogenesis. Annu Rev Genet, 2000, 34: 623-52
20. Town M, Jean G, Cherqui S, et al. A novel gene encoding an integral membrane protein is mutated in nephropathic cystinosis. Nat Genet, 1998, 18: 319-24
21. Wanders RA, Barth PG, Heymans HAS. Single peroxisomal enzyme deficiencies. In: Scriver CR, Beaudet AL, Sly WS, et al (eds). The metabolic and molecular bases of inherited diseases, 8th ed. New York: McGraw-Hill, 2001, 3219-56
22. Wanders RJA, Waterham HR. Peroxisomal disorders I: biochemistry and genetics of peroxisome biogenesis disorders. Clin Genet, 2004, 67: 107-33
23. Wolf B. Disorders of biotin metabolism. In: Scriver CR, Beaudet AL, Sly WS, et al (eds). The metabolic and molecular bases of inherited diseases, 8th ed. New York: McGraw-Hill, 2001, 3935-62
24. Yoshida K, Furuya S, Osuka S, et al. Targeted disruption of the mouse 3-phosphoglycerate dehydrogenase gene causes severe neurodevelopmental defects and results in embryonic lethality. J Biol Chem, 2004, 279: 3573-7

第6章 线粒体疾病遗传学基础

线粒体是人体细胞中唯一的具有自主DNA的细胞器。很多人体细胞中重要的生化过程都在线粒体中进行，包括三羧酸循环、β-氧化和部分尿素合成过程。然而，线粒体最重要的功能莫过于氧化磷酸化，氧化磷酸化合成的ATP为细胞内各个耗能步骤提供了能直接利用的能源，所以，线粒体又被称为细胞的能源加工厂。

早在20世纪60年代初，线粒体功能缺陷可能导致疾病已逐渐被认识，并开始提出了线粒体疾病的概念。在20世纪70年代，生化分析手段逐步在临床实践中应用，对人体中的生化过程也有了相当的了解。所以将与线粒体有关的疾病依照生化标准进行了分类，包括发生在线粒体生化过程中的底物转换与利用的缺陷、三羧酸循环系统酶活力改变、电子传递链中断和氧化磷酸化失偶联等几类疾病。随着对这些疾病研究的深入和临床表现的认识，现在线粒体疾病这一概念已发展为只局限于氧化磷酸化功能缺陷的疾病，即使如此，现在概念中的线粒体疾病仍是一组相当复杂的遗传性疾病。

线粒体疾病的复杂性可以从三个方面体现出来：第一，构成参与氧化磷酸化的蛋白质组分，是由核基因组和线粒体DNA基因组共同参与编码的，因此，缺陷基因的遗传方式可以是常染色体隐性或显性遗传，也可以是由非孟德尔遗传的母系遗传；第二，疾病的表现非常复杂，常有多个系统、器官被涉及，而且，相同的突变在同一个家族中不同的个体，可有不同的临床表现；第三，环境因素和遗传背景在疾病的发生与表现上有着复杂的影响。因此，线粒体疾病的诊断和遗传咨询对医学遗传学工作者来说具有一定的挑战性。

线粒体疾病大体可以分为四大类：

一、线粒体DNA突变引起的疾病

线粒体DNA（mitochondrial DNA，mtDNA）突变引起的疾病是本章中重点讨论的内容，详见以下各节。

二、缺陷基因位于核基因组的疾病

突变基因包括在呼吸链的五个复合物中的蛋白质组分、复合物组装过程中的辅助蛋白质、转运这些蛋白质跨越线粒体内外膜的转运蛋白以及和氧化磷酸化偶合相关的蛋白等等。

三、核基因组与mtDNA间信息交流缺陷而造成的疾病

目前对此类疾病的了解已日渐增多，两个基因组之间的信息交流对线粒体的数目和mtDNA的复制有着直接的调控作用，如DNA聚合酶γ为其中的一个因素。在一些线粒体疾病中，病人的肌肉组织中常可发现大量增生的线粒体，而在另一些疾病中，则mtDNA复制受抑制而导致数目大量减少。

四、mtDNA获得性突变

此类疾病主要指由于药物、毒物或者由于年龄等原因而造成的mtDNA突变，现在已知随着年龄的增长，细胞内mtDNA的大片段缺失也随之累积，由于药物等的作用所造成在mtDNA复制过程中的一些突变，也可累积在细胞中。

第一节 线粒体DNA

一、线粒体DNA的生物学特点

在每个线粒体中都存在有二至十几个mtDNA。由于每个细胞通常具有一百至数百个线粒体，故每个细胞中可含有数百至数千个mtDNA。

人类的mtDNA是闭环双链DNA，长度为16559 bp（图6-1）。由于两条链中的G和C含量不同，所以，可以将G含量高的一条链称为重链（H），而C含量高的链则称为轻链（L），在此双链闭环中有一区段，没有基因编码区且在人群中有很高的多态性被称为D-Loop区段。mtDNA的复制起点有两个，重链的复制起始点位于D-Loop区段内。mtDNA复制的调控机制并未完全清楚，但已知与细胞核的DNA复制并不完全同步。mtDNA的复制是由DNA聚合酶γ作用完成，复制时，由重链的复制起始点开始，单方向进行，直到新合成的重链越过轻链的起始点后，轻链才开始复制，也同样是单一方向。因此，在复制的过程中，有一段时间，即轻链开始复制之前，mtDNA由三股组成，这是mtDNA在复制过程中产生大片段缺失突变的主要原因。

mtDNA的转录起点，即启动子有两个，均位于D-Loop区段内，转录则为双向同时进行。转录为多顺反子，即在同一链上的所有编码区都被转录，然后经修饰切断后形成成熟的RNA。

在mtDNA中含有13个蛋白质基因、22个tRNA和2个rRNA基因。13个蛋白质基因中有7个呼吸链复合体Ⅰ的亚基，1个复合体Ⅲ的亚基，3个复合体Ⅳ的亚基和2个ATP合成酶的亚基。22个tRNA和2个rRNA基因则是在线粒体内合成这些蛋白质亚基所必需的。值得提出的是，线粒体内的遗传编码与核基因有所不同。

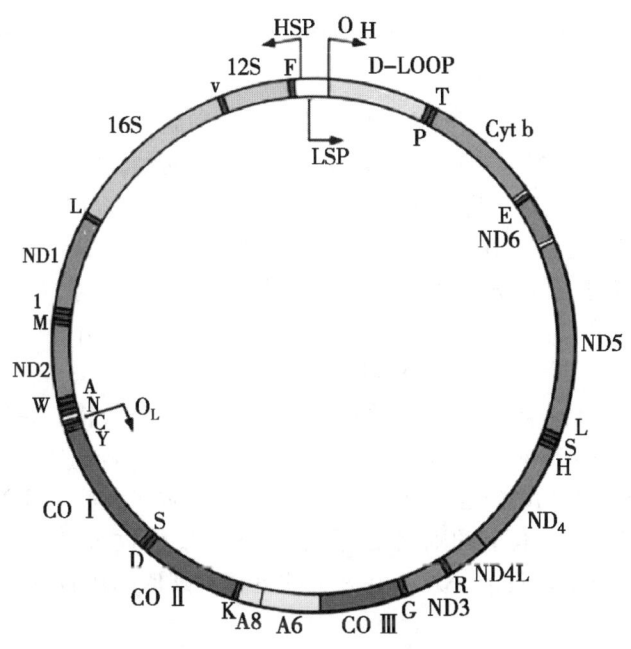

图6-1 人类mtDNA基因

图示复合物Ⅰ亚基（ND1-6，ND4L，），复合物Ⅲ亚基（Cyt b，），复合物Ⅳ亚基（COI-Ⅲ），和复合物Ⅴ亚基（A6，A8）。rRNA（12S，16S）和tRNA（以氨基酸单字母符标出）。O_H和O_L为启动子位点。HSP和LSP为转录起点

二、mtDNA疾病的遗传特征

1. 母系遗传

由于受精时精子的线粒体不进入卵子，合子细胞中的线粒体，只是从卵子而来，因此，mtDNA只由母亲传递给下一代。直到目前为止，只有一例报道证明父亲的mtDNA被传递给下一代，这是非常罕见的例子。因此，线粒体疾病属母系遗传。也就是说，母亲的线粒体疾病能往下一代遗传，男女都可能得病，也只有下一代的女性，而不是男性个体，才能将线粒体疾病继续往下代传递（图6-2）。

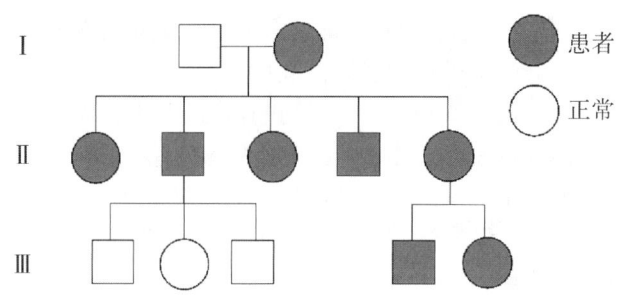

图 6-2 典型线粒体疾病家谱

2. 有丝分裂分离（mitosis segregation）和异质性（heteroplasmy）

有丝分裂分离是指线粒体在细胞有丝分裂过程中以随机分离的方式进入子代细胞的现象。如果母细胞里的线粒体含有突变的 mtDNA，在随机分离进入子细胞后，突变的 mtDNA 在子细胞的线粒体中所占的百分比有可能发生改变。例如，当母细胞的突变 mtDNA 的比例为 30% 时，子细胞的突变 mtDNA 的比例可以少于 10%，也可能多于 80%。由于这种比例的改变，子细胞的表型也会随之改变。这种有丝分裂的随机分离是造成不同组织、不同细胞在不同的发育期，突变 mtDNA 所占的比例发生改变的主要原因。

在正常人的细胞中，所有的 mtDNA 都来源于母亲的卵细胞，若每个细胞内的所有 mtDNA 都相同，全部突变或者全部正常，称之为同质性（homoplasmy）。但是，在同一细胞里的 mtDNA 同时存在正常 mtDNA 和突变 mtDNA，把这一现象称为异质性。异质性的程度以突变 mtDNA 的比例为指标。异质性可以出现在同一细胞，也可以在同一组织、器官，从而造成疾病表型的复杂性，同一突变在同一家系各不同成员间的不同表现，同一病人在不同发育期的不同临床症状等。所以，临床分子诊断所得的血液细胞中异质性比例并不能代表在病人肌肉、神经组织的突变比例，不能用于预测病人的起病年龄与发病的严重程度，也很难用于预测胎儿的得病风险。

与异质性相关的是阈值（threshold）或瓶颈效应，即突变 mtDNA 需要超过一定的比例才会导致线粒体功能的改变。必须注意的是，同一突变的阈值在同一病人里的不同组织或器官也可能不一样。在已知的 mtDNA 突变中，各个突变的阈值也高低不同。有的阈值很高，突变 mtDNA 需要达到 80%~90% 以上才会造成呼吸链功能的缺陷；但有的则比较低，在 30% 已能导致功能改变。通常，在 13 个蛋白质基因上的突变常有比较高的阈值，对于 tRNA 基因上的突变，阈值则比较低，有的在低于 20% 也显示出明显的临床症状。

3. 高突变率的 mtDNA

mtDNA 的突变率要高于核基因组 DNA。mtDNA 的高突变率至少有三方面原因。第一，mtDNA 所处的环境，在高超氧化物的环境下，mtDNA 更易受到损伤；第二，线粒体中的 mtDNA 损伤后，修复机制非常有限。由于缺乏像核基因组 DNA 所具有的多种不同的 DNA 损伤修复机制，mtDNA 发生损伤后，突变难以修复；第三，由于线粒体中的双环 mtDNA 缺乏像细胞核中 DNA 与组蛋白的结合而形成的保护，使得 mtDNA 更易被损伤。

4. mtDNA 的突变可在体细胞中累积

mtDNA 的突变会在体细胞中累积。现在已知体细胞里可以累积一种常见的 5kb 大小的 mtDNA 缺失突变，随着年龄的增大，这种突变的比例也增高，呼吸链功能下降，使像肌肉细胞等通常需要大量 ATP 能量的组织器官难以保证充足的能量供应。因此，mtDNA 突变在体细胞中的累积也可能与机体衰老有关。

第二节 线粒体疾病的常见临床表现和诊断

线粒体疾病的临床表现非常复杂，一些症状之间相互联系成为综合征而被认识。有一些症状则因和线粒体功能有关而成为 mtDNA 疾病指征。通常，mtDNA 的临床表现有以下特征：

1. 常累及多系统多器官；
2. 可随年龄不同而有不同的临床表现；
3. 常伴有特征性组织化学和生化指标异常。

一、常见临床表现

mtDNA 缺陷导致的各个疾病在成年和小儿患者的主要临床症状都十分复杂，不同疾病之间的表现可有相当的重叠而不易区分。多器官系统同时受累是本病的主要特征，各系统的主要症状有：

1. 神经系统：以癫痫，小脑畸形，短期失忆，中风样发作，共济失调，复视，外周神经炎，语言困难，感觉神经性耳聋为常见症状；
2. 消化系统：反复发作性呕吐，吞咽困难，便秘，应激性肠炎，肝功能低下，生长停顿等；
3. 心血管系统：心肌病，传导阻滞，心律不齐，心跳骤停，心脏衰竭等；
4. 呼吸系统：夜发性肺通气不足，窒息，反复发作性肺炎等；
5. 内分泌系统：糖尿病，甲状腺和甲状旁腺疾病，卵巢功能失常等；
6. 眼部疾病：上睑下垂，白内障，眼球萎缩，眼肌麻痹，视网膜色素变性等；
7. 肌肉疾病：肌无力，肌萎缩，肌张力低下，肌病，肌疲乏等。

二、mtDNA 缺陷导致的综合征

临床上较常见的 mtDNA 缺陷导致的综合征约有十余种。表 6-1 中总结了这些疾病的遗传位点和常见突变。各疾病详细描述请参见第 26 章。

表 6-1 线粒体疾病的遗传特点

疾病名称	疾病基因	常见突变位点	同/异质性	遗传类型
kearns-Sayre syndrome	多基因缺失	mtDNA 大片段缺失	异质性	多为散发性
CPEO	多基因缺失	mtDNA 大片段缺失	异质性	多为散发性
Pearson syndrome	多基因缺失	mtDNA 大片段缺失	异质性	多为散发性
MELAS	tRNA(L), ND1, ND5	A3243G, T3271C	异质性	母性遗传
MERRF	tRNA(K)	A8344G, T8356C	异质性	母性遗传
NARP	ATP6	T8993C, T8993G	异质性	母性遗传
LHON	ND1, ND4, ND6	G11778A, G3460G, T14484C	同质性，或异质性	母性遗传
Leigh Disease	ND1~6		异质性	母性遗传，或常隐，常显
氨基糖抗生素敏感性耳聋	12S rRNA	A1555G	同质性，或异质性	母性遗传

MELAS: mitochondrial myopathy, encephalopathy, lactic acidosis and stroke-like episodes（线粒体脑肌病伴乳酸中毒及中风样发作）; MERRF: myoclonic epilepsy and ragged-red fiber（肌阵挛性癫痫和碎红纤维病）; NARP: neuropathy, ataxia and retinitis pigmetosa（神经病伴共济失调和及视网膜色素变性）; LHON: Leber hereditary optic neuropathy（Laber 遗传性视神经病）; CPEO: chronic progressive external ophthalmoplgia（慢性进行性眼外肌麻痹）

三、mtDNA 疾病的临床诊断

由于 mtDNA 疾病的临床表现复杂，根据临床症状而作出诊断非常困难。根据现有对 mtDNA 疾病认识而总结出的诊断流程对临床医生有一定的帮助。

1. 详尽的家系分析，特别注意是否有母系遗传的方式。
2. 临床体征的识别，应对受累及的各个系统做细致的检查，注意和已知的综合征的比较。
3. 应注意起病隐蔽，进展缓慢性的临床表现，如糖尿病和听力下降。
4. 及时使用特殊检查，如脑部 MRI、肌电图、心电图和眼底检查等以发现各器官的变异。
5. 对血液、尿液和脑脊液进行有机酸、氨基酸和肉碱的定量分析。
6. 临床表现疑似 mtDNA 疾病时，可进行血液 mtDNA 常见突变的分子检测。
7. 必要时，可行肌肉活检，包括生化分析，线粒体呼吸链功能分析和各个复合物酶活力定量分析、免疫组化和电镜检查，和 mtDNA 全序列分析。
8. 在未能排除核基因组遗传缺陷时，参照生化分析结果，对可能的核突变基因进行检测。

第三节　mtDNA 突变和临床实验室诊断

一、mtDNA 的突变

现已发现的 mtDNA 突变已超过 250 个，被超过两个独立研究小组确认的突变已超过 35 个，其余的都是由一个研究小组发现报道的突变，其中一些病理作用机制尚未完全确定。

mtDNA 的突变有不同的分类，通常以突变所在基因和功能来划分：

1. 蛋白质编码基因的突变

这是在 13 个蛋白质编码基因中发现的突变，这些点突变大多为错义突变（missense mutation）和无义突变（nonsense mutation）。这些突变引起的疾病有 LHON，Leigh syndrome 和 NARP 等。（参见第 26 章）

2. 影响线粒体中蛋白质合成的突变

这是指改变 rRNA 和 tRNA 序列的突变。虽然这类突变并不直接影响蛋白质中氨基酸的构成，但是这类突变会引起线粒体内蛋白质合成效率的改变，导致线粒体内合成蛋白质总量下降，从而使呼吸链中的复合物功能受损，这类突变的病理机制尚未完全清楚。从已经确认的一些突变的研究结果分析，可能与 tRNA 的空间结构改变有关。

3. mtDNA 的大片段缺失（deletion）或重组及 mtDNA 数目的减少（depletion）

这类突变通常为散发性的新突变或体细胞突变，即并不是从母亲遗传而来。缺失的片段可由小于 1kb 至 10kb，最常见的是大于 5kb 的缺失，在缺失片段的两侧可发现有小的重复序列。伴随片段缺失，病人的细胞中尚可能发现有片段重组或重复（duplication），这类突变的百分比通常较高，特别在肌肉组织中。在不同年龄中这种缺失造成的临床症状可以有比较大的不同。mtDNA 的数目通常在每个细胞中相对稳定。若 mtDNA 复制机能或调节功能受损，细胞中 mtDNA 绝对数目可有相对比例的减少即 depletion。此种突变造成的疾病已被发现并证明与核基因功能缺陷有关。

二、mtDNA 突变的致病机制

由于 mtDNA 突变造成的临床症状十分复杂，同一家系中携带有同一突变的患者临床表现也不尽相同，男女之间的外显度也不同，其病理机制尚未完全清楚，还有待进一步研究。

现在已知大部分影响蛋白质合成的突变是异质性，理论上要确认一个 mtDNA 的核苷酸序列的改变是突变，需要至少几个方面的证据：首先，在同一族裔的正常人群中没有这种序列的改变；其次，序列改变的位置是保守的；再次，这种序列的改变造成一个或多个呼吸链上蛋白质功能的改变，如酶活性降低，特别是在受累的组织器官的细胞中；最后，若此序列的改变为异质性突变，则突变的比例高低应和临床症状的严重程度相关。对于同质性突变，上面的最后的一个准则不适用。因为具有同一个突变的同一家系中的病人临床表现可以有相当大的差异，可以从毫无症状到严重受累，现在认为，至少四个方面的因素会造成这种临床表现的差异：①环境因素的差异，最明显的例子是 A1555G 突变造成的耳聋，通常是由链霉素族抗菌素诱发的；②mtDNA 的单倍型的差异；③核基因的遗传背景差异，如已经被证明的修饰基因的存在；④组织特异性的基因之间的相互作用，这些方面的因素都可以是造成同质性突变在病人中表现度的差异。

三、线粒体疾病的实验室诊断

线粒体疾病的实验室诊断主要有生化遗传诊断和分子遗传诊断，生化遗传诊断主要是检测血液中与呼吸链功能有关的生化组分，如丙氨酸和乳酸的浓度、丙酮酸脱氢酶的活力和呼吸链中各复合物的活力，这些指标异常可提示线粒体功能受损。

分子遗传诊断能直接检测基因突变是否存在。mtDNA 的分子诊断通常包括 Southern Blot 以检测是否有 mtDNA 缺失、重复或 mtDNA 数目的减少。mtDNA 的突变检测在各个实验室略有不同，最初步的检测应包括至少 10 个左右的最常见突变点。但是，只检测这些常见的突变点，能检出的突变的几率还是比较低的。这反映了线粒体疾病的遗传高度异质性，也表明了对高度怀疑 mtDNA 疾病的患者须作 mtDNA 全序列的突变检测。近年测序技术的进步，使得临床上的应用成为可能。

分子诊断的另一挑战是关于低突变比例样品的检测，现在更多使用高灵敏度的实时荧光 PCR 方法，一方面可测得低比例突变，另一方面也可较准确的测得突变比例。不同组织中的突变比例可有很大的变化，如血样中的突变比例常低于肌肉样品，而神经系统的样品一般无法获得。因此，若有可能，对同一患者应进行多种组织样品的检测，并和生化指标比较，有助于诊断和治疗方案的选择。

四、线粒体疾病的产前诊断

对携有 mtDNA 突变的女性患者怀孕后，应用绒毛膜标本或羊水细胞进行产前诊断，从技术的角度并没有太大的困难。但难以确定这两种细胞中的突变比例能否反映胎儿体内各组织所含突变比例。而且在胎儿出生前和出生后的发育过程中，由于有丝分裂分离的存在，突变的比例有可能发生变化，因此，用此作为预测胎儿是否会患病则是相当困难的，当检测的结果显示突变比例接近阈值时，更为如此。目前现有报道对 T8993 (C/G) NARP 突变比例的产前预测与产后结果有较好相关性。因此对 mtDNA 疾病的产前诊断还是有一定的价值，也值得期待。

第四节 核基因组的基因突变

最近十年来，对核基因组基因突变导致线粒体疾病有了很多新的发现，不断被发现有新的核基因与线粒体疾病相关。由于这些核基因多位于常染色体上，故与其他的核基因组突变有相同的遗传特点，即可分为常染色体隐性和常染色体显性遗传，但更多的是以散发性的病例出现。由于突变造成呼吸链功能受损，所以临床表现与 mtDNA 所引起的疾病有很高的相似性，然而，随着研究的深入，这类疾病的一些特征也逐渐被认识，现在根据这些突变的致病机制，可将突变分为四大类：

1. 可造成 mtDNA 不稳定的突变

现在已知此类突变基因的功能与 DNA 合成、核苷酸的传递和代谢有关。其中最具代表性的是 DNA 聚合酶 γ 基因（POLG1）和 ANT1 基因。POLG1 基因突变已被证明为常染色体隐性遗传，并和散发性的 PEO（进行性眼外肌萎缩症）有关。POLG1 基因上的 Y955C 突变也被证实可导致 DNA 聚合酶中三磷酸核苷酸的结合能力下降，从而影响 DNA 复制的精确性。而 ANT1 基因编码的蛋白质与骨骼肌和心肌中腺苷酸进入线粒体的转运有关。ANT1 基因突变可导致细胞中的 mtDNA 数目的减少。临床上的症状有肌无力，共济失调，听力下降和周围型神经炎等。mtDNA 减少综合征（mtDNA depletion syndrome，MDDS）也和此类突变有关。对常染色体隐性的 MDS 家系的研究揭示了至少有两个和核苷酸代谢有关的基因突变可导致 MDDS，即胸苷激酶（thymidine kinase 2，TK2）和脱氧鸟苷激酶（deoxyguanosine kinase）。

2. 呼吸链复合物中亚基成分基因的突变

这些蛋白质亚基直接构成呼吸链的复合物，亚基上的突变可造成呼吸链功能的丧失，这类已知的突变大多表现为常染色体隐性，临床症状和 mtDNA 蛋白质基因突变也非常相似。最多表现为 Leigh syndrome。已经发现的突变基因很多，值得注意的是在 mtDNA 中没有编码的复合物 Ⅱ 中的所有 4 个亚基都有突变报道，其中有些突变呈常染色体显性。

3. 呼吸链复合物组装因子的突变

呼吸链复合物是由多个亚基组装而成的功能大分子，已知在这些复合物组装过程中需要一些组装因子参与，这些组装因子并不是复合物的亚基，但在组装过程中，这些因子对维持亚基的空间结构和复合物中间体的稳定起了重要作用。现已知组装因子的突变可导致复合物 Ⅲ、Ⅳ 和 ATP 合成酶的功能下降。最好的例子是 SURF1 基因突变，SURF1 基因突变后，导致复合物 Ⅲ 组装的中间物质增多，而能成功组装的，具有完整功能的复合物 Ⅲ 则大量下降。SURF1 基因突变造成的临床症状也常为 Leigh syndrome。

4. 突变导致呼吸链中非蛋白质组分的缺乏

辅酶 Q 是呼吸链中的非蛋白质组分，也是呼吸链中的重要组分，已发现辅酶 Q 缺乏病患者有典型的碎红肌纤维（ragged-red fiber）、乳酸症、慢性进行性肌无力（主要在远端肢体）和癫痫等。生化分析可见各复合物的活力正常，但复合物 Ⅰ 到 Ⅲ 和复合物 Ⅱ 到 Ⅲ 的活力明显下降，口服辅酶 Q 可显著改善肌无力等临床症状。因此，早期诊断对此类病人的预后十分重要。

第五节 线粒体疾病的治疗

直到现在除了对辅酶 Q 缺乏症有相应有效的补充治疗之外，对线粒体疾病仍缺乏有效的治疗方法，然而采取一些对应的治疗方案之后，对改善病人的一些症状还是有一定的疗效。

目前在临床上被采用的治疗方法可以分为以下几类：

一、以减轻症状为目的的对症治疗

这类治疗包括外科手术摘除白内障，助听器帮助听力受损的患者，植入心脏起搏器治疗传导阻滞，输血以治疗由于线粒体疾病造成的贫血，另外，给予胰酶等以改善由于胰腺外分泌功能缺陷而造成的消化不良等都是应该考虑的治疗方案。

二、降低有毒代谢产物的积累

呼吸链功能受损可导致一些中间代谢产物累积在细胞中，导致乳酸、丙氨酸等产物增加，从而血浆中的浓度上升造成乳酸症，重度的乳酸症可危及生命。由于乳酸的累积程度在不同病人中可有不同，需要强调的是血浆中乳酸增高程度并不能完全反映脑脊液中的乳酸浓度，乳酸浓度也可以只在脑脊液中增高。对乳酸症除了碱中和之外，利用二氯乙酸（dichloroacetate）可抑制丙酮酸脱氢酶（PDH）的磷酸化，保持 PDH 的活化状态，从而减少乳酸的生成。这是具有一定特异性的乳酸生成抑制剂，临床结果也表明对线粒体疾病的乳酸症有改善临床症状的作用。然而，二氯乙酸有一定的副作用，特别是可引起外周神经炎，所以，应和维生素 B_1 同时使用。

三、给予辅酶和维生素以促进代谢

一般而言,除了辅酶Q缺乏症之外,对线粒体疾病的患者给予维生素和辅酶有一定的辅助作用。维生素C能作为电子的受体而还原,从而使呼吸链之前的代谢过程得到维持。其他的维生素和辅酶也可能有促进呼吸链的氧化磷酸化的作用,且副作用很低而被应用。核黄素、叶酸和L-肉碱等对改善临床症状均有一定的帮助。即使非辅酶Q缺乏的线粒体病,辅酶Q已成为常规的辅助治疗药物,对儿童期线粒体心脏病的患者尤为重要。辅酶Q也有减少自由基对细胞的伤害的作用。

四、物理与辅助运动

对相当一部分的线粒体疾病患者,适度的运动锻炼能促进肌肉细胞的功能,甚至有助于刺激肌肉再生。临床上的应用结果在相当部分的患者有一定疗效,锻炼的强度和疗程必须仔细设计,防止出现过度疲劳而造成伤害。

五、基因治疗

线粒体疾病的基因治疗是近年来研究相当集中的领域,已有的基因治疗方案包括:① 减少受累组织中突变mtDNA的比例,例如将肌肉组织中mtDNA突变比例高的肌纤维诱导致死,激活肌肉组织中低突变mtDNA的肌干细胞分裂增生;② 导入特异性探针以抑制突变的mtDNA复制;③ 替代缺陷基因的产物,包括蛋白质和tRNA。这些替代基因产物可以在细胞浆中合成而后被转运入线粒体内;④ 应用核转移技术将母亲卵细胞核转移入受体卵细胞,再行人工授精。结果是受体卵细胞的mtDNA进入下一代个体而母亲的突变mtDNA则被排除。到目前为止,所有的试验只在动物模型上进行,临床上的应用尚待时日。

第六节 线粒体疾病的遗传咨询

一、线粒体疾病的发病率

长期以来,线粒体疾病被认为是非常少见的遗传病,全世界范围内也只有为数不多的几个临床和实验室诊断中心,多数的临床医生对线粒体疾病并不熟悉,从而导致许多病人不能被确诊。近年来的临床研究快速发展和对线粒体疾病认识的加深和普及,线粒体疾病的流行病学调查取得的成果证实了线粒体疾病并非少见的遗传病,特别是呼吸链功能缺陷,最常见的多因子复杂性疾病,如糖尿病和退化性神经病的致病因子。虽然,这一类疾病中,由于呼吸链缺陷作为病因的部分通常不计入在线粒体疾病的流行病学统计中,但线粒体疾病的发病率已高于以前的估计。

在线粒体疾病的流行病学研究中,有许多因子可影响这类研究的准确性。例如:异质性突变和不同突变的瓶颈效应的存在,多重遗传背景的差异,两个基因组的多基因共同参与,以及相同临床表现却有高度遗传异质性等。近十年来,对线粒体疾病的定义更为准确。分子临床诊断技术的发展和新突变基因的发现都为流行病学的研究提供了新的基础。从而使得线粒体疾病的发病率的估计更为准确,然而现在国内尚无充分的数据和研究,现只能参考国外的资料。但是已有证据表明:某些地区的人群中的突变频率和种族有关,并有奠基者效应(founder effects)的存在。因此在使用这些数据时必须向病人解释清楚,当有新的和中国人群有关的资料之后,对遗传咨询的结果可能产生明显修正时,应建议病人再做新的咨询。

现有的流行病学研究主要从英格兰北部、芬兰北部、瑞典西部、澳大利亚等地区的资料总结得出。所有的数目都是估计值。首先是导致线粒体疾病的突变在人群中的比例,从以上地区的结果估计为1/5,000,包括了核基因组和mtDNA突变,人群则包括了成人和儿童,这是一个非常高的数值。如果只针对 mtDNA 的突变，10/100,000～12/100,000 的成人携带有 mtDNA 的突变。线粒体疾病的发病率在上述地区的调查资料中 mtDNA 突变在成人约为 5/100,000～6/100,000，儿童 4/100,000～5/100,000。由 mtDNA 突变引起的线粒体疾病约为所有线粒体疾病的 15%，所以总的线粒体疾病发病率约为 1/10,000～2/10,000。

对单个 mtDNA 疾病的发病率而言，LHOH 和 MELAS 最为常见，LHOH 的发病率在英格兰北部可高达 3.22/100,000，而芬兰北部地区，MELAS 的发病率为 5.71/100,000，均大大高于其他地区人群的估计值。

二、线粒体疾病再发风险率的估计

如上所述，两个基因组中的基因缺陷均可导致线粒体疾病。因此，线粒体疾病的再发风险的估计是一个相当复杂的问题。首先，临床诊断和缺陷基因必须明确，如果缺陷基因在核基因组中，再发风险的估计和其他核基因组突变引发的疾病相似，请参照其他章节。

如果缺陷基因和突变已明确在 mtDNA 上，再发风险率的估计必须考虑到影响 mtDNA 疾病的各种因素，包括突变的阈值，各组织之间突变 mtDNA 比例的不同对临床表现的影响，性别之间外显度的差异。现在已知的可引致 *LHON* 的突变 G11778A 在男女之间的外显有很大的不同，男性的发病风险要比女性高出 3～4 倍，而同样可导致 *LHON* 的另一突变 14484 在一个家庭中各成员之间的临床表现也十分不同，尽管这些家庭成员均携带有相同的突变，且都为同质性，但临床上可以从无症状到极严重受累，类似的情况在 T14709C 也被发现。因此，对携带有这些突变的病人家属，单凭突变的存在不能完全准确地估计再发风险。如果突变为异质性，则必须注意每个突变之间的阈值的不同。若病人各组织之间的突变 mtDNA 比例变化较大，对其临床症状也很难预计。

对于 mtDNA 缺失性突变而导致的疾病，通常认为病人为散发性的，因新发突变而致病。最近的研究表明在已有 mtDNA 缺失性突变的患者家庭中，当母亲并不携带有突变 mtDNA 时，第二个孩子是 mtDNA 疾病患者的几率是很低的。在 226 个患者的 251 个弟妹中尚未观察到有新的患者，然而，当母亲为突变 mtDNA 的无症状携带者时，则有 4.11% 的几率（即 1/117）下一个子女为 mtDNA 疾病患者，这种再发病几率和患者母亲的年龄并无明显的相关性。这一特点与核基因组中染色体重排性突变是不同的。对于一个携有 mtDNA 缺失性突变并有临床症状的母亲，其子女有 1/24 的几率为有临床症状的患者。必须注意，这些数据仅适于 mtDNA 缺失性突变，对于 mtDNA 的点突变性疾病目前尚无研究报道。

三、氨基糖苷类抗生素敏感性耳聋突变的遗传咨询

线粒体疾病的咨询中必须让病人及家属有所理解的一个内容是环境因素与突变基因的相互作用，特别对携带有氨基糖苷类抗生素敏感性耳聋突变的家庭尤为重要。在过去十几年里，中国人中每年都有约 3 万名新增耳聋患者被确诊因使用了氨基糖苷类抗生素而致聋。线粒体 DNA 的遗传缺陷已经确认是这类耳聋的危险因素。这类耳聋病人中，约有 30%～40% 的患者携带有 mtDNA 的单一突变（A1555G）。这个突变在西方正常人群的携带者频率约为 0.44%～1%，依不同人群种族而异。中国人群的携带者频率比西方人略低。但由于氨基糖苷类抗生素的使用比国外广泛，氨基糖苷类抗生素敏感性耳聋成为致聋的主要原因。这类突变的携带者都是高风险的氨基糖苷类抗生素敏感性耳聋易感者。但即使在同一家族的成员之间，易感程度也不同，使用氨基糖苷类抗生素后的起病时间和听力受损程度也不同。因此，不能因家庭中有成员经使用氨基糖苷类抗生素未致聋来推断其他家庭成员为非易感者。若一家族成员被确认为突变携带者或氨基糖苷类抗生素敏感性耳聋患者，应建议同一家族的所有成员都做遗传咨询，并终生避免使用氨基糖苷类抗生素。为防止误用，就诊时应向医师出示警示卡片。

（陈天健　王越英　郝玉宾）

主要参考文献

1. Beal MF. Mitochondria take center stage in aging and neurodegeneration. Ann Neurol, 2005, 58 (4): 495-505
2. Chen XJ, Butow RA. The organization and inheritance of the mitochondrial genome. Nat Rev Genet, 2005, 6: 815-25
3. Chinnery PF, DiMauro S, Shanske S, et al. Risk of developing a mitochondrial DNA deletion disorder. Lancet, 2004, 364: 592-6
4. Chinnery PF, Johnson MA, Wardell TM, et al. The epidemiology of pathogenic mitochondrial DNA mutations. Ann Neurol, 2000, 48: 188-93
5. Chinnery PF, Majamaa K, Turnbull DM, et al. Treatment for mitochondrial disorders. Cochrane Database Syst Rev, 2006, 25: CD004426
6. Czarnecka AM, Golik P, Bartnik E. Mitochondrial DNA mutations in human neoplasia. J Appl Genet, 2006, 47: 67-78
7. Dimauro S, Davidzon G. Mitochondrial DNA and disease. Ann Med, 2005, 37: 222-32
8. Dimauro S. Mitochondrial medicine. Biochim Biophys Acta, 2004, 6, 1659: 107-14
9. DiMauro S. Mitochondrial diseases. Biochim Biophys Acta, 2004, 23: 1658: 80-8
10. D'Souza GG, Weissig V. Approaches to mitochondrial gene therapy. Curr Gene Ther, 2004, 4: 317-28
11. He XY, Wang YY, Dai P, et al. Development of a molecular screening test for hereditary hearing loss and genetic susceptibility to aminoglycoside toxicity for Chinese population. Beijing Da Xue Xue Bao, 2005, 18: 37: 51-4
12. Howell N, Elson JL, Chinnery PF, et al. mtDNA mutations and common neurodegenerative disorders. Trends Genet, 2005, 21: 583-6
13. Land JM, Morgan-Hughes JA, Hargreaves I, et al. Mitochondrial disease: a historical, biochemical, and London perspective. Neurochem Res, 2004, 29: 483-91
14. McFarland R, Taylor RW, Turnbull DM. The neurology of mitochondrial DNA disease. Lancet Neurology, 2002, 1: 343-51
15. McKenzie M, Liolitsa D, Hanna MG. Mitochondrial disease: mutations and mechanisms. Neurochem Res, 2004, 29: 589-600
16. Oskoui M, Davidzon G, Pascual J, et al. Clinical spectrum of mitochondrial DNA depletion due to mutations in the thymidine kinase 2 gene. Arch Neurol, 2006, 63: 1122-6
17. Rotig A, Lebon S, Zinovieva E, et al. Molecular diagnostics of mitochondrial disorders. Biochim Biophys Acta, 2004, 1659 (2-3): 129-35
18. Schapira AH. Mitochondrial disease. Lancet, 2006, 368: 70-82
19. Schon EA, DiMauro S. Medicinal and genetic approaches to the treatment of mitochondrial disease. Curr Med Chem, 2003, 10: 2523-33
20. Smeitink JA. Mitochondrial disorders: clinical presentation and diagnostic dilemmas. J Inherit Metab Dis, 2003, 26: 199-207
21. Smith PM, Ross GF, Taylor RW, et al. Strategies for treating disorders of the mitochondrial genome. Biochim Biophys Acta, 2004, 6: 1659: 232-9
22. Taivassalo T, Haller RG. Exercise and training in mitochondrial myopathies. Med Sci Sports Exerc, 2005, 37: 2094-101
23. Taylor RW, Turnbull DM. Mitochondrial DNA mutations in human disease. Nat Rev Genet, 2005, 6: 389-402
24. Thorburn DR. Mitochondrial disorders: prevalence, myths and advances. J Inherit Metab Dis, 2004, 27: 349-62
25. Thorburn DR, Dahl HH. Mitochondrial disorders: genetics, counseling, prenatal diagnosis and reproductive options. Am J Med Genet, 2001, 106: 102-14
26. Thorburn DR, Sugiana C, Salemi R, et al. Biochemical and molecular diagnosis of mitochondrial respiratory chain disorders. Biochem Biophys Acta, 2004, 1659: 121-8
27. Wallace DC. A mitochondrial paradigm of metabolic and degenerative diseases, aging, and cancer: a dawn for evolutionary medicine. Annu Rev Genet, 2005, 39: 359-407

28. White SL, Collins VR, Wolfe R, et al. Genetic counseling and prenatal diagnosis for the mitochondrial DNA mutations at nucleotide 8993. Am J Hum Genet, 1999, 65: 474-82
29. Wong LJ, Boles RG. Mitochondrial DNA analysis in clinical laboratory diagnostics. Clin Chem Acta, 2005, 54: 1-20
30. Zeviani M, Carelli V. Mitochondrial disorders. Curr Opin Neurol, 2003, 16: 585-94
31. Zeviani M, Spinazzola A. Mitochondrial disorders. Curr Neurol Neurosci Rep, 2003, 3: 423-32
32. Zeviani M. Mitochondrial disorders. Suppl Clin Neurophysiol, 2004, 57: 304-12
33. Zeviani M, Di Donato S. Mitochondrial disorders. Brain, 2004, 127: 2153-72

第 7 章　多基因遗传和出生缺陷基础

第一节　多基因遗传的特点

多基因遗传（polygenic inheritance）是指累加基因和环境因素共同影响形成的一种性状，因此，这种遗传方式又称多因子遗传（multifactorical inheritance）。所导致的疾病称多基因遗传病（polygenic disease）。疾病常出现家族倾向，但不表现出孟德尔遗传规律。一些常见的先天畸形（congenital malformation）是其中的一类。常见的成人疾病如高血压、冠心病、痛风、糖尿病、精神分裂症及抑郁症等，都是多个基因和环境因素共同作用的结果，而且遗传基础复杂，故也把这些疾病称为复杂遗传病（complex genetic disease）。

一、多基因遗传的数量性状

单基因的质量性状（qualitative character）呈不连续变异，而多基因遗传的数量性状（quantitative character）为连续变异的性状，可以正态分布曲线表示。人的身高、血压和智力都是多基因性状，如正常人的身高平均为165cm，变异在群体中是连续的，曲线只有一个峰即平均值。人身高由矮到高是逐渐过渡的，很矮和很高的两种极端的人只是极少数，大多数人身高接近平均值，这种变异的曲线呈正态分布。

对大多数人来讲，控制身高的基因是微效的和累加的。而极少数遗传病对身高的影响是小的，在整个群体的分布曲线中几乎没有作用。分析身高遗传表明子代平均身高更加接近群体的身高平均值，而不是双亲的身高的平均值。统计学应用于遗传学中时，数量性状遗传在子代中出现少量极端表型个体是正常的。

二、易患性、发病阈值及遗传率

1. 易患性与发病阈值

在多基因遗传病中，若干作用微小但有累积效应的致病基因构成了个体患某种疾病的遗传因素。这种由遗传基础决定一个个体患病的风险称为易感性（susceptibility）。而由遗传因素与环境因素共同作用并决定一个个体是否易于患病的可能性称为易患性（liability）。在群体中易患性的变异与多基因遗传性状一样，呈正态分布，即群体中大多数个体的易患性近似平均值，易患性很高或很低的都很少。当一个体的易患性达到一定限度时，这种个体就要患病。这种由易患性决定的多基因病的发病的最低限度称为阈值（threshold）。因此，易患性的变异在群体中的分布就被阈值分为两部分：大部分为正常个体，小部分为患者。阈值代表在一定条件下患病所必需的、最低的易患基因的数量。

虽然就一个个体来说，易患性难以测定，只能依其婚后所生子女病情况作出粗略估计，但一个群体的易患性平均值则可由该群体的发病率（即超过阈值部分）作出估计。以正态分布的平均值和标准差之间的关系作为估量的尺度；由患病率估计群体的阈值与易患性平均值之间的距离，而这距离即以正态分布的标准差作为衡量单位。多基因病的易患性阈值与平均值距离越近，其群体易患性的平均值越高，阈值越低，则群体发病率也越高。反之，两者距离越远，其群体易患性平均值越低；阈值越高，则群体发病率越低。因此，可从群体发病率的高低计算出阈值与平均值之间的距离。

2. 遗传率

易感性的高低受遗传和环境因素双重影响，而遗传率正是为了衡量多基因遗传中遗传因素与环境因素两者的相对作用大小而提出的。遗传率（或遗传度，heritability）是指在疾病发生中，遗传基础所起作用的大小。遗传率一般用百分率（%）来表示。一种遗传病如果完全由遗传基础决定，其遗传率就是

100%，当然这种情况很少见。某病的遗传度高，表明遗传因素在该病易患性中所起的作用大；遗传度低，则反映环境因素在该病易患性中起主要作用。多基因病中，遗传率多为70%~80%。遗传度的计算是根据一般群体和患者亲属易患性分布的对比求得的。一些常见的多基因遗传病和先天性畸形的患病率和遗传率（见表7-1）。

表7-1 常见多基因遗传病的群体发病率、先证者一级亲属发病风险率、性别比和遗传率

病名	群体发病率（%）	患者一级亲属发病风险率（%）	男：女	遗传率（%）
唇裂±腭裂	0.17	4	1.6	76
腭裂	0.04	2	0.7	76
先天性髋关节脱位	0.1~0.2	4	0.2	70
先天性幽门狭窄	0.3	男性先证者 2 女性先证者 10	5.0	75
先天性畸形足	0.1	3	2.0	68
先天性巨结肠	0.02	男性先证者 2 女性先证者 8	4.0	80
脊柱裂	0.3	4	0.8	60
无脑儿	0.5	4	0.5	60
先天性心脏病（各型）	0.5	2.8	—	35
精神分裂症	0.1~0.5	4~8	1	80
糖尿病（青少年型）	0.2	2~5	1	75
原发性高血压	4~8	15~30	1	62
冠心病	2.5	7	1.5	65
支气管哮喘	4	20	0.8	80
胃溃疡	4	8	1	37
强直性脊柱炎	0.2	男性先证者 7 女性先证者 2	0.2	70

三、多基因遗传病的特点

1. 家族聚集倾向，但无明显的遗传方式。因为在系谱分析中，它们不符合单基因遗传方式，同胞中发病率远低于1/2或1/4，既不符合常染色体显性和隐性遗传，也不符合X连锁遗传，但这些疾病及其在子代的再发风险，确实表现出家族性聚集倾向。

2. 发病率与亲源关系的远近有关。患者的一级亲属有相同发病率，这与常染色体显性遗传明显不同。二级亲属〔叔、伯、舅、姑、姨、侄（女）、外甥（女）〕患病风险较一级亲属的明显下降，但其后远亲患病风险下降较慢。例如，唇裂患者一级亲属发病率为4%，二级亲属为0.7%，三级亲属为0.3%。随亲属级别的降低，患者亲属患病风险迅速下降，对于发病率低的疾病，这个特点更为明显。表7-2说明一些多基因病患者不同级别亲属发病风险的比较。

表7-2 某些多基因遗传病患者不同级别亲属的发病风险比较

疾病	群体发病率	发病风险			
		一卵双生	一级亲属	二级亲属	三级亲属
唇裂±腭裂	0.001	×400	×40	×7	×3
足内翻	0.001	×300	×25	×5	×2
神经管缺损	0.002		×8		×2
先天性髋关节脱臼	0.002	×200	×25	×3	×2
先天性幽门狭窄	0.005	×80	×10	×5	×1.5

3. 近亲婚配，子女再发风险率增高。这是因为近亲婚配的双方带有更多的从共同祖先遗传来的致病基因。近亲婚配时，子女患病风险增高，但不如常染色体隐性遗传显著。

4. 畸形或病情越严重，亲属的再发风险率越高。患病越严重的个体表明其家庭具有更多的易感基因，所以再发风险就越大。这说明遗传因素起着重要作用。比如单纯性唇裂患儿，其同胞再发风险为4.0%；若患者患双侧唇裂和腭裂，其同胞再发风险增加到5.6%。这一点也与单基因遗传病不同，在单基因遗传病中，不论病情的轻重如何，一般都不会影响其再发风险。

5. 当一种多基因性状频率在不同性别有明显差异时，表明发病率高的性别其阈值低，发病率低者其阈值高。对于属发病率低的性别群体的个体来说，一旦发病，就表明他们所携带的易患性基因相当多，其后代的发病风险较高，尤其是与其性别相反的个体。群体发病率高的性别患者，其后代中发病风险将较低，尤其是发病率低的性别的个体。先天性幽门狭窄患者，男性发病率是女性的5倍（男0.005，女0.001）。如为男性患者，儿子发病风险为5.5%，女儿发病风险为2.4%；相反，如为女性患者，她儿子的发病风险为19.4%，女儿风险为7.3%。

6. 家庭中若有一个以上的成员患病，再发风险率增高。例如在一个家庭中只有双亲之一患神经管缺陷，再发风险为4.5%；若双亲之一再加一个子女患病，再发风险增加到12%；若双亲之一再加二个子女患病，再发风险增加到20%。

7. 多基因遗传病的发病风险与遗传度密切相关。根据群体发病率、遗传度和患者一级亲属发病率之间的关系，可以估计出多基因遗传病的发病风险率。当群体发病率为0.1%～1%时，遗传度如果为70%～80%，则患者一级亲属的发病率接近于群体发病率的平方根。当遗传度低于该值时，则患者一级亲属的发病率低于群体发病率的平方根。相反，遗传度高于该值时，则患者一级亲属的发病率高于群体发病率的平方根。

四、多基因病再发风险估计

在相当多的基因病中，其群体发病率为（0.1%～1%），遗传率为70%～80%。患者的一级亲属的发病率（f）近似于群体发病的平方根，即 $f=\sqrt{1.7/1000}\approx 4\%$。如果群体发病率过高或过低，则上述Edward公式不适用。

在估计多基因病发病风险时应注意几个问题：

1. 基因的积累效应与再发风险的关系

一般而言一个家庭中患病人数越多时，意味着再发风险高。例如一对夫妇已有一个唇裂患儿，再次生育的再发风险为4%，若再生出一个这样患者，则表明夫妇二人都带有较多的易患基因，虽然他们本人未发病，但其易患性极为接近阈值，这就是基因效应所致，再次生育的再发风险将增加2～3倍，即近于10%。表7-3为Smith研制的一个表格，通过双亲是否为患者及其同胞中已发生该病患者人数来估计再发风险。

表7-3 多基因病再发风险估计

一般群体发病率（%）	遗传率（%）	双亲患病数 0			1			2		
		患者同胞数			患者同胞数			患者同胞数		
		0	1	2	0	1	2	0	1	2
1.0	100	1	7	14	11	24	34	63	65	67
	80	1	6	14	8	18	28	41	47	52
	50	1	4	8	4	9	15	15	21	26
0.1	100	0.1	4	11	5	16	26	62	63	64
	80	0.1	3	10	4	14	23	60	61	62
	50	0.1	1	3	3	9	7	11	15

2. 病情严重程度与再发风险

多基因病的基因累加效应还体现在病情的严重程度。因为病情严重的患者必定带有更多的易患基因,其父母也会带有较多的易患基因使易患性更接近阈值。所以,再次生育时的再发风险也相应地增高。例如,只有一侧唇裂的患者,其同胞的再发风险为2.46%,若一侧唇裂合并腭裂的患者,其同胞的再发风险为4.21%,而两侧唇裂合并腭裂的患者,其同胞的再发风险则高达5.74%。

3. 性别与再发风险

这在多基因病特点中已讲过,不再重复。

由多基因所致的畸形患者的同胞及子女的患病风险增高,再发风险一般在1%~10%之间,比一般群体中畸形发病率高10~40倍,见表7-4。

表7-4 多基因遗传畸形患者的子女受累的风险

畸形	子女受累风险(%)	一般群体发病率(%)
先天巨结肠	2.0	0.02
尿道下裂	6.0	0.8
马蹄内翻足	1.4	0.13
先天性髋关节脱位	4.3	0.8
室间隔缺损	4.0	0.2
先天性幽门狭窄	4(受累父亲)13(受累母亲)	
腭裂	6.2	0.3
脊柱裂	2.0	0.14

第二节 出生缺陷

胚胎发育的全部过程实际上是受精卵内储存的遗传信息规律表达的过程。各种细胞、组织、器官的发生都是在基因的调控下,依据严格的时空顺序,协调地实现其诱导效果。任何异常因素作用于胚胎发育的任何环节,都可能影响胚胎的正常发育,而发生出生缺陷、先天畸形和先天变形,甚至导致发育停止或死亡。

出生缺陷(birth defect)是胎儿在母亲子宫内发生的结构异常。这种异常可以是解剖结构、组织结构、细胞结构或分子结构上的异常。某些先天异常表现轻微,对身体影响不大;但另一些则表现严重,甚至可以导致死亡。部分出生缺陷的发病率在有些地区可能高达3%~4%。

最常见的出生缺陷通常只影响身体的某一部分,称为单发性缺陷。但某些出生缺陷会累及身体的好几个部位,对于此类出生缺陷,通常称之为综合征。

1. 出生缺陷的发生率

出生缺陷的发生率在不同的国家或地区差异明显。严重的出生缺陷(包括智力低下)约占出生总数的2%~4%。我国29个省、市、自治区的945家医院和妇幼保健院,对1,243,284例围生儿进行了监测,发现出生缺陷的发生率为1.3%,神经管缺陷为0.27%。

2. 出生缺陷的分类

出生缺陷有四种类型:

(1)残疾或变形缺陷(deformation) 这种出生缺陷是由于婴儿在子宫内时身体的某些部分受到某种异常的压力所造成的。有些胎儿在子宫内时因羊水过少而处于某种体位时间过长而造成变形。变形通常影响到生长着的骨骼及关节，骨骼可能弯曲或扭曲，而关节可能被压向异常的方向。这种压力只会引起形态上的异常而无其他危害，婴儿在其他方面可以都是正常的。很多变形在婴儿出生后便开始自行缓解。

（2）断裂或裂解缺陷（disruption）这是比较严重的出生缺陷。它们是胎儿身体的某些部位在正常发育过程中由于某种原因引起的外伤。某些组织实际上已被破坏，而另一些可能是完整无缺的。在婴儿出生时，这些外伤通常开始痊愈。在外伤部位只留下瘢痕，看起来像治愈的烧伤或创伤。最严重的裂解缺陷可以使整个肢体缺如，或使面颊、胸壁或腹壁裂开。

（3）发育不良（dysplasia）这种缺陷影响到身体各部位的某一组织。某些发育不良只影响骨骼，而另一些则可能影响到皮肤、肌肉等等。这些组织都是由几种细胞构成的。发育不良是因为这些组织不能制造一些特殊的蛋白质所致，从而引起这些组织生长发育异常。某些发育不良可导致骨骼生长缓慢，而另一些则可导致皮肤和血管的异常。很多发育不良缺陷在出生时很难发现，往往在生后几年内才能表现出来。

（4）畸形（malformation）这种缺陷是在胚胎早期身体结构发育异常所造成的。这是一些最常见而且重要是出生缺陷。在某些情况下，身体的某一些结构可以是不完整的，或长得太小；在另外一些情况下，身体的一部分可能太大或形状异常。许多畸形只影响身体的某一部分，但有时可能同时影响到许多部位，而表现为畸形综合征。

第三节 畸形发生和致畸原

一、畸形发生

由于遗传因素或者环境因素而使正常的胚胎发育过程发生紊乱，因而出现了先天性畸形或生理机能障碍，即出生缺陷。胚胎发育的各个阶段对致畸因子的感受性不尽相同。当一个致畸因子作用于发育的第1~2周的胚胎时，可能出现两种不同的情况：一种情况是致畸因子只使少数的细胞受害，在这种情况下胚胎的调整潜力就会使这一损失得以补偿，而不出现异常；第二种情况是致畸因子把胚胎的全部细胞或者大部分细胞都破坏，因而引起胚胎的死亡。据估算，大约有50%的妊娠终止于此阶段，因而把这一时期称为最大毒性期。

在第3~8周，是细胞高度分化期，大部分的致畸因子都高度有效，能产生许多缺陷，因而称此期为敏感期。在敏感期中，胚胎各个系统的敏感性也存在差异。

胎儿期是以器官系统的生长发育为主，对致畸因子的敏感性迅速下降。但小脑和大脑皮质及泌尿生殖系统则继续分化，在这些结构中有一些仍然保持着对致畸因子作用的敏感性。

先天性畸形的种类繁多，千差万别，但是从发生上可分为三大类：

1. 三胚层形成过程的紊乱

这类畸形发生在胚胎发育的第15~18天，包括三种：①神经管与肠管相通；②内脏反位；③联体畸胎。这三种畸形是由于原条或者轴旁中胚层发生过程的紊乱引起的。

2. 神经管形成的紊乱

神经褶合过程发生紊乱，从而引起神经组织、脑膜和脊髓膜的紊乱。脑、脊髓发育不全进而引起椎弓、颅骨及邻近皮肤的发生出现异常，常见的畸形有：脊髓膨出、脊髓和脊膜膨出、脊柱裂、脑和脊髓膨出、脑膨出、无脑儿。

3. 器官系统发生和体形建立过程的紊乱

这个时期出现的畸形种类很多，大致上可分为四组：

（1）胚体升高过程的紊乱：因头褶、尾褶和侧褶的出现和包裹，扁平的胚盘就形成了圆柱状的胚体。倘若这些褶在胚体腹面不愈合或愈合不全，就表现为腹壁缺损。常见的畸形有：全腹壁裂、上腹壁裂、脐膨出、中腹壁裂和下腹壁裂，且下腹壁裂常伴有后肠的发育不全和膀胱外翻。

（2）器官原基发生过程的紊乱：器官发生的早期，在不同细胞群或组织之间，存在着密切的相互依赖关系。一方面为组织者或称为诱导者；另一方为接受诱导和相应地发生反应者。只有诱导因素和反应能力之间配合协调，才能使器官正常发育，否则，就出现异常。

1）诱导因素或反应能力的缺乏：如肾脏发育不全与胫骨半侧肢畸形。

2）诱导作用不足：如小眼、小头、小下颌畸形等。

3）诱导作用过剩：如多指（趾）、多尿道。

4）诱导作用与反应能力之间的时间差：如肾发育不全，是因为输尿管芽早期退化造成的。

(3) 器官发生过程后期的紊乱：在器官原基奠定后，器官就进一步发育了。细胞群或组织发生融合、迁移、管道成腔、管道分隔及胚性结构退化等过程。

1）上皮融合过程的异常：如腭裂、眼裂和面裂、颈瘘、尿道下裂和耳朵的异常等。

2）迁移过程的异常和不同生长过程的异常：如肾、睾丸等器官的异位、马蹄肾。

3）管腔分隔的紊乱：如多数的心脏畸形、体腔分隔的异常。

4）管道成腔作用的缺乏：如食道的闭锁、肛门闭锁、外耳道的堵塞等。

5）应该退化的胚胎结构保留下来：甲状舌管残存、麦克尔憩室、肛门不通、瞳孔膜残存。

6）不同来源的上皮管道连接的缺乏：如多囊肾。

(4) 性别决定和分化过程中的紊乱。

1）遗传因素对性别决定的控制：如先天性卵巢发育不全，即 Turner 综合征，先天性睾丸发育不全，即 Klinefelter 综合征。

2）胚胎性激素对性分化发影响：当遗传性别为男性，但由于某些原因引起雄激素不足遗传性别为女性，由于雄激素过多，都会引起生殖管道和外生殖器官原基的分化紊乱。如男性假两性畸形：有睾丸，但外生殖器女性化；女性假两性畸形：有卵巢，而外生殖器男性化。

二、致畸原

多种因素均可引起先天畸形，但不外乎两大类：内因和外因。内因主要是遗传因素，外因则指环境条件，哺乳动物还包括母体子宫环境（人类也同样受影响）。Wilson 综合了五次国际出生缺陷讨论会的资料，指出人类出生缺陷中遗传因素引起的占 25%，环境因素占 10%，遗传因素和环境因素相互作用和原因不明的占 65%，可见大多数出生缺陷是遗传因素和环境因素相互作用的结果。

1. 环境因素。包括生物因素（病毒、细菌、弓形体、支原体、衣原体、立克次体等）、物理因素（电离辐射、机械压迫和损伤）、化学因素（药物、化学试剂、化学物质污染物、食品添加剂和防腐剂等）、父母高龄、母亲妊娠期间酗酒、大量吸烟、严重营养不良以及维生素和微量元素缺乏等均可导致先天畸形。

2. 遗传因素。绝大部分的染色体畸变所引起的疾病都表现为发育异常，而单个基因突变引起的遗传病会导致代谢和发育异常。

3. 环境因素和遗传因素的相互作用。单纯由遗传因素或环境因素引起的发育异常是少数，多数是两者相互作用的结果。这种作用包括两个方面：一是环境因素改变胚胎的遗传的构成引起发育异常，另一方面是胚胎的遗传构成决定胚胎对致畸因子的易感性。例如在一次风疹流行中几个孕妇同时感染，但有的胎儿出现较重畸形，有的轻度畸形，有的发育正常。这是由于每个孕妇所怀胎儿对风疹病毒易感程度（即每个胎儿的遗传构成）不同所致。

三、影响畸形发生的因素

1. 致畸敏感期

生物体的发育是一个复杂的程序过程，无论何种因素干扰了这一过程的某一个或几个环节，均可导致胚胎发育紊乱致发育异常。通常胚胎发育的各个阶段均可发生畸形，但易发程度存在很大的差别。以人类发育为例，人的胚胎发育在受精后的前 8 周是胚胎发育的关键时期，是胚胎细胞分裂和分化的高潮期，大部分器官原基在此期形成，特别易受各种因素和多种致畸原的影响，影响胎儿器官的正常形成而导致发育异常。这段时期称为胚胎敏感期或临界期。各器官因发育时期不同，胚胎敏感期的时间也不完全相同。受精后 8 周至 40 周，是各器官组织生长和进一步分化的阶段，此期称为胎儿期，这一时期对致畸的敏感性相对降低。

2. 剂量

动物实验研究显示了剂量-反应关系。剂量对胎儿的作用部分取决于母亲对有害物质的代谢能力，而这又由母亲的基因型决定的。母亲患糖尿病会增加胎儿患心血管疾病、中枢神经系统疾病的风险。若患妊娠期糖尿病，在妊娠后期要服用胰岛素的母亲，出生畸形胎儿的风险增加。这也显示了剂量-反应关系，妊娠早期血糖控制满意，则能降低出生缺陷的发生风险。

3. 胎儿基因型

确凿的动物实验，包括一些人类不确凿的证据，提示对致畸剂反应的基因差异。如苯妥英钠具有致畸性，包括颅面部畸形、产前产后发育迟缓、智力发育低下、肢体缺陷等一组综合征，即胎儿乙内酰脲综合征。约 5%～10% 的接触过苯妥英钠的胎儿会不同程度的表现上述症状，1/3 表现出有害效应，而一半以上不受影响。致畸性与体内较高的氧化代谢产物水平有关。降解该药物的环氧化物水解酶活性表现呈多态性，分别由高活性、低活性两种等位基因控制。据报道，低活性酶是胎儿发生该综合征的病因，高活性酶占人群的大多数。因而这一发现可以指导人们去探索检测高发病风险胎儿的方法。

4. 母亲基因型

目前人们对母亲基因型对宫腔内受孕子代的致畸作用了解很少。此种类型通常是母方基因缺陷的异常生化代谢所致。例如，患苯丙酮尿症的母亲所产胎儿患小头畸形、先天性心脏病的比例较高。

第四节　出生缺陷遗传咨询的适应证

对出生缺陷的遗传咨询是由咨询医师和咨询者（遗传病患者本人或其家属）就某种出生缺陷在家庭中的发生情况、再发风险、诊断和防治上所面临的问题，进行一系列的交谈和讨论，使患者或其家属对该病有全面的了解，选择最恰当的决策的全过程。

针对出生缺陷发生的易感性及其发生的特点，凡有如下指征者都主张提供咨询：

1. 高龄孕妇。35 岁及以上的孕妇一律要求进行遗传咨询和产前诊断。
2. 有死胎、畸胎分娩史者。
3. 接触或使用过致畸原者，包括那些被公认为具用或怀疑有致畸胎作用的化学物质、药物或微生物等。
4. 有多次自发流产史的夫妇和不孕不育夫妇。
5. 确诊为染色体畸变的儿童的双亲、确诊为染色体平衡易位的携带者。
6. 近亲结婚者。
7. 身份鉴定或亲子鉴定者。
8. 易感人群的症状前检查。
9. 性发育异常的患者。
10. 婚前检查。

第五节　出生缺陷的预防、筛查与诊断

出生缺陷的存在应及早发现并作出诊断，这对于早期治疗和干预、尽量减少缺陷器官的功能障碍、防止严重的智残具有重要的现实意义。出生缺陷能否早期诊断与缺陷的类型、特点有很大的关系，但更主要的取决于出生缺陷的监测方法、检测人的素质及其对出生缺陷知识的掌握程度。在出生缺陷发生之

前，预防措施是控制其发生率的关键。筛查和诊断则是出生缺陷发生后降低其出生率的后补手段。其方法包括高危因素筛查、详细的观察、体检和必要的实验室检查几方面。而筛查及诊断分为宫内和产后两个时期。

一、出生缺陷的预防

预防工作有助于控制出生缺陷的发生率。除了大环境公共卫生的影响外，孕妇在计划受孕前个人的预防措施已成为直接干预出生缺陷发生的重要环节。受孕前和妊娠过程铁和叶酸的补充对预防孕妇贫血、先天性神经管缺陷的发生已得到充分的肯定。饮食的选择对糖尿病的发生也已引起公众的认可。妊娠前和妊娠期对某些疾病和对胎儿有害物质的控制，如PKU、糖尿病、酒精等，可以预防母源性PKU、糖尿病和先天性酒精综合征的发生。总之，在计划受孕前和整个妊娠过程都必须保持一个尽量完美的精神和体质的健康状况，是预防出生缺陷发生的非常重要的一环。

二、高危因素筛查

具有高危因素的人群的出生缺陷发生率较高，因此，围产保健和儿童保健检查的次数应更多、更仔细，以便作出早期诊断。

1. 家族史

显性或隐性遗传病常有明显的家族史，应注意家族中有无先天性盲、聋哑、智残、癫痫或其它先天畸形。注意父母是否为近亲婚配。

2. 妊娠史

早孕后应定期进行孕期保健检查，应注意以下高危因素：

（1）妊娠年龄在16岁以下的低龄孕妇和35岁以上的高龄产妇。
（2）内科合并症如糖尿病、高血压、甲状腺功能亢进或低下、系统性红斑狼疮等。
（3）合并感染如风疹、巨细胞包涵体、弓形体、单纯疱疹、水痘、肝炎、流感、腮腺炎、梅毒等。
（4）妊娠合并症如复发性流产、先兆流产、羊水过多或羊水过少、妊娠高血压综合征等。

3. 新生儿史

新生儿异常如早产、过期产、小于胎龄儿、新生儿窒息等。

4. 辅助生殖史

随着辅助生殖技术的发展和要求辅助生殖技术的人群增多，通过辅助生殖技术出生的群体会与日俱增。然而，辅助生殖技术对出生缺陷的效应也日益受到重视。其中比较常见的是新生儿死亡、早产、低出生体重、先天性结构异常和多胎。多胎本身也会使出生缺陷率升高。此外，基因印迹和儿科肿瘤的风险也不能忽视。

三、临床观察与体检

临床观察与体格检查是发现出生缺陷的主要手段之一，也是确诊体表可见出生缺陷的手段。临床观察及体检应在新生儿出生后第一天便开始，并定期检查，因为有些出生缺陷在新生儿期可能缺乏典型表现。

1. 临床观察

应全面观察饮食、大小便、呼吸、面色、精神、四肢运动等。观察工作由病房护士进行，也可以由父母或家长进行。但应当教会家长如何进行观察。

（1）喂奶后呕吐、呛咳、青紫、腹胀、无大便或排便困难，多为消化道畸形。
（2）呼吸困难、青紫、喂奶困难、多见于呼吸道畸形、先天性心脏病、膈疝等。
（3）精神状态异常，包括异常安静如反应低下、少哭不动、嗜睡和异常兴奋如大声哭叫、尖叫。运动异常包括肢体运动障碍和面部异常运动或异常动作。这些表现可见于肌肉神经创伤或中枢神经系统发育异常。

2. 体格检查

许多出生缺陷是显而易见的，但有些却不是，因此应进行系统体格检查。每次体检都从头到脚、从前到后逐个器官地详细检查，不可遗漏任何一个部分。即使发现了一两种缺陷，也应坚持完成体检，以免漏掉第二、三种出生缺陷。

四、实验室检查

实验室检查包括形态影像学检查及血液、生化、免疫等功能检查。前者主要用于发现和诊断先天内脏形态异常；后者主要用于发现和诊断各种出生缺陷的病因。

1. 超声检查

按照检查目的不同，超声诊断包括以下几种：

（1）胎儿B超：对妊娠子宫及胎儿进行B超检查，可以早期发现胎儿的无脑畸形、脊柱裂、腹裂畸形等致死性畸形。

（2）头颅B超：对脑组织进行扫描，可发现脑畸形如脑积水等。

（3）腹部B超：对腹腔脏器扫描门口用于发现腹腔脏器如肝、脾、肾的先天畸形。

（4）超声心动图：对心脏及大血管进行实时超声检查，可用于先天心脏病形态异常的诊断、分流方向及分流量的诊断和心功能的诊断。

2. X线检查

包括颅骨片、胸片、腹部立位片、四肢片及X线对比造影检查。

3. CT及MRI

这两种方法均可对不同器官进行断层扫描，其分辨率高，有助于对各器官的畸形作出诊断。

4. 血液生化检查

用于红细胞或血浆、血清中某一生化成分的测定，如某一血红蛋白、某种氨基酸、糖、脂肪的定量测定。有助于遗传代谢病的诊断。

5. 血清免疫学检查

用于检测血液中某种抗原或抗体的存在与否，有助于宫内慢性感染如风疹、巨细胞病毒感染的诊断。

6. 染色体核型分析

染色体形态检查及分带技术，有助于染色体病的诊断及鉴别诊断。

7. 遗传代谢病实验室筛查

为早期发现遗传代谢病，应进行遗传代谢病的筛选工作。

（1）细菌抑制试验：方法简便易行，特异性高，可作为新生儿有效的半定量筛查方法。本法可用于苯丙酮尿症、半乳糖血症、组氨酸血症等的筛查。

（2）干血滤纸标本保存法：主要用于苯丙酮尿症、枫糖尿症、半胱胺酸尿症、酪氨酸血症、半乳糖血症、甲状腺功能低下等的筛查。

8. 细胞学检查

诊断某些血液病引起的出生缺陷。血液及唾液、胃液、尿等细胞学检查诊断巨细胞包涵体感染。

9. 基因诊断

采用斑点杂交，限制性酶切基因图，DNA限制性片段长度多态性，寡核苷酸杂交和多聚酶链反应等技术进行基因遗传病的诊断。

（黄艳仪　姚细保）

主要参考文献

1. Allen VM, Wilson RD, Cheung A. Pregnancy outcomes after assisted reproductive technology. J Obstet Gynaecol Can, 2006, 28: 220-50
2. Broder S, Venter JC. Whole genomes. the foundation of new biology and medicine. Curr Opin Biotech, 2000, 11: 581-5
3. Brookes A. Rethinking genetic strategies to study complex diseases. Trend Mol Med, 2001, 7: 512-6
4. Cardon LR, Bell JI. Association study designs for complex diseases. Nat Rev Genet, 2001, 2: 91-9
5. Cavalli-Sforza T. Effectiveness of weekly iron-folic acid supplementation to prevent and control anemia among women of reproductive age in three Asian countries: development of the master protocol and implementation plan. Nutr Rev, 2005, 63: S77-80
6. Childs B, Valle D. Genetics, biology and disease. Ann Rev Genomics Hum Genet, 2000, 1: 1-19
7. 崔君兆主编. 孕妇感染致出生缺陷病因诊断及防治. 北京: 中国协和医科大学出版社, 1999
8. Collins FS, McKusick VA. Implications of the human genome project for medical science. JAMA, 2001, 285: 540-4
9. Degani S. Sonographic findings in fetal viral infections: a systematic review. Obstet Gynecol Surv, 2006, 61: 329-36
10. 李松主编. 出生缺陷诊断图谱, 第二版. 北京: 北京医科大学出版社, 2002
11. 李竹, 钱宇平主编. 出生缺陷监测, 第二版. 北京: 人民卫生出版社, 1993
12. 刘权章主编. 遗传咨询——遗传病防治的关键问题. 哈尔滨: 黑龙江科技出版社, 1999
13. 刘雯, 左及主编. 医学遗传学, 第三版. 上海: 复旦大学出版社, 2003
14. 陆国辉主编. 产前遗传病诊断. 广州: 广东科技出版社, 2002
15. Milunsky A. ed. Genetic Disorders and the Fetus: Diagnosis, Prevention, and treatment. 5th Edition. Baltimore: John Hopkins Univ. Press, 2004
16. Online Mendelian Inheritance in Man (OMIM). (2006) http://www.ncbi.nlm.nih.gov/omim
17. Quinn LA, Thompson SJ, Ott MK. Application of the social ecological model in folic acid public health initiatives. J Obstet Gynecol Neonatal Nurs, 2005, 34: 672-81
18. Reilly PR. Public concern about genetics. Ann Rev Genomics Hum Genet, 2000, 1: 485-506
19. Scriver CR, Beaudet AL, Sly WS, et, al. The Metabolic and Molecular Basis of Inherited Disease (MMBID). 8th ed. New York: McGraw-Hill, 2001
20. Smitasiri S, Solon FS. Implementing preventive iron-folic acid supplementation among women of reproductive age in some Western Pacific countries: possibilities and challenges. Nutr Rev, 2005, 63: S81-6
21. Thomson G, Esposito MS. The genetics of complex diseases. Trend Cell Biol, 1999, 9: M17-M20
22. Viteri FE, Berger J. Importance of pre-pregnancy and pregnancy iron status: can long-term weekly preventive iron and folic acid supplementation achieve desirable and safe status? Nutr Rev, 2005, 63: S65-76
23. Ward KJ. Genetic factors in recurrent pregnancy loss. Semin Rep Med, 2001, 18: 425-32
24. Williams SJ, Hayward NK. The impact of the human genome project on medical genetics. Trend Mol Med, 2001, 7: 229-31
25. 杨保胜, 金政, 苗聪秀主编. 遗传与生殖科学. 北京: 人民军医出版社, 2004
26. Young ID, ed. Introduction to Risk in Genetic Counseling. 2nd ed. New York: Oxford University Press, 1999
27. Zargar AH, Bashir MI. Epidemiological aspects of prediabetes—review of the current data. J Indian Med Assoc, 2005, 103: 591-3
28. Zwick ME, Culter DJ, Chakravarti A. Patterns of genetic variation in Mendelian and complextr traits. Ann Rev Genomics Hum Genet, 2000, 1: 387-407

第8章 产前诊断

第一节 概述

产前诊断（prenatal diagnosis）又称宫内诊断或出生前诊断。它是利用各种诊断技术，对胎儿疾病做出宫内诊断。

产前诊断技术主要用于诊断胎儿遗传性疾病。近20多年来，由于临床胎儿医学的发展，对某些胎儿疾病在出生前治疗已经成为可能。因此，除了对遗传性疾病进行产前诊断，对胎儿其它疾病的正确诊断也十分重要。目前，产前诊断技术已经不仅局限于对胎儿疾病的诊断，对疾病严重程度的判断、重要器官功能的检查、预后的评估已经逐渐成为产前诊断的重要内容。

一、产前诊断取材方法

产前诊断取材方法分为侵入性（invasive）和非侵入性（noninvasive）两类。侵入性产前诊断主要有绒毛取样、羊膜腔穿刺、脐带穿刺；非侵入性产前诊断技术包括超声波检查以及母血胎儿细胞检查、母血胎儿DNA/RNA检查等。有将先天缺陷的产前筛查也归入产前诊断范畴。在众多的取材方法中，侵入性产前诊断（或称传统的产前诊断）方法多年来一直为临床广泛应用。近十余年来虽然涌现了一些新的取材方法，仍然无法取代传统的方法。目前侵入性产前诊断仍然为主流的取材方法。

二、产前诊断技术的发展

产前诊断是现代医学科学的重大进步。其发展主要取决于两方面的条件：①取材技术的进步；②实验室检测技术的进步。1952年，Bevis首先报道采用羊膜腔穿刺取羊水评估Rh血型不合。1956年，羊水细胞被用于检测胎儿性染色质。1966年，Steele等首先利用羊水细胞进行染色体核型检查。1968年，Nadler报道采用羊水细胞成功地产前诊断首例21-三体综合征，从此，产前诊断进入了新纪元。20世纪70年代后，羊膜腔穿刺技术开始广泛应用于产前诊断。20世纪70年代后，羊膜腔穿刺技术开始广泛应用于产前诊断。1975年，采用盲吸法获取绒毛检测性染色质取得成功。1983年以后，由于脐带穿刺技术的发展，获取胎血进行产前诊断成为可能。

由于上述取材方法均为侵入性产前诊断技术，从20世纪80年代末至90年代初，人们开始探索无创性（非侵入性）产前诊断方法。首先从母血中分离富集胎儿细胞进行产前诊断，90年代中后期，利用母血清中胎儿DNA鉴定胎儿性别获得成功；近年来，开始研究利用母血清中的RNA进行产前诊断。随着辅助生育技术的发展，种植前诊断开始应用于临床。

实验室诊断技术的进步极大地推动了产前诊断的发展。各种检测技术特别是分子生物学技术的发展，使得越来越多的胎儿疾病可以进行产前诊断。除了染色体核型检查，一些单基因疾病、代谢病、宫内感染及其它的胎儿疾病都可以进行产前诊断。

三、产前诊断指征

（一）常用的产前诊断指征

每个国家或每个地区对产前诊断的指征的范围略有不同。表8-1列出了目前主要公认的指征。

表 8-1 常用的产前诊断指征

母亲分娩时年龄≥35 岁*
血清学筛查异常
不良孕产史：
　　2 次以上流产、死胎或新生儿死亡
　　畸胎史或智力障碍儿分娩史
　　染色体异常儿分娩史
家族有遗传病史，或遗传病儿分娩史
夫妇一方染色体异常（如平衡易位或倒位）
遗传性疾病基因携带者
胎儿畸形或可疑畸形

*指单胎妊娠分娩时年龄，有学者认为双胎妊娠年龄为≥31 岁

（二）其它产前诊断指征

1. 超声波检查胎儿或羊水量异常：①胎儿发育异常，如胎儿生长受限；②羊水过多或过少；③染色体非整倍体异常的隐蔽指标（软指标）。

2. 孕早期致畸因素接触：如药物、射线等。

3. 妊娠期某些可导致胎儿畸形的感染：如风疹病毒、巨细胞病毒或弓形虫感染等。

4. 某些地区性高发性遗传病筛查异常：如我国广东、广西省将地中海贫血列为婚前或孕期筛查项目，对夫妇双方筛查异常的孕妇进行产前诊断。

5. 母亲患有某些疾病可能导致胎儿畸形：如糖尿病、苯丙酮尿症；母亲患先天畸形（如先天性心脏病）。但是，对这类情况是否进行产前诊断仍有争议。

近年来，由于血清学筛查的发展，血清学筛查异常已经成为产前诊断的主要指征之一；此外，由于高分辨超声波技术的发展以及超声工作者经验的增加，尤其是遗传学超声（genetic sonogram）检查的普及，胎儿结构畸形的检出率增加，使之成为产前诊断的主要指征之一。在发达国家的产前诊断单位，超声波检查发现一些可能出现染色体非整倍体异常的指标，如妊娠 10~14 周出现颈部透明层厚度（nuchal translucency thickness，NT）增加（≥3mm 或第 95 百分位数）已经被作为产前诊断的指征；妊娠早期的鼻骨（nasal bone）缺如和妊娠中期发现的一些软指标（soft markers）被考虑作为产前诊断的指征，包括：颈部皮折增厚（thickened nuchal fold）、短股骨或肱骨、脉络膜丛囊肿、肠回声增强、心脏灶性强回声、肾盂扩张，甚至包括单脐动脉等，由于这些指标均为非特异性，可以出现在正常胎儿，目前多主张采用遗传学超声评分法，≥2 分建议进行产前诊断（表 8-2）。根据 Shipp 的报道，采用评分法可以检出 73% 的 21-三体和 85% 的 18-三体。有认为超声评分 1 分时，需结合母亲年龄以及血清学筛查结果综合考虑，若为高龄或血清学筛查阳性，主张进行产前诊断。

表 8-2 妊娠中期遗传学超声评分法*

超声指标	评分	超声指标	评分
主要畸形**	2	肾盂扩张	1
颈部皮折增厚	2	肠回声增强	1
短股骨	1	脉络膜丛囊肿	1
短肱骨	1	心脏灶性强回声	1

*≥2 分建议产前诊断；**指结构畸形

第二节 羊膜腔穿刺

羊膜腔穿刺（amniocentesis）是应用历史最长、应用最广泛，最为安全的侵入性产前诊断技术。根据穿刺的时间，可以分为中期羊膜腔穿刺和早期羊膜腔穿刺。

一、妊娠中期羊膜腔穿刺

（一）取材时间

羊膜腔穿刺产前诊断主要用于妊娠中期。近10余年来少数中心将该技术用于较早孕期。为便于区别，妊娠15周后称作中期羊膜腔穿刺（midtrimester amniocentesis）又称"传统羊膜腔穿刺"（conventional amniocentesis, classical amniocentesis）。多用于妊娠16～20周。此时羊水量约为170～200ml，每周约增加20～25ml。羊膜腔空间相对较大，羊水中活细胞的比例约占20%，有利于羊水细胞培养和染色体制备。随着孕龄增长，羊水含胎儿细胞增多，但活细胞的比例则越来越少。因此，大孕周的羊水细胞的培养较困难。羊膜腔穿刺取材时间依据检验项目而有所不同（表8-3）。

表8-3　各种检测项目羊膜腔穿刺取材最佳时间

检测项目	取材时间（孕周）	检测材料
羊水细胞培养	16～22	细胞
AFP*	15～18	羊水
胎儿成熟度	≥34	羊水或细胞
胎儿溶血	≥24	羊水
DNA检测	≥15	细胞

＊甲胎蛋白

（二）操作方法

羊膜腔穿刺可以在超声波定位后进行操作。由于胎动使胎儿位置改变，为避免穿刺针刺中胎儿或脐带，一般主张在超声引导下进行，有两种方法：①凸阵型探头引导下徒手穿刺；②线阵型穿刺探头引导下或凸阵型探头安装附加穿刺装置引导下进行穿刺，该法一般全程在超声监测下进行（图8-1）。

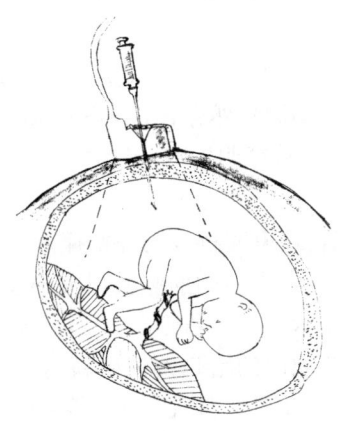

图8-1　超声波穿刺探头引导下妊娠中期羊膜腔穿刺

下面介绍超声引导下羊膜腔穿刺的操作过程：

1. 选择穿刺点。超声波检查胎儿，确定胎儿存活，了解胎盘位置，羊水量。穿刺点一般选羊水平段较大的部位，避开胎儿以及脐带，尽量不经胎盘，若无法避开胎盘，穿刺点尽量避开胎盘血窦。消毒穿刺点及附近皮肤。

2. 进针。在屏幕上显示穿刺线，通过穿刺线测量拟进针深度，一般用22G、10～15mm套管穿刺针最好。宜快速进针，最好一针直接进入羊膜腔，可避免子宫壁或胎盘出血，减少母体细胞的污染。当穿刺点经过胎盘时快速进针尤为重要。

3. 抽取羊水。取出针芯，接注射器抽取羊水，弃去开始的2ml后，继续抽取20ml做羊水培养检查染色体，也可多抽取2～5ml检测羊水AFP，或用经过离心的羊水上清液进行AFP检测，沉淀的细胞进行细胞培养。

4. 出针。快速抽出穿刺针，超声波检查胎儿心率。

注意事项：术中观察抽取的羊水性质，妊娠中期正常的羊水呈淡黄色、透明。

（三）手术相关并发症

虽然妊娠中期羊膜腔穿刺是最安全的侵入性产前诊断操作，仍然存在母儿并发症。

1. 胎儿丢失（fetal loss）。据多年来国外多个中心大样本量的统计，在排除了2%的胎儿自然背景丢失率（natural background loss rate）后，超声波引导下进行羊膜腔穿刺术的胎儿丢失率约为0.5%～1%，一般认为在0.5%左右。

2. 羊水溢漏（amniotic fluid leakage）。约为1%～3%。

3. 羊膜绒毛膜炎。由于操作造成感染，可导致死胎。

极少见孕中期羊膜腔穿刺的母亲并发症。大样本量的研究证实，羊膜腔穿刺不增加先天缺陷的发生率，但有报道同种免疫溶血性疾病发生率增加，故主张对Rh阴性血型孕妇羊膜腔穿刺后72小时内注射抗Rh D免疫球蛋白。

二、妊娠早期羊膜腔穿刺

20世纪80年代末期和90年代初，相继有学者报道妊娠15周前羊膜腔穿刺，称作早期羊膜腔穿刺（early amniocentesis），作为绒毛活检以外的妊娠较早期产前诊断的另一途径，对其安全性一直有争议。由于早期羊水细胞含量较少，细胞培养时间较长，此外，胎儿丢失率较高，而这段时期绒毛取样安全、可靠，因此早期羊膜腔穿刺术迄今仍未能成为主流的侵入性产前诊断技术。

羊膜腔穿刺的时间可以早在9～14周进行。根据Byrne的文献综述，大多数学者主张在妊娠12周后进行。孕周越小取得羊水的成功率越低，重复穿刺率越高。

（一）操作方法

操作方法与妊娠中期羊膜腔穿刺相同。取羊水量一般为1ml/1周。据文献报道，穿刺失败的主要原因为抽不到羊水。妊娠12周以前胚外体腔仍然存在，羊膜与绒毛膜尚未融合，进针时可形成"帐幕"（tent）现象，穿刺针未能进入羊膜腔，导致穿刺失败。

（二）主要并发症

除了妊娠中期羊膜腔穿刺的并发症，还有其特有的并发症。

1. 较高的胎儿流失率。加拿大一个大样本量的前瞻性研究显示，妊娠11～12周与15～16周比较，前者羊膜腔穿刺的胎儿丢失率明显高于后者（7.6%比5.9%），与穿刺时的孕周密切相关，孕周越小胎儿丢失率越高，Stripparo报道，妊娠13周前的胎儿丢失率高达14.8%，而妊娠13～15周后为1.8%。早期羊膜腔穿刺的远期胎儿丢失率亦高于中期。Nicolaides等的对照研究结果显示：与绒毛取样比较，妊娠10～13周羊膜腔穿刺的胎儿丢失率明显增高。

2. 变形性畸形。一些报道足内翻的发生率明显增高；个别报道胎儿腿过度伸展、脊柱侧弯、髋关节或膝关节异位等。

3. 呼吸系统问题。有报道新生儿肺部并发症的发生率高于孕中期羊膜腔穿刺（2.6%比1.6%）。然而，肺小管形成期开始于妊娠16～17周，此后出现的羊水过少才可能与胎肺发育不良有关。因此，早期羊膜腔穿刺与新生儿呼吸困难的关系有待大样本量的进一步评价。

（三）存在问题

由于获得的羊水细胞较少，细胞培养需要较长时间，培养成功率低于妊娠中期。虽然曾有报道采用羊水过滤的方法以获取更多的胎儿细胞，这种方法未被接受在临床广泛应用。

三、诊断项目

利用羊水细胞和羊水上清液可以对许多胎儿疾病进行产前诊断，主要有以下几种类型：

（一）羊水细胞

羊水细胞来源于胎儿细胞以及羊膜细胞。胎儿细胞多数是鳞状上皮，为脱落的表皮细胞；还有口腔粘膜、消化道、泌尿道和生殖道的内胚层上皮，其中绝大多数为死细胞，仅少数活细胞。利用活细胞进行培养，或从细胞直接提取DNA可作产前诊断。经培养的羊水细胞分作3类：成纤维细胞、上皮样细胞以及羊膜细胞。其中羊膜细胞生长最为旺盛，通常用作产前遗传学诊断。

1. 遗传病

（1）染色体病：① 经过培养的羊水细胞，采用常规或高分辨染色体检查方法，可以诊断胎儿染色体数目以及结构异常，如21-三体综合征、18-三体、13-三体、多倍体、染色体易位或倒位、脆性X综合征等；② 采用FISH技术，未经培养的羊水细胞可直接诊断染色体数目异常；经过培养、制片后再行FISH检测，可以诊断染色体数目和结构异常，以及染色体微缺失。

（2）单基因病：① 通过检测羊水细胞DNA，可以诊断单基因疾病，例如：地中海贫血、血友病、神经肌肉病、代谢病等；② 可直接或用经过培养的羊水细胞测定某些酶活性，诊断相应的代谢病。

（3）其它遗传病：① 线粒体病；② 三核苷酸扩增性疾病，如脆性X综合征、Huntington病等。

2. 宫内感染

（1）提取羊水细胞的DNA或RNA，通过DNA扩增技术或其它技术，可以检测病原体的DNA或RNA，从而诊断宫内感染。

（2）采用羊水培养分离病原体或病原体接种技术，可以确诊宫内感染。这些技术繁琐、耗时、成本高，临床很少应用。

（二）羊水上清液

1. 神经管缺陷（neunal tube defect, NTD）羊水AFP含量是诊断胎儿NTDs十分有价值的指标。胎儿患开放性NTDs时，肝脏合成的AFP通过脑膜/脊膜渗透到羊膜腔，致使羊水AFP含量增高，可达正常的3～30倍。当羊水AFP含量≥2.5MoM时，可以检测出绝大部分的开放性NTDs，结合高分辨的超声波检查，可检测出＞95%的NTDs。此外，其它结构畸形如脐膨出、内脏外翻等多种畸形时，羊水AFP含量也会增高。通过检测羊水中乙酰胆碱酯酶（acetycholinesterase, AchE）可提高诊断的准确性，并能进一步鉴别NTD和腹壁缺损。羊水AFP增高与胎儿畸形的关系见表8-4。

表 8-4 羊水 AFP 增高与胎儿畸形的关系

AFP	升高程度（MoM）	胎儿畸形发生率（%）
轻度增高	2.0～4.9	25.0
中度增高	5.0～9.9	88.1
高度增高	≥10.0	97.7

2. 内分泌疾病

(1) 甲状腺功能：检测羊水游离 T_4、TSH、或 rT_3 含量有助于诊断胎儿甲状腺功能低下。

(2) 肾上腺皮质功能：检测羊水 17 羟-孕酮含量有助于诊断先天性肾上腺皮质增生症。

3. 其它项目

除了能对遗传病、宫内感染进行诊断之外，羊膜腔穿刺技术还是产科临床重要的诊断性操作。

(1) 胎儿宫内溶血：采用分光光度法或直接检测羊水中胆红素的浓度有助于诊断胎儿溶血以及评估溶血严重程度；采用羊水细胞可以检测胎儿血型物质判断胎儿 ABO 血型（注：无法检出非分泌型的 ABO 血型），或通过 DNA 检测判断 Rh 血型；也可直接检测羊水中的抗体滴度。

(2) 胎儿成熟度评估：妊娠晚期检测羊水中磷脂酰甘油（phosphatidylglycerol，PG）或磷脂酰胆碱与鞘磷脂比值（L/S）可以评估胎肺成熟度，检测羊水其它成分可以评估胎儿其它器官的成熟度。

第三节 绒毛取样

1975 年，韩安国首先尝试盲吸法绒毛取样（chorionic villus sampling，CVS），成功地检测染色质预测胎儿性别。20 世纪 80 年代中后期开始，CVS 技术逐渐普及，成为孕早期产前诊断的主要取材方法。

一、取材时间

根据 1992 年 WHO/EURO 的推荐，CVS 宜在妊娠 9 周以后进行，10～12 周为最佳时间，此时背景自然流产率已经明显降低，而此前取材手术并发症增加。在一些中心，CVS 用于妊娠 13 周后甚至妊娠中晚期的产前诊断，又称"胎盘活检"（placental biopsy）或晚期 CVS（late CVS）。

二、取材途径

CVS 分为经腹 CVS（transabdominal CVS，TA-CVS）和经宫颈 CVS（transcervical CVS，TC-CVS）途径两种，二者均在超声引导下进行。1984 年，Smidt-Jensen 等开始 TA-CVS。随着技术的成熟，国外许多中心采用经腹途径，该法较少引起感染，较为安全，可用于妊娠各期。目前我国仍然主要采用 TC-CVS。前壁胎盘通过腹部途径容易取材；而后壁胎盘或后屈的子宫，经宫颈途径较容易成功取材。因此有人主张最好能掌握两种取材技术。

三、取材方法

(一) 经宫颈绒毛取样

适用于妊娠 10～12 周（图 8-2）。

1. 取样器 ①多聚乙烯管：约 25cm 长，顶端或接近顶端有孔，管内有一条可变形的金属丝，具一定弯曲度）；②金属管：接近顶端有孔；③绒毛活检钳，见图 8-3。

2. 操作过程

(1) 超声波检查：了解胎儿情况、胎心率、叶状绒毛膜位置，以及脐带进入胎盘的位置。

(2) 截石位，消毒外阴、阴道，插入窥器暴露宫颈，视需要是否上宫颈钳，上宫颈钳可以牵拉子宫或帮助子宫复位。

(3) 插管：超声波引导下将导管（或活检钳）插入至叶状绒毛膜，抽出导管内金属丝。

(4) 抽取绒毛：10～20ml 注射器（内含有微量肝素的生理盐水约 1 ml）接导管远端，抽负压约 10ml 后，缓慢抽出导管。超声波下可见随着导管的退出，绒毛受到轻微牵扯。

将抽出的标本置入转运培养液中。若时间很短，可用生理盐水代替培养液（内加入微量肝素以防止血凝块形成）。若取样成功，肉眼可见白色分枝状绒毛漂浮于液体中，而蜕膜外观较厚，呈淡粉红色，无分枝,易于沉底。在体视镜下可以鉴别(图 8-4)。

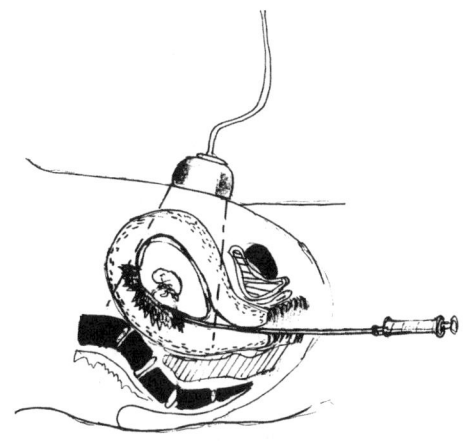

图 8-2 经宫颈绒毛取样

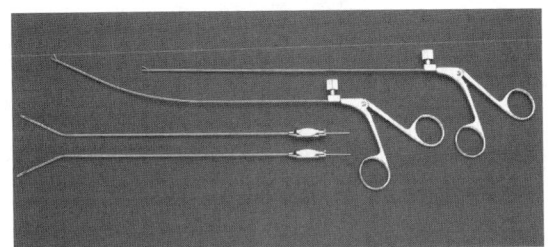

图 8-3 经宫颈绒毛取样器

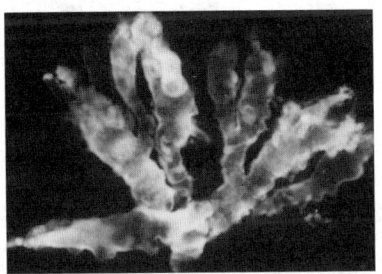

图 8-4 体视镜下所见的绒毛标本

(二) 经腹绒毛取样

1. 取样器 可用单针(腰穿针)或双套管针(图 8-5)。

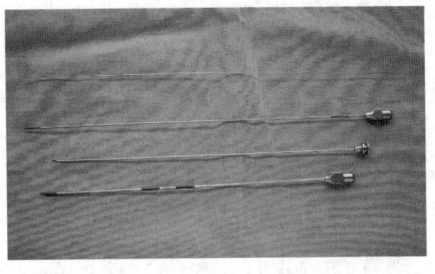

图 8-5 经腹绒毛取样双套管针

2. 操作方法

(1) 超声波检查：了解胎儿情况、胎心率、叶状绒毛膜位置，以及脐带进入胎盘的位置。

(2) 局部麻醉：平卧位，消毒皮肤，1%普鲁卡因或1%利多卡因局麻。

(3) 穿刺叶状绒毛膜：采用20G的腰穿针，在超声波引导下或超声波穿刺探头引导下刺入叶状绒毛膜。也可用17G或18G的套管针先穿透蜕膜板，取出针芯，将19G或20G的细针插入叶状绒毛膜（细针一般较套管针长2cm）。

(4) 抽取绒毛（图8-6）：接20ml注射器（内有含微量肝素的生理盐水约1ml），抽负压约10ml，上下移动腰穿针或细针几次，而后拔出腰穿针或细针，检查是否抽出绒毛组织。若用套管针，确定获得绒毛后，拔出套管针。

采用套管针的好处为若第一次取样失败，可以避免第二次进针，直接将细针再次插入套管针内第二次取样，而腰穿针则需重新进针取样。据报道，有经验的操作者1次进针取样成功率超过90%，因此国外许多中心采用单针技术。

Burn等将TA-CVS分为：①羊膜腔外穿刺（extra-amniotic puncture）：在10,741例CVS中，89.4%采用此方法；②经羊膜腔穿刺（trans-amniotic puncture）：占10.6%，用于妊娠大于15周、后壁胎盘者。

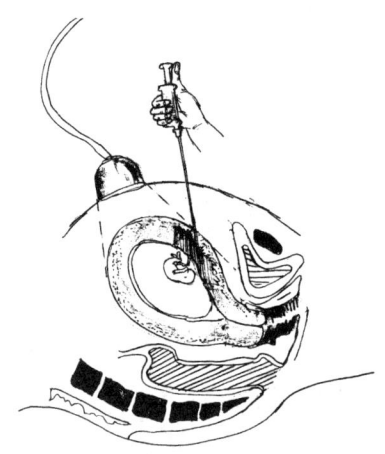

图8-6 经腹绒毛取样

四、手术相关并发症

（一）胎儿丢失

胎儿丢失率为2.5%~3%（包括背景丢失率），与操作者的经验有关。据美国和加拿大多中心的协作报告，在经验丰富的单位，手术相关胎儿丢失的风险与孕中期羊膜腔穿刺几乎相同。反之，欧洲多中心协作（MRC Working Party on the Evaluation of CVS）的报告，与中期羊膜腔穿刺比较，CVS的胎儿丢失率增高。2003年Brun等报道妊娠13周前CVS的胎儿丢失率为1.92%，28周前为1.64%。胎儿丢失相关因素：①母亲年龄：高龄孕妇风险增高；②孕龄：大于12周风险降低；③CVS途径：有学者认为两种途径的安全性和效果无差异。而Smidt-Jensen等报道，与TA-CVS及中期羊膜腔穿刺比较，TC-CVS风险增高。

（二）肢体缺失

对CVS是否增加肢体缺失的发生率一直有争议。1991年，Firth报道539例CVS后的婴儿中，5例出现肢体缺失。其中4例为口-下颌骨-肢体发育不全综合征，另1例为末端肢体横截段缺失。5例均为妊娠55~66天进行CVS。其它几个小样本量的报告肢体缺失发生率增高，多数病例为妊娠10周前进行 CVS。后期多中心的研究以及 WHO 公布的大样本量的资料，均未能证实 CVS 增加肢体缺失的发生率。目前认为妊娠 10 周后在有经验的中心进行 CVS 是安全的。

（三）感染

CVS 后绒毛膜羊膜炎的发生率约为 0.2%。TC-CVS 较容易发生感染。

（四）出血

术后阴道流血的发生率约 12%，与胎儿丢失无关。TC-CVS 术后常出现少量阴道流血，一般无需处理。

五、存在问题

（一）母体细胞污染

为了减少母体蜕膜细胞或母血细胞污染，绒毛取出后应由有经验的人员在显微镜下仔细分离蜕膜和血凝块，这对于进行 DNA 检测尤为重要。

（二）染色体镶嵌型

约 1%～3% 的绒毛产前诊断出现染色体核型异常，而羊水或脐血核型正常。这种现象为"限制型镶嵌型"（confined mosaicism），可以分为四种类型：①普遍性镶嵌型（genernal mosaicism）：胎盘胎儿均为镶嵌型；②限制性胎盘镶嵌型（confined placental mosaicism，CPM）：胎盘出现正常与异常的染色体镶嵌型，胎儿核型正常；③胎盘核型异常，胎儿核型正常；④限制性胎儿镶嵌型：胎盘的核型正常，胎儿为正常异常的染色体镶嵌型。

由于镶嵌型的存在，对胎儿而言，绒毛染色体检查可以出现假阳性或假阴性的结果。对限制性胎盘镶嵌型的研究认为：它出现一般不引起胎儿畸形，但可以出现胎儿生长受限、流产、死胎或死产。在一些 CPM 的病例，新生儿被证实为单亲二倍体。当发现胎盘染色体为镶嵌型时，必须通过羊膜腔穿刺或脐带穿刺检查胎儿染色体核型。大样本的研究发现真正的染色体镶嵌型约占 0.06%～1%。

第四节 脐带穿刺

脐带穿刺（cordocentesis）又称"经皮脐血取样"（percutaneous umbilical blood sampling，PUBS）。近年的文献多采用前者。曾有称作脐静脉穿刺，但是在采血过程有时很难确定穿刺到脐动脉或脐静脉血。一些文献以"胎血取样"（fetal blood sampling）作为脐带穿刺的代名词。实际上，它包括了脐带穿刺、心脏穿刺以及门静脉穿刺胎血取样，近年已很少用于指单纯的脐带穿刺。由于心脏以及门静脉穿刺风险较高，随着脐带穿刺技术的成熟，它们已很少应用，仅在脐带穿刺失败时才采用。

20 世纪 60 年代，脐带穿刺开始是在胎儿镜下进行的。80 年代后，Daffos 首先应用超声引导下脐带穿刺，并迅速取代了前者。脐带穿刺技术的出现，不但扩大了产前诊断的检测范围，还推动了胎儿宫内治疗的发展。

脐带穿刺一般在妊娠 18 周后至分娩前均可进行，与羊膜腔穿刺比较，难度较大，手术相关并发症亦较高。但是，由于可以直接获取胎儿血，既可进行快速染色体核型检查，又可直接诊断胎儿血液系统疾病。此外，由于胎血可用于妊娠晚期染色体核型检查，弥补了羊膜腔穿刺的不足。因此，这一技术在产前诊断取材技术中具有十分重要的地位。

一、产前诊断应用范围

1. 同羊膜腔穿刺 但不能检测羊水 AFP。

2. 胎儿血液系统疾病

（1）同种免疫性溶血：可直接检测胎儿血型，了解贫血程度。

（2）其它原因贫血：甲型地中海贫血的胎儿血红蛋白电泳出现 Bart 带，若血红蛋白 Bart's 超过

50%可诊断为纯合子。严重胎母输血、微小病毒B19感染导致的水肿胎,其血象可呈贫血改变。

（3）血小板减少症：血小板减少是确诊本病的指标。

3. 宫内感染 通过检测特异性的IgM抗体,可以诊断胎儿宫内感染。然而,IgM阴性不能排除胎儿感染。

4. 快速染色体核型分析 脐血染色体培养仅需48～72小时,而羊水培养需7天以上。在怀疑胎儿畸形而需要短期得知染色体核型时,脐带穿刺为最好的选择。

5. 证实胎儿染色体核型

绒毛活检或羊水培养染色体检查可以出现假镶嵌型,这时往往需要通过脐血染色体核型检查来以鉴别是否为真镶嵌型。

二、方法

脐带穿刺有两种技术：徒手穿刺技术和穿刺探头（或穿刺架）引导的穿刺技术。两种方法均在超声引导下进行。前者在凸阵探头指引下进行穿刺,而后者在穿刺探头（或穿刺架）引导下进行（图8-7）。采用何种方法取决于操作者的习惯。

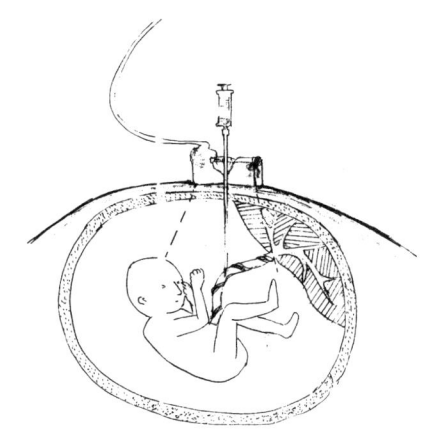

图8-7 超声腹部穿刺探头引导下脐带穿刺

三、穿刺部位

1. 脐带进入胎盘处。多数操作者愿意选择该部位穿刺。此处的脐带固定,血管较粗,受胎动干扰较少,操作相对容易。但是,由于接近胎盘血窦,容易抽到母胎混合血甚至抽到母血而造成误诊。与游离段脐血管比较,该段血管穿刺点往往出血较多,出血时间较长。

2. 脐带游离段。该段脐带浮动于羊水中,受胎动甚至母亲呼吸运动影响,穿刺难度相对较大,需要一定的经验。但是,该段取得的一般是胎儿纯血。由于这段脐带胶质较多,出血往往很快停止,故主张选择该段脐血管进行穿刺。

3. 脐带接近脐轮部。该段脐血管较粗大、平直,但是胶质较厚。根据笔者的经验,穿刺这段血管较容易出现脐带血肿和胎儿心动过缓。推测可能因为胶质层较厚,出血聚集于其间造成血肿压迫;此外,该段脐带的血管壁含较丰富的神经,容易出现反射性胎儿心动过缓。

四、操作过程

以下仅介绍笔者常用的穿刺探头引导法。

1. 超声波检查 了解胎儿情况以及胎儿心率,初步选择穿刺部位。

2. 选择穿刺点 消毒皮肤、铺巾。经浸泡消毒（或空气消毒）的线阵型腹部穿刺探头（或凸阵探头用消毒手套包裹，附加穿刺架）寻找拟穿刺的部位。一般选择脐带游离段，血管较平直处或者血管横截面。超声波可见血管声影呈双等号（图8-8）。因为胎动，选择的脐带游离段经常变位。显示穿刺线，测量从皮肤至拟穿刺血管的深度。

3. 进针及抽血 依操作者的习惯采用不同的进针手法。采用快速进针，尽量一针能刺中血管或接近血管、甚至穿透血管。若未刺中血管，可采用短促有力的手法继续穿刺血管。若针已经穿透血管则缓慢捻转提针至血管中。一旦刺中血管，抽出针芯后可见血液自行升入针的接口处，接上注射器，根据检测需要抽血1~3ml。快速拔针。若入针偏离血管，可游离穿刺针，调整角度，尝试徒手穿刺。如果穿刺困难，可第二次进针。

一般用22G、15mm长的套管穿刺针，针尖锋利且在超声波下能够显影；针体光滑且最好有刻度。

4. 术后观察 超声波检查胎儿心率，脐血管穿刺点出血情况，注意有无脐带血肿形成。

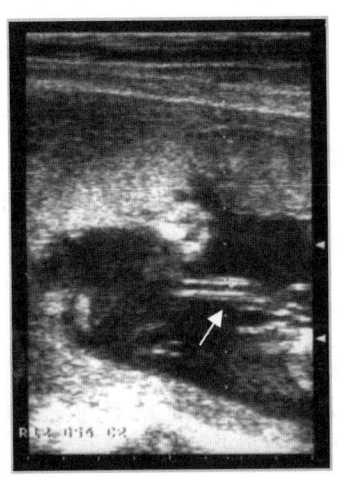

图8-8 超声波所见脐带双等号声影

五、注意事项

1. 操作失败原因 以下因素常增加操作难度：

（1）胎动频：是导致操作失败的主要原因。应选择胎儿静息状态时进针，术前可给予镇静剂。

（2）母亲肥胖：可使超声影像不清，进针阻力大，增加操作难度。

（3）羊水过多：使羊膜腔空间增大，脐带浮动范围增加。

（4）孕周小于21周：由于脐带细小，韧性较大，不易刺中血管，或进针后容易滑脱。

2. 术中注意胎动和胎心率变化 胎动频的胎儿若术中突然停止胎动，要及时观察胎心率变化，若出现心动过缓，应当立即停止操作。

3. 胎血的鉴定 个别情况下，抽出的血液为母血或母胎混合血。这种情况多发生于穿刺脐带插入胎盘处或穿刺胎盘表面的血管。为避免发生误抽母血或混合血，抽血时必须见到针尖的强光点位于脐血管内。此外，应该对血样进行鉴定。常用的鉴定方法有以下几种：

（1）血红蛋白电泳：胎儿血电泳后出现F带，而成人血出现A带。取少量的血液进行电泳，结果最为可靠。

（2）检测MCV和MCH：胎儿血MCV/MCH明显高于母血（MCV：母血82~95fL，胎血≥105fL；MCH：母血26~32pg，胎血≥35pg），取少量血检测血象即可得知结果。若能取母血同时检测，结果更为可靠。根据笔者的经验，该法用血很少，是最为简便的方法，结果亦可靠。由于可同时获得胎儿其它血象指标，诊断或排除胎儿贫血等血液疾病，因此，当标本量足够时，可以对脐带穿刺的血样常规进行血象检查。

（3）碱变性试验：该法简便，但准确性不如上述方法。

六、手术相关并发症

一般认为手术相关并发症发生在术后2周内。

（一）胎儿丢失

与绒毛取样和中期羊膜腔穿刺比较，脐带穿刺的胎儿丢失率较高，其发生在很大程度取决于脐带穿刺的指征。大样本量的研究结果显示：在发育正常、无结构畸形的情况下，胎儿丢失的风险为1%～2%（除去2%的背景风险）。当生长受限或存在结构畸形时明显增高。以往的报道中，由于脐带穿刺的胎儿很多有严重畸形，其背景丢失率（background loss rate）亦比绒毛取样和羊膜腔穿刺高。Ghidini将以下情况归纳为高风险：①妊娠21周前操作；②胎儿存在高危因素：染色体异常、结构畸形、宫内生长受限、非免疫性水肿等。这类胎儿术前多数已经处于慢性缺氧状态，对手术刺激的耐受性较差。一些学者认为羊水过多亦为高风险因素。手术成功率和胎儿丢失率均与操作者的经验有关。

（二）胎儿心动过缓

为最常见的并发症，发生率为3.1%～12%。分为一过性（transient fetal bradycardia）以及延长性心动过缓。根据作者的资料，一过性心动过缓发生率为7.0%，占所有心动过缓的73.0%；延长性心动过缓发生率为2.6%，占所有心动过缓的27.0%。前者大多数在术后立即发生，不需特殊处理，很快可自行恢复，预后良好；而后者可持续超过10分钟，需较长时间才能恢复，可能预后不良甚至可导致胎儿死亡，需要积极处理。这种情况常发生在原本已存在宫内缺氧的胎儿或生长受限儿、畸形儿、染色体异常儿。

1. 发生原因　至今尚无定论，可能与穿刺针刺入血管引起迷走神经兴奋、脐带血管壁痉挛及穿刺部位血肿压迫引起的反射有关。穿刺脐动脉比穿刺脐静脉的发生率高。

根据笔者的经验，母亲的情况可能与胎儿出现心动过缓有关：①空腹状态；②极度紧张或恐惧。此外，胎动频繁的胎儿较容易出现心动过缓。遇到这些情况可采取相应的措施：进食后再手术；母亲给予镇静剂或暂缓手术。

2. 处理　心动过缓刚出现时很难判断其类型。虽然绝大多数为一过性，但是，若不及时处理，可能延误一部分延长性心动过缓的胎儿的抢救时机。因此，在不能排除延长性心动过缓的情况下，主张积极处理：①左侧卧位；②持续吸氧；③静脉注射葡萄糖，最好能推注高渗糖，可加维生素C；④静脉滴注5%碳酸氢钠；⑤必要时阿托品0.25mg加入葡萄糖静脉注射，仍不能恢复可滴注维持。值得注意的是注射阿托品恢复正常心率后，可能出现心动过速并且持续一段时间；母亲可以出现口干、心跳快等副作用。故建议阿托品用量宜小，时间不宜太长，一旦恢复正常心率即停药；⑥对出现延长性心动过缓的胎儿，即使恢复正常心率也要严密监测，少数情况下可以再次出现难以恢复的心率减慢甚至胎儿死亡。若胎儿无畸形、接近足月，估计无染色体异常，可考虑紧急剖宫产。

大多数的心动过缓经过改变体位和吸氧可得到缓解。仅少数需要进一步处理。如果采取一些措施，如避免孕妇空腹时穿刺，术中吸氧，对可能出现心动过缓的高危孕妇由有经验的医生进行操作，可降低其发生率。

（三）血管穿刺点出血

血管穿刺点出血十分常见，据报道可达20%～41%。但80%以上在1分钟内自然停止。Tongsong报道仅5.2%的胎儿血管穿刺点出血超过1分钟。多数认为出血与胎儿丢失无直接关系，也有认为与不良预后有关。对于血小板减少与穿刺点出血时间的长短的关系有争议，Segal等发现当胎儿血小板计数小于50×10^9/L时，出血时间明显延长。

（四）脐带血肿

由于血管穿刺点的出血进入华通胶而引起。发生率可达17%，通常无症状，术后1周内吸收。超声波可见在脐带穿刺部位强回声。少数可引起心动过缓。

(五) 胎母输血

其发生与胎盘的位置有关：前壁胎盘时，由于穿刺针经过胎盘，胎母输血的发生率要明显高于后壁胎盘。由于输血量很少，一般可忽略不计。但是可能增加发生同种免疫性溶血的机会。因此，建议 Rh 阴性血型的孕妇术后 72 小时内注射抗 Rh D 免疫球蛋白。

(六) 感染

绒毛膜羊膜炎的发生率各中心报道不一。由此可以导致流产、死胎。

(七) 其它并发症

个别报道引起早产，胎盘早剥。

七、早期脐带穿刺

1997 年，Lam 首先报道了 11 例超声波检查怀疑 Bart's 水肿的胎儿，于妊娠 12～14 周脐带穿刺获取胎血电泳确诊。由于手术风险较高，技术难度大，迄今仅见于个别中心的小样本量的报道。

第五节 胚胎镜和胎儿镜检查

胎儿镜的应用已有超过 30 年的历史。按其功能分为诊断性胎儿镜（diagnostic fetocopy）和手术性胎儿镜（operative fetoscopy）。前者用于妊娠早期和中期诊断胎儿体表畸形；后者用于对胎儿进行宫内治疗性操作，一般在妊娠中期后应用。近 10 年来，治疗性胎儿镜的应用有长足的发展。如今，胎儿镜应用于宫内治疗的价值已经超过其诊断价值。本节仅介绍诊断性胎儿镜。

胎儿镜又被细分为胎儿镜（fetoscopy）和胚胎镜（embryoscopy）。二者在应用时间上和镜子的直径上有所不同：妊娠 12 周前应用称作胚胎镜，镜子细小；在其后的时间里应用称作胎儿镜。二者都需要在超声波监测下操作。迄今，胚胎镜的应用局限于胎儿体表畸形的诊断；而胎儿镜在妊娠中期主要用于宫内治疗。

1954 年，人类首先尝试采用广视野膀胱镜（panendoscope）观察胎儿。胚胎镜和胎儿镜技术在 20 世纪 70 年代得到发展。20 世纪 80 年代初期，在诊断胎儿体表畸形方面，胎儿镜曾是一种有用的技术。它曾被用于诊断早孕、中孕超声波难于诊断的表型异常以及获取胎儿组织进行产前诊断，此外还用于胎儿宫内输血。高分辨超声波的出现提高了对胎儿畸形的诊断水平；在超声波连续监测下可以进行胎血取样以及胎儿活检。在 80 年代后期，中孕诊断性胎儿镜的应用渐趋衰落。近年来，由于纤维镜技术的发展，出现了小直径的胚胎镜和胎儿镜，减少了操作的创伤性；高分辨超声波将胎儿结构畸形的诊断提前到妊娠 12 周以前，早孕期发现的可疑畸形常常需要尽快确诊；某些结构畸形需要进行超声-内镜评估（sono-endoscopic assessment），因此，孕早期诊断性胚胎镜的应用有被重新认识的趋势。

一、胚胎镜检查

胚胎镜检查应用于妊娠 12 周前，分为经宫颈途径和经腹途径。由于前者的胎儿丢失率可能高于后者，几乎已被废除。

(一) 适应证

1. 家族中有某些先天畸形或遗传性疾病，胎儿期超声波难以诊断这类疾病，但通过体表直接检查可以诊断。

2. 妊娠 12 周前超声波检查高度怀疑体表畸形而需要尽早确诊。

3. 详尽的形态学评估不能通过超声波完成。

超声波可以在妊娠 11 周或更早期诊断或者怀疑某些畸形。但是，妊娠 12 周前超声波不能确诊一些致命性、复杂性畸形或孤立性畸形。虽然可以选择等待至中孕期确诊，但对高度怀疑畸形又需要尽快以及全面地评估胎儿、尤其是对可能终止妊娠的病例，通过胚胎镜确诊不失为另一种选择。

(二) 途径

1. 经腹途径　由于该途径可用于妊娠12周之前或之后，故有称为"经腹胚胎-胎儿镜"（transabdominal embryofetoscopy）。有两种检查方式：

（1）胚外体腔或羊膜腔外胚胎镜检查：内镜进入到胚外体腔，镜子透过羊膜检查胚胎/胎儿（增加）。

（2）羊膜腔内胚胎-胎儿镜（intra-amniotic embryofetoscopy）检查：镜子直接进入羊膜腔，用于孕周较大者。

由于负压吸引和刮宫的方式终止妊娠将毁坏胎儿，难以进行解剖学检查，对手术终止妊娠前需要解剖学检查的病例，经羊膜腔胚胎镜检查是较好的选择。羊膜腔内出血发生率为15%，当内镜经过胎盘时更常发生。因为出血，常常限制了胚胎镜在早孕期的应用。

2. 经宫颈途径　胚胎镜最初应用时，经宫颈进入胚外体腔，透过羊膜观察胎儿，无需穿破羊膜（图8-9）。因此，最佳检查时间在妊娠7.5~11周。12周后由于羊膜与绒毛膜融合，操作将十分困难。当时的胚胎镜仅限于诊断高复发率的遗传综合征，而妊娠11周前发现特有的体表畸形可以诊断这类综合征。多数报道采用硬纤维镜（rigid fiberoptic endoscope）检查。胎盘附着部位低时，可引起出血。

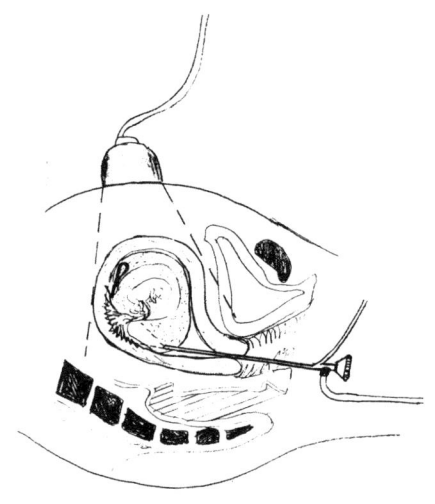

图 8-9　经宫颈途径胚胎镜检查

二、胎儿镜检查

近10余年来，妊娠中期胎儿镜诊断体表畸形已经被高分辨超声波检查代替。以前必须在胎儿镜下进行的胎儿活检，现在可以在超声波引导下进行。此外，由于分子生物学技术的发展，一些原来必须通过肉眼或组织学检查或者通过酶活性检测进行诊断的代谢病，如今可以直接检测致病基因。孕中期胎儿镜的功能已经由诊断转向治疗领域。作为单纯的诊断工具的胎儿镜几乎已成为历史。胎儿镜检查见图8-10。

旧式的胎儿镜为6mm和22mm的内镜，用于检查胎儿、采血样或进行组织活检。20世纪90年代中期，出现了小直径的胚胎-胎儿镜（thin-gauge embryofetoscopy，TGEF），为一种纤维内镜。胚胎镜检查一般选择直径1mm、长20cm、半硬（half-rigid）的内镜，带有远距离目镜。这种装置可以达到好的图像质量和最小创伤的效果。

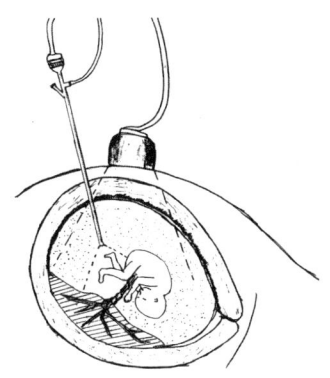

图 8-10 胎儿镜检查

三、胎儿活检

胎儿活检（fetal biopsy，fetal tissue biopsies）的指征为：可能或潜在患有累及皮肤、肝脏、肌肉的致命性或严重致残疾病。偶尔也用于肿瘤等疾病的诊断。

胎儿活检有两种方式：

1. 胎儿镜下活检 通过目镜的观测下进行活检；
2. 超声波引导下活检 包括：①超声引导下抽吸组织：如肝活检；②超声引导下"切取"（tru-cut）技术：包括采用活检枪进行肌肉活检、活检钳进行皮肤活检。

（1）皮肤活检：只有很少的几种皮肤病伴有染色体异常或能通过羊水、绒毛细胞检测到酶缺陷；超声波对诊断多数严重的皮肤病显得无能为力，而肉眼观察以及取皮肤做组织学检查是诊断某些严重遗传性皮肤病的可靠途径。胎儿镜下皮肤活检的流产率为2%～5%。目前能够诊断的疾病：大疱性表皮松解症、严重的红斑样鱼鳞病、白化病、表皮松解性角化过度、von Gierke病。

（2）肝活检：一些酶的活性仅在肝脏表达而不在羊水和绒毛细胞表达，通过肝活检可以作出诊断。肝活检可以在胎儿镜下进行，有报道在超声引导下进行。通过肝活检成功地进行诊断的疾病有：鸟氨酸氨甲酰基转移酶缺乏、氨基甲酰磷酸合成酶缺乏、Ⅰ型原发性高草酸盐尿症。现在这些疾病多数可以进行基因诊断。

（3）肌肉活检：虽然杜氏假肥大性肌营养不良（DMD）可以采取绒毛、羊水或胎血做基因诊断，仍然有近45%的病例检测不到基因突变。此病通过肌肉活检可以诊断。

（4）其它器官活检：①肾活检能诊断胎儿肾发育不良的程度和类型以及遗传性肾脏疾病。由于基因诊断、超声波诊断技术以及胎儿肾功能评估技术的提高，肾活检可能被取代。目前通过胎儿血尿生化检查可以评估胎儿肾功能。②有报道对胎儿肿瘤以及纵隔包块进行活检。主要的危险为难以控制的出血。尽管胎儿镜的可视技术和仪器得到改进，选择活检时必须权衡利弊。

四、并发症

1. 羊膜腔内出血

发生率10%～15%。当内镜穿过胎盘时发生率更高。出血可使检查受到限制。

2. 胎儿丢失

约为5%（4%～8%）。

3. 胎膜早破和羊水溢漏。

4. 对胎儿镜的白光是否会引起胎儿视网膜损害仍有质疑。在鸡和羊的动物试验中未证实有损害。迄今未证实引起人类胎儿视力异常。

第六节 胚外体腔穿刺

胚外体腔起源于中胚层,妊娠早期形成,内含液体以及胚外体腔细胞。在妊娠早期,羊膜腔被胚外体腔包绕(图8-11)。妊娠7~9周时胚外体腔的容积最大,而后逐渐变小,13周后由于羊膜腔增大,羊膜与绒毛膜融合,胚外体腔消失。

1993年,Jurkovic首先报道通过胚外体腔穿刺术(coelocentesis)获得胚外体腔细胞进行产前诊断;1997年Ross报道1例经胚外体腔穿刺的孕妇产下正常婴儿。胚外体腔穿刺有以下优点:①不经过羊膜腔,因此不直接损伤胎儿,并可避免羊水渗漏;②不损伤绒毛;③与绒毛染色体检查比较,较少出现假镶嵌型;④取材时间较早,可以在妊娠6~10周进行,而绒毛活检在妊娠10周后取材较为安全。

虽然具有上述优点,但是,迄今为止,胚外体腔穿刺技术仍未能成为妊娠早期产前诊断的主要取材方法。究其原因:①可能由于获取细胞量太少,不如绒毛取样能获得大量的细胞进行诊断;②操作不如绒毛取样简单;③手术的远期安全性尚待研究;④尚缺乏大样本量的研究。

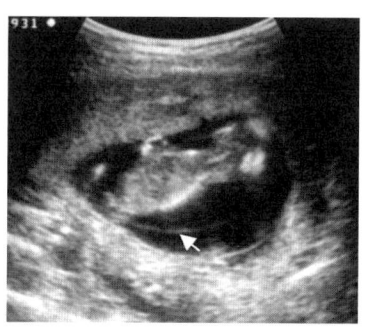

图8-11 羊膜腔和胚外体腔
箭头所指为羊膜,膜内为羊膜腔,膜外为胚外体腔

一、操作方法

1. 选择穿刺点

常规消毒外阴、阴道,阴道探头检查孕囊体积、胎心率、头臀径,确定胎龄,辨别羊膜腔、胚外体腔、卵黄囊,选择穿刺点。

2. 穿刺胚外体腔

安装穿刺导向器,根据穿刺线显示的距离,阴道探头引导下,用20~22G、350mm的套管针,快速刺入胚外体腔。

3. 抽取胚外体腔液

确定针尖位于羊膜外的胚外体腔内,抽出针芯后,开始抽液。为防止母体细胞污染,弃去开始的0.2~0.5ml,换另一注射器后继续抽液1~3ml用作产前诊断。拔针。观察胎心搏动情况。

二、注意事项

根据笔者的经验,胚外体腔穿刺需要注意以下问题:

1. 最佳穿刺时间

最佳穿刺时间为妊娠7~8周。此时胚外体腔较大,易于抽吸液体。孕周大者由于羊膜腔较大而胚外体腔较小,容易刺入羊膜腔。

2. 避免刺入羊膜腔甚至伤及胎儿或卵黄囊

病例的选择很重要：前位子宫若胎儿附着于后壁容易成功穿刺，若胎儿附于前壁时，进针时注意避免刺到胎儿或卵黄囊；后位子宫则胎儿附于前壁易于穿刺。

3. 抽液量

抽液不宜太多，一般以 1~3ml 为宜。否则可能因为压力变化太大，对胎儿产生间接影响。

除了诊断性别，通过胚外体腔穿刺已尝试对一些单基因病进行产前诊断，包括镰形血红蛋白异常、β 地中海贫血、以及 α 地中海贫血、囊性纤维病等。

第七节 采集经宫颈细胞产前诊断

妊娠期退化的绒毛细胞成分可以脱落到子宫腔而后进入宫颈管，采集经宫颈细胞（transcervical cell，TCC）可获得滋养叶细胞及其成分，因此，通过这种微创性操作可以进行产前诊断。1971 年，Shettles 等用棉棒从宫颈采集 TCC，通过荧光染色，发现一些细胞存在 Y 染色体。1992 年，Griffith-Jones 等采取棉棒和灌洗法获取 TCC，通过 PCR 技术检测到 Y 染色体 DNA 序列，但假阳性率和假阴性率较高。1993 年，Adinolfi 等采用荧光原位杂交（FISH）技术，用性染色体探针检测 TCC，在排除了来自精子的 Y 染色体 DNA 污染的可能性后，证实了 TCC 中存在滋养叶细胞。TCC 的主要成分为母体细胞，在不同的研究中滋养叶细胞的含量差异很大，从 0.5%~40% 不等。

一、经宫颈细胞的采集方法

采集 TCC 有以下方法：

1. 棉棒法

该法用棉棒在宫颈管内取材，获得的胎儿细胞很少。

2. 抽吸法

采用注射器经宫颈管抽吸取材。

3. 灌洗法

用 5~15ml 生理盐水灌洗宫颈管，此法可获取较多的胎儿细胞。

4. 细胞刷法

与其它方法比较，此法可获取最多滋养叶细胞。

取材最佳时间为 5~7 周以及 13~15 周。

二、滋养叶细胞的分离和应用

1. 细胞分离　从 TCC 中分离滋养叶细胞，是解决母体细胞的污染、采用 TCC 进行产前诊断的关键。目前认为，在倒置显微镜下吸取滋养叶细胞团是有效的分离方法。

2. 产前诊断　除了可以判断性别，采用 FISH 技术可以诊断染色体异常，PCR 技术诊断 Rh（D）血型。Adinolfi 等报道成功地将分离的细胞团提取 DNA，通过 QF-PCR 检测胎儿染色体 21、18、13 三体；还用于诊断地中海贫血以及镰形红细胞贫血的基因突变。应用 TCC 进行产前诊断程序见图 8-12。由于样本中存在大量的母体细胞，难以完全分离，目前 TCC 多用于诊断父源性的常染色体显性遗传病。

与绒毛取样比较，虽然 TCC 取材时间稍早，创伤性较小，由于标本的处理较繁琐以及母体细胞的污染等原因，导致其诊断的局限性，限制了它在临床的应用。迄今，在诸多的妊娠早期取材技术中，绒毛取样仍然是其它技术无法取代的最佳方法。

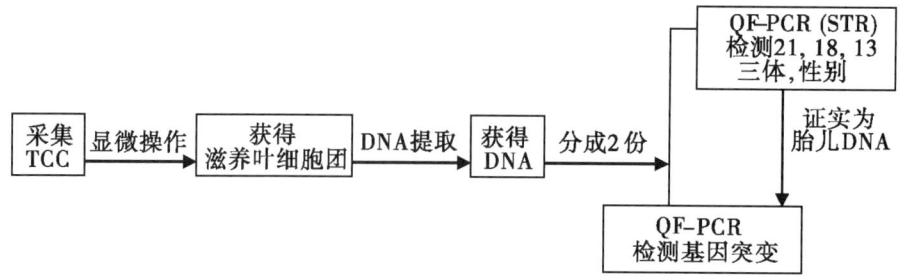

图 8-12 采取经宫颈细胞产前诊断流程

第八节 非侵入性产前诊断方法

一、孕妇外周血中胎儿细胞的分离与富集

1969年，Walknowska等在孕妇血中发现了胎儿细胞，而后的研究提示通过分离、富集这些细胞可以进行产前诊断。

孕妇外周血中的胎儿细胞有四种类型：有核红细胞、淋巴细胞、粒细胞、滋养叶细胞。目前认为有核红细胞是用于产前诊断的最佳细胞，原因为：①这种细胞不存在于成人外周血中，在孕早期胎血中普遍存在；②含量较多；③细胞分裂快，寿命短（90天），不会受前次妊娠的影响；④含有细胞核基因的全部成分，包含了胎儿的全部遗传信息；⑤含有很多可用于分离的特殊的表面标记，便于富集。

妊娠33天开始可以从孕妇血中检测到胎儿细胞，随着孕龄增加，胎儿细胞数量增加。由于孕妇血中胎儿细胞含量很少，其与母血细胞之比约为 $1:10^5 \sim 1:10^7$，因此需要对胎儿细胞进行富集和分离。目前主要的分离方法有：密度梯度离心法、荧光激活细胞分离法（FACS）、磁激活细胞分选法（MACS）、电流分离法（CFS）、免疫磁珠和抗体结合柱法、单细胞显微操作法、细胞培养富集法等。获得的胎儿细胞可用于基因诊断，或采用荧光原位杂交技术诊断染色体异常。

虽然利用母血中的胎儿细胞产前诊断是无创性的技术，但是，目前还不能取代传统的侵入性的取材技术在临床的广泛应用。

二、母血中胎儿 DNA/RNA 在产前诊断中的应用

1997年，Lo等用PCR技术扩增出孕妇外周血Y染色体特异序列，首次证明了孕妇外周血清和血浆中存在游离胎儿DNA，性别诊断正确率分别为80%和70%。而后采用实时定量PCR技术检测母血清和血浆中胎儿DNA的浓度，发现母血浆中存在高浓度的胎儿DNA。同胎儿细胞相比，孕妇外周血中游离胎儿DNA浓度高，在孕7周即可测得，浓度随孕周的进展而增加，至32周达到高峰。在早孕和晚孕其浓度分别为3.4%（0.39%～11.9%）及6.2%（2.33%～11.4%）。

（一）孕妇外周血中胎儿 DNA 的来源

孕妇外周血中胎儿DNA的来源尚未完全明了，目前认为存在几种可能：①胎儿细胞进入母体血液循环，被母体免疫系统识别为异物而受到免疫攻击，细胞破裂，胎儿DNA被释放入母血中；②胎儿细胞凋亡过程中细胞核DNA分解为核酸片段；③从胎盘滋养层细胞直接释放，经母胎界面进入母血。一旦胎盘娩出，胎儿DNA将从母血中迅速消失。

（二）孕妇外周血中胎儿 DNA 在产前诊断的应用

母血中胎儿DNA已成功地用于以下产前诊断：

1. 胎儿性别。
2. Rh 血型

用实时定量PCR法诊断RhD阴性孕妇血浆中RhD基因序列，尤其用于孕中、晚期妇女，对诊断

胎儿 RhD 阳性血型高度可靠。

3. 父系遗传性疾病

Amicucci 等采用 STR-PCR 技术检测蛋白激酶基因，在孕早期成功诊断出 1 例胎儿强直性肌营养不良症。有报道在妊娠 13 周检测出胎儿患有父系遗传性囊性纤维病。

4. β 地中海贫血

Chiu RW 等采用 PCR 技术检测 β 珠蛋白基因 41/42 突变。但是这种检测也有其局限性，如无法检出疾病的严重程度。

5. 亨廷顿病

Gonzalez-Gonzalez 等应用 QF-PCR 检测亨庭顿家族的胎儿，在孕 13 周取孕妇外周血进行分析，判断该胎儿未患亨廷顿病，该结果通过绒毛检测得到证实。

6. 染色体非整倍体

Lo 等发现怀 21-三体儿的孕妇血浆胎儿 DNA 浓度异常升高，为正常的 2 倍。Farina 等将胎儿 DNA 浓度结合血清学四项筛查（AFP、uE3、hCG、抑素 A），提高了胎儿染色体非整倍体的筛查率，提示定量分析胎儿 DNA 水平可作为诊断 21-三体的附加指标。此外，Zhong 等发现怀有 13-三体儿或 Klinefelter 综合征儿的孕妇血中胎儿 DNA 浓度显著升高。但并非所有的孕妇都会出现这种现象。

由于孕妇外周血 DNA 是胎儿 DNA 与孕妇自身 DNA 的混合物，以往用胎儿 DNA 进行产前诊断主要局限于那些可以与母亲基因区分的 DNA 序列。最近有报道成功地对父母为地中海贫血杂合子的胎儿进行产前诊断。

近年有学者用 RT-PCR 技术，在怀男胎的孕妇血浆内检测到 Y 染色体特异性锌指蛋白（ZFY）的 mRNA，证实孕妇血浆中存在胎儿 RNA。孕妇外周血中胎儿 mRNA 可望用于产前诊断。

（方　群）

主要参考文献

1. Adinolfi M, Sherlock J. Fetal cells in transcervical samples at an early stage of gestation. J Hum Genet, 2001, 46: 99-104
2. Adinolfi M, Sherlock J. First trimester prenatal diagnosis using transcervical cells: an evaluation. Hum Reprod, 1997, 3: 383-92
3. Adinolfi M, El-Hashamite N, Sherlock J, et al. Prenatal detection of haemoglobinopathies using transcervical cells. Prenat Diagn, 1997, 17: 539-43
4. Amicucci P, Gennarelli M, Novelli G, et al. Prenatal diagnosis of myotonic dystrophy using fetal DNA obtained from maternal plasma. Clin Chem, 2000, 46: 301-2
5. Baird PA, Yee IM, Sadovnick AM. Population-based study of Long-term outcomes after amniocentesis. Lancet, 1994, 344: 1582-6
6. Burn JL, Mangione R, Gangbo F, et al. Feasibility, accuracy and safety of chorionic villus sampling: a report of 10741 cases. Prenat Diagn, 2003, 23: 295-301
7. Byrne D, Marks K, Azar G, et al. Randomized study of early amniocentesis versus chorionic villus sampling: a technical and cytogenic comparison of 650 patients. Ultrasound Obstet Gynecol, 1991, 1: 235-9
8. Canadian collaborative CVS-Amniocentesis Clinical Trial Group Multicentre randomized clinical trial of chorion villus sampling and amniocentesis. First report. Lancet, 1989, 1: 1-6
9. Chiu RW, Lau TK, Leung TN, et al. Prenatal exclusion of beta thalassaemia major by examination of maternal plasma. Lancet, 2002, 360: 998-1000
10. Daffos F, Capella-Pavlovsky M, Forestier F. A new procedure for fetal blood sampling in utero: preliminary results of 53 cases. Am J Obstet Gynecol, 1983, 146: 985-7
11. Daffos F, Capella-Pavlovsky M, forestier F. Fetal blood sampling during pregnancy with use of a needle guided by ul-

trasound: A study of 606 consecutive cases. Am J Obstet Gynecol, 1985, 153: 655-9

12. Department of Obstetrics and Gynecology, Tietong Hospital of Anshan Iron and Steel Co, Anshan, China. Fetal sex prediction by sex chromatin of chorionic villi cells during early pregnancy. Chin Med J, 1975, 1: 117-26
13. Evans MI, Johnson MP, Hoffman EP, et al. Fetal tissue biopsies. In: James DK, Steer PJ, Weiner CP, et al, eds. High Risk Pregnancy. 2nd ed. 北京: 科学出版社, 2001, 6: 235-41
14. 方群, 何志晖, 游泽山等. 胚外体腔穿刺术在早期产前诊断应用的初步探讨. 中国优生与遗传杂志, 2001, 9: 5-6
15. 方群. 羊水检查及胎儿血检查. 见: 方群主编, 妇产科检验诊断学. 北京: 人民卫生出版社, 2004, 27-53
16. 方群, 冯穗华, 陈建生等. 宫内肾活检诊断胎儿常染色体隐性遗传性多囊肾两例. 中华肾脏病杂志, 2004, 20: 131-4
17. 方群, 冯穗华, 陈建生等. 胎儿血清 β2-微球蛋白及 α1-微球蛋白评估泌尿系畸形胎儿肾功能. 中华小儿外科杂志, 2005, 26: 467-71
18. Farina A, LeShane ES, Lambert-Messerlian GM, et al. Evaluation of cell-free fetal DNA as a second-trimester maternal serum marker of Down syndrome pregnancy. Clin Chem, 2003, 49: 239-42
19. Findlay I, Atkinson G, Chambers M, et al. Rapid genetic diagnosis at 7-9 weeks gestation: diagnosis of sex, single gene defects and DNA fingerprint from coelomic samples. Hum Reprod, 1996, 11: 2548-53
20. Firth HV, Boyd PA, Chamberlain P, et al. Severe limb abnormalities after chorion villus sampling at 56-66 days' gestation. Lancet, 1991, 337: 762-3
21. Froster UG, Jackson L. Limb defects and chorionic villus sampling: Results from an international registry, 1992-94. Lancet, 1996, 347: 489-94
22. Fuchs F, Riis P. Antenatal sex determination. Nature, 1956, 117: 330-4
23. Ghidini A, Sepulveda W, Lockwood CJ, et al. Complications of fetal blood sampling. Am J Obstet Gynecol, 1993, 168: 1339-44.
24. Goldberg JD, Norton ME. Prenatal diagnostic techniques. In: Harrison MR, Evans MI, Adzick NS, et al, eds. Unborn patient. 3rd ed. Philadelphia: W. B. Saunders, 2002: 125-48
25. Gonzalez-Gonzalez MC, Trujillo MJ, Rodriguez de Alba M, et al. Huntington disease unaffected fetus diagnosed from maternal plasma using QF-PCR. Prenat Diagn, 2003, 23: 232-4
26. Griffith-Jones MD, Miller D, Lilford RJ, et al. Detection of fetal DNA in trans-cervical swabs from the first trimester of pregnancies by gene amplification: a new route to prenatal diagnosis? Br J Obstet Gynaecol, 1992, 99: 508-11
27. 何志晖, 方群, 游泽山等. 胚外体腔穿刺术应用于 α 地中海贫血产前诊断的探讨. 中国实用妇科与产科杂志, 2002, 18: 39-40
28. Jackson L. Fetal cells and DNA in maternal blood. Prenat Diagn, 2003, 23: 837-46
29. Jurkovic D, Jauniaux E, Campbell S, et al. Coelocentesis: a new technique for early prenatal diagnosis. Lancet, 1993, 341: 1623-4
30. Jurkovic D, Jauniaux E, Campbell S, et al. Detection of sickle gene by coelocentesis in early pregnancy: a new approach to prenatal diagnosis of single gene disorders. Hum Reprod, 1995, 10: 1287-9
31. Kuliev A, Jackson L, Froster U, et al. Chorionic villus sampling safety: report of the World Health Organization. Am J Obstet Gynecol, 1996, 174: 807-10
32. Lam YH, Tang MH. Prenatal diagnosis of haemoglobin Bart's disease by cordocentesis at 12-14 weeks' gestation. Prenat Diagn, 1997, 17: 501-4
33. Lo YM, Corbetta N, Chamberlain PF, et al. Presence of fetal DNA in maternal plasma and serum. Lancet, 1997, 350: 485-748
34. Lo YM, Tein MS, Lau TK, et al. Quantitative analysis of fetal DNA in maternal plasma and serum: Implications for noninvasive prenatal diagnosis. Am J Hum Genet, 1998, 62: 768-75
35. Lo YM, Lau TK, Zhang J, et al. Increased fetal DNA concentrations in the plasma of pregnant women carrying fetuses with trisomy 21. Clin Chem, 1999, 45: 1747-51
36. Makrydimas G, Georgiou I, Kranas V, et al. Prenatal diagnosis of β-thalassaemia by coelocentesis. Mol Hum Reprod,

1997, 3: 729-31
37. Medical Research Council European trial of chorion villus sampling. MRC working party on the evaluation of chorion villus sampling. Lancet, 1991, 337: 1491-9
38. Nadler HL. Antenatal detection of hereditary disorders. Pediatrics, 1968, 42: 912-8
39. Nicolaides K, de Lourdes, Brizot M, et al. Comparison of chrorion villus sampling and early amniocentesis for karyotyping in 1492 singleton pregnancies. Fetal Diagn Ther, 1996, 11: 9-15
40. Priest JH, Rao KW. Prenatal chromosome diagnosis. In: Barch MJ, Knutsen T, Spurbeck JL, eds. The AGT cytogenetics laboratory Manual. 3rd ed. New York: Lippincott-Raven, 1997: 199-258
41. Quintero RA. Diagnostic and operative fetoscopy: technical issues. In: Quintero RA, eds. Diagnostic and operative fetoscopy. New York: The Parthenon Publishing Group, 2002, 7: 7-16
42. Rhoads GG, Jackson LG, Schlesselman SE, et al. The safety and efficacy of chorionic villus sampling for early prenatal diagnosis of cytogenetic abnormalities. N Engl J Med, 1989, 320: 609-17
43. Ross JA, Jurkovic D, Nicolaides K. Coelocentesis: a study of short term safety. Prenat Diagn, 1997, 17: 913-5
44. Segal M, Manning FA, Harman CR, et al. Bleeding after intravascular transfusion: experimental and clinical observations. Am J Obstet Gynecol, 1991, 165: 1414-8
45. Shettles LB. Use of the Y Chromosome in prenatal sex diagnosis. Nature, 1971, 23: 52-4
46. Shipp TD, Benacerraf BR. Second trimester ultrasound screening for chromosomal abnormalities. Prenat Diagn, 2002, 22: 296-307
47. Smidt-Jensen S, Hahnemann N. Transabdominal fine needle biopsy from chorionic villi in the first trimester. Prenat Diagn, 1984, 4: 163-6
48. Smidt-Jenson S, Philip J. Comparison of transabdominal and transcervical CVS and amniocentesis: sampling success and risk. Prenat Diagn, 1991, 11: 529-32
49. Sonek JD, Cicero S, Neiger R, et al. Nasal bone assessment in prenatal screening for trisomy 21. Am J Obstet Gynecol, 2006, 195: 1219-30
50. Steele MW, Breg WR. Chromosome analysis of human amniotic fluid cells. Lancet, 1966: 383-5
51. Strank LC, Evans JA, Hamerton JL. Chorionic villus sampling and amniocentesis for prenatal diagnosis. Lancet, 1997, 49: 711-4
52. Stripparo L, Buscaglia M, Longatti L. Genetic amniocentesis: 505 cases performed before the sixteenth week of gestation. Prent Diagn, 1990, 10: 359-62
53. Sundberg K, smidt-Jensen S, Philip J. Amniocentesis with increased cell yield, obtained by filtration and reinjection of the amniotic fluid. Ultrasound Obstet Gynecol, 1991, 1: 91-4
54. The Canadian Early and Mid-trimester Amniocentesis Trial (CEMAT) Group: Randomised trial to assess safety and fetal outcome of early and midtrimester amniocentesis. Lancet, 1998, 351: 242-7
55. Tongsong T, Wanapirak C, Kunavikatikul C, et al. Cordocentesis at 16-24 weeks of gestation: experience of 1320 cases. Prenat Diagn, 2000, 20: 224-8
56. Wald NJ, Barnes IM, Birger R, et al. Effect on down syndrome screening performance of adjusting for marker levels in a previous pregnancy. Prenat Diagn, 2006, 26: 589-92
57. Walknowska J, Conte FA, Grumbach MM. Practical and theoretical implication of fetal/maternal lymphocyte transfer. Lancet, 1969, 1: 1119-22
58. Wayne S, 陆国辉. 体质性染色体镶嵌体. 见: 陆国辉主编. 产前遗传病诊断. 广州: 广东科技出版社, 2002, 109-12
59. Westin B. Hysteroscopy in early pregnancy. Lancet, 1954, 2: 872-6
60. 赵跃宏, 徐宏里, 任景慧. 孕妇外周血中胎儿细胞的分选富集及其在无创性产前诊断的应用. 中国实用妇科与产科杂志, 2004, 20: 757-9
61. Zhong XY, Burk MR, Troeger C, et al. Fetal DNA in maternal plasma is elevated in pregnancies with aneuploid fetuses. Prenat Diagn, 2000, 20: 795-8
62. 周祎, 方群, 游泽山等. 脐带穿刺致胎心缓慢原因探讨. 广东医学, 2000, 21 (增刊): 14-6

第九节 植入前遗传学诊断

近二十余年来人类对自身生殖过程的认识有了巨大的进步。而同期发展起来的辅助生殖技术与分子遗传学技术的有机结合，使人们能够在种植之前的早期胚胎中取出部分细胞检测疾病，从而筛选出正常胚胎进行宫腔内移植，即植入前遗传学诊断（preimplantation genetic diagnosis，PGD）。

PGD 是产前诊断的最早期形式。但与产前诊断不同，PGD 在妊娠发生之前进行，因而避免了选择性流产以及伴随的伦理道德观念的冲突。PGD 在 20 世纪 80 年代末期开始临床应用。1990 年 Handyside 等报道了世界第一例植入前性别诊断婴儿的出生。随后，PGD 一直在辅助生育技术和临床优生学中占有重要的一席之地，为控制遗传病患儿的出生、降低遗传病率、探讨出生缺陷等的发病机制提供了新的途径。至 2002 年为止，全世界已有 5,000 多个 PGD 治疗周期，诞生了 1,000 多个经 PGD 出生的正常婴儿。国内 PGD 发展较晚。2000 年 4 月中山大学附属第一医院（中山一院）生殖中心报道国内首例对性连锁性疾病行植入前性别诊断的正常女婴的诞生。

一、PGD 的适应证

一般来说，可进行 PGD 的遗传疾病主要有以下三类：①单基因性疾病；②三联体重复序列异常的疾病；③染色体异常。近年来，其应用范围已从遗传性疾病扩展到某些非疾病性的植入前诊断。如在有 β 地贫和 Fanconi 贫血等需长期输血疾病的患儿家庭进行胚胎植入前诊断的同时对胚胎进行 HLA 配型，选择与现存患儿 HLA 相配的胚胎移植，使出生婴儿不但健康，而且脐血和骨髓可以治疗现存患儿。PGD 也开始应用于有遗传易感性的迟发性疾病，如对有卵巢癌家族史的病人的胚胎进行易感基因的筛查，可降低后代卵巢癌发生的风险。由于在产前诊断中伦理道德观念的限制，这些适应证均难以实施，因此 PGD 应用范围的拓宽，突破了产前诊断中伦理道德观念的限制，具有其独特的自身价值。

二、PGD 的步骤

PGD 的步骤包括应用促性腺激素对女方进行控制性超排卵，当最大卵泡直径达 18mm 表示卵泡成熟时，注射 HCG10,000IU，36 小时后在阴道 B 超引导下经阴道穿刺取卵，然后用常规体外受精或单精子卵胞浆内注射（intracytoplamic sperm injection，ICSI）受精，体外培养至胚胎发育到 6~10 细胞期时，取 1~2 个细胞进行检测，最后将 2~3 个经分析为正常的胚胎移植入子宫。PGD 的难点在于细胞活检和单细胞诊断技术。

三、细胞活检

根据配子/胚胎发育的不同阶段将活检分为三种：①卵子/合子（极体活检）；②6~10 细胞卵裂期胚胎（卵裂球活检）；③囊胚期胚胎（囊胚活检）。

极体活检仅能检测母源性遗传物质，而囊胚培养尚未普遍开展，囊胚率不高限制了囊胚活检的应用，所以一般均在受精后第 3 天选取发育至 5 细胞及以上、碎片<20% 的胚胎进行细胞活检。性别诊断通常活检 1 个细胞，单基因性疾病的诊断可在发育至 6 细胞以上的胚胎活检 2 个细胞，以提高诊断的准确率。

细胞活检可在用于单精子卵胞浆内注射的显微注射仪上进行。活检的方法有两种，即透明带打洞后用平口针吸取细胞和直接用斜口针扎入透明带内吸取细胞。透明带打洞的方法又可再分为三种，即化学法、机械法以及激光法。

1990 年 Handyside 选用化学物质酸性 Tyrode 液消化部分透明带后再用平口针吸取细胞。这种方法一直沿用至今，仍是目前全世界大多数 PGD 中心选用的主要方法。具体方法为用内径 10μm 的细针吸取酸液后在透明带附近喷出酸液使透明带穿破，然后用内径 30~40μm 通过透明带的洞吸取卵裂球。但酸性 Tyrode 氏液可能会酸化活检后剩余的细胞从而降低胚胎的活性以及着床后继续发育。近年来激光在胚胎活检中也逐步应用。

四、单细胞诊断技术

由于 PGD 中可供检测的遗传物质少，因此检测方法的敏感性和可靠性非常重要。另外，PGD 在诊断时间上也有要求，必须在子宫种植窗限制的时间内完成。而胚胎自身的镶嵌型对诊断准确性也有一定的影响。目前 PGD 的诊断技术主要包括单细胞 PCR、荧光原位杂交技术以及在两者基础上衍生的新技术。

（一）单细胞 PCR

单细胞 PCR 可用于诊断单基因疾病/三联体重复序列异常和胚胎性别。与普通 PCR 相比，单细胞 PCR 需要更高的敏感性。一般 PGD 应用巢式 PCR。

由于仅有一套 DNA 模板，单细胞 PCR 存在一些特有的问题，主要包括扩增效率低、污染和等位基因脱扣（allele drop-out，ADO）。首先，单细胞 PCR 的扩增效率比常规 PCR 的扩增效率低 5%～10%，其原因可能与单细胞的转移过程、核的降解以及细胞的裂解方法等有关。所以植入前诊断不能建立在阴性结果上。为了确保结果的准确性和敏感性，一般需在单细胞如口腔粘膜细胞或淋巴细胞上进行正常、携带者和患者的基因测试。其次，在扩增过程中，外源性 DNA 包括精子、颗粒细胞和既往巢式 PCR 的扩增产物等，容易污染造成误诊。另一问题是 ADO。ADO 特指一对等位基因中的一个没有被扩增。ADO 的发生率约 5%～15%，其原因还不清楚，可能与细胞裂解不全、DNA 降解、胚胎卵裂球非整倍体以及单亲二体性染色体等有关。已有数例由于 ADO 造成误诊的报道。

为了提高扩增效率和降低 ADO 的发生率，中山大学附属第一医院生殖中心比较了纯水法、冻融法、碱法和蛋白酶 K 法四种细胞裂解方法，其扩增率分别为 61%、79%、95% 和 91%，ADO 率分别为 35%、24%、8% 和 11%。碱法和蛋白酶 K 法的扩增效率高，达到临床诊断的要求，而 ADO 率却低于其它两种方法。目前该中心采用碱法进行细胞裂解。

近年来发展起来的荧光 PCR 也可有效地解决单细胞 PCR 中面临的问题。荧光 PCR 中单次扩增的产物已可供检测，因此无需进行巢式 PCR，可避免两次扩增中污染的可能性；另一优点是可应用多重 PCR 在分析胚胎遗传物质的同时，增加等位基因的标记物，如扩增与目的基因相连的短串联重复序列（linked short tandem repeat，STR）进行 DNA 指纹分析，或对目的基因内的单核苷酸多态性（single nucleotide polymorphisms，SNPs）进行分析，以鉴别是否来自父母双方的等位基因的产物，从而降低扩增污染 DNA 导致误诊的可能。如在进行 β 地中海贫血的 PGD 中同时扩增 β 珠蛋白基因及与 β 珠蛋白基因紧密连锁的 Hum THO1 位点，有效地防止误诊。

另外，荧光 PCR 还可有效地鉴别 ADO 和优势等位基因扩增。优势等位基因扩增指一对等位基因中的一个扩增效率高于另一个。当两者的差异大于 10 倍，通过常规的 PCR 检测方法不能检测出非优势等位基因的情况下，容易判断为 ADO。而荧光 PCR 的高敏感性可以鉴别优势等位基因扩增和真正的 ADO。应用荧光 PCR 对 β 地中海贫血 CD41-42 突变基因进行检测，单个淋巴细胞的 ADO 率比巢式 PCR 降低约 1/3。

针对 PGD 模板量极少，限制检测位点的难题而开发的全基因组预扩增技术也已成功地应用于 PGD 中，使 PGD 时可同时检测多个位点。1992 年 Zhang 等首次报道采用扩增前引物延伸法（primer extension preamplification，PEP）进行全基因组扩增。1999 年 Wells 等报道应用变性寡核苷酸引物 PCR（degenerate oligonucleotide primed PCR，DOP-PCR）扩增 DNA 量可用于超过 100 个独立的 PCR 检测。2002 年中山一院生殖中心根据中国人常见的地中海贫血基因类型，建立可以同时检测 16 种中国人常见的地贫突变位点的 PGD 诊断系统。并应用 PEP 进行全基因组扩增，然后分别进行性别及地中海贫血的诊断。近期还有报道对囊胚进行 PGD 能增加可供检测的细胞数目，而且不影响胚胎的发育潜能，但囊胚活检的细胞是滋养外胚层细胞，存在多倍体现象，且不能代表内细胞团。因此，囊胚 PGD 的价值还需较大样本的研究去证实。

（二）荧光原位杂交

目前可用于 PGD 的 FISH 探针包括染色体计数探针、位点特异性探针和染色体涂抹探针。其中染色体计数探针和位点特异性探针可用于分裂间期的细胞核，而染色体涂抹探针则适用于分裂中期的染色体或极体。

近年来，全世界超过一半的 PGD 周期主要应用 FISH 对高龄妇女进行胚胎非整倍体的筛选。据推测着床时的胚胎非整倍体和三倍体的风险高达 12%，超过 40 岁其风险升高到 50%。1993 年 Munné 首先提出对胚胎进行非整倍体的 PGD 以提高高龄妇女妊娠率的设想。在 1998 年，全世界范围内有超过 500 个对非整倍体进行 PGD 的周期，诞生了 150 多个染色体正常的婴儿，检测的染色体由 13、18、21、X 和 Y 增加至 13、14、15、16、18、21、22、X 和 Y。但 1998 年 Munné 对 117 个 PGD 周期进行病例对照研究，尽管种植率从 14% 增至 18%，但无显著性差异，仅自然流产率有显著性差异，从 23% 降低至 9%，误诊率也高达 15%。因此对高龄妇女进行非整倍体的 PGD 是否有意义还需进一步研究证实。

至今为止，FISH 在 PGD 的应用仍集中在染色体数目的异常，对染色体结构异常的应用尚不普及。但染色体平衡易位 PGD 的意义较大，可将患者的自然流产率降低 4 倍，这是产前诊断无法做到的。一般染色体平衡易位 PGD 所选用的探针分为断裂点两侧的端粒探针和跨越断裂点探针两种。前者多有商业化供应，但不能鉴别平衡和正常两种情况。后者需特殊制备，往往难以普遍开展。女方染色体平衡易位还可应用染色体涂抹探针对极体进行诊断。从 1996 年 Conn 报道第一例经 FISH 检测平衡易位的治疗周期以来，陆续有成功的报道。但目前染色体平衡易位成功妊娠的报道仍不多，其原因可能与染色体易位导致胚胎自身高染色体异常率和胚胎镶嵌型的影响有关。

最理想的检测染色体的方法是将间期核终止在分裂中期，然后可以逐个地检测每条染色体。1999 年 Verlinsky 等已尝试间期核转换技术，即将极体或卵裂球与仓鼠卵电融合，然后诱导其形成分裂中期染色体进行检测，但其技术难度大，效率还有待于提高。另外，全基因组扩增后再进行比较基因组杂交也可获得较全面的染色体信息，但端粒和中心粒位置的 DNA 扩增效率不高，且诊断需要 3 天，限制了它的临床应用。

五、胚胎镶嵌型对诊断准确率的影响

PGD 的进一步临床应用，促进了人们对人类早期胚胎的认识。20 世纪 90 年代 FISH 在 PGD 的应用中已证实了人类早期胚胎镶嵌型的存在，即胚胎的不同卵裂球中的染色体组成有不一致的现象，其发生率约为 20%～50%，即使形态好的胚胎也可能有染色体镶嵌现象。但 FISH 所能同时检测的染色体数目局限在 3～10 条染色体。随后发展的比较基因组杂交技术能同时检测整个基因组，从而可提供了全部染色体的信息。目前的比较基因组杂交技术资料已提示人类胚胎的镶嵌型普遍存在，且可发生在任何一条染色体上。而近年来进行 DNA 指纹分析的 PGD 研究进一步证实胚胎染色体重组现象。如在利用多个 STR 位点进行 HLA 配型的研究中，Verlinsky 等检测出 4.3% 的卵裂球在 6 号染色体 HLA 区域进行重组，6.4% 的卵裂球 6 号染色体非整倍体，包括三体和单体。中山一院生殖中心也报道 104 个用三种探针杂交的细胞核中，9 个缺了一个 18 号染色体信号，信号缺失率为 8.7%。胚胎镶嵌型和非整倍体可能是减数分裂或受精后的有丝分裂错误的结果，受体外培养环境和促排卵方案等多种因素的影响，可能是导致人类胚胎种植率低的主要原因。

胚胎镶嵌型的发现使人们意识到单个卵裂球并不能完全代表整个胚胎。但目前在胚胎性别诊断中还未发现在 XY 的男性胚胎中有 XX 卵裂球的镶嵌，因此胚胎镶嵌型不会对胚胎性别诊断造成影响。在常染色体隐性遗传疾病中，如果夫妇双方突变位点相同，检测的染色体增加一、两个拷贝或缺失一个拷贝不会造成致病基因型的漏诊，因此胚胎镶嵌型也不会导致误诊。但在常染色体显性遗传疾病中，缺失一个拷贝即可导致致病基因型的误诊。另外，进行三体或单体的检测时，胚胎镶嵌型也会对诊断的准确性造成影响。因此，一般建议活检两个细胞增加准确性，降低误诊的风险。

六、PGD 的展望

在过去 10 年中，PGD 的进展并不迅速，它的难度超过了人们最初的设想。随着研究的深入，人们开始逐步认识到人类胚胎中存在着的高水平的染色体镶嵌型。另外 PGD 的费用昂贵也在一定程度上限制了它的发展。但对于同时有反复流产史或有不孕的患者来说，PGD 仍是进行优生的很好的选择。而近年来，单细胞的诊断技术也有了更新的飞跃。比较基因组杂交和间期核转换等新技术已开始应用于 PGD；应用计算机辅助突变分析进行碱基对的微测序，可在不清楚特殊突变点和基因型的情况下进行，从而扩大了 PGD 的应用范围；进行 DNA 指纹分析也可在不直接检测突变位点的情况下，通过鉴定胚胎是否含有致病基因的染色体来间接判断胚胎是否有致病基因型；对胚胎某些功能基因表达产物的检测也将突破 PGD 中模板量低的自身限制。此外，基因芯片技术潜在的强大能力终将成为现实。而人类基因组工程将提供近 70,000 人类基因的序列，大大增加可进行 PGD 的范围。随着技术的飞速发展和对人类胚胎认识的逐步加深，对有关 PGD 的技术和管理规章制度的设定和健全，以及对通过辅助生育技术出生群体的健康保健措施的落实，PGD 将有更科学和宽广的应用范围。

（徐艳文）

主要参考文献

1. Allen VM, Wilson RD, Cheung A. Pregnancy outcomes after assisted reproductive technology. J Obstet Gynaecol Can, 2006, 28: 220-5
2. Conn CM, Cozzi J, Harper JC, et al. Segregation of chromosome 21 in oocytes and embryos from preimplantation genetic diagnosis cycles. Ann J Hum Genet, 1996, 59 (Suppl 4): A31
3. de Boer KA, Catt JW, Jansen RP, et al. Moving to blastocyst biopsy for preimplantation genetic diagnosis and single embryo transfer at Sydney IVF. Fertil Steril, 2004, 82: 295-8
4. Delhanty J, Conn C. Preimplantation genetic diagnosis of chromosome abnormalities: specific chromosomal rearrangements and age-related aneuploidy. In: Harper J, Delhanty J, Handyside AH, eds. Preimplantation genetic diagnosis. England: John Wiley & Son LTD, 2000, 203-13
5. 邓捷，庄广伦，彭文林等. 应用荧光 PCR 技术检测单细胞 β 地中海贫血基因. 中山大学学报（医学科学版），2004, 25: 131-4
6. Evsikov S, Verlinsky Y. Visualization of chromosomes in single human blastomeres. J Assist Reprod Genet, 1999, 16: 133 7
7. 方丛，庄广伦，徐艳文等. 罗式易位携带者胚胎植入前遗传学诊断的研究. 中山医科大学学报，2001, 22: 202-4
8. Findlay I, Ray P, Quirke P, et al. Allelic drop-out and preferential amplification in single cells and human blastomeres: implication for preimplantation diagnosis of sex and cystic fibrosis. Hum Reprod, 1995, 10: 1609-18
9. Findlay I, Quirke P. Fluorescent polymerase chain reaction: Part I. A new method allowing genetic diagnosis and DNA fingerprinting of single cells. Hum Reprod Update, 1996, 2: 137-52
10. Findlay I, Quirke P, Hall J, et al. Fluorescent PCR: a new technique for preimplantation genetic diagnosis of sex and single-gene defects. J Assit Reprod Genet, 1996, 13: 96-103
11. Handyside AH, Kontogianni EH, Hardy K, et al. Pregnancies from biopsied human preimplantation embryos sexed by Y specific DNA amplification. Nature, 1990, 344: 768-70
12. Harper J, Wells D. Future developments in PGD. In: Harper J, Delhanty J, Handyside AH, eds. Preimplantation genetic diagnosis. England: John Wiley & Son, LTD, 2000, 241-62
13. James RM, West JD. A chimaeric animal model for confined placental mosaicism. Hum Genet, 1994, 93: 603-4
14. 焦泽旭，庄广伦，周灿权等. 应用巢式 PCR 对单细胞进行性别诊断的初步研究. 中华医学遗传学杂志，2003, 20: 64-5
15. 焦泽旭，庄广伦，周灿权等. 对 β 地中海贫血携带者进行胚胎植入前遗传学诊断. 中华医学杂志，2003, 83:

298-301

16. Munné S, Alikani M, Tomkin G, et al. Embryo morphology, developmental rates, and maternal age are correlated with chromosome abnormalities. Fertil Steril, 1995, 64: 382-91
17. Munné S, Fung J, Cassel MJ, et al. Preimplantation genetic analysis of translocations: case-specific probes for interphase cell analysis. Hum Genet, 1998, 102: 663-74
18. Munné S, Magli C, Cohen J, et al. Positive outcome after preimplantation diagnosis of aneuploidy in human embryos. Hum Reprod, 1999, 14: 2191-9
19. Munné S, Weier HU, Grifo J, et al. Chromosome mosaicism in human embryos. Biol Reprod, 1994, 51: 373-9
20. Simpson JL, Rebar RW, Carson SA. Professional self-regulation for preimplantation genetic diagnosis: experience of the American Society for Reproductive Medicine and other professional societies. Fertil Steril. 2006, 85: 1653-60
21. Verlinsky Y, Cohen J, Munné S, et al. Over a decade of experience with preimplantation genetic diagnosis: a multicenter report. Fertil Steril, 2004, 82: 292-304
22. Verlinsky Y, Kuliev A. PGD-Dozen year experience. Fifth International Symposium on Preimplantation Genetics. International working group on preimplantation genetics. Antalya Turkey, 2003, 13-8
23. Verlinsky Y, Rechitsky S, Sharapova T, et al. Preimplantation HLA Testing. JAMA, 2004, 291: 2079-85
24. Wells D, Sherlock JK, Handyside AH, et al. Detailed chromosomal and molecular genetic analysis of single cells by whole genome amplification and comparative genomic hybridisation. Nucleic Acids Research, 1999, 27: 1214-8
25. Wells D, Sherlock j. Diagnosis of single gene disorder. In: Harper J, Delhanty J, Handyside AH, eds. Preimplantation genetic diagnosis. England: John Wiley & Son LTD, 2000, 165-90
26. 徐艳文, 庄广伦, 舒益民等. 植入前胚胎染色体镶嵌型的初步分析. 中华妇产科杂志, 2000, 35: 456-8
27. 徐艳文, 庄广伦, 周灿权等. 应用荧光原位杂交技术进行人类早期胚胎性染色体镶嵌型的初步研究. 中华妇产科杂志, 1999, 34: 603-5
28. Zhang L, Cui X, Schmitt k, et al. Whole genome amplication from a single cell- implications for genetic-analysis. Proc Natl Acad Sci, 1993, 89: 5847-51

第 9 章　胎儿超声影像学

超声显像应用于产科观察胎儿并诊断胎儿疾病仅 30 余年的历史，最初超声检查的目的仅仅是为了确定是否妊娠、胎儿是否存活、孕龄大小、单胎或多胎、羊水多少、胎盘情况等。今天，它已成为产科不可缺少的影像诊断工具。超声显像不仅能对胎儿的形态结构进行观察与了解，而且能实时地观察到胎儿在宫内的运动、行为以及胎儿血流动力学变化特征。三维超声的发展，能将胎儿非常逼真地展现在人们面前，结束了千百年来人们无法"看到"母腹中胎儿的"真面目"以及无法了解胎儿生长发育情况的历史。

近 20 年来胎儿超声影像的不断发展，产科临床发生了革命性的变化，对胎儿生理及胎儿畸形的发生、发展有了更深刻的了解。也正是因为产科超声的飞速发展，较为完整的胎儿疾病谱已为人们所认识，并能在产前作出正确的诊断与及时治疗，因此，而应把胎儿作为病人来对待这一新的概念已被广泛接受。

第一节　胎儿超声影像检查的时机与适应证

国内外多数学者认为，胎儿超声检查有三个重要的时间窗口，即在月经龄第 10～14 周进行第一次超声检查，此时期主要检测胎儿颈部透明层厚度、严重的先天畸形如无脑儿等；月经龄第 18～24 周，进行第二次胎儿超声检查，此时期是发现并检出大部分胎儿畸形的最佳时期，常常在此时期进行一次详细的系统的胎儿畸形检测；在月经龄第 32～36 周，进行第三次超声检查，对胎儿生长发育情况再次评估，同时观察那些到晚孕才能表现出来的胎儿畸形。

有下述指征者，无论在哪个孕周，均应进行超声检查：

1. 双胎妊娠或多胎妊娠。
2. 实验室检查有阳性发现者，如 AFP 升高或降低，β-HCG 升高，游离雌三醇升高，妊娠相关蛋白阳性等。
3. 既往妊娠有结构畸形胎儿出生者，如先天性心脏病。
4. 父母亲有遗传性疾病或家族遗传史者。
5. 母亲孕期有感染史，如风疹、巨细胞病毒感染等。
6. 母亲有糖尿病或其它疾病者。
7. 有明显的致畸因素者，如服用过可能致畸的药物、接触过放射线、接触过毒物等。
8. 可疑胎儿死亡者。
9. 可疑胎儿宫内生长迟缓者。
10. 可疑羊水、胎盘异常者。
11. 胎儿先露、胎位的确定。
12. 月经不规则者胎儿妊娠龄的估计。
13. 胎儿生长、胎儿体重评估等。
14. 宫颈成熟度的诊断。
15. 羊水穿刺定位。
16. 子宫大小与妊娠时间不相符。
17. 盆腔肿物。
18. 可疑宫外孕。

19. 胎儿宫内状态的生物物理评价。
20. 确定胎儿畸形的随诊观察。

第二节 胎儿超声影像检查的内容

按照不同的胎龄,胎儿超声影像检测的内容也不一样。

1. 早期妊娠超声检查

(1) 确认宫内妊娠及胎儿是否存活。

(2) 确定胚胎数目。

(3) 估计妊娠龄:早孕期估计妊娠龄的方法主要有:根据妊娠囊平均直径和头臀长(CRL)推算。多年来,CRL被认为是估计妊娠龄最可靠的方法,准确性相差约3~7天。

1) 根据妊娠囊大小计算:其计算公式有两种。

A、妊娠龄(天)=妊娠囊平均内径(mm)+30

妊娠囊平均内径(cm)=(纵径+横径+前后径)÷3

例如当超声测量妊娠囊平均内径为5mm时,根据上式计算,妊娠龄为35天(5周)。

B、妊娠龄(周)=妊娠囊最大内径(cm)+3

例如当超声测量妊娠囊最大内径为2.0cm时,妊娠龄为5周。正常妊娠时,妊娠囊每天增长约1.2mm。

2) 根据头臀长计算:其计算公式也有两种。

A、妊娠龄(天)=胚长(mm)+42

在43到67天的妊娠大小,由此式计算的妊娠天数95%可信限为+3天。

B、孕周=CRL(cm)+6.5

3) 根据卵黄囊大小估计:

如果经阴道超声检查发现了卵黄囊,但不能检出胚芽及心管搏动,此时妊娠大小相当于5.5周。如果发育正常,根据上述妊娠囊平均内径计算公式,妊娠囊平均内径为8mm。如果能检出胎心搏动,但因胚芽太小而难以测量头臀长时,妊娠的大小约为6周。

(4) 检测胎儿早期结构畸形:自从阴道探头问世以来,有大量早孕胚胎期检测胎儿畸形的报道,几乎每一器官系统的畸形均有早期诊断的报道。但对于某一具体类型的畸形,究竟应早到什么时候即能做出诊断,目前尚无一致的意见,对早孕期检测胎儿畸形许多学者持谨慎态度。笔者认为虽然胎儿形态结构畸形早期检出很有意义,但早期诊断胎儿畸形应谨慎,不能模棱两可,除非对畸形有绝对把握,否则,应在中孕期随访检查。目前认为在早孕晚期及中孕早期(11~13周)测量胎儿颈部皮肤透明层厚度是筛查21-三体综合征等染色体畸形的一个较为敏感的指标。

(5) 胎盘:在极早期妊娠,超声有时很难判断胎盘的准确部位。但是,如果超声能够辨认出胎盘,则应注明胎盘的位置是在前壁或后壁。

(6) 子宫及附件:早孕期应仔细检查孕妇子宫是否有子宫畸形及子宫肌瘤等。

2. 中孕期及晚孕期超声检查

(1) 明确胎儿数目及胎儿是否存活

中、晚期妊娠诊断单胎或多胎妊娠较容易,但有时超声也可能发生错误,主要可能的错误是将多胎妊娠误认为双胎妊娠或双胎妊娠误认为单胎妊娠。发生这种错误的主要原因可能是因为第二胎位于宫底部而未能探及,或未能显示并肯定所显示的胎头与胎体的自然延续性。有时出现双胎输血综合征时,一胎因羊水过少而"粘"在子宫壁上(图9-1),如不仔细探查可将其漏诊而仅发现另一羊水过多的胎儿。如果双胎妊娠中一胎在较早时期死亡,形成"纸样胎儿"时,较晚期检查有可能将"纸样胎儿"漏诊或误认为其他问题。笔者曾遇到一例外院将其误诊为胎盘囊肿或脐带囊肿者(图9-2)。

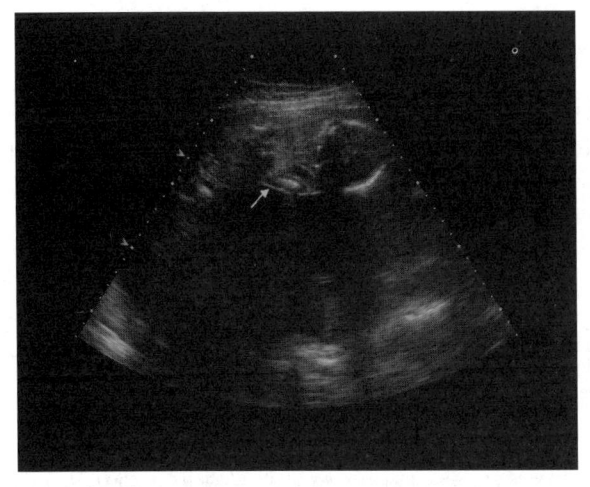

图9-1 双胎输血综合征,一胎儿羊水过少而粘在子宫壁上,如不仔细检查可漏诊

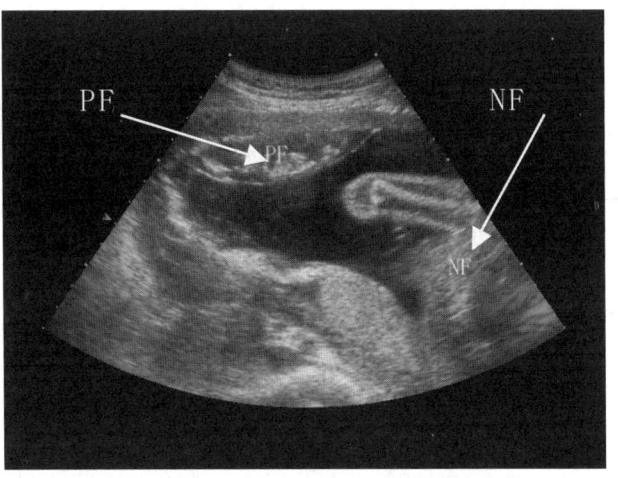

图9-2 纸样胎儿长轴切面
PF 纸样胎儿；NF 正常胎儿

胎儿是否存活主要根据胎儿心跳来判断,而不应根据胎动来判断。如果诊断胎儿死亡,在心脏位置至少观察2～3分钟无心跳才能诊断。未探测到胎动不能作为诊断胎儿死亡的根据。

(2) 胎位

在明确胎儿数目及胎儿存活后,应确定胎先露、胎方位、胎产式等。

最常见的胎产式为纵产式,约占足月分娩胎儿的99.75%；最常见的胎先露为头先露,除此之外的胎产式和胎先露均属不正常,分娩时可增加围产儿的发病率。

妊娠28周以前胎位容易改变,32周后胎位较稳定。超声确定胎位较准确,但不能单凭某一幅图来确定,应多切面多部位扫查,根据胎儿解剖结构进行分析、推断。

(3) 估测妊娠龄

可根据双顶径(BPD)、头围(HC)、腹围(AC)、股骨长度(FL)、肱骨长度(HL)等估测胎儿妊娠龄,可用查表法或公式法求得。目前多采用查表法直接查出。

(4) 胎儿体重的估计

根据胎儿的一项或多项生物学测量值,经统计学处理,可计算出胎儿的体重。

估测胎儿体重的公式很多,不同的作者有不同的计算公式(式中单位为mm):

1) 日本东京大学方法:胎儿体重$(g)=1.07\times BDP(双顶径)^3+3.42\times APTD(胸廓前后径)\times TTD(胸廓左右径)\times FL(股骨长径)$

2) 日本大阪大学方法:胎儿体重$(g)=1.25647\times BDP(双顶径)^3+3.50665\times FTA(胸廓面积)\times FL(股骨长径)+6.3$

3) 欧美方法:胎儿体重$(g)=10[AC(腹围)\times 0.046-(BDP(双顶径)\times AC(腹围)\times 0.002646+BDP(双顶径)\times 0.166+1.2508)]$

目前大多数的超声诊断仪都有产科胎儿发育与体重估计的计算软件,输入各超声测量值后,可迅速得出胎儿孕周及体重,非常方便。

在估测妊娠龄和胎儿体重时应注意以下几点:

1) 妊娠龄估计在妊娠早期测量头臀长最准确,其他参数如BPD、FL、AC、HC等亦在相对早期如中孕期准确,越到妊娠后期误差越大,足月时更大。

2) 在某些病理情况下,某些测量参数不能作为妊娠龄或体重估计的参数,如胎儿腹水时不能使用腹围这一参数,短肢畸形时不能使用股骨长及肱骨长来估计,脑积水时不能使用双顶径和头围来估计。

3) 超声测量胎儿生长参数所估测的妊娠龄大小应与根据末次月经计算的妊娠龄大小相比较。虽然许多情况下孕妇末次月经不准确，但可使临床医师提高警惕，以警示是否存在胎儿宫内发育迟缓、发育过小、过大或过期的可能。

4）如果在此以前做过超声检查，应与以前测值做比校，判断胎儿生长发育是否有异常。

5）如果要进一步连续观察胎儿生长发育是否有异常，那么前后两次超声检查的间隔时间不应低于2周，如果间隔时间太短，则很难确定是由测量误差引起还是生长发育异常所致。

（5）羊水量

适当的羊水量对胎儿的生长发育很重要，一般认为羊水过多或过少均会影响胎儿生长发育，但诊断羊水过多或过少的方法存在着争论。Callen认为超声诊断羊水过少最好用主观目测的方法来诊断。任何一种客观测量羊水量的方法都不能准确测出羊水量，而且所测数值没有与孕周大小相关。主观目测法估测羊水量的方法简单易学，绝大多数操作者都能正确掌握。

在诊断羊水过少时，应注意以下两点：

1）在大多数患者，羊水过少常常意味着胎儿泌尿系统的严重畸形或羊膜破裂导致严重宫内发育迟缓，因此应在没有检出任何羊水时才诊断羊水过少。在中孕早期及中孕中期仅有少量羊水的情况除外。

2）由于严重羊水过少与胎儿死亡有关，羊水过少一旦诊断，即应引起产科医师的高度警惕。

羊水过多时，虽然没有羊水过少那样严重，但实际上许多病例对胎儿及母体均有明显并发症。在母亲，可出现早产和羊膜早破；在胎儿，可能存在畸形。虽然许多羊水过多病例最终出生了正常的婴儿，但文献报道伴有羊水过多的畸形胎儿亦不少见，因此对羊水过多的胎儿应进行详细的胎儿畸形系统探查。多胎妊娠是羊水过多的又一常见原因，许多病例与双胎输血综合征有关。

（6）胎盘

应明确胎盘着床部位及胎盘与子宫颈内口的关系。文献报道中强调在妊娠早期和膀胱过度充盈时可出现大量前置胎盘的阳性诊断。虽然如此，检查者也不应大意，不能认为所有低位胎盘都会"上移"而无临床重要性。如果经多个操作者观察，各种途径检查（如经会阴检查、经阴道检查、排空膀胱后检查）仍不能确定胎盘下缘与子宫内口的关系时，仍应认为胎盘为低位胎盘，前置胎盘不能排除，此时可报告胎盘下缘与子宫内口之间的距离。

胎盘早剥超声诊断常较困难。应注意的是子宫肌层及其内的血管以及一过性的子宫收缩类似胎盘后血肿的图像，应避免误诊。

（7）胎儿畸形探测

我们在进行产科超声检查时，准妈妈、准爸爸们最常问的两个问题是："医生，我的宝宝健康吗？""有畸形吗？"因此，超声检查对胎儿畸形的检测是父母以及医师必须面对的问题。Eurenius等对此进行专门研究后发现，即使超声检查前明确告诉孕妇及其配偶，超声检查的目的只是为了估计妊娠龄及检测是否有多胎妊娠，但仍有89%的母亲及84%的父亲认为超声检查的目的是检测胎儿畸形。由此可见，父母最关心、最期望的是腹中胎儿发育正常，没有畸形。

但是要进行系统细致的胎儿畸形检测，要把所有能够由超声发现的胎儿畸形均准确无误地检测出来，就必须对每一胎儿的每一解剖结构逐一进行细致系统的检查，胎儿如此多的结构，这样多种类的畸形，要在一次短时间的检查中一一排除，这几乎是不可能的。因此，要想对每一病人的全部畸形逐一检出、逐一排除是不切实际的。例如，胎儿颜面部、胎儿四肢尤其膝关节或肘关节以远的肢体部分，胎儿心脏等结构均不是常规超声要求检查的内容，这些部位的畸形漏诊就更为常见。美国等国家将产科超声检查分为二个层次，一个层次是常规超声检查（routine ultrasound examination），另一个层次是以检测胎儿畸形为目的的超声检查（targeted imaging for fetal anomalies，TIFFA）。当常规超声检查怀疑有异常，或胎儿畸形高危孕妇，均进行TIFFA检查，通过TIFFA来减少胎儿畸形的漏诊。

美国产科常规超声检查的胎儿结构、测量数据及偶然检出的畸形。如表9-1可见，常规超声检查不可能对胎儿所有结构进行详细观察，只能对胎儿大体结构进行检查，因此只有明显的结构畸形才能被偶然发现，病人及产科医师应该对此有充分的了解，不能期望每次常规超声检查都能对胎儿所有畸形进行排除性诊断,许多小的异常、或某些特定类型的畸形或某些特殊部位的畸形仅在怀疑胎儿可能存在这些畸形时才有可能被检出。另外,正如胎儿本身各正常解剖结构随着妊娠的进展而长大一样,胎儿解剖结构畸形亦随之增大,因此在出生时能见到的畸形,可能在妊娠较早时期因太小而不能为超声检出。最后,超声医师个人的经验和专业知识是有限的,如果怀疑胎儿有畸形,检查者又没有诊断这种畸形的经验,应找在这方面更有经验的超声医师或建议患者到上一级医院检查。

表 9-1 美国产科常规超声检查内容

胎儿结构	测量	可能检出的畸形
胎儿头部	双顶径、头围	无脑畸形,脑积水,脑膜膨出,颈部水囊瘤
胎儿心脏		某些心脏畸形,胸腔肿块,胸水
胎儿腹部	腹围或腹径	食管闭锁,小肠闭锁,腹水,肾积水,腹裂,脐膨出
胎儿股骨	股骨长	骨骼发育不良性疾病,短肢畸形
羊水		胃肠道梗阻所致的羊水过多,肾疾病所致的羊水过少
胎盘		前置胎盘,胎盘早剥,胎盘血管瘤
胎儿脊柱		脊柱裂,脊髓脊膜膨出
胎儿后颅窝		后颅窝池增大,囊肿

国外的 TIFFA 检查,由于检查的胎儿结构较多,几乎对胎儿每一重要器官都要进行检查,因此检查费时,且检查费用较大,对检查仪器要求高,对医师的专业水平要求高,因此不可能每个医院、每个超声医师都能够进行这方面的检查,也不可能对所有孕妇都进行这种检查。我国目前没有对产科超声检查做出严格的规定,亦没有将超声检查区分为2个层次的检查,因此,在临床实践中产科超声检查的局限性、医患之间的沟通不畅以及病人及其家属对超声检查过高的期望,常引起许多不必要的纠纷。

超声检查胎儿畸形的最佳时间存在许多分歧。通常认为,孕 10~14 周检查主要用于测量颈部透明层厚及除外无脑畸形等早期即出现的大的畸形,孕 20~24 周进行一次详细、系统的胎儿畸形检测是最理想的,此时期不仅胎儿解剖结构已经形成并能为超声所显示,胎儿大小及羊水适中,受骨回声影响较少,图像清晰,大部分胎儿畸形在此时期均能表现出来,因此,此时期检查可排除大部分畸形,而且对可疑畸形还有时间在 28 周之前进行追踪观察。在 20 周之前检查,某些畸形可能表现不明显而不能诊断,如某些类型的脑积水、小头畸形、尿道梗阻性疾病、多囊肾、某些先天性心脏病如室间隔缺损、大动脉转位等、胃肠道狭窄或闭锁、某些染色体畸形、某些骨骼发育不良畸形等。孕周太小或太大(28~30 周以后)均不适合胎儿畸形检测,孕周太小时,畸形尚未表现出来而不能为超声所显示;孕周太大时,胎位、羊水及胎儿骨骼声影等影响,亦影响某些畸形的显示与观察如某些先天性心脏病、肢体畸形、颜面部畸形等。

因此,影响胎儿畸形检出因素有胎儿方面的因素如胎位、胎儿过大或小,胎儿骨骼声影影响、羊水等,检查时间不适合胎儿畸形检查,或胎儿畸形在检查时尚未表现出来;母体方面的因素如母亲肥胖等;仪器方面的因素如所用仪器分辨力差,图像不清晰影响畸形显示与观察。

第三节 胎儿染色体异常的超声诊断

胎儿染色体异常指胎儿细胞内遗传物质的载体——染色体的数目与结构的异常。它常常表现为胎儿多器官多系统畸形,但亦有很多染色体异常在胎儿期并不表现任何形态与结构异常。确诊染色体数目及结构异常主要通过绒毛取样、羊膜腔穿刺、脐血管穿刺、胎儿活检等获取胎儿细胞培养进行染色体核型分析来诊断。超声不能直接观察到胎儿染色体的结构及数目。但近10多年来超声医学的迅速发展,尤其是遗传超声学(genetic sonography)的发展,通过对胎儿结构异常、各结构的比例关系、外形轮廓的变化以及某些特殊征象的细致及系统研究,积累了大量丰富的临床经验与检测数据,使超声在产前筛查染色体异常成为可能,已越来越受到临床的广泛关注,并正在为人类的优生优育发挥着重要作用。

一、胎儿超声波筛查染色体异常与胎儿主要结构畸形

胎儿有明显结构异常时,如胎儿颈部水囊瘤、先天性心脏畸形、脐膨出、脑积水等,超声较易发现,虽然这些异常不都是染色体异常的表现,但许多严重畸形与染色体异常有密切关系。研究表明:新生儿染色体异常发生率相对较低,而在早孕与中孕期染色体异常胎儿发生率却明显高于新生儿,这主要是由于许多染色体异常胎儿不能生存到足月即流产或死亡,或因产前确诊畸形后采取终止妊娠,据估计约30%的21-三体胎儿、74%的18-三体胎儿及71%的13-三体胎儿在妊娠16周到足月期间流产或死亡。因此,产前超声发现胎儿明显结构异常时,首先应考虑胎儿是否有染色体异常。

(一) 胎儿主要结构畸形数与染色体异常的关系

许多产前超声研究表明,主要的染色体异常常表现为胎儿多发性结构畸形。产前超声检出的胎儿畸形部位越多,其患染色体异常的可能性越大。也就是说:染色体异常的危险性随超声检出的畸形部位数的增加而增加。因此,产前超声检出胎儿某一畸形时,应对胎儿进行仔细全面的检查,如果发现合并有其他畸形时,其患染色体异常的可能性则高于单一畸形。

Nicolaides等的研究表明,胎儿多发畸形与染色体异常明显相关,表9-2列出了超声检出的胎儿畸形数与染色体异常发生率之间的关系。从该表可见,如果超声检出的畸形数为2个或2个以上时,发生染色体异常的风险率仅为29%,而当检出的畸形数为5个或5个以上时,其发生染色体异常的风险率上升到70%。

胎儿各种结构畸形单独出现与多发畸形同时存在时,其染色体异常发生率不同(表9-3),由表可见,除颈部水囊瘤、颈部水肿、十二指肠闭锁单独出现时其染色体异常发生率较高外,其它结构畸形单独出现时其染色体异常发生率比多发畸形时低得多。

表9-2 超声检出胎儿畸形数与胎儿染色体异常发生率的关系

胎儿畸形数	胎儿发生染色体异常百分率(%)	主要染色体异常类型百分率(%)			Turner综合征	三倍体	其它
		染色体三体征					
		21-三体	18-三体	13-三体			
>2	29	21	30	11	13	15	8
>3	48	16	35	13	8	15	5
>4	62	12	42	15	12	12	6
>5	70	5	54	20	9	10	5
>6	72	—	62	20	14	16	9
>7	82	—	79	15	—	3	3
>8	92	—	77	18	—	—	3

表 9-3　胎儿各种畸形单独出现与多发畸形同时存在时染色体异常发生率

各种类型胎儿畸形	畸形单独出现时染色体异常发生率	多发畸形时染色体异常发生率
脑室扩大	2%	17%
前脑无裂畸形	4%	39%
脉络丛囊肿	<1%	48%
后颅窝囊肿	0%	52%
面部裂畸形	0%	51%
小下颌畸形	—	62%
颈部水囊瘤	52%	71%
颈部水肿	19%	45%
膈疝	2%	49%
心脏畸形	16%	66%
十二指肠闭锁	38%	64%
脐膨出	8%	46%
足内翻畸形	0%	33%
宫内生长迟缓	4%	38%

（二）胎儿主要结构畸形种类与染色体异常的关系

胎儿不同类型的结构畸形可以出现在某种特定的染色体异常，而某种特定染色体异常又可表现不同类型的结构畸形，但每一种特定类型的染色体异常总是对应着某种或某几种结构畸形。也就是说每一具体类型的染色体异常有其自己特有的畸形谱。

1. 强烈提示胎儿染色体异常的结构畸形，常见的有：

①颈部水囊瘤（图 9-3）；②颈部水肿；③十二指肠闭锁；④某些类型的心脏畸形如房室共道畸形、右室双出口等；⑤前脑无裂畸形（图 9-4）；⑥Dandy-Walker 畸形；⑦脑室扩张及脑积水；⑧泌尿系统畸形；⑨胎儿水肿；⑩小的脐膨出。

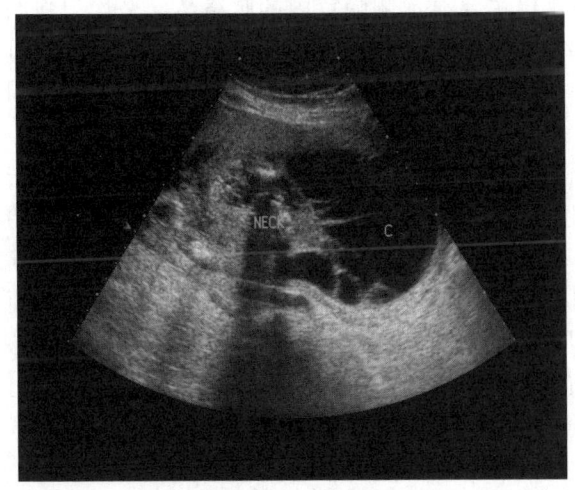

图 9-3　20 周胎儿巨大颈部水囊瘤颈部横切。有多个分隔是 Turner 综合征的典型表现

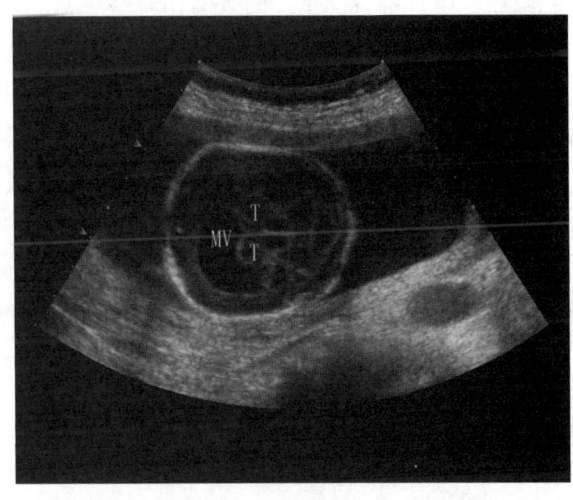

图 9-4　20 周胎儿无叶全前脑，染色体检查为 18-三体，侧脑室水平横切显示单一脑室，无脑中线结构回声，丘脑融合

2. 发生染色体异常可能性低的结构畸形，常见的有：

①单独的唇腭裂；②单独足内翻畸形；③腹裂畸形；④空肠闭锁；⑤大肠梗阻；⑥单侧多发性囊性肾发育不良；⑦卵巢囊肿；⑧肠系膜囊肿；⑨半椎畸形；⑩胎儿肿瘤；⑪肺囊性腺瘤；⑫脑穿通囊肿；⑬脑裂畸形。

3. 对于某些具体畸形而言，发生染色体异常的危险性高低可能与某一畸形的严重程度正好相反。也就是说，畸形越轻，胎儿患染色体异常的危险性越大，而畸形越严重，胎儿患染色体异常的危险性越小。

（1）脐膨出：小的脐膨出（仅肠管膨出）胎儿发生染色体异常的危险性明显高于大的脐膨出（肝及肠均膨出）。前者非整倍体染色体异常发生率高达67%，而后者仅为16%。

（2）脑室扩张：轻度脑室扩张（侧脑室为10～15mm）胎儿发生染色体异常的危险性明显高于中度以上脑积水（侧脑室宽>15mm）。前者多与非整倍体染色体异常有关，发生率可达15%，后者则为单纯的脑积水可能性大，与中脑导水管狭窄梗阻有关。

（3）肾盂扩张：轻度肾盂扩张胎儿发生染色体异常的危险性明显高于重度肾盂积水胎儿，前者多与非整倍体染色体异常有关，后者则为单纯的肾盂积水，与肾盂输尿管移行处狭窄有关。

（4）四肢骨骼：股骨及肱骨轻度缩短，胎儿患染色体异常危险性高于严重短肢畸形，前者多与非整倍体染色体异常有关，后者则主要与骨骼发育不良或某些基因综合征有关。

4. 非特异性表现与染色体异常

（1）宫内胎儿生长迟缓：是胎儿染色体异常较常见的表现。超过51%的18-三体胎儿有宫内生长迟缓，三倍体胎儿在中孕早期即可出现宫内生长迟缓。一般来说，染色体异常胎儿在30周以前表现有均匀性宫内生长迟缓，而30周后则多为非均匀性宫内生长迟缓。

（2）羊水过多：单纯羊水过多，染色体异常发生率较低，但如果羊水过多伴有宫内生长迟缓，不仅染色体异常发生的可能性明显增高，而且应高度怀疑有与染色体异常有关的其他结构畸形，检查者应仔细检查胎儿各结构，及时寻找胎儿可能出现的合并结构畸形。

（3）其他非特异性超声表现与染色体异常详见后述。

二、胎儿微小畸形与染色体异常

（一）胎儿头部微小畸形

1. 脉络丛囊肿（choroid plexus cysts）

侧脑室、第三脑室、第四脑室内均有脉络丛。产前超声主要显示侧脑室内的脉络丛，呈均匀强回声。脉络丛囊肿是指位于强回声脉络丛内的无回声囊性结构，一般呈圆形或椭圆形，可单侧出现，亦可双侧对称性存在；可单发，亦可多发。囊肿大小约3～16mm不等，常在14～16周出现，多数至22周左右自行消失，极少数可持续至晚孕期甚至新生儿期。

脉络丛囊肿在染色体正常的胎儿中发生率约为1%～2%，但据报道约30%～50%的18-三体胎儿产前可检出脉络丛囊肿，而21-三体胎儿仅有1.4%可有此征象。在有脉络丛囊肿的染色体核型异常的胎儿中，约3/4为18-三体，其余多为21-三体。绝大部分有脉络丛囊肿的18-三体胎儿产前超声可检出其他结构畸形，但亦有17%左右的18-三体胎儿产前不能检出任何结构畸形，少数病例仅有脉络丛囊肿而不伴有其他畸形。超声检出单一脉络丛囊肿，在低危人群中染色体异常危险性约为1/50～1/150，除脉络丛囊肿，超声还检出胎儿其他异常或线索时，胎儿染色体异常的危险性明显增加，达10.5%～12%。一份多中心的大型研究报告中，36岁以下的孕妇，超声检出胎儿单一脉络丛囊肿时，胎儿染色体非整倍体发生率为0.35%，而当孕妇年龄大于36岁时，发生率上升到2.4%。Gupta等认为超声检出单一脉络丛囊肿时，胎儿发生18-三体的危险性增加9倍。

对于有脉络丛囊肿的胎儿是否进行胎儿染色体核型分析存在很大的争论。一般认为，除脉络丛囊肿外，产前超声还检出胎儿其他结构畸形时，应进行胎儿染色体核型分析。但如果仅检出单一脉络丛囊肿，多不主张进行胎儿染色体核型分析，但应对胎儿各结构进行仔细研究以寻找可能的胎儿结构畸形。在对胎儿各结构进行细致的超声检查之后，如果未发现其他结构畸形，那么胎儿患 18-三体的危险性低。另外，作者建议当检出单独的脉络丛囊肿时，应在 22 周左右或 4 周后复查，主要检查胎儿心脏是否有畸形，尤其是否有室间隔缺损。复查的另一个原因是观察脉络丛囊肿是否消失，如果消失可明显减轻孕妇的焦虑情绪。

2. 颅后窝池扩大（cisterna magna）

颅后窝池在经小脑横切面上测量，要求切面上同时显示小脑半球与透明隔腔，且两侧小脑半球对称。小脑及小脑蚓部的后方与枕骨内面之间的无回声区即为后颅窝池，测量小脑蚓部的后缘与枕骨内面之间的距离即为后颅窝池大小。正常小于 10mm，大于 10mm 者，应考虑后颅窝池增大。

对于单纯后颅窝池增大是否需要进行胎儿染色体检查，目前意见尚不统一，但应对脑内结构进行仔细研究，如小脑蚓部是否有发育不全、有无脑积水等，这将明显影响胎儿预后。有文献报道在妊娠早期后颅窝池的大小与胎儿羊膜腔穿刺染色体核型的关系中，1,102 例胎儿染色体核型正常，61 例胎儿染色体异常。在所有 61 例非整倍体胎儿中，后颅窝池大小均正常。这些研究结果认为经阴道超声测量后颅窝池在妊娠早期很容易，但不能提示有无胎儿染色体异常，同时报道产前超声检查发现 15 例后颅窝池增大者（>10mm），所有胎儿染色体核型和生后表现均正常。

但 Chen 等研究发现，在妊娠晚期 19 例 18-三体胎儿中有 6 例有后颅窝池增大，Chen 等认为产前检出后颅窝池增大结合宫内胎儿生长迟缓或羊水过多，应行遗传咨询，并仔细检查有无其他合并畸形以及进行胎儿染色体核型分析。

3. 胎儿耳廓长度（ear length） 正常耳矢状切面可清楚显示外耳轮廓及形态，耳轮清楚，小耳时除外耳小外，耳轮显示不清，外耳结构异常，可表现为线状逗号状，点状回声。

21-三体综合征小儿耳廓小，故有作者试图在中孕期通过测量胎儿耳的长度与宽度来发现 21-三体综合征，但作者认为虽然与正常组比较有统计学意义，但正常胎儿耳的大小与 21-三体综合征胎儿有明显重叠而难以应用于临床。另有学者报道 18～38 周胎耳长度检测 21-三体综合征的敏感性约 70%～80%，假阳性率为 8%。

Lettieri 等研究了 452 例胎儿耳廓长度，均行羊膜腔穿刺遗传学检查。结果发现中孕期胎儿耳廓长度与孕龄呈线性关系，其中 14 例非整倍体胎儿中有 10 例胎儿耳廓长度等于或低于正常值的第 10 个百分位，其敏感性和阳性预告值分别为 71% 和 23%。作者认为胎儿耳廓长度可作为非整倍体胎儿的超声追踪观察的对象，异常者应行羊水或脐血染色体检查，但这一结果尚需进一步的研究证实。

4. 小脑（cerebellum）

在标准小脑测量平面上观察与测量小脑。在新生儿、小儿及成年 21-三体综合征患者中发现小脑缩小。Rotmensch 等报道 42 例 21-三体综合征及 1,161 例染色体正常胎儿中孕期小脑测值，结果发现 21-三体综合征胎儿小脑经线在所有孕周均小于相应孕周的正常对照组胎儿。作者认为，虽然临床已认识到在中孕期 21-三体综合征胎儿小脑小于正常胎儿这一事实，但正常与 21-三体综合征胎儿小脑测值之间的差值太小，很难作为一个非整倍体畸形胎儿的普查指标。

(二) 胎儿颈部异常

20 世纪 80 年代，许多研究报道中孕期胎儿颈部多分隔水囊瘤与非整倍体染色体异常，尤其与 Turner 综合征（45,X）有关。与此同时，许多学者发现，早孕期颈部水囊瘤可有不同的表现，主要为无分隔水囊瘤。同时观察早孕期水囊瘤可逐渐消退或形成颈皱增厚，或完全正常，但仍与非整倍体染色体畸形有关。1985 年 Benacerraff 等首次报道中孕期超声检测颈皱增厚（nuchal skin fold thick）≥6mm，患 21-三体综合征的危险性增加。1992 年，Nicolaids 等提出使用"颈部透明层"（nuchal translucency，NT）这一名称来描述早孕期胎儿颈部皮下的无回声带。

颈部透明层（NT）是指胎儿颈部皮下的无回声带，位于皮肤高回声带与深部软组织高回声带之间。这是早孕期尤其在早孕晚期，所有胎儿均可出现的一种超声征象。早孕期 NT 增厚与 21-三体综合征的危险性增高有关。增厚的NT可以逐渐发展成为大的水囊瘤，可伴有或不伴有胎儿水肿。绝大部分胎儿NT增厚，没有明显的胎儿水肿。

1. 导致NT增厚的病因

（1）染色体异常：最常见的染色体异常为21-三体综合征。此外三倍体、13-三体、18-三体、22-三体、12p-四体等亦常出现NT增厚。

（2）先天性心脏结构畸形：先天性心脏结构畸形既可发生在染色体异常中，亦可发生在染色体正常的胎儿中。在染色体正常的胎儿中，先天性心脏结构畸形是导致NT增厚的非染色体异常最常见的原因。Hyett等发现NT增厚，心脏及大血管结构畸形发生率增高，并建议将早孕期NT测量作为胎儿先天性心脏病早期筛查指标。

（3）某些综合征：文献中已报道的早孕期可出现NT增厚的综合征主要有Cornelia de Lange综合征、Noonan综合征、Smith-Lemli-Opitz综合征、Joubert综合征、Apert综合征、Fryns综合征等。

（4）骨骼系统畸形：主要有软骨发育不全、缺指（趾）－外胚层发育不全畸形、多发性翼状胬肉综合征、Roberts综合征等。

（5）其他畸形：膈疝、前腹壁缺损、胎儿运动障碍性综合征等亦可出现NT增厚。

2. NT增厚的形成机制

NT增厚的病理生理基础尚不完全清楚，目前认为有以下几种学说：

（1）正常胚胎发育过程中，颈部淋巴管与颈静脉窦在10～14周左右相通，在颈部淋巴管与颈静脉窦相通之前，少量淋巴液积聚在颈部，出现短暂回流障碍，形成暂时性的颈部NT增厚，正常胎儿在14周后应消退。如果颈部淋巴管与颈部静脉窦相通延迟，从而出现明显颈部淋巴回流障碍，淋巴液过多地积聚在颈部，NT增厚明显，甚至到孕中期发展成为淋巴水囊瘤。

（2）染色体核型正常的胎儿，有先天性心脏畸形时常出现NT增厚，其机制可能与心功能衰竭有关，发生心衰时静脉回流障碍，导致颈静脉压升高，当颈静脉内压力高于淋巴管内压力时，淋巴管内淋巴液回流入颈静脉受阻，淋巴液过多积聚于颈部，形成NT增厚。

（3）对21-三体综合征胎儿的颈部皮肤病理研究发现，21-三体综合征胎儿颈部皮肤细胞外透明基质增加，细胞外液被大量吸附于透明基质的间隔内，进一步导致胶原纤维网发育紊乱，使颈部皮肤发生海棉样改变。同时许多研究证实，NT增厚的21-三体综合征胎儿先天性心脏畸形发生率高，这表明NT增厚与胎儿出现一定程度的心衰有关。21-三体综合征NT增厚可能是这两者综合作用的结果。

3. NT的检查时间：一般认为在10～13周测量NT较好，此时头臀长相当于45～84mm。可用经腹部超声测量，亦可用经阴道超声测量，两者成功率相似。10～13周98%～100%可测量NT的厚度，而14周则降至90%。经阴道超声在10周时测量NT成功率为100%，14周时降至11%。Whitlow等认为测量NT及检查早期胎儿结构的时间为13周。

4. NT的测量方法

标准测量平面为胎儿正中矢状切面。此切面亦是测量头臀长的标准切面，显示此切面时，要求尽可能将图像放大，清楚显示并确认胎儿背部皮肤，在颈部皮肤高回声带的深部呈显示无回声或低回声带即为NT。测量时应在NT的最宽处测量垂直于皮肤光带的距离，测量游标的内缘应置于无回声的NT的外缘测量（图9-5，图9-6）。

NT测量注意事项

（1）要求使用高分辨力实时超声仪器测量NT，且有良好的局部放大功能，仪器测量精度应达0.1mm。

（2）特别注意区分胎儿皮肤与羊膜，此时期胎儿颈背部皮肤与羊膜均表现为膜状光带，如果将羊膜误认为颈部皮肤时，所测量的所谓之"NT"厚度实际上为羊膜与皮肤之间羊水的厚度，而非NT。区别羊膜和胎儿颈背部皮肤最好的方法是在胎动时进行区别，胎动时颈背部皮肤随胎动而动，而羊膜无此表现。另外，将图像放大后仔细观察亦可辨认。

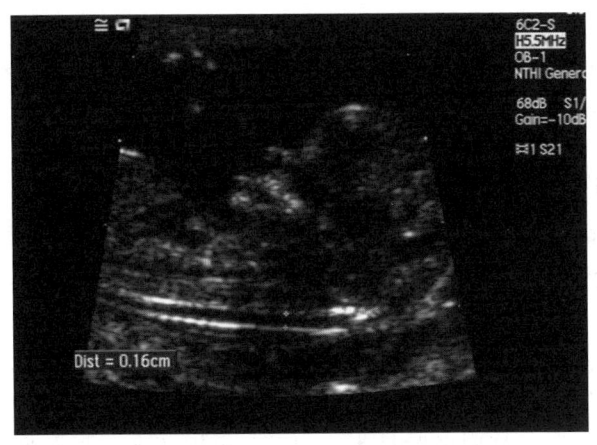 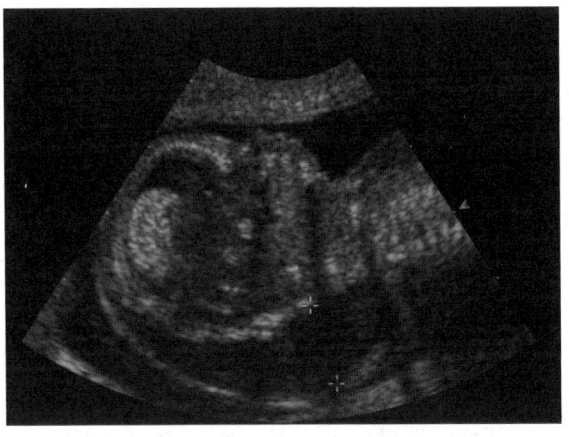

图 9-5　12 周正常胎儿 NT 测量，厚约 0.16cm　　　图 9-6　12 周胎儿颈部 NT 增厚为 0.55cm，染色体核型为 21-三体

（3）注意在正中矢状切面上测量 NT。如果切面不满意，可等待胎动后胎儿位置改变再观察测量。

（4）有颈部脑脊膜膨出、颈部脐带时、注意辨认，避免误测。

（5）NT 常用经腹部超声测量，经腹部超声测量困难时可改用经阴道超声测量。经腹部测量值较经阴道测量值大。

（6）胎儿颈部姿势亦可影响 NT 的测量。Whitlow 等发现与胎儿颈部自然伸位（不后仰也不前屈）相比，胎儿颈部仰伸时，NT 测量值平均可增加 0.62mm，而胎儿颈部前屈时平均可减少 0.4mm。在胎儿颈部自然伸展状态下，NT 测量的可重复性最佳，95% 重复测量相差不超过 0.48mm，而在胎儿后仰时相差可达 1.04mm，前屈时达 0.7mm。

（7）同一操作者之间及不同操作者之间可重复性测量有一定差异。Pandya 等对 NT 测值的重复性进行了研究，让 4 位医师测量 200 例 10~14 周胎儿 NT 厚度，发现在同一测量者之间及不同测量者之间重复测量的差异在 0.5~0.6mm 之间，且与 NT 厚薄无关。Braithwaite 等研究了 1,641 例经腹部及 88 例经阴道超声测量 NT 的重复性，发现 95% 病例经腹部重复测量 NT 平均相差约 0.44mm，经阴道平均相差约 0.23mm。

5. NT 判断标准

最近研究表明，胎儿 NT 厚度随着孕龄的增加而增加，因此，在早孕中期与早孕晚期测量 NT，显然不能使用同一个标准来判断。目前多数学者认为不同孕周使用不同截断值来判断更敏感且更具特异性，但目前大部分研究仍使用 NT≥3mm 为异常标准。

NT 正常值范围随孕周的增大而增大。Pandya 报道胎儿头臀长从 38mm 增加到 84mm 时，NT 中位数从 1.3mm 增加到 1.9mm，NT 的第 95 百分位从 2.2mm 增加到 2.8mm。

6. NT 增厚的临床意义

大量的研究证实，NT 增厚与胎儿染色体非整倍体畸形有关，主要为 21-三体。文献报道其诊断 21-三体的敏感性从 24%~100% 不等。导致这种差异的主要原因在于各学者使用 NT 截断值不同、测量时的孕周不同、母体年龄不同及采用的检查方法不同（经阴道或经腹部检查）。

当 NT≥3mm，发生染色体三体的危险性增加 29 倍，当 NT≥4mm，即使染色体正常的胎儿其妊娠结果亦较差。一项 1,273 例样本的研究发现，NT≥3mm 可检出 86% 的染色体三体，假阳性率约为 4.5%。

1995 年，Pandya 等报道了 1,015 例因早孕期 NT 增厚而进行染色体检查，发现 NT 厚度为 3，4，5 及≥6mm，发生染色体三体（21-，13-，18-三体）的危险性较单凭母亲年龄估计分别增加 3 倍、18 倍、28 倍及 36 倍，发生 Turner 综合征和三倍体危险性分别增加 9 倍和 8 倍。在染色体正常的胎儿中，

NT 的增厚，心脏和胎儿其他结构畸形以及胎儿丢失发生率明显增加。当 NT≥5mm 时，约为 13%。这一研究也似乎说明，NT 增厚与心脏畸形有关，包括染色体正常和染色体异常胎儿。有 NT 增厚的 21-三体胎儿较 NT 正常的 21-三体胎儿更易患先天性心脏畸形和/或发生胎儿宫内死亡的倾向。

7. NT 与胎儿心率

胎儿心率在诊断 21-三体综合征的意义尚不明了。Hyett 等发现 85 例 21-三体综合征胎儿平均心率增加，结合 NT 可将 21-三体综合征检出率从 76% 提高到 83%。

相反，Martinez 等发现 11 例 21-三体综合征胎儿仅有 1/11 例心率增加，而 7/11 例心率减慢，低于正常范围的第 5 百分位。

总之，在早孕和中孕早期，胎儿颈部超声异常征象是目前提示胎儿染色体异常的最敏感和最特异的超声指标。甚至根据孕妇年龄和生化指标共同校正的患 21-三体危险性仅为 1/10,000，但有颈部透明层增厚时其危险性可达 1/231，仍比孕中期孕妇年龄大于 35 岁时危险性大。很明显，对于所有早孕期或中孕早期超声发现有颈部透明层增厚、囊肿、水肿的胎儿，应为进一步行染色体核型分析的指征。有资料表明，NT 值增厚时，即使胎儿染色体核型分析正常，在胎儿进一步发育后，大约 13% 的病例会出现结构异常的危险性增加，胎儿死亡、流产或其他不良妊娠结局相当常见。

（三）胎儿胸部

1. 胸腔积液（pleural effusion）

Achiron 等研究了胎儿胸腔积液和染色体异常的关系，病例来源于作者本人及文献报道，在 153 例只有胸腔积液的胎儿中，有 8 例 21-三体和 1 例 X 单体，由此计算出单独胸腔积液胎儿非整倍体染色体异常的危险性为 5.8%。本组病例中大多数胸腔积液为乳糜液，表明淋巴系统出现某些异常，这也可能是非整倍体胎儿颈部水肿或囊肿的病理机制。因此只有胸腔积液的胎儿亦是进一步行胎儿染色体核型分析的指征。

2. 心内强回声灶（echogenic intracardiac focus，EIF）

心内强回声灶（EIF）较常见，其发生率为 2%～5%。90% 出现在左心室（图 9-7）内，右心室（图 9-8）或同时两室内检出相对较少。有研究认为，出现在右室内或同时在两心室内者，患染色体异常可能性更高。大多数 EIF 可表现为心内单一强回声灶，少数可表现为多发强回声灶，但 95% 的 EIF 在晚孕期消失。

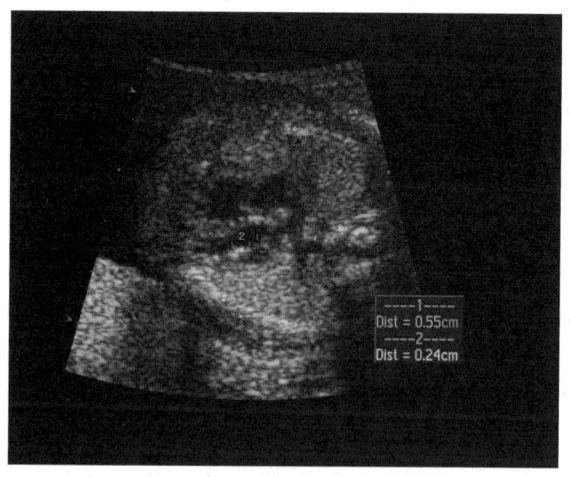

图 9-7 24 周胎儿左室内强回声灶

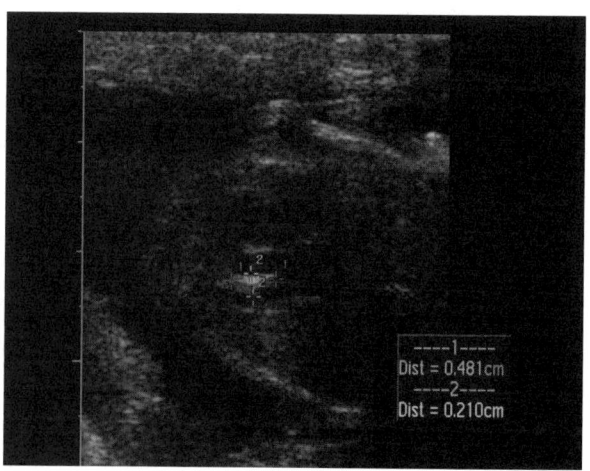

图 9-8 17 周胎儿右室内强回声灶

文献中 EIF 的临床意义争论较多，分歧较大，许多研究指出 EIF 与 21-三体综合征无关，而有些则认为 EIF 是诊断 21-三体综合征的指标之一。

Lehman 等首先报道了 EIF 与 13-三体综合征的关系。病理学研究表明，乳头肌内微钙化和染色体异常发生有关，16% 的 21-三体胎儿和 39% 的 13-三体胎儿有乳头肌内的钙化灶，仅有 2% 的染色体正常胎儿出现乳头肌钙化。Bromley 等的研究表明，18% 的 21-三体综合征胎儿可检出 EIF，而 4.7% 的正常胎儿亦可检出 EIF，EIF 胎儿患 21-三体综合征的危险性较单凭母体年龄估计高 4 倍。但这一研究的病例为高危人群，在低危人群中 EIF 的检出未明显增加 21-三体综合征的危险性。该作者最近的一项对 290 例（母体年龄≥35 岁者 125 例，<35 岁者 165 例）高危与低危人群的研究表明，结果发现高龄组中有 8/125（6.4%）例 21-三体综合征，低龄组中有 6/165（3.6%）例 21-三体综合征，在这 14 例 21-三体综合征中，除 1 例仅单独有 EIF 外，其余均有其他畸形或其他异常超声表现。该例母体年龄为 40 岁。

总之，从目前的研究来看，虽然 EIF 可能与 21-三体综合征有关，但如果在低危人群中仅有单一 EIF 表现，则不提倡羊膜腔穿刺行胎儿染色体检查，单纯 EIF 的检出与心脏畸形亦无明显关系。

（四）胎儿腹部

1. 强回声肠管（echogenic bowel）

胎儿强回声肠管，其回声强度与其周围的骨组织回声强度相似（图 9-9，图 9-10）。1985 年 Lince 等首次对此进行了描述。其发生率约为 0.2%～0.6%。这一特征在胎粪性肠梗阻、胎儿腹膜炎、胎儿宫内感染、囊性纤维化及胎儿非整倍体中观察到。Nyberg 等报道 5 例 21-三体综合征胎儿有强回声肠管，并首次提出强回声肠管与 21-三体综合征有关，并认为是非整倍体染色体异常的一个新指标。Bromley 等研究了 50 例肠管强回声资料，8 例（16%）有非整倍体染色体异常，其中 6 例为 21-三体综合征。另 8 例（16%）有严重宫内生长迟缓。34 例（68%）出生后为正常新生儿。Carrol 等分析了 599 例强回声肠管资料，发现患染色体异常有 64 例（11%），超过一半为 21-三体综合征，但其中 75% 超声检出合并有其他异常征象。

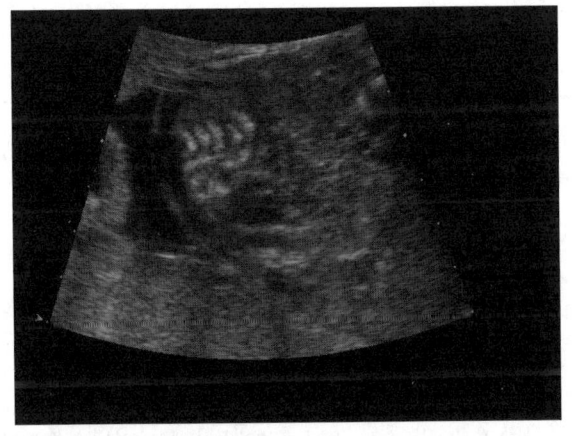

图 9-9　28 周胎儿肠管强回声，先天性梅毒感染

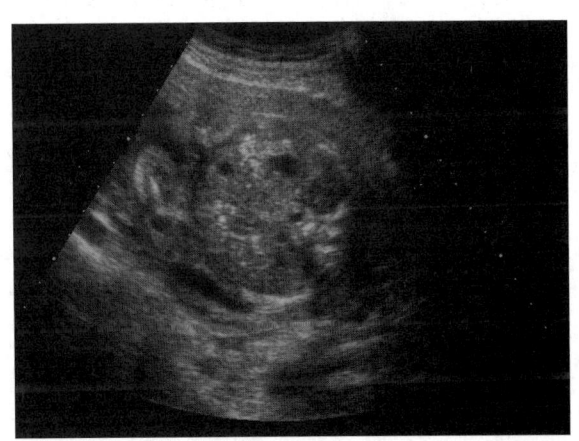

图 9-10　24 周胎儿肠管强回声，伴有足畸形、脑积水等，脐血染色体检查为 21-三体

Rotmensch 等报道产前确诊为 21-三体综合征的胎儿，4.8% 超声可观察到肠道强回声。如果在染色体核型正常的胎儿中超声检出肠道回声增强，其患宫内生长迟缓、早产和胎儿宫内死亡的危险性增加，分别为 14.9%、15.3%、9%。在高危人群观察到肠道强回声，4%～12.4% 胎儿出现染色体异常，4%～25% 出现囊性纤维化；低危人群中，胎儿非整倍体的危险性理论计算为 1.4%。

因此，目前认为，如果在低危人群中检出强回声肠管，不管超声检查是不是合并存在其他异常，所有病例均应行羊膜腔穿刺胎儿染色体核型分析。如果染色体检查正常，这类病人也应视为高危人群进行连续密切观察。

2. 胎儿胃（fetal stomach）

胎儿胃内充盈时，经阴道超声在孕 12 周时就可以观察到胎胃。如果孕 18 周后，超声仅显示一很小的胃或不能观察到胃图像。其患胎儿染色体异常的危险性明显增加（分别为 4% 和 38%），同时也明显增加胎儿其他结构畸形、产前产后死亡的发生率。虽然妊娠较早时期的这些发现其预后意义尚不十分清楚，但有这些特征的胎儿应视为非整倍体的高发胎儿。

3. 胆囊（gallbladder）

经阴道超声在孕 14 周时就可检出胎儿胆囊。如果孕 15 周后仍不能显示胎儿胆囊应与胆囊闭锁及肝外胆道闭锁相区别，前者预后好，后者预后差。羊水中胆囊检测可区分上述两种情况。

孕中期，超声发现胎儿胆囊增大时，其患染色体异常的危险性增加，主要为 18-三体和 13-三体。但文献报道中有胆囊增大的染色体异常胎儿均伴有其他畸形，如果仅发现胎儿胆囊增大而不伴其他畸形，胎儿可能无明显异常。

4. 轻度肾盂扩张（mild renal pelvic dilatation）

轻度肾盂扩张指肾盂分离的前后径增大但不足以诊断肾盂积水。发生率约 1.6%～2.8%。判断标准为：20 周以内大于 4mm，20～30 周大于 5mm，30 周以上大于 7mm 被认为有轻度肾盂扩张。

Benaceraff 等报道 210 例轻度肾盂扩张者，7 例为 21-三体综合征。Corteville 等的研究发现 17.4% 的 21-三体综合征有轻度肾盂扩张，而染色体正常的胎儿仅 2%。Wickstrom 等认为单纯轻度肾盂扩张，患 21-三体综合征的危险性增加 3.9 倍，包括 21-三体综合征在内的所有染色体异常危险性增加 3.3 倍。相反，Nyberg 等报道 94 例 21-三体综合征胎儿，无一例有轻度肾盂扩张。与之相同的是，Nicolaids 等报道 173 例单纯轻度肾盂扩张，仅 1 例为 21-三体综合征。

Degani 等追踪观察了有轻度肾盂扩张但染色体正常的病例，在以后的妊娠中肾盂扩张复发的危险性明显增加，这可能意味着基因或环境因素与胎儿对肾盂扩张的易感性有关。复发肾盂扩张胎儿患非整倍染色体危险性较原发者为低。

因此，文献报道轻度肾盂扩张的临床意义差异较大，阳性预告值从 1/33 到 1/340 不等，而且大部分研究对象为高危人群。目前的观点认为，如果在低危人群中仅发现有轻度肾盂扩张，似乎没有足够的证据必须进行胎儿染色体核型分析，但如果伴有其他异常表现，则应考虑进行胎儿染色体检查。

此外，轻度肾盂扩张者，应在晚孕期重复超声检查，追踪观察肾盂扩张是否进行性加重，如果进行性加重，则预示产后新生儿发生泌尿系梗阻的危险性增加。有报道，单纯肾盂扩张且染色体正常的胎儿，泌尿系发育异常的危险性（如输尿管肾盂连接梗阻、膀胱输尿管反流）为 44%。Adra 等认为孕 28 周以后胎儿肾盂前后径大于 8mm，出生后应对其泌尿道进行适当的评价。

5. 脐带异常（umbilical anomalies）

一条脐动脉缺如（单脐动脉）相对常见（图 9-11），在单胎活产婴儿发生率为 0.46%，多胎妊娠中为 0.8%，染色体异常的新生儿中为 6.1%～11.3%。13-三体和 18-三体最常受累，而 21-三体和性染色体异常很少出现单脐动脉。在伴有单脐动脉的多数非整倍体胎儿，超声可发现其他结构异常，此时应进行染色体核型分析。只有单脐动脉而不伴有其他结构异常的胎儿不应做为产前胎儿染色体检查的指征，但应视为"高危"妊娠进行严密的产科评价和随访观察，因为这些胎儿早产、体重低的危险性增加。

脐带囊性包块可在早孕期为超声检出，当它持续存在到中、晚期时，其与先天畸形和致死性的非整倍体染色体异常（常见为 18-三体）有关。孕早期发现脐带囊肿（图 9-12），应对胎儿其他结构进行详细的检查与追踪观察，并应行羊膜腔穿刺染色体检查。

（五）胎儿生物学测量

染色体异常胎儿出现早期 IUGR 很常见，超声在中孕早期能进行较好的评估。如果超声检测头臀长较妊娠月份小于 7 天以上，其患染色体异常的危险性增加（比母体年龄危险提高 3 倍）。相差天数越大，患严重或致死性的非整倍体畸形的可能性越高。但是 21-三体综合征胎儿 CRL 超声测量值与期望值之间无统计学意义。

1. 股骨短（short femur）

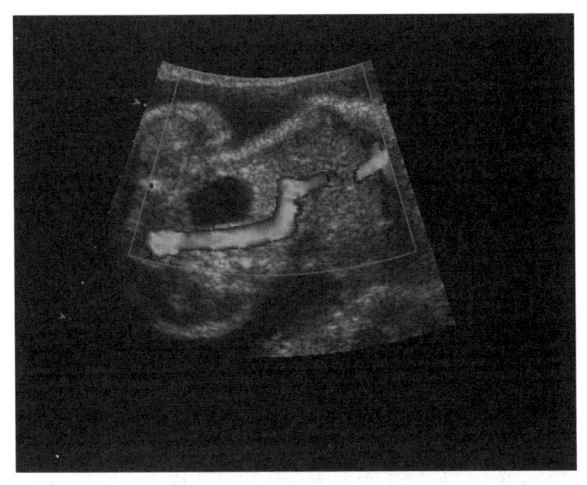

图9-11 26周胎儿单脐动脉，染色体核型为18-三体

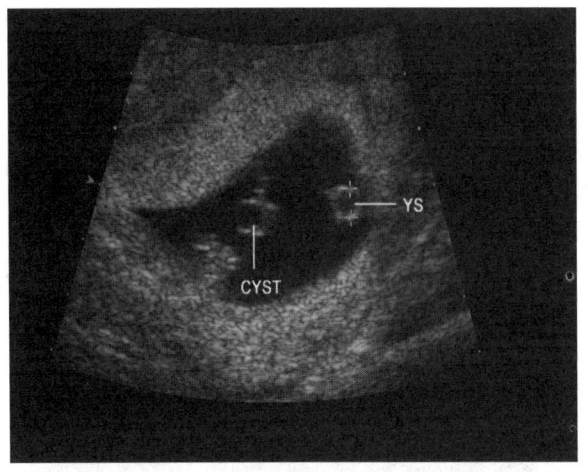

图9-12 9周胎儿脐带囊肿，19周复查囊肿消失，无其他结构畸形，染色体检查正常。

CYST：囊肿；YS：卵黄囊

21-三体综合征小儿及成人身材矮小，胎儿似乎亦有股骨和肱骨的缩短，尤其在中孕早期。1987年Lockwood等首次发现胎儿股骨短与患21-三体综合征危险性增高有关。作者将胎儿双顶径与股骨长之比高于染色体正常组胎儿的1.5个标准差定为胎儿股骨短，以此为标准来研究中孕期胎儿，结果发现诊断21-三体综合征的敏感性为50%，假阳性率为7%。Benacerraf等研究了股骨长实测值与预测值之比与21-三体综合征的关系，发现26例21-三体综合征胎儿中68%该比值≤0.91（股骨长预测值＝－9.3105＋0.9028×BPD）。Brumfield等用中孕期BPD：FL≥1.8作为阳性指标诊断21-三体综合征的敏感性为40%，假阳性率为6.5%。

虽然许多研究报告均提示胎儿股骨短可增加胎儿患21-三体综合征的危险性，但是由于21-三体综合征胎儿股骨仅有轻度缩短，且其测量值与染色体正常胎儿有较大范围的重叠，因此，股骨短尚不能做为普查21-三体综合征的独立指标，许多学者认为，股骨短还应结合其他超声指标如肱骨短、肾盂扩张等进行综合评价，最终决定是否进行胎儿染色体检查。目前认为仅有股骨轻度缩短，不是常规进行染色体检查的指征。

另外，有学者将足长进行研究，发现股骨长/足长比值亦是较有价值的指标，有待于进一步研究。

2. 肱骨短（short humerus）

Benaceraff等指出肱骨短在产前诊断21-三体综合征可能较有意义。他们研究了肱骨长在检测中孕期21-三体综合征胎儿的价值，使用肱骨长实测值与预测值之比＜0.90作为肱骨缩短的判断标准（肱骨长预测值＝－7.9404＋0.8492×BPD），结果有50%的21-三体综合征得以检出，假阳性率约为6.25%。Rodis等用肱骨短在中孕期诊断21-三体综合征的敏感性为54%，而股骨短的敏感性仅18%。

许多研究者将肱骨和股骨长度联合进行研究，可明显提高诊断的特异性。Biagiotti等认为综合肱骨与股骨长度可明显降低假阳性率。Nyberg等研究发现24%的21-三体综合征胎儿肱骨明显缩短，并认为同时有肱骨和股骨缩短时，其患21-三体综合征的危险性较单纯凭孕妇年龄计算的危险性增加11倍。

Johnson等将肱骨长与股骨长之和与足长之比≤1.75作为判断标准，21-三体综合征检出率达53%，假阳性率为7%。

（六）第5手指中节指骨发育不良与屈曲指

约60% 21-三体综合征新生儿有小指中节指骨发育不良，并由此而形成屈曲指。Benaceraff等在5例21-三体综合征胎儿中发现4例有此征象，随后，该作者研究了1,032例15～20周胎儿，其中8例为21-三体综合征胎儿，1,024例胎儿染色体正常，测量胎儿第5指中节指骨的长度与第4指中节指骨的长度之比值，正常组胎儿该比值为0.85，21-三体综合征胎儿为0.95，如果以该比值为0.7作为分界值，可检出75%的21-三体综合征,但有18%的正常胎儿被误认为有21-三体综合征,假阳性率相当高。此外,由于胎位、母体体位、检测时间过长等原因,31%的胎儿未能获得中节指骨测量平面而失败。作者认为,虽然上述发现在高危人群中有一定价值,但在低危人群中将这一改变做为普查指标却不可取。

此外,有学者研究测量了第5手指全长及其与各孕周的生长关系,但能否作为21-三体综合征筛查指标,尚有待于进一步研究。

(七) 其他微小异常表现

在对21-三体综合征新生儿、小儿及成人的研究中,有一些表现激励人们在胎儿期通过超声去寻找这些征象,如髂骨翼角增大、髂角翼短、耳小、通贯掌、大拇趾与第二趾间距增大(草鞋脚)(图9-13)等。

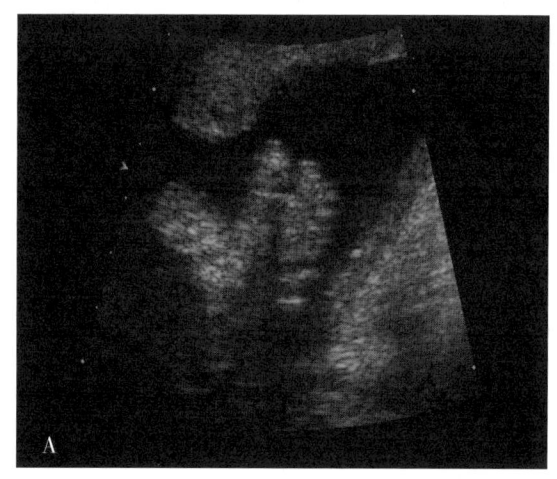 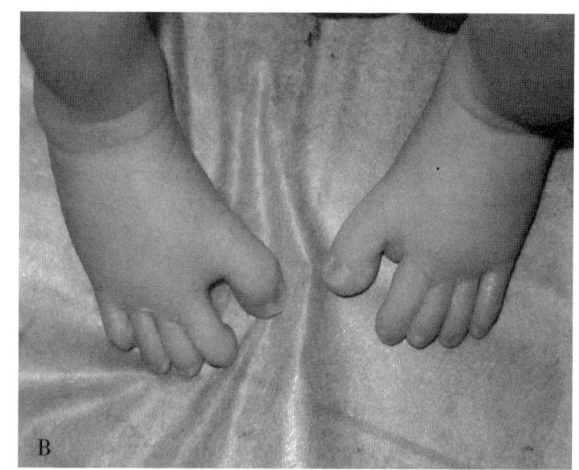

图9-13　32周21-三体综合征胎儿草鞋脚。
A:宫内超声检查,右足大拇指与第二趾间距增大;B:产后双足足背观

1. 髂骨翼角度增大

髂骨翼角度的测量在髂骨水平的横切面上测量两侧强回声的髂骨翼之间的夹角,两强回声髂骨连线的交点在脊柱。Shipp等对比研究了1,167例染色体正常胎儿及19例21-三体综合征胎儿,平均孕周为16.5周。正常胎儿组平均髂骨翼角度为63.1±20.3度,21-三体综合征胎儿为80±19.7度。以髂骨翼角度大于90°为异常,19例中的7例(36.8%)21-三体综合征为阳性,但12.8%的染色体正常胎儿亦高于此值。Bork等对高危人群的研究认为,以髂骨翼角度≥90°作为异常判断标准,可检出90%的21-三体综合征胎儿,阳性预告值为33%。

但是,此角度测量时,根据测量时的平面不同,测量数据有较大差异,就是在同一平面测量,由于测量的标准平面难以确定,测值变化也依然较大,因此Shipp等认为目前尚不能将此做为遗传超声指标进行常规应用。

另有作者研究髂骨的长度在诊断21-三体的价值,发现髂骨长度实测值与预测值之比,诊断21-三体综合征敏感性为40%,特异性达98%。

2. 大拇趾与第二趾间距增大

大拇趾与第二趾间距增大在21-三体综合征小儿发生率为45%以上。Wilkins报道2例间距增大胎儿,染色体检查为21-三体综合征。虽然单独研究此征象的文献较少,但有许多文献均提出超声可检出此征象。但此种征象在染色体正常胎儿中亦常见,因此很难将其作为普查指征应用,其临床意义有待于进一步的研究。

3. 通贯掌

通贯掌在21-三体综合征小儿较常见,是指手掌只有一条横向贯穿手掌的掌纹,通贯掌产前超声表

现为手掌仅显示一条横穿手掌的低回声线。Jeanty 等认为产前超声可以检出此种征象。但由于受影响因素较多，很难单纯据此诊断 21-三体综合征。

有经验的超声检查人员，在中孕早期超声筛查染色体异常很有意义，约 4% 可筛查出阳性结果，其敏感性可达 75%～80%。以往认为是"低危"病人，若超声筛查时出现阳性结果，每 50 例羊膜穿刺中可发现 1 例染色体异常；以往认为"高危"的病人，超声筛查为阳性时，每 8 例羊膜腔穿刺中有 1 例胎儿染色体异常。1997 年 Vintzileos 等认为 80% 染色体异常的胎儿超声检查时可出现非整倍体畸形的某些超声线索。从而使以往因高龄常接受羊膜腔穿刺的孕妇，现在因超声未发现异常而明显降低非整倍体畸形的危险性，避免了不必要的羊膜腔穿刺术。

在胎儿的每一器官几乎都能寻找到非整倍体异常的某些超声特征或微小变化，这些超声特征的出现，增加了其患非整倍体染色体异常的危险性（表 9-4）。超声在中孕期检出这些微小异常可增加胎儿染色体异常的危险性，而不出现这些微小异常时，其危险性明显降低。对胎儿染色体非整倍体畸形最特异且最不吉利的超声微小变化是颈部特征（如水肿、囊肿、颈部透明层增厚），出现这些微小变化时，不管孕妇年龄有多大，也不管孕妇血生化检测结果是否正常，均应做胎儿染色体检查。胎儿肠道强回声亦强烈提示染色体异常的可能。其他超声微小变化单独出现时，染色体异常的危险性增加 3～9 倍。许多超声微小变化增加了 21-三体综合征的危险性，但脉络丛囊肿的检出与 18-三体更密切。

上述超声表现只代表寻找可能出现胎儿染色体异常的一些线索，而不表示出现上述超声特征时，胎儿一定会患染色体异常。这些指标的具体临床意义，还需进一步的研究与证实，临床应用这些指标时，应小心谨慎。

表 9-4 某些超声微小变化单独出现时非整倍体畸形的相对危险性

超声微小变化	发生率	相对危险性
脉络丛囊肿	1.25%	×9
颈部水肿或囊肿	4%～5%	
>4mm		×18
>5mm		×28
>6mm		×36
左室内强回声灶	5%	×4
肠管强回声	0.6%～0.8%	×14～16
肾盂扩张	2%	×3.3～3.9
胎儿生物学参数		
头臀长短	7%	×3
股骨短	4%～5%	×2.7
肱骨短	4%～5%	×4.1
股骨与肱骨短	2.4%	×11.5

第四节 21-三体综合征超声诊断

1866 年由 Down 首先描述了该征的临床特征，故 21-三体综合征又称唐氏综合征（Down's syndrome），亦称先天愚型，是最常见的染色体异常，发生率约 1/600～1/800。由于 21-三体综合征出现明显结构畸形较 13-三体综合征及 18-三体综合征或三倍体低得多，因此，产前超声也最难检出此征。据报道,仅25%～33%的21-三体胎儿产前超声可检出明显的结构畸形。血清学筛查可发现60%的21-三体胎儿,但最鼓舞人心的是超声检测颈部透明层厚有可能发现80%的21-三体胎儿。

21-三体胎儿最主要的结构畸形有十二指肠闭锁、房室共道、颈部透明层增厚或颈褶增厚。近年研究发现,许多微小异常声像可能是患21-三体的危险信号,如轻度股骨或肱骨缩短、肠道强回声、轻度肾盂扩张、心内强回声灶等等。

(一)21-三体主要结构畸形

1. 心脏畸形

21-三体新生儿,先天性心脏畸形的发生率可高达50%,最常见的畸形为室间隔缺损和房室共道畸形,而房室共道畸形是产前常被检出的心脏畸形,而小的室间隔缺损通常在产前超声难以发现。其次为房间隔缺损,虽然诊断亦较困难。此外,心包积液增加21-三体的危险性,有学者报道26%的21-三体胎儿可只出现心包积液。

2. 腹部畸形

21-三体最常见的腹部畸形是十二指肠闭锁(图9-14)。虽然仅5%的21-三体胎儿发生十二指肠闭锁,但在产前超声检出十二指肠闭锁时,胎儿患21-三体的危险性可高达30%。十二指肠闭锁在24周以前由于十二指肠内液体较少、扩张不明显而难以检出,且此时期羊水过多还表现不明显,因此,一般在24周以后才能被检出。

脐膨出亦可在21-三体胎儿中检出,但有趣的是,有学者报道21-三体双胞胎中一胎儿有脐膨出,而另一胎儿则无此畸形。脐膨出在21-三体中发生率约为2%。

3. 颅脑畸形

21-三体胎儿颅脑常见的表现为轻度脑室扩张、小脑发育不良、额叶减小等。轻度脑室扩张在3%的21-三体胎儿中可见,这可能是由于大脑出现一定程度的萎缩所致,但许多21-三体胎儿无脑室扩张表现。

4. 颜面部特征

21-三体病人临床上有特殊的面容(图9-15),如眼距宽、鼻根低平、舌常伸出口外、耳小、表情痴呆,但产前超声很难对这些异常特征一一作出评价。虽然文献已有许多这方面的报道,包括颜面部正中矢状切面上面部轮廓偏平、舌肥大、耳短小等,但这些超声表现由于与正常表现区别不明显,很难作为21-三体综合征的特征性表现进行产前诊断。

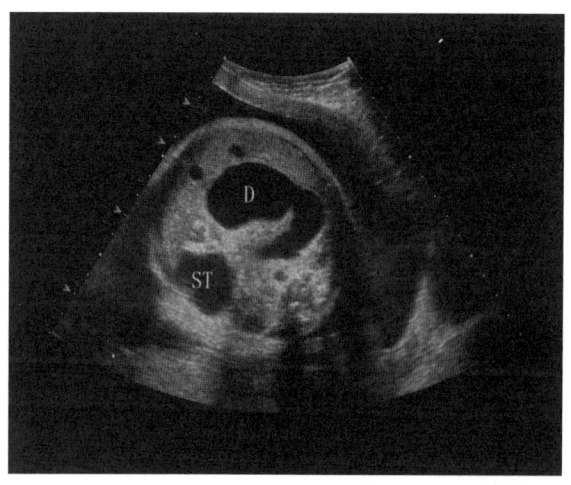

图9-14 36周胎儿十二指肠升部闭锁,腹部横切面显示"双泡征"

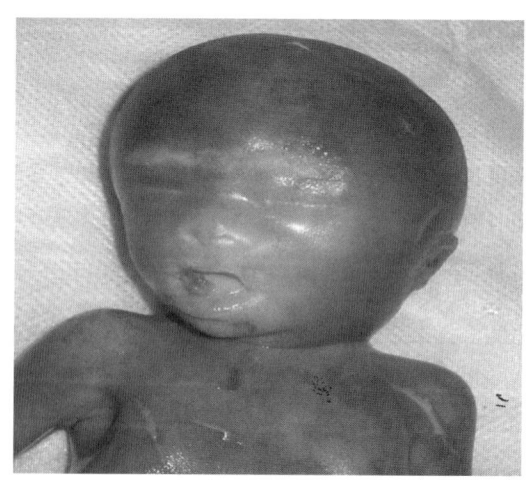

图9-15 引产后标本照片显示胎儿典型先天愚型面容

(二) 微小病变

由于 21-三体综合征出现明显结构畸形的比例较低，如果产前超声仅根据这些畸形来诊断，则许多 21-三体胎儿将被遗漏。有鉴于此，许多学者提出了多方面的超声声像改变，作为 21-三体潜在的表现，在产前筛查 21-三体综合征中起到了重要的作用。法国的一项为期 6 年的研究表明，产前诊断非整倍体染色体异常从 1990 年的 52% 提高到 1995 年的 75%，而这种提高主要得益于产前超声检出的微小病变的分析和研究。这些微小病变或超声提示主要有：颈皮增厚、颈部透明层增厚、肠道强回声、股骨短、肱骨短、第 5 手指中节指骨发育不良与屈曲指、大拇趾与第二趾间距增大（草鞋脚）、轻度肾盂扩张、心内强回声灶、颜面部表现、轻度侧脑室扩张、髂骨角增大、髂骨长度、额叶小、小脑小、耳小和通贯掌。

（三）多指标联合诊断 21-三体综合征

如前所述，21-三体综合征出现严重结构畸形如十二指肠闭锁、房室共道畸形者不多，但许多微小异常征象或超声提示可在产前超声显示，这些线索在 21-三体综合征胎儿发生比例较高，但亦可在染色体正常胎儿中出现。如果将 21-三体综合征产前超声的各种特征（包括严重结构畸形和微小异常征象）联合考虑，与单一超声特征相比，诊断 21-三体综合征的敏感性明显提高。

1. 超声评分系统（sonographic scoring system）

为了定量分析 21-三体综合征的危险性，Benaceraff 等于 1992 年提出了一个超声评分系统（表 9-5），总分 ≥ 2 分时可检出 81% 的 21-三体综合征，假阳性率为 4.4%。但这一评分系统尚未被广泛接受。

表 9-5 检测 21-三体综合征超声评分系统

超声特征	评分	超声特征	评分
颈褶增厚 ≥ 6mm	2	股骨短	1
主要结构畸形	2	轻度肾盂扩张 ≥ 4mm	1
肱骨短	1	强回声肠管	1
		心内强回声灶	1

评分 ≥ 2 分，发生 21-三体综合征的危险性高

2. 超声结果阴性时 21-三体综合征危险性的评估

如果产前超声检查未发现任何异常征象，那么胎儿患 21-三体综合征的危险性明显降低。有学者研究了正常超声结果在染色体异常诊断中的意义，并根据正常超声结果对以年龄计算或以生化结果计算的 21-三体综合征危险性进行了对比。Snijders 等认为超声检查正常时可降低 21-三体综合征危险性 40%，Nyberg 等认为可降低 45% 的危险性，但 Nadel 等认为，超声检查正常时，虽然可降低 21-三体综合征的危险性，但将有超过 15% 的 21-三体综合征被遗漏。

总之，从目前研究的资料来看，产前超声检查未发现胎儿异常征象时，患 21-三体综合征的危险性可减少 40%，但有部分 21-三体综合征将被遗漏。

3. 超声结果阳性时 21-三体综合征危险性的评估

Nyberg 等根据超声特征的有无及某种特定超声特征诊断 21-三体综合征的拟然比，得出了新的母体年龄危险表——根据超声特征校正的 21-三体综合征危险表（表 9-6）。这一表可应用于所有年龄的孕妇。

Nyberg 计算出了各种超声特征单独诊断 21-三体综合征的拟然比，根据拟然比可计算出各种年龄孕周的 21-三体综合征危险性。超声检查阴性时，拟然比定为 0.4，主要结构畸形如颈褶增厚、肠管强回声、肱骨短、股骨短、心内强回声、肾盂轻度扩张的拟然比分别为 25，18.6，5.5，2.5，2.2，2.0，

1.5。例如，肠管强回声可在2.7%的21-三体综合征中检出，染色体正常胎儿出现率仅为0.49%，则拟然比为2.7%÷0.49%=5.5，这一数值再乘以根据病人年龄计算出的21-三体综合征危险度（表9-6）即可得到校正的危险度数据。如一20岁的孕妇，其胎儿在20周时超声检查发现有肠管强回声，那么其胎儿患21-三体综合征的危险性从1/1,175增加到1/215。

Nyberg根据中孕期超声检出胎儿非结构畸形或微小病变及其拟然比制定了校正的各年龄孕妇患21-三体综合征的可能率（表9-7）。

据报道，用此法超声可发现50%的35岁以下孕妇的21-三体综合征胎儿，假阳性率为4%。此法的主要不足在于超声各种改变在21-三体综合征的准确发生率不清楚，目前报道的数据均来源于相对较小的样本。

表9-6 根据母体年龄和孕周计算的21-三体综合征危险性（1/表中给出数据）

母亲年龄（岁）	孕周（周）									
	10	12	14	16	18	20	25	30	35	出生
20	804	898	981	1053	1117	1175	1294	1388	1464	1527
21	793	887	968	1040	1103	1159	1277	1370	1445	1507
22	780	872	952	1022	1084	1140	1256	1347	1412	1482
23	762	852	930	999	1060	1114	1227	1317	1389	1448
24	740	827	903	969	1029	1081	1191	1278	1348	1406
25	712	795	868	933	989	1040	1146	1229	1297	1352
26	677	756	826	887	941	989	1090	1169	1233	1286
27	635	710	775	832	883	928	1022	1097	1157	1206
28	586	655	705	768	805	856	943	1012	1068	1113
29	531	593	648	695	738	776	855	917	967	1008
30	471	526	575	617	655	688	758	813	858	895
31	409	457	499	536	568	597	658	706	745	776
32	347	388	423	455	482	507	559	599	632	659
33	288	322	352	378	401	421	464	498	525	547
34	235	362	286	305	326	343	378	405	427	446
35	187	210	229	246	261	274	302	324	342	356
36	148	165	180	193	205	216	238	255	269	280
37	115	128	140	150	159	168	185	198	209	218
38	88	98	107	115	122	129	142	152	160	167
39	67	75	82	88	93	98	108	116	122	128
40	51	57	62	67	71	74	82	88	93	97
41	38	43	47	50	53	56	62	66	70	73
42	29	32	35	38	40	42	46	50	52	55
43	21	24	26	28	30	31	35	37	39	41
44	16	18	20	21	22	23	26	28	29	30

（引自Snijders RJM，Nicolaides KH. Ultrasound markers for fetal chromosomal defects. London：Parthenon；1996.）

表 9-7 中孕期根据超声微小病变阳性结果校正由母体年龄计算的 21-三体综合征可能发生率

母亲年龄（岁）	超声检查前（1：—）	超声检查正常（1：—）	颈皱增厚（1：—）	强回声肠管（1：—）	肱骨短（1：—）	股骨短（1：—）	心内强回声灶（1：—）
20	1176	2939	64	215	512	471	589
21	1160	2899	63	212	505	465	581
22	1136	2839	62	207	494	455	569
23	1114	2784	61	203	485	446	558
24	1087	2716	59	198	473	435	544
25	1040	2599	57	190	453	417	521
26	990	2474	54	181	431	397	496
27	928	2319	51	170	404	372	465
28	855	2136	47	156	372	343	428
29	760	1899	42	139	331	305	381
30	690	1724	38	126	301	277	346
31	597	1491	33	109	260	239	299
32	508	1269	28	93	221	204	255
33	421	1051	24	77	184	169	211
34	342	854	19	63	149	137	172
35	274	684	16	51	120	110	138
36	216	539	13	40	94	87	109
37	168	419	10	31	74	68	85
38	129	321	8	24	57	52	65
39	98	244	6	19	43	40	50
40	74	184	5	14	33	30	38
41	56	139	4	11	25	23	29
42	42	104	3	8	19	17	22
43	31	76	3	6	14	13	16
44	23	38	2	5	11	10	12

（数据引自 Nyberg DA, Luthy DA, Resta RG, et al: Age-adjusted ultrasound risk assessment for fetal Down's syndrome during the second trimester: Description of the method and analysis of 142 cases. Ultrasound Obstet Gynecol 13: 221, 1998.）

21-三体产前超声检出明显结构畸形者仅为 25%～33%。有明显结构畸形者超声较易发现，而没有明显结构畸形或仅有某些微小变化时，超声检出较困难，且对某些微小异常，超声很难做出某种具体染色体异常的推断，只有进行胎儿染色体核型分析才能做出最后诊断。胎儿不同类型的染色体异常有不同的结构畸形谱，了解不同类型染色体异常各自特定的畸形谱，对产前超声有重要价值。

（李胜利）

主要参考文献

1. Bork MD, Egan JF, Cusick W, et al. Iliac wing angle as a marker for trisomy 21 in the second trimester. Obstet Gynecol, 1997, 89: 734-7
2. Borrell A, Gonce A, Martinez JM, et al. First-trimester screening for Down syndrome with ductus venosus Doppler studies in addition to nuchal translucency and serum markers. Prenat Diagn, 2005, 25: 901-5
3. Callen PW. Ultrasonography in Obstetrics and Gynecology. 4th ed. Philadelphia: WB Saunders, 2000
4. Chasen ST, Sharma G, Kalish RB, et al. First-trimester screening for aneuploidy with fetal nuchal translucency in a United States population. Ultrasound Obstet Gynecol, 2003, 22: 149-51
5. Filkins K, Koos BJ. Ultrasound and fetal diagnosis. Curr Opin Obstet Gynecol, 2005, 17: 185-95
6. Gyselaers WJ, Vereecken AJ, Van Herck EJ, et al. Population screening for fetal trisomy 21: easy access to screening should be balanced against a uniform ultrasound protocol. Prenat Diagn, 2005, 25: 984-90
7. Kypros H. Nicolaides. 孕11至13+6周超声扫描. 英国伦敦胎儿医学基金会, 2004. 中文版梁德杨, 刘子健翻译
8. Kypros H. Nicolaides. Nuchal translucency and other first-trimester sonographic markers of chromosomal abnormalities. American Journal of Obstetrics and Gynecology, 2004, 191: 45-67
9. 李胜利主编. 胎儿畸形产前超声诊断学. 北京: 人民军医出版社, 2004
10. 李胜利主编. 胎儿畸形超声诊断图谱CD-ROM. 广州: 广东音像出版社, 2003
11. Marsk A, Grunewald C, Saltvedt S, et al. If nuchal translucency screening is combined with first-trimester serum screening the need for fetal karyotyping decreases. Acta Obstet Gynecol Scand, 2006, 85: 534-48
12. Monni G, Zoppi MA, Ibba RM, et al. Nuchal translucency and nasal bone for trisomy 21 screening: single center experience. Croat Med J, 2005, 46: 786-91
13. Nyberg DA, Luthy DA, Resta RG, et al. Age-adjusted ultrasound risk assessment for fetal Down's syndrome during the second trimester: Description of the method and analysis of 142 cases. Ultrasound Obstet Gynecol, 1998, 13: 221-4
14. O'Leary P, Breheny N, Dickinson JE, et al. First-trimester combined screening for Down syndrome and other fetal anomalies. Obstet Gynecol, 2006, 107: 869-76
15. Rauch R, Rauch A, Kaulitz R, et al. Cervical origin of the subclavian artery: echocardiographic diagnosis in patients with monosomy 22q11. Ultraschall Med, 2005, 26: 36-41
16. Sharony R, Tepper R, Fejgin M. Fetal lateral neck cysts: the significance of associated findings. Prenat Diagn, 2005, 25: 507-10
17. Snijders RJM, Nicolaides KH. Ultrasound markers for fetal chromosomal defects. London: Parthenon, 1996
18. Taslimi MM, Acosta R, Chueh J, et al. Detection of sonographic markers of fetal aneuploidy depends on maternal and fetal characteristics. J Ultrasound Med, 2005, 24: 811-5
19. Ulm B, Ulm MR, Deutinger J, et al. Dandy-Walker malformation diagnosed before 21 weeks of gestation: associated malformations and chromosomal abnormalities. Ultras Obstet Gynecol, 1997, 10: 167-70
20. Waller K, Chaithongwongwatthana S, Yamasmit W, et al. Chromosomal abnormalities among 246 fetuses with pleural effusions detected on prenatal ultrasound examination: factors associated with an increased risk of aneuploidy. Genet Med, 2005, 7: 417-21

第10章 遗传筛查

遗传病不仅病种多、发病率高，而且还具有先天性、终生性和家族遗传性的特点。我国出生缺陷率令人发指，其中以神经管缺陷的发生率最高。另有资料显示，遗传病病例占儿童医院病人的20%～25%。目前对遗传病的治疗方法有限，有些方法虽然能纠正某些临床症状或防止发病，但难以改变生殖细胞中的致病基因而不能根治，因此降低发生率仍然是目前预防遗传病的主要手段。

预防遗传病的发生，首先要找出高危人群。确定高危人群的普遍的做法是进行遗传筛查（genetic screening），将人群中含风险基因型的个体检测出来。风险基因型是指与疾病发生有关或与疾病易感性高相关且能往下传递的基因型。目前不少国家和地区已对某些发病率高、病情严重，或可以早期防治的遗传病建立了筛查方法。通过遗传筛查发现遗传病患者或致病基因携带者，以利于遗传咨询以及遗传病产前诊断工作的开展，进而达到控制疾病的目的。根据筛查目的和对象的不同，遗传筛查可分为产前筛查、新生儿筛查、携带者筛查、症状前筛查、以及配子供体筛查等。

第一节 遗传筛查的目的和原则

一、遗传筛查的定义

遗传筛查是在人群中对某种特定的基因型进行检测，以确定携带此基因型的个体，这种基因型可能是致病基因或疾病易感基因，或者是能往下传递造成后代患病的基因。遗传筛查是一项系统工程，是公共卫生的一级预防措施。应该注意把遗传筛查与遗传诊断严格地区分开来。前者是一种"筛选"过程，其结果不能作为疾病诊断的根据，而后者的结果是对疾病确诊的依据。遗传筛查与一般的临床检查的主要区别在于，后者往往只涉及个人的健康状况。

二、遗传筛查的目的和原则

遗传筛查的根本目的是预防遗传病的再发生。从临床应用上说，通过遗传筛查可以达到以下目的：①早期治疗。对部分遗传病的治疗方法是尽早使患者避免接触与发病有关的物质。属于这一类遗传病的代表是苯丙酮尿症。进行新生儿苯丙酮尿症筛查，将患儿在刚出生后及时诊断，然后给予特定的饮食限制治疗，避免疾病的发展。②提供生育咨询。当一对夫妇双方都是常染色体隐性遗传的杂合子时，其子女患病的风险为1/4。血红蛋白病是其中的一种。通过对血红蛋白病杂合子的产前筛查，可以为夫妇提供生育咨询，避免患儿出生。从研究方面来说，遗传筛查可以分为：①人群普查列举（enumeration），即了解人群突变基因型的频率、分布和生物学意义。这一类型的遗传筛查短期内可能看不到实际应用意义，但对于丰富人类遗传变异知识，对于最终阐明遗传疾病的病因、病理发生和有效治疗具有重要的长远意义。②群体遗传研究。通过人群遗传筛查，可以揭示基因频率、多态性以及相对于临床特征的遗传异质性。

遗传筛查项目的开展应遵循如下的原则和标准：
1. 疾病定义明确，但只用有参考诊断标准，临床表现和体征通常难以对疾病做出及时准确的诊断。
2. 疾病严重危害人体健康，甚至可以危及生命。
3. 疾病的流行率相对较高，而且患病者和非患病者在人群中的分布情况明确。
4. 对疾病有明确的治疗效果。如果缺乏有效治疗，可以通过筛查进行选择性流产。
5. 筛查方法成本低，具有经济价值和社会效益。

6. 筛查方法简便、安全，易被受检者接受；筛查仪器易于安装、操作。

7. 筛查方法对疾病的检出率高，假阳性和假阴性率低，且有高度敏感性和特异性的确诊方法配合。

8. 有配套的遗传信息和医疗服务作为支持，包括遗传咨询、跟踪随访和治疗。

遗传筛查牵涉到医学、心理学、社会学等多个领域，除了对疾病筛查外，还必须注意解决与伦理相关的问题，包括：①公众教育和专业人员培训；②建立完善的隐私保护机制；③通过立法防止可能出现的遗传歧视。

第二节 遗传筛查的方法

一、生化分析

生化分析方法简单、快速、有效，是目前最常用的遗传筛查方法。大部分遗传代谢性疾病和血红蛋白病的筛查都用生化分析进行。代谢性疾病影响机体的物质代谢途径（如代谢酶的缺陷），或者血浆和细胞里蛋白质的合成，从而造成代谢产物的积蓄或缺乏，或者产生变异的蛋白质。通过检测血液或体液中这些物质的变化，为诊断疾病提供线索。常用的生化分析方法包括生化检测方法（层析法、电泳法、比色法）和酶分析法。近年来，由于多种不同的自动化分析仪的使用，各种传统技术实行自动化操作，更适合遗传疾病的快速筛查。

二、超声波筛查

近年来超声检查在产科领域的应用迅速发展，已成为产前筛查的主要方法之一。超声波检查不仅可以用于对胎儿生长、器官发育、羊水、胎盘的检测和评价，而且已被应用于产前筛查胎儿染色体异常，并取得巨大进展。目前，将超声学标记与血清学标记相结合进行产前筛查胎儿非整倍体已逐步成为常规的筛查项目。

有关超声波筛查的具体描述，请参考第九章。

三、分子遗传筛查

人类基因组计划的成功实施、快速而经济的分子遗传学技术的出现和发展（如 PCR 技术），以及对与疾病发生相关的遗传学的深入认识，已为分子遗传筛查的开展和发展奠定了基础。通过分子遗传分析可以检出疾病相关突变基因。遗传筛查方法最适用于严格按照孟德尔遗传方式的单基因遗传病（常染色体显性或隐性遗传，或性染色体连锁遗传），因此，目前大多数开展的分子遗传筛查只局限于单基因遗传病。

一般来说，在技术上，分子遗传筛查比生化分析要求高。有关检测基因突变的分子诊断技术已在第 4 章描述。

目前，发达国家已对多种常见疾病进行分子遗传筛查（表 10-1、表 10-2）。

表 10-1 应用于分子遗传筛查的部分常见遗传病及其携带者频率

疾病	筛查群中的携带者频率
囊性纤维性变病	1/29
凝血因子 V 的 Leiden 点突变	1/14
遗传性血色病	1/10
不耐热的亚甲基四氢叶酸还原酶	1/7

续表

疾病	筛查群中的携带者频率
脆性 X 综合征	1/200
Gaucher 病	1/15
Canavan 病	1/36
恶性高热	未知
毛细管扩张失调症	1/100
HIV 抗药性	1/10

表 10-2 采用分子遗传筛查方法进行筛查的部分迟发型疾病、致病基因携带者、遗传病或癌症易感基因

分子遗传筛查的类型	疾病名称	可供选择的预防手段和治疗效果
迟发型遗传病的症状前筛查	多发性内分泌肿瘤	预防性手术切除，防止癌症发生
	成人型多囊肾病	预防性手术或其它治疗，阻止严重后果发生
	亨廷顿舞蹈病	家庭生育计划的遗传咨询，辅助生育和产前诊断
	脊椎小脑共济失调症	家庭生育计划的遗传咨询，辅助生育和产前诊断
	早发型阿尔兹海默病	家庭生育计划的遗传咨询，辅助生育和产前诊断
遗传病易感基因携带者的筛查	肝血色素病	预防性换血治疗，防止严重后果发生
	静脉血栓性梗死	避免诱发因素（如口服避孕药、吸烟）
	药物诱导性耳聋	避免诱发因素（如氨基糖苷类抗菌素）
	高胆固醇血症	预防性药物食物治疗，防止严重后果发生
	高脂蛋白血症	预防性药物食物治疗，防止严重后果发生
遗传病致病基因携带者的筛查	脆性 X 综合征，囊性纤维化病，假肥大性肌营养不良症，脊椎肌肉萎缩症	家庭生育计划的遗传咨询，辅助生育和产前诊断
遗传性癌症易感基因的筛查	遗传性乳腺癌、卵巢癌相关基因：*BRCA1*，*BRCA2*，*TP53*，*PTEN*	预防性手术切除，防止癌症发生
	遗传性肠癌的相关基因：*APC*，*MLH1*，*MSH2*，*MSH6*，*PMS1*，*PMS2*，*TGFBR*，*TP53*	预防性手术切除，防止癌症发生
	内分泌肿瘤的相关基因：*RET*，*MEN1*	预防性手术切除，防止癌症发生
	其它常见的癌症相关基因：*RB1*，*VHL*	预防性手术切除，防止癌症发生

第三节 遗传筛查的应用

一、产前筛查

产前筛查是指通过使用无创伤性方法对孕早、中期孕妇进行检查从而发现高风险胎儿的检测。产前筛查本身不是一种诊断手段，经过筛查得到的高风险病例必须再通过其它诊断方法检查作最后的诊断。

目前开展的产前筛查的主要方法是，通过测定孕妇血清标志物如PAPP-A、β-hCG、甲胎蛋白（fetal protein A，AFP）等，结合遗传学超声检查，对21-三体、18-三体、开放性神经管缺损等进行风险评估。

二、新生儿筛查

新生儿筛查是指对新生儿某些遗传性疾病或先天性畸形的筛查。通过新生儿筛查，并作相应的诊断，可以及时对患儿进行有效防治，最大限度地减少疾病对患者机体的危害；同时也为患者父母提供有关疾病知识的教育和遗传咨询。能开展新生儿筛查的疾病主要是那些对机体危害大、出生时临床症状不明显、早治早防收效明显的疾病。目前我国大多数城市已建立新生儿筛查中心和网络，主要开展对苯丙酮尿症、先天性甲状腺功能低下等的筛查。新生儿标本多通过采集足跟血，制成干血片进行筛查。

三、杂合子筛查

又称携带者筛查，是指在人群中的非患病者群体进行某些隐性遗传病杂合子的筛查。符合杂合子筛查标准的疾病通常是发病率高、危害大，对家庭和社会造成严重的经济负担和社会负担。通过对杂合子筛查可以将携带者检出，进而对人群中的携带者频率、携带者本身健康状况及其生育患病后代的风险进行评估，降低疾病的发生率。地中海贫血和G6PD缺乏症在我国南方的发病率高，是最适合进行携带者筛查的疾病。国外杂合子筛查的常见的疾病有黑人中的镰状细胞病、犹太人中的Tay-Sache病以及北欧、北美白种人的囊性纤维变性。由此可见，杂合子筛查有较强的种族性和地区性。

四、症状前筛查

这是一种预测性遗传检测，是对迟发显性遗传病，在症状出现前进行筛查，做出预测性诊断。这是近年来新出现的筛查项目，其目的是在群体中检测和发现携带有致病基因、但尚未出现临床症状的个体，以便及时进行预防性治疗，防止或降低可能发生的严重临床后果。目前已开展的症状前筛查疾病包括成人多囊肾、亨廷顿舞蹈病、血色素沉着症、遗传性乳腺癌、非息肉性结肠大肠癌、老年性痴呆等。预测性筛查对于检测一些常见病相关基因，如乳腺癌的 *BRCA1* 和 *BRCA2* 基因，老年性痴呆的 *APO4e2* 基因型等尤为重要，这对疾病的防治和人类寿命的延长及生命质量的提高具有重要意义（表10-2）。

五、患病风险评估性预测性遗传筛查

肝血色素病是发病率较高的成人迟发型疾病，由于过多的铁元素在体内不断沉积，特别是在肝脏里的长期沉积，造成对肝脏、胰腺以及心脏等器官的严重损害。病症通常在青壮年时出现，持续发展，严重者可致死。疾病相关基因（HFE）是一种遗传性高风险易感基因。在美国，大约每三百个白人中就有一人携带与之相关的最常见的两种易感基因型（C282Y和H63D），其中的C282Y纯合子占大多数。该病的外显率在男女之间有明显的差别。携带同样的突变基因，女性携带者通常是轻度症状甚至无症状，而大部分男性携带者都发病，且病症较重。对该病的治疗简单而有效，通过反复换血，可以除掉体内病变的红细胞。这样，如果能在病症发生前将疾病诊断出来，通过有效的预防性治疗，避免过量的铁沉积对肝、心等重要器官的损害，从而显著地降低该病的发生率和死亡率。近年来，美国和欧洲国家对肝血色素病的筛查，已取得了很大的成绩。

另一个高风险易感基因是第五凝血因子（F5）。由于突变体 *R506Q* 改变了蛋白质的结构而丢失了其对活性蛋白C的抗凝血反应，从而明显增加了静脉血栓性梗死的风险。*R506Q* 杂合子的易感风险是正常人的7倍，如果携带者口服避孕药或抽烟，其易感风险则上升高达35倍。几乎所有的 *R506Q* 纯合子患者都患有静脉血栓性梗死。此外，第二凝血因子基因（F2）突变体20210A-G携带者对静脉血栓性梗死的易感风险可高达4倍。除了易感风险明显提高外，纯合子的发病年龄也提早而且病情加重。由于高达5%的白种人携带 R506Q 突变体，已普遍开展易感基因型筛查。其它一些发病率高并能较好地预防性治疗的疾病，如遗传性高胆固醇血症和遗传性高脂蛋白血症，都很有必要开展群体筛查。

六、配子供体筛查

是指在辅助生育技术时对配子（精子或卵子）捐赠者进行遗传筛查。美国生殖医学协会制定了挑选配子捐赠者和接受者的标准：

1. 捐赠者和接受者

（1）无任何已知的临床后果较严重的孟德尔遗传病，包括：

A. 常染色体显性或X连锁遗传病；应注意某些迟发型遗传病的发病年龄超过捐赠时年龄。

B. 常染色体隐性遗传病（纯合子）；在供体为杂合子时，要求受体不是杂合子。

（2）没有与病因复杂（多因素或多基因）相关的严重畸形（如脊柱裂、心脏畸形）；"严重"畸形一般指严重影响机体功能或形体外观的畸形。

（3）家族中没有与明显遗传因素相关的严重疾病患者；这特别是一级亲属成员（如父母、同胞、子女）。

（4）染色体核型正常，或者是不可能导致非平衡性染色体异常配子发生的某些平衡染色体重排携带者；当供体为后者时，建议对供体和受体都作常规染色体核型分析。

（5）如捐赠者属高危人群（见表10-3），应常规检测是否为某种高发疾病基因的携带者。

（6）捐赠者应当是体格检查正常的年青人。应注意男性40岁以后发生基因新突变的风险增加、女性35岁以上子代非整倍体风险增加的可能性。

2. 捐赠者的一级亲属没有以下任何一种情况：

（1）孟德尔遗传病，同1（1）。

（2）严重畸形，同1（2）。

（3）染色体异常，但捐赠者本人核型正常除外。

（4）如果捐赠者家族中出现过某种可被检测的遗传疾病，应对候选者进行该病的遗传检测，并根据结果作捐赠者候选与否的决定。否则应重新考虑候选捐赠者。

表10-3　不同种族配子供体的遗传筛查

人群	疾病	筛查试验
德系犹太人	Tay-Sachs 病	血浆氨基己糖苷酶-A 降低或 DNA 突变检测
	Canavan 病	DNA 突变检测常见的基因型
非裔美国人	镰状细胞贫血	血红蛋白电泳
地中海地区	β 地中海贫血	血红蛋白电泳
东南亚和中国	α 地中海贫血	血红蛋白电泳
所有种族	囊性纤维变性	DNA 突变检测

第四节　常用遗传筛查项目举例

目前遗传筛查在国内已得到广泛应用。本节将列举几个实例进一步介绍产前筛查，群体杂合子筛查，以及新生儿筛查方面的技术应用和应该注意的问题。有关21-三体综合征母体血清筛查，请参考第12章。

一、开放性神经管缺陷的母血 AFP 筛查

神经管缺陷（neural tube defect，NTD）是一种常见的先天缺陷，是我国的高发病，其发病率在围产儿出生缺陷中最高，约占总数的21%，在正常人群的平均发生率约为7‰。北方地区的出生率高于南方，其中以陕西、山西、河北省最为突出。

神经管缺陷的发病原因至今还不清楚。普遍认为是环境因素和遗传因素共同作用的结果，而环境因素致畸可能是导致神经管缺陷的主要原因，其中母体叶酸不足最受到重视。自1998年美国食品和药品监督管理局（FDA）下令在粮食制品中添加叶酸以来，美国的出生缺陷发生率下降显著。

神经管缺陷是一种严重的先天性畸形，胎儿常在围产期死亡，存活者通常有严重的功能障碍，不能正常生活，因此，进行产前神经管缺陷筛查，及时诊断处理，降低出生缺陷的发生率。

值得注意的是，通过对母体血清AFP的测定，只能够将开放性的神经管缺陷检测，对非开放性病例无效。

1. 胎儿蛋白 A

正常孕妇血清中的AFP是一种源于胎儿的糖蛋白，早期主要在胎儿卵黄囊合成，后在胎儿胃肠道和肝脏合成，经过胎血循环通过胎儿泌尿系统排泄到羊水中。在13孕周以前胎儿血清及羊水中的AFP浓度持续稳定地升高，此后快速下降。羊水中的AFP主要通过胎膜渗透到达母体外周血中，在12周以后可发现母血中AFP浓度持续升高。在开放性神经管缺陷患儿中，AFP从胎儿体内大量漏出，羊水含量显著增高，从而使母体血清中的AFP浓度显著升高。

2. 母血清 AFP 筛查

母血清AFP筛查常在孕15～22周进行，但孕16～18周最佳。通常以ng/ml为单位表示母血清AFP浓度，并最后以MoM表示筛查的结果。MoM是指所测到的血清AFP浓度与正常年龄对照组孕妇血清AFP浓度中位数的比值，并用倍数表示。通常以2.0MoM作为分界值来确定筛查结果的阳性与否。结果是等于或大于2.0MoM时称之为阳性，提示有NTD或其他器官异常。必须对母血清AFP筛查阳性者作进一步羊水AFP测定和特异性的乙酰胆碱酶的测定以及超声图像检查加以诊断。

3. 筛查结果的评价

由于母血清AFP浓度与胎龄大小、胎儿数目等密切相关，故对筛查的高风险孕妇首先需超声诊断确定胎龄和胎儿数，并排除死胎。胎儿宫内死亡之后，孕妇血清AFP开始会有所下降，但随死胎时间延长，胎儿颅骨塌陷，脑组织暴露，脑脊液渗漏到羊水，有可能引起AFP升高。除NTD之外，能使母体血清AFP浓度升高的还有腹壁缺损、骶尾部畸胎瘤、胎盘绒膜血管瘤、食管及小肠阻塞、多囊肾等先天畸形。胎龄估计过小通常是筛查阳性的原因。

孕妇体重能影响母血AFP浓度，体重过重，其血容量增大，将AFP稀释，从而会低估NTD风险。患有胰岛素依赖性糖尿病孕妇，其血清AFP浓度只相当于正常对照组的60%，但是，这些孕妇生育先天性NTD胎儿的风险要比正常对照组的高出10倍以上。妊娠期糖尿病不会影响母体血清AFP的变化。

4. 筛查后处理

筛查结果只能为NTD诊断提供风险预测，超声图像检查仍是诊断NTD的最好方法。无脑儿及其他的颅脑畸形超声图像改变十分明显，一般都能在孕早期和孕中期作出正确的诊断。此外，超声图像还可以对非开放性神经管缺陷以及其他能使母体血清AFP升高的先天性缺陷作诊断。因此，应该对所有筛查高风险的孕妇作超声图像检查。

对于超声检查无胎儿异常，而母体血清AFP浓度持续升高的病例，应该作羊膜腔穿刺，测定羊水AFP和乙酰胆碱酯酶，并作高分辨的超声检查，这可以检出100%的无脑畸形和95%的脊柱裂胎儿。

NTD高风险孕妇在进一步诊断后发现胎儿有严重的脏器畸形或染色体异常，在告知患病胎儿的预后之后，建议选择性引产处理。部分畸形可以采用宫内胎儿手术或出生后手术修复。对于筛查结果高风

险而超声检查阴性的孕妇，可建议在4~6周后再作超声图像检查，避免遗漏。如果整个孕期都没有发现胎儿异常，属不明原因的AFP增高，可以继续妊娠至分娩。

二、α和β地中海贫血筛查

α和β地贫是一类以α或β珠蛋白链合成障碍为特征的溶血性贫血病，也是世界上最常见的人类单基因遗传病之一。α地贫主要集中在东南亚、中国南方和少数非洲地区，而β地贫则主要高发于地中海地区，其次为中东、印度、巴基斯坦、东南亚、中国南方和北非一些地区。据1984年的估计，全球人口的4%为该类疾病的基因携带者，每年出生的各类重症地贫患儿数至少有21万人，对人类健康和人口质量构成严重威胁。

我国的高发区主要分布于长江以南各省区，其中广西、广东和海南三省为我国发生率最高的地区。由于目前对该病尚无理想的根治方法，通过产前基因筛查、基因诊断和选择性流产淘汰重症患儿是目前国际上公认的防治地贫的首选措施。

1. 群体筛查

是控制高发性遗传病最有效的方法。在人群监控的基础上进行产前诊断已在某些地贫高发国家和地区取得了令人瞩目的成绩。群体筛查的途径离不开有效的地贫防治网络，其干预相当程度是一种政府行为，需要相关的法规和政策以及全社会尤其是卫生行政部门的支持和参与。现阶段在国内建立单独的地贫防治网络还难以实施，比较可行的方案之一是依托已经成熟的妇幼保健三级网络和计划生育三级服务网络，用这些网络来最大保证筛查的覆盖面，做到群体筛查。

2. 筛查对象

原则上做到对高发区人群进行普查，以便了解该地区疾病的类型、发生率、基因突变类型并筛查出杂合子，这对地贫的防止是非常重要的。但是由于人力和物力等方面的限制，对于大量人口的普查具有一定困难。因此确定重点筛查对象很有必要。目前的普遍做法是将孕前夫妇或初检孕妇及其配偶作为筛查对象。为了节省资源，也可以只筛查夫妇之一，如果是杂合子，再筛查其配偶。这种方案在各医疗单位容易实施，但如果孕妇就医晚易延误产前诊断取样的最佳时机。

3. 筛查方法

（1）地贫筛查的一般方法

1）血常规测定 测定血常规是筛查的第一步。地贫的重要典型特征之一是小细胞和低色素，因此若血液学指标红细胞平均体积（MCV）≤80fl，红细胞平均血红蛋白（MCH）≤25.0pg，则可能为地贫（或基因携带者）或缺铁性贫血。

2）变性血红蛋白包涵体检查 对诊断α地贫HbH病是一项简易、方便且特异性较高的方法，同时对α地贫1和α地贫2的诊断也有重要意义。有时HbH量少或其他因素使血红蛋白电泳未见HbH区带，而包涵体检查为阳性。

3）异丙醇试验 为不稳定血红蛋白的检查试验。正常人血红蛋白约在40min后开始沉淀，HbH及不稳定血红蛋白患者在5min时即出现阳性，20min时呈絮状沉淀。

4）红细胞渗透脆性试验（一管法） 是地贫群体筛查的一种简便方法，缺铁性贫血也呈阳性，HbE、HbS呈弱阳性。

（2）血红蛋白组分的定性和定量分析

1）血红蛋白电泳 是检测异常血红蛋白的主要实验方法，也是定量测定血红蛋白不同组分的常用方法。目前临床上常用的电泳支持介质有淀粉凝胶、醋酸纤维素薄膜以及琼脂凝胶。其原理是在同一电场中，由于各种血红蛋白组分带电荷数不同，故在一定时间内即可分成各种区带，从电泳图谱中可初步鉴别出各种异常血红蛋白，以便进一步鉴定或定量测定。但是，当不同的异常血红蛋白在电场中所带的电荷相同时，它们电泳的速度相同，在电泳图谱中位置相同。因此，同一位置的血红蛋白不一定就是同一种血红蛋白，电泳对这些不同的异常血红蛋白不能作出鉴别，往往需要珠蛋白的基因序列分析。

2) HbA2 测定　HbA2 是 β 地贫筛查的主要阳性标记物，可以采用更为精细的方法如 DEAE 离子交换树脂吸附法进行定量。HbA2 的正常参考值为 2.5%~3.5%，当 HbA2 增至 4%~10% 时，多数情况为轻型地贫，若 HbA2 增高至 10% 以上常为异常 HbE。HbA2 减少见于 α- 和 δ- 地贫、重度缺铁性贫血及遗传性胎儿血红蛋白持续存在症。

3) 抗碱血红蛋白测定　抗碱 Hb 常常是判断 HbF 的重要标志。正常人抗碱 Hb 低于总 Hb 的 1.5%，新生儿可达 40% 以上，出生 3 个月后迅速下降。但抗碱 Hb 不能完全代表 HbF，如 Hb Bart's 亦有抗碱 Hb 增高，此外，β- 地贫、胎儿血红蛋白持续性增多症、某些异常血红蛋白、白血病、肿瘤等也可见抗碱 Hb 增高。

4. 筛查方案

以医院为中心的人群筛查方案见图 10-1。

5. 产前诊断

重型地贫一般指 α 地贫中的 Bart's 水肿综合征和 HbH 病，以及重型 β 地贫。产前诊断的目的是尽早终止 Bart's 水肿胎妊娠和防止 HbH 胎及重型 β 地贫胎儿出生。就我国目前所发现的常见重型地贫基因型而言，凡夫妇：1 双方都含 α 地贫等位基因—^{sea}，或同时含 $\alpha\alpha^T$（T 表示 HbCS 或 QS 等非缺失型突变）；2 一方为 α 地贫等位基因—^{sea}，另一方为 $\alpha\alpha^T$ 或 $-\alpha^{(4.2或3.7等)}$；3 双方都含 β^+ 地贫、β^0 地贫两者中任何一种或同时含 $\delta\beta^0$ 地贫时，应作为产前基因诊断对象。另外，当夫妇一方为 α 地贫—^{sea}、$\alpha\alpha^T$、$-\alpha$ 杂合子，另一方为 β 地贫杂合子时，也应对另一方进行 α 地贫基因型诊断。

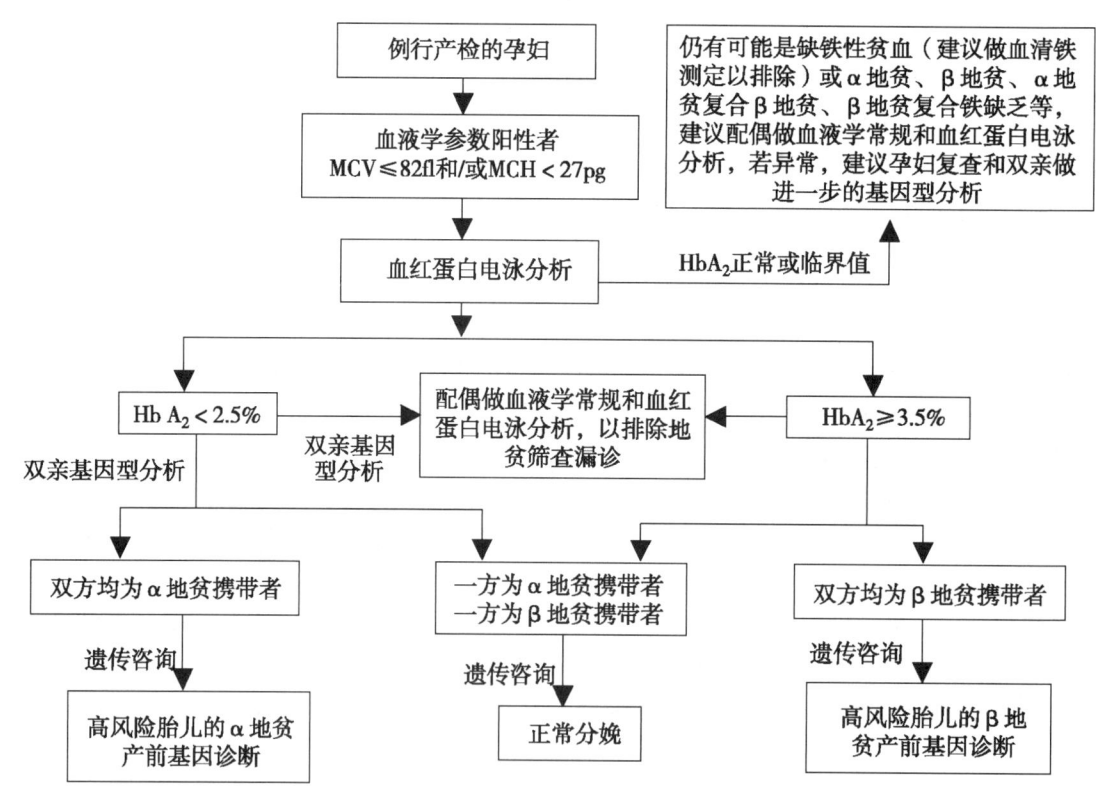

图 10-1　以医院为中心的地中海贫血人群筛查方案

三、G6PD 缺乏症筛查

葡萄糖-6-磷酸脱氢酶（G6PD）缺乏症是一种以溶血性贫血为主要临床特征的遗传病。我国长江以南省份多见，以广东、广西、云南、贵州、四川等省最高。

1. 筛查方法

（1）荧光斑点法

其原理是 G6PD 在葡萄糖代谢生成还原性辅酶Ⅱ（NADPH）中起催化作用，NADPH 在长波紫外光照射下能发出荧光。G6PD 缺乏时由于 NADPH 生成减少，故荧光微弱或不显。正常血荧光明亮，且在 10 分钟内出现荧光。轻度缺乏者，10～30 分钟出现荧光，严重缺乏者 30 分钟内不出现荧光。本法特异性高，为较好的筛查性试验。

（2）改良四氮唑蓝（NBT）法

NADPH 通过 1-甲基吩嗪二甲硫酸盐的递氢作用，能使黄色的 NBT 还原成紫色。G6PD 缺乏者，由于 NADPH 生成不足，NBT 的还原作用减弱或不能还原，结果呈红色或极轻微紫色。G6PD 活性正常时呈深紫色。该法操作简便，将血滴在滤纸片上，滴加上试剂，在 37℃ 避光放置 30 分钟，即能显色。因此，适合于普查工作。

（3）高铁血红蛋白还原试验

正常的血红蛋白在亚硝酸钠的氧化作用下转变成高铁血红蛋白，而红细胞内的 NADPH 在亚甲蓝的作用下可使高铁血红蛋白还原成正常血红蛋白，使溶液成红色。当 G6PD 缺乏时，由于不能生成足够量的 NADPH，高铁血红蛋白的还原速率减慢，血流呈现棕褐色。正常人高铁血红蛋白还原率在 78% 以上，41%～78% 提示 G6PD 缺乏杂合子，40% 以下提示男性半合子或女性纯合子。此法操作简便，结果基本可靠；缺点是特异性稍差，容易出现假阳性结果。

（4）其他方法

其他筛查方法还有抗坏血酸——氰化物试验、血片洗脱染色法等，也较常用。各个实验室可根据各自的实际情况任选上述筛查试验之一。确诊方法常用改良的 G6PD/6PGD 比值法。

2. 产前诊断

G6PD 缺乏症不是产前诊断的严格指征。因为一些患者在无诱因不发病时危害不大，但一旦发病，又属于严重遗传病指列。是否发病临床个体差异极大。关键是做好筛查工作，使患者婚后预测胎儿患病风险，做好防治。

四、新生儿筛查项目

新生儿筛查重点项目往往集中在发病率高且早期治疗效果显著的疾病上，例如，先天性甲状腺功能减退症（congenital hypothyroidism，简称甲减）和苯丙酮尿症（phenylketonuria，PKU）。同时，新生儿筛查工作对采样时间、步骤、处理和邮寄要求颇高，因为它们直接影响到最终筛查结果的假阳性和假阴性的发生率。因此，这里首先介绍采样程序，然后对甲低和 PKU 筛查的技术问题进行探讨。

1. 采样程序

（1）采血时间

目前国内开展的新生儿筛查的主要疾病是甲减和 PKU。对甲减的检查，采样时间不宜在出生后 48 小时内，因为新生儿出生后 48 小时之内有一个促甲状腺激素（thyroid stimulating hormone，TSH）生理性升高，如果出生后马上采血测定 TSH 水平来进行甲状腺功能减退症的筛查，很可能增加假阳性率。而对 PKU 新生儿的筛查，采样时间不宜在出生后 12 小时以内。由于 PKU 患儿体内缺乏苯丙氨酸羟化酶（phenylalanine hydroxylase，PAH），在摄入蛋白质（吃奶）后，苯丙氨酸（phenylalanine，Phe）的代谢途径受阻，导致 Phe 在血中蓄积。如果在新生儿摄入蛋白质之前采样，血中 Phe 的含量就不会升高，这样一来，就会造成假阴性。因此，适宜的新生儿筛查应在出生后正常哺乳 48～72 小时内采集血样标本，以提高筛查结果的准确性。但采样时间也不宜过迟，因为这样只会延误筛查结果报告而推迟对患儿及时的治疗。

（2）采血步骤

1）填写标本卡：表格上填写的信息必须准确、完整、清晰，以保证有问题时能够及时召回患儿。

标本卡上至少应有婴儿姓氏和医疗卡号、出生地址（医院）、年月日及时间；母亲姓名、地址和联系方式（电话号码）；样品采集时间和年月日；医生或医院联系人电话号码和地址。

2）采血部位：新生儿筛查血样标本的采集部位最好为足跟外侧缘。绝不允许选择新生儿足跟的中心部位，因为这个部位皮肤靠近骨头，容易导致新生儿的神经、肌腱和软骨的损伤。

3）收集血样：标本卡的滤纸圆圈一定要对着流出的血滴，不允许用滤纸直接去触压足跟的针眼或贴在足跟上，要等待形成另一滴血再滴入到另一圆圈里。每个血斑的直径应不小于8mm。

(3) 血标本的处理和邮寄

正常情况下必须以水平的位置在封闭室内自然晾干，至少在15～22℃空气中暴露3小时。在干燥过程中严禁触及和弄脏血样标本，不能接受阳光直射。当血样标本完全干燥后，放入专用纸口袋里运送或邮寄，要最大限度地创造有利条件保证血样的质量。

2. 甲减的新生儿筛查

新生儿筛查项目中所筛查的疾病几乎都是遗传性的代谢疾病，可是只有15%～20%的甲减是由于遗传原因造成的，其余80%～85%的病例是散发性的，所以发病时间及严重程度因人和地区（缺碘区）而异。其致病因子是先天性甲状腺素的缺乏。由于甲减发病率高（约1/4,000），且大部分患儿没有家族史，也由于诊断和治疗的时间早晚与患儿的智商极限呈直接关联，甲减常常列为新生儿筛查项目之首。如果能在患儿出生后3～4周内补充适量的甲状腺素，患儿的体格和精神发育可以趋于正常（甲减的分类、临床症状及治疗详见第21章）。

传统上，甲减的新生儿筛查是定量检测新生儿滤纸血斑上甲状腺素（thyroxine，T4）的降低，由于T4的降低有时是生理性的（早产，体重过低等），所以T4的测定可能会引起较高的假阳性率。目前越来越多的地区开始采用检测促甲状腺激素（TSH）的增高作为新生儿筛查指标，常用的检测技术也以1235 AUTODELFIA自动免疫检测系统（PERKIN ELMER）为主，其优点是自动化程度和准确度较高。

AUTODELFIA是Automated Dissociated Enhanced Lanthanide Fluoroimmunoassay的缩写。这种免疫检测是一个固相的、双位点的荧光免疫检测法。它是利用两个单克隆抗体（每一个抗体与TSH上不同的抗原决定簇结合）将TSH夹在中间，形成一个夹心层。其中一个抗体直接结合在96孔板的小孔内，与TSH的β亚单位位点结合后，再加入另一个以铕为标记的单克隆抗体。在洗去多余的、没有与TSH结合的抗体后，加入增强剂。此时铕离子会从标记的抗体上游离出来，与增强剂的组成成分结合形成高荧光的螯合物，这时测量的荧光强度就会与TSH的浓度成正比，通过标准曲线，就可以作TSH的定量分析。

如果TSH增高，就须做一系列其他检测来确诊，如测量T4的浓度，甲状腺闪烁扫描，骨骼X线检查，等等，甲减的确诊及鉴别诊断详见第21章。

3. 苯丙酮尿症的新生儿筛查

苯丙酮尿症（PKU）是因苯丙氨酸羟化反应障碍所致的一种较常见的遗传性代谢疾病，由于患儿血中高浓度的苯丙氨酸（Phe）及其旁路代谢产物的神经毒性作用，未经治疗的PKU患儿绝大多数均有严重的智能发育障碍，约1/4患儿合并继发性癫痫。对于苯丙氨酸羟化酶（PAH）异常引起的苯丙酮尿症患儿，早期给予低苯丙氨酸饮食治疗，使患儿血中苯丙氨酸浓度维持在理想范围内，可防止智能障碍的发生。新生儿筛查是早期发现PKU患儿，使该病治疗取得成功的关键环节之一。尽管绝大多数苯丙酮尿症系由异常的苯丙氨酸羟化酶所致，大约2%苯丙酮尿症则由辅酶异常所致，对这类患儿，新生儿筛查通常不能发现，仅仅限制饮食并不奏效，还需添加辅因子（详见第17章）。

PKU的新生儿筛查技术多样，最常见的是如下三种：

(1) 细菌抑制法（bacterial inhibition assay，BIA）

其原理是枯草杆菌变异菌株（bacillus subtilis ATCC6633）的生长需要Phe，若在培养基中加入Phe的抑制物β-2噻吩丙氨酸后，细菌的生长受到抑制。这种抑制作用可因加入外源性的Phe而得以解除。所以在含有适当比例的枯草杆菌和β-2噻吩丙氨酸的培养平板上放入含有新生儿血滴的干血滤纸片，标本中的Phe渗入周围培养基中进行培养。经过37℃孵育过夜，如果新生儿血中Phe存在过量，细菌就恢复生长，在培养板上出现明显的生长环，其直径的大小与Phe的浓度呈正比。根据生长环直径的大小与已知量的标准菌环直径比较，可得出样品中Phe的含量。

BIA法是半定量法，具有灵敏、简便、重复性好、经济、不需特别设备，适合于大规模的群体筛查等优点，在治疗时，也可作为检测血Phe浓度的一种简便方法。

（2）荧光分析法

荧光分析法是从滤纸血片上先提取出Phe，与茚三酮形成一种荧光化合物，在一定波长下测定荧光强度。此法是Phe的定量法，具有可信度高、检出率高、假阳性率低等优点。

（3）串联质谱法

串联质谱法是近10年来西方国家发展出来的高科技临床诊断技术。这种技术将传统的一种试验检测一种疾病的模式，发展到一种试验能检测多种疾病，从而带来了新生儿筛查技术的革命。使用串联质谱仪，不仅可以对单个化合物进行定量分析，还可以对某些具有共同化学特征的一类化合物同时进行定量分析（例如氨基酸，脂肪酸等）。通常，在2分钟内，该技术可以从3mm的滤纸血斑中同时筛检出20余种可以治疗的遗传代谢疾病。其中包括氨基酸代谢异常症（例如PKU、槭糖尿症等）、有机酸血症（甲基丙二酸血症等）、脂肪酸氧化障碍（中链酰基辅酶A脱氢酶缺失症等）以及肉碱循环紊乱，等等。虽然仪器昂贵，但每台串联质谱仪一年内至少能完成10万多个标本的检测，因此可以明显降低每个标本的检测成本。近几年，美国、德国、澳大利亚等发达国家已运用串联质谱仪进行新生儿遗传代谢疾病的筛查，为新生儿筛查工作提供了成功的典范。

（廖　灿　瞿　詠　吴柏林）

主要参考文献

1. Bromley B, Lieberman E, Shipp TD, et al. The Genetic Sonogram. a method of risk assessment for Down syndrome in the second trimester. J Ultrasound Med, 2002, 21: 1087-96
2. Grody WW. Molecular genetic risk screening. Ann Rev Med, 2003, 54: 473-90
3. 顾学范主编．新生儿疾病筛查．上海：上海科学技术文献出版社，2003
4. 黄何凤主编．高危妊娠．北京：人民军医出版社，2003
5. 陆国辉，Best R等．遗传筛查．见：陆国辉主编．产前遗传病诊断．广州：广东科技出版社，2002，156-73
6. Stenhouse EJ, Crossley JA, Aitken DA, et al. First-trimester combined ultrasound and biochemical screening for Down syndrome in routine clinical practice. Prenatal Diagnosis, 2004, 24: 774-80
7. The American Society for Reproductive Medicine. Appendix A: Minimal genetic screening for gamete donors. Fertil Steril, 2002, 77: S15-6
8. 吴柏林．基因诊断和遗传筛查．科学，2003，55：20-2
9. 吴柏林．新生儿筛查．见：曾溢滔主编．基因诊断和基因治疗．上海：上海科技出版社，2000

第 11 章 遗传风险评估

对遗传病或先天畸形的发生或再发的风险评估或风险计算（risk calculation）是临床遗传诊断的一个非常重要的内容，是从事临床遗传咨询人员必须掌握的工具，为患者及其家属提供有关疾病发生或再发的概率，从而使他们明白如何采取方法预防疾病的发生，以达到优生优育的目的。

第一节 概率与概率基本运算法则

概率与概率基本运算法是与风险评估有关的基本概念和运用内容。在遗传风险评估范围内，概率（probability，P）是指某特定遗传病发生可能性的大小，其数值在 0～1 之间。当概率为 0 时，表示这种遗传病不可能发生；而当概率为 1 时，表示这种遗传病的发生是不可避免。

概率运算有两个基本法则，即乘法法则和加法法则。

（1）乘法法则（mutiplication rule）是用来说明两个不同事件（A 与 B）同时发生的概率，亦称联合概率（joint probability），可用下列公式表达：

$$P(AB) = P(A) \times P(B) \tag{公式 11-1}$$

（2）加法法则（addition rule）是用于说明任意两个不同事件 A 与 B 之和的概率，等于事件 A 与 B 的概率之和，即：

$$P(A+B) = P(A) + P(B) \tag{公式 11-2}$$

第二节 单基因疾病的遗传风险评估

一、应用孟德尔比率评估单基因遗传病风险

在没有其他因素影响下，对单基因疾病遗传的风险评估比较简单，可以按照孟德尔遗传比率（Mendelian ratio）（见第 2 章），结合概率运算法则进行计算。

细胞减数分裂和受精过程等位基因的随机分配是单基因疾病遗传风险评估的基础。除 Y-连锁基因外，其它基因都含两个等位基因而且位于两条不同的同源染色体上。在减数分裂过程中，亲代将其中的一个等位基因分配到配子里。杂合子亲代将突变等位基因传递给后代的概率是 1/2，而纯合子亲代将突变等位基因传递给后代的概率是 1。这就是说，子女基因组里的每对等位基因均来源于其父母，且各占 1/2。

1. 常染色体隐性疾病的风险评估

常染色体隐性疾病风险评估的应用比较常见，包括：

（1）父母只有一方是杂合子，子女是基因携带者的概率为 1/2（图 11-1A）。

（2）父母双方都是杂合子，子女是基因携带者的概率为 2/3（图 11-1B），是患者的概率为 1/4（图 11-1C）。

（3）父母只有一方是纯合子，子女是基因携带者的概率为 100%（图 11-1D）。

（4）父母一方是纯合子，而另一方是杂合子，子女是基因携带者的风险为 50%（图 11-1E），是患者的概率也是 50%（图 11-1F）。

(5) 父母双方都是纯合子，子女是患者的概率都是100%（图11-1G）。

(6) 按照以上的计算原则，同样可以对第三代、第四代等的风险进行评估。但注意有关成员基因携带基数的改变。如图11-1H，胎儿的祖母是基因携带者；已知胎儿的祖父和母亲都是正常，那么，胎儿为基因携带者的风险是多少？根据以上的第一个原则（图11-1A），胎儿的父亲是基因携带者的可能性是1/2。那么，胎儿是基因携带者风险的计算为：1/2×1/2＋0×1/2＝1/4。0是胎儿母亲携带基因的概率。简单的运算为：1/2×1/2＝1/4。

以上的第(3)、(4)、(5)种情况少见，除非纯合子具有生育能力。

临床上会遇到家族成员的有关基因状况不明的病例。在这种情况下，必须通过咨询掌握充足资料后，结合风险评估原则进行计算。

[例1] 如图11-11J陈太太现在怀孕，由于她先生的母亲是基因携带者而来遗传咨询门诊。陈先生因最近到国外出差而未能及时作基因诊断。但陈太太急于想知道胎儿的地中海贫血基因风险。

通过细心咨询，得知陈先生的父亲早已去世，并曾有一姐姐于出生后两个月死于地中海贫血。基因诊断证明陈太太不是基因携带者。根据这些资料，可以断定陈先生的父亲也是基因携带者，而陈先生是基因携带者的可能性是2/3。胎儿是基因携带者的风险是：2/3×1/2＋0×1/2＝1/3。

2. 常染色体显性疾病的风险评估

除少数杂合子患者例外，几乎所有的常染色体显性遗传疾病患者都无生育力或无生存能力，故遗传咨询通常只包括：

(1) 父母任一方是杂合子，另一方正常，子女是患者的概率为1/2（图11-2A）。

(2) 父母双方都是杂合子，子女是患者的概率为3/4（图11-2B），其中的1/3为纯合子患者，病情严重。

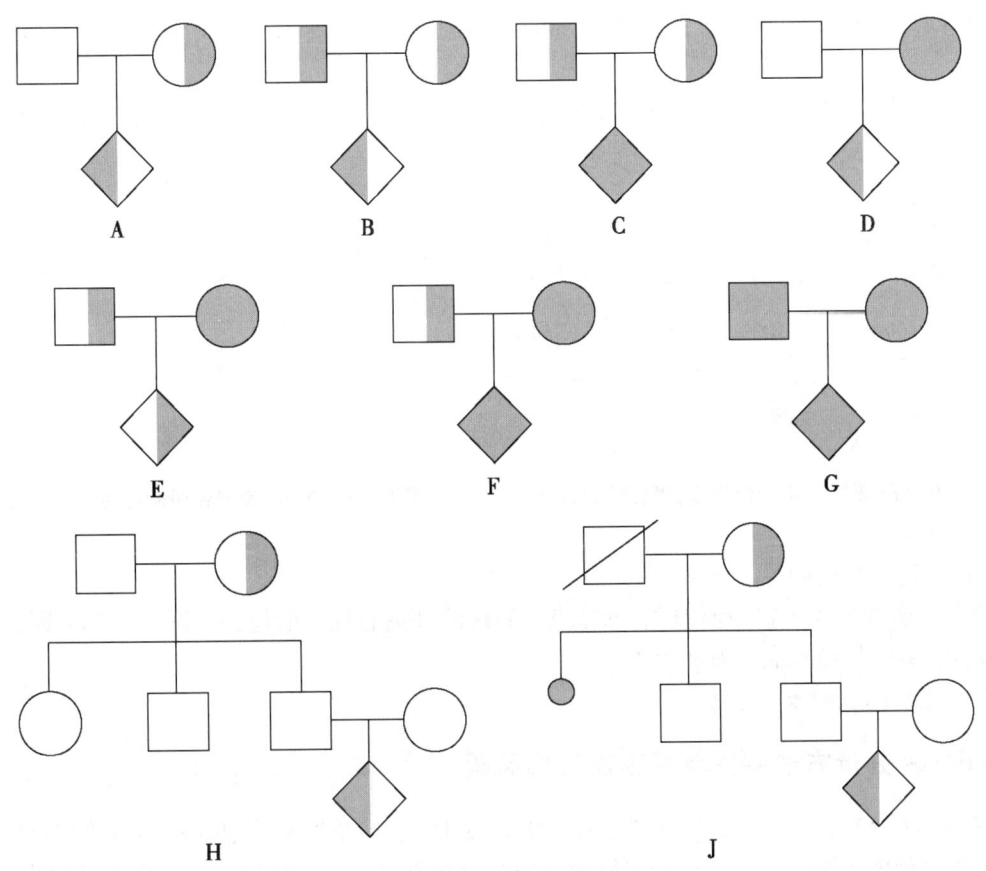

图11-1　常染色体隐性疾病风险评估

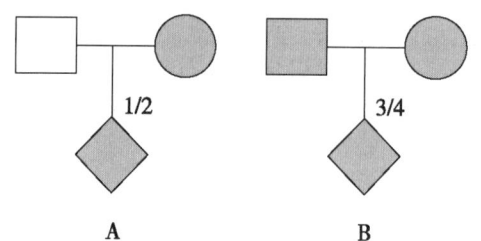

图 11-2 常染色体显性遗传风险评估

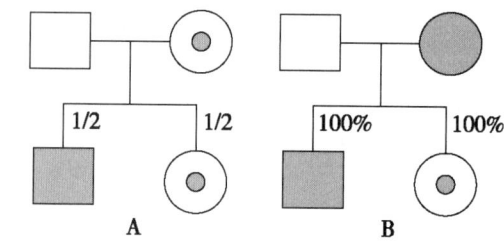

图 11-3 X-连锁隐性遗传风险评估

3. X-连锁隐性疾病的风险评估

在进行 X-连锁隐性遗传疾病风险评估时，必须明确：①男性杂合子为突变半合子患者；②女性杂合子为携带者，通常不发病；③由于受随机性 X 染色体失活的影响，女性纯合子患者的表现型轻重不一，不典型者有可能保留生育能力；④男性患者通常丧失生育力。因此，风险评估通常只有如下的几种情况：

（1）母方是杂合子而父方正常时，男孩患病的概率为 50%，而女孩是携带者的概率为 50%（图 11-3A）。

（2）母方是纯合子而父方正常时，男孩患病的概率为 100%，而女孩是携带者的概率为 100%（图 11-3B）。

4. X-连锁显性遗传疾病的风险评估

除特别疾病外，X-连锁显性遗传疾病的男性突变半合子和女性纯合子通常无生育力。由于受随机性 X 染色体失活的影响，女性杂合子患者有可能保留生育力。常见的风险评估主要有如下两种情况：

（1）父方是突变半合子患者而母方正常时，女孩患病的概率为 100%，而 100% 的男孩正常（图 11-4A）。

（2）父方正常而母方是杂合子患者时，女孩患病的概率为 50%，男孩患病的概率也是 50%（图 11-4B）。

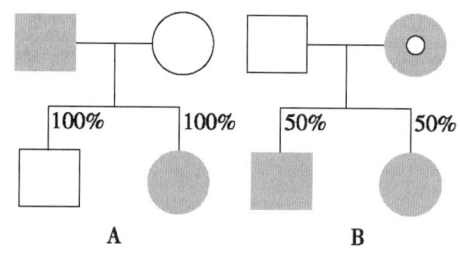

图 11-4 X-连锁显性遗传疾病风险评估

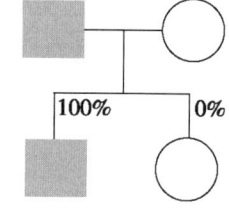

图 11-5 Y-连锁遗传风险评估

5. Y-连锁遗传疾病的风险评估

清一色男性患者是 Y-连锁遗传疾病的特点。其风险评估有独特的地方（图 11-5），即：

（1）父亲患病，男孩患病的概率为 100%。

（2）女孩患病的概率永远是零。

二、应用 Bayes 分析方法评估单基因遗传病风险

在应用 Bayes 分析方法进行遗传病风险评估的过程中，将已掌握到的包括疾病孟德尔遗传比率、家系中有关成员之间的关系、有关的实验室检测结果在内的所有资料综合起来，计算特定条件下某个体携带致病基因的后概率（posterior probability），即遗传病发生的风险率。

如表 11-1 所示，其主要步骤如下：

第一，根据有关疾病的遗传方式以及家系中有关成员之间的关系，分别列出先证者的两种基因携带概率，即前概率（prior probability）。假设在基因携带者情况下的前概率为 P；那么，在非基因携带者情况下的前概率就为（1－P）。

第二，根据家系中成员之间的亲缘关系及其发病情况等已知条件，分别算出两种不同情况下的条件概率（conditional probability）。假设在基因携带者情况下的条件概率为（B/A），而在非基因携带者情况下的条件概率为（B/a）。

第三，分别算出两种不同情况下的联合概率（joint probability），即前概率与条件概率的乘积。

第四，最后算出后概率，其计算方法是分别以两种不同基因携带状况下的联合概率为分子，两种联合概率之和为分母，最后算出相应的后概率。

由于后概率综合了各种已知条件，故准确性高。

可以通过孟德尔遗传比率得到前概率。前概率之和以及两个后概率之和总是等于 1；但两个条件概率之和通常不等于 1。

表 11-1 Bayes 分析例表

	如果是基因携带者	如果不是基因携带者
前概率	P	(1－P)
条件概率	B/A	B/a
联合概率	P×(B/A)	(1－P)×(B/a)
后概率	[P×(B/A)]/[P×(B/A)+(1－P)×(B/a)]	[(1－P)×(B/a)]/[P×(B/A)+(1－P)×(B/a)]

1. 应用 Bayes 分析对 X-连锁隐性遗传病的风险评估

Bayes 分析在遗传咨询中最常见的应用是计算 X-连锁隐性遗传病家族成员的基因携带风险。在分析过程中，最有用的已知条件是 X-连锁隐性基因女性携带者和未患病的男性个体。

[例 2] 如图 11-6 所示，先证者 Ⅱ-2 的舅舅 I-3 和她的一位弟弟 Ⅱ-3 都患有 DMD，但她的儿子 Ⅲ-1 和女儿 Ⅲ-2 都不是 DMD 患者。试问 Ⅱ-2 是 DMD 基因携带者的概率。

这里的已知条件包括：①DMD 是 X-连锁隐性遗传病；②DMD 家族史阳性；③Ⅱ-2 有一位健康男孩（Ⅲ-1）；④I 3 和 Ⅱ 3 都是男性 DMD 患者。通过家系分析知道 I-2 肯定是 DMD 基因携带者。由于先证者 Ⅱ-2 是女性，可能是 DMD 基因携带者，也可能不是携带者。根据孟德尔比率，两种情况下的前概率都应该为 1/2。当 Ⅱ-2 是 DMD 基因携带者时，她会生育一位正常男孩的概率，即条件概率（B/A），应该为 1/2。当 Ⅱ-2 不是 DMD 基因携带者时，她会生育一位正常男孩的概率，即条件概率（B/a），应该为 1。然后分别算出两种情况下的联合概率和两个后概率（表 11-2）。

表 11-2 Bayes 分析例表

	如果 Ⅱ-2 是 DMD 基因携带者	如果 Ⅱ-2 不是 DMD 基因携带者
前概率	1/2	1/2
条件概率	1/2	1
联合概率	1/2×1/2=1/4	1/2×1=1/2
后概率	(1/4)/(1/4+1/2)=1/3	(1/2)/(1/4+1/2)=2/3

由例 2 可知，通过 Bayes 分析，先证者 Ⅱ-2 携带 DMD 基因的风险由单纯依靠孟德尔比率计算得

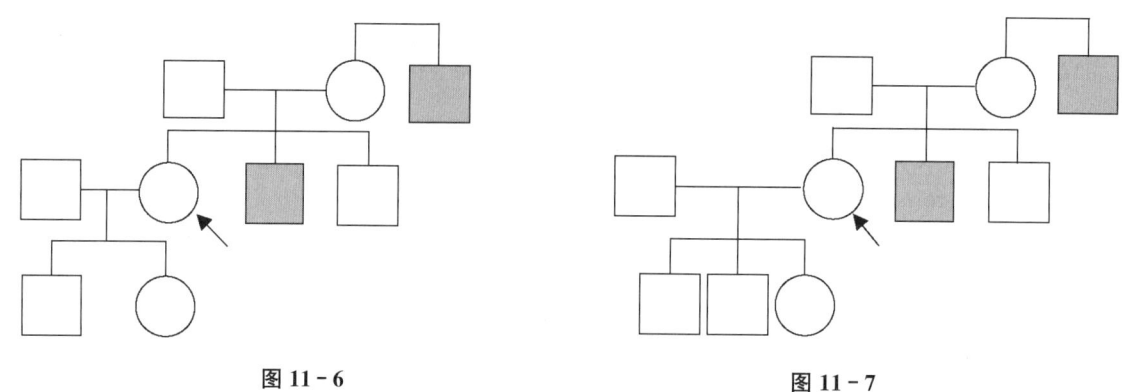

图 11-6　　　　　　　　　　　　　图 11-7

到的 1/2 降为 1/3。值得注意的是，不管Ⅱ-2 基因型如何，其女儿Ⅲ-2 都不会是 DMD 患者，但有可能携带 DMD 基因。那么，Ⅲ-2 携带 DMD 基因的风险是多少呢？现在已知Ⅱ-2 携带 DMD 基因的概率为 1/3，所以Ⅲ-2 携带 DMD 基因的风险为 1/3×1/2=1/6，这与单纯通过孟德尔比率推算得出的 1/2×1/2=1/4 相比，降低了 1/12。

通过进行 Bayes 分析，先证者Ⅱ-2 生育正常男孩的数目会影响她本人是基因携带者的概率。

[例 3]　如果例 2 中的Ⅱ-2 又生育了一个健康男孩（图 11-7），那么，她是 DMD 携带者的风险是多少？

与例 2 相比，现在的已知条件已发生了变化，即Ⅱ-2 生育了两位健康男孩。所以，当Ⅱ-2 是 DMD 基因携带者时，她能生育两个正常男孩的概率，即条件概率，为 1/2×1/2=1/4。当Ⅱ-2 不是 DMD 基因携带者时，她会生育两个正常男孩的概率，即条件概率，应该为 1。按例 2 相同的步骤推算，最后得出Ⅱ-2 是 DMD 基因携带者的概率为 1/5（表 11-3）。

表 11-3　Bayes 分析例表

	如果Ⅱ-2 是 DMD 基因携带者	如果Ⅱ-2 不是 DMD 基因携带者
前概率	1/2	1/2
条件概率	1/2×1/2=1/4	1
联合概率	1/2×1/4=1/8	1/2×1=1/2
后概率	(1/8)/(1/8+1/2)=1/5	(1/2)/(1/8+1/2)=4/5

从以上两个例子可知，在 X-连锁隐性遗传病阳性家族里，当非患病妇女再生育一位正常男孩时，其基因携带风险都会随之降低，从而改变了其女儿的基因携带风险。例 3 中Ⅲ-3 的基因携带风险由原来的 1/3 降为 1/5×1/2=1/10。

然而，Ⅱ-2 一旦生育了一位 DMD 男患者，这就证明她是基因携带者。在这种情况下，根据孟德尔比率，其女儿Ⅲ-3 携带 DMD 基因的风险是 1/2。

2. 应用 Bayes 分析对常染色体隐性遗传病的风险评估

与 X-连锁隐性遗传相比，通过 Bayes 分析对常染色体隐性遗传风险加以修正后所得出的结果变化较小。

[例 4]　如图 11-8 是一个地贫的家系。郑先生Ⅰ-2 与前妻Ⅰ-1 生育过一个患地中海贫血的男孩Ⅱ-1。郑先生再婚后与现妻Ⅰ-3 生育了一位正常女孩Ⅱ-2。已知现妻无地贫家族史，当地人群地中海贫血基因携带者的频率是 1/10。现在要知道郑先生现妻是地贫基因携带者的风险。

已知当地人群地中海贫血基因携带者的频率是 1/10，所以，Ⅰ-3 携带地贫基因时的前概率是

1/10，而不携带地贫基因的前概率是 9/10。已知Ⅱ-1 是地贫患者，所以郑先生必然是地贫基因携带者。在已知Ⅱ-2 是非地贫患者情况下，可以根据孟德尔比率计算两种不同的条件概率。第一，当Ⅰ-3 携带地贫基因时的条件概率，即"如果Ⅰ-3 携带地贫基因，她生育一个正常女孩的概率"是 3/4。第二，当Ⅰ-3 不携带地贫基因时的条件概率，即"如果Ⅰ-3 不携带地贫基因，那么她生育一个正常女孩的概率"是 1。将数据列表进行 Bayes 分析，最后计算结果为 0.077（表 11-4），比群体频率 0.1 降低了 0.023。

表 11-4 Bayes 分析例表

	如果Ⅰ-3 是地贫基因携带者	如果Ⅰ-3 不是地贫基因携带者
前概率	1/10	9/10
条件概率	3/4	1
联合概率	1/10×3/4＝3/40	9/10×1＝9/10
后概率	(3/40)/(3/40+9/10)＝0.077	(9/10)/(3/40+9/10)＝0.927

如果郑先生和现妻又生育了两个健康小孩，条件概率就已发生了变化。Ⅰ-3 携带地贫基因时的条件概率为 3/4×3/4×3/4＝27/64，但其它概率不变，最后算出的Ⅰ-3 地贫基因携带风险为 0.045。

[例5] 夫妇两人Ⅰ-2 和Ⅰ-3 各有一位地贫患者的同胞（图 11-9），这一对夫妇已生育两个健康小孩，求现怀孕胎儿患地贫的风险。

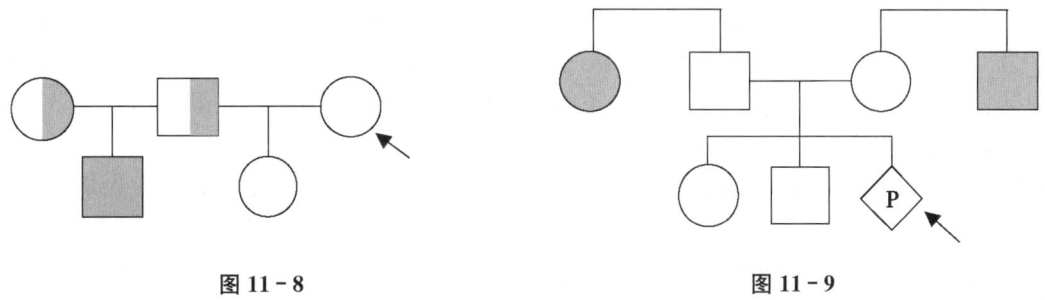

图 11-8　　　　　　　　　　　　　　图 11-9

首先要计算Ⅰ-2 和Ⅰ-3 都是地贫基因携带者的概率。已知Ⅰ-1 和Ⅰ-4 是地贫患者，他们的父母应该都是地贫基因携带者。根据孟德尔比率，Ⅰ-2 和Ⅰ-3 是地贫基因携带者的概率都是 2/3。根据概率乘法法则，两者同时是携带者的概率（即前概率）应该是 2/3×2/3＝4/9，而当两者都是基因携带者时，他们有两位非地贫患者小孩的概率（即条件概率）是 3/4×3/4＝9/16。将资料列表进行 Bayes 分析，算出Ⅰ-2 和Ⅰ-3 均为地贫基因携带者的风险：9/29＝0.31（表 11-5）。最后根据孟德尔比率计算Ⅱ-3 是地贫患者的风险：9/29×1/4＝9/116，约为 0.08。

表 11-5 Bayes 分析例表

	如果Ⅰ-2 和Ⅰ-3 都是地贫基因携带者	如果Ⅰ-2 和Ⅰ-3 都不是地贫基因携带者
前概率	2/3×2/3＝4/9	1－4/9＝5/9
条件概率	3/4×3/4＝9/16	1
联合概率	4/9×9/16＝1/4	5/9×1＝5/9
后概率	(1/4)/(1/4+5/9)＝0.31	(5/9)/(1/4+5/9)＝0.69

3. 应用 Bayes 分析对常染色体显性遗传病的风险评估

主要应用于外显不全和延迟显性这两种特殊情况下的风险评估。

[**例 6**] 图 11-10 是一个多指症家系。杂合子男性 I-1 是患者。已知多指症的外显率仅为 80%，其女儿 II-1 目前健康。试求 II-1 携带多指症基因的风险。

表 11-6 Bayes 分析例表

	如果 II-1 是多指症基因携带者	如果 II-1 不是多指症基因携带者
前概率	1/2	1/2
条件概率	1/5	1
联合概率	1/2×1/5＝1/10	1/2×1＝1/2
后概率	(1/10)/(1/10＋1/2)＝1/6	(1/2)/(1/10＋1/2)＝5/6

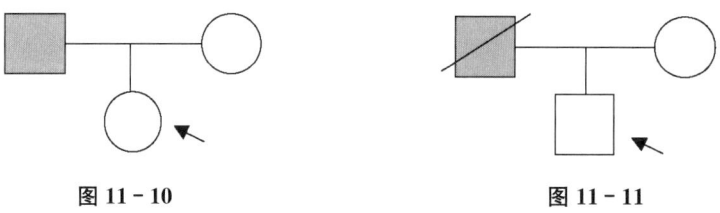

图 11-10　　　　　　　　图 11-11

由于 I-1 是常染色体显性杂合子患者，根据孟德尔比率，其女儿 II-1 携带多指症基因的概率（即前概率）为 1/2。II-1 是携带者而不表现疾病症状的概率（即条件概率）为 100%－80%＝20%＝1/5；当然，如果 II-1 不是携带者，她不是患者的条件概率肯定是 1。通过 Bayes 分析（表 11-6），得出 II-1 携带多指症基因的概率为 1/6，不是基因携带者的概率为 5/6。

[**例 7**] 如图 11-11，已知李先生 II-1 的父亲 I-1 是已故的亨廷顿病杂合子患者。亨廷顿病是常染色体显性遗传病并具有延迟显性的特性，杂合子患者在 35 岁时发病的几率仅有 55%。II-1 今年 35 岁，但仍健康无病。试求李先生携带亨廷顿病基因的风险。

已知 I-1 是亨廷顿病杂合子，II-1 是基因携带者的概率（即前概率）应该是 1/2。在携带基因的情况下，II-1 在 35 岁时仍然表现健康的概率（即条件概率）为 100%－55%＝45%。在不携带基因的情况下，II-1 在 35 岁时健康的概率当然是 1。通过计算，李先生携带亨廷顿病基因的风险为 0.31（表 11-7）。

表 11-7 Bayes 分析例表

	如果 II-1 是亨廷顿病基因携带者	如果 II-1 不是亨廷顿病基因携带者
前概率	1/2（0.5）	1/2（0.5）
条件概率	0.45	1
联合概率	0.5×0.45＝0.225	0.5×1＝0.5
后概率	0.225/(0.225＋0.5)＝0.31	0.5/(0.225＋0.5)＝0.69

显性迟发的风险计算与基因携带者的年龄关系密切。如果例 7 中的李先生 10 年后仍然健康并前来遗传咨询，已知 45 岁时亨廷顿病的外显率为 65%，此时的条件概率应变成 35%。通过计算，李先生 45 岁时是亨廷顿病基因携带者的风险为 0.26。

[例8] 如果例7中的李先生35岁时未发病,并有一位10岁的健康男孩(图11-12),求这一男孩携带HD基因的风险。

如果简单地按孟德尔比率推算,Ⅲ-1的基因携带风险是 $1/2×0.31=0.16$。但是,由于亨廷顿病基因携带者在10岁时发病罕见,所以很难确定该小孩目前的实际基因携带风险。在这种情况下,应该对小孩进行追踪,如果到亨廷顿病发病年龄时还没有发病,再按延迟显性的情况进行Bayes分析。

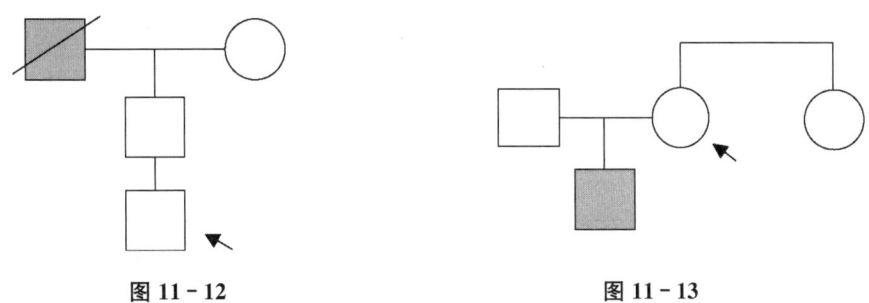

图11-12　　　　　　　　　　　图11-13

4. 应用Bayes分析对基因新突变的风险评估

致死性散发性X-连锁隐性遗传中的1/3病例都是由基因新突变引起。这可以通过Bayes分析加以验证。由于这一验证过程复杂,在这里不作介绍,请读者参考有关专著。表11-8列出应用Bayes分析对基因新突变风险评估过程中各概率的表示法,表中的 μ 表示特定基因的新突变几率,可以通过查阅文献获得。

表11-8　Bayes分析对基因新突变风险评估过程各项数据表示

	如果是基因携带者	如果不是基因携带者
前概率	4μ	$1-4\mu≈1$
条件概率	$1/2$	μ
联合概率	$4\mu×1/2=2\mu$	$1×\mu=\mu$
后概率	$2\mu/(2\mu+\mu)=2/3$	$\mu/(2\mu+\mu)=1/3$

[例9] 图11-13是DMD家系。Ⅱ-1是DMD患者。已查明该家族无DMD既往史。现在求患者母亲Ⅰ-2的DMD基因新突变风险。

已知DMD基因在群体中的基因新突变率为 10^{-4}。如表11-8,群体中女性携带DMD基因频率(即前概率)是 4μ,由于 μ 非常小,所以Ⅰ-2不是DMD基因携带者的前概率 $(1-4\mu)$ 几乎等于1。当Ⅰ-2是基因携带者时,Ⅱ-1患DMD病的概率(即条件概率)为1/2;当Ⅰ-2不是DMD基因携带者时,Ⅱ-1患病的概率应该等于群体中DMD基因新突变率 μ。如表11-9所示,Ⅰ-2属于家族性的基因突变概率为2/3,属基因新突变的概率为1/3。这一例子也可以推导出群体女性中致死性X-连锁隐性疾病基因新突变的发生率,即1/3。

表11-9　Bayes分析对DMD病例基因新突变计算

	如果Ⅰ-2是DMD基因携带者	如果Ⅰ-2不是DMD基因携带者
前概率	$4×10^{-4}$	$1-(4×10^{-4})≈1$
条件概率	$1/2$	10^{-4}
联合概率	$4×10^{-4}×1/2=2×10^{-4}$	$1×10^{-4}=10^{-4}$
后概率	$2×10^{-4}/(2×10^{-4}+10^{-4})=2/3$	$10^{-4}/(2×10^{-4}+10^{-4})=1/3$

5. 应用 Bayes 分析结合临床遗传检测结果进行风险评估

可以将实验室的检测结果与 Bayes 分析结合起来进行风险率的计算。这样的实验室检测通常包括基因突变的直接检测、具有诊断意义的生化检测和对与基因连锁的 DNA 标志分析的连锁诊断。

[例10] 如图 11-14，Ⅰ-1 和 Ⅰ-2 曾经生育过一个死于 DMD 的男孩，但双方都没有其他 DMD 家族史。经过基因检测，证实 Ⅰ-2 是 DMD 基因缺失阴性。已知通过 DMD 基因缺失的检测，可以将 60% 的 DMD 病例诊断出来。Ⅰ-2 是 DMD 基因携带者的风险是多少？

本例的条件概率较为复杂，包括两个已知的条件信息，即①曾生育过一个 DMD 男孩；②Ⅰ-2 DMD 基因缺失检测阴性。在进行风险评估时，这两种已知条件必须同时加以考虑。经过列表进行 Bayes 分析（表 11-10），得知 Ⅰ-2 是 DMD 基因携带者的风险为 0.44。

表 11-10 Bayes 分析例表

	如果 Ⅰ-2 是 DMD 基因携带者	如果 Ⅰ-2 不是 DMD 基因携带者
前概率	4μ	$1-4\mu \approx 1$
条件概率		
① 曾有一位患儿	1/2	μ
② 基因缺失阴性	0.4	1
联合概率	$4\mu \times 1/2 \times 0.4 = 0.8\mu$	$1 \times \mu \times 1 = \mu$
后概率	$0.8\mu/(0.8\mu+\mu)=0.44$	$\mu/(0.8\mu+\mu)=0.56$

在不能作分子遗传诊断的情况下，测定患者的血清肌酸激酶（creatine kinase，CK）是诊断 DMD 的一个重要指标。DMD 患者的血清肌酸激酶活力显著上升，这对男性患者来说更为突出。但对于女性基因携带者不一样。1/3 的女性 DMD 基因携带者的 CK 通常在正常范围，而 95% 的非 DMD 基因携带者的 CK 通常是正常。

[例11] 图 11-15 是一个 DMD 家系。Ⅰ-2 是 DMD 基因携带者并生育一男孩患者Ⅱ-1。女儿Ⅱ-3 的 CK 检测结果正常。求Ⅱ-3 是 DMD 基因携带者的风险。

如表 11-11 所示，通过 Bayes 分析，求得Ⅱ-3 是 DMD 基因携带者的风险是 0.26。

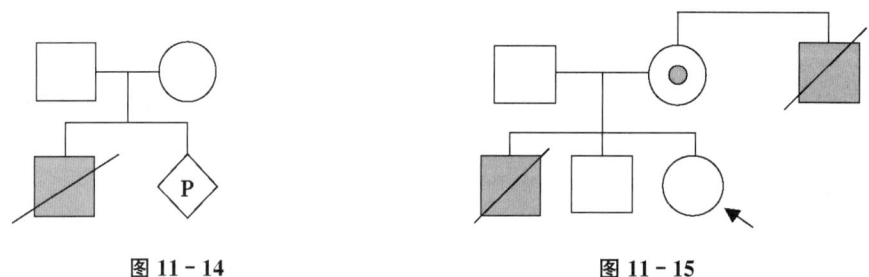

图 11-14　　　　　　　　　　图 11-15

表 11-11 结合 CK 检测结果和 Bayes 分析对 DMD 风险评估

	Ⅱ-3 是基因携带者	Ⅱ-3 不是基因携带者
前概率	0.5	0.5
条件概率		
正常 CK	0.33	0.95
联合概率	$0.5 \times 0.33 = 0.167$	$0.5 \times 0.95 = 0.475$
后概率	0.26	0.74

6. 应用 Bayes 分析对连锁状态等位基因进行风险评估

可以利用对 DNA 连锁标志的测定对基因尚未被克隆的疾病进行遗传风险评估。这里必须首先弄清楚状态（phase）的定义。状态是用来表示两个连锁位点上的不同等位基因之间重排的关系，可以通过对家谱的分析来确定。

假设有两个连锁位点 A 和 D。A 和 D 分别有两个等位基因 A1、A2 和 d、N。假如陈先生是一个双重杂合子（A1，A2/d，N）。通过对他父母等位基因的分析，证实 A1 和 d 来自父方，而 A2 和 N 来自母方。由此可知，A1 和 d 位于父方同一条染色体上，而 A1 和 N 位于两条不同的同源染色体上。把 A1 与 d 之间的关系称为联结（coupling），而 A1 与 N 的关系称为排斥（repulsion）。将陈先生的等位基因组合 A1-d/A2-N 称为已知状态（phase-known）。但是，如果没有通过对陈先生父母等位基因的分析，就没有证据确定 A1，A2/d，N 中各等位基因之间的关系，把这样的关系称为未知状态（phase-unknown）。当状态被确定后，在联结状态下的两个等位基因（A1-d）要变成排斥状态，就必须在细胞有丝分裂过程中通过重组（recombination）使 A1 与 d 分离，然后分别位于两个不同的同源染色体上。如果重组的几率是 ø，那么，陈先生后代的 A1 与 d 变成排斥状态的几率则是 ø，而保持联结状态的机率是 1-ø。

对等位基因已知状态下的风险评估比较简单，但对未知状态下的风险评估就比较复杂。

［例 12］ 如图 11-16 是血友病 B 家系。陈先生是患者，有两个小孩。女儿 II-2 是基因携带者。已知 DNA 标志 A1 与尚未克隆的血友病 B 致病等位基因连锁，A2 是 A1 相对应的等位基因，而 N 是 d 相对应的等位基因。已知 A1 与 d 分离重组的几率是 2%（即 ø=0.02）。求 III-1 是致病基因携带者的风险。

已知血友病 B 是 X-连锁隐性遗传病。通过分析，可以确定 A1 与 d 连锁并且位于父亲的同一条 X 染色体上，因为 II-2 接受了从患病父亲传递下来的含 A1-d 组合的 X 染色体变成携带者。这就是说，II-2 等位基因之间的关系属已知状态，即 A1-d/A2-N。III-1 从父亲处接受了含 A2-N 组合的 X 染色体。那么，由于 ø=0.02，她把含 A1-d 组合的 X 染色体传递给 III-1 而成为携带者的风险就是 98%（表 11-12）。

表 11-12 计算图 11-16 中的 III-1 为基因携带者的风险

	II-1 基因状态	
	A1-d/A2-N	
等位基因状态概率	1.00	
当 III-1 是	携带者	非携带者
前概率	0.5	0.5
条件概率		
如果从母方得到 A1 等位基因	0.98	0.02
联合概率	0.49	0.01
后概率	0.98	0.02

［例 13］ 图 11-17 同样是一个血友病 B 家系，因为不能对携带者 I-2 的父母进行基因分析，故她的各等位基因之间的关系不能确定而属未知状态。通过家系分析，I-2 的基因状态很可能是 A1-d/A2-N，因为她将等位基因 A1 传递给 II-1 而发病。已知重组几率 ø=0.10，求当 I-2 在不同的等位基因组合情况下 II-2 是基因携带者的风险（表 11-13）。

表 11-13　计算图 11-17 中的 Ⅱ-2 为基因携带者的风险

	Ⅰ-2 的基因状态	
	A1-d/A2-N	A1-N/A2-d
前概率	0.5	0.5
条件概率		
当Ⅱ-2的基因状态是A1-d时	0.9	0.1
联合概率	0.45	0.05
后概率	0.9	0.1

当Ⅱ-2是	携带者	非携带者	携带者	非携带者
如果从母方得到 A1 等位基因	0.9	0.1	0.1	0.9
联合概率	0.81	0.09	0.01	0.09

Ⅱ-2 是基因携带者的总风险 = 0.81 + 0.01 = 0.82

Ⅱ-2 不是基因携带者的可能性 = 0.09 + 0.09 = 0.18

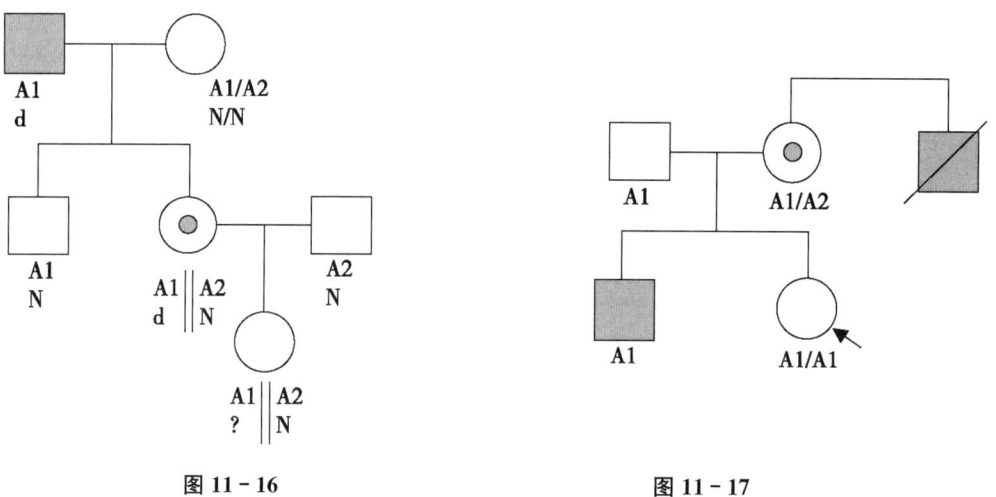

图 11-16　　　　　　　　　　图 11-17

三、常染色体隐性遗传的群体风险评估

对常染色体隐性遗传群体进行风险评估是应用 Hardy-Weinberg 公式，即 $p^2 + 2pq + q^2 = 1$，计算不同常染色体隐性遗传病基因型在群体里的频率。这里的 p 和 q 分别代表某常染色体隐性基因的野生型等位基因和变异型等位基因，p^2 表示野生型等位基因纯合子（即正常健康者）频率，2pq 表示杂合子（即携带者）频率，而 q^2 为变异型等位基因纯合子（即患者）频率，也就是疾病在群体中的发病率。

通过查阅文献可以得到某种常染色体隐性遗传疾病在人群中的发病率 q^2，随之可以通过 q^2 求得 q 值，由公式 p+q=1 算出 p，最后得出 2pq。

Hardy-Weinberg 公式的应用有四个假设条件：①群体中的婚配是随机的；②对每个等位基因的选择（selection）和反选择（anti-selection）固定不变，并且两者间保持平衡；③基因突变率固定不变；④基因的流通、移居或遗传漂变对群体基因频率的影响忽略不计。

[例 14]　PKU 是常染色体隐性遗传疾病。已知河北某一群体中 PKU 的发病率是 1/100,000。求该群体中 PKU 杂合子的频率。

PKU 的发病率是 1/100,000，即 q^2 是 1/100,000，所以 q=1/100，由公式 p+q=1 求得 p=1-q =99/100，2pq=2×(1/100)×(99/100)=0.0198，即 PKU 杂合子在该群体里的频率。

人类单基因遗传病的发病率通常都很低，故 q 值非常小，而 p 值几乎等于 1。因此，在运用 Hardy-Weinberg 公式进行计算时，可以简单地用 2q 代表遗传病的基因携带者频率。例 14 中的 2q=0.02，与原来算出的 2pq=0.0198 十分接近。

因为显性杂合子都是患病者且占患病者的大多数，而纯合子患者非常罕见，甚至可以忽略不计。临床上所见到的非患病者都是正常纯合子，而几乎所有的患病者都是杂合子。因此，Hardy-Weinberg 公式不适于常染色体显性遗传病的遗传计算。

四、近亲结婚的风险评估

近亲结婚的风险评估是计算近亲结婚的夫妇生育患有常染色体隐性遗传病子女的风险。据统计，正常人群中每一个体都携带一个从共同祖先传递下来的罕见的常染色体隐性遗传致病基因。近亲结婚的夫妇双方都携带这一基因而同时往下向他们子女传递而发病的风险比非近亲结婚的明显高。这样的患病风险通常以近婚系数（coefficient of inbreeding，F）表示。近婚系数随致病基因的等位基因数目不同而变化，与关系系数（coefficient of relationship，R）有直接的关系。关系系数是指近亲结婚夫妻间的亲缘程度，以两者都共有的相同基因与基因组的比例（proportion of genes in common）表示。由于一个基因通常包括两个不同的等位基因，故近亲结婚夫妇的子女患罕见的常染色体隐性遗传病的风险就等于与之相关的近婚系数（表 11-14）。计算风险时的假设条件是：①基因突变忽略不算；②没有由该基因致病的家族史。

表 11-14 近亲结婚近婚系数及其子女患病风险

近亲结婚类型	亲缘级别	关系系数 R	近婚系数 F	子女患病风险率	
				1 个等位基因	2 个等位基因
双卵双胞胎	一级	1/2	1/4	1/8	1/4
同胞兄妹	一级	1/2	1/4	1/8	1/4
同父异母（或同母异父）与同胞兄妹	二级	1/4	1/8	1/16	1/8
叔叔与侄女	二级	1/4	1/8	1/16	1/8
舅舅与外甥女	二级	1/4	1/8	1/16	1/8
双重表兄妹（或堂兄妹）	二级	1/4	1/8	1/16	1/8
前代同父母的一级表兄妹	三级	1/8	1/16	1/32	1/16
前代同父异母（或同母异父）叔与侄女或舅与外甥女	三级	1/8	1/16	1/32	1/16
前代同父异母（或同母异父）表兄妹	四级	1/16	1/32	1/64	1/32
二级表兄妹	五级	1/32	1/64	1/128	1/64

近亲结婚子女患罕见常染色体隐性疾病的风险也可以通过德尔遗传比率和孟德尔遗传规律计算。

[例 15] 图 11-18 表示的是一对表兄妹婚配。试计算他们子女患有某一从祖先传递下来的罕见的常染色体隐性遗传病的风险。

首先计算 I-1 将有害基因传给表兄 III-1 的风险，即 1×1/2×1/2=1/4。那么，III-1 将有害基因传给子女的风险是 1/4×1/2=1/8。同样，I-1 通过表妹 III-2 将有害基因传给这一对表兄妹的子女的风险也是 1/8。这样，该表兄妹的子女接受通过 I-1 传递下来的有害基因的风险是：1/8×1/8=

1/64。用同样的方法，I-2 将同样的基因传给该表兄妹的子女的风险也是 1/64。最后得出表兄妹婚配子女的风险是：1/64＋1/64＝1/32。

图 11-19 则是同父异母的表兄妹婚配（即四级关系）家系。由于祖先传递下来的罕见基因只能通过唯一的父系传递，其风险就是：1/8×1/8＝1/64。

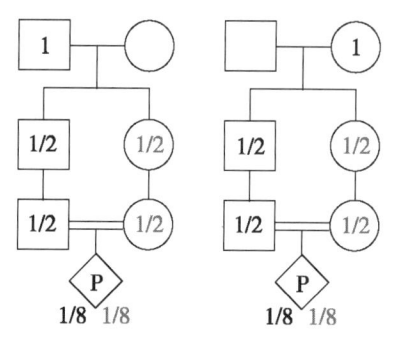

图 11-18 前代同父母的堂兄妹婚配风险计算

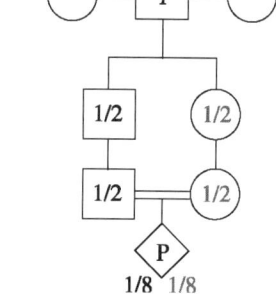

图 11-19 前代同父异母的堂兄妹婚配风险计算

第三节 染色体病风险评估

一、家族性染色体平衡易位的风险评估

如果一对夫妇有一方是平衡染色体易位携带者，他们的子女有可能患结构性染色体病。不是所有的结构性染色体畸变都能导致含不平衡性染色体患儿的出生。通常，染色体部分性单体带来的危害要比部分性三体的要大。在评估生育不平衡性染色体病子女的风险时，一般要考虑：①不平衡染色体单体片段越大，胎儿宫内存活机会越小；反之，单体片段越小，胎儿宫内存活至分娩或活出生的机会就越大；②在单体片段和三体片段同时存在时，单体片段的效应通常占优势。

染色体上基因的分布随不同的染色体及其部位的不同而异。当染色体片段处于不平衡状态时，基因组也随之失去平衡而导致胚胎或胎儿生长发育的障碍。G 带染色体上浅染片段含基因丰富，故其单体或三体异常都容易造成机体畸形的发生。

对家族性平衡染色体易位进行风险评估要通过常染色体长度（haploid autosomal length，HAL）和相关染色体 HAL 值运算。HAL 是指各常染色体的单体长度的总和，而相关染色体 HAL 值是指与家族性染色体异常相关的某特定染色体单体长度与常染色体长度之比，用百分比表示（表 11-15）。

具体计算步骤包括：①辨认非平衡片段的源染色体；②在人类染色体图谱上找出相应的染色体，用直尺测量非平衡片段的长度和与之相关的染色体的总长度；③求出非平衡片段的长度与相关染色体总长度的比值，并用百分比表示；④从表 11-15 查阅相关染色体的染色体 HAL 值；⑤按照公式 11-3 计算非平衡片段的 HAL 百分比。

非平衡片段的 HAL 百分比＝（非整倍体片段长度/相关染色体总长度）× 相关染色体 HAL 值

（公式 11-3）

在对非平衡染色体片段风险评进行估时，必须掌握如下要点：①当非平衡片段的 HAL 百分比小于 0.5% 时，胎儿存活机会相当高，而当单体的 HAL 百分比大于 2% 或三体的 HAL 百分比大于 4% 时，则存活机会罕见；② 在非平衡性单体和三体片段同时出现时，单体的生存遗传效应比三体严重；③当父母某一方是平衡染色体异常的携带者时，不同的生殖细胞可能含有不同的衍生染色体畸形。

在减数分裂过程中，姊妹染色体之间的分离方式与不同的染色体类型和平衡易位片段大小有关，分离方式的不同，决定了合子不同的核型（详见第3章）。应该对不同合子的核型进行家族性平衡染色体易位不同的的风险计算。

表 11-15　人类常染色体染色体 HAL 值（%）

染色体	短臂	长臂	总长度	染色体	短臂	长臂	总长度
1	4.61	4.63	9.24	12	1.30	3.57	4.86
2	3.27	5.47	8.75	13	—	3.26	3.26
3	3.27	3.74	7.01	14	—	3.24	3.24
4	1.71	4.99	6.70	15		3.06	3.06
5	1.61	4.68	6.29	16	1.23	1.92	3.15
6	2.33	3.97	6.30	17	0.96	2.50	3.46
7	2.06	3.50	5.55	18	0.70	1.90	2.60
8	1.59	3.33	4.92	19	1.11	1.36	2.47
9	1.60	3.22	4.81	20	0.93	1.35	2.28
10	1.48	3.24	4.72	21	—	1.22	1.22
11	1.62	2.99	4.60	22	—	1.47	1.47

本表摘自 Young ID，1999

二、三体妊娠史阳性者再发风险评估

在发现孕妇有 21-三体等三体综合征妊娠史阳性时，其三体再发风险会升高，对于年龄为 30 岁以下者尤其如此，具体的再发风险评估，请参考第 12 章的表 12-7。再发风险升高的理由可能是：①随机因素，即与孕妇高龄相关；②夫妇一方可能是低水平生殖细胞性镶嵌体携带者；③与生殖细胞减数分裂过程中染色体不分离易感性升高相关的因素。

第四节　多基因疾病的风险评估

多基因疾病的再发风险与多种因素有关，而这些因素之间的关系复杂。通常以经验风险率（empiric risk）表示多基因遗传病的再发风险，并可以通过网络查到。如果查不到，有关疾病一级亲属里的再发风险率可以用该病群体发病率的平方根来表示。表 11-16 列出的是常见的多基因疾病风险率。

表 11-16　部分常见多基因疾病的再发风险

疾病	发病率	患者一级亲属患病率(%)	患者二级亲属患病率(%)	患者三级亲属患病率(%)
唇裂±腭裂	1/1,000	4.0	0.7	0.3
脊柱裂/无脑儿	1/1,000	3.0	0.5	0.3
先天性髋关节脱位	1/500	5.0	0.6	0.4
先天性幽门狭窄*	1/200（男性） 1/1,000（女性）	— —		
先天性畸形足	11/1,000	2.5	0.5	0.2
精神分裂症	1/1,200	10.1	3.7	2.3
孤独症	1/2,500	4.5	0.1	0.05

*请参考图 11-21（本表录用于陆国辉主编的《产前遗传病诊断》）

多基因遗传病的再发风险受疾病的严重程度、亲属关系的密切程度和一级亲属的发病人数、患病者性别以及疾病在群体中的发病率等因素影响。

1. 疾病的严重程度

通常，疾病越严重，再发风险越高。唇/腭裂是一个很好的例子，家族里单例散发性单侧唇裂的再发风险率只有4%，而单例散发性双侧唇裂的经验再发风险率为8%。

2. 患者的亲属关系和患病人数

亲属关系越密切，风险越高；家族里发病人数越多，风险越高。如表11-16所示，当父母一方患有病时，生育患病子女的风险都通常是3%～5%。但是，如果有两位一级关系亲属都患病，其经验风险率就增加一倍，有三位一级关系亲属患病时，上升三倍。以先天性脊椎裂为例，如图11-20，当父母双方都患病时，其再发风险率为44%；如果两位患者都是同胞时，风险率降低到8%；如果父方加上一位同胞患病，其再发风险则变为11%。

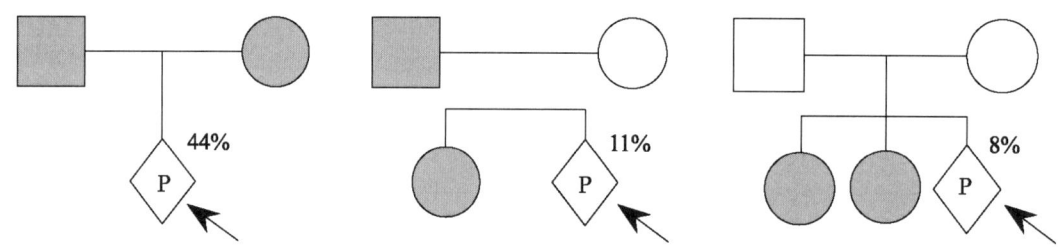

图11-20　先天性脊椎裂再发风险比较

3. 患者性别

当多基因遗传病的发病率表现出性别上的差异时，说明相关疾病在不同性别里的阈值有异。发病率越高疾病阈值越低，反之，发病率越低疾病阈值越高。如果疾病出现在属于低发病率性别的患者上，说明患者携带更多与该疾病相关的基因，其后代的再发风险增高。如图11-21所示，幽门狭窄的男性发病率比女性的高5倍，其子女发病的风险为5.5%；当疾病出现在一个家族里的一位女性时，其风险就上升到19%。

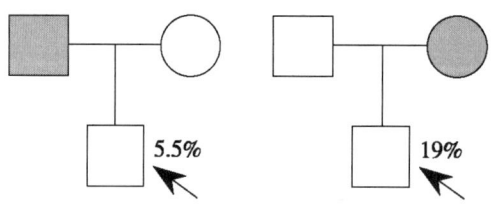

图11-21　幽门狭窄患者性别与再发风险比较

第五节　肿瘤风险评估的特殊性

虽然肿瘤的发生与基因突变有关，但大部分的肿瘤基因突变都属于获得性，真正属于体质性（constitutional）基因突变的只占很少的一部分。例如，属于遗传性基因突变的乳腺癌只占全部乳腺癌的5%～10%。因此，对肿瘤发生风险的评估既有多基因遗传病和单基因风险计算的共同点，又有其特殊之处。

一、肿瘤的风险评估方法

肿瘤风险的表示方法通常是把流行病学计算方法与遗传风险计算方法相结合。此外，还可以把肿瘤风险分为低风险、中等风险和高风险三类。

1. 流行病学评估法

用流行病学计算方法表示肿瘤风险与肿瘤在有关人群中流行病调查资料关系密切。只有准确的流行病调查资料才能得到准确的肿瘤发生风险。但是，这样的表示方法通常只适用于对正常人群或肿瘤低风险家族的肿瘤咨询。

(1) 累积发生率 (cumulative incidence)

累积发生率是指某特定个体在某一段特定时期患病的可能性。比如说，女某在 40~50 岁时的乳腺癌累积发生率是 30%。

(2) 相对风险 (relative risk)

流行病学专家通常把阳性家族史视为风险因素，并用 "2×2" 表格表示风险因素与患病之间的关系。

	肿瘤	
	患者	非患者
家族史阳性	a	b
家族史阴性	c	d

$$\text{相对风险} = \frac{\text{人群中阳性肿瘤家族史的肿瘤发病率}}{\text{人群中阴性肿瘤家族史的肿瘤发病率}} = \frac{a/(a+b)}{c/(c+d)}$$

从公式得知，相对风险是通过与正常对照组相比得出的升高值。某特定肿瘤的相对风险随不同的人群而异，高发病区的相对风险比低发病区的要高。

(3) 绝对风险 (absolute risk)

绝对风险用于表示某个体在某一阶段肿瘤发生的比较肯定的几率，与人群中的无肿瘤年龄分布情况和肿瘤相对风险有关。

累积发病率、相对风险和绝对风险三者有密切的关系。在此举例简单说明。

如表 11-17 所示，某正常人群乳腺癌的发生率在 40、41、42 和 43 岁时分别是 1%、2%、3% 和 4%。李女士有乳腺癌家族史阳性，属高风险族，又已知该人群的乳腺癌相对风险是 5，那么，她在 40、41、42 和 43 岁时患乳腺癌的风险就分别是 5%、10%、15% 和 20%。

表 11-17 乳癌风险计算

	年龄			
	40	41	42	43
正常人群乳腺癌发生率 (%)	1	2	3	4
李女士患乳腺癌风险 (%)	5	10	15	20
李女士患乳腺癌的绝对风险 (%)	5	9	13.5	17

在这一基础上可以计算绝对风险。假设在这一正常人群里 40 岁时 100% 的妇女无乳腺癌，而无乳腺癌率每长一岁就减低 5%，那么，40、41、42 和 43 岁时的无乳腺癌率分别是 100%、95%、90% 和 85%。李女士在 40、41、42 和 43 岁时患乳腺癌的绝对风险就分别是 5%、9%、13.5% 和 17%。这就是说，绝对风险是患病风险和无肿瘤率的乘积。李女士在 40 到 43 岁之间患乳腺癌的累积发病率则是：5%+9%+13.5%+17%=44.5%。

2. 孟德尔遗传评估法

这适用于肿瘤基因或肿瘤易感基因明确的肿瘤，例如与乳腺癌有关的 *BRCA1* 和 *BRCA2* 基因，与视网膜母细胞瘤的 *RB1* 基因等。由于这些肿瘤的发生都属常染色体显性遗传，故其风险可按第二节有关方法进行计算。

二、遗传性肿瘤风险的分类

1. 遗传性肿瘤的特点

遗传性肿瘤是指能通过上一代往下一代传递的肿瘤，并具有如下特点：

（1）一个家族里同时出现多个患有相同或相互间关系密切的肿瘤的病人

这样的家族起码出现两个一级关系亲属的肿瘤病人。患肿瘤亲属的人数越多，越能证实遗传性肿瘤的存在。患同样肿瘤的多个病人出现在一个家族里更证明遗传性肿瘤的可能性，因为肿瘤易感基因与特定的肿瘤相关。

（2）肿瘤病人年龄小

遗传性肿瘤总是比散发性发生的早，儿科遗传性肿瘤会提前几个月而成人遗传性肿瘤则提前数十年。多位年龄小肿瘤病人在一个家族的出现是遗传性肿瘤诊断的重要根据。

（3）常染色体显性遗传方式

到现在为止，所发现的绝大多数的遗传性肿瘤的遗传方式都属常染色体显性遗传。因此，肿瘤病人在家族里都呈纵向分布，即从上一代往下一代传递。

（4）罕见肿瘤的出现

肿瘤在一个家族里分散出现与遗传因素、致癌物接触或随机等有关。肿瘤在异常人群里出现说明遗传性肿瘤可能性。例如男病人患乳腺癌，不抽烟病人患肺癌等。

（5）多个或双侧性肿瘤的出现

大多数的肿瘤都属单克隆性，即癌细胞都起源于获得性突变的单个肿瘤细胞，故通常呈单个出现。同一器官里出现多个同样的肿瘤或呈双侧性证明了基因的突变属遗传性并同时发生在多个细胞里。双侧性的视网膜母细胞瘤就是一个例子。

（6）多个原发性肿瘤在同一个病人身上出现

这是遗传性肿瘤病人具有肿瘤遗传易感性的缘故，一个原发性肿瘤虽然被控制，还处于患另一种肿瘤高风险状态。

（7）非肿瘤临床表现的出现

这是因为相当部分遗传性肿瘤综合征除了肿瘤的出现外，还会出现一些与肿瘤不相关的临床表现。

（8）无外环境风险因素的发现

肿瘤的发生是遗传因素与外环境包括与致癌物质的接触共同作用的结果。外环境条件不存在的情况下肿瘤的发生必然与遗传密切相关。

家谱的分析对遗传性肿瘤的诊断很重要，因为患遗传性肿瘤病人在家族里的分布有其特点（表11-18）。

表 11-18 遗传性肿瘤家谱特点

三个或三个以上的亲属患相似的肿瘤
至少有一位亲属被诊断为肿瘤时的年龄比常见患同样肿瘤病人的要小
至少有一位亲属患有多个原发性肿瘤
至少有一位亲属患有多发性或双侧性肿瘤
至少有一位亲属在不常见的年龄时被发现患有常见性的肿瘤
至少有一位亲属患有罕见性的肿瘤
缺乏有害外环境接触史

2. 遗传性肿瘤风险的分类

在肿瘤实验室诊断结果和家族史不明确的情况下对肿瘤病人进行咨询时，可以根据掌握到的临床资料按一定的标准对其家族的遗传性肿瘤易患风险评估为低风险、中等风险、高风险和风险不确定等四类。

（1）低风险

这样的家族虽然有肿瘤病人，但其特点包括：①家族里一级或二级亲属患肿瘤少见；②所见的肿瘤与遗传性综合征无关；③所见的肿瘤通常是正常人群常见的肿瘤；④肿瘤只发生在同一代的个体；⑤无特殊性的肿瘤特点或体征。

（2）中等风险

其特点是：家族史和肿瘤病人部分地表现出肿瘤综合征的特点，但未能达到肿瘤综合征诊断标准。在这种情况下，除了对家族史和肿瘤病人的临床特点与相对的肿瘤综合征诊断标准作进一步的比较外，还须作肿瘤基因检查。

（3）高风险

肿瘤家族史呈现典型的肿瘤易感性。肿瘤病人在家族中的分布特点和肿瘤的临床特征都符合或暗示某一特定遗传性肿瘤综合征的存在。在这种情况下，不管肿瘤基因检查结果如何，病人及其家属都视为患有遗传性肿瘤综合征或处于高风险。

（4）风险不确定

对所能掌握的临床资料，不管从哪个方面分析，哪怕是具有丰富经验的专家都不能作出任何风险的评估。在这种情况下，最好的处理方法是不作任何的风险评估，继续收集家族史和临床资料。

（陆国辉）

主要参考文献

1. Gardner RJM, Southerland GR, eds. Chromosome abnormalities and genetic counseling. 3rd ed. Oxford: Oxford University Press, 2004
2. Harper PS, ed. Practical genetic counseling. 6th ed. London: Arnold, 2004
3. 陆国辉主编. 产前遗传病诊断. 广州：广东科技出版社，2002
4. Offit F, ed. Clinical cancer genetics: risk counseling and management. New York: Wiley-Liss, 1998
5. Schneider K, ed. Counseling about cancer: strategies for genetic counseling. 2nd ed. New York: Wiley-Liss, 2002
6. Warburton D, Dallaire L, Thangavelu M, et al. Trisomy recurrence: a reconsideration based on North American data. Am J Hum Genet, 2004, 75: 376-85
7. Young ID. Introduction to risk calculation in genetic counseling. 2nd ed. Oxford: Oxford Univ Press, 1999

第二部分 临床篇

第12章 染色体疾病遗传咨询

第一节 数目异常性染色体病

一、21-三体综合征

21-三体综合征（trisomy 21 syndrome），又称 Down 氏综合征（Down syndrome，DS）[OMIM 190685]，是最早被发现的染色体病，也是最常见的由单个病因引起的智力障碍，其发病率在活婴中为 1/600～1/800。每个遗传咨询师在临床咨询门诊中都必须面对与 Down 氏综合征相关的遗传咨询。

【遗传病理】

细胞分裂过程中的染色体不分离（nondisjunction）是 Down 氏综合征的遗传病理基础，导致全部或部分体细胞额外多出一条 21 号染色体。染色体不分离既可以发生在生殖细胞减数分裂过程和合子后早期卵裂过程，前者导致含两条 21 号染色体的配子的产生，与正常配子受精后形成 21-三体合子。仅有 10% 左右的 21-三体合子能发育并分娩。

孕妇年龄与 Down 氏综合征发生的关系已被肯定，发病风险随孕妇年龄增大而升高（表 12-1）。

表 12-1 孕妇分娩时年龄与胎儿患 Down 氏综合征风险关系

年龄	20 岁	25 岁	30 岁	35 岁	38 岁	40 岁	42 岁	45 岁
DS 风险	1/1,400	1/1,100	1/1,000	1/350	1/175	1/100	1/65	1/25

21-三体导致特征性的 Down 氏综合征临床表型是一种剂量效应，与位于 Down 氏综合征关键区域（Down syndrome critical region）所含的 *ETS2*、*SIM2* 和 *DSCAM* 等多个基因的量增导致基因表达过度有关。关键区域位于 21q22.13-q22.2。基因型和表型之间的关系也已逐步清楚（图 12-1）。

正当本文脱稿时，Salehi 等发表文章，揭示基因动物模型含有三拷贝与 Down 氏综合征相关的智力低下基因 *App*。当其中的一拷贝 *App* 被缺失后，动物模型的智力明显地得到改善。至于 *App* 基因的过度表达如何导致智力低下的发生，正在继续研究中。由于额外的一拷贝 *App* 基因的缺失不能 100% 地使智力恢复正常，说明还有其它的基因与 Down 氏综合征的智力低下相关。

根据核型的不同可把 Down 氏综合征分为三型：

1. 标准型（图 12-2A）：是最常见的核型，占 95%。染色体不分离是标准型 Down 氏综合征的遗传基础，其中的 95% 发生在减数分裂过程，只有 5% 发生在体细胞分裂早期。大部分的额外 21 号染色体来源于母方，占 90%，其中的 75% 与生殖细胞减数分裂Ⅰ期过程中的染色体不分离相关，25% 发生在减数分裂Ⅱ期。来自父方的额外 21 号染色体占 10%，染色体不分离发生在减数分裂Ⅰ、Ⅱ期约各占 50%。

成熟分裂不分离产生的主要原因是 21 号染色单体之间的重组缺乏或降低。DNA 低甲基化与成熟分裂不分离的关系也相当密切，而甲基缺乏可能导致 DNA 低甲基化的发生。

几乎所有的 Down 氏综合征都是属新发生性（de novo），与父母的核型无关。再发生（recurrent）性 Down 氏综合征并不少见。Warburton 等（2004）对 2,450 名有 Down 氏综合征生育史而随后又怀孕的孕妇进行产前诊断随访分析，发现 Down 氏综合征生育史阳性孕妇的 Down 氏综合征再发生率比同龄孕妇对照组的 Down 氏综合征风险明显升高，其中以第一胎和再发 Down 氏综合征都发生在孕龄 30 岁以下者的再发率最高，达 8 倍之多。此外，Down 氏综合征生育史阳性孕妇再发其它包括 13-三体和 18-三体等类型的三体综合征的风险也比同龄孕妇对照组升高 2 倍（详见后）。这说明部分女性的染色体不分离率比其他同龄女性的高。

与 Down 氏综合征再发生相关的原因主要包括：①随机，即受孕妇年龄的影响；②生殖性镶嵌体；③与父母亲染色体不分离易感性有关的遗传或非遗传因素。

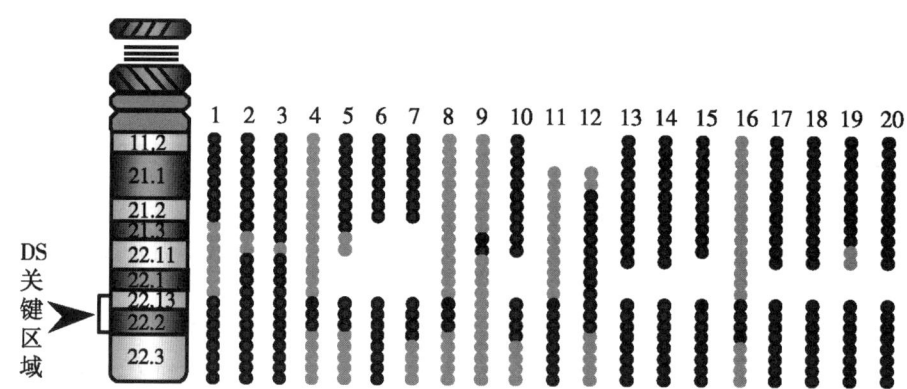

图 12-1　Down 氏综合征基因型与表型之间的关系

图中黑点区相对应 21 号染色体部分必须是三体才与相应的表型相关；也可能与灰点区部分的三体相关。1：躯体矮小；2：小头畸形；3：短头畸形；4：面部扁平；5：眼裂外上斜；6：内眦赘皮；7：鼻梁扁平；8：高腭；9：皱纹舌；10：张口；11：心脏畸形；12：十二指肠狭窄；13：手短而宽；14：短指；15：第五指弯曲；16：1、2 趾间增距宽；17：指纹异常；18：通贯掌；19：肌张力低下；20：智力障碍。（本图根据 J. R. Korenberg 等 1994 年研究的结果示意）

2. **罗伯逊易位型**（Robertsonian translocation）：约 4% 的 Down 氏综合征属罗伯逊易位型，核型的染色体数为 45，其中包括一条罗伯逊易位染色体，通常由一条 D 组（即 13、14 和 15）或 G 组（21 和 22）染色体与一条 21 号染色体的长臂通过着丝粒融合而成。最常见的是 D/G 易位，又以 14/21 易位最常见。另一种为 G/G 易位，即由 G 组中两条 21 号染色体之间易位或者由一条 21 号与一条 22 号染色体易位。目前认为大部分的 der(21q;21q) 实质上是一条等臂染色体，由 21 号染色体的长臂复制而成。含由 D 组染色体与 21 号染色体组成的罗伯逊易位型 Down 氏综合征中的 75% 属新发生性；25% 属家族性，父母其中一方是罗伯逊易位的携带者。

3. **镶嵌体型**：是受精后（即合子后）体细胞分裂染色体不分离的结果。患儿体内有两种以上细胞株（以两种为多见），一株正常，另一株为 21-三体细胞。其临床表现差异悬殊，随正常细胞株所占的百分比的不同，可以从接近正常到典型 Down 氏综合征表型不等。

【临床特征】

患者临床表现多种多样（表 12-2），但其主要特征包括三方面：特殊面容（图 12-2B）、智能低下、肌张力降低和体格发育迟缓。

表 12-2　Down 氏综合征主要表型

临床特征	频率（%）	临床特征	频率（%）
智力低下	100	第一、二趾间距增宽	70
肌张力低下	100	手短而粗	65
40 岁后脑组织 Alzheimer 样病理改变	100	第五指变短	60
		张口	60

续表

临床特征	频率（%）	临床特征	频率（%）
男性不孕症	100	通贯掌	55
指纹异常	85	耳廓发育不良	50
眼裂外上斜	80	伸舌	45
颈背或颈部皮肤松弛	80	先天性心脏病	30~40
早期反射消失延迟	80	甲状腺功能低下	7~17
腭部狭窄	75	白血病	1.1
短头畸形	75	急性巨细胞性	比正常人群高 200~400 倍
鼻梁扁平	70	急粒，急淋性	比正常人群高 10~20 倍
新生儿盆骨发育不良	70	新生儿类白血病反应	0.1

本表资料来源于陆国辉主编的《产前遗传病诊断》

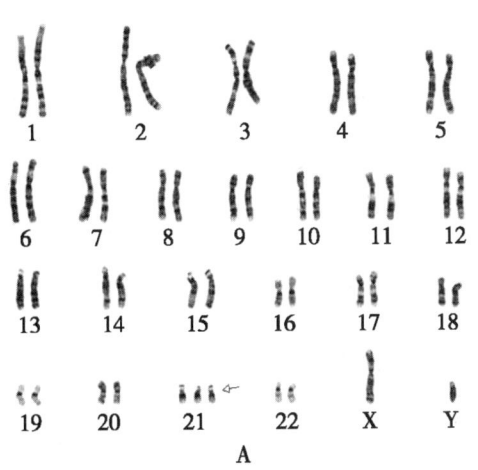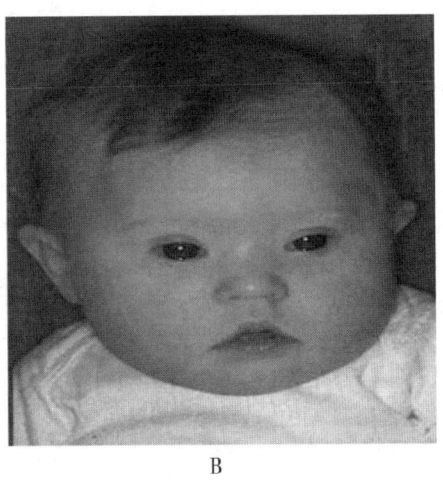

图 12-2　Down 氏综合征标准型核型（A）和特殊面容（B）

患儿出生时低体重和身长偏低，肌张力低下。头颅小而圆，枕部扁平，脸圆，鼻梁低平，睑裂细且向外上倾斜，眼距过宽，内眦赘皮明显，睫毛短而稀疏，常有斜视。虹膜时有白斑，常有晶体混浊。嘴小唇厚，舌大外伸，流涎；耳小，低位耳，耳廓畸形。颈背部短而宽。四肢较短，手宽而肥；通贯掌，指短，第 5 指常内弯、短小或缺少指中节。腹部膨隆，常有腹直肌分离或脐疝。半数以上的患者有先天性心脏病，主要是室间隔缺损、房间隔缺损和动脉导管未闭。消化道的畸形可见十二指肠狭窄、巨结肠、直肠脱垂及肛门闭锁等。患儿发育缓慢，1 周岁后方能坐起，3 岁左右才开始走路，性格偏柔而慢，很少有攻击性，善于模仿别人。智力低下，智商通常在 25~50 之间。

女性患者通常无月经，不孕。男性患者可有隐睾，虽有生精过程，但精子数减少，性欲下降，不育。但已有低水平 21-三体镶嵌体而有生育史男性患者的报道。

Down 氏综合征患者白血病的发生比正常人群明显升高，以第 7 型急性髓细胞性白血病为最突出。

【治疗和预后】

目前的治疗仅限于治标，如选用某些促进脑细胞代谢和营养的药物，对患者进行细心照料和适当训练。根据每一患儿的具体情况，进行适当的内外科治疗，如伴有其他严重畸形可考虑手术矫正。

50% 的患儿会在 5 岁前死亡。患者的平均寿命只有 16 岁，寿命取决于有无严重的先天性心脏病、白血病、消化道畸形以及抗感染能力。随着医疗水平的提高，患者的寿命得到明显延长，可达 40 岁或更长。

【实验室诊断】

1. 产前筛查 母体血清筛查的好处是能提高 Down 氏综合征为主的染色体病的产前检出率。

(1) 早孕期超声像/母体血清筛查

1) 时间与筛查项目

a. 超声波：在孕 10～11 周检测颈项透明层（nuchal translucency，NT，图 10-5）和鼻骨（nasal bone，NB）。72% 的 Down 氏综合征胎儿见有颈项透明层增厚，73% 有鼻骨缺如，（只有 0.5% 的正常胎儿发现鼻骨缺如）。当 NT 为 3mm 时，Down 氏综合征的发生风险增加 3 倍，4mm 时 18 倍，5mm 时 28 倍，6mm 时就高达 36 倍。值得注意的是，超声波操作员必须经过严格的培训并取得证书，超声波扫描要求连续多次，并持续进行质保。

b. 生化标记物：主要包括母体血清 PAPP-A 和游离 β-hCG。

表 12-3 早孕期、早孕结合中孕期 Down 氏综合征项目及其检出率*

筛查方案	检出率（%）	假阳性率（%）
孕妇年龄（≥35）	49	13.1
中孕期方案：孕妇年龄 + 如下各不同的组合		
MSAFP + hCG	73	9.6
MSAFP + hCG + uE3	78	7.8
MSAFP + hCG + uE3 + Inhibin-A	82	6.9
早孕期方案：孕妇年龄 + 如下各不同的组合		
NT	74	5.1
β-hCG + PAPP-A	75	8.6
NT + β-hCG + PAPP-A	86	4.2
NT + NB	85	5.2
NT + NB + β-hCG + PAPP-A + AFP + uE3	≥95	6.1
早孕期、中孕期：孕妇年龄 + 如下各不同的组合		
PAPP-A + MSAFP + hCG + uE3 + Inhibin-A	87	4.9
NT + PAPP-A + MSAFP + hCG + uE3 + Inhibin-A	93	2.6

*资料来源于 Wald NJ 等（2004）BJOG. 111：521-31，Wald NJ 等（2003）Lancet. 361：794-5；Cuckle H（2001）Lancet.17；358：1658-9. Malone FD（2005）NEJM，353，2001-11

2) Down 氏综合征检出率

定 5.0%～7.0% 为假阳性，Down 氏综合征检出率根据母体血清筛查中检测的不同生化标记物而异（表 12-3）。Malone（2005）等指出，孕周的不同会影响对 Down 氏综合征的检出率。在孕 11 周使用 PAPP-A、游离 β-hCG 和 NT 组合时，对 Down 氏综合征检出率是 87%，较在中孕期（15 孕周～18 孕周）使用四联组合（AFP+hCG+uE$_3$+Inhibin-A）的高；而在孕 13 周使用同样的组合时，Down 氏综合征的检出率则降为 83%，与中孕期使用四联组合筛查时的无差别。

(2) 中孕期母体血清筛查

1) 时间：15～20 孕周（以 16～18 孕周为最佳）。

2) 母体血清标记物：常用的包括 AFP、绒毛膜促性腺激素（hCG）和游离雌三醇（uE$_3$），以及抑制素-A（inhibin-A）。

3) 筛查结果和 Down 氏综合征检出率

如果用"三联"筛查（AFP、hCG 和 uE$_3$），其结果通常是"一高两低"，即高 hCG（平均值为 2.03MoM）、低 AFP（中位值为 0.7MoM）、低 uE$_3$（平均值为 0.73MoM）。抑制素-A 也升高（平均值为 1.19MoM）。在中孕期通过对母体血清标记物"三联"（AFP、hCG、uE$_3$）的检测，定 5% 为假阳性，可将高达 70% 的 Down 氏综合征检出。如果添加抑制素-A，可将 Down 氏综合征的检出率提高 10%。不同孕周使用不同的血清标记物组合或不同的假阳性率对 Down 氏综合征、开放性神经管缺陷和其他染色体异常的检出率有差异（表 12-3，表 12-4，表 12-5）。

近来 Wald 等（2006）研究发现，参照先前妊娠母体血清 Down 氏综合征筛查结果不但能降低现妊娠 Down 氏综合征筛查假阳性率而且可以提高 Down 氏综合征的检测率，从而减少羊膜腔穿刺的病例数，提高筛查的安全性。中孕期使用"三联"筛查方法，设 1：250 为分界值，可以检测 85% 的 Down 氏综合征，并且可以将假阳性率从 10% 降到 7.9%。

表 12-4　孕中期 13 周 4 天到 22 周 3 天使用 AFP 和游离 β-hCG 二联对 Down 氏综合征等疾病筛查

	假阳性率	检出率	检出一例所需的羊膜腔穿刺数
开放性神经管缺陷	2.7%	98%	25
Down 氏综合征	2.8%	80%	25
18-或 13-三体综合征	0.3%	70%	6

表 12-5　孕中期 16 周到 20 周使用 AFP、hCG 和游离雌三醇三联对 Down 氏综合征等疾病筛查

	假阳性率	检出率	检出一例所需的羊膜腔穿刺数
开放性神经管缺陷	5.0%	85%	42
Down 氏综合征	6.5%	60%	80
18-或 13-三体综合征	0.5%	60%	6

目前也提倡对高龄孕妇进行母体血清筛查。对阳性者做高敏感度的声像检查，可将相当部分的 Down 氏综合征诊断出来，从而减少了羊水穿刺的机会。

4) 母体血清筛查的注意事项

母体 AFP 浓度变化受多种因素的影响，其中主要包括孕妇体重、孕妇健康状况、多胎妊娠以及种族等。体重大的孕妇，血浆量大，可以把 AFP 稀释。患胰岛素依赖性糖尿病的孕妇的血清 AFP 值仅相当于正常对照组的 60%。黑人孕妇的血清 AFP 比白种人高出 10%~15%，东方人孕妇的血清 AFP 也比白种人稍高。因此，应该建立中国孕妇群在各不同年龄组和不同孕周时血清标记物浓度中位值的数字库，并且不断更新，以保证筛查的准确性。

通过早、中孕期的母体血清标记物筛查，结合孕妇年龄、疾病史（特别是糖尿病）、种族、吸烟史与否、超声核实胎龄等，将数据输入有关电脑软件进行生物统计学处理。计算时，通常以风险率 1：270 作为分界值，≥1/270 者定为筛查阳性（图 12-3）。必须对全部的筛查阳性者行羊水胎儿染色体核型分析作诊断。在筛查过程中，必须提供遗传咨询。

在筛查过程中，要特别注意孕周的准确性。低估胎龄是母体血清 AFP 升高的最常见原因，约占病例的 40%。用超声图像测量双顶径（biparietal diameter，BPD）来所得到的胎龄最准确。因此，对于筛查结果阳性而通过月经周期推算胎龄的病例，都必须重新用超声图像再次确定胎龄，然后按照超声波胎龄重新计算风险率。如果超声波胎龄与原来由月经推算所得胎龄相差 10 天以上者，而且血清筛查抽血时的胎龄低于 15 孕周，必须待胎龄为 16~18 孕周时再次抽血筛查。但是，对于筛查结果阳性且超声

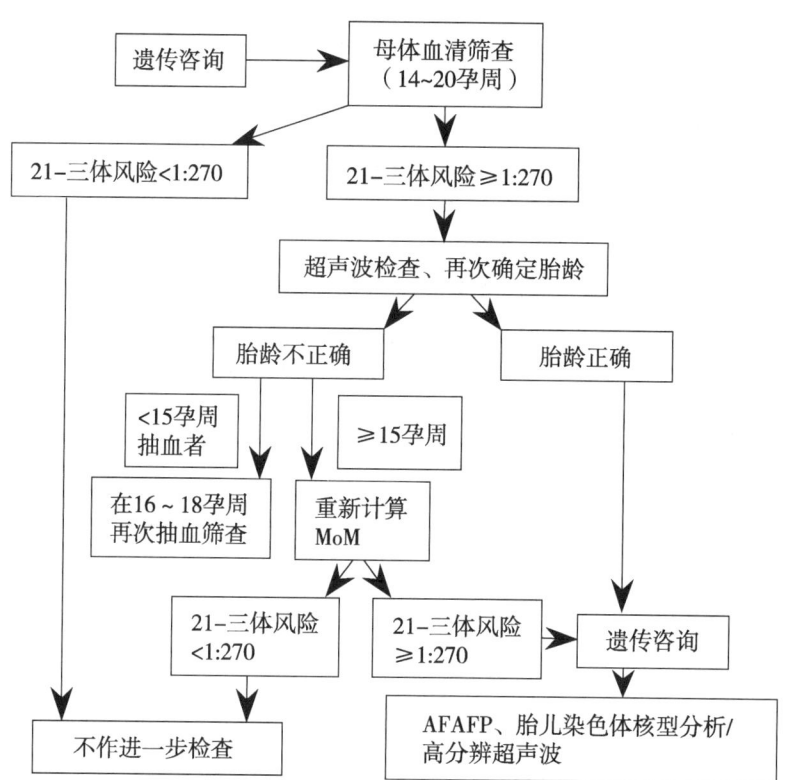

图 12-3 21-三体产前母体血清筛查程序
(本图来源于陆国辉主编的《产前遗传病诊断》)

波胎龄与原来的月经推算胎龄相差少于 10 天的病例,则不需要重新计算风险率。

其他能使母体血清 AFP 升高的原因还包括多胎妊娠、死胎、胎儿先天性畸形(包括多囊肾、泌尿道阻塞、食管闭锁、十二指肠梗死、畸胎瘤、水囊状淋巴管瘤、胎儿皮肤病、羊水过少、胎盘异常等)以及孕妇肿瘤等。

母体血清筛查还能评估其它的妊娠异常。血清 AFP 升高可能是流产、早产、低体重或妊娠子痫等高危妊娠的预兆,而 hCG 水平升高也可能与死胎或新生儿死亡、早产、低体重以及妊娠子痫有关。此外,当胎儿患有某些单基因遗传病,如 X-连锁干皮病(X-linked ichthyosis)时,母体血清 uE3 会明显降低甚至测不出来。

(3) 妊娠超声检查

约 50%~77% 的 Down 氏综合征胎儿有解剖结构异常。除了早孕期主要检测的是颈项透明层外,其它中孕期胎儿重要异常声像图表现包括:颈部皮褶(nuchal fold)、肠管强回声、心脏畸形、股/肱骨短小、肾盂扩张和脉络膜囊肿(详见第 9 章的第四节)。

2. 产前诊断

羊水和绒毛细胞培养进行胎儿细胞染色体核型分析确诊 Down 氏综合征。在条件允许下,可以使用荧光原位杂交(FISH)技术对 Down 氏综合征做直接快速的产前诊断,但这可能会将相当一部分的具有临床意义的其他染色体异常漏诊。

近年来,欧洲部分国家单独使用 FISH 或定量 PCR 方法对 Down 氏综合征、13-三体和 18-三体做快速诊断。Caine 等(2005)针对这一诊断方法对 119,528 例羊水细胞标本和 23,077 例绒毛细胞标本作回顾性研究,发现其中的 1% 的羊水细胞病例和 2.5% 的绒毛细胞病例会被漏诊。在漏诊的病例中,具有临床意义的染色体异常分别占 30% 和 45%。因此,Caine 认为仍需要继续研究较此更完善可行的诊断此外，近年来CGH微阵列的临床诊断使用，也给Down氏综合征的诊断带来新的前景。

【风险评估与预防】

1. 一般措施

Down氏综合征在新生儿中的发病率较高，与孕妇的高龄有关。另外家庭遗传因素、药物因素、化学因素、感染因素和辐射因素等都可能诱发染色体畸变。在受孕之前应避免电离辐射、过量用药和接触化学物质及病毒感染；注意个人卫生、保持良好的生活习惯、注意适量的体能锻炼、以增强机体的抵抗能力。

2. 开展和落实产前诊断工作

建议所有孕妇进行产前母血清Down氏综合征筛查。35岁以上的孕妇、生育过Down氏综合征患儿者、夫妻有一方是21号染色体罗伯逊易位或其它核型异常、筛查阳性者等高风险人群建议孕期进行产前细胞遗传诊断。

3. 随母亲年龄升高，Down氏综合征风险增加。当孕妇分娩时年龄为35岁者，风险率是1/350；40岁者，风险率增高到1/100；45岁者就高达1/25。

4. 罗伯逊易位型Down氏综合征的再发风险

约75%的罗伯逊易位型Down氏综合征病例属新发生性，25%属家族性，双亲之一是携带者。但属家族性的则可按表12-6评估。如一方是21/21易位携带者，再发风险为100%，应向患者解释，避免生育。

5. 有关标准型Down氏综合征的再发风险

凡有标准型Down氏综合征孕育史阳性者，可存活的Down氏综合征或其他常见的非Down氏综合征三体综合征（包括13、18、XXX、XXY三体）的再发风险都比正常同龄孕妇的Down氏综合征发生率高；视孕妇年龄不同，升高范围在2到8倍之间（表12-7）。

表12-6 Down氏综合征各种罗伯逊易位型再发风险率（%）

	D/21或21/22易位	21/21易位	21/其他染色体平衡易位
母源性	15.0	100	10.0
父源性	2.0	100	10.0
新发生性	3.7	3.7	3.7

D：包括13、14、和15号染色体

表12-7 标准型三体综合征再发风险*

先证者三体和相关孕妇分娩年龄	三体再发时相关孕妇分娩年龄	相同三体再发风险	非相同成活三体再发风险
21-三体			
任何年龄	任何年龄	升高2.4倍	升高2.3倍
小于30岁	小于30岁	升高8.0倍	
等于或大于30岁	等于或大于30岁	升高2.1倍	
所有成活三体**			升高1.6倍
所有成活非21-三体		升高2.5倍	
所有流产三体**			升高1.8倍

*以标准发病比率（standardized morbidity ratio，SMR）表示；即产前诊断得到的三体综合征病例与相对孕妇年龄特异性发病率计算得到的病例之间的比值；**包括13、18、21、XXX、XXY三体；本资料引自Warburton等，2004

6. 对于生育两个以上标准型 Down 氏综合征患儿的正常夫妇，要注意性腺镶嵌体的可能。

7. 产前诊断确诊胎儿染色体核型为 Down 氏综合征时，要向孕妇及家属解释其症状和预后，建议尽早终止妊娠。

8. 有关筛查的咨询

(1) 筛查前

帮助孕妇明确筛查与诊断的区别，筛查阳性不能说明胎儿一定患有 Down 氏综合征。解释导致 AFP 升高的原因（如开放性神经管畸形、腹壁裂、胎儿肾畸形、其他先天性畸形、死胎、胎儿宫内发育不良、未成熟儿、母-胎血型不相容性溶血以及正常胎儿等）和 AFP 降低的其他原因（如 13-三体、18-三体等其他常染色体三体、三倍体、卵巢萎缩、流产等）。

(2) 得到筛查阳性结果后

要注意对孕妇忧虑感心理的处理。孕妇要面对筛查阳性结果的进一步处理而紧张，对羊膜腔穿刺的风险害怕而采取等待态度。另外，孕妇对胎儿超声波检查会产生额外的思想负担，在结果不肯定的情况下更是如此。

(3) 得到羊膜腔穿刺和超声波检查结果后

针对得到的两种不同结果进行咨询。当结果异常时，孕妇首先对结果的准确性表示怀疑，然后表现出抵触情绪。当结果正常时，孕妇也会怀疑结果的准确性，认为不是全部的胎儿异常都能被检测出来。这样不肯定性的思想包袱会一直持续到小孩出生为止，因为孕妇担心胎儿的健康状况。

(4) 母体血清筛查阴性结果不能完全排除 Down 氏综合征的可能。阴性者仍然会有 0.3% 的 Down 氏综合征风险。

二、13-三体综合征

13-三体综合征又称 Patau 氏综合征，是由于体细胞的基因组额外多出一条 13 号染色体所引起，在活产生儿中的发病率为 1/10,000，女性明显多于男性。

【遗传病理】

13-三体综合征发生的机制主要是由于生殖细胞减数分裂过程或合子后早期卵裂过程中的染色体不分离，核型及其频率见表 12-8，其遗传病理包括：

1. 染色体不分离或染色体后期迟滞：由于生殖细胞减数分裂过程发生染色体不分离，产生 13 号染色体二体配子。受精发育的胚胎成为 13-三体，核型为 47,XN,+13（女性时 N 为 X，男性时 N 为 Y）。属卵细胞减数分裂异常的占标准型 13-三体的 90%，染色体不分离通常发生在 MI 期，并与孕妇年龄有关。

2. 家族性罗伯逊易位携带者：以 13 号和 14 号染色体易位为多见。约 90% 的 13q/13q 罗伯逊易位都是等臂染色体，并且通常为新发生性。

3. 镶嵌体：由于受精卵在早期分裂过程中染色体不分离所致。

表 12-8 13-三体综合征染色体核型分类

核型类型	核型*	频率
标准型	47,XN,+13	80%
罗伯逊易位型	46,XN,der(13;13)(q10;q10) 46,XN,der(13;14)(q10;q10)	14%
镶嵌体	46,XN/47,XN,+13	6%

*N：女性为 X；男性为 Y

【临床特征】

特征性表现包括：前脑无裂畸形（图12-4）；轴后多指（趾）（图12-5）；枕骨区头皮缺陷和眼、鼻、唇畸形。

13-三体综合征患儿出生时低体重，80%有全前脑缺陷，伴不同程度的嗅神经和视神经发育不良，严重的智力障碍。中度小头，前额后缩，两颞窄，矢状缝和囟门宽大；眼距宽，小眼畸形，虹膜缺损，视网膜发育不良；唇裂、腭裂或两者兼有；耳聋，耳轮畸形，伴有或不伴有耳位低下；60%有通贯手，轴三射极高，手指多弓形纹，无名指有桡侧箕纹，指甲明显凸出狭窄，手指弯曲、多指/趾，足跟后突；皮肤松弛，前额毛细血管瘤，顶骨与枕骨区头皮缺陷，颈后倾。X线检查可发现头颅骨及肋骨异常，有时缺乏第一及第二脊柱，可见骶骨增生，骨龄落后，骨盆发育不良。约80%以上的患者有先天性心脏病，主要是室间隔缺损，余为房间隔缺损、动脉导管未闭和心脏右移位等。外生殖器发育异常，80%男性可有隐睾，阴囊畸形，女性可有双角子宫，阴蒂肥大及双阴道。此外，可有脐疝、腹疝、多囊肾等其它器官畸形。

【治疗和预后】

目前无特殊治疗。患儿预后差，约80%出生后一个月内死亡，平均生存期130天，幸存者均有严重智力障碍及其他畸形。镶嵌体患者存活时间较长。

【实验室诊断】

1. 外周血染色体核型分析可发现13-三体。

2. 超声影像异常：主要包括颅脑畸形的小头畸形和前脑无裂畸形，以双侧完全唇腭裂为特点的颜面部畸形，以轴后多指（趾）为常见的肢体畸形，以及脐膨出、多囊肾等。心脏畸形占90%以上。

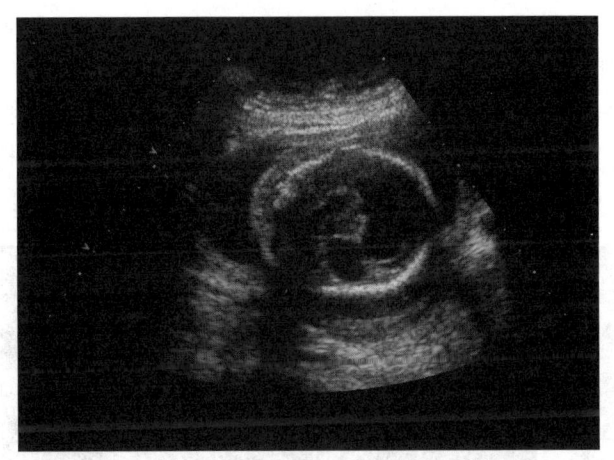

图12-4 无叶全前脑，孕23周的13-三体胎儿
（本图由李胜利提供）

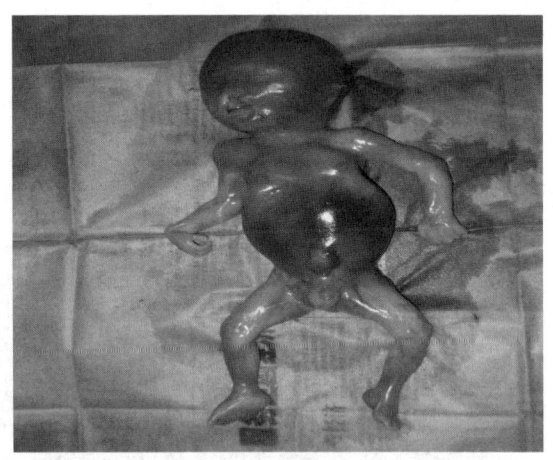

图12-5 轴后多指，引产后的13-三体综合征
（本图由李胜利提供）

3. 绒毛和羊水细胞培养：染色体核型分析可确诊，也可以用FISH方法应用13号染色体着丝粒探针探测经培养或未经培养细胞13号染色体数目，然后用核型分析最后确诊。由于13号和21号染色体中心粒处的DNA序列相同，使用FISH方法时必须加用其他对照标志，如13号染色体长臂的特异性探针。

近年来CGH微阵列的临床诊断使用，也给13-三体的产前诊断带来新的前景。

【风险评估与预防】

1. 有典型13-三体或其他三体妊娠史者，其13-三体或其他三体再发风险会升高（表12-7）；需产前筛查和产前诊断，并行超声波检查。

2. 家族性罗伯逊易位携带者的再发风险约1%～5%。如果双亲之一为罗伯逊易位 der(13;13)

(q10;q10)携带者，由于只能产生三体或单体的合子，几乎100%流产。

3. 有13-三体生育史者，再次怀孕时必须行产前诊断。

三、18-三体综合征

18-三体综合征（trisomy 18 syndrome）又称Edwards氏综合征，是由于基因组多出一条18号染色体所致，活产生儿发生率约为1/6,000，男女比例为1:3。

【遗传病理】

18-三体综合征的发病机制是由于生殖细胞减数分裂过程或合子早期卵裂过程中的染色体不分离导致。97%的病例的染色体不分离发生在卵细胞减数分裂，并以MⅡ期为多见，约占70%，与孕妇年龄有密切关系。18-三体综合征核型有三种：标准型，占80%，核型为47,XN,+18（女性时N为X，男性时N为Y）；镶嵌体型，核型为46,XX/47XX,+18或46,XY/47,XY,+18，占10%；不足10%的为多重三体，如48,XXY,+18等。易位型少见。

【临床特征】

主要特征性表现包括：胸骨短、钳状手和手指弓形纹过多。

18-三体通常过期分娩，胎动少，羊水过多，胎盘小及单一脐动脉（图9-11）；出生体重低，肌张力增高；发育迟缓，严重智力障碍。

颜面部畸形以小下颌畸形常见，可高达70%。唇、腭裂可在18-三体中出现，但远较13-三体为少。其他包括小头，枕部突出；眶嵴发育不良，眼裂短，内眦赘皮，小眼球，角膜混浊；鼻梁窄而长，腭狭窄，下颌小，嘴小，耳位低，耳廓扁平，上端尖，形似动物耳；颈短；皮肤松弛，前额与后背多毫毛，大理石状皮肤。

胸骨短，乳头小；脐疝；消化系统异常包括肠旋转、肠管闭锁、胆管和肛门闭锁；脾异常；马蹄形肾，双囊肾，肾积水；骨盆狭窄；隐睾，阴蒂、大阴唇发育不良。

手指屈曲、重叠且姿势固定是18-三体最具特征、最明显的畸形之一（图12-6）。双手呈特殊性握拳状，第3和第4指紧贴手掌。第2和第5指压在其上，手指弓形纹过多，约1/3患者为通贯手；摇椅足，足跟突出，指/趾甲发育不良。

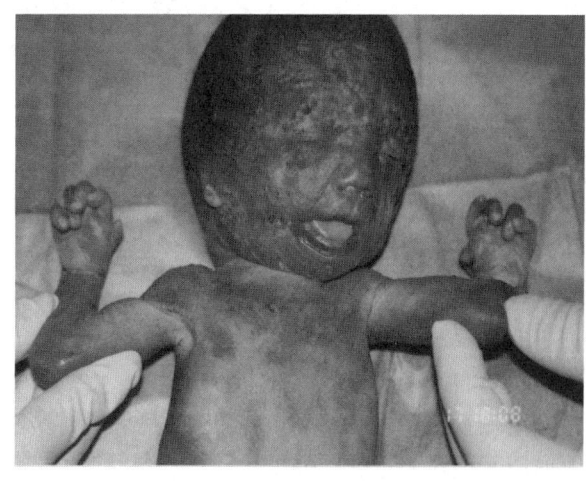
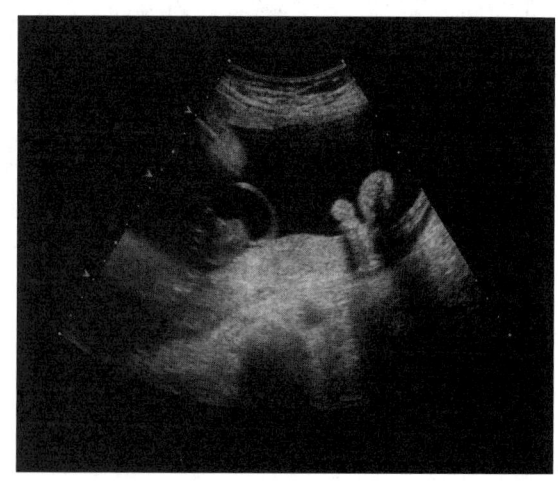

图12-6 18-三体综合征的重叠屈曲指、小下颌、小耳等畸形　　图12-7 26周双胎之一胎儿无心畸形，胎脐带囊肿
（本图由李胜利提供）　　　　　　　　　　　　　　　　　　　　（本图由李胜利提供）

头颅形态异常，草莓头颅是18-三体的重要特征之一，发生率可高达45%。后颅窝池扩大，可见Dandy-walker畸形，小脑小。部分病例可见脑膜膨出和脑室扩大，大约1/3的18-三体胎儿有脉络丛囊肿。

大约90%的18-三体综合征胎儿都有心脏畸形，主要为室间隔缺损，动脉导管未闭，少数有房间隔缺损，主、肺动脉瓣异常及胸腔大血管异常等；其他症状有：唇裂、腭裂、脊柱裂、脑膜膨出，双子宫，卵巢发育不良，短肢畸形。

镶嵌体患者的临床表型变化大，视镶嵌体水平不同，从近似正常到近似典型18-三体综合征不等。

【治疗和预后】

主要对症治疗。

患儿预后差，大多生后不久死亡，平均寿命70天。出生后一个月内死亡占30%，50%两个月内死亡，一岁内死亡达90%。可幸运活至儿童期者，常伴有严重智力障碍和身体畸形。正常细胞比例高的镶嵌体患者可存活达10岁以上。

【实验室诊断】

1. 常规外周血染色体核型分析发现18-三体。可以用FISH方法应用中心粒探针探测细胞中18号染色体的数目，羊水细胞培养胎儿染色体核型发现18-三体即可确诊。

2. 中孕期母体"三联"血清生化指标筛查结果为"三低"，中位值为AFP≤0.75MoM，hCG≤0.55MoM及uE_3≤0.60MoM。设假阳性为5.0%，"三联"检查可检出约60%～80%的18-三体胎儿。

3. 超声波检查可发现特征性的握拳手指交搭、摇椅状足底、心脏畸形和羊水过多有助于产前诊断。脐带囊性包块（图12-7）可在早孕期为超声检出，当持续存在到中、晚期时，与18-三体可能有关。

【风险评估与预防】

1. 一般措施与Down氏综合征相同。
2. 孕期超声检查结合母体血清生化指标筛查可以将大部分的病例筛查出来。
3. 核型异常者建议终止妊娠。
4. 有18-三体或其他三体妊娠史者，18-三体和其他三体再发风险会增高，按表12-7咨询。
5. 有18-三体生育史者，再次怀孕时必须行产前诊断。

四、其它常染色体三体综合征

能成活到出生的其他常染色体三体综合征非常罕见。只有大约20例的9-三体、22-三体综合征的报道。大部分的7-三体、8-三体、10-三体和14-三体综合征都在早孕期流产，能存活出生的都是镶嵌体型；能存活的非镶嵌体型患者只有一、两例的报道。Warburton等（2004）收集大量临床资料证实：三体综合征流产史阳性者再发能成活到出生的三体综合征的风险比同龄正常人群明显升高（表12-7）。

五、Turner综合征

Turner综合征（Turner syndrome），又称先天性卵巢发育不全、性腺发育不全。是Turner于1938年最早发现、目前最常见的性染色体异常，占女新生儿的1/5,000。99%的Turner综合征都在胚胎期自然流产，约占早孕期自然流产总病例的15%。

【遗传病理】

减数分裂过程中发生性染色体不分离是Turner综合征的遗传病理，与孕妇年龄无关。性染色体不分离导致X染色体缺体生殖子的产生，与正常的生殖子受精后形成X单体合子，即45,X。70%的性染色体不分离发生在父方，并都发生在减数分裂过程，认为是因为X-Y之间二价体缺少的缘故。除了45,X以外，与Tuner综合征有关的其他核型还有46,X,i(Xq)等多种，其中以镶嵌为最常见（表12-9）。

如表12-9所示，与Turner综合征相关的X染色体结构异常主要包括X长臂等臂和缺失，其表型取决于X染色体上异常片段的位置和大小。含Xq等臂染色体患者的表型与典型Turner综合征的相似。含Xp缺失患者的表型多为身材矮小和先天性畸形，而Xq缺失者则表现为生殖腺功能不全，原发性闭经，不孕等，但身材体征较正常。45,X/46,XX镶嵌体中的45,X细胞染色体的丢失发生在受精卵的早期卵裂过程，其表型较轻。

最近研究发现，Turner 综合征患者表型与其所含有的唯一的 X 染色体的亲源性相关。与父源性 X 染色体相比，含母源性 X 染色体患者的平均身高较高，也较不容易得感觉神经性耳聋，说明基因印迹的可能性。

表 12-9 常见 Tuner 综合征核型分类

核型	频率（%）	核型	频率（%）
45,X	53	45,X/其他镶嵌体	8
45,X/46,XX 镶嵌体	15	46,X,i(Xq)	10
45,X/46,X,i(Xq) 镶嵌体	8	46,XXq- 或 46,XX,p-	6

本表录用于陆国辉主编的《产前遗传病诊断》

【临床特征】

典型临床表现主要包括：身材矮小、后发际低、颈蹼、胸平而宽、乳头间距增宽以及以条索状卵巢为特征的生殖腺发育不良。

卵巢发育不良是 Turner 综合征的特征性表现。早期的卵巢几乎正常，但很快萎缩呈索状；多数的青春期患者的卵巢呈无卵泡性结构，丧失正常功能，导致严重低雌激素水平，而促性腺激素水平增高，故大部分患者都有原发性闭经和不孕。表现出自然的青春期发育的患者仅占总病例的 10%～20%；能经历初潮或规律性月经的患者只占 2%～5%，但仅能持续数月或数年，之后发生早期绝经。患者阴毛，外阴和乳腺等第二性征发育不良，严重程度因人而异。

低出生体重，身材短小。出生时通常有手足背水肿。骨骼成熟异常，3 岁前成熟迟缓，之后基本正常，但身体生长速度减慢；12 岁以后的生长速度和骨骼成熟都继续减慢。四肢骨骼发育障碍严重，导致身材矮小，身高一般不超过 1.40 米。患者成熟后有体重增加、肥胖的倾向。

患者的智力通常在正常范围之内，但不如其正常的同胞。部分患者会表现出感觉和空间思维异常，或方向辨别和空间定位困难。语言表达能力较差，童年患者常显示出顺从和消极的个性。

头面部异常包括上颌骨狭窄，内眦皱襞，耳廓异常，多为突出。后发际低，颈蹼，颈短。

躯干与四肢发育异常，通常有肘外翻，膝关节异常；第四掌骨和/或足跖骨短小。指甲狭窄，高度凸出或深陷。胸部宽阔呈盾状，乳头间距增宽，乳头发育不良，内陷，或两者兼有。

皮肤异常可见色素痣过多；皮肤松弛，以新生儿期颈部皮肤为常见，有形成瘢瘤的倾向。

先天性内脏异常以心脏畸形和马蹄肾多见，并以主动脉狭窄、主动脉瓣狭窄和二尖瓣脱垂等为常见。

值得注意的是：45,X/46,XY 镶嵌体的女性患者有雄性化的可能，表现为外生殖器两性异常，其中包括小阴茎、尿道下腹腔隐睾等。性腺胚细胞瘤发生的风险高达 15%～30%，并随着年龄增长发病风险增加。

【治疗和预后】

治疗

1. 患者一旦确诊，应进行全面的身体检查，除一般的体检外，还包括性腺病理检查、骨密度测定、雄激素受体基因检测和 *SRY* 基因检测，并及时进行相应治疗。

2. 激素治疗：对于 Turner 综合征患者，主要在于促进生长。从 9 岁起即开始使用生长激素，持续用到骨骺闭合，开始剂量为 0.375mg/(kg·w)，分 3 次使用，3 年后剂量不变，但改为分 7 次使用，身高可增长 5～10cm，最终有希望超过 150cm。联合少量雄激素效果更好。12 岁以后开始应用雌激素诱导青春期，改善第二性征的发育，促进月经来潮，预防骨质增生，促进生长。雌激素应用数年后至青春期，开始雌、孕激素周期性替代治疗，持续用药直至 40～50 岁。由于生长激素价格昂贵，对于不用生长激素的人，可用雌激素加雄激素替代治疗。对于生长激素抵抗者可用胰岛素样生长因子-I。

3. 应用生长激素，可增加患者心血管疾病发生的风险。建议每年定期体检，持续终生。对有高血压、肥胖症、心肾异常及甲状腺病者，更要及时治疗和追踪观察。

4. 对核型为 X/XY 镶嵌体的患者，建议在童年期就行剖腹探查术和性腺切除术。童年未行此手术者，应行性腺活检和定期超声波检查。

预后

99% 以上的 Turner 综合征都在 28 孕周前流产，能存活出生的 Tuner 综合征的表型较轻，预后较好。患者主要表型是身材矮小、性发育障碍和第二性征不发育，早期应用生长激素，可改善症状。

【实验室诊断】

对出生时有身长偏低、手或足背水肿、后发际低和颈蹼等表现的女婴，应高度怀疑 Turner 综合征。如下实验室诊断有助于确诊：

1. 常规外周血染色体核型 45,X 可确诊，必要时应用 FISH 和定量 PCR 方法检测隐蔽或低水平的镶嵌体。

2. 患者尿中缺乏雌激素和孕二醇，促性腺激素水平升高，10 岁后滤泡雌激素明显升高并接近绝经期水平。可有甲状腺抗体，对葡萄糖耐受性降低。

3. 产前筛查：伴水囊肿的 Tuner 综合征母体中孕期血清抑制素 A 和 hCG 水平升高，而不伴水囊肿时抑制素 A 和 hCG 水平降低。

4. B 超典型图像改变是颈部较大的囊状淋巴管瘤，胎儿全身水肿，伴少量-中量胸腔积液及腹水，心脏畸形及肾脏畸形。颈部囊状淋巴管瘤的超声特征有：瘤体一般较大，可大大超过胎头径线，以颈后部多见，内有多个隔带，囊内除分隔光带外呈无回声区。胎儿全身水肿，颈部水囊瘤，在超声图像上表现为胎儿全身皮下组织广泛水肿，呈低回声带，在颈部明显增厚增大（图 12-8，图 12-9），似在胎儿全身"穿上"了一层厚厚的"太空衣"，此即为"太空衣水肿症"（space suit hydrops）。非镶嵌体性（又称致死性）Tuner 综合征大都合并胎儿水肿、胸腔积液和腹水，一些镶嵌体性（又称非致死性）的 Tuner 综合征声像图可无明显异常。其它改变有心脏畸形和肾脏畸形等。

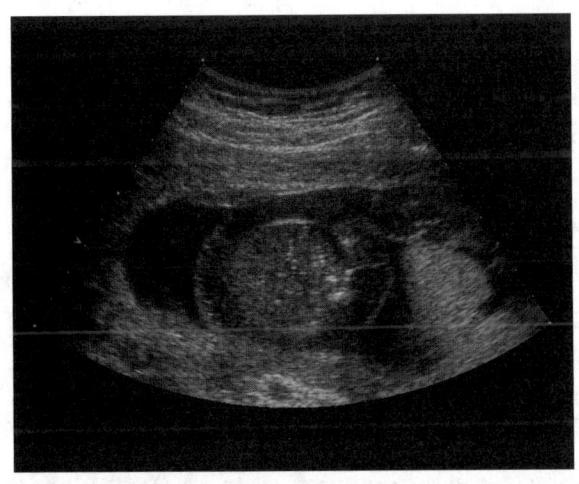

图 12-8　17 周胎儿全身水肿、颈部水囊瘤，染色体核型为 45,X，腹部横切面显示胎儿皮肤明显水肿增厚，呈双线征改变（本图由李胜利提供）

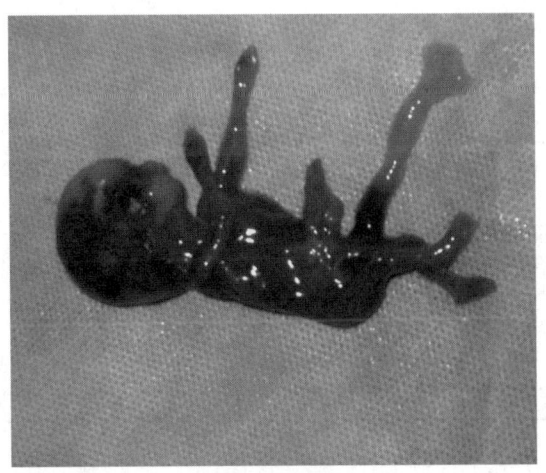

图 12-9　引产后 Turner 综合征标本照片
（本图由李胜利提供）

5. 胎儿染色体分析：包括绒毛或羊水细胞核型分析。如检测到 45,X 核型则可确诊，但要注意对其他核型的检测，特别是对镶嵌体的鉴定。

近年来 CGH 微阵列的临床诊断使用，是 Turner 综合征诊断的新方法。

【风险评估和预防】

1. 本病大部分是新发生性染色体异常，再发风险低，但对于已生育过 Turner 征患儿的双亲再次生育时，需给予产前相关检查和进行产前诊断。

2. 孕前双亲尤其是父方应远离诱发染色体畸变的各种因素，如药物、辐射、化学物质等。

3. 对核型为 45,X/46,XY 的患者，要特别注意腺胚细胞瘤的发生，应定期进行超声波检查，或做必要的性腺活检，或童年期剖腹探查和必要的手术。

4. 特别注意对患者身材矮小、第二性征发育不良和不孕等的针对性咨询；有目的地向患者解释疾病的特点、解决患者的心理障碍，并把患者介绍到不孕专科进行治疗等是遗传咨询的重点。

六、Klinefelter 综合征

Klinefelter 综合征（Klinefelter syndrome）又称 XXY 综合征或克氏综合征，是由于男性患者细胞额外多出一条 X 染色体所致；发病率为男性新生儿的 1/1,000，是引起男性性功能低下的最常见的疾病。

【遗传病理】

与其他性染色体数目异常综合征一样（表 12-10），男生殖细胞减数分裂过程中的染色体不分离是 Klinefelter 综合征的遗传病理，导致性染色体二体生殖子的产生。额外的 X 染色体导致精细胞发育障碍，位于 X 染色体上逃避 X 失活的基因剂量效应也可能是遗传病理之一。

染色体不分离可以发生在卵细胞，也可以发生在精细胞，各约占 50%，前者与孕妇高龄相关，而后者与父方高龄无关。精细胞的染色体不分离只限于减数分裂 I 期（图 12-10），生成 XY 生殖子后与正常卵子受精便得到 XXY 合子。约 3/4 的卵细胞的染色体不分离发生在 MI 期。

表 12-10 常见性染色体综合征比较

综合征	核型	性染色体不分离		主要表型			
		母源性	父源性	体型	性发育	智力发育	精神社会行为
Turner 综合征	45,X	30%	70%	矮小女性	不孕，索状卵巢	正常	少见
XXX 综合征	47,XXX	90%；其中 MI：78%，MII：22%	10%	女性，通常身材高大	通常正常	学习教育障碍（70%）	偶然发生
Klinefelter 综合征	47,XXY	54%；其中 MI：75%，MII：25%	46%；MI：100%	身材高大男性	不孕，睾丸发育不良	学习教育障碍（65%）	较差
XYY 综合征	47,XYY	-	100%	身材高大男性	正常	正常	常见

80%~85% 的 Klinefelter 综合征的核型是 47,XXY。镶嵌体（47,XXY/46,XY）的约占 15%；其余的为 48,XXXY、49,XXXXY 等。

【临床特征】

典型的 Klinefelter 综合征主要表型为身材高大、第二性征发育异常、不孕和男性乳房发育。

新生儿期就可见身长增大，5 岁后身体生长速度开始加快，至青春期时表现为身材细长，并以下肢为明显。患者出生时阴茎和睾丸就相对小，成熟期时精小管呈玻璃样变性和纤维样变性，无精子产生。

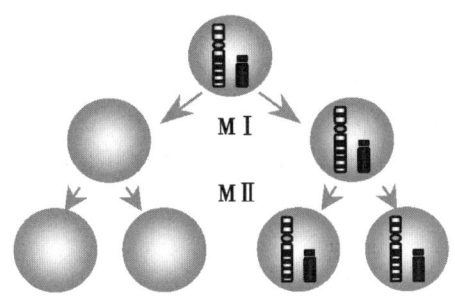

图 12-10 XXY 综合征发生机制
MⅠ：减数分裂Ⅰ；MⅡ：减数分裂Ⅱ

第二性征发育异常，表现为胡须、体毛稀少，阴毛分布似女性，喉结不明显。约半数的青春期患者的乳腺过度发育呈女性样。除个别 46,XY/47,XXY 镶嵌体患者外，单纯型 Klinefelter 综合征都患无精症或少精症。

患者的智商较同龄对照组稍低，平均 IQ 为 85～90，语言 IQ 低于动作 IQ，有精神异常或精神分裂症的倾向。

偶有表型包括乳腺癌、糖尿病、甲状腺功能低下、性腺细胞瘤等。

Klinefelter 综合征的表型随着 X 染色体数目的增多而趋于严重，主要表现在智力的下降和机体发育畸型严重。

【治疗和预后】

主要是对症处理。

1. 雄激素替代疗法：从 12～14 岁开始。先使用小剂量，根据反应情况，逐渐加量，以促进第二性征发育、心理和行为的发展，改善骨质疏松。雄激素可改善并维持第二性征，使患者体形男性化，性欲增强，但不能治疗已经闭锁的性细胞和已经增大的乳房。长期应用雄激素会引起前列腺肥大，故从 30 岁起，应每年定期检查。

2. 外科治疗：纠正女性体态，恢复男性体态，如乳房发育者可行整形术，行脂肪抽吸术纠正女性体态。

3. 心理治疗：加强语言阅读和拼写方面的训练，注意精神病学、行为学方面的治疗。多关心和帮助患者以解除他们的心理障碍，使他们愿意接受治疗，建立改善自我形象的信心。

4. 不孕症：可试用辅助生殖技术进行人工受孕，主要方法是卵子细胞浆内精子注射。

5. Klinefelter 综合征胎儿流产率高，占 11% 左右。其余在宫内无特殊异常表现，可存活到出生。

【实验室诊断】

青春期早期血清雄激素会增高，但到 15 岁左右，血清雄激素量开始下降；青春中期促性腺激素 FSH、LH 分泌过度、雌激素浓度明显升高和血浆睾酮值降低。CT 检查可见腰椎骨密度降低。

与其它染色体数目异常一样，外周血染色体核型分析是确诊的方法。应用 FISH 技术诊断具有快速、敏感等优点，可对镶嵌体做准确的诊断。

产前诊断方法同其它染色体数目异常疾病相同，以羊水和绒毛细胞染色体核型分析为主。

近年来 CGH 微阵列的临床诊断使用，也给 Klinefelter 综合征的诊断带来新的方法。

【风险评估与预防】

1. 风险评估：本病大部分是新发生性的染色体异常，但如果有 Klinefelter 综合征或其他三体生育史，其再发风险会升高，可按表 12-7 评估。

2. 本病与母方高龄有关，应对高龄母亲做产前诊断。

七、三倍体综合征

三倍体综合征（triploidy syndrome）指比正常二倍体多了一套单倍体染色体，有三条性染色体，染色体总数为69。三倍体综合征是产前诊断中最常见的多倍体。99%的三倍体胎儿都不能成活出生，其中的大部分在10~20孕周流产，约占早孕期自然流产病例的10%。镶嵌体的三倍体可以存活较长时间。

【遗传学病理】

三倍体的核型有三种，即69,XXY、69,XXX和69,XYY，比例分别为60%、37%和3%。

三倍体发生机制主要包括双雄受精和双雌受精两种（图12-11）。

双雄受精分两种：即由两个单倍体精子同时与一个单倍体卵子受精（图12-11C）或由一个二倍体精子与一个单倍体卵子受精（图12-11B）。双雌受精是指一个单倍体精子与一个二倍体卵子结合的受精（图12-11A）。

卵细胞减数分裂异常是二倍体卵子发生的主要原因，发生在减数分裂Ⅱ期的占67%，减数分裂Ⅰ期占22%；由两个卵子融合而成的二倍体卵子罕见。

三倍体中以两个精子同时受精的双雄受精为最常见，占三倍体综合征总病例的66%。其次是由于精细胞减数分裂过程发生染色体不分离所形成的二倍体精子与一个正常卵子结合的双雄受精，占24%；由卵细胞减数分裂过程发生的染色体不分离导致的双雌受精而导致的三倍体仅占10%。因此，额外多出的一套单倍体染色体以父源性多见，占总数的66%，其余为母源性。

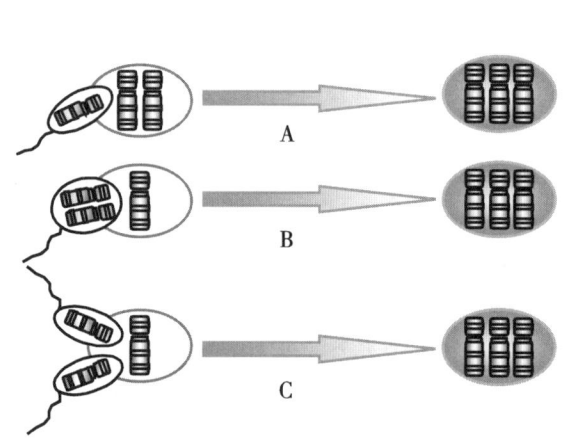

图12-11 三倍体发生机制

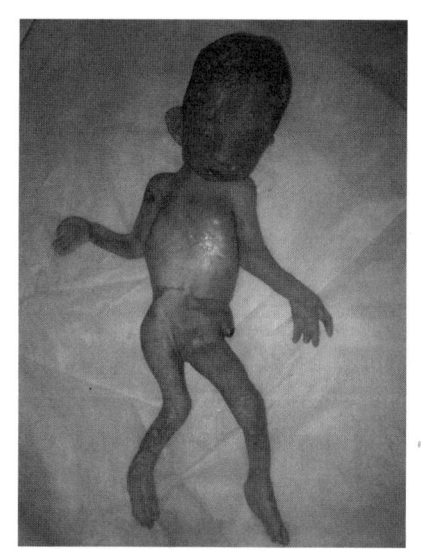

图12-12 三倍体综合征

患者为女性，核型为69,XXX，有室间隔缺损，宫内生长障碍，左手无名指与中指并指（本图由李胜利提供）

【临床特征】

特征性表现包括：大胎盘伴葡萄样变，发育障碍，第三、四并指（图12-12）。

三倍体的表型与基因组印迹相关。通常，父源性基因的表达影响胎盘的发育，而母源性基因的表达对胚胎的发育为重要（表12-11）。父源性三倍体（即含额外一套父源性染色体）常表现为中孕期以后常见的局部性葡萄样发育的囊状大胎盘；母源性三倍体则以早期自然流产或严重胎儿发育障碍，头大身小，胎盘细小不发育但无葡萄样变等为特点。

表 12-11　三倍体的异常染色体亲源性与表型

	父源性	母源性
胎儿发育	胎儿小，宫内发育迟缓	胎儿发育差，通常早期流产
胎儿畸形	先天性心脏病，并指	
胎盘变化	大胎盘，局部性葡萄样变	小胎盘，无葡萄样变
其他	羊水过少	

能存活的患儿通常表现为严重宫内生长受限，头围及腹围不成比例，腹围极小。颅顶发育不良，后囟大；眼距宽，小眼；鼻梁低；耳位低且畸形；小颌。通贯掌；特征性马蹄内翻足，第三、四指并指畸形；先天性心脏病，包括房室间隔缺损。男性尿道下裂，阴茎过小，隐睾。其他：肌张力低。脑积水，前脑异常。肾上腺发育不良。肾异常，包括囊性发育不良和肾盂积水；色素过多或不足或两者均有。

【治疗和预后】

目前无特殊治疗。三倍体综合征流产率为 99%。少数幸存者大多数为镶嵌体型，大部分在产后一小时内死亡，尤其是双雌受精性三倍体，能存活一个月者罕见；双雄受精性三倍体能相对地短期成活，到目前为止，能存活最长者是 40 周。

【实验室诊断】

孕期母体血清检查可见 hCG 升高。B 超检查在早孕期末、中孕期初可发现非对称性胎儿宫内生长受限，腹围极小。父源性三倍体可见胎盘增厚或极多小水泡样结构，胎儿发育极差，羊水过少。母源性三倍体则见胎盘严重发育不良。镶嵌体胎儿机体发育不对称。其它改变有 NT 增厚、偶有羊水过多，合并其它畸形可见相应的声像图改变。羊水细胞染色体核型分析可以确诊。

近年来 CGH 微阵列的临床诊断使用，也给三倍体的产前诊断带来新的方法。

【鉴别诊断】

1. 胎盘早剥：胎盘早剥者也表现为胎盘增厚，甚至巨大，失去正常胎盘回声，但病变区多无彩色多普勒血液信号，且孕妇大多有阴道流血、腹痛等临床症状。

2. 胎儿生长受限：一般的胎儿生长受限发生在晚期妊娠，大都在妊娠 32 周以后，少数在中期妊娠末。头围与腹围的比值大于正常，但远比三倍体胎儿小。

3. 父源性单亲二倍体引起的完全性葡萄胎（complete hydatidiform mole）：基因组是由父源性单倍体复制而来，无母源性基因成分，其核型为 46，XX。表型见缺乏胚胎组织，完全性胎盘葡萄样变，恶变风险高。

【风险评估与预防】

1. 双雌受精性三倍体的再发生风险不升高，双雄受精性三倍体的再发生风险为 1%～3%。

2. 再次妊娠时要警惕恶性葡萄胎的出现，孕期监测母体血清 hCG 变化，定期 B 超检查，严密随诊。

3. 在妊娠过程出现胎儿生长受限、胎盘增厚和小水泡样改变现象时，要注意与一般胎儿生长受限、胎盘早剥和父源性单亲二倍体引起的完全性葡萄胎进行鉴别。

4. 在高度怀疑三倍体综合征时，建议行羊水细胞染色体核型分析确诊，并尽早终止妊娠。

第二节　微结构异常染色体疾病

染色体微结构是指用常规的染色体显带方法不能或不容易被发现的染色体结构。随着分子细胞遗传技术的发展，特别是最近两年 CGH 微阵列使用的引进（图 12-13），被发现的由染色体微结构引起的疾病将会越来越多（表 12-12）。这里介绍的是有代表性的几种微缺失综合征。

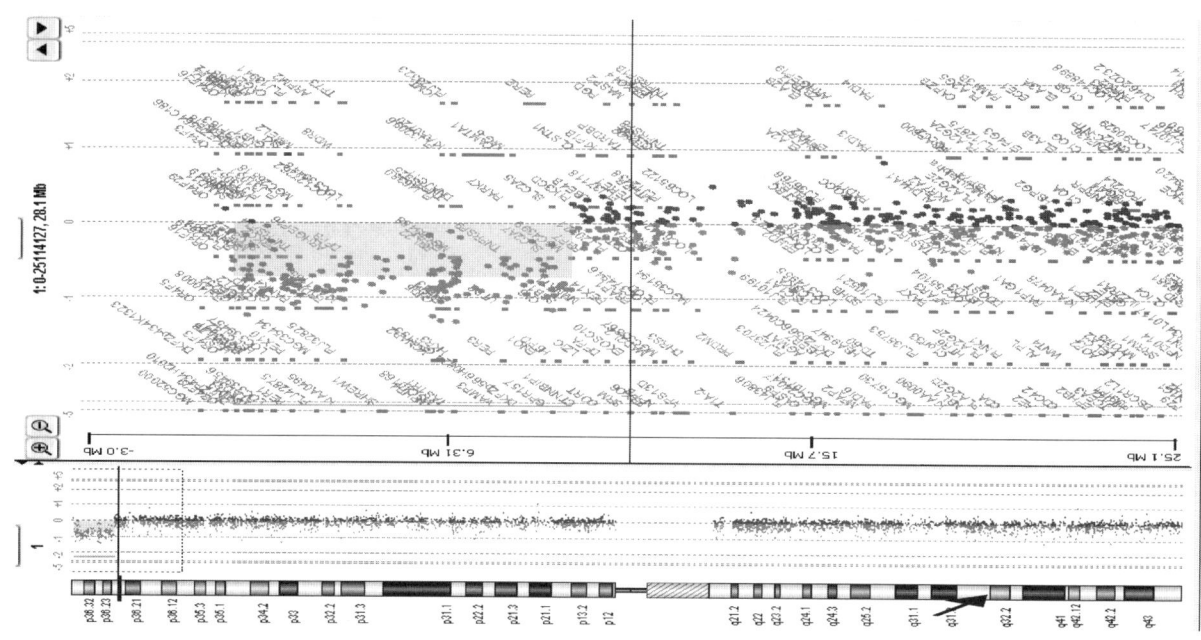

图 12-13　CGH 微阵列

CGH 微阵列检测发现 1p36 区域微缺失，缺失片段约为 8.7Mb（图左下角箭头所示），最后诊断为 1p36 单体综合征

（本图由美国 Miami 大学儿科教授范耀山博士提供）

表 12-12　应用 CGH 微阵列技术检测与学习障碍和智力低下相关的疾病*

亚端粒区域缺失（包括 1p36 和其他染色体上 40 多种亚端粒区域）	I 型神经纤维瘤（neurofibromatosis 1）
先天性肾上腺发育不良（adrenal hypoplasia congenita）	Pelizaeus-Merzbacher 病
Alagille 综合征	多囊肾病 1 型（polycystic kidney disease type 1）
无精症因子 A（azospermia，factor A）	Potocki-Shaffer 综合征（包括多发性骨增生 II 型）
无精症因子 B（azospermia，factor B）	Prader-Willi 综合征
无精症因子 C（azospermia，factor C）	视网膜母细胞瘤 1 型（retinablastoma 1）
Beckwith-Wiedemann 综合征	Rubinstein-Taybi 综合征
Charcot-Marie-Tooth 综合征 1A 型	Saethre-Chotzen 综合征
Cri-du-chat 综合征	Y 染色体性别决定区域（sex determining region Y）缺失
DiGeorge 1/VCF 综合征	Smith-Magenis 综合征
DiGeorge 2 综合征（10p13 缺失）	Sotos 综合征
Duchenne 型肌营养不良症（Duchenne muscular dystrophy）	类固醇硫酸脂酶缺乏症（steroid sulfatase deficiency）
甘油激酶缺乏症（glycerol kinase deficiency）	Trichorhinophalangeal 综合征
Greig 综合征（*GLI3* 缺失）	结节性硬化症 II 型（tuberous sclerosis 2）
遗传性神经病伴压迫麻痹倾向（hereditary neuropathy with liability to pressure palsies）	Williams-Beuren 综合征
Kallmann 综合征	Wilms 瘤
Klinefelter 综合征	Wilms 瘤-无虹膜-生殖泌尿异常-智力低下综合征（Wilms tumor-tumor-aniridia-genitourinary anomalies-mental retardation）
Langer-Giedion 综合征（*EXT1* 和 *TRPS1* 缺失）	Wolf-Hirschhorn 综合征
Miller-Dieker 综合征	

*引用于：Vermeesch JR, et al. J Histochem Cytochem. 2005，53：413-22

一、染色体亚端粒重组异常相关性智力低下

智力低下在人群的发病率高达2%~3%，但其病因复杂多样，往往难以确定。高科技的发展及其应用证实了染色体异常是智力低下的主要原因。

几乎所有的染色体异常都可以导致智力低下的发生，这包括以Down氏综合征为主的染色体数目异常（见本章第一节）、以22q11微缺失综合征为常见的染色体微缺失综合征（见后）和各种不同类型的平衡性染色体异常。

染色体亚端粒重组（subtelomere rearrangement）属染色体微结构异常。染色体亚端粒重组相关性智力低下的发生率占7.4%的有中等到严重智力低下的儿科病例，也占儿科病因不明的轻度智力低下病例的0.5%。

【遗传病理】

主要包括亚端粒缺失（如1p36.3缺失）和由累及亚端粒的包括衍生染色体（derivative chromosome）和复杂性染色体重组为主的非平衡性结构异常两大类，前者通常属新发生性，后者则属家族性。亚端粒缺失可分为末端缺失和中间缺失两种。缺失的亚端粒重组片段可含多种不同的基因，这视不同的染色体而异，其DNA大小也不一样，从3Mb到10Mb或更大不等，可以是母源性或父源性。除个别染色体的亚端粒缺失外（如1p36.3和22q13），大部分染色体亚端粒缺失表型与基因型的关系尚不清楚。

【临床特征】

智力低下是各不相同的染色体亚端粒重组的共有表型。其余的临床表现多种多样，但也有其共同的特点如下：

出生史和发育史：未成熟儿，低出生体重，低身长，肌张力低下。

头面部畸形：面部不对称，斜视，眼距增宽，眼裂细窄外上倾斜，耳鼻异常（小鼻畸形，低鼻梁，鼻孔朝下，耳廓褶皱，低位耳，耳前陷窝，耳垂发育不良等）。

非头面部畸形：毛发异常，手异常（小手畸形，短指，拇指畸形等），先天性心脏畸形，尿道下裂和男性隐睾等。

家族史：先天性缺陷阳性，家族性智力低下阳性，可发现流产史。

与原因不明的智力低下患者相比较，在亚端粒重组性智力低下患者中，没有任何单一头面部畸形的发生率具有统计学意义的差异，但是，产前发育不良和阳性智力低下家族史的发生率显著升高，具有鉴别诊断意义。

30%的亚端粒重组性智力低下患者都有小头畸形，身短，眼距增宽，耳鼻异常，手畸形，以及男性隐睾，同时有两种以上头面部畸形的高达80%。

影响染色体亚端粒重组的表型的因素有多种，主要包括：①缺失片段的大小；②缺失片段在染色体上的位置（即长臂或短臂）；③缺失片段里基因的密度；④相关片段三体存在与否；⑤另一同源染色体上相关的等位基因存在与否。

【实验室诊断】

使用亚端粒探针的FISH检测方法是有效的诊断方法。CGH微阵列是最有效最全面的诊断方法。

由于实验室诊断方法费用高昂，患者常常负担不起。为减少不必要的检查，de Vries等（2001）将主要的临床特点打分而设计了一个诊断方案（表12-13）。根据这一方案，如果总分等于或大于3时，约20%的病例可以不做进一步的实验室诊断而无一例漏诊。

值得注意的是，一些染色体亚端粒缺失患者的表型非常轻微甚至缺如，在这种情况下，上述临床表现计分法的使用往往也不容易发现这样的病例。

近年发展起来的多重连接探针扩增法（multiplex ligation-dependent probe amplification，MLPA）可同时半定量地检测近50组探针。一次检测可对所有的染色体亚端粒区进行测定，并能检测亚端粒区的缺失或重复，但对平衡易位畸变无意义。本法具有快速、操作简便、成本低廉的优点，已作为一种筛查

手段用于检测染色体亚端粒区的缺失和重复。阳性结果的患者应使用其它诊断性检测方法加以确诊，例如特定染色体亚端粒探针的 FISH 等。

表 12-13 亚端粒重组性智力低下临床表现计分法诊断方案

临床表现	分数
智力低下家族史阳性	
家族传播方式与孟德尔遗传疾病相似	1
家族传播方式与孟德尔遗传疾病不相似（包括表型不相符者）	2
出生低体重	2
产后生长发育异常	2
（小头畸形，大头畸形，低身高，超身高各占一分，但总分不能超过 2）	
同时具有两种或两种以上的头面部畸形	2
（主要包括眼距增宽、耳异常和鼻异常）	
非头面部畸形和先天性畸形	2
（手畸形，心脏畸形，尿道下裂和男性隐睾各占一分，但总分不能超过 2）	

【治疗和预后】

无特殊治疗方案，主要对症治疗，有内脏畸形者考虑手术治疗。注重智力的训练。预后一般较差。

【风险评估及预防】

家族性亚端粒重组者的再发风险在 10%～15%左右；新发生性者为 3%～5%。有本病生育史或家族史者，应做产前胎儿染色体核型分析和超声波检查。

二、22q11 微缺失综合征

DiGeorge 综合征（DiGeorge syndrome，DGS）[OMIM 188400] 和腭心面综合征（velocardiofacial syndrome，VCFS）[OMIM 192430] 的遗传病理基础都是 22q11.2 片段的微失，故统称为 22q11 微缺失综合征，其发病率为活产新生儿的 1/3,000～1/4,000。两者之间在病理变化和表型上都有较大的区别。

【遗传病理】

22q11.2 片段缺失是 DGS 和 VCFS 的遗传病理，片段 DNA 大小约为 3Mb，称为 DiGeorge 关键区域（DiGeorge critical region，DGCR）。90% 以上的 DGS 和 85% 以上的 VCFS 病例都有 DGCR 的缺失，其中大部分属中间缺失，其余的由累及 22q11.2 的染色体易位或倒位等染色体结构异常相关。也有由于其他染色体异常导致 DGS 和 VCFS 的发生，例如 10p13 的缺失。由 10p13 缺失相关的 DGS 通常表现为感觉神经性耳聋。

22q11.2 片段包含 15 个以上的基因，其中包括 *TUPLE*、*TBX1* 和最近发现的 *UFD1L*。*UFD1L* 基因的产物与辅酶 Q 蛋白的降解有关。包含在 22q11.2 断裂点里的低拷贝重复（low-copy repeat）的存在容易导致不平衡重组是微缺失发生的原因（图 12-14）。不平衡重组属于非等位基因同源性重组。

绝大多数病例属散发性。只有少数家族性病例表现出常染色体显性遗传传递方式。

【临床特征】

先天性免疫缺陷、先天性心脏病和严重低血钙是 DiGeorge 综合征表型的三大特点。腭裂、心血管缺陷、手指细长、特殊面容等则是 VCFS 的主要表型。两者的表型区别见表 12-14。

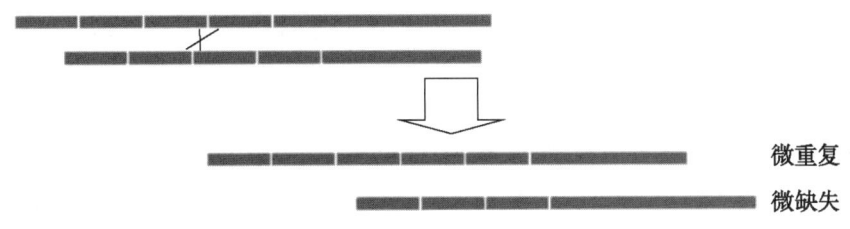

图 12-14 微缺失和微重复发生

表 12-14 DiGeorge 综合征和腭心面综合征比较

表型	DiGeorge 综合征	腭心面综合征
智力低下	轻到中度	大约 40% 的患者患轻度智力低下，平均 IQ 为 60～80。大部分患者都有非语言性学习障碍
头面部异常	单侧内眦移位，内外眦距短，人中短，小颌，耳廓异常	以灯泡样鼻伴鼻根窄小和小鼻翼、小头畸形、小颌和长脸为特点。其他的包括颧骨平坦、下颌后移、杏仁样眼睑裂等
心血管畸形	主要表现为①共干心缺陷：包括动脉干狭窄、法洛四联症、室间隔缺损；②动脉弓缺陷：包括 B 型动脉弓离断，通常发生在右动脉弓	室间隔缺损、右主动脉弓缺陷、法洛四联症、左锁骨下动脉迷失等
特征性异常	先天性免疫缺陷：胸腺发育不良或缺如导致细胞免疫缺陷，患者容易患严重感染性疾病。淋巴细胞对 PHA 等的细胞刺激素不敏感，故血液培养的分裂指数低，中期细胞少 严重低血钙：甲状旁腺发育不良或缺如而导致婴儿患者早期严重低钙，抽搐	腭咽发育不良：包括腭裂、粘膜下腭裂、咽腭发育不良等。由于咽腭部畸形，患者通常表现出说话时鼻音浓重

【实验室诊断】

FISH 是 DGS 和 VCFS 的最理想诊断方法，所使用的探针包括 *D22S75* 或 *TUPLE*。孕中期超声波检查胎儿心脏缺陷、羊水过少、先天性肾脏缺陷有助于产前诊断。以 FISH 诊断方法与传统性染色体显带方法结合对经培养的羊水细胞进行核型分析是常规的实验室诊断。近年来临床诊断使用的 CGH 微阵列，是诊断 DGS 和 VCFS 的新方法。

【治疗和预后】

由于 DGS 和 VCFS 的表型属多系统性，必须给予多专科综合治疗，包括心脏外科、儿科、内分泌科、免疫科和精神科等。对 DGS 患者应特别注意低血钙和感染疾病的防治。患者病情预后差。

【风险评估及预防】

大多数病例的染色体缺失属新发生性，属家族性遗传者约占 6%。对由家族性染色体遗传引起的病例，必须做双亲及其他亲属的核型分析。22q11 缺失阳性患者子女的再发风险为 50%。

对累及 22q11 区域家族性染色体异常或 DGS/VCFS 家族史阳性的病例，应该常规做产前诊断，包括羊水细胞或绒毛细胞染色体分析和 FISH 检测，孕中期行超声检查等。

三、22q11 微重复综合征

22q11 微重复综合征（22q11 microduplication syndrome）是最近新发现的染色体微重复综合征，由 22q11.2 区域所含的 DNA 微重复致病。重复的 DNA 与 DGS/VCFS 相关的 DNA 片段相同。按理论分析，22q11 微重复综合征的发病率应该与 DGS/VCFS 的相同，但到目前为止，只有近 20 例的 22q11 微重复综合征报道，可能是检测方法的限制或者患者表型不明显而容易漏诊的缘故。

【遗传病理】

22q11 微重复综合征的遗传病理是 22 号染色体长臂近着丝粒端微片段 22q11.21-11.23 的重复。重复的 DNA 大小约为 3~6Mb，包括 *TUPLE1* 在内。微重复发生的机制与 DGS/VCFS 的相同，但其结果是 22q11 微重复（图 12-14）。微重复的 DNA 通常属母源性。

大部分的 22q11 微重复综合征病例属新发生性，家属性只占少部分。

【临床特征】

22q11 微重复综合征患者都表现出不同程度的 DGS/VCFS 表型，但有其特定的表型，其中包括①上位眉毛；②眼睑下斜或伴下垂；③轻度的小颌/宿颌；④脸部细长。

其类似 DGS/VCFS 表型的包括腭咽发育不全，腭裂，先天性心脏缺陷、耳聋、肾生殖系统畸形、胸腺缺如、无脾、认识障碍等。

值得注意的是，与 DGS/VCFS 不同，22q11 微重复综合征的表型通常轻微或不典型，故容易被漏诊。

【实验室诊断】

使用含 *TUPLE1* 位点探针做间期细胞 FISH 检查可以检测全部的 22q11 微重复；约 45% 的微重复可以通过 550~675 带水平的高分辨显带技术被诊断，在 750~850 带水平时则可以将全部微重复辨认出来。值得注意的是，用间期细胞做 FISH 诊断，可以将全部患者诊断出来，但不一定都在含微重复的中期分裂相细胞里显示阳性。这可能是漏诊的原因之一。近年来临床诊断使用的 CGH 微阵列，是 22q11 微重复综合征诊断的新方法。

【治疗】

无特殊，与 DGS/VCFS 相似。

【风险评估及预防】

与 DGS/VCFS 相似。

四、Prader-Willi 综合征

Prader-Willi 综合征（Prader-Willi syndrome，PWS）[OMIM 176270]，又称张力减退-智力减退-性腺功能减退与肥胖综合征，是导致人类肥胖最常见综合征之一，发病率约为 1/10,000~1/20,000，大部分为散发性，少数为家族性。与 Angelman 综合征（Angelman syndrome，AS）一样，PWS 是由于 3~4Mb 大小的染色体片段 15q11-q13 的缺失所致，两者都是基因组印迹的典型代表，但两者间的表型和发病机制不同（表 12-15，图 12-15）。

【遗传病理】

主要包括父源性 15q11-q13 的缺失、母源性 15 号染色体单亲二体（uniparental disomy，UPD）和基因组印迹突变。这三种的基因突变都有异常的甲基化。基因组印迹中心（imprinting center，IC）定位在 15q11-q13。

表 12-15 Prader-Willi 综合征和 Angelman 综合征

类别	Prader-Willi 综合征	Angelman 综合征
发病率	1/15,000（新生儿）	1/15,000（新生儿）
性别	男性多见	女性多见
发病机制		
基因	*SNRPN*，*NDN*，*ZNC127*，*IPW*	*SNRPN*（约占 5%），*UBE3A***（约占 15%~20%）

类别	Prader-Willi综合征	Angelman综合征
染色体缺失*	父源性(15)(q11-13)片段缺失(占70%)	母源性(15)(q11-13)片段缺失(占70%)
单亲二体*	母源性15号染色体单亲二体（占20%~25%），大部分属异二体（heterodisomy）；染色体不分离通常发生在卵细胞MI期，与孕妇高龄有关	父源性15号染色体单亲二体（占<5%），大部分属同二体（isodisomy），由正常精子与缺15染色体卵子受精，然后由单个父源性15号染色体复制而成；与孕妇高龄有关
基因组印迹*	+（约占5%）	+（约占5%）
临床特征	轻到中等智力低下；婴儿期肌张力降低；食欲亢进；肥胖；性机能减退，阴茎幼稚，隐睾，小阴唇和阴蒂发育不良，性欲减退；机体矮小，手脚小；杏仁眼；斜视；前额窄；痛觉域高；唾液浓稠；低色素	严重智力障碍，少语或语言障碍；小脑，后枕平坦；共济失调，特征性步态；无意识发笑；癫痫发作

* 伴有异常甲基化；** UBE3A 基因属母源性，只在脑组织表达

由于基因组印迹效应，15q11-q13区域里的基因表达取决于基因的亲源性。父源性基因的不表达导致PWS的发生，母源性基因的不表达则与AS相关。与PWS发生的最常见的细胞遗传学异常包括：

1. 15q11-q13的缺失：属父源，大部分为新发生性缺失。其中的5%由累及15q11-q13区域的其它类型染色体重组所致，这包括倒位、重复、易位和小双随体额外染色体。

2. 15号染色体单亲二体：属母源性。主要是由于卵细胞的减数分裂的染色体不分离，生成含15二体生殖子，与正常精子受精后产生15-三体后丢失父源性15号染色体而成（图12-15B）。小部分病例由正常卵子与缺乏15号染色体的精子受精而成（图12-15A）。

3. 非平衡易位：少见，通常属新发生性。

4. 家族性或新发生性的平衡易位。

大多数与PWS相关的母源性15号染色体单亲二体发生的染色体不分离发生在卵细胞的减数分裂I期，约占80%（图12-15）。然而，引起AS的父源性单亲二体的染色体不分离通常发生在卵细胞减数分裂II期或合子后早期卵裂过程的有丝分裂，其中大部分是由正常精子与缺15号染色体的卵子受精，然后由单一父源性15号染色体复制而成（图12-15C）。

父源性15q11-q13微缺失、母源性UPD、印迹基因二者及其异常甲基化导致15q11-q13里的父源性基因不表达，这包括SNRPN，NDN，ZNC127和IPW，其中的IPW是印迹基因。

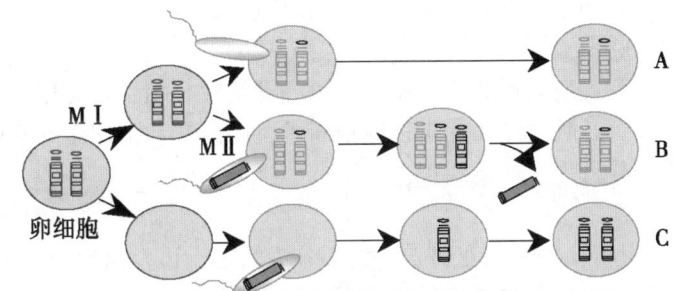

图12-15 Prader-Willi综合征和Angelman综合征单亲二体发生机制

【临床特征】

以影响中枢神经系统，特别是下丘脑为主。其特征性的临床表现为肌张力减退、轻到中度智力低

下、性腺机能减退、肥胖、身短、手脚短小、杏仁眼、额径狭窄和痛觉阈高等。

新生儿期严重肌张力减退、喂养困难和生长障碍。胎儿期胎动减少，生长障碍。儿童期下丘脑功能失调导致的不可抗拒的食欲亢进和严重肥胖，脂肪多分布在四肢近端、下腹部和臀部，占体重的30%～40%。严重肥胖会给中年患者带来心肺功能衰竭等致命性的威胁。

促性腺激素分泌功能低下导致性腺机能减退，表现为外生殖器发育不良、性腺成熟迟缓或不完全、青春期发育迟缓、男女不孕不育。生长激素缺乏导致躯体矮小、四肢短。

头面部轻度畸形，包括额径狭窄，杏仁眼，斜视，嘴下歪，上唇薄。耳畸形，牙齿缺损。

轻到中度智力低下，IQ在20～100不等，通常在40～80之间，以语言和阅读为主的学习困难，逻辑思维能力差，运动技巧迟钝。患者嗜睡、呕吐及疼痛阈值增高。与饥饿寻食有关的各种行为异常，包括情感异常如发脾气、固执、暴躁、暴力、偷窃等。

10%～20%患者患有糖尿病，多发生在10岁之后。1/2～2/3含染色体缺失的患者呈现与家族背景相关的皮肤毛发低色素，这与包含在关键区内的色素基因 *P* 缺失相关。

【实验室诊断】

遗传诊断方法包括高分辨染色体核型分析、FISH检测、利用微卫星随体DNA分析检测单亲二体、基因的DNA甲基化分析、印迹突变DNA分析。

1. 高分辨染色体核型分析：对临床疑为PWS时，需做550条带以上的高分辨染色体检查，以辨别各种类别的染色异常。

2. FISH检测：应用染色体单一序列探针做FISH检测，能够快速、准确、有效地检测15q11-q13的缺失，可检测出70%的患者。

3. DNA甲基化分析：包括Southern印迹杂交分析和甲基化特异性PCR检测两种方法。Southern印迹杂交法可分析 *SNRPN* 基因的两个被DNA甲基化印迹区域：一是表达的父源等位基因非甲基化，不表达的母源等位基因甲基化的外显子1；二是父源等位基因甲基化，母源等位基因非甲基化的内含子7。甲基化特异性PCR可检测 *SNRPN* 基因启动子区含有父源等位基因甲基化而母源等位基因非甲基化的CpG岛。DNA甲基化分析可检出所有的病例，是基因诊断检出率最高的最准确的方法。

4. 应用15号染色体上的微卫星标记进行染色体UPD连锁分析，可检测25%的患者。

此外，还可以从RNA或蛋白质水平进行检测。近年来临床诊断使用的CGH微阵列，是PWS诊断的新方法。

【治疗与预后】

目前尚无特殊的治疗方法，主要是对症处理。要十分注重婴儿的早期喂养，通常需要采用胃管喂养。用体疗改善肌张力低下。婴儿期后要严格控制饮食，给予行为教育和心理治疗，增加运动量以控制肥胖的发展。早期生长激素疗法可以改善患者身高，也可以提高肌张力和减少脂肪。应用枸橼酸克罗米芬，可使血浆黄体激素、睾酮和尿中促性腺激素的水平升高至正常，并能产生正常的精子和青春期体征，有助于小阴茎的发育。

对于已经严重肥胖的患者，应进行严格限制饮食和心理治疗相结合，有望使患者体重降至65公斤，高血糖和糖尿均可好转，改善心脏功能。迷走神经切断术可以成功地治疗由下丘脑病变导致的实验性肥胖。其它的畸形可由相应的外科手术进行纠正。

【风险评估与预防】

1. 风险评估：PWS多由新发生的突变引起，大部分为散发。再发风险因遗传学病因的不同而异。

（1）绝大多数染色体微缺失患者和单亲二倍体再发风险为1%。

（2）孕妇高龄可以使单亲二体的再发风险明显升高。

（3）累及15q11-q13片段的家族隐蔽性染色体结构性畸变，可通过减数分裂导致15q11-q13微缺失和单亲二体的发生，其风险高。

（4）印迹基因突变（如印迹中心缺失）可以隐蔽性地往下传递多代，子代的患病风险为50%。

2. 预防：
(1) 对有家族史的病例，做常规的羊水或绒毛细胞培养，并做有关的遗传诊断检查。
(2) 对孕妇高龄和家族隐蔽性染色体结构性畸变携带者做产前诊断和遗传咨询。

五、Angelman 综合征

Angelman综合征（Angelman syndrome，AS）[OMIM 105830] 又称愉快木偶综合征，和 PWS 一样，也可以由染色体片段 15q11-q13 的缺失引起。

【遗传病理】

AS 发生的原因是由于母源性 15q11-q13 基因的不表达，其遗传病理包括母源性 15q11-q13 微缺失、父源 UPD（详见有关 PWS [遗传病理]）、印迹基因和 *UBE3A* 基因突变四类（表 12-15），其中前三类都有异常甲基化。

UBE3A 基因属母源性，并且特异性地在脑组织表达，15%～20% 的 AS 患者与其突变相关，基因突变具有异质性，大多数属新发生性。

【临床特征】

产后小头畸形、头短畸形、严重智力障碍、语言障碍、共济失调步态、提臂屈肘、震颤、癫痫发作、好动症、下颌前突、流涎、张口吐舌和无意识发笑以及以大振幅慢峰波为特点的脑电图是主要的临床特征。

患者出生时通常正常，但很快出现严重的发育迟缓。IQ 处于严重障碍水平。幼年早期患者语言发育缺乏，出现无意识发笑伴欢乐姿态、在遇到精神或机体刺激时常伴发笑，故有"欢乐木偶"之称。

出生后 6 个月患者各种运动发育标准迟缓，通常持特征性的共济失调步态，双脚分开待跑姿势。疾病严重者走路时步态僵硬、摇动和颠簸。婴儿期患者通常手持物品，口含杂物，这种好动症可以随着年龄增大而改善。

癫痫通常在 3～6 岁间出现，其严重程度不一，形式多样化。癫痫发作时脑电图持续异常，并可以持续到癫痫发作被控制之后。癫痫发作可在青春期减少或消失。

50%～75% 的患者可见毛发、皮肤和眼部色素减退，这与色素蛋白 *p* 基因的缺失有关。

【实验室诊断】

遗传诊断方法与 PWS 基本相同，FISH 分析检测 15q11-q13 片段缺失，可以将 70% 的 AS 患者诊断，而 UPD 和印迹基因检测可各发现 5% 的患者，这些患者都有双亲等位基因甲基化异常。通过序列分析 *UBE3A* 基因可发现约 15%～20% 的患者，这部分患者无甲基化异常。

还可以做脑电图分析，其特征性脑电图为大振幅慢峰波图（通常是 2～3Hz）。

CGH 微阵列可以将 15q11-q13 微缺失检测出来。

【治疗】

主要是对症治疗。在特定的良好环境下予特殊的行为、语言方面教育和相应的心理治疗，可减轻患者的症状。对患者的行为异常、共济失调和可能的癫痫发作，采取相应的保护措施，给特定的生活环境和生活用品，如特用的椅子、固定器和卧室等。对癫痫发作通常需要药物治疗，常用的有氯硝安定、苯巴比妥等。患者癫痫容易再发。

【风险评估和预防】

1. 风险评估：与 PWS 基本相同，AS 通常是新发生性，而且大部分为散发。再发风险因遗传学病因的不同而异（表 12-16）。绝大多数染色体微缺失患者和单亲二倍体再发风险低于 1%。
2. 值得注意的是母亲为 *UBE3A* 携带者时，其后代再发风险为 50%。
3. 预防：与 PWS 相同。

表 12-16 AS 遗传再发风险率

遗传学病因	频率	再发风险
15q11-13 微缺失	约 70%	1%
与 15q11-13 相关的家族性平衡易位	<1%	2%～10%
父源 UPD	3%～7%	<1%
罗伯逊易位 der(15;15) 性父源 UPD	<1%	100%
印迹缺失伴印迹中心的缺失	0.5%	50%
印迹缺失不伴印迹中心的缺失	2.5%	<1%
UBE3A 基因突变	15%～20%	50%（母亲是携带者时）

六、Beckwith-Wiedemann 综合征

Beckwith-Wiedemann 综合征（BWS）以新生儿低血糖、巨舌、巨体、巨内脏、偏身生长过度、腹壁缺陷为特点，是最常见的生长过度综合征之一，大多数病例属散发性。

【遗传病理】

Beckwith-Wiedemann 综合征的遗传模式复杂，包括常染色体显性遗传伴表达异质性、11 号染色体片段性单亲二体和母源性基因组印迹效应等。该病的关键区域位于 11p15.5。相关基因包括父源性表达的 $IGF2$、INS 和 $LIT1$（$KCNQ1OT1$），母源性表达的 $p57^{KIP2}$、$H19$、$CDKN1C$ 和 $KCNQT1$。$IGF2$ 基因突变与表型低血糖相关。

大约 50%～65% 的病例与 $LIT1$ 基因甲基化异常有关。$H19$ 基因甲基化异常占 2%～7%。10%～20% 的病例由父源性 11p15 片段单亲二体相关，是由于体细胞有丝分裂过程中不等互换引起，属母源性体细胞性缺失，且通常呈镶嵌体出现，故具有母源性基因组印迹效应。5%～10% 的新发生性和 40% 的家族性遗传病例可有 $CDKN1C$ 基因突变。$CDKN1C$ 基因的表达具有细胞增生的负调控作用，其过度表达可以使细胞周期停留在 G1 期上。疾病的发生可能与 II 型胰岛素生长因子 $IGF2$ 的过度表达和 $CDKN1C$ 基因表达抑制有关。最近 Higashimoto 等发现 $CDKN1C/KCNQ1OT1$ 区的基因组印迹受阻断，使印迹的母源性变成父源性而抑制 $CDKN1C$ 表达抑制，导致 BWS 和与之有关肿瘤的发生。

此外，5% 的患者有 $p57^{KIP2}$ 突变。1% 患者有父源性 11p15 片段重复。母源性染色体平衡易位占 1%。

【临床特征】

主要特征包括巨舌、巨体畸形、躯体双侧不对称、腹壁缺陷以及胚细胞肿瘤发生风险。

患者胎儿期就有宫内生长过度，出生时巨体畸形，身体单侧肥大，红细胞增多，低血糖并可以伴癫痫发作。出生后骨成熟加速，骨干过度狭窄等。患者智力正常或轻到中度低。脐疝、腹裂；内脏巨大畸形，后横膈上升；肾髓质发育不良；胰腺过度增殖，胰岛素分泌过多。胚细胞肿瘤易感性高，包括 Wilms 瘤、性腺胚瘤、肝胚胎瘤和肾上腺癌等，以 Wilms 瘤多见。

【实验室诊断】

遗传学诊断方法包括：CGH 微阵列，高分辨染色体检查，FISH 检测、UPD 检测、基因的 DNA 甲基化分析、印迹突变 DNA 突变分析等。

1. 高分辨染色体检查：可检测母源 11p15 的染色体易位、倒位和父源性 11p15 的重复，可以诊断约 5% 的患者。

2. FISH：可分辨 11 号染色体的缺失和重复，可以检测约 2%～3% 的患者。

3. UPD 检测：检测 BWS 关键区域的 UPD，可检测 10%～20% 的患者。

4. 甲基化分析：主要是检测 KCNQ1OT1 和 H19 基因，约 60% 的患者有 KCNQ1OT1 基因甲基化异常，2%～7% 的患者有 H19 基因甲基化异常。

5. DNA 检测：直接的 DNA 检测可发现 5%～10% 的新发生性和 40% 有家族性遗传的病例有 CDKN1C 基因突变。

孕中期超声检查有助于诊断，可见羊水过少、胎儿生长过度，发现躯体生长不对称、腹壁缺陷、腹内脏器过大等。

【治疗与预后】

大部分只能对症治疗。新生儿早期的低血糖的治疗很关键，可减少中枢神经系统并发症。治疗新生儿红细胞增多症。对于巨舌等畸形可采用相应的外科手术纠正。新生儿和婴儿患者应取侧卧位或俯卧位，有助于呼吸通畅，避免由于巨舌等引起的窒息，减少早期死亡率。7 岁前应每三个月定期超声波或 CT 监测肾脏、肝脏和肾上腺，以利于及时发现腹部肿瘤（特别是 Wilms 瘤，其次是肾上腺癌），对身体单侧肥大者尤为重要。3 岁前应每 6～12 周应定期进行血清 AFP 测定以便及时发现肝脏肿瘤。

【风险评估与预防】

呈染色体显性遗传方式传播的病例，患者子女患病风险为 50%。其他类型的再发风险见表 12-17。

对有家族史或生育过 BWS 的患者，应行孕期超声检查，以便对可疑病例早期诊断。常规的羊水或绒毛细胞培养，进行有关的遗传诊断检查有助于产前诊断。

患者患肿瘤的风险为 5%。

表 12-17 BWS 同胞和子代的再发风险表

BWS 患者类型	同胞再发风险	子代再发风险
父源性 KCNQ1OT1 基因甲基化	低	低
父源性 11p15 UPD	很低	很低
母源性 CDKN1C 基因突变	50%	母性传播约 50%

七、William 综合征

William 综合征是指因 7 号染色体长臂近着丝粒端片段 7q11.23 微缺失引起，以认知缺陷、轻度精神发育不良和动脉狭窄为特点的综合征，发病率约为 1/10,000。

【遗传病理学】

主要是位于 7q11.23 的关键区域（WBSCR）的缺失。7q11.23 的微缺失的染色体可以是父源性的，也可以是母源性的。缺失片段大小约为 2Mb。含 15 个以上的基因，以弹性蛋白（elastin）基因（ELN）最重要，其余的是在脑组织专一表达的 LIMK1 基因。弹性蛋白基因的缺失导致由弹性蛋白构成的主动脉发育不良。弹性蛋白基因缺失导致本病特征性的主动脉瓣上狭窄的发生相关。LIMK1 基因的缺失则与疾病特征性的认识缺陷相关。WBSCR 侧翼重复顺序是减数分裂或有丝分裂过程中遗传物质非平衡交换发生的位置，进而导致缺失的发生。90% 以上的 William 综合征患者都发生弹性蛋白基因的缺失。

几乎所有的病例都属散发性，但偶有家族性病例的报道。

【临床特征】

主要临床特点包括智力障碍伴小头畸形、特殊面容（唇厚、眼周围皮下组织丰满、低鼻梁、斜视、内眦赘皮、虹膜蓝色、人中长等）、主动脉瓣上狭窄、身材矮小、渐进性结缔组织发育不良所导致肾血管狭窄性高血压、关节功能障碍、内脏憩室等。

对人友善，健谈多语，喜欢社交，声音嘶哑是本病特征性的行为异常。

患者的智力障碍呈轻到中度，智商介于 40~100 之间，平均 60；读写能力较差，对简单的算术也感到困难；语言能力远超过一般认识能力；听觉过敏；注意力不集中，但对听音乐、唱歌、弹奏乐器有惊人的耐力。

动脉狭窄是本病特征性的异常，其中以主动脉瓣上狭窄（supravalvar aortic stenosis）最常见，占 75%。其他内脏异常包括两侧肾脏大小不对称，位置异常，肾钙质沉着；尿道狭窄；膀胱输尿管回流。

高血钙可出现在任何年龄，15% 出现特发性高钙血症，30% 出现高钙尿症，10% 甲状腺功能低下，成年后糖尿病发病率高。

【实验室诊断】

外周血 CGH 微阵列和 FISH 检查可发现 7q11.23 的微缺失，FISH 可以将 90% 以上的患者诊断出来。

产前超声波探测心血管和肾脏异常有助于产前诊断。孕中期羊水细胞染色体分析，并使用包含 ELN 基因在内的探针进行 FISH 或 CGH 微阵列方法检测可确诊。有报道 William 综合征与低水平母体血清 AFP（0.5~0.8MoM 之间）有关，可作为产前诊断参考。

【治疗】

1. 治疗前应完善各项检查，明确病变的情况，针对具体病变，采取相应的对症综合处理，包括对发育异常的干预、特殊教育训练、行为治疗和精神治疗等。

2. 对各种身体畸形，可相应地进行矫正；对有心血管和肾脏严重异常的患者，可行手术治疗，有助于延长寿命，避免继发性高血压。

3. 注意饮食调节，有高钙血症的患者，需低钙饮食，重者服用类固醇类药物，并密切注意肾钙质沉着症的发生。

【风险评估与预防】

大部分病例属散发性，少数为家族性传递。双亲之一为患者，其子代再发风险为 50%。

对于家族性传递可疑病例，需做产前羊水细胞染色体分析和 FISH 检测。超声波检测发现主动脉瓣上狭窄的胎儿病例是产前诊断的重要对象。但是，由于该病的发生通常是散发性，故在产前能诊断出来的仅占少数。

八、其他常见的微结构异常染色体病

随着分子细胞遗传学技术的广泛应用以及病例的不断总结，越来越多的微缺失综合征被发现。近年来 CGH 微阵列的临床诊断使用，也给微缺失综合征的诊断带来新的方法。表 12-18 列举的是比较常见的几种，以供读者阅读参考。

表 12-18 其他常见的微缺失染色体病

疾病名称	染色体位置	主要临床表现
1p36 单体综合征	1p36	精神运动性障碍；小头畸形；癫痫发作；视力障碍
Albright 综合征	2q37	类似 Albright 综合征特点：身材矮小；圆脸；短掌；智力障碍
Wolf-Hirschhorn 综合征	4p16.3	严重智力障碍；几乎全部患者都有宫内生长迟缓，产后发育障碍；肌张力低下；癫痫发作；头面部畸形；马蹄内翻足；房间隔缺损；尿道下裂，隐睾；肾脏异常；膈疝；免疫能力低下，易感染；听力丧失
Cri-du-chat 综合征	5p15	智力低下；新生儿期猫叫样哭叫，一年以后消失，为本病独特症状；生长发育障碍，出生体重低，肌张力低，一岁时头可直立，两岁能坐，四岁才能行走；语言障碍；头面部畸形；面部不对称；约 1/3 的患者有不同类型的先天心脏畸形；横贯掌，掌远轴三射线

续表

疾病名称	染色体位置	主要临床表现
Rubinstein-Taybi 综合征	16p13.3	智力低下，IQ30～90，平均51，半数患者智商低于50；产后生长迟缓，肌张力低下；步式僵硬不稳；小头畸形，头面部畸形；拇指（趾）增宽；可见先天性器官缺陷
a型地中海贫血伴智力障碍综合征	16p13.3	a地中海贫血；智力障碍
Miller-Dieker 综合征	17p13.3	大脑组织表面平滑，脑回缺如，脑CT检查见大脑侧窝处明显空缺区，呈"八"字形状。胼胝体缺如或发育不良（74%），形成一大中隔腔（77%）。第三脑室区中线钙化（45%）；严重智力障碍，出生时肌张力低下，角弓反张呈痉挛状态，癫痫发作；头面部畸形，头小伴双颞狭窄，前额高，中部纵行脊沟，哭时尤其明显
Smith-Magenis 综合征	17p11.2	临床表现随年龄增大而明显。中等智力障碍，IQ在20～78之间，多为40～54；头面部畸形；声音嘶哑；短指和短趾畸形；矮小；听力丧失；特征性自我虐待的行为；失眠；脊柱侧弯
Langer-Giedion 综合征	18q24.1-q24.13	轻度（30%）和重度智力障碍（70%）不等，语言发育延迟；听力减退或丧失；产后轻度生长迟缓，肌张力低下；身材矮小。特征性多发性外生骨疣，以长管状骨多见，椎形骨骺端；皮肤松弛；头面部畸形
Alagile 综合征	20p11.23-p12.2	特征性胆小管贫乏性胆汁淤积，肝功能丧失，黄疸性瘙痒；头面部畸形；碟形脊椎骨；眼睛胎儿环，弥散性眼底低色素，视网膜色素上皮层斑点
22q13 微缺失综合征	22q13.3	智力障碍；语言发育延迟；肌张力低下
Kallmann 综合征	Xp22.3	促性腺激素分泌不足性性腺发育不足；嗅觉丧失
非特异性智力障碍综合征	Xp21.3-p22.1	智力障碍
类固醇磷酸激酶缺乏综合征	Xp22.3	鱼鳞癣；眼角膜浑浊；隐睾

（陆国辉　余艳红　万淑梅）

主要参考文献

1. Antonmarakis SE. Down syndrome. In: Jameson JL, ed. Principles of Molecular Medicine. Totowa: Humana Press, 1998. 1069
2. Ben PA, Fang M, Egan JF. Tend in the use of second trimester maternal serum screening from 1991 to 2003. Genet in Med, 2005, 7: 328-31
3. Caine A, Maltby AE, Parkin CA, et al. UK Association of Clinical Cytogeneticists (ACC). Prenatal detection of Down's syndrome by rapid aneuploidy testing for chromosomes 13, 18, and 21 by FISH or PCR without a full karyotype: a cytogenetic risk assessment. Lancet, 2005, 366: 123-8
4. Chen M, Lee CP, Leung KY, et al. Pilot study on the midsecond trimester examination of fetal nasal bone in the Chinese population. Prenat Diagn, 2004, 24: 87-91
5. Cohen MM Jr. Beckwith-Wiedemann syndrome: historical, clinicopathological, and etiopathogenetic perspectives. Pediatr Dev Pathol, 2005, 8: 287-304
6. Cuckle H. Time for total shift to first-trimester screening for Down's syndrome. Lancet, 2001, 358: 1658-9
7. de Vries BBA, Ehite SM, Knight SJL, et al. Clinical studies on submicroscopic subtelomeric rearrangements: a checklist. J Med Genet, 2001, 38: 145-50

8. Doswell BH, Visootsak J, Brady AN, et al. Turner syndrome: an update and review for the primary pediatrician. Clin Pediatr, 2006, 45: 301-13
9. Dutly F, Schinzel A. Unequal interchromosomal rearrangement may result in elastin gene deletion causing William-Beuren syndrome. Hum Genet, 1996, 5: 1893-8
10. Ensenauer RE, Adeyinka A, Flynn HC, et al. Microduplication 22q11.2, an emerging syndrome: clinical, cytogenetic, and molecular analysis of thirteen patients. Am J Hum Genet, 2003, 73: 1027-40
11. Gardner RJM, Sotherland GR. Chromosome abnormalities and genetic counseling. 3rd. edition. New York: Oxford University Press, 2004
12. Hamelin CE, Anglin G, Quigley CA, et al. Genomic imprinting in Turner syndrome: Effects on response to growth hormone and on risk of sensorineural hearing loss. J Clin Endocrinol Metab, 2006, 91: 3002-10
13. Heilstedt HA, Ballif BC, Howard LA, et al. Physical map of 1p36, placement of breakpoints in Monosomy 1p36, and clinical characterization of the syndrome. Am J Hum Genet, 2003, 72: 1200-12
14. Higashimoto K, Soejima H, Saito T, et al. Imprinting disruption of the CDKN1C/KCNQ1OT1 domain: the molecular mechanisms causing Beckwith-Wiedemann syndrome and cancer. Cytogenet Genome Res, 2006, 113: 306-12
15. Horsthemke B, Buiting K. Imprinting defects on human chromosome 15. Cytogenet Genome Res, 2006, 113: 292-299
16. Huang T, Alberman E, Wald N, et al. Triploidy identified through second-trimester serum screening. Prenat Diagn, 2005, 25: 229-33
17. James SJ, Pogribna M, Pogribny IP, et al. Abnormal folate metabolism and mutation in the methylenetetrahydrofolate reductase gene may be maternal risk factors for Down syndrome. Am J Clin Nutr, 1999, 70: 495-501
18. Kishino T, Lalande M, Wagstaff J. UBE3A/E6-AP mutations cause Angelman syndrome. Nat Genet, 1997, 15: 411
19. Lee S' Wevrick R. Identification of novel imprinted transcripts in the Prader-Willi syndrome and Angelman syndrome deletion region: further evidence for regional imprinting control. Am J Hum Genet, 2000, 66: 848
20. Leung TY, Spencer K, Leung TN, et al. Higher median levels of free beta-hCG and PAPP-A in the first trimester of pregnancy in a Chinese ethnic group. Implication for first trimester combined screening for Down's syndrome in the Chinese population. Fetal Diagn Ther, 2006, 21: 140-3
21. Lu G, Edwards J, Best R, et al. Constitutional mosaic trisomy 21 and azoospermia: a case report. J Peking University (Health Science), 2005, 37: 94-5
22. 陆国辉, 秦乃更, 殷光真. 染色体结构异常疾病和邻近基因综合征. 见: 陆国辉主编. 产前遗传病诊断学. 广州: 广东科技出版社, 2002. 281-4
23. Malone FD, Canick JA, Ball RH, et al. First-trimester or second-trimester screening, or both, for Down's syndrome. N Engl J Med, 2005, 353: 2001-11
24. McDermid HE, Morrow BE. Genomic disorders on 22q11. Am J Hum Genet, 2002, 70: 1077-88
25. Odibo AO, Sehdev HM, Dunn L, et al. The association between fetal nasal bone hypoplasia and aneuploidy. Obstet Gynecol, 2004, 104: 1229-33
26. O'Leary P, Breheny N, Dickinson JE, et al. First-trimester combined screening for Down syndrome and other fetal anomalies. Obstet Gynecol, 2006, 107: 869-76
27. Palomaki GE, Bradley LA, McDowell. Down Syndrome Working Group, ACMG Laboratory Quality Assurance Committee. Technical standards and guideline: Prenatal screening for Down syndrome, 2005, 7: 344-54
28. Papp C, Beke A, Mezei G, et al. Prenatal diagnosis of Turner syndrome: report on 69 cases. J Ultrasound Med, 2006, 25: 711-7
29. Rickman L, Fiegler H, Shaw-Smith C, et al. Prenatal detection of unbalanced chromosomal rearrangements by array CGH. J Med Genet, 2006, 43: 353-61
30. Salehi A, Delcroix JD, Belichenko PV, et al. Increased App Expression in a Mouse Model of Down's Syndrome Disrupts NGF Transport and Causes Cholinergic Neuron Degeneration. Neuron, 2006, 51: 29-42
31. Schwartz S. Molecular cytogenetics and prenatal diagnosis. In: Milunsky A, ed. Genetic disorders and the fetus - diagnosis, prevention, and treatment. 5th edition. Baltimore and London: The Johns Hopkins University Press, 2004, 341-74

32. Tul N, Spencer K, Noble P, et al. Screening for trisomy 18 by fetal nuchal translucency and maternal serum free β-hCG and PAPP-A at 10~14 weeks of gestation. Prenat Diagn, 1999, 19: 1035-42
33. Van den Veyver IB, Beaudet AL. Comparative genomic hybridization and prenatal diagnosis. Curr Opin Obstet Gynecol, 2006, 18: 185-91
34. Wald NJ, Rodeck C, Hackshaw AK, et al. SURUSS in perspective. BJOG, 2004, 111: 521-31
35. Wald NJ, Huttly WJ, Hackshaw AK. Antenatal screening for Down's syndrome with the quadruple test. Lancet, 2003, 361: 835-6
36. Wald NJ, Barnes IM, Birger R, et al. Effect on Down syndrome screening performance of adjusting for marker levels in a previous pregnancy. Prenat Diagn, 2006, 26: 539-44
37. Warburton D, Dallaire L, Thangavelu M, et al. Trisomy recurrence: a reconsideration based on morth anerican data. Am J Hum Genet, 2004, 75: 376-85
38. Wattendorf DJ, Muenke M. Prader-Willi syndrome. Am Fam Physician, 2005, 72: 827-30

第13章 出生缺陷疾病咨询

第一节 妊娠期微生物感染

自受精卵形成至新生儿的诞生，胎儿受到各种各样的微生物的攻击。有些微生物对妊娠中的胎儿有着较大的影响，可以诱导妊娠期的并发症或导致胎儿宫内发育迟缓等，甚至可以导致胎儿畸形。以下分别讲述对宫内胎儿有影响的各种妊娠期微生物的感染。

一、妊娠期风疹病毒感染

风疹（rubella）是指由风疹病毒（RUV）感染引起的以皮疹及耳后、枕部淋巴结肿大为临床表现的传染病。成人和儿童感染后病情均较轻，妊娠期 RUV 感染对孕妇影响也较小，但对胎儿危害极大，可导致流产、畸形及新生儿先天性疾病等，其一直受到世界各国学者的广泛重视。

【致畸机理】

确切的 RUV 使胎儿致病和致畸的机制尚不十分清楚。目前认为 RUV 通过垂直传播的方式使胎儿致病，即母体形成病毒血症，通过血液、胎盘屏障造成胎儿感染。在慢性感染者2倍体细胞中，出现染色体断裂畸变。RUV 可使3个胚层受累，尤以外、中胚层更甚，这可能是受感染胎儿产生先天性疾病的发病机制。胎盘的病理改变最初为散发的合体滋养细胞和细胞滋养细胞坏死，晚期多为胎盘绒毛膜和脐带有持久的小血管和毛细血管炎性改变，表现为单核细胞浸润和结节性脉管炎，导致胎盘发育不良，并进一步感染胎儿，病毒体在分化、生长过程中的胎儿细胞中复制；反之，引发细胞病变、组织器官发育异常，同时感染可通过血液循环播散到心、脑和肝等部位，造成多脏器受累，并损伤血管系统，引起相应组织器官缺血、缺氧，最终导致胎儿生长受限和发育缺陷。其主要的病理改变为器官炎症（脑炎、肝炎和视网膜炎等）和畸形（小头、小眼球、动脉导管未闭以及室间隔缺损等）。

【临床特征】

风疹病毒感染后潜伏期较长，平均为18天，前驱症状为发热不适、轻度鼻炎和颈部及枕部淋巴结肿大并有明显压痛，1~2天后出疹，为散发性浅红色小斑丘疹，皮疹3天消退，与麻疹相似，出疹前后鼻咽分泌物可分离到 RUV 病原体，血清中可检出 RUV 抗体 IgM。

【实验诊断】

先天性风疹综合征（CRS）不一定出生后即出现症状，可数月乃至数年后逐渐出现。目前根据美国亚特兰大疾病中心将 CRS 的分类和诊断依据列为：①确诊：出生有缺陷且有下列之一：a、分离出 RUV；b、特异性 IgM 阳性；c、RUV HI 或 RUV 抗体试验 IgG 特异抗体在婴儿持续存在，超过母婴传递预期时间或当月浓度的2倍。②符合 CRS 诊断：实验室依据不足以肯定诊断及下列并发症中 a 项有2个或 a、b 项中各1个者：a、先天性白内障、青光眼、先心病、耳聋和视网膜色素沉着病；b、紫癜、巨脾症、黄疸、小头、智力低下、脑膜炎和骨病变。③可能 CRS：某些临床特征符合，但不能满足上述依据。④仅先天性 RUV 感染：有感染实验依据，无出生缺陷存在。⑤死产：有依据认为继发于母体 RUV 感染者。

【治疗和预后】

先天性风疹综合征虽临床症状不重，无特殊病理损伤，只需对症处理即可以。预防和控制 RUV 是防止和降低 CRS 的重要措施。妊娠期 RUV 感染至今尚无特异、确切的治疗方法，预防母体感染是目前最好的治疗。美国自1969年起实行 RUV 疫苗接种使 RUV 感染及 CRS 发生率明显下降，我国目前已将 RUV 疫苗接种纳入儿童计划免疫，育龄妇女 RUV-IgM 与 RUV-IgG 均阴性也属于接种对象。因 RUV 疫苗为减毒活疫苗，孕期禁忌接种，接种后至少 3 个月方可受孕，有学者报道母血抗 RUV 抗体滴度>15IU/ml 方对病毒有免疫力，而 RUV-IgM（+）者应治疗转阴后再考虑妊娠。

【风险评估与预防】

1. 孕妇感染风疹病毒后，风疹病毒可感染胎盘并进一步通过胎盘屏障感染胎儿的各个脏器，导致胎儿畸形及胎儿流产或死亡。孕期越早，胎儿受染几率越大。孕后 4 周内感染，约 50% 的胎儿发生先天性感染；孕后 4～8 周内感染，约有 25% 的胎儿受染；孕 8～12 周感染，约 10% 的胎儿受染；而感染发生在此后的孕周内则有不到 1% 的胎儿受染。

2. 关于孕妇风疹病毒感染的监测，对妊娠 4 个月内，尤其是妊娠早期（1～3 个月）孕妇，进行风疹病毒的血清学检测是十分必要的。对怀疑有风疹病毒感染的孕妇，在皮疹或感冒样症状出现后 1～2 周，检测血清风疹病毒 IgM 特异性抗体阳性，表示近期有急性风疹病毒感染。但 1 次阳性结果不能作为指导终止妊娠的依据；阴性者表示一般无急性感染；风疹病毒 IgM 和 IgG 同时阳性的孕妇，应尽可能同时行多次检测。婚前或孕前检查风疹病毒 IgG 抗体阳性者，虽对于妊娠可以不顾虑，但仍应考虑发生再次感染的可能，需进行监测。对孕妇风疹病毒感染的监测应从孕早期开始，监测的指标应是风疹病毒的 IgM 和 IgG 抗体；对风疹病毒 IgM 阳性的孕妇应定期多次检测，尤其是风疹病毒 IgM 持续超过 3 个月不消失者，应高度怀疑宫内感染的可能，可通过绒毛活组织检查，抽取羊水、脐带血、胎儿血检测，进一步确定是否为宫内感染。

3. 对确定有风疹病毒宫内感染者应劝其终止妊娠。

4. 为防止和减少 CRS 新生儿的出生，建议对易感人群进行监测和对育龄妇女特别是无免疫力妇女进行风疹疫苗的接种。

二、巨细胞病毒宫内感染

巨细胞病毒（cytomegalovirus，CMV）是一类在自然界普遍存在但又有严格种属特异性的病毒，属β疱疹病毒亚科。致人类疾病的为人巨细胞病毒（HCMV），在人群中感染非常普遍，国内先天性 CMV 感染率为 0.5%～1.12%，国外报道为 0.24%～2.2%。CMV 大多数临床上呈不显性感染或潜伏感染，多数人在儿童期或少年期受 HCMV 感染后获得免疫。HCMV 宫内感染可导致胎儿畸形、智力低下和发育迟缓等，严重者可引起全身性感染综合征，称为巨细胞包涵体病（cytomegalic inclusion diseses，CID）。

【致畸机制】

HCMV 宫内感染是指出生后 2 周内尿液中 HCMV 病毒分离阳性。新生儿先天性感染率为 0.5%～2.5%。HCMV 宫内感染在先天性病毒感染中最常见，分为原发和复发两种。原发是指胎儿在妊娠期间感染。复发是指婴儿在 IgG 抗体存在的情况下发生感染。妊娠原发感染垂直传播到胎儿的发生率约 40%，妇女妊娠前存在巨细胞病毒的抗体，仅有 0.15%～1.10% 先天感染的危险。尽管复发感染可能发生于不同的病毒株，但约有 45%～52% 先天感染的新生儿出生于有免疫力的孕妇。HCMV 感染一方面使细胞吞噬溶解功能、抗原呈递功能、分泌抗病毒细胞因子和调节因子的功能显著降低；另一方面通过抑制 Th 功能或下调感染细胞 MHC-I 类抗原表达，间接抑制 CTL 效应细胞的产生及其功能的有效发挥，易致孕妇发生严重的病毒感染。有研究认为 HCMV 引起的流产与体内 HCMV 对 CTL 的活化激活有关，活化的 CTL 能识别和溶解受感染细胞，对母体是一种保护性反应，但由于 HCMV 对胎盘组织有较高的亲和力，CTL 对受染胎盘细胞的溶解破坏了胎血屏障，使母体免疫细胞进入胎儿体内，对胎儿发生排斥反应导致流产的发生。胎儿虽然有胎盘、胎膜屏障抵御病毒感染，但胎儿细胞免疫功能、体液免疫功能均处于低下状态，母体 IgG 虽可通过胎盘进入胎儿体内，并在免疫功能低下的新生儿体内保持一定的时间，但胎儿体内的 IgG 在妊娠 12～16 周才可检出，妊娠 27 周达成人的 1/7，28 周达成人的 1/3，妊娠 32 周是成人的 1/2。因此在妊娠的早、中期由于缺乏 IgG，胎儿易感染病毒。分娩前

4～5天，如果母体感染病毒，母体IgG抗体还来不及产生，胎儿体内缺乏IgG抗体，新生儿易发生严重感染。

【临床特征】

胚胎感染病毒后，可以直接影响胎儿发育，在妊娠早中期造成胎儿宫内生长受限。病毒感染胎盘后，造成胎盘功能障碍，发生非均匀型和混合型胎儿宫内生长受限。在有症状的婴儿中，90%的婴儿会遗留后遗症。在没有症状的感染婴儿中，有15%的婴儿会产生后遗症。出生时有瘀斑瘀点、血小板减少的新生儿常是预后不佳的表现。在原发感染婴儿中，约5%可表现为典型的全身性CID，部分婴儿可在数日或数周内死亡，其临床特征表现为患儿躯体小、肝脾肿大、黄疸、血小板减少、小头畸形、脉络膜视网膜炎、听觉及视觉损害和智力发育迟缓。听力丧失是HCMV宫内感染最常见的神经系统病变，在无症状者中，也有5%～15%的感染率；在有症状感染婴儿的发病率约12%。值得注意的是婴儿在感染早期无明显临床症状，但在出生后2年中，可逐渐发展成明显听觉异常或脉络膜视网膜炎，提示在这些婴儿中持续存在中枢神经系统的HCMV感染，可能包括进行性溶细胞性病毒复制、病毒诱导的细胞功能异常及机体免疫应答对慢性感染细胞的破坏。在先天感染的婴儿中，HCMV复制可持续存在，并常伴有病毒的大量排放，这种病毒的排放对感染婴儿虽无临床意义，但可成为病毒播散的重要传染源。

【风险评估与预防】

1. HCMV病毒感染对胎儿造成的损害程度取决于病毒的种类、毒性、组织亲和性、胎儿的发育阶段和母儿的免疫状态等。妊娠早期胎儿感染病毒后，可以引起胚胎死亡、胎儿宫内死亡以及流产。

2. HCMV宫内感染诊断方法主要包括以下几类：细胞培养、病毒抗原血症的检测，特异性抗体的检测和病毒核酸（DNA及RNA）的检测。因为母亲HCMV感染并不等于胎儿感染，即使是孕期原发感染，其垂直传播率也只有50%，并且感染的新生儿大多数出生时并没有临床症状，也不会遗留下后遗症。因而有必要对感染孕妇提供产前诊断，以期能够准确预测妊娠结果，为确定胎儿取舍提供依据。产前诊断的方法主要有羊水穿刺、脐血穿刺和连续B超监测胎儿大体发育情况。

3. 阿昔洛韦（Ganciclovir，GCV）是临床使用最广泛的抗HCMV感染的药物，但因其有一定的毒副作用，不适宜孕妇使用。试验性HCMV减毒活疫苗对于正常接种者能诱导体液及细胞介导的免疫反应，但接种于免疫低下的患者，其反应下降及推迟。疫苗不能降低HCMV的排除率，且活疫苗的安全性有待进一步证实。因此，到目前为止对于HCMV感染仍没有安全有效的治疗方法，产前诊断是预防HCMV宫内感染的有效途径。

三、水痘

先天性水痘综合征（congenital varicella syndrome，CVS）同风疹一样，应当引起妇产科医生足够的重视，实际上尚有分娩前后母体患水痘生出水痘患儿（新生儿水痘），可见妊娠与水痘的问题不仅只是CVS，尚有新生儿水痘。新生儿水痘的严重程度取决于母体的感染时期，严重者可导致患儿死亡。

【致畸机理】

CVS发病机制目前尚不十分清楚。目前比较一致的观点认为，是感染胎儿的水痘带状疱疹病毒（varicella zoster virus，VZV）于子宫内部发生再活化，正如同带状疱疹那样发病。据推测，由于胎儿免疫系统的不成熟，VZV在短时期内即可再活化。另外，CVS症状也有与带状疱疹相类似的地方，如沿着皮肤的感觉带出现，对上述观点提供了支持依据。

【临床特征】

水痘是由VZV初感染发病所引起的小儿传染病。VZV通过飞沫感染，侵入咽上部，在该处的淋巴结内增殖后，发生第一次病毒血症而达肝脾，并且于肝脾内再度增殖，此为感染后第4～6日。此后肝脾增殖之病毒引起第二次病毒血症，于感染后第14日到达全身皮肤而发生水痘疹，即水痘潜伏期11～21日，平均14日。症状有发热、周身无力和食欲不振，继之由躯干开始出现皮疹，逐渐波及面部和四肢，3～4日之内皮疹发展成为红斑、水痘、痂皮以及出疹的各阶段混杂是水痘的特征。成人较小儿水痘症状重，有时可合并肺炎甚至脑脊髓膜炎等严重并发症。孕妇由于免疫功能降低，更须注意有否合并重症肺炎。

【风险评估与预防】

1. 孕早期患水痘的孕妇，有可能生出伴有多发畸形的先天异常小儿，应该引起足够的重视。据有学者统计 CVS 患儿 50 例中，其中皮肤瘢痕性改变为 70%，眼异常为 66%，四肢异常（发育不良等）为 50%，出生低体重为 50%，精神发育迟缓为 32%，28% 于出生后 14 个月内死亡。

2. 据 Meyers 等报道，由分娩前 4 日以内发生水痘的母亲所分娩之小儿，发生新生儿水痘时死亡率大约 30%；Preblud 等及 Hanngren 等则报道，分娩前后母体水痘危险性最高的时期为分娩前 4 日至分娩后 2 日，这一期间若母亲发生水痘出现症状，其新生儿水痘发生率可达 50% 上下。母体水痘发生于分娩前后 4 日以内，可认为是尚不能获得来自母体 VZV 抗体而又极有可能分娩的时期。前面所谓分娩前 4 日至分娩后 2 日，实际系指这一危险性最高的时期。有鉴于此，可采取这样的对策，即在预产期将至出现水痘症状之际抑制产程的发动，使之于母体发病后 5 日之后分娩，其间进行有关母体水痘的治疗，如应用抗病毒药物 ACV。

四、妊娠期单纯疱疹病毒感染

单纯疱疹病毒（herpes simplex virus，HSV）感染是一种全身感染性疾病。HSV 侵入人体后在受染组织或其邻近部位繁殖，形成原发感染灶。HSV 有 HSV1 和 HSV2 两个血清型，前者主要引起人腰部以上的黏膜和神经系统感染，如唇疱疹和疱疹性脑炎等；后者主要引起生殖器、肛门及腰以下的皮肤疱疹，直接由性接触传播。HSV 感染潜伏期不足 1 周，孕妇患 HSV2 感染可垂直传播给胎儿，尤引起产科大夫的注意。

【临床特征】

HSV 病毒感染潜伏期为 2～20 天间。局部症状常与"流感样"疾病相伴（头痛、抑郁、发热和肌痛：男性占 38%；女性占 68%），通常原发 HSV-2 感染的为 42%、原发 HSV-1 感染的为 12%、复发感染的 1% 为脑膜炎，损伤通常发生在感染 8～10 天后。伴有生殖器损伤的患者中 25% 在此以外的区域也造成损伤（主要为嘴和臀部），25% 有 HSV 咽炎。在生殖器以外区域 HSV-1 感染的复发率远高于 HSV-2，但在生殖道中以 HSV-2 更常见。

孕妇原发 HSV 感染的临床表现主要为外阴剧痛、灼热感，可累及膀胱出现尿痛、尿潴留，体检可见外阴局部形成表浅溃疡，周围表皮形成疱疹，10～14 天后恢复，病灶结痂，痊愈后无瘢痕。复发感染可在同一部位再次出现疱疹，但数量减少、病程缩短。

HSV 感染诊断的金标准为病毒培养阳性，取新鲜疱疹或脓疱液送检，可明显提高病毒培养阳性率。刮取溃疡基底部组织行细胞学检查，典型表现为多核巨细胞及嗜酸性核内包涵体的出现。目前较常用的筛查方法为血清学检测，记录到 HSV-IgG 阳转或 HSV-IgM 阳性提示原发性 HSV 感染。PCR 检测法较为灵敏，可用于检测体内病毒载量较低的 HSV 感染病例。新生儿脐血 HSV-IgM 阳性则提示宫内感染，也有报道应用 PCR 法检测血液 HSV-DNA 诊断新生儿播散性 HSV 感染。

【治疗和预后】

有症状的原发性 HSV 感染孕妇应予治疗并动态监测。选用阿昔洛韦（Acyclovir）400mg，一日二次，连用 5～7 天，也可用阿昔洛韦软膏或霜剂病变局部应用。有学者报告孕 36 周时预防性应用阿昔洛韦可有效减少产时生殖道排毒、HSV 感染复发以及由其导致的剖宫产分娩，对复发病例的治疗也收到同样效果，但却不能根除局部病灶及生殖道排毒。阿昔洛韦被 FDA 确认 C 类药物，迄今尚无其对胎儿有不利作用的报道。

近年来的有关资料显示，生殖道 HSV 培养监测对预测及预防产时新生儿 HSV 感染无明显作用且提高剖宫产率。目前认为，HSV 感染孕妇无前驱症状及局部病变可予阴道分娩，出现前驱症状或有明显病灶者应行剖宫产术，此外胎膜早破和产程延长者也应考虑剖宫产术以减少胎儿、新生儿 HSV 暴露时限以达到预防的目的。

【风险评估及预防】

1. 新生儿感染 HSV 几乎全部围产期胎儿及新生儿 HSV 感染来自母亲。HSV 的宫内感染率低于 5%，先天 HSV 感染可导致皮肤损伤、脉络膜视网膜炎、小头畸形、无脑和小眼畸形，围产期死亡率为 50%。大部分新生儿 HSV 感染是由于暴露于无症状生殖器 HSV 感染的母亲引起，其感染危险为 3%。婴儿暴露于新近 HSV 感染者，感染的危险性大约为 0.1%。

2. 孕期 HSV 感染可导致胎儿受损，孕 20 周前感染可引发自然流产，可能由于宫颈部 HSV 上行感染子宫内膜造成子宫内膜炎。孕 20 周后感染可导致早产、胎儿宫内生长受限和低体重儿居多。目前临床资料显示 HSV 感染极少发生胎儿先天发育异常。经产道感染最常见，原发 HSV 感染孕妇引导分娩新生儿感染率为 40%。

3. 新生儿 HSV 感染的高风险因素包括晚孕期母体初次感染 HSV、创伤性检测、孕 38 周前分娩及母亲年龄小于 21 岁等。现尚无有关新生儿 HSV 感染的临床综合征报道，新生儿 HSV 感染呈多种形式，轻者可为分娩时接触产道的局部头皮脓疱或孤立的皮肤黏膜病灶；严重者感染播散可出现广泛皮肤黏膜病变，内脏感染，包括脉络膜视网膜炎、脑膜脊膜炎、脑炎、智力低下和癫痫等，此种病例的新生儿死亡率高达 50%~60%，幸存者半数留有中枢神经系统后遗症。

五、妊娠期艾滋病

人类免疫缺陷病毒（immunodeficiency virus HIV）是一种 RNA 逆转录病毒，特异性地感染 CD_4 淋巴细胞。进入宿主细胞后，病毒以其逆转录酶从 RNA 合成 DNA，当宿主细胞复制核酸同时便复制新的病毒核酸。病毒继续进行复制，CD_4 淋巴细胞最后遭到破坏，患者免疫功能不断下降，易致多种机会感染及恶性疾病。目前妊娠妇女的 HIV 感染已成为全球艾滋病流行中最令人关注的问题。

【致畸机制】

WHO 估计 1992 年全世界至少有 400 万妇女受 HIV 感染和 100 万婴儿受 HIV 感染；在美国每年大约有 6,000 例 HIV 感染的妇女分娩；在缺乏抗反逆转录病毒药物应用或有效干预措施的情况下，来自大样本研究显示，欧洲、北美的 HIV1 母婴传播率是在 16%~20% 之间，非洲是 25%~40%，泰国为 19%~24%。现代多项研究显示，明显地降低了围生期 HIV 传播的危险性。自美国应用叠氮胸苷（Zidovudine，ZDV）以来，母婴传播率明显下降，1999 年已降至 11% 以下，而最近来自美国的几组研究显示实际传播率为 5%~6%，甚至 <2%。母婴垂直传播的婴儿预后不良，许多于出生第一年内出现症状，并迅速进展，4 岁时病死率接近 100%。

受感染的妊娠妇女对其胎儿的母婴 HIV 传播的时期分为宫内、分娩期内和分娩后，这三期由于危险性的大小、实施预防措施的机会、危险因素性质的不同，其疾病发展预后存在差异。利用 HIV 培养、PCR 试验确定 HIV-RNA 等诊断试验可准确判定感染的时间。根据最广泛应用的标准，对没有进行母乳喂养的新生儿，在生后 48 小时内取得的血标本用 PCR 或培养 HIV 阳性，则可确定宫内感染；在生后 1 周内标本呈阴性反应，以后呈阳性则可确定为分娩期内感染。

【临床特征】

临床表现：HIV 感染后，随着病情发展临床上可分为四期：Ⅰ期：急性感染期，在感染病毒后数周，症状近似单核细胞增多症，出现病毒血症，以后急性感染症状缓解；Ⅱ期：潜伏期（无症状感染期），患者无临床症状，但病例毒特异性抗体出现，病例毒的复制在继续，特别是在淋巴细胞组织中病毒接种物不断增加，患者的免疫功能不断减弱，疾病在发展。成人潜伏期平均为 29 个月，儿童为 12 个月，但在病人可超过 5 年；Ⅲ期：艾滋病前期或称为艾滋病相关综合征（ARC），病人出现症状如厌食、恶心、呕吐、慢性腹泻，持续发热，广泛的淋巴结病及常发生细胞或真菌感染，病人变得衰弱，体重明显下降；Ⅳ期：获得性免疫缺陷综合征（AIDS 简称艾滋病），AIDS 是 HIV 感染发展的最后阶段，病者发生特异性的条件感染（如卡氏肺囊虫肺炎），发生不常见的恶性肿瘤（如卡波济肉瘤）及 HIV 脑病等。Ⅲ期一旦出现，病者寿命<5年。

【实验室诊断】

实验室资料：通常HIV感染者，CD_4细胞数减少，$CD_4:CD_8$细胞的比例倒置，血清免疫球蛋白水平升高。诊断常用ELISA或EIA法证实存在病毒特异性抗体，方法敏感、经济、适合筛选大量的病例。确诊可用Western blot试验。如果P_{24}（病毒核）、Gp_{41}（病毒膜）和$Gp_{120/160}$（膜）三项抗原有两项阳性，再做Western blot试验。假阳性的可能性少于1:100,000。HIV培养和PCR检测方法也有助于确诊。有报道在HIV感染的婴儿检测HIV特异性IgA抗体，阳性结果仅53%，作者认为缺乏敏感性。而在出生后6个月内HIV感染的婴儿，HIV培养敏感性达80%，特异性达100%，PCR检测敏感性达95%，特异性达93%。

【治疗和预后】

对高发人群应常规用血清学方法检出孕妇中的HIV感染者，对血清阳性者应耐心说明HIV感染与妊娠相互的影响、垂直传播的机会及做好咨询，最大限度地减少病人的心理负担，加强护理，给予充足的营养和休息。是否继续妊娠则由孕妇自行选择。适应妊娠的妇女应鼓励其停止静脉滥用毒品和安全地性生活，并对其重点监护、及早发现和预防HIV相关疾病的发生，必要时终止妊娠。预防措施母体的抗病毒治疗，可在分娩期减少对病毒的暴露；预防暴露期及暴露后的感染；减少新生儿在哺乳期间与HIV接触。抗逆转录病毒的治疗已显示能降低HIV垂直传播率。目前最有效的药物是ZDV，现今尚无证据表明ZDV，是致畸药物，即使在妊娠早期使用亦不致畸。对HIV阳性的妊娠妇女和分娩后6周的婴儿同时使用ZDV，可降低HIV母婴传播的危险大约超过70%，但治疗时间长，成本高，实施难度较大，其长期疗效有待进一步观察。

【风险评估及预防】

1. 子宫内的传播发生最早 HIV宫内传播机制主要是通过胎盘，胎膜的炎症可能使之加强，感染母亲的淋巴细胞出现在胎盘和羊水中，尤其在胎膜破裂后。分娩期传播能通过母亲胎儿输血、分娩时感染血液和阴道分泌物与胎儿皮肤、黏膜的密切接触而引起。有报道，以破膜时间大于4小时为界，大于4小时的危险性比小于4小时的高约2倍，第一胎比第二胎更易垂直传播，因为第二胎比第一胎破膜时间要迟，说明胎儿暴露产道的时间越长，其感染的危险性越大。

2. 婴儿出生后通过母乳喂养传播。在世界HIV感染流行地区，母乳喂养导致的母婴传播率很高，母乳中的高负荷病毒与传播的危险性密切相关，这可能是由于胎儿口腔和胃肠道黏膜长期、频繁暴露于其中，但其实际感染的部位还不甚明了。母乳喂养的感染率为12%～14%。

六、妊娠合并乙型肝炎

妊娠合并乙型肝炎在我国较常见，是孕妇并发的最常见的肝脏疾病。乙型肝炎经血液及性接触传播，妊娠合并乙型病毒性（HBV）肝炎的发病率为0.025%～1.6%，可致孕妇产后出血、弥漫性血管内凝血，围生儿可导致早产、胎儿宫内发育迟缓、死胎、新生儿死亡及母婴传播。隐性感染（携带状态）也可导致母亲及子代的慢性疾病。妊娠合并乙型肝炎已越来越成为产科中十分重要的研究课题。

【致畸机制】

由于妊娠期肝脏可发生一些生理变化，如由于母体胎儿的营养及排泄，使母体新陈代谢旺盛，肝脏负担增大等。这些生理变化可改变病毒性肝炎的病理生理过程和预后，如孕妇肝脏储备功能好，无黄疸性肝炎及慢性肝炎的临床经过与非孕期接近，但如出现黄疸、肝功能损害较重则比非孕期容易发展为重症肝炎，其病死率很高。另外，慢性肝炎者妊娠可使肝炎活动，诱发为慢性重型肝炎。慢性肝炎合并肝硬化的孕妇则18%～35%发生食管静脉曲张出血，病死率高。早孕期病毒性肝炎可加重妊娠反应，常与正常生理反应相混淆而延误诊断，妊娠晚期则病毒性肝炎患者妊高症发病率增高，而且由于凝血因子合成障碍致产后出血，增加其病死率。对于病毒性肝炎病人的婴儿来说，对其健康的影响不仅在围生期而且累及终身。目前，尚无病毒性肝炎致先天性畸形的确切证据。

【实验室诊断】

1. 有消化系统症状（恶心、呕吐）及乏力、黄疸等，起病急，血清 ALT 升高。

2. 血清学检测指标

①乙肝表面抗原（HBsAg）：为最常用的乙肝感染指标。在感染潜伏期，血清 ALT 升高之前 HBsAg 即可阳性；当 HBsAg 为高滴度时，则 e 抗原（HBeAg）也同时为阳性。临床只以单项 HBsAg 作为感染指标是不够的，应与临床表现及其他指标结合判断之。②乙肝表面抗体（抗 HBs）：为有保护性的抗体。急性乙肝病毒感染时，经过一段时间，出现抗 HBs 提示机体获得了免疫力。③乙肝 e 抗原（HBeAg）：是 HBcAg 的降解产物，急性感染时 HBeAg 的出现稍晚于 HBsAg。e 抗原的亚型 e_1、e_2 更反映乙肝病毒复制的活性。④乙肝 e 抗体（抗 HBe）：一般当 HBeAg 在血中消失，而后出现抗 HBe，提示病毒复制减少，传染性降低，病情多渐趋稳定。⑤核心抗体（抗 HBc）：在急性感染时，HBsAg 出现后 2~4 周，临床症状出现之前即可检出。所以抗 HBC-IgM 多见于感染早期或慢性感染的活动期。⑥乙肝病毒 DNA（HBV-DNA）：HBV-DNA 阳性是乙肝病毒复制的直接证据及传染性指标。HBV-DNA 与 HBeAg 和 DNA-多聚酶呈平衡关系。凡是 HBeAg 阳性的血中，86%~100% 可检测到 HBV-DNA。

3. 根据临床症状、体征、肝功能测定和血清学指标的检测，对妊娠合并乙肝的诊断可很快明确。

【风险评估和预防】

1. 妊娠期处理首先要根据病毒性肝炎的类型及病情，权衡一下能否继续妊娠，在妊娠的不同时期给予相应处理。处理原则与非孕期相同，目前仍无特效治疗，但应警惕妊娠晚期肝功能恶化，转为重症肝炎。

2. 在妊娠早期，病毒性肝炎可加重妊娠反应，如恶心、呕吐加剧，严重影响进食，妊娠早期患急性乙型肝炎应积极给予治疗，病情好转后行人工流产。虽然目前没有明显的证据认为 HBV 可造成宫内畸形，但是其母婴垂直传播的几率大，应积极进行预防和减少发病率。

3. HBV 感染已证实可从女方卵细胞、男方精细胞携带病毒致种系传播和宫内传播，因此准备妊娠前，双方要做乙肝、丙肝病毒标志物测定，如 HBsAg 或 HBeAg 或抗 HBc 阳性，均需做 HBV-DNA 测定，如丙肝抗体 IgM（+）则要测定 HCV RNA 并进行治疗。并要指导孕前及孕期卫生知识，减少各种病毒性肝炎的感染，如有慢性肝炎则要积极治疗。

4. 加强孕期检测：孕期检测病毒性肝炎，早期诊断，积极治疗。所有孕妇无论有无病毒性肝炎症状及感染史，均应常规做甲、乙、丙肝血清标志物检查，阳性者则做特异 DNA 或 RNA 测定，估计垂直传播的危险性。

七、先天性梅毒

先天性梅毒又称胎传梅毒，多通过母婴垂直传播，是梅毒螺旋体由母体经胎盘及脐静脉进入胎儿血循环所致。Glaser 等报道梅毒孕妇垂直传播的几率接近 100%。对胎儿造成了严重的不良后果。

【致病机制】

目前梅毒通过胎盘的途径及机制尚不完全明了。多数学者认为早期由于绒毛膜郎罕氏细胞层阻断，母血中螺旋体不能进入胎儿 4 个月后胎盘建众，郎罕层退化，螺旋体开始经胎盘由脐静脉进入胎儿体内。然而早在 20 世纪 80 年代国外就有研究指出在孕 9~12 周自然流产及人工流产的流产物中发现有梅毒螺旋体，由于流产物中胎盘已破碎不能肯定胎儿是否的确已感染上梅毒。现在有研究表明：梅毒螺旋体有"吸附"和产生"分解酶"的功能，在孕早期就能通过绒毛膜进入胎儿体内。近几年通过电子显微镜检查，发现在妊娠早、中和晚各期梅毒螺旋体均可穿越胎盘进入脐带血感染胎儿。梅毒螺旋体主要通过以下两个途径影响胎儿：一是经过胎盘及脐静脉血进入胎儿体内，发生胎儿梅毒，累及胎儿的各器管系统。二是感染胎盘，发生小动脉内膜，形成多处梗死灶，导致胎盘功能严重障碍，造成早产、新生儿死亡及先天性梅毒。

【临床特征】

先天性梅毒是因为胎儿时期母胎垂直感染所致。多发生于妊娠4个月后，轻者可正常分娩，但常有较严重的内脏损害，病死率高，重者可流产、死胎；先天性梅毒包括早期先天性梅毒（出生前至出生后2年内发病，晚期先天性梅毒2岁以后发病）及先天潜伏梅毒。临床表现主要有三类：①死产，胎儿呈浸软状态，全身各脏器具有大量梅毒螺旋体，此型罕见。②出生时或生后4周内出现肝脾肿大、皮疹、黄疸和贫血等症状，此类患儿病死率高。③出生时或新生儿期无症状，在生后数月至数年出现症状，如关节肿胀、假性肢体麻痹等。

早期先天性梅毒分为有症状型和无症状型：早期有症状型先天性梅毒常在出生到生后3个月内发病，可生后立即出现症状及体征，但多于2~3周后才逐渐出现。由于胎传梅毒传染方式与后天梅毒不同，再加新生儿体质也与成人不一样，所以两者症状有一定区别，前者不发生硬下疳，其临床表现虽与后者相似，但较其严重，常侵犯肝、脾、肺等脏器及危害神经系统和造血系统。其临床表现具有非特异性和多样化两大特点。早期先天性梅毒主要的特点有：①早产儿多见，常有宫内营养障碍。②临床表现复杂多样，可累及一个或多个脏器。常以皮肤粘膜损害为主，皮疹为紫红或铜红色浸润性斑块，带有鳞屑，掌跖部损害多表现为大疱或大片脱屑（梅毒性天疱疮）；皮疹中以发生于掌拓及外阴臀部的铜红色斑疹，斑丘疹最为多见于出生时或生后数天出现，还可见皮肤裂纹和脱皮。运动系统病变也常见。对于梅毒孕妇所生新生儿的血清学检查滴度未高于母亲4倍以上，或者抗体滴度等于或低于母亲，则须于1m、2m、3m、6m及12m时随访其梅毒血清学抗体滴度，如滴度逐渐下降或升高，则先天性梅毒的诊断成功。近年由于孕母产前筛查的加强，产前抗生素驱梅的治疗，此型发病率较高。目前诊断先天性梅毒缺乏金标准，常需根据临床、X线检查及血清学等综合分析诊断。

【实验室诊断】

用暗视野显微镜观察梅毒螺旋体或免疫荧光染色在荧光显微镜下观察梅毒螺旋体，是最可靠的实验室诊断方法，但各地开展较少。先天性梅毒的产前诊断多用血清学方法，新生儿先天性梅毒血清学检查有不加热血清反应素试验（USR）、甲苯胺红不加热血清试验（TRUST）、快速血浆反应素试验（RPR）、梅毒螺旋体血凝试验（TPHA）和荧光螺旋体抗体吸附试验（FTA-ABS），但抽取胎儿血的时间晚，创伤性大，有一定困难。随着分子生物学技术的高速发展，能通过抽取羊水经PCR方法进行产前诊断，因为PCR能选择性将靶基因扩增10^6倍以上，是已知的检测梅毒螺旋体最敏感、最特异的技术。

【治疗和预后】

先天性梅毒临床表现常为全身性，类似于后天性梅毒二期病变，该期最具传染性，需要及时诊治。即使出生时无症状，也需要治疗。据报道约60%被感染的胎儿在出生时无症状，如未经治疗，则在生后几周或几个月内出现疾病症状。治疗包括药物对症及床旁隔离、补充多种维生素、保证热卡、输血纠正贫血及静滴丙种球蛋白等支持治疗。其中药物首选青霉素，因为梅毒螺旋体对青霉素极度敏感。青霉素能使梅毒螺旋体自溶酶造成的细胞壁破裂继续进行，直至死亡而不能修复。而至今为止，尚未有耐青霉素的梅毒螺旋体报道。治疗梅毒的替代药物有强力霉素、红霉素、阿奇霉素和头孢类。目前认为对青霉素过敏者，以头孢三嗪替代治疗，近期疗效较满意。

【风险评估及预防】

1. 妊娠期梅毒筛查是诊断的必要手段。为了加强对本病的早期干预，倡导孕期检查时进行梅毒筛查（TRUST或RPR，USR作为初筛），如阳性或阴性但有高度可疑者应进一步行TPHA。

2. 对高危孕妇，妊娠第7个月和分娩时进行相关性实验室检查和梅毒血清学检查，对于检出胎儿、新生儿妊娠期获得性梅毒至关重要。

3. 如果胎儿于妊娠晚期感染梅毒，新生儿出生时常无症状，血清学反应也可能阴性，易漏诊。孕妇梅毒患者，尤其是早期梅毒和Ⅱ期潜伏梅毒（RPR可能阴性），此时母亲无特异临床表现，但是可通过胎盘传给胎儿，对胎儿影响很大。

4. 妊娠时发生的Ⅰ期、Ⅱ期梅毒如未治疗，100%会影响胎儿，其中50%的这类妊娠会导致早产或围产儿死亡。孕期经过治疗，娩出胎儿感染率为2.2%，未治疗者可达38%。孕妇接受抗梅毒治疗，其出生的胎儿即使感染梅毒，症状也较轻，主要表现为皮肤损害；而孕妇在产前没有得到诊断或治疗者，新生儿脏器受累多，病情重。因此，受孕后的筛查和治疗是预防先天性梅毒的关键。

（陈敦金　赵杨　刘楠　余琳）

第二节　母源性代谢性先天畸形

胎儿所需的各种营养均来源于母体，母体代谢的状况决定了胎儿的生长发育。母源性代谢性先天畸形是由于孕妇在受孕前或妊娠期体内异常代谢物质对胚胎或胎儿的损害。这里主要介绍的是母源性糖尿病综合征和母源性苯酮尿症。胎儿酒精综合征在第24章详细描述。

一、母源性糖尿病

母源性糖尿病综合征（material diabetics syndrome）是孕妇患有糖尿病而在怀孕前得不到控制导致妊娠期高血糖，使胎儿在宫内受损害而引起的先天性畸形。以往通常把这一疾病称为先天性母源性糖尿综合征。由妊娠期生理代谢变化导致的妊娠期糖尿病（gestational diabetes mellitus，GDM），除了先天巨胎（macrosomia）外，通常不会导致严重的胎儿畸形。最近有人把妊娠期糖尿病与母源性糖尿病综合征统称为糖尿病性胚胎病（diabetic embryopathy）。

【致畸机制】

1. 代谢障碍

目前认为高血糖是导致胎儿畸形的主要原因。早孕期的高血糖可致胚胎卵黄囊发育受损。高血糖可影响肌醇的代谢，进而导致胚胎形态发育异常。高血糖与酮体在致畸方面有协同作用。酮体与葡萄糖一样可通过胎盘，过多的酮体会影响胎儿神经系统的发育而导致畸形。

怀孕前3个月的糖化血红蛋白HbA1过高可直接导致畸胎率增高。曾有报道Ⅰ型糖尿病患者当妊娠早期糖化血红蛋白HbA1大于14.4%时，胎儿的畸形率高达40%，而当小于9.3%时胎儿畸形率仅为3%。大规模的前瞻性研究发现，平均血糖140～230mg/dl的孕妇其畸胎率为4.99%。能严格控制血糖的糖尿病妊娠的畸胎率为2.1%。如能在怀孕前控制血糖在正常水平，畸胎率降至0.8%，远低于在怀孕8周时才开始控制血糖值的7.5%。

2. 母体血管病变

有血管病变的孕妇可导致胎儿缺氧，血管病变造成的子宫低氧环境也可能是致畸的一个因素。在动物实验中血糖升高伴有生长介质抑制因子产生增加，同时发生四烯酸功能异常，二者可能是致畸的主要原因。

引起糖尿病致畸的原因还可能包括：糖尿病使细胞外高渗、酮症酸中毒、糖分解障碍、DNA糖化、各种生长因子抑制、氧自由基生成增加、肌醇代谢障碍、细胞膜脂过氧化反应加强、前列环素浓度降低等。

最近动物研究表明，高血糖对胚胎的损害与预定程序（programmed）细胞死亡相关。高血糖导致的细胞凋亡可以导致氧化抑制、脂肪过氧化作用以及降低胚胎抗氧化保护能力。也有研究结果表明：具有细胞信号因子功能的细胞分裂素激活性蛋白质激酶（mitogen-activated protein kinase）在高血糖导致的胚胎病产生过程中起作用。这样的致畸机制还有待于进一步探讨。

【临床特征】

尾骨退化是母源性糖尿病综合征的特异性临床表现。先天巨胎是妊娠期糖尿病的主要临床特点。

主要的先天畸形包括：①其他骨骼系统畸形：不同程度的骶骨、尾骨骨性缺损，严重病例可有骶骨体缺如、臀部平坦、两腿短而发育不全，双脚呈马蹄内翻足；②心血管畸形：如大动脉转位、室间隔缺损、房间隔缺损、单心室、二尖瓣闭锁畸形、左心发育不全、肺动脉瓣狭窄；③神经系统异常：如无脑畸形、前脑无裂畸形、无嗅脑畸形、枕脑腔畸形、脊柱裂等；④泌尿道畸形：如多囊肾、肾发育不良、肾缺（单侧无肾）、双尿道；⑤胃肠道畸形：肛门闭锁、直肠闭锁、左结肠发育不良。其他的畸形还包括两侧耳闭锁、唇裂、脐畸形、肺发育不全、无肢（上肢）畸形等。

糖尿病妊娠不仅可使畸胎发生率增高，胎死宫内的情况增多，围产期患病率也明显增多，如早产、产伤、感染、新生儿呼吸窘迫综合征、新生儿低血糖、新生儿细胞增多症、新生儿高胆红素血症和新生儿窒息等。

【实验室诊断】

根据孕妇糖尿病病史、孕妇血糖异常和上述的先天畸形（特别是尾骨退化综合征）表现，可以作出临床诊断。

孕妇糖尿病实验检查：可发现如下任何一项异常：①任意测血糖≥11.1 mmol/L；②至少两次空腹血糖≥7.0 mmol/L；③空腹血糖＜7.0 mmol/L，服糖后 1/2 小时、1 小时血糖中必须有一次≥11.1 mmol/L，2 小时≥11.1 mmol/L。此外，糖耐量测试异常也是实验室诊断项目之一。

孕早期胎儿超声波检查：通常见发育迟缓，其中的 1/3 比正常胎儿明显落后。其他的包括神经管缺陷、心脏畸形等。

【治疗和预后】

1. 饮食控制：是对妊娠糖尿病患者治疗的最重要的治疗方法之一。孕妇饮食调节十分重要，孕期增加热量以适应胎盘和胎儿的代谢。但孕期孕妇体重增加应限制在 12.5 kg 以内。一般主张每天供给热量 12.5～14.6 kJ/kg（30～35 kcal/kg），每增加 1 孕周热量供给增加 3%～8%（其中碳水化合物 40%～50%，脂肪 25%～30%，蛋白质 25%～30%）。

2. 药物治疗：通过饮食控制血糖仍不能达到正常水平者，应给予药物治疗。磺脲类药物能通过胎盘影响胎儿，双胍类药物也不宜于孕期使用。胰岛素的分子量大，不通过胎盘直接到胎儿体内影响胎儿血糖，因而是妊娠期控制母体血糖的首选药物。在血糖监测中如多次发现空腹血糖＞5.8 mmol/L 或餐后 2 小时血糖＞6.7 mmol/L，应接受胰岛素治疗。胰岛素的使用应根据患者血糖情况来调节，使孕妇血糖在孕期内控制在上述的标准之内，要注意在不同孕期及产后对胰岛素需要量的改变，并且应避免低血糖及酮症酸中毒的发生。

患者预后视病情而定，严重者可以宫内死亡，特别是患有严重的先天畸形者。新生儿期死亡率不高，但一般都需要住院治疗处理。经过一般的处理病情不改善者，则需要给予特别护理。经过适当的治疗护理，大部分病人的病情基本可以得到控制，预后较理想，除非患有先天畸形。

【风险评估与预防】

1. 糖尿病孕妇新生儿死亡率为 17.4/1,000，先天畸形发生率 9.1%，先天性胎儿过大或巨胎发生率为 45.2%（Yang J 等，2006）。

2. 孕前及孕早期将血糖严格控制在正常范围，对于降低先天性糖尿病综合征发生率至关重要。如果将母体的血糖控制在低于 5.6 mmol/L，将可降低胎儿的死亡率。

3. 糖尿病妇女在妊娠前必须进行孕前咨询，了解妊娠对糖尿病的影响，包括对孕妇身体及胎儿的影响，检测糖尿病病人血压、眼底及心肾功能确定是否可以妊娠。糖尿病患者均应在医生的指导下以饮食控制血糖在正常范围内一段时间后方可妊娠。

4. 在整个孕期内应将血糖控制在如下指标：空腹血糖＜100 mg/dl（＜5.6 mmol/l），餐后 2 小时血糖＜120 mg/dl（＜6.6 mmol/l），糖化血红蛋白值接近上限即＜6%；同时避免低血糖的发生。

5. 对妊娠的妇女进行常规糖尿病筛查。筛查方法：①口服 50 g 葡萄糖负荷试验（50 g 葡萄糖＋水 250～300 ml，5 分钟内服完，1 小时抽血查血糖，1 小时血糖的临界值以 7.8 mmol/L 为常用。②葡萄糖耐量试验：葡萄糖负荷测定异常者应进行本试验。筛查时机以 24～28 孕周为宜。

6. 应指导患者进行血糖的自我监测方法，由医生根据血糖结果进行治疗方案的调整，整个孕期均应在内科内分泌专科医生和产科医生的共同监护下妊娠。妊娠的早中期每2周一次，孕28周以后每周一次定期复诊。

7. 定期进行B超检查，了解胎儿发育情况，及时发现胎儿畸形的发生。

8. 做好母体及胎儿的监护：孕妇除了常规的产前检查之外，还须作下列检查和监护：①定期每月复查一次肾功能，每月作一次尿培养、每周复查均作尿常规检查，以便及时发现肾病变及感染的存在；②密切注意血压的改变，及时发现及预防治疗妊高征；③每月复查眼底情况一次，了解眼底视网膜病变及血管病变；④每天监测尿糖、血糖情况，最好能教会患者进行自我血糖的监测，监测三餐前血糖及三餐后2小时血糖，以指导治疗；⑤定期每月B超检查一次，以了解胎儿发育情况，如有无巨大胎儿、胎儿发育迟缓或胎儿畸形的发生；⑥做好胎儿宫内情况的监护，包括胎动计数、胎心监护、胎盘功能的测定及胎儿成熟度的测定。

二、母源性苯丙酮尿症

由于孕妇在怀孕前患有苯丙酮尿症（phenylketonuria, PKU）而又未经治疗或虽经治疗但病情未得到控制导致胎儿大脑在宫内受苯丙氨酸损害的，以智力低下为特征的病变被称为母源性苯丙酮尿症（maternal PKU）。

【致病机制】

苯丙酮尿症是一种常染色体隐性遗传代谢疾病，其致病基因已于1986年被克隆，基因突变多达400种以上；大部分的患者属复合杂合子（有关PKU的遗传病理，详见第17章）。

孕妇患者体内产生过量的苯丙氨酸。苯丙氨酸是一种致畸物质。母体内的苯丙氨酸可以通过胎盘，对胎儿的发育产生毒素作用，特别是对神经系统的损害，使胎儿发育异常。

胎儿损害的程度和母血中的苯丙氨酸水平有关。当母血中苯丙氨酸≥20mg/100ml时，90%以上的胎儿可以发生智力障碍、小头畸形、宫内生长障碍、面部畸形或心脏畸形等机体异常。

【临床特征】

智力低下、小头畸形和先天性心脏病是母源性PKU的主要临床表现。胎儿通常宫内生长障碍。

患者的中枢神经系统异常，智力低下，平均IQ只有40。常有小头畸形和先天性心脏病。其他先天性异常包括唇/腭裂和幽门狭窄等。

【实验室诊断】

母体苯丙氨酸测定：用高效液相色谱（HPLC）进行血苯丙氨酸（Phe）浓度的测定是诊断PKU的主要方法。正常人血Phe水平为$58\pm15\mu mol/L$，青少年为$60\pm13\mu mol/L$，未经治疗的经典型PKU患者Phe浓度可达2.4mmol/L。其他对母体PKU的实验室检查见第17章。

超声图像、MRI检查：可以对胎儿作详细的检测以发现胎儿畸形。

【治疗和预后】

对母源性PKU的治疗无特殊，主要针对智力低下对症治疗。有机体先天性缺陷者，可以考虑手术治疗。

胎儿一旦受损，中枢神经系统病理改变出生后难以恢复逆转，先天性的畸形也只能是终生的改变。

【风险评估与预防】

1. 正如以上致病机制里所说，母源性PKU发病与母体血中的苯丙氨酸血浓度直接相关。因此，测定母体血苯丙氨酸浓度可以预测胎儿患病的风险。母体血苯丙氨酸浓度一旦超过20mg/100ml，胎儿患病受损是不可避免的事。

2. 在受孕前给予遗传咨询服务，给患者有关母源性PKU的预防知识教育。

3. PKU患者和咨询师都必须十分明确地认识到，在受孕前对PKU的彻底治疗和怀孕期对PKU的控制，是防治母源性PKU综合征的重要而有效的措施。

4. 主张孕妇在计划受孕前三个半月或更早就要把PKU控制，并且要把母体苯丙氨酸血浓度控制在

6mg%以下。

5. 一旦发现怀孕，严格限制苯丙氨酸饮食，要把母体苯丙氨酸血浓度在整个妊娠中控制在 250 μmol/L 以下。

6. 新生儿的 PKU 筛查及其随访是绝对的必要；要特别注意孩子出生后包括饮食在内的家庭护理，避免轻度或者还未能被诊断的患儿继续受损害。

（陆国辉　黄艳仪）

第三节　药源性和环境致畸原相关的先天畸形

人类各种先天畸形中，大约有 1%～6% 是由于药物引起的。为预防药物引起的各种出生缺陷，临床医生应注意合理用药，熟悉掌握已明确为人类致畸原的各种药物。这些药物引起先天畸形的作用条件，包括给药时间、给药剂量等。了解那些已肯定对动物有致畸作用或尚未在人类中得以证实的潜在致畸药物（表 13-1），坚持合理用药。

表 13-1　部分常见致畸药物及其致畸效应

药物类型（药名）	致畸种类	致畸分类*
安定、镇静与抗惊厥类药（7种）		
吗啡（morphone）	新生儿呼吸抑制	C
氢吗啡酮（Hydromorphone）	动物实验对仓鼠有致畸作用	C
左啡诺（Levorphanal）	动物实验对小鼠可致胎仔畸形	C
阿司匹林（Aspirin）	较大剂量对胎儿有不良影响如颅内出血	C
对乙酰氨基酚（Acetarninophen）	长期大剂量应用可对胎儿产生肝毒性和肾毒性	C
依托度酸（Etodolac）	对大鼠和兔可致胎仔的四肢出现畸形	C
琥珀酸舒坦（Imitrex）	杀死人胚胎作用，对胎兔可增加口颈、胸部、气管、骨髓畸形	C
最强的非类固醇雌激素		
肾上腺皮质类固醇	目前尚无证据确定早孕期应用皮质固醇药物对胎儿有致畸作用	B、C
抗微生物药物（13种）		
青霉素类抗生素	对胎儿较安全	B
头孢菌素类抗生素	对胎儿较安全、某些可使凝血酶原减少，睾丸毒作用	B
B内酰胺类抗生素	对胎儿较安全、研究不充分	B、C
氨基糖甙类抗生素	不可逆性耳中毒、肾毒性	C、D
四环素类和氯霉素抗生素	肝毒性、骨髓造血抑制、牙釉荧光物沉积	D、C
大环内酯和林可酰胺类抗生素	对胎儿毒性较少	B、C
喹诺酮类药物	大剂量有弱致突变作用、软骨损害	C
抗真菌药	酮康唑有肝毒性、克霉唑、酮康唑对动物胎仔有致畸形作用	B、C（口服为C）（外用为B）
磺胺类药物	大剂量对动物有腭裂及骨髓异常	C、B
抗结核药物	用利福平可出现脊柱裂、腭裂	C
多肽类药物	研究不充分尚无资料、孕妇肾毒性	C

续表

药物类型（药名）	致畸种类	致畸分类*
抗病毒药	对宿主细胞均有毒性、三氮唑核苷、病毒唑动物实验有致畸和杀胚胎作用	C、X
杀虫药	甲硝唑较安全、奎宁有杀胚胎作用	C、X
维生素（8种）		
维生素 B1、B2、Bb		A※
维生素 B3（烟酰胺）		A※
维生素 B12		A※
维生素 D2 D3		A※※
叶酸（Folic Acid）	动物实验发现叶酸缺乏可使胎仔畸形率增高，在人类孕妇缺乏叶酸可导致胎儿出现神经管畸形	A
维生素 A	缺乏或过量均能增高畸形率	A※※※（过量为D）
异维 A 酸（Isotretinoin）（为维 A 酸的顺式结构，用于治疗痤疮）	动物实验发现本品有致畸作用，孕妇应用异维 A 酸可发生脑积水、小头、小耳、心脏畸形等。已肯定为人类致畸原	X
阿维 A 酯，银屑灵（Etretinate Tegisom）（为维生素 A 的衍生物，用于治疗重型银屑病）	对人类肯定为致畸原，致畸有脑膜膨出、脊髓膜膨出、多发生骨畸形，面部畸形、未指骨缺失等	X
抗精神病和精神障碍药（分3类，共19种）		
三环类抗抑郁药（3种）		
阿米替林（amitriptylin）	可致畸形发生引起四肢发育异常	D
丙米嗪（Imipramine）	胎儿中毒和致畸、胎婴儿肢体短缺畸形	D
碳酸锂（Litaium Carbonata）	对动物大鼠的胎仔有致畸作用、对人类可造成先天性心脏病、肝肿大甲状脉功能低下、新生儿惊厥休克等	D
抗焦虑症和睡眠障碍药物（8种）		
阿普唑仑（Alprozalan）	对大鼠胎仔的胸椎出现畸形、并增加胎仔的死亡	D
利眠宁（Libritobs）	新生儿畸形较群体高四倍、心血管畸形、骨柱裂、肢体短缺	D
地西泮、安定（Valium）	动物细胞有致畸作用胎仔发生腭裂	D
艾司唑仑（Estazolam）	胎儿畸形率增高	X
替马西泮（Temazepan）	动物试验可观察到肋骨形成畸形，人类有报道心血管畸形和死胎	X
三唑仑（Triazalan）	报道有心血管畸形和多指	X
苯巴比妥（Phenobarbitel）	动物试验可能有致畸形作用，多指	D
眠可通（miltown）	动物试验可能有致畸作用，未能证明本品为强力的致畸源	D
抗癫痫药（8种）		
苯妥英钠、大仑丁（Phenytoin sodium、Dilantin）	对大鼠小鼠均有致畸。人类有致心血管畸形、脊柱裂、尿道下裂、肢体短缺畸形等	D
三甲双酮（Tridione）	动物实验及临床均证明有致畸作用	D

续表

药物类型（药名）	致畸种类	致畸分类*
丙戊酸（Valproicavid）	大鼠和兔有致畸作用，一般认为可能是致畸源。尿道下裂、心血管畸形、脊椎裂、多指、肢体短缺畸形	D
口服避孕药（Oralcontraceptive）（雌、孕激素含剂）	女婴男性化发生率0.3%，男婴尿道下裂增多，对胎儿生殖器有一定的致畸影响	X
醋酸炔诺酮（Norethindrone Acetate）（具轻度雄激素作用）	女婴生殖道男性化，另有心血管畸形，肢体短缺、尿道下裂的发生	X
甲羟孕酮乙酸酯、安宫黄体（Medroxyprogesterone Acetale）（Provera）合成孕激素	妊娠期应用孕激素是否使胎儿畸形率增高目前尚无定论，偶有心血管畸形，口裂等。	X
黄体酮（Progesterone）	目前认为孕酮对胎儿无明显致畸作用	D
乙烯雌酚（Diethylstilbestrol）	对女性子代有致癌倾向，男性子代附睾囊肿和生育力降低	X

肿瘤药（归入C、D类）：氨甲蝶呤，氨基蝶呤，环磷酰胺，白消安

其他：碘丙叉甘油（Iodinated Glycerol）、苯茚二酮（Phenindione）、米索前列醇（misoprostal）、鹅胆酸（Chenodial）、米非司酮（mifepristone）、人绝经期促性腺激素（HMG）、反应亭（Thalidomide）、三氮唑核苷、病毒唑（Ribavirin、Virazole）、奎宁（Quininesulfate）洛伐他汀（Lovestatim）、辛伐他汀、舒降之（Simvastatin）等各种调血脂药、碘化钠Sodium Iodine及苯环已哌啶（Phencyclidine）致幻剂（违禁品）等

中药：白果、苦杏仁、桃仁、砒石、雄黄、朱砂、磁石、磁朱丸等。白果含氰甙，使胎儿神经受损害，四肢畸形。孕妇禁用的中药有：巴豆、牵牛子、甘遂、商陆、斑蝥、马钱子、水银、轻粉等

* 根据美国食品和药物管理局（FDA）有关药物对动物和人类所具有不同程度的致畸危险的5种类别：A：人群资料无发育毒性证据，动物实验阴性，对胚胎影响的可能性很小。可用于孕妇；B：动物实验无致畸证据，缺乏可靠的人群资料；或动物实验有阳性反应，但无人群研究的证据。慎用孕妇；C：动物致畸实验阳性，缺乏可靠的人群资料；或者缺乏动物和人群研究资料，应权衡利弊。必要时可用；D：有对人类有致畸作用的证据，若临床非常需要，又无替代药物时，应充分权衡利弊后使用；X：人类和动物资料均具有明显的致畸作用，或者有肯定的人类致畸证据。致畸危害权衡重于任何治疗作用（害大于利）。孕妇和孕龄妇女都应禁忌使用。※过量应用为"C"，※※过量应用为"D"类，※※※过量应用为X类

胎儿各器官功能处于发育、完善阶段，所以药物的分布、代谢和排泄与成人有差异。大多数药物可经胎盘转运到胎儿体内，也有一些药物经羊膜转运进入羊水中。羊水中的药物可经胎儿皮肤吸收或被胎儿吞咽进入胃肠被吸收而入胎儿血液中。从胎儿尿中排出的药物又可被胎儿吞饮羊水重新进入胎儿体内，形成羊水肠道循环。药物进入脐静脉后，有60%～80%的血流进入肝脏，故肝内药物分布较高，胎儿的血脑屏障功能较差，药物易进入中枢神经系统。目前，随着对医疗质量和医疗事故的不断重视，医务人员必须对药源性先天畸形有足够的认识，表13-2列举的是比较常见的有关疾病。

大环境的污染，已经导致越来越多的先天性畸形的发生，也越来越被人们和政府高度的重视。但是，对环境污染性的先天性畸形控制，也必须重在预防。

致畸物质也称致畸原，是指遗传因素以外的一切可引起胚胎或胎儿结构或功能异常的因素。致畸原按有可致畸原的性质进一步可分为化学致畸原、物理致畸原和生物致畸原等。人类通过环境接触、职业接触、医源性接触以及其他几种方式，可以接触到环境致畸原。表13-3和表13-4列举的是已被证明或者认为有可能引起先天性畸形的物质及其致畸效应。

表 13-2 部分药源性胎儿畸形

先天畸形	发病率	主要临床特征
胎儿乙内酰脲综合征 (fetal hydantoin syndrome)	药物接触胎儿中的 2.2%~26.1%	1. 产前、产后生长障碍，智力低下 2. 面部畸形（短鼻、鞍状鼻、眼距过宽、眼睑下垂、斜视；阔咀、舌面嵴缝；短颈并伴有颈蹼畸形） 3. 鼻短，鼻梁扁平 4. 指（趾）骨发育不全
丙戊酸盐综合征 (Valproate syndrome)	少见	1. 肌体矮小，智力低下 2. 颜面畸形（前额狭小、额嵴突出、鼻梁扁平、鼻孔前倾，下颌过小，外耳畸形以及唇腭裂等） 3. 心血管畸形（室间隔缺损、动脉导管未闭） 4. 神经管缺陷 5. 指（趾）长且交叉重叠，指甲过度外凸
华法林综合征 (Warfarin syndrome)	少见	1. 鼻发育不全，鼻梁扁平 2. 骨骼畸形，点刻状骨骺（stipple epiphyses） 3. 宫内发育不良 4. 短指，指甲发育不良 5. 智力低下神经系统畸形
维甲酸综合征 (Retinoic acid syndrome)	少见	1. 下颌过小，小脸骨 2. 小儿畸形，耳道闭锁 3. 先天性心脏畸形 4. 胸腺、甲状旁腺发育不良 5. 小头畸形，脑积水

表 13-3 环境致畸原及其致畸效应

环境致畸原	致畸效应
化学致畸物质	
铅	在神经系统缺陷中占有重要地位。铅对神经系统有明显的神经毒作用，发育尚未成熟的神经系统对铅极为敏感，易发生损伤。铅也可以通过对精子的毒性作用，而产生致畸作用
汞	甲基汞为人类肯定的致畸物。可致胎儿甲基汞中毒，主要表现为严重精神迟钝、共济失调和生长发育不良等
镉	抑制 DNA 和蛋白质的合成，主要畸形为脑积水、无肢、短肢、肋骨和胸骨畸形以及骨骼钙化等。也可发生小眼、无眼、唇腭裂，肾和肺发育不全等
砷	可诱发染色体畸变。砷化合物还可以使人淋巴细胞 DNA 合成率降低
有机溶剂	人类中苯引起的先天缺陷以先天性心脏病和智力低下最多见，其次为脑疝、先天愚型、唇裂、硬皮症和脊柱裂
二硫化碳	以先天性心脏病、中枢神经系统缺陷和腹腔缺陷为主
农药	四氯二苯二噁英（TCDD）对人类致畸作用肯定，可造成先天性腭裂和脊柱裂。敌双对动物致畸作用是肯定，但对人的致畸还有待研究
物理致畸	
电离辐射	母体宫内接受较大剂量（>2.5Gy）的电离辐射可引起胎儿生长迟缓、小头畸形、智力低下以及出生后肿瘤。孕妇吸收的 X 线安全量是 5 拉德（10 拉德容易造成畸形）；骨盆 CT 胎儿为 10mGy
高温	可能与高温有关的先天畸形有无脑儿、脊髓膜膨出、智力低下、癫痫、张力减退、面中部发育不全、四肢畸形、尿道下裂、先天性心脏病和小眼畸形等
超声波	有争论
视屏显示终端	有争论

表 13-4 辐射与畸形的关系

放射剂量	射线名称	孕周	畸形种类	发生率%
>1.0Gy	X	10～25 周	小头畸形、脑积水、智力发育迟缓	25
<2.5 Gy	X	2～25 周	生长迟缓、小头畸形、智力低下；小眼畸形、视网膜色素改变；白内障、生殖器畸形、出生后肿瘤	32
>1.5 Gy	原子弹爆炸	16 周	小头畸形	100
0.1～0.2 Gy		16～25 周	智力低下	未知
0.01～0.04 Gy	母亲盆腔 X 照射	4～20 周	肿瘤发生率升高；白血病、儿童期肿瘤	未知

（黄艳仪　姚细保　陆国辉）

第四节　几种常见重要的先天畸形

越来越多的先天性畸形被人为重视，作为一个职业临床遗传咨询师，必须能够熟练的了解和掌握众多的先天性畸形疾病。这里详细描述的是先天性神经管缺陷、先天性脑积水和唇/腭裂畸形等三种，作为遗传咨询的典型例子，其他的先天畸形见表 13-5。

一、先天性神经管缺陷

神经管缺陷（neural tube defect，NTD）主要包括无脑畸形、脊柱裂和脑疝三种，分别占 45%、45%～50% 和 5%。发病率依地区和国家而不同。美国为 0.1%～0.2%，日本为 0.12%，我国北方地区发病率较高，为 0.1%～0.2%。男女之比为 1∶1.3。

【致畸机制】

神经管缺陷认为是一种由多因素互相间作用引起的疾病，包括遗传因素和非环境因素。90% 以上的病例以散发性出现。只有 6%～20% 的病例能被确认其发病的原因。

与神经管缺陷发生的遗传性病因包括某些染色体异常病（如 13-三体、18-三体、三倍体和其他结构性染色体畸形等）和某些孟德尔遗传性疾病（如 Meckal 综合征，Roberts 综合征，X-连锁性无脑等）。非遗传性即环境因素性病因包括①孕妇某些药物使用（如 Valproate，抗痉挛抗叶酸药物，维生素 A 等）；②物理因素（如孕妇高温、羊膜粘连带综合征等）；③母体代谢异常（如母体叶酸、锌、维生素 B_2 缺乏，孕妇Ⅱ型糖尿病等）和④多胎妊娠等。

正常情况下，神经板在妊娠 18 天形成，神经管约在妊娠第四周关闭。在胚胎早期，外胚层中央部分变厚，随后形成沟状而迭褶成神经管。遗传或外界因素在神经管形成的过程中影响神经管不能闭合则导致开放性神经管畸形。一般认为，无脑畸形发生在胚胎发育早期 3 周以内。

【临床特征】

(1) 无脑畸形（anencephaly）

是神经管缺陷最严重的一种。由神经管顶部不闭合引起。几乎所有的无脑畸形都在出生后数小时或数天内死亡。流产病例占 75%，活出生病例占 25%。女性病例远比男性多，约占 2/3。

(2) 脊柱裂（spina bifida）

脊柱裂是神经管缺陷中最常见的一种，脊髓脊膜疝（myelomeningocel）和脊膜疝（meningocele）也归属在内。围产期死亡率 5%～10%。按临床病情严重程度可以把脊柱裂分为两种类型：

开放性脊柱裂：约占 80%～85%。流产病例或在出生时或出生一天内死亡占 8%；能在 5 年内成活的病例中，80% 是残废患者，通常有大小便失禁、脑积水和截瘫。10%～20% 病例有中度和严重的智力低下。

表 13-5　其他胎儿畸形

先天畸形	主要临床特征	遗传咨询要点
Dandy-walker 畸形	1. 生后 6 个月内出现脑积水症状和颅压增高症状，亦可伴有小脑症状和脑神经麻痹症状 2. CT 可见四脑室以上脑室系统对称性扩大、脑水肿和颅后窝占位征象。后天梗阻性多见于颅后窝肿瘤，表现为进行性颅压增高症状、小脑症状和脑神经损害症状	1. 在早孕期及中孕早期做阴道超声检查和产前诊断，可使 Dandy-walker 畸形的诊断获得大大提前 2. 在孕中期羊水细胞及脐血胎儿细胞可作染色体检查，诊断有无染色体异常，核型异常者建议尽早终止妊娠 3. 有 Dandy-walker 畸形生育史者，再次怀孕时必须行产前诊断
先天性肺囊性腺瘤样病变（CCAM）	1. 婴幼儿期：以张力性支气管源性囊肿、肺大叶气肿和肺大泡较多见。临床上表现为胸内张力性高压症状，出现呼吸急促、紫绀或呼吸窘迫等症状 2. 儿童期：较多见的为支气管源性囊肿。临床表现为反复肺部感染 3. 成人期：多见于后天继发性肺大泡和支气管源性囊肿。临床表现均因继发感染出现症状，如发热、咳嗽、脓痰、咯血、胸闷、哮喘样发作、劳累性气促和反复出现气胸等症状	1. B 超检查是孕期诊断胎儿先天性肺囊性腺瘤的主要手段。产前诊断为先天性囊性腺瘤样病变属Ⅲ型者建议中止妊娠 2. 产前孕中期羊水细胞或脐血胎儿染色体检查可排除染色体异常及其他原因所致的胎儿水肿 3. 有先天性肺囊性腺瘤样病变生育史者，再次怀孕时必须行产前诊断
先天性食管闭锁	1. 出生后反复发作进食后呛咳、紫绀，并伴有唾液过多为特点，严重者可导致肺炎，表现为呼吸困难或呼吸功能衰竭 2. 体格检查时，食管闭锁Ⅲ型由于大量气体经下段食管瘘进入胃肠道内，腹部明显膨胀，叩诊呈鼓音 3. 早期诊断、孕期 B 超早期诊和结合 MRI 可以确诊病变类型和发现气管瘘	1. 通常是散发性，再发风险为 0.6%～2% 2. 可能与 VATER 综合征病例相关 3. 孕期母体羊水过多者应做 B 超检查及早发现先天性食管闭锁 4. 国内围产期死亡率高达 66.7% 5. 生育史阳性者，再次怀孕时必须行产前诊断
幽门狭窄	喷射样不含胆汁性呕吐，通常发生于出生后 2～3 周	1. 典型的多因素疾病；发病性别，男：女＝5：1 2. 再发风险 男性先证患者：兄弟、儿子为 5%～5.5%；姊妹、女儿为 2.5%；女性先证患者：兄弟、儿子为 17%～20%；姊妹、女儿为 7%
腹壁缺陷	1. 腹壁裂：内脏从腹壁向外突出而且没有浆膜包裹覆盖。通常为单纯性小肠突出，约 15% 伴其它器官畸形并以心脏畸形为常见，可见肠梗阻，遗传因素少见（除非是伴有先天性心脏畸形者） 2. 脐疝：突出的多为小肠，并通常被脐带覆盖，通常包括其他内脏（占 50%），非单纯性脐带疝常伴其他脏器的畸形，其中心脏畸形占 10%	1. 再发风险：腹壁裂为 1%；脐疝为 1%～2% 2. 染色体病占 30% 的脐疝（13-三体和 21-三体多见） 3. 脐疝可能与 Beckwith-Wiedemann 综合征相关 4. 母体血清筛查见 AFP 升高，超声检查可作诊断
直肠肛门闭锁或狭窄	1. 常见婴儿出生后呕吐、腹胀和脱水等低位肠梗阻症状 2. 多数患儿合并瘘管，粪便从瘘管排出。男性患者低位闭锁，常合并直肠会阴瘘，高位闭锁者，合并直肠膀胱或尿道瘘。女性患者低位闭锁，常合并直肠前庭瘘，高位闭锁者合并直肠阴道瘘	1. 再发风险为 2%～5% 2. 可以是散发性常染色体隐性遗传、X-连锁病例 3. 可能是综合征疾病，如 Townes-Brock 综合征、cat-eye 综合征、VATER 综合征、22q11 重复综合征、18-三体综合征等

先天畸形	主要临床特征	遗传咨询要点
Hirschsprung 氏病	1. 男女比例 4：1 2. 肠管不能蠕动，腹部膨胀，导致功能性便秘 3. 病变肠管则变薄，萎陷，并通常痉挛，大多数病例限于直肠和乙状结肠 4. 小肠结肠炎，肠穿孔和水中毒 5. 与 RET、EDBRB、EDN3 等多种基因相关	1. 再发风险率与先证者的性别，患者的性别及先证者的亲源关系而异 2. 先证者为男性时：其兄弟再发风险为 5%；姊妹再发风险约为 2%；儿女为 1% 3. 先证者为女性时：其兄弟再发风险为 4%；姊妹再发风险约为 8%；儿女为 12.5% 4. 如果无神经节细胞往上伸延至脾曲，再发风险升高

隐性脊柱裂：占 15%～20%，脊膜疝多见。常见于第五腰椎和第一骶椎发生一个或几个脊柱弓未能融合。本型不造成神经损害。

（3）脑疝（encephalocele）

较少见。由于神经管靠菱脑部位缺损引起。脑组织向颅外突出，并由封闭性的囊状组织所包裹。多发生严重神经系统症状和智力低下。此外，部分 NTD 患者可伴有脑积水。

【治疗和预后】

治疗主要包括：①外科手术修复，对轻微的脊柱裂（如隐型脊柱裂）和轻微的脑疝可以通过外科手术修复，通常在 20～25 周进行宫内修补手术；②脑积水处理，可用脱水药物治疗（详见下述的先天性脑积水）；③控制感染：特别注意对神经中枢系统和生殖泌尿系统感染的治疗和控制；④生长发育干预：注意成活患者的生长发育方面的治疗；⑤心理咨询。

除了隐性脊柱裂外，患者通常病情严重，存活率不高；能手术修复者体质通常不理想。

【实验室诊断】

产前筛查诊断：产前筛查详见第 10 章。

超声波诊断：高分辨超声检查可以将大部分的神经管缺陷检测出来。

通过羊水 AFP 和乙酰胆碱脂酶（acetycholinesterase，AchE）的测定、超声图像等的实验室检查，可以将 100% 的无脑畸形和 95% 的脊柱裂诊断出来。以上的开放性神经缺陷诊断出来。与染色体畸变有关的神经管畸形则需要作羊水细胞或绒毛细胞染色体分析。

【风险评估与预防】

1. 再发风险（表 13-6）

通常是 0.1%～1.9%。再发风险与多种因素有关，其中主要包括①地区性差异（主要与发病率密切相关，高再发风险率（0.8%～1%）地区包括爱尔兰、威尔斯、Alexandria 等；低再发风险率（0.1%），我国北方约为 0.1%～0.2%，与美国的相似）；②与先证者的关系密切程度（关系越密切，风险越高）；③同一家庭里患者数量（患者数量越多，再发风险越高，但与地区发病率密切相关）。值得注意的是，神经管缺陷的再发风险率与疾病的严重程度无关，这是与其他一般的多因素疾病不同的特点。

表 13-6 神经管缺陷再发风险

NTD 患者或咨询者其他健康状况	再发风险率
父或者母	3%～4.5%
表、堂兄弟姊妹	0.3%
一个儿女	2%～3%
两个儿女	6.4%
一个父或者母，加上一个儿女	>10%
一个儿女，加上一个一级表、堂兄弟姊妹	9%

2. 有关产前实验室筛查诊断的注意事项

a. 与高风险相关的因素包括母体血清 AFP 升高、以往 NTD 阳性生育史、孕妇胰岛素依赖性糖尿病患者、Valproate 药物接触者等。

b. 可靠诊断方法：在孕 16 周左右作高分辨超声检查、羊水 AFP 和 AchE 测定。

c. 母体血清 AFP 筛查：①高峰浓度在孕 28~32 孕周出现，阳性预告值与筛人群的发病率和筛查指征密切相关；②采用≥2.5MoM 为分界值，5%病例为阳性结果时，可以检出 95%以上的无脑畸形和 5%的脊柱裂。

d. 羊水 AFP 检测：①高峰浓度在孕 12~14 孕周出现，而在孕 16~18 孕周时正常胎儿与异常胎儿之间的羊水 AFP 浓度重叠少，故是最理想的测定时间；②采用 2.5MoM 为分界值，0.8%病例为阳性结果时，NTD 的检出率是 98%；③5%~10%病例属闭合性 NTD，羊水 AFP 结果阴性；④如果发生胎儿血污染而使羊水 AFP 浓度升高，约 60%的阳性病例与 NTD 或者其他非 NTD 的严重胎儿畸形相关，这些非 NTD 胎儿畸形主要包括皮肤缺陷、影响胎儿咽吞和消化的疾病、导致蛋白尿的疾病、水状淋巴管瘤（cystic hygroma）。

e. AchE 检测：①羊水中的 AchE 浓度不受孕周影响；②设≥2.5MoM 为分界值，当羊水 AFP 正常时，AchE 测定结果阳性率仅为 0.2%，而当羊水 AFP 升高阳性时，AchE 测定结果阳性者可以检出 99.7%的无脑畸形、99.5%的脊柱裂、100%的脑疝、67.4%的腹壁缺陷、57%的水状淋巴管瘤、53.7%的死胎或流产、15.3%的其他胎儿严重缺陷；③先天性肾病可以使羊水 AFP 升高，但其 AchE 一律隐性；④AchE/羊水 AFP 假阳性率约为 4.8%，其原因通常是胎儿血污染。

3. 有关遗传咨询事项

a. 避免咨询者与畸形死胎接触见面。

b. 当咨询者在谈论先天性畸形的发生与迷信等没有科学根据事宜的关系时，咨询师最好的反应是采取微笑或不理睬的态度。

c. 给予支持性咨询，提供再发风险率，注意对咨询者的罪恶感、被指责感、焦虑感等的心理咨询。

d. 给予有关处理 NTD 的教育和指导。

e. 帮助咨询者对 NTD 筛查的认识，解释假阳性的原因，筛查前要签知情同意书等。

f. 如果 NTD 先证者伴有脑积水，脑积水的再发率高，可达到 6%。

4. 对 NTD 的控制关键在于预防，已证明孕前的叶酸服用是降低 NTD 发生率的有效措施。正常生育期妇女每天服用 0.4mg，NTD 家族史阳性者每日服用量增加到 4.0mg，从受孕前三个月就开始连续服用至受孕后一个月或更长时间。服用叶酸期间要注意同时补充维生素 B_{12} 以避免维生素 B_{12} 缺乏性贫血。据统计，这样的叶酸预防方法可以把 NTD 的发生率降低 60%~86%。

（陆国辉　黄艳仪）

二、先天性脑积水

先天性脑积水（congenital hydrocephalus）各种原因导致脑脊液在脑室系统内过多积聚，常有脑室系统扩大，颅内压增高及头围增大，WHO 报告发病率为 0.87%，国内报告为 0.5%。

【致畸机制】

与环境性或遗传性等原因使中脑导水管阻塞、畸形、狭窄等，造成脑脊液物质循环通路的梗阻，可分为先天性发育异常及非发育性二类。

先天性脑发育异常占 40%，使脑脊液循环受阻的原因有以下几点：①中脑导水管狭窄；胶质增生和中隔形成；②因小脑扁桃体、延髓及第四脑室疝入椎管内使脑脊液循环受阻（Arnold-chiari 畸形）；③第四脑室出口的先天性闭塞所致（Dandy-Walker 畸形）；④扁平颅底，阻塞第四脑室出口或环池等。

非发育性病因占 60%，常见原因颅内炎症，新生儿缺氧和产后所致颅内出血，脑膜炎继发性粘连，颅内肿瘤，维生素缺乏，胎儿期毒素作用及静脉窦血栓形成等。

此外，先天性脑积水也可以出现在其他疾病，例如先天性神经管缺陷、某些常染色体隐性遗传病等。

各种原因所致脑脊液分泌过多，循环受阻致吸收障碍等均可形成脑积水，正常脑脊液由脑室脉络丛上皮细胞主动分泌的，小儿为每分钟分泌 0.3~0.35ml。

【临床特征】

梗阻性脑积水，早期表现头围增大，呈进行性增大，与周身发育不成比例。前囟门扩大，张力增高，严重者各部位囟门均增大，颅缝裂开，颅骨变薄，前额突出，眼球下半部沉到下眼睑下方，呈落日现象。头部叩诊时可听到"破壶声"。患者出生后随访可见脑积水症状发展，脑内压增高，出现呕吐、抽搐、惊厥、倦睡、腱反射亢进，踝关节痉挛。

交通性脑积水，常出现智力障碍，呈进行性加重最终发展为痴呆，同时还有反应迟钝，步态不稳，尿失禁，一般把痴呆、运动障碍、尿失禁称为本病的三联症。

【实验室诊断】

脑积水主要根据临床表现和多种仪器检查结果进行诊断。

1. 产前B超检查，典型的中脑导水管狭窄声象图见双侧脑室扩张及第三脑室扩张，凡妊娠20周后侧脑室宽度与半球宽度之比超过三分之一，或任何孕周侧脑室后角宽度超过10mm，都应疑有脑室扩张，应密切随访超声。

2. 产前羊水细胞染色体或脐血胎儿细胞染色体检查，排除胎儿染色体异常。

3. 出生后检查，患儿头围增大超过35cm，有颅内压增高的症状，检查前囟、骨髓、颅骨等典型临床表现。

【治疗和预后】

先天性脑积水早期治疗十分重要。

早期治疗主要是减少脑室异常扩张，降低对大脑皮层的压迫，减少智力发育障碍。有作者认为脑积水治疗时，皮层的厚度在2cm以上，术后智能多能恢复到正常水平，厚度在0.5cm以下，术后智能多不能恢复。

手术方法可分三类：

1. 病因治疗，解除造成脑积水的病因。
2. 减少脑脊液形成，侧脑室脉络丛切除术和电烙术。
3. 分流手术包括沟通脑室和蛛网膜脑池如侧脑室小脑延髓池分流术，侧脑室腹腔分流术，侧脑室膀胱分流术，脑室心房分流术，脑室矢状窦分流术。
4. 药物治疗：甘露醇、利尿剂可暂时减少脑脊液的分泌，效果不显著，不宜长期应用。

胎儿宫内治疗有进行超声引导下的胎儿头颅穿刺术、持续性脑脊液体外引流、脑室-羊膜腔分流等宫内减压方法的尝试，证明有可行性，但尚不成熟。

预后通常差，以伴有器质性缺陷者为甚。

【风险评估与预防】

1. 平均再发风险为6%；如果先证患者是男性，再发风险为12%，而女性时则为0%。
2. 对与非发育性病因引起的先天性脑积水，特别是感染因素，针对病因作相应的预防措施。

（黄艳仪　袁晓兰）

三、唇/腭裂畸形

唇腭裂的新生儿发病率与种族有关。日本为1.7：1,000，白人1：1,000，我国在新生儿中的发病率为1.82/1,000。

【致畸机制】

属多基因疾病，散发性多见。70%的病例发生在非综合征性疾病。属散发性的唇裂、唇裂伴腭裂、腭裂病例分别占 87%～93%、86%～89% 和 50%～70%。

遗传因素：①15%～20%唇/腭裂病例的遗传因素明确；②5%的唇/腭裂和 8%的腭裂病例发生在综合征性疾病；③已知伴唇/腭裂的综合征性疾病达 300 多种，其中的 100 多种属非单基因疾病，染色体病常见，5%的染色体缺失和片段重复可见唇/腭裂；④唇/腭裂可以发生在某些单基因疾病，如 van Der Woude 综合征；⑤与 Treacher-Collins 综合征、I 型 Stickler 综合征等相关；⑥已明确的相关基因包括：*TCOF1*、*COL2A1*、*IRF6*、*PVRL1*、*P63* 等。

环境因素：包括①致畸原（酒精、孕妇抗癫痫药物或叶酸拮抗剂的服用，如乙内酰脲，三甲双酮，白血宁等）；②孕妇健康状况（糖尿病、*MTHRF* 基因突变，特别是 C677T 突变）；③羊膜破裂（amniotic rupture sequence）。

【临床特征】

根据裂隙程度可将单侧唇裂为Ⅰ、Ⅱ、Ⅲ度：Ⅰ度唇裂，裂隙只限于红唇部。Ⅱ度唇裂，裂隙达上唇皮肤。Ⅲ度唇裂上唇到鼻底完全裂开。

根据腭部的骨质，肌肉，粘膜的裂开程度和部位，可将其分为若干类型：①不完全腭裂包括：（a）悬雍垂裂、粘膜下隐裂；（b）软腭裂，裂隙仅限于软腭部分；（c）单侧部分硬腭裂，裂隙达到硬腭部分，在裂隙内可看到犁骨的一侧；（d）双例部分硬腭裂，硬腭部分裂开，可达切牙孔后方，大部份犁骨位于裂隙正中。②完全腭裂包括：（a）单侧完全腭裂，裂隙自悬雍垂直达一侧的牙槽突型；（b）双侧完全腭裂，裂隙自悬雍垂，续过切牙孔，直达两侧牙槽突型。

与综合征或染色体病等相关的唇腭裂则伴有其它有关的临床表现。

【实验室诊断】

单纯性唇/腭裂的临床诊断简单，但要排除由综合征或染色体病引起的唇腭裂。

超声波可以将大多数的唇裂诊断出来，但对腭裂的产前诊断较不容易。中孕可行羊水细胞或脐血胎儿细胞染色体检查，以排除染色体病引起的唇腭裂。

【治疗和预后】

主要包括喂养护理、手术修复、牙科牙齿矫正术、听力和语言训练等。手术修复是根本的治疗方法。

单纯性唇裂预后很好，手术效果满意。大的腭裂则可引起容貌、吞咽，呼吸及发音问题，手术难度较大。若唇腭裂为某些综合征的表现之一，则预后可能不良，尤其是染色体异常综合征患儿，如 13-三体综合征，18-三体综合征，这是致死性畸形。

【风险评估与预防】

1. 散发性病例的风险评估与下面因素有关：

a. 类型：唇裂、唇裂伴腭裂、腭裂三者间的比例为 1:2:1；再发性风险只适用于唇裂伴腭裂和腭裂病例。

b. 严重程度：①在单纯性唇裂的病例中，单侧性的占 80%，其中的 70%累及腭裂，而双侧性的占 20%，其中的 80%累及腭裂；②有兄弟姐妹先证患者的再发风险见表 13-7。

c. 家族史：再发风险受患者数目、家族成员关系密切程度、患者的性别影响。

2. 与单基因疾病相关的唇裂/腭裂，其再发风险率按照单基因遗传类型计算。

3. 正常情况下，胎儿唇部在胚胎 45 天左右由外鼻窦和上颌窦在中线融合形成，是腭裂发生的高危期，孕妇在这段时间用药要特别慎重。

4. 遗传咨询注意事项

a. 注意咨询者对畸形观反映的心理咨询，包括害怕感、罪恶感、被指责感、焦虑感。

b. 避免咨询者与刚出生患儿密切接触。

c. 对咨询者给予疾病相关的病因、再发风险、喂养、治疗等知识的教育。

d. 将咨询者介绍到有关疾病残废协会，帮助联系经济解决组织。

5. 早孕期避免应用有关药物和控制糖尿病是预防的有效措施之一。

表 13-7 兄弟姐妹先证患者唇/腭裂的再发风险

畸形状况	再发风险（%）
双侧性唇裂 + 腭裂	5.7%~8%
单侧性唇裂 + 腭裂	3.3%~4.2%
只有单侧性唇裂	1.6%~2.5%
只有软腭裂	3.8
只有硬腭裂	5.4

（陆国辉　黄艳仪　袁晓兰）

主要参考文献

1. AdlerSP. Cytomegalovirus and pregnancy. Curr Opin Obstet Gyneccol, 1992, 4: 670-5
2. Ahlfors K, Ivarsson SA, Harris S. Secondary maternal cytomegalovirus infection A significant cause of congenital disease. Pediatrics, 2001, 107: 1227-8
3. Ault KA. Human papillomavirus infections: diagnosis, treatment, and hope for vaccine. Obstet Gynecol Clin North Am, 2003, 30: 809-17
4. Beby-Defaux A, Bourgoin A, Ragot S, et al. Human papillomavirus infection of the cervix uteri in women attending a Health Examination Center of the French social security. J Med Virol, 2004, 73: 262-8
5. Bersoff MSJ, Miller WC, Aberg JA, et al. Sex differences in nevirapine rash. Clin Infect Dis, 2001, 32: 124-129
6. Boppana SB, Rivera LB, Fowler KB, et al. Intrauterine transmission of cytomegalovirus to infants of women with preconceptional immunity. N Engl J Med, 2001, 344: 1366-71
7. Cacciola I, Cerenzia G, Pollicino T, et al. Genomic heterogeneity of hepatitis B virus (HBV) and outcome of perinatal HBV infection. J Hepatol, 2002, 36: 426-32
8. Chan PK, Chang AR, Tam WH, et al. Prevalence and genotype distribution of cervical human papillomavirus infection: Comparison between pregnant women and non-pregnant controls. J Med Virol, 2002, 67: 583-8
9. Demmler GJ. Summary of a workshop on surveillance for congenital cytomegalovirus disease. Rev Infect Dis, 1991, 13: 315-29
10. Deng D, Wen L, Wang Z, et al. A study of human papillomavirus infection during pregnancy and transmission of virus to fetus. Zhonghua Shi Yan He Lin Chuang Bing Du Xue Za Zhi, 1997, 11: 369-71
11. Dunn DT, Tess BH, Rodrigues LC, et al. Mother to-child transmission of HIV: implications of variation in maternal infectivity. AIDS, 1998, 12: 2211-6
12. Ferrero S, Lungaro P, Bruzzone BM, et al. Prospective study of mother to-infant transmission of hepatitis C virus: a 10-year survey (1990-2000). Acta Obstet Gynecol Scand, 2003, 82: 229-34
13. Garcia PM, Kalish LA, Pitt J, et al. Maternal plasma HIV-1RNA levels and risk of perinatal transmission. N Engl J Med, 1999, 341: 394-402
14. Garozzo G, Nuciforo G, Rocchi CM, et al. Buschke-Lowenstein tumour in pregnancy. Eur J Obstet Gynecol Reprod Biol, 2003, 111: 88-90
15. Goncales FL Jr, Stucchi RS, Pavan MH, et al. Hepatitis C virus in monozygotic twins. Rev Inst Med Trop Sao Paulo, 2000, 42: 163-5
16. Grce M, Husnjak K, Matovina M, et al. Human papillomavirus, cytomegalovirus, and adeno-associated virus infections in pregnant and nonpregnant women with cervical intraepithelial neoplasia. J Clin Microbiol, 2004, 42: 1341-4
17. Holcroft CJ, Askin FB, Patra A, et al. Are histopathologic chorioamnionitis and funisitis associated with metabolic aci-

dosis in the preterm fetus? Am J Obstet Gynecol, 2004, 191: 2010-5
18. Hornor G. Ano-genital warts in children: Sexual abuse or not? J Pediatr Health Care, 2004, 18: 165-70
19. Kid C, Rudin C, Siegrist CA, et al. Prevention of vertical HIV transmission: additive protective effect of elective ceasarean section and zidovudine prophylaxis. AIDS, 1998, 12: 205-6
20. Jones JS, Dieterich DT. Treatment of hepatitis C virus and HIV coinfection: the road less traveled. AIDS Read, 2001, 11: 505-10
21. Kawana K, Yasugi T, Yoshikawa H, et al. Evidence for the presence of neutralizing antibodies against human papillomavirus type 6 in infants born to mothers with condyloma acuminata. Am J Perinatol, 2003, 20: 111-6
22. Kazi m S N, Wakil S M, Khan LA, et al. Vertical transmission of hepatitis B virus despite maternal la mivudine therapy. Lancet, 2002, 359 (9316): 1488-91
23. Kui LL, Xiu HZ, Ning LY. Condyloma acuminatum and human papilloma virus infection in the oral mucosa of children. Pediatr Dent, 2003, 25: 149-53
24. Li XM, Shi MF, Yang YB, et al. Effect of hepatitis B immunoglobulin on interruption of HBV intrauterine infection. World J Gastroenterol, 2004, 10: 3215-7
25. 刘海英, 马玉燕, 崔保霞等. 孕妇乙肝免疫球蛋白被动免疫阻断HBV母婴垂直传播作用机理的研究. 现代妇产科进展, 2002, 11: 128-30
26. Matovina M, Husnjak K, Milutin N, et al. Possible role of bacterial and viral infections in miscarriages. Fertil Steril, 2004, 81: 662-9
27. Mayaud P, McCormick D. Interventions against sexually transmitted infections (STI) to prevent HIV infection. Br Med Bull, 2001, 58: 129-53
28. Mehmet Gene, Willia m J Syphilis in pregnancy. Sex Trans Infect 2000, 76: 73-79
29. Miotti PG, Taha TE, Kumwenda NT, et al. HIV transmission from breastfeeding: A study in Melawi. JAMA, 1999, 282: 744-9
30. Myer L, Abdool T, Karim SS, et al. Treatment of maternal syphilis in rural South Africa: effect of multiple doses of benzathine penicillin on pregnancy loss. Trop Med Int Health. 2004, 11: 1216-21
31. Myer L, Wilkinson D, Lombard C, et al. Impact of on-site testing for maternal syphilis on treatment delays, treatment rates, and perinatal mortality in rural South Africa: a randomised controlled trial. Sex Transm Infect, 2003, 79: 208-13
32. Ouellet A, Sherlock R, Toye B, et al. Antenatal diagnosis of intrauterine infection with coxsackievirus B3 associated with live birth Infect. Dis Obstet Gynecol, 2004, 12: 23-6
33. Peeling RW, Ye H. Diagnostic tools for preventing and managing maternal and congenital syphilis: an overview. Bull World Health Organ, 2004, 82: 439-46
34. Perre P. Transmission of human immunodeficiency virus type 1 through breast feeding: How can it be prevented. J Infect Dis, 1999, 179 (suppl 3): 405-6
35. Rotchford K, Lombard C. Impact on perinatal mortality of missed opportunities to treat maternal syphilis in rural South Africa: baseline results from a clinic randomized controlled trial. Trop Med Int Health, 2000, 5: 800-4
36. Shaffer N, Chuachoowong R, Mock PA, et al. Short course zidovudine for perinatal HIV-1 transmission in Bangkok, Thailand: a randomised controlled trial. Lancet, 1999, 353: 773-80
37. Shibutani T, Yu ZX, Ferrans VJ, et al. Pertussis toxin sensitive Gproteins as mediators of the signal transduction on pathways activated by megalovirus infection of smooth muscle cells. J Clin Invest, 1997, 100: 2054-61
38. Smith EM, Ritchie JM, Yankowitz J, et al. Human papillomavirus prevalence and types in newborns and parents: concordance and modes of transmission. Sex Transm Dis, 2004, 31: 57-62
39. Stagno S, Pass RF, Cloud G, et al. Primary cytomegalovirus infection in pregnancy: Incidence, transmission on to the fetus and clinical outcome. JAMA, 1986, 256: 1904-8
40. Steininger C, Kundi M, Jatzko G, et al. Increased risk of mother- to-infant transmission of hepatitis C virus by intrapartu m infantile exposure to maternal blood. J Infect Dis, 2003, 187: 345-51
41. Tamiolakis D, Venizelos I, Lambropoulou M, et al. Human decidual cells activity in women with spontaneous abortions

of probable CMV aetiology during the first trimester of gestation. An immunohistochemical study with CMV-associated antigen. Acta Medica (Hradec Kralove), 2004, 47: 195-9
42. 王建设,朱启铭,张公惠等. 母乳喂养不影响乙型肝炎病毒母婴传播阻断效果. 中华围产医学杂志, 2003, 6: 24-7
43. Wang XP, Li FJ, Xu DZ, et al. Uptake of hepatitis B virus into choriocarcinoma cells in the presence of proinflammatory cytokine tumor necrosis factor-alpha. Am J Obstet Gynecol, 2004, 191: 1971-8
44. Wilson VG, Rosas-Acosta G. Molecular targets for papillomavirus therapy. Curr Drug Targets Infect Disord, 2003, 3: 221-39
45. Ziegler A, Kastner C, Chang-Claude J. et al. Analysis of pregnancy and other factors on detection of human papilloma virus (HPV) infection using weighted estimating equations for follow-up data. Stat Med, 2003, 22: 2217-33
46. Antony AC, Hansen DK. Hypothesis: folate-responsive neural tube defects and neurocristopathies. Teratology, 2000, 62: 42-50
47. 安笑兰,符绍莲. 环境优生学. 北京: 北京医科大学中国协和医科大学联合出版社, 1995. 235
48. Cordero L, Treuer SH, Landon MB, et al. Management of infants of diabetic mothers. Arch Pediatr Adolesc Med, 1998, 152: 249-54
49. Eros E, Geher P, Gomor B, et al. Epileptogenic activity of folic acid after drug induces SLE (folic acid and epilepsy). Eur J Obstet Gynecol Reprod Biol, 1998, 80: 75-8
50. Eichholzer M, Tonz O, Zimmermann R. Folic acid: a public-health challenge. Lancet, 2006, 367: 1352-61, Review
51. Feillet F, Abadie V, Berthelot J, et al. Maternal phenylketonuria: the French survey. Eur J Pediatr, 2004, 163: 540-6
52. Geelhoed EA, Lewis B, Hounsome D, et al. Economic evaluation of neonatal screening for phenylketonuria and congenital hypothyroidism. J Paediatr Child Health, 2005, 41: 575-9
53. Guerri C. Neuroanatomical and neurophysiological mechanisms involved in central nervous system dysfunctions induced by prenatal alcohol exposure. Alcohol Clin Exp Res, 1998, 22: 304-12
54. Jensen DM, Damm P, Moelsted-Pedersen L, et al. Outcomes in type 1 diabetic pregnancies: a nationwide, population-based study. Diabetes Care, 2004, 27: 2819-23
55. Koch R, Hanley W, Levy H, et al. Maternal phenylketonuria: an international study. Mol Genet Metab, 2000, 71: 233-9, Review
56. Lee PJ, Ridout D, Walter JH, et al. Maternal phenylketonuria: report from the United Kingdom Registry 1978-97. Arch Dis Child, 2005, 90: 143-6
57. 李正,王惠贞,吉书俊. 先天畸形学. 北京: 人民卫生出版社, 2000
58. 陆国辉主编. 产前遗传病诊断. 广州: 广东科技出版社, 2002
59. Makino Y, Kobayashi H, Kyono K, et al. Clinical results of fetal obstructive uropathy treated by vesicoamniotic shunting. Urology, 2000, 55: 118-22
60. Manning SM, Jennings R, Madsen JR. Pathophysiology, prevention, and potential treatment of neural tube defects. Ment Retard Dev Disabil Res Rev, 2000, 6: 6-14
61. Martinez de Villarreal LE, Arredondo P, Hernandez R, et al. Weekly administration of folic Acid and epidemiology of neural tube defects. Matern Child Health J, 2006, 10: 397-401
62. Meng T, Shi B, Zheng Q, et al. Clinical and epidemiologic studies of nonsyndromic cleft lip and palate in china: analysis of 4268 cases. Ann Plast Surg, 2006, 57: 264-9
63. Mills JL, Signore C. Neural tube defect rates before and after food fortification with folic acid. Birth Defects Res A Clin Mol Teratol, 2004, 70: 844-5, Review
64. Odibo AO, Coassolo KM, Stamilio DM, et al. Should all pregnant diabetic women undergo a fetal echocardiography? A cost-effectiveness analysis comparing four screening strategies. Prenat Diagn, 2006, 26: 39-44
65. Puri P, Ohshiro K, Wester T. Hirschsprung's disease: a search for etiology. Semin Pediatr Surg, 1998, 7: 140-7, Review
66. Rouse B, Azen C, Koch R, et al. Maternal Phenylketonuria Collaborative Study (MPKUCS) offspring: facial anomalies, malformations, and early neurological sequelae. Am J Med Genet, 1997, 69: 89-95

67. 沈迪,皱萍. 内科免疫学. 武汉：湖北科技出版社,1998
68. Stevenson RE, Allen WP, Pai GS, et al. Decline in prevalence of neural tube defects in a high-risk region of the United States. Pediatrics, 2000 Oct; 106: 677-83
69. Tettenborn B. Management of epilepsy in women of childbearing age: practical recommendations. CNS Drugs, 2006, 20: 373-87, Review
70. Vanhaverbeke G, Mertens A, Mathieu C. Diabetic management in high risk patients (pregnancy, insulin pumps). Acta Clin Belg, 2004, 59 (4): 173-81, Review
71. Waisbren SE, Azen C. Cognitive and behavioral development in maternal phenylketonuria offspring. Pediatrics, 2003, 112: 1544-7
72. Yang J, Cummings EA, O'connell C, et al. Fetal and neonatal outcomes of diabetic pregnancies. Obstet Gynecol, 2006, 108: 644-50

第14章 血液系统疾病遗传咨询

第一节 α地中海贫血

α地中海贫血（α thalassemia，α地贫）[OMIM 141800]是世界上最常见的单基因遗传病，$α^+$地贫分布于包括非洲、地中海地区、中东、印度次大陆、东南亚和中国南方在内的全球热带和亚热带疟疾高发地区，$α^0$地贫主要分布于东南亚、中国南方和少数地中海沿岸国家。我国长江以南的广大地域为该病的高发区，人群中基因携带者检出率约为1‰～23%，其中，尤以广西、广东和海南三省（区）为甚，这些地区人群中的重型α地贫（包括Hb H病）的发生率为1.2‰～8.1‰。因此该病是我国南方地区血液科和小儿科中常见的溶血性疾病。在北方地区属少见疾病。

【遗传病理学】

α地贫属常染色体隐性遗传病，其分子基础是位于16号染色体末端16p13.3位点上的人α珠蛋白基因（*HBA1*和*HBA2*）的先天性遗传缺陷。遗传缺陷的后果是α珠蛋白肽链合成减少或缺如，从而使红细胞（RBC）的主要结构蛋白——血红蛋白（hemoglobin，Hb）生成障碍，并导致无效造血和RBC破坏而产生溶血性贫血。α地贫主要是由于α珠蛋白基因缺失所致，此外，还有少数α地贫是由于α珠蛋白基因的点突变导致其功能障碍。据此将α地贫分为两大类，前者称为缺失型（deletional α thalassemia），后者称为非缺失型α地贫（non-deletional α thalassemia）。就一个单倍体而言，α地贫有三类遗传缺陷：①$α^+$地贫，缺失一个α基因（-α/）；②$α^0$地贫，两个α基因都缺失（--/）；③非缺失型，α基因发生点突变或少数几个碱基的缺失（$α^Tα$或$αα^T$）。缺失型α地贫的分子缺陷是包含α珠蛋白基因在内的大片段缺失，其缺失范围从几kb到100kb以上不等，目前在世界上不同种族中已发现至少43种此类缺失，其中35种为$α^0$地贫基因，8种为$α^+$地贫基因。非缺失突变的主要类型是发生在α2或α1珠蛋白基因结构基因或启动子区导致RNA加工异常、抑制转录或使翻译产物不稳定的点突变，不同种族中已发现的非缺失型α地贫点突变至少有44种。中国人群中已鉴定出$α^0$地贫基因5种，他们是：--^{SEA}、--^{THAI}、--^{FIL}、--^{HW}和--$^{11.1}$；$α^+$地贫基因3种，他们是：-$α^{3.7}$、-$α^{4.2}$和-$α^{2.7}$；非缺失型α地贫基因7种，他们是：α2 cd 30 Δ GAG (ΔGlu)，α2 cd 31 AGG>AAG (Arg>Lys)，α2 cd 59 GGC>GAC (Gly>Asp)，Hb Westmead α2 cd 122 CAC>CAG (His>Gln)，Hb QS α2 cd 125 CTG>CCG (Leu>Pro)，Hb CS α2 cd 142 TAA>CAA (Gln) 和α1 cd 118 (+TCA)。--^{SEA}是我国南方最常见的基因类型，其他常见突变依次为：-$α^{3.7}$、-$α^{4.2}$和$α^{CS}α$。这四种遗传缺陷约占我国南方α地贫基因构成比的95%以上。正常二倍体细胞含4个α珠蛋白基因拷贝（αα/αα），上述三类α地贫遗传缺陷及其突变基因组合可产生多种不同的基因型，-$α^{3.7}$/αα或-$α^{4.2}$/αα，--^{SEA}/αα或-$α^{3.7}$/-$α^{3.7}$，-$α^{3.7}$/--^{SEA}或-$α^{4.2}$/--^{SEA}或$α^{CS}α$/--^{SEA}和--^{SEA}/--^{SEA}是4类分别导致临床上$α^+$地贫，$α^0$地贫，Hb H病和Bart's水肿胎的常见基因型。一般认为，α地贫中疾病严重程度的单倍型顺序为：α2$α^T$1<α2-<-α1<$α^T$2α1<-$α^T$1<--。

【临床特征】

依据表型特征，α地贫大致可分为四类临床表现型，$α^+$地贫，$α^0$地贫，Hb H病和Bart's水肿胎，其相应的基因型如上述【遗传病理学】中所述。其中$α^+$地贫和$α^0$地贫个体为非症状基因携带者，$α^+$地贫无贫血，RBC正常，几乎无异常表现，仅在脐血样品中可能检测出低水平Hb Bart's（1%～2%）；

α^0 地贫个体一般无贫血表征,但 RBC 检测表现为典型的小细胞低色素贫血特征(traits),即脐血样品中可能检测 5%～10%的 Hb Bart's。Hb H 病和 Bart's 水肿胎为中、重型 α 地贫疾病状态,Hb H 病患者贫血程度有很大的差异,多数为中度溶血性贫血表现,RBC 检查有上述小细胞低色素特征外,Hb 电泳可检测出 Hb H 带,脐血筛查可能检测出 5%～30% Hb Bart's,常有黄疸,肝脾肿大,骨髓扩增,严重者发育迟缓,脾大明显,可合并感染并使病情加重。Bart's 水肿胎又称 Hb Bart's 胎儿水肿综合征(Hb Bart's hydrops fetalis syndrome),为致死性贫血病,受累胎儿通常于出生前因严重贫血在宫内死亡(一般为妊娠 30～40 周)或出生时 1 或 2 小时内死亡。胎儿发育差,全身水肿,腹大,肝脾肿大,胸腔积液,皮肤苍白或紫绀、剥脱,四肢短小或有其他器官畸形,巨大胎盘(图 14-1)。

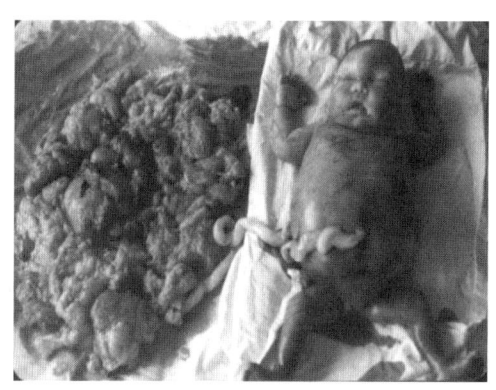

图 14-1 Bart's 水肿胎

【治疗和预后】

随着医疗技术水平的提高,已有报道极少数患儿在出生后立即接受输血治疗或宫内输血治疗后得以生存,但这些患者有很高的先天性畸形的发生率。由于患儿自身几乎没有合成 α 肽链的功能,故这种患儿的生存需依赖长期给予常规的输血和去铁治疗,其生存时间有待进一步研究评价。

临床上 α 地贫的治疗主要涉及 Hb H 病。由于大多数 Hb H 病可终身维持在"适度"的 Hb 水平(65～113g/L),属轻、中度贫血患者,故一般情况下,并不需进行长期针对性治疗。感染和服用氧化类药物会显著加重溶血,预防感染和给予用药指导是十分重要的处置措施。对于少数严重类型的 Hb H 病,需系统进行常规的输血和去铁治疗,在巨大脾脏和进行性贫血加重的情况下,可考虑进行脾切除治疗。多数 Hb H 病患者终身在轻、中度贫血状况下维持"正常"生存。

【实验室诊断】

表型诊断主要包括全血细胞测量(FBC)和 Hb 电泳分析二类诊断指标,FBC 用于诊断小细胞低色素贫血,平均红细胞容积(MCV)和平均红细胞 Hb 量(MCH)降低是 2 项最重要的阳性指标。Hb 电泳发现 HbH(β4 聚体)可作为 Hb H 病的确诊指标,儿童或成人 HbA2 水平降低是 α^0 地贫的阳性指标(代表性 Hb 电泳见图 14-2)。国人成人的参考标准为:MCV<80 fL;MCH<26 pg;HbA2<2.5%。脐血 Hb Bart's(γ4 聚体)及含量测定是诊断 α 地贫的另一种特异性指标(见本节【临床特征】)。其他辅助诊断指标有:RBC 着色不足、异形 RBC、包涵体形成和骨髓成红细胞增多症等。此外,国内外已生产出诊断--^{SEA}型 α 地贫的酶联免疫法(ELISA)试剂盒,它是通过检测--^{SEA}型成人 α 地贫个体中出现的特异性胚胎型 ξ 珠蛋白链来进行诊断。由于携带者为无症状且无其他阳性体征的个体,上述表型诊断是用于 α 地贫初筛必要的常规检测手段,也是群体遗传筛查的基本方法。在我国常见的表现为小细胞低色素贫血的缺铁性贫血是需与本病鉴别的主要疾病,通过检测血清铁、总铁结合力等可诊断缺铁性贫血。

基因型分析是 α 地贫临床确诊的检测手段,也是进行产前诊断的必备技术。同时,被测个体或其家系成员基因型结果也是进行遗传咨询的基础。Southern blot 和特异性扩增缺失断裂区的 gap-PCR 是二类用于缺失型 α 地贫诊断的主要分子诊断方法。gap-PCR,特别是近年来发展的一次可同时检测多种缺失类型

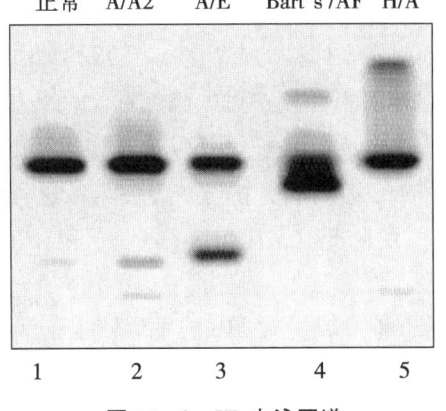

图 14-2 Hb 电泳图谱

泳道对应样品为：1：正常人 Hb；2：轻型 β 地贫；3：异常 HbE 杂合子；4：新生儿 HbBart's（α 地贫标准型）；5：HbH 病；图上方为各泳道的 Hb 名称

α 地贫的多重 gap-PCR 技术，简单实用，值得推广。PCR 方法由于存在污染等原因而有出现一定误诊率的可能性，Southern blot 可视为诊断 α 地贫的金标法，目前已成熟的非同位素 Southern blot 技术可发展成为临床实验室诊断 α 地贫的基本技术。非缺失型 α 地贫的诊断可采用反向点杂交等技术。

【风险评估与预防】

α 地贫的遗传咨询对象主要是患病先证者的双亲或其他家系成员、曾生过重型 α 地贫的夫妇、或在遗传筛查中发现的基因携带者，尤其是双方均为基因携带者的高风险夫妇或拟成婚的青年男女。因此，指导高风险夫妇知情选择和通过产前诊断选择性淘汰受累重型患儿，以及该病的治疗和预后的相关内容，是进行 α 地贫遗传咨询的重点。在以控制重型 α 地贫患儿出生为目的人群预防计划中，遗传咨询是贯穿其中的重要环节。其主要内容包括：

1. 当夫妇双方均为 --^{SEA} 基因携带者时，他们获得 Bart's 水肿胎（基因型为 --^{SEA}/--^{SEA}）的概率为 1/4，已生育过重型 α 地贫儿夫妇的再妊娠和第一胎怀孕时，风险概率相同。另有 1/4 的概率可获得完全正常的胎儿（基因型为 αα/αα），还有 1/2 的机会获得杂合子个体（基因型为 --^{SEA}/αα）。除上述常见情况外，夫妇双方为非同型 α^0 地贫基因携带者时，如一方为 --^{SEA} 基因携带者，另一方为 --^{THAI} 基因携带者，其遗传后果和概率同上述例子。

2. 夫妇双方中一方为 α^0 地贫基因（如 --^{SEA}）携带者，另一方为 α$^+$ 地贫基因（如 -α$^{3.7}$）携带者时，他们获得 Hb H 病（基因型为 --^{SEA}/-α$^{3.7}$）的概率为 1/4。另有 1/4 的概率可获得完全正常的胎儿（基因型为 αα/αα），还有 1/2 的机会获得杂合子个体（基因型为 --^{SEA}/αα 或 -α$^{3.7}$/αα）。携带不同类型的 α^0 地贫和 α$^+$ 地贫基因夫妇妊娠的遗传后果和概率可据此类推，只是基因型有变化而已。

3. 夫妇双方中一方为 α^0 地贫基因（如 --^{SEA}）携带者，另一方为非缺失型 α 地贫基因（如 α^{CS}α）携带者时，他们获得 Hb H 病（基因型为 --^{SEA}/α^{CS}α）的概率为 1/4。另有 1/4 的概率可获得完全正常的胎儿（基因型为 αα/αα），还有 1/2 的机会获得杂合子个体（基因型为 --^{SEA}/αα 或 α^{CS}α/αα）。基因型为 --^{SEA}/α^{CS}α 或 --^{SEA}/α^{QS}α Hb H 病较缺失型 Hb H 病有更严重的临床表型。

4. 夫妇双方均为非缺失 α 地贫基因（如 α^{CS}α）携带者时，他们会获得 Hb H 病（基因型为 α^{CS}α/α^{CS}α），其概率为 1/4。另有 1/4 的概率可获得完全正常的胎儿（基因型为 αα/αα），还有 1/2 的机会获得杂合子个体（基因型为 α^{CS}α/αα）。中国南方次常见的 α^{QS}α 基因的遗传后果与 α^{CS}α 相类似。α^{CS}α 和 α^{QS}α 基因的纯合子可导致 Hb H 病，是因为这类非缺失突变累及功能较强的 α2 基因，且其异常肽链对 RBC 有破坏作用。

5. 夫妇双方中均为 α$^+$ 地贫基因（如 -α$^{3.7}$）携带者时，他们获得轻型 α 地贫（基因型为 -α$^{3.7}$/

$-\alpha^{3.7}$）的概率为 1/4。另有 1/4 的概率可获得完全正常的胎儿（基因型为 $\alpha\alpha/\alpha\alpha$），还有 1/2 的机会获得杂合子个体（基因型为 $-\alpha^{3.7}/\alpha\alpha$）。基因型为 $-\alpha^{3.7}/-\alpha^{3.7}$ 的轻型 α 地贫为无症状基因携带者。携带不同类型的 α^+ 地贫基因夫妇妊娠的遗传后果和概率可据此类推，只是基因型有变化而已。

6. 夫妇双方中一方为 α 地贫基因携带者，另一方为 β 地贫基因携带者时，没有产生重型 α 或 β 地贫胎儿的风险，他们获得 α 地贫复合 β 地贫胎儿的概率为 1/4，这种情况为良性结果，个体可正常发育。另有 1/4 的概率可获得完全正常的胎儿（基因型为 $\alpha\alpha/\alpha\alpha$ 和 β/β），还有 1/2 的机会获得 α 地贫或 β 地贫杂合子个体。

7. 我国南方高发区 α 地贫复合 β 地贫或异常 Hb 的发生较常见（广东省检出率为 0.26%），为避免在非同型地贫夫妇（一方为 α 地贫基因携带者，另一方为 β 地贫基因携带者）中漏检双方均为 α 地贫的高风险家庭，应建议对这类夫妇中的 β 地贫基因携带者进行 α 地贫基因的分子筛查。

8. α 地贫的产前诊断的主要是针对有 Bart's 水肿胎风险的夫妇，我国南方最常见的为双方均携带 $--^{SEA}$ 基因的夫妇，遗传咨询中应告知遗传筛查和产前诊断，以及可能实施终止妊娠的操作程序。目前主张的具体方法是（以孕期筛查为例）：①在孕早、中期（孕 10~15 周前）进行孕妇及其配偶的 α 地贫表型筛查，若双方均为阳性携带者，尽快（1 周内完成）进行分子诊断确定基因型；②在明确 α 地贫基因型的情况下，于孕 17~23 周取羊水和双亲外周血进行基于家系分析的产前基因诊断；③若诊断结果胎儿为 Bart's 水肿胎，应于 1 周内终止妊娠；④无论流产与否，胎儿或出生新生儿的血液样品应保留送检，以验证产前诊断的结果。

9. HbH 病的产前诊断和选择性流产尚未被公认，故其医学实践需慎重考虑。由于一些严重类型的 HbH 病患者（如部分基因型为 $-^{SEA}/\alpha^{CS}\alpha$ 的病例）需依赖输血和去铁治疗，生存质量明显下降，当夫妇面临其胎儿有这种疾病风险，要求产前诊断且同意接受进行受累重型胎儿的终止妊娠操作时，其选择应得到尊重。

10. 可告知高风险夫妇咨询对象，他们也有避免生育重型 α 地贫患儿风险的其他选择，包括：①避免妊娠；②收养；③采用他人正常 α 珠蛋白基因的精子或卵子供体完成妊娠；④通过植入前遗传诊断（PGD）筛选含正常 α 珠蛋白基因的胚胎完成妊娠。

11. 国外在高加索人中已报道一种 α 地贫伴精神发育迟缓综合征（Alpha-thalassemia / mental retardation syndrome，ATR），该病是由 X 染色体 Xq12-Xq21.33 位点的 XNP/ATR-X 基因突变所致，我国人群中尚未发现这种 ATR 综合征患者。

（徐湘民）

第二节　β 地中海贫血

β 地中海贫血（β thalassemia，β 地贫）[OMIM 141900] 是世界上最常见的单基因遗传病之一，β 地贫的高发区与 α 地贫类似，其地理分布主要在全球的热带和亚热带疟疾高发地区，包括北非、地中海地区、中东、印度次大陆、东南亚和中国南方。该病在我国南方的分布与 α 地贫类似，高发区人群中基因携带者检出率约为 0.5%~6%，其中，尤以广西、广东和海南三省（区）为甚，这些地区人群中的重型 β 地贫（包括中间型地贫）的发生率估计为 0.4‰。

【遗传病理学】

β 地贫属常染色体隐性遗传病，其分子基础是位于 11 号染色体末端 11p15.3 位点上的人 β 珠蛋白基因（HBB，OMIM 141900）的先天性遗传缺陷。遗传缺陷的后果是 β 珠蛋白肽链合成减少或缺如，从而使红细胞（RBC）的主要结构蛋白——血红蛋白（hemoglobin，Hb）生成障碍，并导致无效造血和 RBC 破坏而产生溶血性贫血。β 地贫主要是由于 β 珠蛋白基因点突变（或少数几个碱基的缺失和插入）所致，目前在世界上不同种族中已发现至少 200 种此类缺失，其中中国人中有 34 种（表 14-1），β 地贫的表型分为 β⁰ 和 β⁺ 地贫二种主要类型，β⁰ 无 β 珠蛋白产生，β⁺ 有低于正常水平的 β 珠蛋白产生。此外，还有一些少见的基因大段缺失可导致 δβ 地贫或遗传性持续性胎儿血红蛋白综合征（hereditary persistence of fetal hemoglobin，HPFH）。这二类缺失型血红蛋白病与 β 地贫的组合可引起表型特殊的重型或中间型 β 地贫。

在中国人群的 β 地贫突变中，按其对 β 珠蛋白基因功能的影响来分类，有转录突变、RNA 加工突变、起始密码突变、无义突变和移码突变 5 类，另外还有 1 种双重突变杂合体（表 14-1）。有 6 种突变——41/42（-TCTT）、IVS2-654（C>T）、cd17（A>T）、TATA box-28（A>G）、cd26（G>A）和 cd71/72（+A）突变为优势基因，约占中国南方突变基因的 90% 以上，这 6 种突变在南方各省区的频率分布有一些小的差异。中国型 $^Gγ^+(^Aγδβ)^0$ 地贫（属 δβ 地贫）和东南亚缺失型 $^Gγ^Aγ$-HPFH 为中国人中最常见的 β 珠蛋白基因簇的大片段缺失类型。β 地贫患者疾病严重程度的基因型顺序的一般规律为：$β^+/β^+ < β^+/β^0 < β^0/β^0$。

【临床特征】

$β^+$ 和 $β^0$ 地贫杂合子均为无症状型携带者，RBC 检测表现为典型的小细胞低色素贫血特征，二者没有明显可区别的血液学表型，但 $β^+$ 和 $β^0$ 这二类地贫相应的基因型对分析 β 地贫患者的临床表现有价值。典型的重型地贫患者的基因型为 $β^0/β^0$ 或 $β^+/β^0$。受累重型 β 地贫患儿出生时无异常表现，多数在出生头一年发病，平均发病年龄为 13.1 个月（±8.1 个月），发病年龄范围为 2～36 个月。起病年龄越早，病情会越重，国外资料显示，输血依赖的重型 β 地贫患儿的平均发病年龄为 8.4±9.1 个月，而非输血依赖的中间型 β 地贫患儿的平均发病年龄为 17.4±11.8 个月。β 地贫纯合子的发病是由于出生后胎儿期表达的 γ 链自动关闭，而基因缺陷使 β 链合成障碍导致成人 HbA 缺乏的后果。重型 β 地贫的贫血呈进行性加重，其主要临床特征有：地贫特殊面容（上颌前突、颧骨隆起、眼距增宽、鼻梁塌陷（图 14-3），肝脾肿大，黄疸，骨髓扩增，发育迟缓，可伴有下肢感染和溃疡，X 线可见外板骨小梁条纹清晰呈直立的毛发样等。中间型地贫患者的常见基因型为 $β^+/β^+$、$β^+$ 或 $β^0/δβ$ 地贫或 $β^+$ 或 $β^0$/HPFH，其临床表现的主要方面与重型地贫类似，但程度较轻，为中度溶血性贫血表现。含 δβ 地贫或 HPFH 致病基因时，伴有高 F 血症。

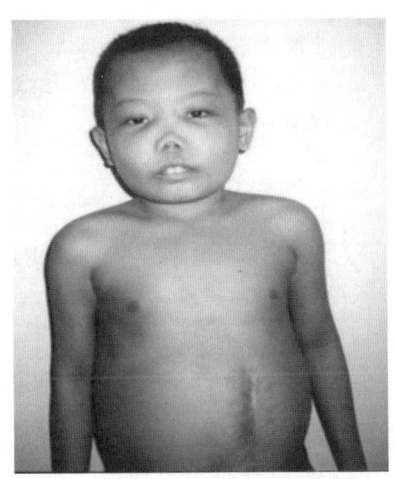

图 14-3 地贫特殊面容。患者肝脾肿大（已行脾切除治疗）

【治疗和预后】

β 地贫纯合子个体自身几乎没有合成 β 肽链的功能，故严重类型 β 地贫患者的生存需长期依赖给予常规的输血和去铁治疗，在正规、系统的治疗下，患者可生存至成年。起病年龄可作为判断预后的指标之一，一般来说，起病年龄越早，预后较差。骨髓或脐血干细胞移植可以根治重型 β 地贫，但有较高的移植失败率，且由于移植需有严格的组织配型供体、患者的病情和其他条件的要求，移植治疗的应用有限。中间型β地贫的临床维持治疗与HbH病的原则类似。

【实验室诊断】

FBC和Hb电泳分析是β地贫表型诊断的指标。FBC的阳性指标与α地贫相同，与α地贫的主要区别是β地贫杂合子的HbA2水平升高（见图14-2），国人成人的参考标准为HbA2<3.5%。此外，还有少数β地贫杂合子的HbA2为正常水平，亦无相应的血液学改变，此类β地贫称静止型β地贫，记为$β^{++}$。HbF电泳定量分析是δβ地贫、HPFH和某些类型β地贫的重要表型指标。约有半数的β地贫杂合子伴有轻度HbF升高（2%~3%），其中少数病例的升高值可达4%~15%。δβ地贫和HPFH杂合子的HbF水平可分别高达9.3%~21.2%和14.1%~27.0%。重型和中间型β地贫除有FBC的小细胞低色素贫血的血液学表型发现外，伴有不同程度的代偿性HbF升高，RBC计数和Hb含量可辅助诊断贫血程度，重型β地贫的HbA<60g/L。

基因分型技术在临床诊断和产前诊断中的价值与α地贫类似。目前用于β地贫点突变诊断的基因分型技术主要有反向点杂交（RDB）和引物延伸/变性高效液相色谱（DHPLC）等技术。此外，国内外还发展了实时荧光PCR和基因芯片技术。特异性扩增缺失断裂区的gap-PCR是用于缺失型δβ地贫和HPFH诊断的主要分子诊断方法，该法简单实用，值得推广。

表14-1 中国人β地中海贫血34种突变类型

突变类型	表型	发现地*	民族**	发现年份
转录突变（10种）				
-90（C>T）	+	广州	葡萄牙人	2003
-73（A>T）	+	广州		2006
-32（C>A）	+	台北		1992
-30（T>C）	+	广州/美国旧金山		1989
-29（A>G）	+	美国巴尔的摩	美国黑人	1986
-28（A>G）	+	美国波士顿	美国黑人，壮族	1983
-28（A>C）	+	广州/		2006
+40~+43（-AAAC）	?	上海		1991
Cap +1（A>C）	+	马来西亚	印度人	1992
+8（C>T）	+	香港		2000
RNA加工突变（10种）				
剪接点突变				
IVS-1-1（G>T）	0	美国巴尔的摩	印度人，壮族	1984
IVS-2-2（-T）	0	香港		2000
共同序列突变				
IVS 1-5（G>C）	+	美国巴尔的摩	印度，美拉尼西亚人，维吾尔族	1984
IVS 1 3'end（T>G）	+	台北	沙特阿拉伯人	1993
IVS 2-5（G>C）	+	南宁/美国奥古斯塔		1993
插入序列突变				
IVS-2-654（C>T）	0/+	美国巴尔的摩	壮族，维吾尔族	1984
编码区替代				
cd26（G>A）	Hb E	美国波士顿	东南亚人，欧州人，阿昌族	1982
cd30（A>G）	0?	南宁/日本山口		1996
cd19（A>G）	+	马来西亚	马来西亚人	1992

续表

突变类型	表型	发现地*	民族**	发现年份
加尾信号突变				
AATAAA>CATAAA	+	香港		2001
起始密码突变（1种）				
ATG>AGG	0	香港	日本人，朝鲜人	1990
无义突变（3种）				
cd17（A>T）	0	美国旧金山	壮族，瑶族	1980
cd37（G>A）	0	广州		1995
cd43（G>T）	0	美国安阿巴		1988
移码突变（12种）				
cd8（-AA）	0	乌鲁木齐	地中海人，高加索人，维吾尔族	1993
cd8/9（+G）	0	乌鲁木齐	印度人，阿拉伯人，维吾尔族	1996
cd14/15（+G）	0	香港		1988
cd15/16（+G）	0	广州		2004
cd27/28（+C）	0	台北，加拿大多伦多	印度人，壮族，侗族	1991
cd31（-C）	0	台北		1992
cd38（-A）	0	广州		2006
cd41（+T）	0	台北		1997
cd41/42（-TCTT）	0	日本福冈	壮，瑶，维吾尔，黎族	1983
cd71/72（+A）	0	美国巴尔的摩		1984
cd71/72（+T）	0	香港		1989
cd95（+A）	0	南宁/日本山口	泰国人	1996
双重突变杂合体（1种）				
[-28（A>G）-CD17（A>T）]	0	乌鲁木齐	布依族	1996

*指研究工作完成地点；**指在世界上其他种族或我国少数民族中发现的同种突变，其中cd8（-AA）和cd8/9（+G）两种突变在我国仅见于维吾尔族人

【风险评估与预防】

β地贫的遗传咨询对象、遗传筛查和受累重型患儿的产前诊断及其终止妊娠等相关遗传咨询内容和操作重点与α地贫的类似，其主要内容包括：

1. 当夫妇双方均为β地贫基因携带者时，他们获得β地贫纯合子胎儿（基因型为β^0/β^0、β^+/β^0或β^+/β^+）的概率为1/4，已生育过重型β地贫儿夫妇的再妊娠和第一胎怀孕时，风险概率相同。另有1/4的概率可获得完全正常的胎儿（基因型为β/β），还有1/2的机会获得杂合子个体（基因型为β^0/β或β^+/β）。纯合子个体的临床病情的预测取决于其基因型。近亲结婚可明显增加下一代患重型地贫的几率。

2. 在我国南方常见的重型β地贫基因型为41/42或IVS-2-654与其他4种常见突变的双重杂合子，和41/42或IVS-2-654这2种突变的纯合子。对于基因型为IVS-2-654/IVS-2-654的不同个体，其临床表型可存在较大差异，这与个体的染色体单倍型和突变性质有关。

3. 在β^+/β^+所致的中间型地贫中，目前我国仅报道了28个突变纯合子案例。

4. 夫妇双方中一方为β地贫基因携带者，另一方为δβ地贫或HPFH基因携带者时，他们获得中间型β地贫（常见的基因型为β⁰/ᴳγ⁺(ᴬγδβ)⁰或β⁰/ᴳγᴬγ-HPFH）的概率为1/4。另有1/4的概率可获得完全正常的胎儿（基因型为β/β），还有1/2的机会获得杂合子个体（基因型为β⁰/β、ᴳγ⁺(ᴬγδβ)⁰/β或ᴳγᴬγ-HPFH/β）。δβ地贫或HPFH杂合子个体为非症状基因携带者。在中间型β地贫和成人高Hb F症经β地贫基因诊断不能确诊时，应考虑建议进行δβ地贫或HPFH的基因诊断，缺失型ᴳγ⁺(ᴬγδβ)⁰和ᴳγᴬγ-HPFH为首选对象。

5. 中间型β地贫的产前诊断和选择性流产的问题可参考Hb H病案例进行遗传咨询。

6. 夫妇双方中一方为α地贫基因携带者，另一方为β地贫基因携带者时，其遗传后果见α地贫中的相关叙述。

7. β地贫的产前诊断及实施终止妊娠的操作程序和相关遗传咨询内容与α地贫类似。

8. 国外在白种人中已报道一种发生于β地贫杂合子个体的体细胞突变导致的中间型β地贫，该病是由11号染色体β珠蛋白基因位点附近的杂合子缺失所致，我国人群中尚未发现这种病例。

9. 发生在β珠蛋白基因第三外显子的突变可导致显性β地贫，既杂合子个体可表现出临床症状，这是由于这类突变产生的异常Hb可促进RBC溶血。我国人群中尚未发现这种病例。

10. 国外在白种人中已报道了与β珠蛋白基因位点以外的其他座位的基因相关的β地贫，我国人群中尚无类似的研究报道。

（徐湘民）

第三节　葡萄糖-6-磷酸脱氢酶缺乏症

葡萄糖-6-磷酸脱氢酶缺乏症（glucose-6-phosphate dehydrogenase deficiency，G6PD缺乏症）[OMIM 305900]是世界上最常见的单基因遗传病之一，主要表现为诱发性急性溶血性贫血或慢性非球形红细胞溶血性贫血（non-spherocytic hemolytic anemia，NSHA）。全世界约有4亿多人罹患此病，主要分布于非洲、地中海地区、东南亚和中国南方等热带和亚热带地区。在我国的分布呈"南高北低"的趋势，主要在长江以南省份，特别是广东、广西、海南、贵州、云南、四川、台湾等省份，人群中的基因携带率约为4%～20%，男性发病率高于女性。因此该病是我国南方地区人群中常见的血液遗传病之一。

【遗传病理学】

G6PD是催化磷酸戊糖途径第一步反应的关键酶，其作用是催化6-磷酸葡萄糖脱氢，生成6-磷酸葡萄糖酸和NADPH，后者参与维持细胞内谷胱甘肽的还原性。在谷胱甘肽还原酶的催化下，NADPH使氧化型谷胱甘肽（GSSG）转变为还原型谷胱甘肽（GSH）。GSH参与清除细胞内过氧化氢（H_2O_2）的毒性，保护血红蛋白及细胞膜巯基蛋白免受氧化作用，从而维持红细胞的稳定（图14-4）。G6PD缺乏时，NADPH生成不足，红细胞中GSH含量减少，H_2O_2清除速度降低，过多的H_2O_2使血红蛋白氧化变性，形成变性珠蛋白小体（Heinz小体），附着于红细胞膜上。此外，H_2O_2也可使细胞膜蛋白的巯基（SH）氧化，使红细胞膜发生氧化性损伤，脆性增加。上述作用造成红细胞变形性降低，产生溶血性贫血。

G6PD缺乏症属X连锁不完全显性遗传，男性半合子G6PD活性呈显著性缺乏，女性杂合子酶活性变化范围较大，可呈显著性降低，也可在正常范围。*G6PD*基因定位于Xq28，全长约20kb，含13个外显子和12个内含子，编码515个氨基酸。G6PD缺乏症的分子基础多表现为单个碱基置换的错义突变，导致氨基酸置换，使G6PD活性降低，还未发现大片段缺失、无义突变和移码突变。目前全世界已报道了150多种*G6PD*基因突变型，突变的分布具有种族和地区异质性。在我国人群中发现的突变有24种（表14-2），包括1388G>A、1387C>T、1381G>A、1376G>T、1360C>T、1024 C>T、1004C>A、871G>A、835A>G、835A>T、592C>T、519C>T、517C>T、493A>G、487G>A、392G>T、95A>G、274C>T、196T>A、202 G>A、202A/871 G>A、703C>T、1414A>C和442 G>A。其中1388G>A、1376G>T和95A>G是最常见的突变，约占总突变的70%以上。

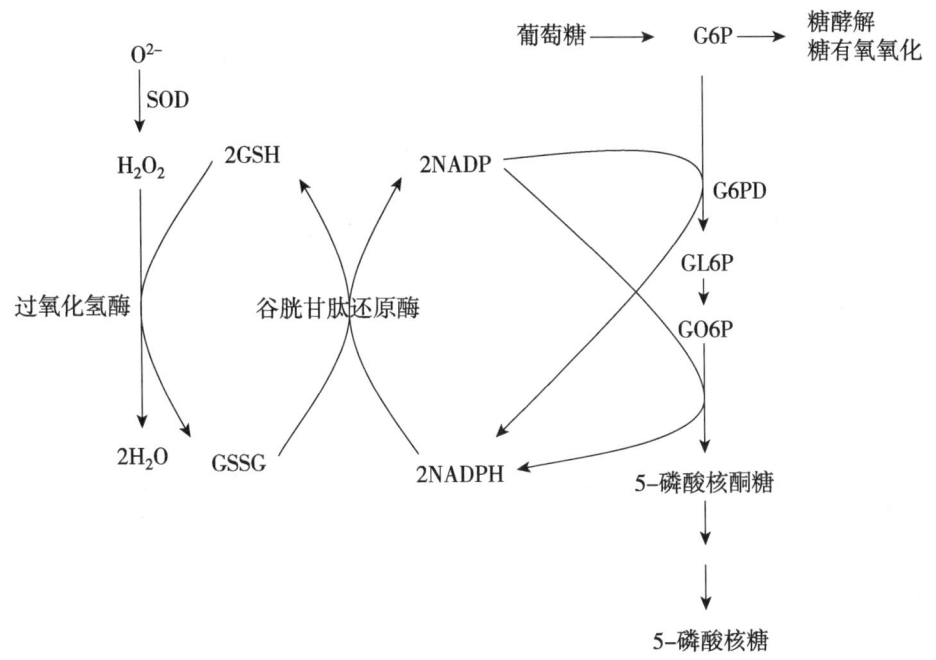

图 14-4　红细胞中糖代谢的磷酸戊糖途径

表 14-2　中国人 G6PD 缺乏症的 24 种突变类型

突变类型	分类	碱基置换	氨基酸置换
Anant	II	1388 G>A	463Arg>His
Canton	II	1376 G>T	459Arg>Leu
Gaohe	II	95 A>G	32 Arg>His
Chinese-5	III	1024 C>T	341Leu>Phe
Viangchan	III	871 G>A	291Val>Met
Fushan	II	1004C>T	335Ala>Asp
Kamiube	III	1387C>T	463Arg>Cys
Yannan	III	1381G>A	461Thr>Ala
Union	II	1360C>T	454 Arg>Cys
Haikou	未知	835 A>G	297Thr>Ser
Chinese-1	II	835 A>T	297Thr>Ser
Shunde	II	592C>T	198 Arg>Cys
Miaoli	III	519C>T	173 Phe>Leu
Nankang	III	517C>T	173Phe>Leu
Chinese-3	II	493A>G	165Asn>Asp
Mahidol	III	487G>A	163Gly>Ser
Chinese-4	III	392 G>T	131 Gly>Val
*NR	III	274C>T	92Pro>Ser
*Songklanagarind	未知	196T>A	66 Phe>Ile
*Asahi	III	202 G>A	68Val>Met
*Hechi	未知	202G>A /871 G>A	68Val>Met/291Val>Met
*Nanning	未知	703C>T	235 Leu>Phe
*Laibin	未知	1414A>C	472Ile>Leu
*Liuzhou	未知	442 G>A	148 Glu>Lys

*最新发现的突变类型

【临床特征】

大部分 G6PD 缺乏症患者一般平时无症状。在临床上根据酶活性可有以下几种表现：①酶活性完全缺乏（往往为 0%），伴有慢性非球形红细胞溶血性贫血。该型的特点是在无诱因作用下即可产生不同程度的慢性溶血，临床上多表现为轻度至中度贫血，伴黄疸、肝脾肿大、网织红细胞增多等；②酶活性严重缺乏（活性<10%），不伴有慢性非球形红细胞溶血性贫血，仅在食用蚕豆或服用某些药物（如伯氨喹啉类药物、磺胺类药物、呋喃类药物、砜类药物、解热镇痛药等）后诱发急性溶血性贫血；③酶活性中度缺乏（正常的 10%～60%），少数药物（如伯氨喹）可诱发急性溶血性贫血。此外，G6PD 缺乏症在临床上还可表现为新生儿高胆红素血症、感染诱发的溶血。药物诱发的溶血往往具有自限性，但幼稚红细胞 G6PD 活性很低的患者发生溶血时无自限性。引起 G6PD 缺乏症溶血的常见药物及食物（表 14-3）。

表 14-3 G6PD 缺乏者应禁用或慎用的药物

	禁用食物和药物	慎用药物
抗疟药	伯氨喹啉，扑疟喹，戊胺喹，氯喹	
磺胺类	磺胺，乙酰磺胺，SMZ	磺胺嘧啶，磺胺胍，磺胺异噁唑，SMP
退热止痛药	乙酰苯胺	扑热息痛，非那西丁，阿司匹林，氨基比林，保泰松，各种中成退热药（小儿退热散，何济公）
呋喃类	呋喃旦啶，呋喃唑酮，呋喃西林	
其他药物	亚甲蓝，萘啶酸，萘（樟脑丸）苯肼，硝咪唑，噻唑酮，甲苯胺蓝	苯海拉明，异烟肼，苯妥英钠，左旋多巴，秋水仙碱，维生素 C，维生素 K_3、K_4，安坦，丙磺舒，奎尼丁，普鲁卡因酰胺，氯霉素，TMP
食物	蚕豆及蚕豆制品	

【治疗和预后】

G6PD 缺乏症患者没有溶血性贫血的表现时，一般不做治疗。由于进食蚕豆或服用某些药物后出现血红蛋白尿、黄疸、贫血等急性溶血性贫血表现时，应禁食蚕豆及停服有关的药物，并进行对症治疗，补充足够的水分，注意纠正酸碱平衡，防止血红蛋白在肾小管内沉积和肾功能衰竭。大部分患者的溶血过程呈自限性，溶血一般在一周内停止。如果溶血较重，造成严重贫血时，可考虑输给 G6PD 正常的红细胞。

G6PD 缺乏引起的慢性非球形红细胞溶血性贫血，根据其贫血的严重程度选择治疗方法。若呈轻度贫血，一般不做治疗；若中度至重度贫血，可考虑输给 G6PD 正常的红细胞。因感染、药物引起溶血加重时，应及时治疗。

G6PD 缺乏引起的新生儿高胆红素血症，如不及时处理，血清胆红素浓度超过 $342\mu mol/L$（20mg/dl），未结合胆红素透过血脑屏障，进入中枢神经系统，作用于大脑基底核、视丘下核、苍白球等部位引起核黄疸，导致智力低下。在治疗上可采用蓝光照射治疗或注射苯巴比妥，严重者可用换血疗法治疗。

【实验室诊断】

G6PD 缺乏症的实验室诊断包括两个方面，一是表型，二是基因型。诊断 G6PD 缺乏症必须做 G6PD 活性检测。目前国内常用的 G6PD 缺乏症的定性筛查方法有三种：①高铁血红蛋白还原试验：正常还原率大于 75%，中间型为 31%～74%，显著缺乏者小于 30%。但此法的缺点是有假阳性；②硝基四氮唑蓝纸片法：G6PD 活性正常时，滤纸片呈深紫红色，中度缺乏者呈淡紫红色，显著缺乏者呈红色；③荧光斑点试验 G6PD 正常者 10 分钟内出现荧光；中度缺乏者 10～30 分钟内出现荧光；重度缺乏者 30 分钟后仍不出现荧光。而定量筛查方法有两种：①NBT 定量法，正常值为 12～30NBT 单位/

gHb，但此法对杂合子的检出率不高；② G6PD/6-PGD 比值法，正常值 1.0～1.67，缺乏者＜1.0。此法可提高部分杂合子的检出率。在急性溶血期间，由于患者血液中幼稚红细胞较多，G6PD 的活性较高，筛查或 G6PD 活性测定时可能出现假阴性。因此，如怀疑由 G6PD 缺乏引起的溶血，应在溶血停止后 1～2 个月再进行 G6PD 活性测定。

由于 G6PD 缺乏的突变类型多，散布在 12 个外显子上；基因位于 X 染色体上，可能存在半合子、杂合子和纯合子等不同的基因型，因此，对基因突变检测的方法研究一直在探索中。传统上 G6PD 缺乏症的基因突变分析，应用较为广泛的包括等位基因特异性扩增（ARMS）、错配碱基聚合酶链反应/限制性内切酶图谱分析（mismatch-PCR/RE）、等位基因寡核苷酸探针杂交（ASO）等方法检测已知突变。聚合酶链反应-单链构象多态性分析（PCR-SSCP）、变性梯度凝胶电泳（DGGE）、温度梯度凝胶电泳（TGGE）等方法检测未知突变。近年来发展起来的一种自动化、高通量的基因筛查技术—变性高效液相色谱（DHPLC），已广泛用于遗传病基因突变筛查和单核苷酸多态性（SNP）的分析。DHPLC 除可在常规半变性条件下用于筛查 DNA 片断中的未知突变外，还具备在完全变性条件下，分离长度仅相差一个碱基的短片段单链以及长度相等仅有一个碱基不同的 DNA 序列的性能。目前利用这些技术特点，国内外已建立了针对 G6PD 缺乏症的 DHPLC 基因突变分析技术。最新报道的针对东南亚地区 10 个常见点突变和 1 个高频多态性位点的 DHPLC 与引物延伸（PE）相结合（PE/DHPLC）的方法，可快速准确、同时检测 11 种突变。

【风险评估和预防】

G6PD 缺乏症的主要危害是并发药物性溶血、蚕豆病、新生儿高胆红素血症、感染性溶血及慢性非球形红细胞溶血性贫血。因此，该病的遗传咨询的关键是确定有无 G6PD 缺乏。遗传咨询的主要内容包括：

1. 患病风险　父亲为 G6PD 缺乏者，母亲为正常，男性胎儿为正常，女性胎儿为杂合子；父亲为 G6PD 缺乏者，母亲为杂合子，女性胎儿有 1/2 的机率为杂合子，1/2 的机率为纯合子，男性胎儿半合子的机率为 1/2；父亲为 G6PD 缺乏者，母亲为纯合子，男性胎儿均为半合子，女性胎儿均为纯合子；父亲正常，母亲为杂合子，男性胎儿半合子和女性胎儿杂合子率均为 1/2；父亲正常，母亲纯合子，女性胎儿有 1/2 的机率为杂合子，男性胎儿均为半合子。

2. 并发症的预防　一旦确诊为 G6PD 缺乏症，患者应尽量避免食用蚕豆及服用诱发溶血的药物，如果必须服用某些药物，应在医生的指导和严格的监护下使用，以免引起溶血性贫血。G6PD 缺乏症的孕妇或胎儿，在诱发因素的作用下，有发生流产的风险。因此，夫妇一方或双方均有 G6PD 缺乏症时，孕妇在怀孕期间应避免服用氧化性药物或进食蚕豆，以免诱发流产。

3. G6PD 缺乏症的产前检查及新生儿筛查　在我国南方地区，G6PD 缺乏症是引起新生儿高胆红素血症的重要原因之一，尤其是在感染、给新生儿哺乳的母亲服用诱发溶血的药物、新生儿在穿有樟脑丸气味的衣服等情况下更易发生溶血。因此，在高发区进行夫妇产前及新生儿 G6PD 缺乏症的筛查将有助于预防 G6PD 缺乏导致的新生儿高胆红素血症。

4. G6PD 缺乏症的基因诊断及产前基因诊断　男性个体通过酶活性测定基本上可以确诊 G6PD 缺乏症。女性携带者有必要进行基因检测以期明确诊断。G6PD 缺乏症为诱发性遗传性疾病，一般没必要对胎儿进行产前基因诊断。

5. 与感染性疾病的关系　G6PD 缺乏症患者在合并其他感染性疾病如病毒性肝炎、流感、大叶性肺炎、伤寒、腮腺炎、脐带感染等时，容易出现溶血性贫血。因此，在 G6PD 缺乏症患者在并发以上感染性疾病时，应注意防止溶血性贫血的发生。

6. 慢性非球形红细胞溶血性贫血　由 G6PD 缺乏引起的慢性非球形红细胞溶血性贫血患者应避免接触加重溶血的因素。

（蔡望伟　蒋玮莹　严提珍）

第四节 血友病

血友病（hemophilia）是遗传性出血性疾病，根据患者所缺乏凝血因子的种类，区分为血友病 A［OMIM 306700］和血友病 B［OMIM 306900］，二者均属 X 连锁隐性遗传。血友病的人群患病率无种族和地区差异，这可能与较高的基因自发突变率有关。全世界血友病 A 的人群患病率为 1/4000 活产男婴，美国总人口血友病 A 的患病率为 1/10000。全世界血友病 B 的人群患病率为 1/20000 活产男婴，美国总人口血友病 B 的患病率为 1/25000。其中血友病 A 占 80%~85%，血友病 B 约 15%~20%。我国血友病的不完全住院调查的患病率为 2.73/100000。

【遗传病理学】

血友病 A 是由凝血因子Ⅷ（FⅧ）基因缺陷引起。FⅧ基因位于 Xq28，长约 186kb，由 26 个外显子和 25 个内含子组成。其编码的凝血因子Ⅷ是血浆中的一种球蛋白（功能部分为Ⅷ：C，抗原部分为Ⅷ：Ag），它与 von Willebrand Factor（vWF）结合成复合物存在于血浆中。FⅧ基因的缺陷造成FⅧ分子合成障碍或结构异常，Ⅷ：C 功能活性缺乏或降低，并引起血液凝固障碍，导致全身出血倾向。全世界不同种族人群中发现的凝血因子Ⅷ基因突变有 900 多种，其中点突变有 600 多种，另外还有缺失、插入、倒位及基因重排等。突变呈高度异质性。约一半的重型血友病 A 由 FⅧ基因内含子 22 倒位引起，内含子 1 的倒位、无义突变和移码突变也是常见的临床重型血友病 A 的原因。轻中型患者则主要由错义突变和小的缺失引起。我国人群中发现的突变超过 20 种，其中内含子 22 倒位约占重型的 50%，其余大多数为点突变，缺失和插入突变较少见，这与白种人相近似。发现的错义突变有 Asp 349Glu，Lys466Thr，Arg531Cys，Ala704Thr，Asp826Glu，Tyr1680Cys，Arg1689Cys，Leu1975Pro，Arg2209Gln，Arg2209Gln 和 Arg2150His。无义突变有 Arg583Stop，Tyr719Stop，Arg1966Stop，Arg2209Stop 和 Arg2116Stop。移码突变有 312delAT，112183－112191insA 和 1551－1552 del AGAA 等。

血友病 B 是由凝血因子Ⅸ（FⅨ）基因缺陷引起。FⅨ基因位于 Xq27.1-q27.2，长约 34kb，由 8 个外显子和 7 个内含子组成。FⅨ缺乏时同样可导致凝血障碍。全世界不同种族人群中发现的凝血因子Ⅸ基因的突变有 600 多种，包括点突变，缺失，插入，置换等。突变呈高度异质性，FⅨ基因的 CpG 岛是一个突变热点。大的缺失、无义突变和大多数的移码突变会引起重型血友病 B。错义突变可以引起重型、中型或轻型血友病 B，这取决于突变的位置和碱基替代情况。中国人群中发现的突变约有 70 种，以发生在Ⅸ基因 CpG 的 G>A 转换，非 CpG 上的 G>A 和 A>G 变异，以及小的缺失和插入为常见的基因突变类型。重型血友病 B 中主要由发生在 CpG 上的 G>A 转换、无义突变及移码突变为主，这与白种人相近似。目前已发现的错义突变有 33 种，如 Leu-27Ser，Cys-19Gly，Arg-4Gln，Arg-4Trp，Glu26Gln，Glu26Gly，Glu33Ala，Val46Ala，Asp49Val，Cys56Tyr，Asp64Tyr，Cys82Ser，Asn92Ser，Tyr115Cys，Cys124Tyr，Arg145Cys，Arg180Trp，Arg180Gln，Gly207Val，Val217Glu，Tyr259Asn，Ile288Ser，Gly309Asp，Arg327Ile，Arg333Gln，Ala351Pro，Gly352Ser，Asp359Asn，Cys361Phe，Asp364Gly，Gly366Glu，Phe378Ser 和 Gly386Ser 等。无义突变有 10 种，如 Cys23 Stop，Glu27Stop，Arg29Stop，6454G>T，6460G>T，30863C>T，30875C>T，31006C>G，31118C>T 和 31133C>T 等。剪切点突变有 7 种，如 10506G>C，17667 delA，17798G>T，30037A>C，30037A>G，30155T>G 和 32528A>G 等。移码突变有 10 种，如 17730delCA，20409delCA，20523insT，20564delA，30114delC，30128delT，30905delG，30914delA，31064delC 和 31102 insT 等。小缺失有 6 种，如 delGlu27，delGlu185，delVal331，6453delGAA，20535 delAGA 和 31113 del TTG 等。

【临床特征】

血友病 A 和血友病 B 的共同表现包括以下三方面：①全身各部位的自发性或损伤后过度出血；②反复出血引致的相关并发症；③治疗相关并发症。出血以关节（70%~80%）、软组织/肌肉（10%~

20%)、皮肤黏膜（5%～10%）和血尿（2%～5%）等最为常见，危及生命的出血是指中枢神经系统、消化道、颈部/咽喉的出血及严重外伤。关节出血是最主要的典型特征。出血相关并发症包括血友病性关节病、软组织/肌肉出血形成的血肿或筋膜腔综合征压迫重要器官、神经引至相关表现。治疗相关并发症是指血友病治疗使用的凝血因子制剂及相关血制品引致的抗体（抑制物）形成和血制品相关性感染性疾病（HIV、HCV、HBV、HAV、B19病毒及朊病毒感染等）。按照FⅧ或FⅨ活性水平，可将血友病分为以下类型（表14-4）。

表14-4 血友病A和B的临床分型

分型	FⅧ或FⅨ凝血活性	临床表现
重型	<1%	自发出血频繁，关节肌肉出血及关节畸形多见
中型	1%～5%	自发出血少见，出血程度轻，关节畸形少见
轻型	5%～30%	无自发出血，较大损伤、手术后异常出血

血友病A患者中重型、中型、轻型的比例为30%～40%、15%和50%～55%。而血友病B患者多数为轻型，所以病情相对较轻。依据临床表现无法鉴别血友病A型和B型，必须通过实验室检查来明确诊断。

【治疗和预后】

血友病尚无根治疗法。目前以替代治疗为主，通过输注患者所缺乏的凝血因子，可治疗或预防出血。凝血因子替代治疗可能导致部分患者产生相应的抗体，这削弱了进一步替代治疗的效果。重组活化因子Ⅶa（rFⅦa）是一种新的凝血制剂，可用于治疗有高滴度抗体的严重的血友病患者。平时需注意加强锻炼肌力保护关节、避免外伤和肌肉注射等预防出血的措施。如该病患者需手术治疗时，须注意预先补充所缺乏的凝血因子。皮肤粘膜出血可以压迫止血，关节出血时可以给以休息、冰敷，包扎固定和抬高；出血停止时注意给以理疗，防止关节畸形和肌肉萎缩。

血友病A的替代治疗可采用输注FⅧ制剂、冷沉淀。1-脱氧-8-精氨酸加压素（DDAVP）常用于治疗轻型患者。

血友病B的替代治疗可采用输注FⅨ制剂、凝血酶原复合物。血友病B的基因治疗已经进入临床试验阶段，取得了较理想的疗效。

预后：如不给予有效治疗，患者多因出血致残，并在成年以前死亡。给以凝血因子替代治疗和终生持续的综合关怀，患者生活质量可获得明显改善，可以达到正常的寿命。

【实验室诊断】

血友病A 检测FⅧ的凝血活性可以确诊并可指导临床分型。直接基因诊断可以明确患者基因突变类型，帮助临床预后，并可以应用于携带者筛查和产前诊断。常用的方法有长距离PCR（LD-PCR），变性梯度凝胶电泳（DGGE），单链构象多态性分析（SSCP），化学错配碱基裂解法（CMC），构象敏感凝胶电泳（CSGE）及DNA测序和Southern印迹杂交技术等。应用LD-PCR检测FⅧ基因内含子22倒位是目前主要用于临床诊断的直接基因检测方法。间接基因诊断主要是利用异常基因内或旁侧与其紧密连锁的多态性位点为标记，进行血友病携带者的检测与产前诊断。X-染色体上的限制性片断长度多态性（RFLP）、短串联重复序列（STR）及单核苷酸多态性（SNP）均可作为检测该病进行连锁分析的遗传标记。实际工作中常需联合使用多种多态性连锁分析方法，来进行血友病患者、携带者的诊断和产前诊断。我国大陆应用的技术有Southern印迹杂交，LD-PCR，DGGE，DNA测序和STR连锁分析方法等。

血友病B 检测FⅨ的凝血活性可以确诊并可指导临床分型。基因诊断方法与血友病A类同。我国大陆应用的技术有末端标记双脱氧法，DNA测序，SSCP和PCR-RFLP等。

血友病 A 和 B 共同的实验室检查主要是活化部分凝血活酶时间延长但血小板计数、出血时间、凝血酶原时间正常。

【风险评估与预防】

1. 血友病 A 型和 B 型是 X 连锁隐性遗传，患者绝大多数为男性，女性主要为携带者。但是约 1/3 的患者是由于新突变产生而发病，没有家族史。

2. 直接或间接基因诊断是目前进行携带者筛查和高风险家庭产前诊断的主流技术；检测脐带血 FⅧ或 FⅨ的凝血活性也可以应用于产前诊断。通过产前诊断淘汰受累胎儿是目前预防该病的重要措施。

3. 诊断明确的血友病患者可给以凝血因子替代治疗和终生持续的综合关怀，能明显改善预后，达到基本正常的寿命。给重症血友病患儿以预防性替代治疗，有助于正常的生长发育，并减少自发性出血的频率而致残。

4. 患者应注意预防出血，养成安静的生活习惯，避免外伤，学习家庭治疗和自我注射措施，定期到医院专科复查。

5. 国外已有对血友病进行植入前遗传诊断的报道。

（孙 竞 伊 鹏）

主要参考文献

1. Badens C, Mattei MG, Imbert AM, et al. A novel mechanism for thalassaemia intermedia. Lancet, 2002, 359: 132-3
2. Bicocchi MP, Migeon BR, Pasino M, et al. Familial nonrandom inactivation linked to the X inactivation centre in heterozygotes manifesting haemophilia A. Europ. J. Hum. Genet, 2005, 13: 635-40
3. Chao H, Mansfield SG, Bartel RC, et al. Phenotype correction of hemophilia A mice by spliceosome-mediated RNA trans-splicing. Nature Med, 2003, 9: 1015-19
4. Costa J-M, Vidaud D, Laurendeau I, et al. Somatic mosaicism and compound heterozygosity in female hemophilia B. Blood, 2000, 96: 1585-7
5. Cutler JA, Mitchell MJ, Smith MP, et al. The identification and classification of 41 novel mutations in the factor VIII gene (F8C). Hum. Mutat, 2002, 19: 274-8
6. Cutler JA, Mitchell MJ, Smith MP, et al. Germline mosaicism resulting in the transmission of severe hemophilia B from a grandfather with a mild deficiency. Am. J. Med. Genet, 2004, 129A: 13-5
7. Drost JB, Scaringe WA, Jaloma-Cruz, et al. Novel hotspot detector software reveals a non-CpG hotspot of germline mutation in the factor IX gene (F9) in Latin Americans. Hum. Mutat, 2000, 16: 203-10
8. Favier R, Lavergne J-M, Costa J-M, et al. Unbalanced X-chromosome inactivation with a novel FVIII gene mutation resulting in severe hemophilia A in a female. Blood, 2000, 96: 4373-5
9. Ganguly A, Dunbar T, Chen P, et al. Exon skipping caused by an intronic insertion of a young Alu Yb9 element leads to severe hemophilia A. Hum. Genet, 2003, 113: 348-52
10. Giangrande PLF. Historical review: six characters in search of an author: the history of the nomenclature of coagulation factors. Brit. J. Haemat, 2003, 121: 703-12
11. Haemoglobinopathy working group. The laboratory diagnosis of haemoglobinopathies. Br J Haematol. 1998, 101: 783-92
12. Hirono A, Kawate K, Honda A, et al. A single mutation 202G>A in the human glucose 6-phosphate dehydrogenase gene can cause acute hemolysis by itself. Blood, 2002, 99: 1498
13. James PD, Raut S, Rivard GE, et al. Aminoglycoside suppression of nonsense mutations in severe hemophilia. Blood, 2005, 106: 3043-8
14. Kay MA, Manno CS, Ragni MV, et al. Evidence for gene transfer and expression of factor IX in haemophilia B patients treated with an AAV vector. Nature Genet, 2000, 24: 257-61
15. Kotaka M, Gover S, Vandeputte-Rutten L, et al. Structural studies of glucose-6-phosphate and $NADP^+$ binding to hu-

man glucose-6-phosphate dehydrogenase. Acta Crystallogr D Biol Crystallogr, 2005, 61: 495-504
16. Ko TM, Xu XM. Molecular study and prenatal diagnosis of α- and β- thalassemias in Chinese. J Formos Med Assoc, 1998, 97: 5-15
17. Krepischi-Santos ACV, Carneiro JDA, Svartman M, et al. Deletion of the factor IX gene as a result of translocation t (X; 1) in a girl affected by haemophilia B. Brit J Haemat, 2001, 113: 616-20
18. Laoombat V, Sattayasevana B, Janejindamai W, et al. Molecular heterogeneity of glucose-6-phosphate dehydrogenase (G6PD) variants in the south of Thailand and identification of a novel variant (G6PD Songklanagarind). Blood Cells Mol Dis, 2005, 34: 191-6
19. Li X, Scaringe WA, Hill KA, et al. Frequency of recent retrotransposition events in the human factor IX gene. Hum. Mutat, 2001, 17: 511-9
20. Liu JZ, Li X, Drost J, et al. The human factor IX gene as germline mutagen test: samples from mainland China have the putatively endogenous pattern of mutation. Hum Mutat, 2000, 16: 31-6
21. Manno CS, Chew AJ, Hutchison S, et al. AAV-mediated factor IX gene transfer to skeletal muscle in patients with severe hemophilia B. Blood, 2003, 101: 2963-72
22. Modell D. Guidelines for the control of Haemoglobin disorders. Geneva: World Health Organization, 1994, 23-32
23. Olivieri NF. The β-thalassemias. N Engl J Med, 1999, 341: 99-109
24. Piyamongkol W, Harper JC, Delhanty JD, et al. Preimplantation genetic diagnostic protocols for α- and β-thalassaemias using multiplex fluorescent PCR. Prenat Diagn, 2001, 21: 753-9
25. Rodrigues MO, Freire AP, Pereira J, et al. Glucose-6-phosphate dehydrogenase deficiency in Portugal: biochemical and mutational profiles, heterogeneity, and haplotype association. Blood Cells Mol Dis., 2002, 28: 249-59
26. Weatherall DJ, Clegg JB. The Thalassemia Syndromes. Fourth edition. London: Blackwell Science Ltd, 2001, 484-548
27. Wu G, Liang WH, Zhu J, et al. Rapid, simultaneous genotyping of 10 Southeast Asian glucose-6-phosphate dehydrogenase deficiency-causing mutations and a silent polymorphism by multiplex primer extension/denaturing HPLC assay. Clin Chem, 2005, 51: 1288-91
28. 徐湘民. 见于中国人的 HPFH 和 δβ-地中海贫血的分子基础. 中华医学遗传杂志, 1998, 15: 315-7
29. Xu XM, Zhou YQ, Luo GX, et al. The prevalence and spectrum of α and β thalassaemia in Guangdong Province: implications for the future health burden and population screening. J Clin Pathol, 2004, 57: 517-22
30. Yan T, Cai R, Mo QH, et al. Incidence and complete molecular characterization of glucose-6-phosphate dehydrogenase (G6PD) deficiency in Guangxi Zhuang Autonomous Region of southern China: description of four novel mutations. Haematologica, 2006, 91: 1321-8
31. Zaffanello M, Rugolotto S, Zamboni G, et al. Neonatal screening for glucose-6-phosphate dehydrogenase deficiency fails to detect heterozygote females. Eur J Epidemiol, 2004, 19: 255-7

第15章 神经肌肉疾病遗传咨询

神经系统遗传性疾病是人类遗传性疾病的重要组成部分，在已发现的17070种单基因遗传病（2006年9月OMIM数据库数据）中，半数以上累及神经系统。国内神经系统单基因遗传病的患病率为109.3/10万，其中以遗传性共济失调和进行性肌营养不良症最常见，神经系统遗传性代谢缺陷病则以种类多、发病率低为特征。神经系统遗传病可在任何年龄发病，出生后即表现异常的如半乳糖血症，婴儿期发病的如婴儿型脊肌萎缩症和婴儿型黑矇性痴呆，儿童期发病的如假肥大型肌营养不良症，少年期发病的如肝豆状核变性及少年型脊肌萎缩症，青年期发病的如腓骨肌萎缩症，成年期发病的如强直性肌营养不良症，成年后期发病的如Huntington病，老年期发病的如Alzheimer病等。多数神经系统遗传病在30岁以前出现症状。

神经系统遗传病病种繁多，致残和致畸率很高，对人类健康危害性大，且治疗困难。近10余年来，分子遗传学研究揭示了一批以三核苷酸重复序列扩增为代表的人类神经肌肉类疾病的病因和发病机制，一些重要的神经系统多基因病，如Alzheimer病等的分子病理学也逐步被阐述，大大推动了临床医学诊断、预后评价及其遗传咨询的发展。本章将根据疾病在神经系统的靶点或疾病的遗传学分类来阐述其中一些代表性疾病的临床遗传咨询的相关知识。

第一节　遗传性周围神经系统疾病

一、腓骨肌萎缩病

腓骨肌萎缩病（Charcot-Marie-Tooth disease，CMT）为遗传性运动感觉性周围神经病，由Charcot、Marie和Tooth于1886年首先报道，是遗传性周围神经病中最常见的类型，发病率为1/2,500。遗传方式多为常染色体显性遗传，少部分是常染色体隐性遗传、X-性连锁显性遗传和X-性连锁隐性遗传。据国内报告的病例总结，有遗传家族史的占88%，散发病例占12%，与国外报告的相似。CMT是一种高度遗传异质性疾病，即许多不同基因的缺陷可引起相同表型。常染色体显性遗传性CMT依据神经传导速度改变分为两型，即CMT1和CMT2。常染色体隐性遗传型为CMT4，较罕见。另外还有X连锁显性遗传型（CMTX）。

【遗传病理学】

CMT为以足内侧肌和腓骨肌进行性无力和萎缩为特征的一组疾病。根据神经传导速度不同将CMT分为1型（脱髓鞘型）和2型（轴索型）：正中神经运动传导速度<38cm/s为1型，正常或接近正常为2型。根据基因定位进一步将CMT1型分为1A、1B、1C、1D和1E等亚型，CMT2型分为2A、2B、2C、2D……2L等多个亚型。

CMT1型是本病的标准型，占CMT的50%，其中CMT1A为最常见类型。CMT1A [OMIM 118220]属常染色体显性遗传病，占CMT1型的71%，基因位于染色体17p11.2-p12，该基因编码22KD的周围神经髓鞘蛋白22（peripheral myelin protein 22，PMP22），主要分布在髓鞘雪旺细胞膜，占周围神经髓鞘蛋白的2%~5%，其功能可能与维持髓鞘结构的完整性、调节细胞的增殖有关。其主要突变类型为基因重复（duplication），还有一小部分病人为PMP22基因的点突变。10%以上的家系为自发性新突变。自发性新突变大部分是父源PMP22基因的同源重组，基因重复突变可导致PMP22基因过度表达（基因剂量效应）而使雪旺细胞的增殖失调，故引起髓鞘脱失（节段性脱髓鞘）和髓鞘再生（洋葱球样结构）。CMT1B [OMIM 118200] 较少见，其基因位于染色体1q22-q23，该基因编码周围神经髓鞘蛋白零（peripheral myelin protein zero，$PMP0$，或 P0），主要分布在髓鞘，占周围神经髓鞘蛋白的 50%，其功能可能为髓鞘两个板层之间的粘附分子，以形成和维护髓鞘的致密结构，调节雪旺细胞的增殖。$P0$ 基因突变可使 P0 蛋白的减少而导致髓鞘的形成障碍和雪旺细胞的增殖失调。

CMT2 型占 CMT 的 20%～40%，主要为常染色体显性遗传，目前已在多个染色体位点上发现了该病的致病基因：如染色体 1p35-p36（$CMT2A$）、3q13-q22（$CMT2B$）、7p14（$CMT2D$）、8p21（$CMT2E$）、7q11-q21（$CMT2F$）和 12q24（$CMT2L$）等。$CMT2E$ 为神经丝轻链（neurofilament protein light polypeptide，$NF-L$）基因突变所致。正常时该基因编码神经丝轻链蛋白，它是构成有髓轴突的细胞骨架成分，具有轴突再生和轴突寿命维持的功能。当该基因突变引起神经丝轻链蛋白减少而导致轴突的结构和功能障碍。

CMTX1 型为 X 连锁显性遗传病，占 CMT 的 10%～20%，基因位于 Xq13.1，该基因（$GJB1$）编码髓鞘间隙连接蛋白 CX32，分布在周围神经髓鞘和脑组织。目前发现 $GJB1$ 基因有 30 多种突变，包括碱基置换、插入、缺失和移码突变等，大多发生在基因编码区，也可发生在启动子区和剪接位点，使 Cx32 蛋白减少，髓鞘的结构和功能障碍，并可引起男性患者脑干听觉诱发电位异常。

【临床特征】

CMT1 型（脱髓鞘型）的临床特征为：①儿童晚期或青春期发病。对称性周围神经进行性变性导致远端肌萎缩，由足和下肢开始，数月至数年后可波及到手肌和前臂肌。拇长伸肌、趾长伸肌、腓骨肌和足固有肌等伸肌早期受累，屈肌基本正常，产生马蹄内翻足和爪形足畸形，常伴有脊柱侧弯、弓形足、垂足及跨阈步态。少数病例先出现手肌和前臂肌萎缩，而后出现下肢远端肌萎缩（图 15-1）。②检查可见小腿肌肉和大腿的下 1/3 肌肉无力和萎缩，形似鹤腿或"倒置的香槟酒瓶"状，足屈曲力减弱或丧失，受累肢体腱反射消失。当 CMT1A 型患者临床上仅出现微小症状时，MRI 检查就显示出小腿肌肉选择性的特征性脂肪浸润变化（Gallardo E 等，2006）。手肌萎缩，并波及前臂肌肉，变成爪形手。萎缩很少波及肘以上部分或大腿中上 1/3 部分。深浅感觉减退可从远端开始，呈手套、袜子样分布；伴有自主神经功能障碍和营养代谢障碍，但严重的感觉缺失伴穿透性溃疡则罕见。③病程非常缓慢，在很长时期内都很稳定，脑神经通常不受累。部分病人虽然携带突变基因，但无肌无力和肌萎缩，仅有弓形足或神经传导速度减慢，有的甚至完全无临床症状。

CMT2 型（轴索型）的临床表现为：晚发病，成年开始出现肌萎缩，部位和症状与 1 型相似，但程度较轻。

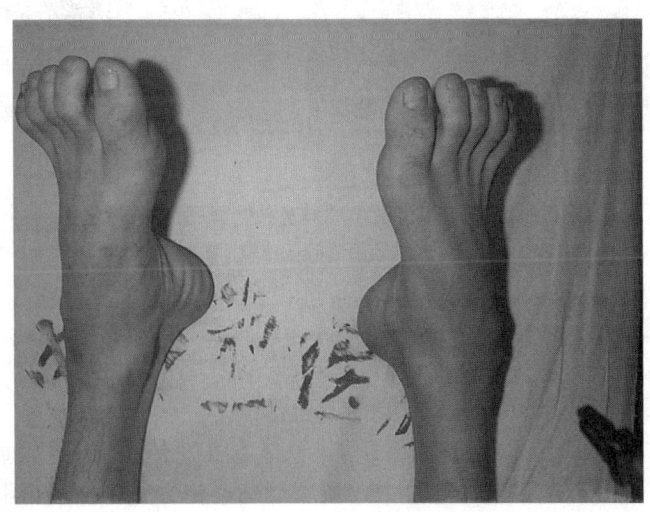

图 15-1　CMT1 病人弓形足畸形

【治疗和预后】

目前尚无特殊治疗，主要是对症治疗和支持疗法，垂足或足畸形可穿矫形鞋。

本病因病程进展缓慢，预后尚好。大多数患者发病仍可存活数十年，对症处理可提高患者的生活质量。

【实验室诊断】

表型分析主要包括电生理检查和肌肉和神经组织活检。前者通过神经传导速度（NCV）测定来进行 CMT 1 型及 2 型分型，CMT 1 型运动 NCV 减慢为 38 米/秒以下，CMT2 型 NCV 接近正常；而诱发电位测定可辅助 X 连锁显性遗传患者的诊断，该型病例的脑干听觉诱发电位和视觉诱发电位异常，躯体感觉诱发电位的中枢与周围传导速度减慢。肌肉组织活检发现神经源性肌萎缩；神经组织活检可发现 CMT1 型的周围神经改变主要是脱髓鞘和雪旺细胞增生形成"洋葱头"（图 15-2A、B），而 CMT2 型主要为轴索变性样改变。神经活检是排除其他遗传性神经病，如 Refsum 病（可见有代谢产物沉积在周围神经），自身免疫性神经病（可见淋巴细胞浸润和血管炎）的重要参考指标。CMT 患者的脑脊液通常正常，少数病例蛋白含量增高。

分子遗传学检查主要应用于临床确诊和分型以及产前诊断。目前国外已经开展了 *CMT1A*，*CMT1B*，*CMT1D*，*CMT2* 和 *CMTX* 基因突变的基因检测。临床上不易对 CMT1 型和 2 型进一步分出各亚型，需用基因分析的方法来确定各亚型。如可用脉冲电场凝胶电泳法检测 *PMP22* 基因的重复突变来确定 CMT1A；检测基因点突变的单链构象多态性（SSCP）法或 DNA 测序法已用于 CMT1B 的 *P0* 基因和 CMTX 的 *GJB1* 基因的突变诊断。

FISH 技术可以对 CMT1A 病例作诊断，具有相当高的敏感性和特异性（Ravise N，2003）。

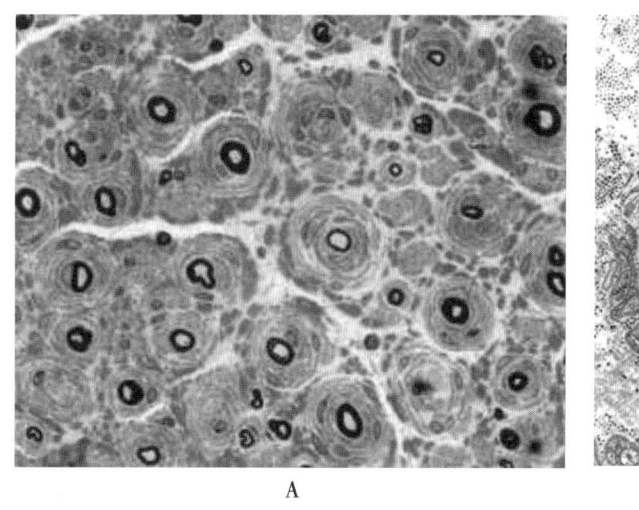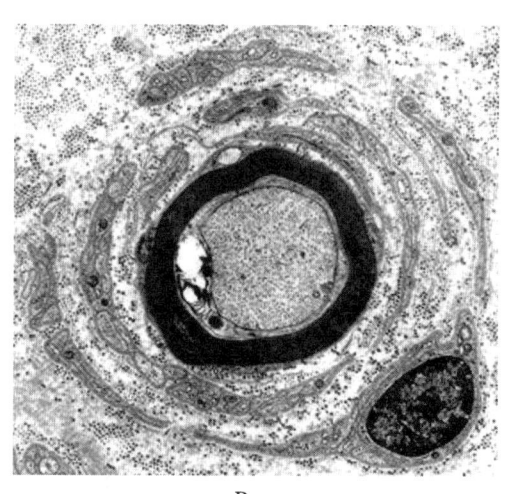

图 15-2 CMT1 型图示"洋葱头"样肥大神经改变

A：甲苯胺蓝染色；B：电镜下改变

【风险评估与预防】

对于受累家庭，应该通过遗传咨询，使他们了解该病的治疗和预后的相关情况，指导高风险夫妇知情选择和通过产前诊断来淘汰受累患儿。其主要内容包括：

1. 该病的遗传方式包括常染色体显性遗传、常染色体隐性遗传和 X-连锁显性遗传和 X-连锁隐性遗传四种。在进行遗传咨询时，应该首先通过系谱调查明确遗传方式，然后再根据不同的遗传方式进行遗传咨询。

2. 常染色体显性遗传方式的 CMT 先证者在某些特殊情况下可能无阳性家族史，其原因包括：先证者为继父母收养、病人双亲早亡、未能及时诊断家族成员的 CMT、先证者双亲发病延迟或外显不全，或病人为自发性新突变。

3. 对于 X 连锁遗传方式的 CMT，如果先证者无阳性家族史，则应考虑以下可能性：①病人为自发性新突变导致发病；②病人母亲由于胚系突变或胚系镶嵌导致的突变基因携带者，并将该突变遗传给病人导致发病。如先证者是因新的基因突变导致发病的，那么病人同胞的发病风险降低，但是由于存在母亲胚系镶嵌的可能，所以病人同胞的发病风险仍高于普通人群的发病风险。

4. 产前诊断：在进行产前诊断之前，一定要首先确定受累家族成员，尤其是双亲的致病基因及突变，对涉及 CMT1A，CMT1B，CMT1D，CMT2，或 CMTX 发病风险的胎儿，可在怀孕 16~18 周时取羊水细胞进行 DNA 检测，以期明确诊断胎儿的基因型。

5. 以反复发作的急性单神经病或多神经病为特征的遗传性压迫易感性神经病（Hereditary neuropathy with liability to pressure palsies，HNPP）　[OMIM 162500]，其致病基因与 CMT1A 型基因（PMP22）相同，基因的大片段缺失或点突变可导致 HNPP，而基因片段的重复或点突变则导致 CMT1A，在基因诊断时须引起高度重视。

6. 基因点突变和基因重复突变对疾病进程的影响有一定差异，前者一般在早期即有神经髓鞘洋葱球样结构的大量富集，而后者往往在 1 岁内才逐渐形成此种结构。

二、Refsum 病

Refsum 病（Refsum disease）[OMIM 266500] 也称遗传性共济失调性多发性神经炎样病（heredopathia atactica polyneuritiformis），又名植烷酸氧化酶缺乏症（phytanic acid oxidase deficiency），属于过氧化酶体病（peroxisomal disease）的一种。国内杨任民于 1981 年首先报告 1 例病人，但无阳性家族史。此后陆续有陈自新、陈慧玲等个案报道，国内尚缺乏完整的流行病学资料。

【遗传病理学】

本病为常染色体隐性遗传，本病可由分别位于 10p13 上编码植烷酰 CoA 羟化酶（phytanoyl-CoA hydroxylase，PHYP）和 6q22-q24 上编码 peroxin-7（PEX7）的基因突变所致。基因突变可导致产生无活性或活性降低的 PHYP 或 PEX7 蛋白。

植烷酰 CoA 羟化酶是植烷酸 [3，7，11，15-四甲基十六（烷）酸]，这一支链脂肪酸体内氧化降解的关键酶，PHYP 氧化活性的降低可减少植烷酸的氧化，因而造成植烷酸在肝、肾等组织细胞的脂质层内（尤其是脂质膜）的堆积，干扰组织细胞的功能而发病。其次，PHYP 编码的蛋白（PTS2）须与过氧化酶体上的受体 PEX7 结合才能发挥作用，因此，PEX7 基因突变可引起植烷酸氧化的减少，从而引起疾病。目前发现的 PHYP 基因突变有点突变和 1 bp，111-bp 缺失。PEX7 基因突变的双重杂合子也有报道。

【临床表现】

本病约 30% 发生在 10 岁以内，50% 在 10~30 岁发病。可分为成年型和婴儿型。男女性患病率相等。成年型于 10~30 岁发病。大多数缓慢起病。首发症状常是夜盲，步态不稳。主要症状是：①多发性周围神经病；肢体对称无力，肌萎缩，腱反射减弱或消失，浅感觉障碍明显，可呈手套-袜套样；②小脑性共济失调，步态不稳，意向性震颤和眼球震颤等；③视力减退，视神经萎缩，视网膜色素变性，晶体混浊；④神经性耳聋；⑤不同程度的皮肤病变，可以是轻度的手掌足底角化以至于是全身鱼鳞癣；⑥骨骼改变包括第四跖骨缩短、弓形足、锤状趾、脊柱侧凸；⑦大多数有心脏损害，如心肌病、房室传导阻滞等。成年型常进展缓慢，死亡原因多由于心肌病、心力衰竭或呼吸系统感染等并发症。婴儿型多在婴儿后期至儿童期起病，症状与成年型相似，但有中枢神经损害症状如抽搐、肌张力低等表现。病情较重，进展迅速，多在 1~2 岁死于心、肺并发症。

【治疗和预后】

治疗方法主要有：①饮食疗法：为目前最有效的疗法。主要是限制食物，即给予患儿低植烷酸或低植醇（植烷酸前体）饮食，也就是尽可能减少进食含叶绿素的水果和蔬菜、乳类、动物脂肪及其它含胆固醇高的食物，使血浆和组织内植烷酸的沉积减少；②血浆置换法：紧急处理可给患者放血 400ml，将红细胞输回患者，每周一次，连续数月以上；③其它治疗：可参考腓骨肌萎缩症。

预后：婴儿型病情较重，多在 1～2 岁死于心、肺并发症，预后很差。儿童或少年期起病者病情常进展缓慢，可存活 20～30 年或更长，死亡原因多由于心肌病、心力衰竭或呼吸系统感染等并发症。

【实验室诊断】

临床上常用的一些辅助诊断及其指标为：①心电图检查：在心肌受累病人可见 Q-T 段和 QRS 波群延长等非特异性改变；②脑脊液检查：病人脑脊液检查可见蛋白含量可稍增高（700mg/dl），但细胞数仍可在正常范围；③神经传导速度检查：可见病人周围神经传导速度减慢；④神经活检：显示周围神经增厚，髓鞘广泛脱失，有洋葱样改变；镜下可见在雪旺细胞的线粒体内可能有类晶状体形成和嗜锇包涵体。

植烷酸含量测定是诊断该病最有价值的表型指标，病人血液和脑脊液中植烷酸含量明显升高（正常值：血植烷酸浓度<0.2mg/dl，脑脊液植烷酸浓度为 0）。取受试者的皮肤成纤维细胞进行细胞培养直接测定 PHYP 活性可以用于病人（一般病人仅为正常人的 1% 左右）。通过测定培养羊水细胞中的 PHYP 活性可对本病作出产前诊断。生化检测由于敏感性低，一般不用于携带者的确诊检查。

分子遗传学检查主要应用于疾病的诊断、携带者筛查和产前诊断。应用 DNA 直接测序和点突变分析方法对致病基因的外显子进行突变分析是诊断该病的确诊手段。

【风险评估与预防】

对于双方均为该致病基因携带者的高风险夫妇，应该通过遗传咨询，使他们了解该病的治疗和预后的相关情况，指导致病高风险夫妇知情选择和通过产前诊断来淘汰受累患儿。

1. 父母均为无症状携带者，有必要咨询患者父母是否为近亲结婚，近亲结婚可提高子代的发病风险率。

2. 一般情况下，患者是不能生育子女的。在某些特殊情况下，如病人具有较轻的临床症状，可能会生育子女，但是该病人所有子女均为杂合子携带者。

3. 先证者的基因突变被确认后，应该对家系成员中的可能携带者进行检测，以明确诊断。

4. 本病的产前诊断可以通过测定生化指标和基因突变分析来进行。表型分析可以用于该病的产前诊断，即可采用培养羊水细胞中的 PHYP 活性测定的方法来进行该病的产前诊断，但这一检查对技术的要求较高。在可以明确双亲的 *PHYP* 或 *PEX7* 突变基因型的前提下，绒毛或羊水细胞的 DNA 诊断是进行该病产前诊断的最佳选择。

（张　成　谢有梅　尚延昌　徐湘民）

第二节　遗传性脊髓-小脑-脑干疾病

一、Friedreich 共济失调

Friedreich 共济失调（Friedreich's ataxia，FRDA）[OMIM 229300] 也称少年脊髓型共济失调，由 Friedreich 于 1863 年首报。本病为最常见类型的常染色体隐性共济失调症，发病率为 2～4/10 万，在欧洲、中东、南亚和北美发病率较高。人群中携带者频率为 1/100～1/60。撒哈拉以南的非洲（Sub-Saharan Africa）和美洲土著人群中未有该病的报道。国内郑兆龄于 1957 年首次报告 1 例，后来陆续有 10 余篇报道，多与典型的 Friedreich 共济失调有所不同，缺乏病理和基因学的证实。

【遗传病理学】

该病属常染色体隐性遗传病。该病致病基因定位于 9q13，称为 *FRDA* 基因（也称 STM7/X25 基因）[OMIM 606829]；*FRDA* 基因编码一个由 210 个氨基酸组成的 frataxin 蛋白。*FRDA* 基因内的第 1 号内含子序列上 GAA 重复顺序异常扩增是发病的决定性因素。此外，另一个致病基因，*FRDA2* 基因已被定位于 9p11-p23。

正常人 FRDA 基因内的第 1 号内含子序列上 GAA 重复顺序数在 4~32 之间，80％ 正常人的重复顺序数在 12 以下。重复顺序在 33~65 之间为前突变。95％ 以上的患者的两套 FRDA 基因均含有异常扩增的重复顺序（纯合子），其他的病人则可为点突变和异常扩增的重复顺序的双重杂合子。异常扩增的重复顺序在 66~1700 之间，扩增的 GAA 形成的异常螺旋结构可抑制基因转录。FRDA 基因组跨度为 450kb，含有 7 个外显子，编码的蛋白产物主要分布于脊髓、心脏、小脑、骨骼肌及肝脏等细胞的线粒体的内膜，故 FRDA 属线粒体功能异常性疾病。细胞核基因 FRDA 编码产物参与线粒体的铁平衡和呼吸功能，FRDA 基因扩增将影响了基因正常表达，并导致细胞线粒体铁积累和呼吸功能失常，使对能量需求大的神经细胞、心脏、视网膜、内耳和骨骼肌等组织细胞出现代谢障碍而发病，这一细胞病理学改变与心脏疾病、视力障碍、耳聋和糖尿病的发生相符。该病的神经系统病变主要在脊髓后索和侧索。

研究表明 GAA 重复次数与发病年龄呈负相关。3~20 岁发病的患者 GAA 序列重复数为 800~900 次，而晚发型的 Friedreich 综合征的序列重复次数为 201~734。临床表现有糖尿病或肥厚性心肌病的患者 GAA 序列重复数一般较多，重复次数在 850 以下的 Friedreich 综合征患者多不出现糖尿病。

【临床特征】

临床特征为进行性姿势和步态共济失调、伴构音障碍、腱反射消失、深感觉丧失，其主要临床表现有：①通常 8~15 岁隐袭起病，偶见婴儿和 50 岁以后起病者；②首发症状为双下肢共济失调，行走不稳、步态蹒跚、左右摇晃、易于跌倒；继而发展到双上肢共济失调，动作笨拙、辨距不良、取物不准和意向性震颤；常有言语不清或暴发性语言，心慌气短，心绞痛，心力衰竭，视、听力减退，反应迟钝；③查体可见水平眼震，垂直性和旋转性眼震较少，双下肢肌无力，肌张力低，跟膝胫试验和闭目难立征阳性，下肢音叉震动觉和关节位置觉减退是早期体征；后期可有 Babinski 征、肌萎缩，偶有括约肌功能障碍；④约 85％ 有心律紊乱、心脏杂音、下肢浮肿，10％~20％ 伴有糖尿病，25％ 患者有视神经萎缩，75％ 有上胸段脊柱畸形，50％ 有弓形足和/或马蹄内翻足。

【治疗和预后】

目前尚无特效治疗，轻症病人给予支持疗法，进行功能锻炼，重症者可手术矫正治疗马蹄内翻足、弓形足等畸形，用胞二磷胆碱、毒扁豆碱可有一定的疗效。心功能不全和糖代谢障碍的对症治疗也很重要。总的来说本病预后不佳，多数患者病后 15 年左右需用轮椅，通常死于心衰（90％）或糖尿病（10％）晚期并发症。死亡年龄在 21~69 岁，平均 37±14 岁。

【实验室诊断】

该病主要的实验室检查包括与心脏、肌肉病理改变和糖尿病诊断相关的项目，如心电图检查可出现 QT 间期延长或 T 波倒置、心律不齐，传导阻滞等异常改变；肌电图检查会显示感觉传导速度减慢，以及视诱发电位波幅下降；CT 或 MRI 检查可见脊髓变细、萎缩，小脑和脑干亦有不同程度的萎缩；神经肌肉组织活检可见有神经纤维脱髓鞘及轴索断裂，有神经源性肌萎缩等非特异性改变。血葡萄糖含量与糖耐量测定可用于辅助病人糖尿病的诊断。一些生化指标，如脑脊液检查有轻度的蛋白升高；血液中丙酮酸升高，乳酸/丙酮酸比率降低及丙酮酸脱氢酶活性低于正常等可用于该病的辅助诊断。

分子遗传学检查主要应用于该病的诊断、携带者检查和产前诊断。应用长片段 PCR 扩增或 Southern blot 杂交技术检测位于 FRDA 基因第 1 号内含子区域的 GAA 扩增重复顺序结构，可出检测超过 95％ 的突变（Pandolfo M 等，2006）。对临床表现高度提示本病的其他患者，可进行 DNA 测序，以检出点突变。分子遗传学检查对于本病的确诊有重要价值。

【风险评估与预防】

对于受累家庭，应该通过遗传咨询，使他们了解该病的治疗和预后的相关情况，指导致病高风险夫妇知情选择和通过产前诊断来淘汰受累患儿。其主要内容包括：

1. 患者的双亲均为 FRDA 突变基因的携带者时，其携带的基因突变可有以下 3 种情况：①致病性扩增基因（pathogenic expanded allele），GAA 重复序列异常扩增，重复次数在 66~1,700 之间，足以致病；②前突变（premutation）等位基因，GAA 重复序列拷贝数在 34~65 之间，不足以致病，扩增后可导致下一代发病；③*FRDA* 基因点突变。

2. 国外研究表明，该病的基因突变中 98% 为 FRDA 重复序列扩增，2% 为基因点突变，迄今已发现多种点突变。

3. 患者父母一方为前突变等位基因携带者，另一方为致病性扩增的等位基因或 *FRDA* 基因点突变的携带者时，由于前突变基因可能保持不变或虽有增加但尚未形成致病性扩增的等位基因，所以其同胞患病的几率小于 25%。

4. 患者的所有子代均继承患者的一个突变基因，若患者的配偶为一前突变基因携带者，那么每一个子代获得 FRDA 的概率将小于 50%。

5. 40 岁以前发病的所有散发性共济失调，应注重该病的家系调查和与 SCA 的鉴别诊断，即使当其表型不典型，仍要将 *FRDA* 基因扩增列入检测对象。

二、遗传性痉挛截瘫

遗传性痉挛性截瘫（hereditary spastic paraplegia，HSP）是一种家族性遗传性疾病。由 Strümpell（1876）首报，Strümpell（1880）和 Lorrain（1886）从临床病理上得以证实，也称 Strümpell‐Lorrain 氏病。本病是一组以双下肢进行性肌张力增高和无力、剪刀步态为特征的具有明显遗传异质性的综合征，有常染色体显性、隐性和 X 连锁隐性三种遗传方式。本病在葡萄牙的发病率为 2.0/10 万，西班牙为 9.6/10 万，国内尚无大宗流行病学资料报道。

【遗传病理学】

目前对遗传性痉挛性截瘫的分类，通常按照遗传方式可分为常染色体显性［OMIM 182600］、常染色体隐性［OMIM 270800］和 X‐连锁隐性［OMIM 312900］遗传三种类型，其中以常染色体显性遗传最为常见。按临床表现可分为两型，一型为单纯型遗传性痉挛性截瘫，主要表现为痉挛性截瘫，该型多见；另一型为复杂型遗传性痉挛性截瘫，除痉挛性截瘫外，还伴有其它神经系统症状体征。近年来，随着分子遗传学的迅速发展，已发现至少 23 个 HSP 致病基因相关位点，其中已有多个致病基因被克隆（见表 15‐1）。一些新的类型还在不断发现中。

表 15‐1 遗传性痉挛性截瘫常见综合症的致病基因简表

疾病型号	染色体定位	基因名称	编码产物	遗传类型	OMIM
单纯型遗传性痉挛性截瘫					
SPG3A	14q11-q21	*SPG3A*	atlastin 蛋白	AD	606439
SPG4	2p21-p22	*SPG4*	spastin 蛋白	AD	182601
SPG6	15q11.1	*NIPA1*	非印记性 Prader-Willi/Angelman 综合征 1	AD	600363
SPG10	12q13	*KIF5A*	neuronal kinesin 重链	AD	604187
SPG13	2q33.1	*HSPD1*	60kDa 热休克蛋白	AD	605280
复杂型遗传性痉挛性截瘫					
SPG7	16q24.3	*SPG7*	paraplegin 蛋白	AR	607259
Troyer 综合征	13q12.3	*SPG20*	spartin 蛋白	AR	275900
ARSACS	13q12	*SACS*	sacsin 蛋白	AR	270550
Mast 综合征	15q21-q22	*SPG21*	maspardin 蛋白	AR	248900
SPG1	Xq28	*L1CAM*	神经细胞黏附分子 L1	XLR	303350
SPG2	Xq22	*PLP1*	myelin proteolipid 蛋白	XLR	312920

注：AD：常染色体显性遗传；AR：常染色体隐性遗传；XLR：X 连锁隐性遗传

本病的分子机制已部分阐明，目前在候选基因上鉴定的基因突变主要有基因点突变和三核苷酸重复序列扩增，如 SPG4 基因中的 CAG 重复序列扩增，PLP1 基因外显子错义突变及剪接位点突变等。这组数量众多异质性很大的疾病，有各自不同的遗传方式和致病基因，分子基础和发病机制亦相当复杂，故其临床表型变化也较大。

【临床特征】

这组疾病中，往往是常染色体隐性遗传的症状比显性遗传病例为重，发病年龄和死亡年龄也较早。多数病例在儿童期发病，少数在 20～30 岁发病，男比女略多，主要特征是缓慢发展的进行性双下肢痉挛性截瘫。临床分为单纯型和复杂型。

单纯型 HSP 也称 Steumpell 型，较多见，仅有痉挛性截瘫。病初先感到双下肢僵硬，走路易跌，上楼困难，体检可见下肢肌张力增高，剪刀步态，腱反射亢进，有病理反射。多数病人有弓形足或空凹足。随着病情进展双上肢也可出现锥体束征。起病多年后有些患者会出现感觉障碍和括约肌功能障碍。

复杂型 HSP 除了具有单纯型的病征以外，还有各种脊髓外损害的表现，如眼震、眼肌麻痹、中心性视网膜炎、肌萎缩、癫痫、智力低下等构成各种综合征（见表 15-2）。

表 15-2 复杂型遗传性痉挛性截瘫

类 型	发病年龄	伴随症状	遗传方式*
Ferguson-Critchley 综合征	中年	眼球震颤，水平及垂直注视受限，假性眼肌麻痹，锥体外系症状	AD
Kjellin 综合征	25 岁左右	智能减退，四肢远端肌萎缩，中心性视网膜炎	AR
Troyer 综合征	儿童期	身体短小，远端肌萎缩，不自主苦笑，构音障碍	AR
Mast 综合征	11～20 岁	早老性痴呆，基底节病征	AR
Sjogren-Larsson 综合征	幼儿	智力减退，先天性鱼鳞病	AR
Charlevoix-Sageunay 综合征	幼儿	尿失禁，智力较低，双手肌萎缩，二尖瓣脱垂	AR
Behr 综合征	10 岁以前	视神经萎缩，智力减退，括约肌障碍	AR

* AD：常染色体显性；AR：常染色体隐性

【治疗和预后】

目前尚无特殊的治疗方法，主要是对症处理。左旋多巴、脊舒和妙纳等药物可减轻肌张力高的症状，理疗、按摩和适当运动也对康复有所帮助。

【实验室诊断】

遗传性痉挛性截瘫包括众多综合征，临床上的针对性强的实验室检查有：神经病理学检查和中枢运动传导速度和体感诱发电位（SSEPS）检查。单纯型 HSP 的主要表现为皮质脊髓束纤维轴索的变性和脱髓鞘改变，以末端为著，同时还可见脊髓前角细胞的轻度缺失。SSEPS 检查时大部分患者下肢的诱发电位消失或 CMC 延长，波幅降低。约 2/3 患者的 SSEPS 波幅和中枢传导速度显著下降，约 1/2 患者有脑干诱发电位异常。此外，神经影像学检查可发现少数病人脊髓 MRI 可见有胸段脊髓的萎缩。脑脊液蛋白检查可辅助确定病变性质及受损的范围，尿的氨基酸和血免疫球蛋白检测有助于疾病分型。

分子遗传学分析主要应用于疾病的诊断、症状前预测性诊断和产前诊断。目前国外实验室已经开展了多项针对不同类型的 HSP 诊断，如 PLP1、L1CAM、SPG3A、SPG4、NIPA1、SPG7、HSPD1 和 SPG20 的基因突变分析等。DNA 测序检测基因突变和 PCR 扩增分析三联体扩增拷贝数是目前应用的重要方法，包括在产前诊断上的应用（Fink JK 等，2006）。

【风险评估与预防】

对于受累家庭，应该通过遗传咨询，使他们了解该病的治疗和预后的相关情况，指导致病高风险夫妇知情选择和通过产前诊断来淘汰受累患儿。其主要内容包括：

1. HSP 的遗传类型包括常染色体显性遗传、常染色体隐性遗传和 X-连锁隐性遗传三种。在进行遗传咨询时，应该首先通过系谱调查明确遗传方式，然后再根据不同的遗传方式进行遗传咨询。

2. 对于 AD-HSP 而言，其外显率约为 70%，故在同一个家庭中，或是由同一个基因突变导致发病的不同家庭中，每一个成员的发病年龄和病情严重程度变化会很大。

3. 由于这组疾病有不同的遗传方式，且基因缺陷各异，故非亲缘关系的不同个体中，其临床表现可能类似，也可能存在着很大差异。

4. 各种遗传方式的自发新基因突变的发生频率目前尚不清楚。没有家族史而有典型 HSP 症状和体征的个体，亦不能排除患者产生新突变的可能性。

5. 目前能进行产前基因诊断的对象很少，如 *SPG2*、*SPG1* 和 *SPG7* 等，国内尚未开展这方面的工作。在进行产前诊断之前，须首先确定受累家族成员的致病基因和突变。

三、脊髓小脑性共济失调

脊髓小脑性共济失调（spinocerebellar ataxia，SCA）是一组遗传异质性很大的神经系统变性疾病，SCA 在普通人群发病率为 1~5/10 万。目前至少鉴定了 22 种 SCA 亚型（SCA1~21 以及 DRPLA，dentatorubral pallidoluysian atrophy，齿状核红核苍白球下丘脑萎缩），SCA 各亚型在不同地区人群中的发病率不同，如 SCA3/MJD（Machado-Joseph disease，马查多-约瑟夫病）[OMIM 109150] 在世界各地都有发现，是最常见类型的 SCA，且 SCA3/MJD 占遗传性共济失调的比例在许多地区也很高，如葡萄牙人的 SCA3 占 ADCA（autosomal dominant cerebellar ataxia，常染色体显性小脑性共济失调）的 74%，我国人群占 48.23%；而 SCA2 占 ADCA 中的比率在印度、古巴、韩国人中很高；英国、德国人多见 SCA6；瑞典和芬兰人的 SCA 7 是最为常见的 ADCA。

【遗传病理学】

SCA 是常染色体显性遗传的单基因遗传病，故又称常染色体显性小脑性共济失调。自 1992 年定位第一个 SCA 基因位点以来，目前已有 18 种 SCA 亚型的基因位点被定位（SCA9、15、18、20 基因位点还未确定）。除 SCA8、SCA10 与 SCA17 外，各亚型具有共同的突变机制，即受累基因的相应外显子中 CAG 拷贝数异常扩增，突变基因可编码产生含多聚谷氨酰胺的功能异常的蛋白质，该蛋白质易于在细胞核或细胞质内聚集形成包涵体，引起细胞的功能障碍。而 SCA8、SCA10 与 SCA17 分别是由于 CTA/CTG、ATTCT 与 CAA/CAG 的拷贝数异常扩展所致，其发病的具体机制尚不明确。现将几种较常见的 SCA 亚型的编号（分类）、受累基因、染色体定位、CAG 拷贝数范围以及 OMIM 登录号小结于表 15-3 中。SCA 的分子遗传学分类已成为国际上统一规范的命名和分类方法。

除少数亚型外，多数 SCA 亚型的遗传病理学具有以下共同特点：①发生遗传早现（anticipation），在同一 SCA 家系中发病年龄逐代提前，症状逐代加重。这是由于突变基因在减数分裂过程中的不稳定性使得下一代的三核苷酸重复顺序进一步扩增，而三核苷酸重复数与发病年龄、病情严重度成反比；② CAG 重复顺序扩增呈与性别来源有关，父源性 CAG 重复拷贝数的扩增明显；③出现镶嵌（mosaicism）现象，异常扩增的 CAG 重复序列存在有丝分裂过程中不稳定，在同一个体中，不同细胞和组织间的 CAG 重复次数可有差别，如在 MJD 中病理改变最小的大脑皮层和小脑皮层 CAG 重复次数也最少。

表 15-3 脊髓小脑性共济失调致病基因

疾病型号	染色体定位	基因名称	编码产物	重复类型	正常拷贝数	扩增 CAG 拷贝数	OMIM
SCA1	6p23-p24	ATXN1	Ataxin-1	CAG	6~44	39~91	164400
SCA2	12q24.1	ATXN2	ataxin-2	CAG	15~31	33~500 以上	183090
SCA3	14q24.3-q31	ATXN3	Machado-Joseph disease protein 1	CAG	12~41	53~86	109150

续表

疾病型号	染色体定位	基因名称	编码产物	重复类型	正常拷贝数	扩增CAG拷贝数	OMIM
SCA6	19p13.1-p13.2	CACNA1A	Voltage-dependent P/Q-type calcium channel alpha-1A subunit	CAG	10～18	20～33	183086
SCA7	3p21.1-p12	ATXN7	Ataxin-7	CAG	9～19	36～450以上	164500
SCA8	13q21	KLHL1AS	Unknown	CTA/CTG	15～50	80～800以上	603680
SCA10	22q13.3	ATXN10	Ataxin-10	ATTCT	10～29	800～4500以上	603516
SCA12	5q31-q33	PPP2R2B	Serine/threonine protein phosphatase 2A, 55 kDa regulatory subunit B, beta isoform	CAG	4～32	51～78	604326
SCA17	6q27	TBP	TATA box binding protein	CAA/CAG	25～42	49～66	607136
DRPLA	12p13.3	ATN1	Atrophin-1	CAG	6～35	48～93	125370

【临床特征】

SCA 共同的病理改变主要是小脑、脑干和脊髓变性和萎缩，细胞核内包涵体（intranuclear inclusion）形成是突出的病理特点。Harding 于 1983 年将众多含混的 ADCA 按有无眼肌麻痹、视网膜色素变性、锥体外系症状分为三大型 ADCA Ⅰ、Ⅱ和Ⅲ。SCA 1-4、8、12-13、17、21、DRPLA 属于 ADCA Ⅰ型；SCA7 属于 ADCA Ⅱ型；SCA 5-6、10-11、14-16 属于 ADCA Ⅲ型。SCA 各亚型的症状相似，交替重叠，又各具特点，其共同临床表现是：①一般在 30～40 岁隐袭起病，缓慢进展，但也有儿童期及 70 岁起病者。②首发症状多为下肢共济失调，走路摇晃、容易跌倒、发音困难；继而出现双手笨拙及意向性震颤，可见眼震、眼慢扫视运动阳性、痴呆和远端肌萎缩；检查可见肌张力障碍、腱反射亢进、病理反射阳性、痉挛步态和震颤觉、本体觉丧失。③均有遗传早现现象，即在同一 SCA 家系中发病年龄逐代提前，症状逐代加重。一般起病后 10～20 年患者丧失行走能力。

除了上述共同的症状和体征外，各亚型也各具特点。如 SCA1 的眼肌麻痹，尤其上视不能较突出；SCA2 的上肢腱反射减弱或消失，眼慢扫视运动较明显；SCA3 的肌萎缩、面肌及舌肌纤颤、眼肌退缩形成突眼；SCA8 常有发音困难；SCA5 病情进展非常缓慢，症状也较轻；SCA6 的早期大腿肌肉痉挛、下视震颤、复视和位置性眩晕；SCA10 的纯小脑征和癫痫发作；SCA7 的特征性症状是视力减退或丧失，视网膜色素变性，心脏损害也较突出。

SCA 不典型病例需与马方综合征（MS）、皮层-基底节-脊髓变性症候群（CJD）及感染引起的共济失调鉴别。

【治疗和预后】

本病经过缓慢，进行性病程为数年至数十年。预后常与起病年龄成反比，即起病早，预后差。迄今尚无特效治疗，主要缓解症状的对症治疗为：①药物治疗：左旋多巴可缓解强直及其它帕金森症状，氯苯胺丁酸可减轻痉挛，金刚烷胺改善共济失调，毒扁豆碱或胞二磷胆碱可减轻走路摇晃、眼震等，共济失调伴肌阵挛首选氯硝安定；可试用神经营养药如 ATP、辅酶 A、肌苷和 B 族维生素等。②手术治疗：可行视丘损毁术。③理疗、康复及功能锻炼也有益处。

【实验室诊断】

肌电图，体感、脑干、视诱发电位检查对 SCA 的损害部位及程度的确认非常重要，部分症状前患者的肌电图已经出现异常，有利于对疾病的早期诊断。MRI可以有效发现SCA患者脑干与小脑的形态学改变（图15-4），各SCA亚型的MRI表现有所不同，例如SCA3的MRI表现为小脑、脑干和脊髓轻度萎缩，而SCA6表现为小脑皮质萎缩和显著的上蚓部萎缩。细胞病理检查对SCA的诊断也十分重要，不同亚型的表现不同，例如SCA6表现为小脑皮质Purkinje细胞变性，颗粒神经元、齿状核神经元中度脱失，下橄榄核神经元轻、中度脱失。而SCA3的病理改变非常广泛，通常以脊髓小脑束、齿状核、脑桥、前庭核、下丘脑及锥体外系结构包括黑质、红核、苍白球、路易体的变性为特征，另外包括脑神经运动核、脊髓前角细胞、Clarke柱和中间外侧柱在内的神经细胞脱失，而小脑皮质、大脑皮质和下橄榄核正常。

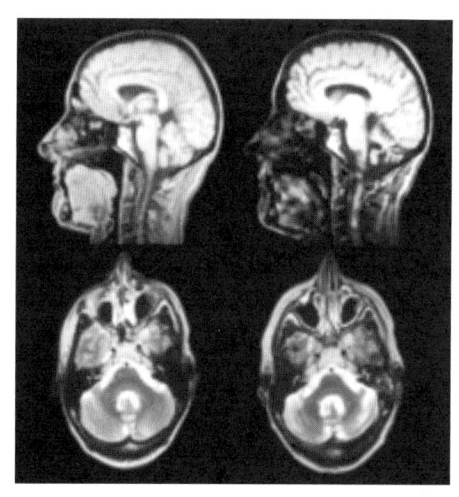

图15-4 SCA8型病人头颅MRI，同一病人于1996年（左）和2000年（右），示进展性小脑萎缩

单纯依赖临床表现很难准确区分各SCA亚型，而基于分子遗传学的基因分型可较好地阐述SCA复杂而又重叠的临床表型与基因型关系。基因诊断对于进行准确的遗传咨询和更好理解其发病机制、寻求可能的治疗途径具有重要的意义。目前*SCA 1-3、6-8、12、17、DRPLA*基因已可通过CAG拷贝扩增数目加以诊断，*SCA 4-5、10-11、13-16、18-19、21-22*尚需通过紧密连锁的微卫星标记的连锁分析进行间接检测。由于SCA的高度遗传异质性，分子遗传学检查结果尚难有效预见起病时间、病情严重性及疾病发展进程等。

【风险评估与预防】

对SCA的预防目前仍无良策，主要措施是作好遗传咨询工作。SCA为常染色体显性遗传，各亚型的风险评估大致相似，主要内容包括：

1. 先证者的父母多数携带有致病基因，由于发病较晚或者在症状出现之前就去世，家族史可能为阴性。

2. 如果先证者父母一方携带一个异常扩增的突变基因，则先证者每个同胞有50%的可能遗传了突变基因。其后代携带致病基因的可能性也有50%。

3. 由于遗传早现，在同一SCA家系中发病年龄逐代提前，症状逐代加重。

4. 虽有镶嵌现象，当有致病突变发现时，这一现象不影响阳性诊断结果。

5. 产前诊断前需经分子诊断首先确定家系中先证者的*SCA*基因突变，在此基础上进行胎儿DNA遗传诊断。

6. 对于无症状高风险成年人，应告知若经检测确诊为携带致病基因后可能对就业、教育、社会地位及家庭关系方面造成负面影响。经检查结果阳性者需安排长期随访。

7. 国际上一般认为对于易患成年期起病性疾病的无症状儿童不宜进行症状前诊断性检查，理由是这种检查剥夺了孩子对了解自身病况的选择权，得到阳性结果后可能会影响其家庭及社会关系，并可能严重影响患儿的教育和未来的就业状况。

（张　成　张雅妮　王淑辉）

第三节　遗传性锥体外系病症

一、肝豆状核变性

肝豆状核变性（hepatolenticular degeneration，HLD）［OMIM 277900］又名 Wilson 病（Wilson disease，WD），是常染色体隐性遗传的铜代谢障碍疾病。WD 的患病率及发病率各国报道不一，据流行病学调查结果，本病患病率约 1/3 万活婴，发病率为 15～30/100 万。在欧美大多数国家 WD 均较罕见，但在意大利的撒丁岛、以色列、罗马尼亚以及日本均较多见。本病在我国尚无大宗资料的流行病学报告，根据中山大学附属第一医院神经科 1981～1991 年神经遗传专科门诊 957 例初诊病例分析，WD 共 97 例，占 10.14%，居全部神经系统单基因遗传病的第二位，说明本病在我国并不少见。

【遗传病理学】

WD 属常染色体隐性遗传病，其分子基础是位于 13 号染色体 13q14.3 位点上的铜转运的 P 型 ATP 酶（P-type ATPase，*ATP7B*）基因突变引起。基因突变的后果是其编码的 ATP7B 功能改变，ATP7B 的功能主要是负责铜转运，当突变基因产物 ATP7B 因结构改变使功能减弱或丧失时，不能将多余的铜离子从细胞内转运出去，导致铜离子在细胞内滞留或铜的转运在细胞膜上的停滞，最终引起铜蓝蛋白合成不足以及胆道排铜障碍，使铜离子在特定的器官和组织沉积而致病。

WD 基因长约 80kb，含有 21 个外显子及 20 个内含子，跨越约 80kb 的基因组区域，其中从第 2 号外显子到第 21 号外显子之间的基因组大小约 50kb。其基因产物为 1411 个氨基酸组成的铜转运 P 型-ATP 酶，有三个功能区：金属离子结合区、P 型 ATP 酶功能区（也称高度保守区）和跨膜区（也称疏水区）。目前已经在 *WD* 基因上发现多种突变形式，包括转换（A>G）、颠换（C>A）、缺失（CCC>CC）、插入（T>TT），其中以 C>A 颠换最多见。全球不同种族已发现的突变类型超过 180 种，其中错义或无义突变 117 种，42 种小缺失，10 种小插入，和 6 种剪切突变等。本病存在高频突变点或突变热区，4～5 种基因突变为高频突变。如在欧洲患者，14 号外显子 1069 密码子突变最常见。而在亚洲，第 8 号外显子 Arg778Leu 为 WD 患者的高频突变，在韩国人发生率最高。国内梁秀龄等研究了 39 个家系 45 例 WD 患者，发现具有 Arg778Leu 纯合子突变 2 例，复合杂合突变 11 例，共发现 Arg778Leu 突变 13 例，占患者总数的 28.8%，表明第 8 号外显子 778 密码子是中国人 WD 病人的高频突变位点（突变热区）。在 8 号外显子 778 密码子的突变类型共有 4 种，分别为 Arg778Leu、Arg778Gln、Arg778Gly、Arg778Trp，其中在中国人中发现以 Arg778Leu 为最多，突变频率为 11.1%。基因突变的类型与 WD 的复杂多样化的临床表现可能有一定的联系，例如 His174Gln 突变是一种比较温和的突变，起病年龄比其他突变要晚。

【临床特征】

肝脏病变、神经症状和角膜色素环（K-F 环）是 Wilson 病的三大临床特征（Kitzberger R 等，2005）。该病多发生于 10～25 岁，主要症状集中在肝脏和脑。表现为非特异性慢性肝损害如倦怠、无力、食欲不振、发热等。渐出现肝区痛、肝大、黄疸、蜘蛛痣、脾大、脾功能亢进、食管静脉曲张破裂出血、肝昏迷、腹水、特发性细菌性腹膜炎等进行性坏死后性肝硬化症状。脑部受损的表现多样，突出表现是锥体外系病征，最早最常见的症状是肢体震颤，一般以上肢先出现，可呈静止性、意向性或姿势性震颤。震颤幅度可为细小或粗大。随病情进展，四肢、头颅、下颌均可见震颤。构音障碍也较常见，患者讲话缓慢，声音低沉含糊且无变化，断断续续，严重时发不出声。常伴流涎和吞咽困难，严重者不能吞咽。肌张力障碍累及面部及口部肌肉时引起面具样脸、苦笑貌、怪异表情或口面部不自主运动。肌强直累及肢体及躯干时产生肢体强硬、动作缓慢、转变姿势困难等。步态异常也普遍存在，表现为起步困难、步履僵硬、拖曳而行，严重者产生类似帕金森病的慌张步态。其他锥体外系症状如舞蹈样动作、手足徐动症等也不少见。角膜色素环（K-F 环）是本病主要特征之一（图 15-5）。部分患者有精神症状及皮肤色素沉着。

【治疗和预后】

控制饮食，减少铜的摄取。早期使用驱铜治疗，减轻或延缓患者的病情及发展。使用药物治疗的目的是促进体内铜的排泄和减少铜的吸收，这是一个长期维持的生理生化过程，因此需要终生服药治疗。药物包括右旋青霉胺、锌剂等以及各项对症治疗（Brewer GJ 等，2005）。手术治疗包括脾切除和肝移植。前者适用于严重脾功能亢进的患者，后者适用于严重病例经各种治疗无效者。越早治疗，预后越好。尤其是无症状者，服用药物效果甚佳。基因治疗可能是将来对该病的有效治疗方法（Schilsky ML 等，2005）。

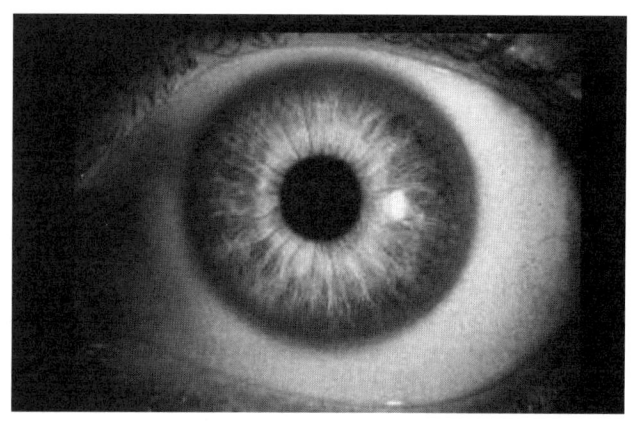

图 15-5　WD 病人的角膜色素环

【实验室诊断】

一些常规生化检查可辅助疾病诊断，如低血清铜蓝蛋白或低血清铜氧化酶活性、低血清铜、高尿铜以及放射性铜在体内的动力学改变（如高肝铜）等。其中，低血清铜蓝蛋白和高肝铜最有诊断价值。

基因型分析是该病临床确诊的检测手段，也是进行产前诊断的必备技术。利用常规生化检查手段对 WD 患者及家系成员进行检测后，其结果在患者、杂合子、正常人之间存在 10%~25% 的重叠。而基因诊断则对症状前诊断及杂合子检出有明显优势。目前采用的成熟技术包括间接基因诊断法和直接基因诊断法。前者为 RFLP（限制性片段长度多态性）连锁分析法和基于 PCR 的微卫星标记的遗传分析，它们不是针对基因突变进行检测，须通过家系分析才能作出诊断，其应用受一定限制。

直接基因诊断方法是针对致病突变的基因分型技术，基于 PCR 的酶切分析和实时 PCR 法是检测 WD 点突变的主要方法。由于 WD 突变种类已超过 180 种，且编码基因达 80kb，检测全长基因的所有突变有相当的技术难度。故发展针对中国人的快速简便技术仍是面临的重要任务。

【风险评估与预防】

本病的遗传咨询应围绕症状前患者的诊断和预防高风险家庭 WD 患儿出生展开。主要内容如下：

1. 症状前患者是无明显临床表现但有患者相类似的生化或影像学改变的个体。症状前患者迟早会发病，需终身治疗，且治疗开始得愈早愈好，由于 WD 是一种可以治疗的遗传病，故及时诊断十分重要。

2. 在 WD 家系中开展 ATP7B 基因分子筛查是一项发现症状前患者的有价值的操作，这对于及早治疗十分必要。

3. 本病的杂合子也可出现与患者相似的生化异常，但因杂合子只有一个隐性致病基因，故终生不发病,无须治疗。

4. 采用分子诊断技术进行突变基因型分析是鉴别症状前患者和杂合子的重要手段,但由于一些少见突变可能漏检,对儿童期发现的基因携带者,应注意收集家族史帮助诊断,并对受检者跟踪随访。

5. 进行产前诊断前,应首先明确高风险患儿双亲的 WD 基因型。在此基础上进行风险的胎儿的 DNA 产前诊断。

二、Huntington 病

Huntington 病(Huntington Disease,HD)[OMIM 143100]又称 Huntington 舞蹈病、慢性进行性舞蹈病(chronic progressive chorea)、遗传性舞蹈病(hereditary chorea),于 1872 年由美国医生 George Huntington 详细报道而得名。HD 是一种常染色体显性遗传病,临床特征为慢性进行性加重的舞蹈样动作、精神异常和痴呆。白种人患病率为 3~7/10 万,非洲和亚洲人群发病率较低,日本人发病率为 0.1~0.4/10 万。我国较为少见。国内报道的 HD 已有 200 多例,多为散发性病例。

【遗传病理学】

本病遗传方式为常染色体显性,外显率很高,几乎 100%。致病基因位于 4p16.3,1993 年该基因被克隆,现命名为 HD 基因。本病可见于世界各地,国外报道的 HD 中,有 1/3 家系可追溯到共同的祖先。HD 的致病突变基因位于 HD 基因的第一个外显子中,为 $(CAG)_n$ 三核苷酸重复扩增性突变(trinucleotide repeat expansion mutations,TREM)。在正常人群中该顺序拷贝数在 26 以下,平均为 19。顺序拷贝数 27~35 为灰区,HD 患者扩增多于 37,可高达到 130,平均为 47。大部分少年型 HD 突变基因是父源性的,年纪较大才发病者的突变基因多为母源性。

HD 该基因的表达产物为 Huntingtin,免疫组化研究表明,Huntingtin 广泛存在于脑组织各部位。含有 $(CAG)_n$ 重复扩增后所翻译的多聚谷氨酰胺的 Huntingtin 在细胞内容易聚集形成包涵体而导致不适当的凋亡。最新的研究结果指出(2006 年),这和多聚谷氨酰胺破坏了正常 Huntingtin 的软脂酰化有关,而软脂酰化是 Huntingtin 能到达细胞和组织功能位点所必需的修饰步骤。Huntingtin 因不能进入正常的转运途径而在细胞浆中潴积。正是 Huntingtin 在脑中的高度表达造成突变基因产物对脑神经元的伤害也最多。中国人群最早的 HD 病例报告的 4 个家系中的 7 名患者 HD 基因的 $(CAG)_n$ 拷贝数为 44~53,25 例正常人的 $(CAG)_n$ 重复拷贝则与国外相同,为 16~26。

最近研究发现,Huntington 病的发病年龄异质性与位于 6q23-24 和 8q22 上的基因相关,这为进一步克隆 Huntington 病的其他修饰基因开辟了一条新途径(Li JL 等,2006)。

【临床特征】

通常起病于成年期,约 30~50 岁,少数为青少年期起病(约占 5%~10%),早至 2 岁,晚至 80 岁均可发病,不过 10 岁前和 70 岁后发病者少见。男女性别无明显差别。主要表现为舞蹈样动作、精神异常和痴呆。前者多为首发症状,多数患者在不自主运动发生后数年潜隐出现精神异常,少数患者精神症状先于舞蹈样动作出现。少数可伴有癫痫、肌阵挛、共济失调、肌强直及头痛等。眼球运动障碍如慢眼球活动常见于疾病后期。青少年患者于 20 岁以前发病,其临床表现与成人的典型症状差异较大,主要是主动运动减少、肌强直、共济失调、癫痫发作和精神智力衰退,舞蹈动作相对少见。该病根据临床表现的差异分为六型:①典型型;②痴呆型;③顿挫型;④青年型;⑤舞蹈型;⑥强直型。后者表现为肌肉僵硬、运动缓慢、震颤和向前弯曲的姿势,智力衰退多见于疾病的末期。

$(CAG)_n$ 重复序列与临床的关系:① $(CAG)_n$ 重复数目的多少与发病年龄、病情进展密切相关,即 $(CAG)_n$ 重复越多,发病年龄越早,病情进展越快,但 30 岁后起病者与 $(CAG)_n$ 重复数目的关系不明显。纯合子突变基因的病人发病年龄和杂合子相似,但病情进展较快。在 HD 家族中,常见遗传早现,即下代比上代发病年龄更早,病情发展快且更重,这几乎是三核苷酸重复突变所致疾病的共同表现;②父源传递来的患者比从母源传递来的患者有更多的 $(CAG)_n$ 拷贝数,提示了父源遗传的患者起病较早、症状较重的原因;③其重复拷贝数即使在同一病人的不同组织也可有很大差异。

除了(CAG)$_n$重复序列长度之外,尚有其他因素可影响发病年龄和病程进展。

【治疗和预后】

本病尚无有效的治疗方法,目前只能根据已提出的可能发病机制给予对症治疗。根据本病有多巴胺活性过度、胆碱能活性受抑制以及脑内γ-氨基丁酸减少等生化改变,可选用下列药物治疗方法,如对抗多巴胺能药物或多巴胺受体拮抗剂、γ-氨基丁酸转移酶的抑制剂、神经系统代谢促进药物、抗抑郁药、碳酸锂等。本病一般呈进行性加重,在发病后存活10～20年,平均15年,青年型者平均8年。死亡年龄为25～56岁,平均44岁,死亡原因常为心功能不全,其次为肺炎。

【实验室诊断】

神经系统影像学检查对诊断有较大参考价值,头颅CT或MRI检查可发现部分患者的尾状核头部及壳核萎缩、脑室扩大,尾状核萎缩程度与本病的严重程度有关(图15-6)。正电子发射计算机断层(positron emission tomography,PET)检查可发现尾状核的平均葡萄糖代谢率低于正常水平。

分子诊断是本病的确诊手段,通常采用PCR直接扩增方法检测HD基因中的CAG重复拷贝数。突变基因的检出率达100%。Southern blot可用于极度扩增病例和确定正常基因的纯合子状态。分子诊断对不典型病例的确诊以及产前诊断价值很大。

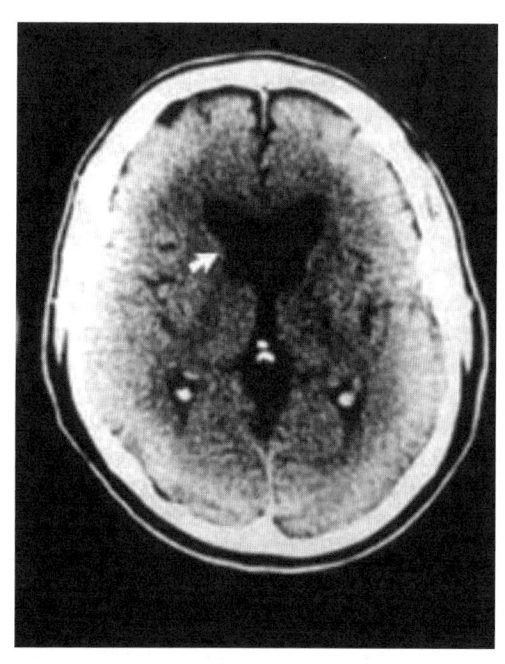

图15-6 HD病人头颅CT

【风险评估与预防】

本病外显率高,其基因携带者几乎100%出现症状,由于目前尚无有效的治疗方法,故该病的症状前诊断、遗传咨询和长期随访是应特别强调的内容。遗传咨询主要内容如下:

1. 绝大部分被诊断为HD的病人是遗传了患病父/母亲的突变基因所致,新发基因突变导致的发病非常少见。先证者的父亲若无临床表现,可能为灰区基因携带者,(CAG)$_n$重复拷贝数为27～35;先证者的双亲若无症状,可能为低外显基因(reduced penetrance allele),其(CAG)$_n$重复拷贝数为36～40。

2. 病人同胞的发病风险取决于病人父母的基因突变状态。如果先证者父母一方为病人或者含有≥41个CAG重复序列,则先证者同胞发病风险为50%。如先证者父亲为灰区基因,则先证者同胞的获得一个突变基因的概率约为5%(50%×10%)。如果先证者母亲为灰区基因,传递给子代时该灰区基因可保持不变。获得低外显基因遗传的个体可能会出现 HD 的临床表现，或不出现临床表现。

3. 每一个 HD 病人的子代都有 50% 的几率继承突变基因。在儿童和青年时期，这种发病风险仍保持在 50%，但是在 20 岁以后随着年龄的增加，其发病风险逐渐下降（见表 15-4）。

表 15-4 无症状个体检查年龄与 HD 突变基因阳性结果可能性的关系

检查时年龄（岁）	HD 突变基因阳性结果可能性
20	49.6%
22.5	49.3%
25	49%
27.5	48.4%
30	47.6%
32.5	46.6%
35	45.5%
37.5	44.2%
40	42.5%
42.5	40.3%
45	37.8%
47.5	34.8%
50	31.5%
52.5	27.8%
55	24.8%
57.5	22.1%
60	22.1%
62.5	18.7%
65	12.8%
67.5	10.8%
70	6.2%
72.5	4.6%

摘自 Harper PS 等（1992）

4. 对于疑似新发突变基因的先证者，其父母也应该进行包括分子诊断在内的全面检查。如双亲均无突变基因或灰区基因，必须考虑非医学性原因，包括非亲生父亲或尚未说明的收养。

5. 在下列情况下，家族史可能为隐性的：①实际患病的家庭成员被漏诊；②父母亲在症状出现前死亡；③无症状的双亲为灰区基因或低外显基因携带者；④受累双亲发病较晚。

6. 虽然（CAG）$_n$ 重复拷贝数与病人发病年龄之间存在相关性，但（CAG）$_n$ 重复拷贝数无法精确预测无症状个体的起病年龄、症状类型、严重程度、病情进展速度等。

7. 对于有 HD 发病风险而无临床表现的年龄小于 18 周岁的未成年人的检测应特别慎重。尽量避免这种检测可能会给未成年人带来一些不良后果，如在学业上、工作选择以及伦理、法律和心理社会方面的影响。

8. 对受累家系的高风险胎儿进行产前基因诊断或植入前遗传检测（preimplantation genetic testing, PGT）可降低该病的发生率。对有50%风险的胎儿，应做直接分子诊断。对只有25%以下风险的胎儿，当其父母不愿知道自己的基因型时，可选择用连锁分析。

（谢有梅　姚晓黎　冯慧宇　张　成）

第四节　遗传性运动神经元病

一、家族性肌萎缩侧索硬化症

肌萎缩侧索硬化症（amyotrophic lateral sclerosis，ALS）是一组选择性侵犯上、下运动神经元的慢性进行性变性疾病。欧美人群的平均发病率为每年1~3/10万人，患病率为4~8/10万，其中家族性肌萎缩侧索硬化症（familial amyotrophic lateral sclerosis，FALS）约占5%~10%，散发的肌萎缩侧索硬化症（sporadic amyotrophic lateral sclerosis，SALS）约占90%~95%。我国尚无该病系统的流行病学资料。

【遗传病理学】

ALS是一组遗传异质性很大的神经系统遗传病，多数表现为常染色体显性遗传，少部分表现为常染色体隐性遗传或X-连锁显性遗传。ALS的致病基因已有超过10个基因位点定位，其中已有至少4个致病基因被阐明（见表15-5）。

表15-5　肌萎缩侧索硬化症的致病基因及其遗传方式

疾病分类	染色体定位	基因名称	编码产物	发病年龄	遗传方式	OMIM编号
ALS1	21q22	*SOD1*	超氧化物歧化酶-1	成人	AD	105400
ALS2	2q33	*ALS2*	alsin蛋白	儿童，青少年	AR	205100
ALS3	18q21	-	-	成人	AD	606640
ALS4	9q34	*SETX*	*Senataxin*	儿童，青少年	AD	602433
ALS5	15q15.1-q21.1	-	-	儿童，青少年	AR	602099
ALS6	16q12	-	-	成人	AD	608030
ALS7	20p13	-	-	成人	AD	608031
ALS8	20q13.3	*VAPB*	囊泡相关膜蛋白	成人	AD	608627

ALS1是最早阐述的ALS，约占FALS的15%~20%，其发病与*SOD1*基因的突变有关。*SOD1*基因组DNA长12kb，含有5个外显子，编码153个氨基酸。*SOD1*产物是体内最大的抗氧化酶之一，具有清除超氧化物自由基的作用。*SOD1*亦能阻止超氧化物与一氧化氮反应形成过氧化亚硝酸阴离子（$ONOO^-$），$ONOO^-$能产生毒性更强的羟自由基（HO^-），超氧化物和羟自由基可直接导致神经元损害。*ALS1*基因突变主要为错义突变和小的缺失。至今为止，在*SOD1*的五个外显子中均发现了突变，已鉴定了超过100种致病突变。基因型与表型相关分析提示，*SOD1*基因的突变类型与一些FALS的严重程度及病程进展有关。最多见的突变是Ala4Val，约占北美病例中突变总量的50%，此类病例的发病后生存时间明显缩短，平均仅为1.2年，而FALS病人生存时间平均为2.5年。相对良性突变类型为Gly37Arg、Gly41Asp、His46Arg、Gly93Arg和Glu100Lys，发病后的存活时间较长，长者可达10年以上。Ile113Thr为欧美人群列第二位的常见突变。Ile113Thr和Asp90Ala等突变可为外显不全性突变。Gly37Arg，Leu38Val则为发病年龄较早的突变。此外，约有3%的散发性ALS病例也可由于

SOD1 新发突变而致病。其他已知基因突变类型的 ALS 均与其基因编码产物的功能异常有关。

FALS 病人的临床表现与 SALS 无明显区别，但 FALS 的起病年龄较 SALS 年轻 10~14 岁，起病年龄差异可很大。一般 40~50 岁起病，10% 的病例 40 岁以前起病，5% 在 30 岁以前起病。FALS 的平均起病年龄为 46 岁。SALS 平均起病年龄则为 56 岁，平均存活时间为 3 年。在 SALS 的病人中，男女的比例为 1.3:1。在 80 岁的老人中，SALS 男性的发病率为 10.2/10 万，女性的发病率为 6.1/万。世界各地的大部分族群的发病率相近。

【临床特征】

患者的上、下运动神经元同时受累，一般不影响感觉系统，也不产生智力和认知的异常表现。运动皮层的运动神经元变性引起临床可见的上运动神经元损害体征，如 Hoffmann 征、Babinski 征、阵挛、脑干、脊髓的下运动神经元损害可引起肌萎缩（图 15-7）和纤颤。患者表现为进行性的肌肉无力、萎缩，肌肉跳动和腱反射亢进、病理反射阳性。通常最早出现手不对称肌无力，病情缓慢进展，并出现手部小肌肉萎缩，以大小鱼际肌、骨间肌、蚓状肌为明显，并逐渐延至前臂、上臂、肩胛带肌群，肌萎缩区肌肉跳动感。上肢出现症状后不久，下肢也感无力、僵硬。随病情进展，肌无力和萎缩可蔓延致躯干及颈部。

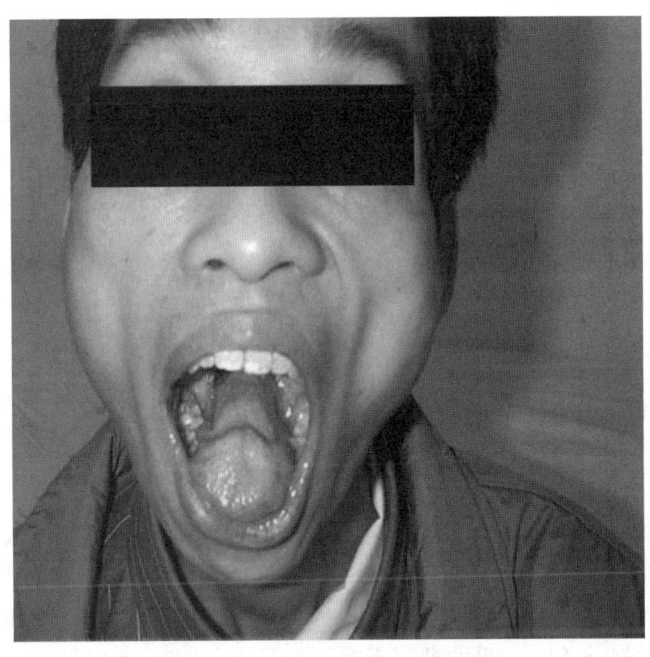

图 15-7 ALS 病人示舌肌萎缩

【实验室诊断】

肌电图检查可在躯干及肌肉中发现高波幅、宽时限的运动电位，提示存在广泛的神经源性损害，胸锁乳突肌的检测可提供延髓下运动神经元损害的证据。电生理检查一般无运动和感觉传导速度异常发现，但远端运动传导的潜伏期可以延长；没有传导阻滞；运动诱发电位提示皮质脊髓束受累。近年来的研究强调运动单位计数（MUNE）在早期诊断中有一定价值。脑脊液检查可发现氨基酸含量升高。脊髓和脑干 MRI 检查排除其它可引起类似表现的神经科疾病。

针对已知基因（如 *SOD1*）特异性突变分析的分子诊断可用于 ALS 的确诊，用于点突变分析的分子诊断技术均适合于 ALS 的基因诊断。但目前用于诊断的基因突变点还非常有限，针对中国人群的突变频谱资料有限，80% 的家族性 ALS 并不存在 *SOD1* 基因的突变。目前大多数家族性 ALS 的诊断依据主要取决于其是否有明确的家族史，在非 *SOD1* 基因突变家系中，遗传学检测尚难以提供准确的诊断

【治疗和预后】

目前尚无有效的治疗方法,药物治疗主要为缓解症状和延长生存期,抗氧化剂(常用维生素 E,C 等)被用来对抗自由基引起的损害,谷氨酸能神经传导阻滞剂(如力如太)可延长 ALS 病人的生命,但仅平均延长数月,且不能改善 ALS 患者的运动功能。肌酸被认为可增加磷酸肌酸水平,影响能量代谢,继而提高运动功能。护理和对症治疗对改善病人的生活质量是十分重要的治疗措施。

ALS 患者平均病程为 4 年,20% 病人存活超过 5 年,多死于呼吸肌麻痹所致的呼吸衰竭或吸入性肺炎。气管切开精心护理病人可活过 25 年甚至更长。

【风险评估和预防】

1. 对 FALS 来说,最常见的遗传形式是常染色体显性遗传,如果父亲或母亲中一个患病,子女继承该致病基因的可能性将为 50%,儿子和女儿机会均等。一个遗传了该致病基因的子女随着年龄的增大,发病的机会增加,在 70 岁时出现 ALS 症状的机会将是 90%。

2. 散发性及家族性 ALS 的临床表现非常相似,对散发性病例必须注意家族史的调查。诊断主要依据神经科查体、患者的症状,以及神经和肌肉功能检查的结果。

3. 有 15%~20% 的 FALS 可以通过检测 SOD1 基因突变进行基因诊断,患者的阳性结果意味着该家系 ALS 的病因已查清。而在该家系其他成员中发现携带 SOD1 基因突变的个体,则可为受试者提供症状前诊断信息。

4. 遗传学检测主要适合于有家族性 ALS 症状的患者及其家庭成员,如先证者父母亲均未携有致病突变,其同胞的患病风险则很低。对于大多数 SOD1 突变以外的基因所致的 FASL,目前尚无法预知获得致病基因的家系成员是否肯定会患病,及其发病年龄和病情轻重的信息。

二、脊肌萎缩症

脊肌萎缩症(spinal muscular atrophy,SMA)是一组儿童期仅次于 DMD,居第二位的常见神经肌肉疾病,其发病率英国报道为 4/100,000 个新生儿,意大利为 7.8/100,000 个新生儿,德国为 10/100,000 个新生儿,人群携带者的频率估计约为 1:40~1:60。也是婴儿期最常见的致死性疾病,居所有致死性常染色体隐性遗传病的第二位。

【遗传病理学】

SMA 属常染色体隐性遗传病,1992 年欧洲神经肌肉疾病中心召开的 SMA 国际研讨会,根据发病年龄和进程将 SMA 分为四种类型:婴儿型(SMA I 型)[OMIM 253300],中间型(SMA II 型)[OMIM 253550],少年型(SMA III 型)[OMIM 253400]和成年型(SMA IV 型)[OMIM 271150],约占全部近端性脊肌萎缩症的 48.8%。四种类型 SMA 基因位点均在 5q13.1。已证实该位点的运动神经元存活基因(SMN)和神经元凋亡抑制蛋白质基因(NAIP)为致病基因。

人类基因组中含有两个高度同源的 SMN 基因,即 SMN1 和 SMN2 基因。这两个基因串联排列在染色体上,SMN1 因其靠近端粒一侧又称为 SMN^T,SMN2 因其位于着丝粒一侧又称为 SMN^C。这两个基因之间只有 5 个核苷酸位点的差异而编码相同的蛋白质。SMN1 是主要功能基因,SMN2 在同一染色体上可有多份拷贝,携有多份 SMN2 拷贝的病人的病情常较轻。SMN 基因长度为 20kb,含有 9 个外显子。国外报道约 95% 以上 SMA 病人为 SMN1 基因 7 和 8 号外显子同时缺失的纯合子,或单纯的 7 号外显子的缺失纯合子;少数病人为缺失突变和点突变的双重杂合子。而国人 100 余例 SMA 患者的 SMN1 7 号和 8 号外显子纯合缺失占 90%。约有 3% 的 SMA 患者为 SMN1 基因点突变,目前已鉴定了以错义突变、无义突变和移码突变为主的至少 30 种 SMN1 基因突变。在中国人群中也发现一些点突变。

SMA 不同基因型的组合见图 15-8。多数 SMA I 病人的基因型为图中 B-1 或 B-2 所示的缺失纯合子,SMA II、III 的基因型为图中 B-3 或 B-4 的纯合子或双重杂合子。无症状 SMA 基因携带者,只有一

个 *SMN1* 拷贝，同时带有 0-4 个 *SMN2* 拷贝。图中 NAIP 基因也有 2 个倒位重复单位，分别被命名为 NAIPt（端粒侧 *NAIP* 基因）和 NAIPc（着丝粒侧 *NAIP* 基因），其中 NAIPt 基因能产生有功能的蛋白。研究发现 *NAIP* 基因 5、6 号外显子的缺失可能与 SMA 表型有关。

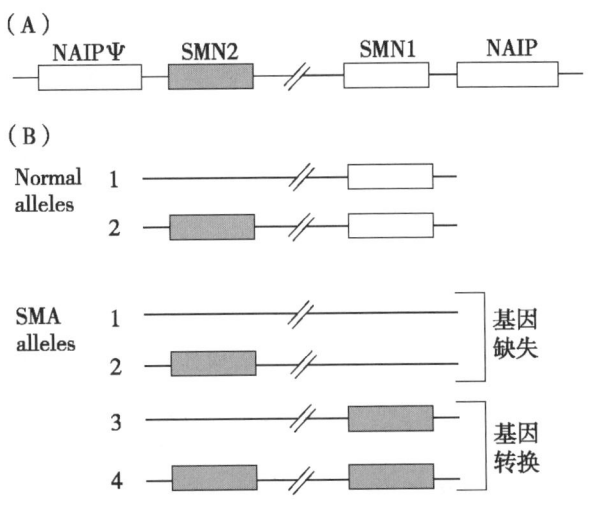

图 15-8 SMA 不同基因型的组合

SMA 的等位基因（A）显示 5 号染色体上 *SMN* 基因和 *NAIP* 基因组织（NAIPΨ 为假基因）；（B）显示正常和 SMA 四种不同的等位基因。单独的 *SMN2* 缺失不致病，但其拷贝数对 SMA 表型有修饰作用。

SMN1、*SMN2* 的缺失组合可有以下四种情况：（1）*SMN1* 和 *SMN2* 均缺失；（2）*SMN1* 缺失，存留一个 *SMN2* 拷贝；（3）没有 *SMN2* 拷贝，*SMN1* 基因转换为 *SMN2*；（4）原有一个 *SMN2* 拷贝，加上 *SMN1* 基因转换为 *SMN2*，形成两个 *SMN2* 基因。

【临床特征】

主要为躯干及四肢肌肉无力、肌张力低。肌无力呈对称性，下肢明显重于上肢，远端重于近端。腱反射减弱到消失，面部肌肉不受累。肌跳不明显。深浅感觉正常，无智能及括约肌障碍。SMA Ⅰ型（婴儿型），又称 Werdnig-Hoffmann 病，多于出生后 2~3 个月内起病，发病急、进展快，表现为严重的全身肌无力和肌张力不全，不能独坐或行走，多于两岁内死于呼吸肌麻痹、肺部感染。SMA Ⅱ 型（中间型），通常在出生后 6~18 个月发病，患儿可独坐，但不能独立站立和行走，大多能存活两年以上。SMA Ⅲ 型（少年型），又称 Kugelberg-Welander 病，常于 2~17 岁起病，多数仅表现有肌力弱，可以保持独立行走和站力，病情进展缓慢，一般在成年后死亡。

SMA Ⅳ 型一般于 30 岁以后发病，主要表现是缓慢逐渐发生的上下肢近端无力和肌肉萎缩，有肌束震颤，以骨盆带肌和肩胛带肌受累明显，出现上楼困难和梳头无力等。40 岁以后才起病者其病变可扩展至肢体远端和躯干肌肉，甚至出现延髓麻痹。感觉正常，腱反射减弱，锥体束征阴性。本病虽进行性发展，但多数为良性经过。该病须与常染色体显性遗传的成人迟发型 SMA 区分。

【治疗和预后】

目前主要是对症治疗。理疗和康复治疗，目的是减少肌痉挛，促进关节活动。患儿可用重量较轻的支架固定脊柱，以防脊柱右侧凸。鼓励及帮助患儿学习和参加部分力所能及的活动，以增加生活乐趣和强化有功能的肌肉。婴儿型预后不佳，发病年龄愈小，病情发展愈快者，预后愈差。少年型预后较好，可存活 10~40 年。

目前对 SMA 治疗的研究策略包括诱导 *SMN2* 基因表达、保持 SMN 蛋白的稳定性、SMN 缺陷神经元的保护以及 *SMN1* 基因替代等（Sumner CJ 等，2006）。

【实验室诊断】

血清肌酸磷酸激酶（creatine-phosphokinase，CK）是该病常用的辅助诊断指标。Ⅰ型患者此项指标趋于正常，但其他类型的患者会有一定程度的升高。在肌肉失神经支配的情况下，肌电图检查可出现特征性肌肉"自发"收缩，纤颤和束颤。肌肉活检可见成束的肌纤维萎缩，其间散在少数的肥大纤维。

针对 SMN 突变的基因检测可用于患者确诊、家庭成员的风险预测和高风险胎儿的产前诊断。目前的特异性分子诊断方法主要针对常见的 SMN1 基因 7、8 号外显子缺失突变，PCR-限制性片段长度多态性分析（PCR-RFLP）是被国内外广泛使用的技术，该方法灵敏度高，且准确快速，可区分 SMN1 和 SMN2，并判断是否存在这两个外显子的缺失，采用定量 PCR 法，能检测 SMA 患者的 SMN1 和 SMN2 基因拷贝数，能检出 SMA 携带者，结果也有助于了解患者的预后。采用定量 PCR 法先确定二个 SMN1 基因无缺失后，进一步结合 PCR-SSCP 可检测出大多数 SMN1 基因点突变。MLPA 法是一种半定量检测缺失基因的方法，该方法可同时检测多个缺失或点突变。此外，最近发展的 DHPLC 是可用于携带者筛查的分子诊断技术。在不能检测出已知缺失或点突变的情况下，可考虑使用连锁分析方法用于产前诊断。

【风险评估与预防】

脊肌萎缩症的遗传咨询对象主要是患病先证者的双亲和其它家系成员、在遗传筛查中发现的基因携带者，尤其是双方均为基因携带者的高风险夫妇或拟成婚的青年男女，预防重症 SMA 患儿出生以及疾病的分类是遗传咨询的重点。

1. SMA 为常染色体隐性遗传性疾病，每对曾经生育过 SMA 患儿的夫妇，每次生育时 SMA 患儿出生的可能性为 25%。

2. SMA 目前尚无有效的治疗措施，进行产前基因诊断可以避免携有致病基因的患儿出生，产前诊断的前提是家系成员，特别是双亲的遗传缺陷诊断必须明确。

3. 由于 SMN 基因的缺失或点突变有多种不同类型，故 SMA 基因携带者可为不同突变等位基因的个体；临床上患病个体的基因型可由不同突变类型的基因组合而成，基因诊断结果不仅是临床确诊的必要指标，也是 SMA 临床分类的重要依据。

4. 可告知高风险夫妇咨询对象，他们也有避免生育 SMA 患儿风险的其他选择，包括：①避免妊娠；②收养；③采用他人正常 SMN1 基因的精子或卵子供体完成妊娠；④通过植入前遗传诊断（PGD）筛选含正常 SMN1 基因的胚胎完成妊娠。

5. 已报道由 SMN1 的新发突变导致的散发性 SMA 病例，在被检对象无家族史时，需考虑这一情况。

（张　成　席　静　徐湘民）

第五节　遗传性肌肉疾病

一、假肥大型肌营养不良症

假肥大型肌营养不良症包括 Duchenne 型肌营养不良症（Duchenne muscular dystrophy，DMD）[OMIM 310200] 和 Becker 型肌营养不良症（Becker muscular dystrophy，BMD）[OMIM 300376] 二种类型，其分类依据为抗肌萎缩蛋白（dystrophin）疏水肽段是否存在，以及蛋白空间结构变化和功能丧失程度存在差异。DMD 是最常见的 X 连锁隐性遗传的肌病，发病率约 1/3500 活产男婴，无明显地理或种族差异。患儿多呈明显家族性，另有 1/3 由新发突变而致病。BMD 由 Becker（1953）首先报道而得名，其致病基因与 DMD 相同，发病率约为 DMD 患者的十分之一。

【遗传病理学】

假肥大型肌营养不良症属 X 连锁隐性遗传病，DMD 和 BMD 基因位于染色体 Xp21。该基因组跨度 2,300kb，是迄今为止发现的人类最大基因，cDNA 长 14kb，含 79 个外显子，编码 3685 个氨基酸，组成 427KD 的细胞骨架蛋白——抗肌萎缩蛋白（dystrophin）。该蛋白位于骨骼肌和心肌细胞膜的质膜面，具有细胞支架、抗牵拉、防止肌细胞膜在收缩活动时撕裂的功能。作为细胞骨架的主要成分，抗肌萎缩蛋白与肌纤维膜糖蛋白结合为抗肌萎缩蛋白结合蛋白（dystrophin-associated protein），这些蛋白与肌细胞的粘附蛋白（laminin）联结，以维持肌纤维的稳定性。DMD患者因基因缺陷而致肌细胞内缺乏抗肌萎缩蛋白，造成肌细胞膜不稳定并导致肌细胞坏死和功能缺失而发病。

*DMD*基因的突变约65%为基因缺失，基因缺失的断裂点均在内含子中。基因缺失有两个缺失热区，一个在该基因的中部第44～52号外显子区域，另一个在该基因的5'端第2～13外显子区域。基因缺失后未造成阅读框的破坏（整码缺失）时，仍然能编码产生有功能的Dystrophin蛋白，其临床表型为BMD；而基因缺失后造成阅读框的破坏（为移码缺失）者，不能编码有正常功能的Dystrophin蛋白，其临床表型为DMD。但仍然有8%的缺失突变DMD病人不符合阅读框学说，这种情况多发生于该基因的5'端，通过使用不同的启始密码，可在转录时克服移码突变或改变拼剪。其余1/3病人由于其他类型的突变致病，已发现至少600多种突变，其中插入、缺失和重复有400多种。目前中国人群尚无大宗病例的系统调查和报告，国内有报道应用25对多重引物PCR、DNA微阵列技术检测*DMD*基因缺失，发现exon47、48处的缺失突变频率最高。尚未有不同种族人群的缺失突变有显著差异的报道。DMD患者大脑皮质神经元突触区抗肌萎缩蛋白的缺乏可能是智力发育迟滞的原因。

【临床特征】

DMD：①通常3～5岁隐袭起病，突出症状为骨盆带肌肉无力，表现为走路慢，脚尖着地，呈典型的鸭步，上楼及蹲位站立困难，站立时腰椎过度前凸（图15-9）。病孩自仰卧位起立时表现为Gower征：先翻身转为俯卧位，屈膝、髋关节，用手按压膝部以辅助股四头肌的肌力，双手攀附下肢缓慢地站立（图15-10）。随症状加重出现跟腱挛缩，双足下垂，平地步行困难；②肩胛带肌往往同时受累，举臂无力，但程度较轻。由于肩胛带松弛形成游离肩；前锯肌和斜方肌萎缩无力，举臂时肩胛骨内侧远离胸壁，两肩胛骨呈翼状竖起于背部，称为翼状肩胛，在两臂前推时最明显；③90%的患儿有肌肉假性肥大，触之坚韧，以腓肠肌最明显，因萎缩肌纤维周围被脂肪和结缔组织替代，故体积增大而肌力减弱；④大多患者伴心肌损害，少数患儿心肌受损严重可产生充血性心力衰竭；约30%患儿有不同程度的智能障碍；平滑肌损害可有胃肠功能障碍；面肌、眼肌、吞咽肌、胸锁乳突肌和括约肌不受累；⑤患儿9～12岁不能行走，需做轮椅，晚期患者肌肉明显萎缩、挛缩，多数病人在20～30岁因呼吸道感染，心力衰竭而死亡。

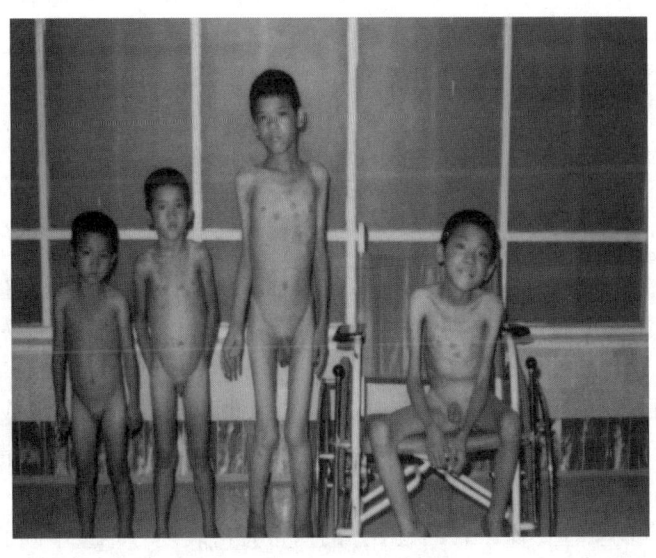

图15-9　DMD病人家系

BMD：多在5～15岁起病，临床表现与DMD类似：首先累及骨盆带肌和下肢近端肌肉，有腓肠肌假性肥大，逐渐波及肩胛带肌；但发病年龄较晚，进展缓慢，病情较轻，12岁尚能行走，心脏很少受累，智力正常，存活期长，接近正常生命年限。

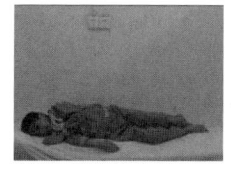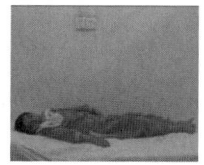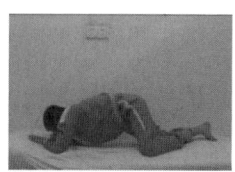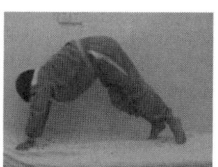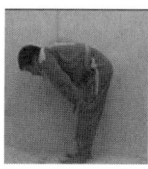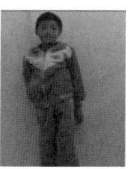

图 15-10 Gower 征

【治疗和预后】

迄今无特异性治疗，只能对症及支持治疗，如增加营养，适当锻炼。物理疗法和矫形治疗可预防及改善脊柱畸形和关节挛缩，对维持活动功能很重要。应鼓励患者尽可能从事日常活动，避免长期卧床，防止呼吸衰竭。药物可选用 ATP、肌苷、维生素 E、肌生注射液、苯丙酸诺龙以及中药等。有报道用激素可延缓病程进展改善肌力和功能；基因治疗及干细胞移植治疗可望成为有效的治疗方法（Strober JB 等，2006）。

DMD 病情逐渐进展，多数预后差。DMD 患者 12 岁不能行走，20 多岁死于呼吸衰竭或心力衰竭，BMD 肌营养不良症患者的预后较好，部分患者寿命可接近正常生命年限。

【实验室诊断】

临床实验室有价值的检查项目包括：①DMD 和 BMD 均有血清酶 CK 和 LDH 异常升高（正常值的 20~100 倍）；②肌电图为肌源性损害，尿中肌酸增加，肌酐减少，DMD 患儿心电图检查多数异常；③肌肉 MRI 检查示变性肌肉呈"蚕蚀现象"；④免疫荧光或免疫组化检测肌细胞有无抗肌萎缩蛋白作为鉴别诊断 DMD/BMD 的指标：DMD 无抗肌萎缩蛋白；BMD 抗肌萎缩蛋白的分子量减少或/和抗肌萎缩蛋白含量减少。

基因型分析是 DMD/BMD 临床确诊和分类的重要手段，也是进行产前诊断的必备技术。基因缺失的诊断是该病的主要技术，采用基因组探针或 cDNA 探针的 Southern blot 可确诊缺失突变，用于 PCR 方法筛查阳性病人的确诊，也能检出缺失突变携带者。针对缺失外显子的多重引物 PCR 仍是目前最常用的筛查技术，联合 Southern blot 和多重 PCR 对缺失型的 DMD/BMD 患者的检出率可达 98% 以上。检测非缺失型 DMD/BMD 的基因诊断主要有 PCR-SSCP 和新近发展的 DHPLC 分析技术。此外，检测异常转录子 cDNA 的反转录 PCR 法，也可用于检测 DMD/BMD 相应的基因突变。国际上目前推崇的 MLPA 法是一种半定量检测缺失基因的方法，该方法可同时检测多个缺失或点突变。对非缺失型突变也能使用连锁分析进行产前诊断，以降低产出 DMD 患儿的风险。

【风险评估与预防】

由于目前尚无有效的治疗方法，对受累家系成员开展遗传咨询时，追踪检出女性携带者（特别是育龄妇女）、进行高风险胎儿的产前诊断是应重视的首要问题。有关遗传咨询的内容包括：

1. 该病为 X 连锁隐性遗传病，女性为致病基因携带者，所生男孩有 50% 为该病患儿。继承致病基因的女儿为携带者。

2. 在受累家系内进行女性成员的遗传筛查是必要的，此检查主要是发现或排除女性携带者，可采用血清 CPK、CPK-MB、LDH、PK 和 Mb 的检查以及分子诊断方法检出携带者。家系成员女性成员携带者可能的几率可根据 Bayes 理论估计。

3. 在携带有致病基因的女性个体中，约有 8% 的携带者可表现有轻重不同的症状；同时，女性携带者应被告知有较高患扩张性心脏病的风险。

4. 先证者的母亲有约 2/3 的可能为携带者：①突变可能发生在先证者外祖母受孕时的卵子，因此突变出现在母亲的每一个细胞，在外周血细胞检测到突变基因；②突变发生在母亲的胚胎早期形成体细胞镶嵌体，在外周血可能检测不到致病基因；③突变仅出现在母亲的卵子中，这种性腺镶嵌体的可能性为 15%~20%，在血细胞中检测不到致病基因，每个子代遗传到致病基因的几率将增加。

5. 若母亲外周血细胞 DNA 中没有检测到致病基因，先证者也可能为新发突变，突变可能发生在胚胎早期（体细胞突变），患者仅部分细胞存在突变。

6. DMD 男性患者通常死于 20 岁，一般不能生育；BMD 男性患者可生育，其女儿均为携带者。

7. 产前诊断：目前多主张首先用 PCR 技术扩增 SRY 基因进行胎儿性别的鉴定，对男胎在妊娠9~12 周进行绒毛膜或17~23 周羊膜腔穿刺取羊水进行分子产前基因检测。携带有先证者相同致病基因的男胎应采取治疗性流产。

二、面肩肱型肌营养不良症

面肩肱型肌营养不良症（facioscapulohumeral muscular dystrophy，FSHD），分为两型 FSHD1A［OMIM 158900］和 FSHD1B［OMIM 158901］，本病亦称 Landouzy‐Dejerine Muscular Dystrophy，是遗传性肌肉疾病中发病率仅次于 DMD 和强直性肌营养不良症的第三大类疾病。呈常染色体显性遗传，性别无差异，外显率 0~4 岁小于 5%，5~9 岁 21%，到 14 岁时为 50%，到 20 岁时为 95%，Morton 等预测在一般人群中该病的发病率为 1/20,000。

【遗传病理学】

该病呈常染色体显性遗传，FSHD1A 基因定位于 4q35（即 FSHD1A 基因），随后的研究证实 FSHD1A 基因的连锁区域有多个 3.3kb 的重复顺序单元，这些重复顺序单元被命名为 D4Z4，在正常人群中该重复顺序单元的数量为 10~100 个，但 FSHD 病例的该重复单元的数量缩短至 1~10 个。

由于尚未明确致病基因，FSHD 发病的详细分子机制尚不明了，推测可能与基因重排或 D4Z4 重复单元的缩短造成的染色体位置效应或/和影响转录调节蛋白与 D4Z4 的结合而使该区域的某些基因异常表达有关。也有研究提示缩短的 D4Z4 重复区的低甲基化可能是导致该病的重要原因。

研究表明与 FSHD1A 相关的 DNA 重组片段的大小与 FSHD 临床表型之间具有相关性，通常 D4Z4 重复单位的缺失拷贝数越多即 DNA 重组片段越小，则 FSHD 患者发病年龄及开始使用轮椅的年龄越早，病情越重。但同一家族的患者中，同胞间具有相同大小的 DNA 片段，其临床表型却不相同，说明还有其它因素影响 FSHD 的临床表型。

【临床特征】

该病的临床特征可概括为以下三方面：①临床变异大，发病年龄从婴儿期到老年期不等，大多数病人 10~20 岁发病；②常为面部和肩胛带肌肉最先受累，患者面部表情少，眼睑闭合无力，吹口哨、鼓腮困难，逐渐延至肩胛带、三角肌、肱二、三头肌和胸大肌上半部。肩胛带和上臂肌肉萎缩十分明显，可不对称。因口轮匝肌假性肥大嘴唇增厚而微翘，称为"肌病面容"，可见三角肌假性肥大（图 15-11）；③病情缓慢进展，逐渐累及躯干和骨盆带肌肉，可有腓肠肌假性肥大，视网膜病变和听力障碍。大约 20%需坐轮椅，生命年限接近正常。

【治疗和预后】

无特异性治疗，伴有肌肉炎性细胞浸润的患者可用泼尼松龙治疗，短期内有改善，适当的功能锻炼及适时的外科矫形手术可改善上肢和足部功能。FSHD 肌营养不良症患者的预后较好，部分患者寿命可接近正常生命年限。

【实验室诊断】

临床实验室有价值的检查项目包括：①约半数病人血清 CPK 轻中度增高，老年患者增高不明显，约 20%患者血清醛缩酶水平增高；②眼底荧光血管造影可见视网膜血管异常；③肌电图为肌源性损害；④肌活检为标准的肌性损害。

采用 Southern 印迹杂交检测 4q35 区域的 D4Z4 重复序列缩短可对部分 FSHD1A 病例作出遗传诊断，对有家族史的病例更有价值。但此方法须注意排除来自 10 号染色体同源区域的 DNA 多态性造成的干扰。约有半数病例的 D4Z4 重复单元缩短属体细胞突变（镶嵌体），故 DNA 诊断的结果要考虑这一

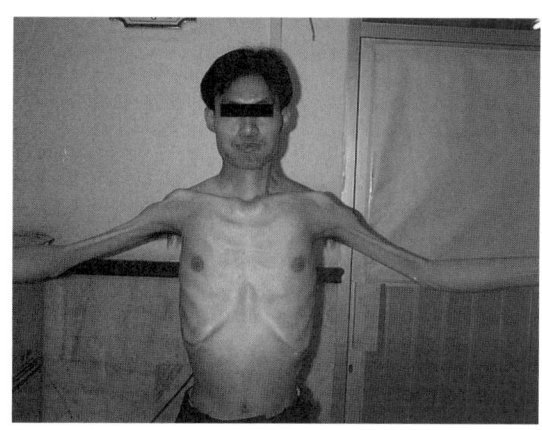
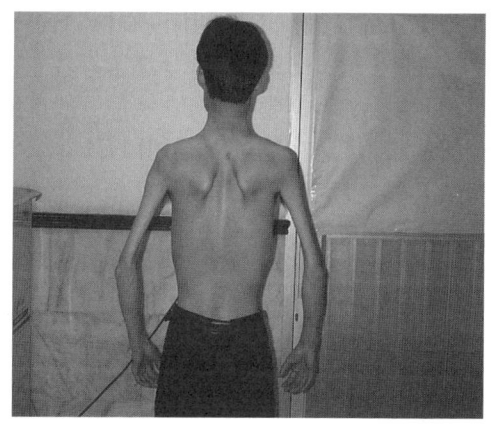

图 15-11　面肩肱型肌营养不良症病人的正背面像

情况。

【风险评估与预防】

除按常染色体显性遗传病规律估计该病的家系成员的发病风险外，对面肩肱型肌营养不良症开展遗传咨询的重点是慎重处理症状前诊断和指导进行产前诊断，主要内容如下：

(1) 70%~90%先证者的父母之一有 D4Z4 重复单元的缩短，10%~30%先证者由新发突变导致；当先证者家庭成员表现为"阴性"家族史时，需考虑其父母可能带有 D4Z4 重复单元突变而处于症状前状态或在发病前已去世。

(2) 先证者同胞的患病风险取决于其父母的遗传学特征：如果父母之一带有突变的基因，先证的同胞有 50%的可能患病；如果先证者的双亲在外周血细胞 DNA 中都没有检出该突变基因，可能是父母任何一方的性腺镶嵌体，在这种情况下，同胞患病的风险增高。先证者的子女有 50%可能遗传 D4Z4 重复单元缩短这一变异。

(3) 考虑到该病的外显率在不同年龄和性别之间有显著差异，通过家系调查和 DNA 诊断对受累家族进行家族成员的检测，有可能发现症状前阳性个体，故须慎重实施这种症状前诊断。

(4) 产前诊断：在 DNA 诊断进行家系分析获得明确的 D4Z4 重复单元缩短的遗传学结果的基础上，可采用 Southern 印迹杂交法进行高风险胎儿的产前诊断。

三、强直性肌营养不良症

强直性肌营养不良症（myotonic dystrophy，DM）[OMIM 160900] 由 Delege 首先描述，是一组多系统受累的常染色体显性遗传疾病。全球患病率为 5/10 万，无地理或种族的明显差异，男性多于女性，发病率约为 13.5/10 万活婴，是成年人中最常见的肌营养不良症。

【遗传病理学】

强直性肌营养不良症属常染色体显性遗传疾病，典型的强直性肌营养不良症称为 DM1，其致病基因位于 19 号染色体 19q13.2，疾病外显率变异很大。另一种非典型的近肢端肌营养不良症（proximal myotonic myopathy，PROMM）被归类为 DM2，其致病基因是位于 3 号染色体 3q13.3-q24 的锌指蛋白 9 基因（*ZNF9*），该基因内含子 1 中的 CCTG 重复顺序扩增是其分子病因。本节重点介绍 I 型 DM，其分子基础为编码 582 个氨基酸残基的萎缩性肌强直蛋白激酶（dystrophia myotonica protein kinase，*DMPK*）基因突变。该基因跨度为 14kb，含 15 个外显子，14 个内含子。致病突变为位于该基因 3'端非翻译区的一个三核苷酸串联重复顺序 $(CTG)_n$ 的拷贝数增加，正常人的 $(CTG)_n$ 的拷贝数在 5~37 之间，而强直性肌营养不良患者增加为 50~3,000，疾病的严重程度和起病年龄与 $(CTG)_n$ 的重复数目有关，拷贝数越多，起病年龄越小，病情越重。轻度受累者为 50~80 个 CTG 重复拷贝，2,000 个及以上的重复拷贝则为严重受累者，已报道的突变可高达 4000 $(CTG)_n$。由于 CTG 拷贝数在传代过程中不稳定，造成的遗传早现。在 DM 病例研究中显示，遗传早现在母系传递（85%）多于父系（37%）。因此，临床表现轻微或尚未出现症状的母亲，也可能有病情严重的后代。同一个体中，不同组织的 CTG 重复扩增的程度也不同，即不同组织的基因变异不同，因而产生组织特异性的临床表现的病情轻重不一。CTG 单元扩增程度与临床表型的关系已较明确（表 15-6）。

表 15-6　Ⅰ型强直性肌营养不良症的 CTG 重复长度和表型的关系

表型	临床特征	CTG 重复长度*	发病年龄（岁）	平均死亡年龄（岁）
前突变	无	35～49	未知	未知
轻微	白内障、轻微肌强直	50～150	20～70	60～正常寿命
经典	虚弱、肌强直、白内障、秃顶、心律失常等	100～1,000	10～30	48～55
先天性	婴儿期肌张力减退、呼吸窘迫、智力低下	>2,000**	出生到 10	45***

*已知 CTG 重复长度在不同表型之间有重叠；**曾报道少数先天性强直性肌营养不良症个体的 CTG 重复长度在 730 到 1,000 之间；***不包括新生儿死亡。摘自 Redman JB 等（1993）和 de Die-Smulders CE 等（1998）论文资料

目前尚未清楚三核苷酸重复序列引起强直性肌营养不良症的详细发病机制，一般认为，CTG 重复单元扩增可通过对染色体（基因组）结构、RNA 表达和/或加工以及通过某些机制使细胞发育成熟受阻等几方面的作用导致受累肌细胞功能障碍。

【临床特征】

本病分为两型，即先天型和成人发作型。先天型表现为出生时严重的肌张力减退、肌萎缩、水肿、双侧面瘫、帷型上唇、呼吸窘迫发作、喂养困难等。新生儿期过后，临床症状可逐渐改善，但常用智力低下。并发展为成人型。成人型起病隐蔽，多发生在青春后期。主要症状为肌无力、萎缩和肌强直。开始表现手和足部无力、萎缩，特别是足背屈和腕关节无力。进展缓慢，逐渐发展至面肌、咬肌、颞肌和胸锁乳突肌，故病人面容消瘦，颧骨隆起，双睑下垂，闭眼不紧，唇厚而微张，呈典型的斧状脸（图 15-12）。颈消瘦，细长而稍前屈被称为鹅颈。前臂远端肌肉较背部肌肉、肢带肌受累明显。构音不良，吞咽困难亦可出现。

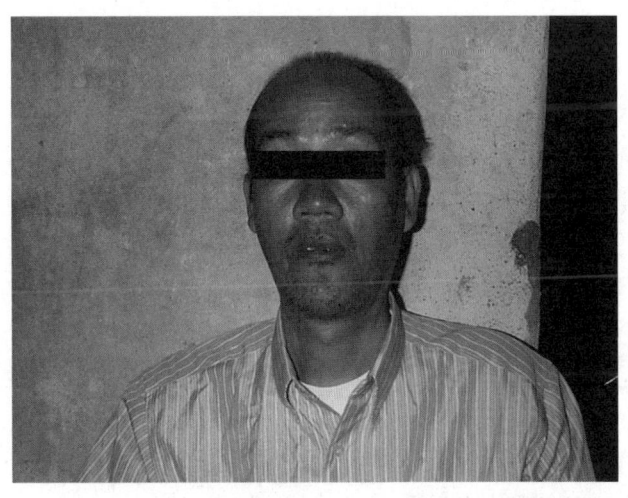

图 15-12　强直性肌营养不良症病人正面像

叩击前臂肌、手肌和舌肌可引出典型的肌强直，尤以指屈肌群明显，放松困难。随病情的发展，肌强直有所减轻，易在近端肌肉引出。寒冷可加重，重复收缩可减轻。尽管肌强直是本病的特征性改

变，但相对其它症状则较轻。

由于本病为多系统疾病，因此可出现多种临床症状。主要表现为合并出现心脏传导阻滞、白内障、认知和行为改变、内分泌系统损害、呼吸系统受累、平滑肌障碍等。

【治疗和预后】

目前尚无有效的治疗方法。临床上主要采用喹啉、苯妥英钠、普鲁卡因酰胺或其它的抗抽搐药物等进行减轻肌强直对症治疗，但有心脏传导阻滞者忌用奎宁和普鲁卡因酰胺，可改用钙离子通道阻滞剂。康复措施有助于最大限度地保持肌肉功能，辅助病人每日生命活动，合并其他系统症状者应予对症治疗，成年患者应定期进行心电图和眼疾检查。

本病进展缓慢，病程和预后个体差异较大，起病年龄越早，预后越差。幼年发病者多在未成年期死亡。部分病例会因严重肌萎缩及并发心、肺疾病在40岁左右丧失工作能力，常因继发感染和心力衰竭而死亡。症状轻者可接近正常生命年限。

【实验室诊断】

典型成人发作型病例通过临床表现容易作出诊断，下列实验室检查可提供进一步的诊断依据：①肌电图检查有典型的肌强直放电现象：受累肌肉出现连续高频强直波逐渐衰减，肌电图扬声器发出一种类似轰炸机俯冲样声音，67%患者的运动单位时限缩短，48%有多相波；②肌肉组织活检可发现，Ⅱ型肌纤维肥大，Ⅰ型肌纤维萎缩，伴大量核内移，可见肌浆块和环状肌纤维，以及肌纤维的坏死和再生；③血清CPK水平升高和免疫球蛋白IgG等降低。临床表现轻型的病例上述检查不一定出现阳性结果。

采用Southern印迹杂交检测19q13.3位点的 *DMPK* 基因3'-端非翻译区的CTG重复序列拷贝数是本病确诊和了解病情严重性的重要指标，正常个体 $(CTG)_n$ 拷贝数为5~37，38~54为前突变，一般在50个拷贝数以上即诊断为致病突变，拷贝数越多病情越重。采用长片段PCR直接扩增结合Southern印迹杂交的方法也可检出高 $(CTG)_n$ 拷贝数突变。

【风险和评估】

该病的咨询对象主要针对患病先证者的双亲或其它家系成员、曾生育过DM患者的夫妇。指导高风险夫妇的知情选择和通过产前诊断选择性淘汰受累患儿，以及对上述家庭妊娠风险和症状前期的病例进行风险评估，是进行DM遗传咨询的重点，其内容如下：

(1) DM虽然是一种常染色体显性遗传病，但外显率变异很大是本病的一个特点，故先证者的双亲之一可为无症状携带者，在先证者的家系调查时无阳性家族史发现时，应考虑其双亲之一处于症状前期或其突变为前突变。

(2) 肯定携带者将突变基因传递给下一代的总的概率接近50%，但女性携带者的遗传率高于男性携带者，且遗传自受累母亲的病患者的病情较源自父亲的重。

(3) 对于先天性DM1患儿，多数由母亲遗传给患儿，母亲的重复序列为300以下时，这种情况的发生概率为10%，但如果母亲的重复序列超过300，或已经生育了先天性DM1患儿，其再发风险率将提高到50%以上。

(4) 在病情严重的病例中，也有极少数病例是由于 $(CTG)_n$ 拷贝数扩增的纯合子导致的。

(5) 通过分子筛查可及时发现受累家系中处于症状前期或无症状携带者个体，并告知某些无症状患者可能发生心脏受累而猝死的情况，但开展这类症状前诊断应本着知情同意的原则，要特别注意对咨询者的心理咨询，慎重实施（Prevost C 等，2004）。

(6) 高风险胎儿的产前诊断须依赖分子诊断技术才能完成，实施产前诊断的前提是已通过分子诊断确定了胎儿双亲的 $(CTG)_n$ 扩增拷贝数信息。

(7) 外周血DNA分析表明，随着病程发展，受累个体的 $(CTG)_n$ 拷贝数会进一步扩增，且CTG重复扩增在不同组织细胞中存在差异，故 $(CTG)_n$ 拷贝数作为预测病情的指标需考虑这些情况。

（张　成　赵翠萍　彭福宁　徐湘民）

主要参考文献

1. American College of Medical Genetics/American Society of Human Genetics Huntington Disease Genetic Testing Working Group. Laboratory guidelines for Huntington disease genetic testing. Am J Hum Genet, 1998, 62: 1243-7
2. American Society of Human Genetics and American College of Medical Genetics (1995) Points to consider: ethical, legal, and psychosocial implications of genetic testing in children and adolescents
3. Bakker E, Van der Wielen MJ, Voorhoeve E, et al. Diagnostic, predictive, and prenatal testing for facioscapulohumeral muscular dystrophy: diagnostic approach for sporadic and familial cases. J Med Genet, 1996, 33: 29-35
4. Berman SB, Greenamyre JT. Update on Huntington's disease. Curr Neurol Neurosci Rep, 2006, 6: 281-6
5. Brewer GJ. Neurologically presenting Wilson's disease: epidemiology, pathophysiology and treatment. , CNS Drugs, 2005, 19: 185-92
6. Carter GT, England JD, Chance PF. Charcot-Marie-Tooth disease: electrophysiology, molecular genetics and clinical management. Drugs, 2004, 7: 151-9
7. Chang JG, Jong YJ, Lin SP, et al. Molecular analysis of survival motor neuron (SMN) and neuronal apoptosis inhibitory protein (NAIP) genes of spinal muscular atrophy patients and their parents. Hum Genet, 1997, 100: 577-81
8. Day JW, Ranum LP. Genetics and molecular pathogenesis of the myotonic dystrophies. Curr Neurol Neurosci Rep, 2005, 5: 55-9
9. de Die-Smulders CE, Howeler CJ, Thijs C, et al. Age and causes of death in adult-onset myotonic dystrophy. Brain, 1998, 121: 1557-63
10. Delatycki MB, Williamson R, Forrest S. Friedreich ataxia: an overview. J Med Genet, 2000, 37: 1-8
11. Deng HX, Hentati A, Tainer JA, et al. Amyotrophic lateral sclerosis and structural defects in Cu, Zn superoxide dismutase. Science, 1993, 261: 1047-51
12. Duenas AM, Goold R, Giunti P. Molecular pathogenesis of spinocerebellar ataxias. Brain, 2006 Jun; 129: 1357-70
13. Ekshyyan O, Aw TY. Apoptosis: a key in neurodegenerative disorders. Curr Neurovasc Res, 2004, 1: 355-71. Review
14. Fink JK. The hereditary spastic paraplegias: nine genes and counting. Arch Neurol, 2003, 60: 1045-9
15. Fink JK. Hereditary spastic paraplegia. Curr Neurol Neurosci Rep, 2006, 6: 65-76. Review
16. Fortun J, Go JC, Li J, et al. Alterations in degradative pathways and protein aggregation in a neuropathy model based on PMP22 overexpression. Neurobiol Dis, 2006, 22: 153-64
17. Gallardo E, Garcia A, Combarros O, et al. Charcot-Marie-Tooth disease type 1A duplication: spectrum of clinical and magnetic resonance imaging features in leg and foot muscles. Brain, 2006, 129: 426-37
18. Harley H G, Rundle S A, Reardon W, et al. Unstable DNA sequence in myotonic dystrophy. Lancet, 1992, 339: 1125-8
19. Harper PS, Newcombe RG. Age at onset and life table risks in genetic counselling for Huntington's disease. J Med Genet, 1992, 29: 239-42
20. Jansen GA, Waterham HR, Wanders RJ. Molecular basis of Refsum disease: sequence variations in phytanoyl-CoA hydroxylase (PHYH) and the PTS2 receptor (PEX7). Hum Mutat, 2004, 23: 209-18
21. Kekou K, Fryssira H, Sophocleous C, et al. Facioscapulohumeral muscular dystrophy molecular testing using a non radioactive protocol. Mol Cell Probes, 2005, 19: 422-4
22. Kitzberger R, Madl C, Ferenci P. Wilson disease. Metab Brain Dis, 2005, 20: 295-302. Review
23. Kurihara T. New classification and treatment for myotonic disorders. Intern Med, 2005, 44: 1027-32
24. 李晓光, 郭玉璞. 遗传性运动感觉性周围神经病. 见: 刘焯霖, 梁秀龄, 张成主编. 神经遗传病学. 北京: 人民卫生出版社, 2002, 72-78
25. Li JL, Hayden MR, Warby SC, et al. Genome-wide Significance for a Modifier of Age at Neurological Onset in Huntington Disease at 6q23-24: the HD MAPS Study. BMC Med Genet, 2006, 17; 7: 71
26. 梁秀龄, 陈嵘, 马少春等. 肝豆状核变性. 见: 刘焯霖, 梁秀龄, 张成主编. 神经遗传病学. 北京: 人民卫生出版社，2002.
27. 梁秀龄，陈嵘，马少春等. Huntington 病. 见：刘焯霖，梁秀龄，张成主编. 神经遗传病学. 北京：人民卫生出版社，2002. 168-73
28. Machuca-Tzili L, Brook D, Hilton-Jones D. Clinical and molecular aspects of the myotonic dystrophies: a review. Muscle Nerve, 2005, 32: 1-18
29. Monani UR. Spinal muscular atrophy: a deficiency in a ubiquitous protein; a motor neuron-specific disease. Neuron, 2005, 48: 885-96
30. National Society of Genetic Counselors (1995): Resolution on prenatal and childhood testing for adult-onset disorders
31. Ogino S, Wilson RB. Genetic testing and risk assessment for spinal muscular atrophy (SMA). Hum Genet, 2002, 111: 477-500
32. Pandolfo M. Friedreich ataxia: Detection of GAA repeat expansions and frataxin point mutations. Methods Mol Med, 2006, 126: 197-216
33. Patel K, Macharia R, Amthor H. Molecular mechanisms involving IGF-1 and myostatin to induce muscle hypertrophy as a therapeutic strategy for Duchenne muscular dystrophy. Acta Myol, 2005, 24: 230-41
34. Prevost C, Veillette S, Perron M, et al. Psychosocial impact of predictive testing for myotonic dystrophy type 1. Am J Med Genet A, 2004, 126: 68-77
35. Ravise N, Dubourg O, Tardieu S, et al. Rapid detection of 17p11.2 rearrangements by FISH without cell culture (direct FISH, DFISH): a prospective study of 130 patients with inherited peripheral neuropathies. Am J Med Genet, 2003, 118: 43-8
36. Redman JB, Fenwick RG Jr, Fu YH, et al. Relationship between parental trinucleotide GCT repeat length and severity of myotonic dystrophy in offspring. JAMA, 1993, 269: 1960-5
37. Saifi GM, Szigeti K, Snipes GJ, et al. Molecular mechanisms, diagnosis, and rational approaches to management of and therapy for Charcot-Marie-Tooth disease and related peripheral neuropathies. J Investig Med, 2003, 51: 261-83
38. Schilsky ML. Wilson disease: new insights into pathogenesis, diagnosis, and future therapy. Curr Gastroenterol Rep, 2005, 7: 26-31
39. Song S, Zhang Y, Chen B, et al. Mutation frequency for Charcot-Marie-Tooth disease type 1 in the Chinese population is similar to that in the global ethnic patients. Genet Med, 2006, 8: 532-5
40. Strober JB. Therapeutics in duchenne muscular dystrophy. NeuroRx, 2006, 3: 225-34
41. Sumner CJ. Therapeutics development for spinal muscular atrophy. NeuroRx, 2006, 3: 235-45. Review
42. Tawil R, Van Der Maarel SM. Facioscapulohumeral muscular dystrophy. Muscle Nerve, 2006, 34: 1-15
43. 王国相. Friedreich 共济失调. 见：刘焯霖，梁秀龄，张成主编. 神经遗传病学. 北京：人民卫生出版社，2002. 118-23
44. 王国相. 遗传性痉挛性截瘫. 见：刘焯霖，梁秀龄，张成主编. 神经遗传病学. 北京：人民卫生出版社，2002. 123-6
45. Wolff J, Lewis DL, Herweijer H, et al. Non-viral approaches for gene transfer. Acta Myol, 2005, 24: 202-8. Review
46. 薛启蓂，高晶，郭玉璞. Refsum 病. 见：刘焯霖，梁秀龄，张成主编. 神经遗传病学. 北京：人民卫生出版社，2002, 368-370
47. Yanai A, Huang K, Kang R, et al. Palmitoylation of huntingtin by HIP14 is essential for its trafficking and function. Nat Neurosci, 2006, 9: 824-31
48. Yang T, Yuan L, Liu T, et al. Detection of SMN gene deletions in spinal muscular atrophy. Zhonghua Yi Xue Yi Chuan Xue Za Zhi, 1998, 15: 95-7
49. 张成，姚晓黎，曾缨. 家族性肌萎缩侧索硬化症. 见：刘焯霖，梁秀龄，张成主编. 北京：神经遗传病学，人民卫生出版社，2002. 190-6
50. 曾缨，张成. 面肩肱型肌营养不良的研究进展. 国外医学神经病学神经外科分册，2000, 27: 37-41

第16章 心血管疾病遗传咨询

随着医学科学的发展，自然与社会因素的转化，心血管疾病已成为威胁人类健康和生命安全的主要疾病之一，因心血管疾病而导致死亡的发生率也越来越高。近年来由于医学遗传学、分子生物学、微细胞遗传学等学科的进展，以及分子克隆技术与临床特殊检查技术如产前诊断技术、染色体显带技术、高分辨显带技术的应用，使得心血管疾病的遗传学研究得到迅速发展并取得一系列重大突破。人们发现和证实了许多以心血管疾病为主甚至为唯一临床表现的遗传性疾病。1994年李广镰等主编的《心血管遗传病学》就记载了以心血管损害为唯一表型和伴以心血管损害的遗传病226种，其中确诊和疑诊单基因病132种（如Holt-Oram综合征、Marfan综合征），多基因病21种（如高血压、动脉粥样硬化、先天性心脏病、风湿热），染色体病59种（如21-三体综合征、特纳综合征），其他14种。因此认识和控制遗传因素对心血管发生的影响是积极防治心血管疾病发生的有效途径之一，心血管病的遗传学咨询因而也显得格外重要。当临床医生遇到一个具有心脏病家族史的患者应能及时想到该病的遗传性，并合理安排该患者及相关亲属进行下一步的遗传学检测、过筛及随访。本章着重介绍几种常见的心血管病的遗传病理学、临床特征、实验室诊断、治疗、预后、风险评估与预防。

第一节 家族性高胆固醇血症

据1971年世界卫生组织的分类，家族性高胆固醇血症（familial hypercholesterolemia，FH）[OMIM 14389]属家族性高脂蛋白血症分类之Ⅱ型，亦称为家族性高β-脂蛋白血症（familial hyper β-lipoproternemia）。FH是一种低密度脂蛋白受体（low density lipoprotein receptor，LDL-R，OMIM 606945）缺陷的常染色体显性遗传性疾病，是脂质代谢疾病中最严重的一种，常伴有高胆固醇血症和提早发生的动脉粥样硬化，是冠心病发生的一种重要危险因素。根据 *LDL-R* 基因的突变形式不同，临床上分为杂合子和纯合子型。杂合子型发病率约为1/500，但在黎巴嫩和南非的非洲人中发病率较高，达1%；纯合子型发病率为1/10万。

【遗传病理学】

FH属常染色体显性遗传性疾病，其分子基础是位于19号染色体19p13.2位点上的 *LDL-R* 基因突变，导致LDL-R不能表达或者结构功能异常。低密度脂蛋白（Low Density Lipoprotein，LDL）是血清中运输胆固醇的主要载体，它通过LDL-R途径使血浆胆固醇水平维持在适当范围（<6.5mmol/L）。*LDL-R* 基因突变导致LDL-R功能缺陷，引起血浆中LDL代谢双重异常，即LDH产生增加和清除障碍（以清除障碍为主），血浆中LDH水平增高，从而使血管提早发生动脉粥样硬化，导致各种危及生命的并发症出现。

对不同种族的FH患者的 *LDL-R* 基因进行研究的结果发现基因突变具有不同的类型，包括缺失、插入、无义突变和错义突变。检索英国FH突变数据库（www.ucl.ac.uk/fh）迄今已发现近800种突变体，且在各外显子、内含子和启动子均存在。其中在中国发现了26种LDL-R基因突变，中国香港发现了10种 *LDL-R* 基因突变。根据FH病人培养细胞的LDL-R蛋白功能的不同，将基因突变大致分为LDL-R合成缺陷、转运缺陷、结合缺陷、内移缺陷和再循环缺陷5种类型（表16-1）。某一特定的结构域基因的突变往往与某一种类相关联，然而也有例外，许多新发现的突变并不能被明确地归于单一种类，而且对于每一种突变很难发现足够多的病人。

表 16-1 *LDL-R* 基因突变的表现型分类

突变类型	表现型	突变部位
Ⅰ：无受体蛋白	无 mRNA 或 LDL-R 蛋白	所在结构域中止密码子过早出现
Ⅱ：转运障碍	前体不能加工成成熟蛋白或不能被转运到细胞膜	主要位于表皮生长因子前体域和结合域
Ⅲ：结合障碍	成熟的蛋白到达细胞膜，但不能结合配体	集中在结合域
Ⅳ：内入障碍	成熟的蛋白到达细胞膜结合配体，但不能定位于被覆陷窝内	胞浆域尾部
Ⅴ：再循环障碍	受体-配体复合物不能在溶酶体内分离，受体不能回到细胞表面，并且被降解	集中在表皮生长因子前体域

【临床特征】

FH 的临床特点如下：①高胆固醇血症：纯合子 FH 患者体内无或很少功能健全的 *LDL-R*，因而出生时总胆固醇较正常高出 6~8 倍，高达 700~1,200mg/dl；杂合子 FH 患者仅有约半数有功能的 LDL-R，出生时总胆固醇较正常高出 2 倍，增高达 300~500mg/dl；②特征性黄色瘤：主要位于足跟、肘、膝、手背的肌腱、足跖部和眼睑内眦，并可出现角膜环。纯合子患者多在儿童期出现，而杂合子患者多在 30~60 岁出现；③早发的心血管疾病：如冠心病、心肌梗死，纯合子多于 20 岁以前发病，杂合子可在 30 岁以后发病；④阳性家族史。

【治疗和预后】

男性杂合子预期 23% 患者在 50 岁以前死于冠心病，纯合子如果得不到有效的治疗很难活到 30 岁。临床实践表明，有效的饮食调节和药物治疗，可阻滞或部分消除冠脉病变的发展，也可使黄色瘤缩小。杂合子 FH 患者由于含有约半数有功能的 LDL-R，考来替泊（Colestipol）、考来烯胺（Cholestyramin）、洛伐他丁（Lovastatin）、普伐他丁（Pravastatin）、辛伐他丁（Simvastatin）、阿伐他丁（Artovastatin）谷甾醇（Sitosterol）与降脂苯酰（Hezafibrate）等药物的应用可分别从增加肝脏对胆固醇的消耗、抑制内源性胆固醇的合成、抑制肠道胆固醇吸收等途径降低血浆中 LDL 浓度。最近一项研究表明，轻、中度儿童及青少年异质接合体家族性高胆固醇血症（heterozygous familial hypercholesterolemia, HeFH）患者坚持口服普伐他丁（10mg/d）1~2 年可以明显延缓颈动脉斑块、黄色瘤及角膜弓形带发展，长期应用具有很好的安全性。另外一项研究表明，成人 FH 患者口服大剂量阿伐他丁（80mg/d）2 年后可完全阻止颈总动脉内膜中层厚度的进展，在整个服药过程中监测肝功及肾功未发现明显异常。对饮食治疗和药物治疗无效的杂合子 FH 患者需要用硫酸右旋糖酐-纤维素柱结合、肝素沉淀、免疫吸附等特殊技术减少循环血中的 LDL 胆固醇。纯合子 FH 患者目前尚无特异性的治疗方法，肝移植及基因治疗将是未来治疗方向。

【实验室诊断】

实验室检查主要是对患者及其家系空腹血进行全套血脂分析：包括血清总胆固醇（TC）、血清总甘油三酯（TG）、高密度脂蛋白胆固醇（HDL-C）、低密度脂蛋白胆固醇（LDL-C）、极低密度脂蛋白胆固醇（VLDL-C）、载脂蛋白 A-1（Apo A-1）、载脂蛋白 B-100（Apo B-100）、脂蛋白（a）（LP(a)）等。FH 的临床诊断标准为：成人血清 TC>7.8mmol/L，16 岁以下儿童 TC>6.7mmol/L 或成人 LDL-C>4.9mmol/L，其中 TC>16 mmol/L，患者或亲属有腱黄瘤者诊断纯合子 FH，未达到纯合子标准者诊断为杂合子 FH。

除对先证者和其家系进行临床检测外，基因型分析是 FH 患者确诊的检测手段。Southern 杂交和聚合酶链反应技术（PCR）对整个 *LDL-R* 基因进行扩增的方法，如单链构象多态性（single strand conformation polymorphism, SSCP），是目前研究 *LDL-R* 基因突变的主要方法。PCR-SSCP 与核酸杂交技术相比具有简便、高效的特点，可检出多种类型的突变。王绿娅等 2003 年 7 月报道建立了一种采用相同反应条件和程序、不同引物，同时扩增21个片段的简便快速的降落（TROUCH DOWN）PCR方法，该方法可对FH患者 *LDL-R* 基因启动子区和全部18个外显子进行检测，并能在1天内完成，该方法的建立为FH人群进行基因突变的筛查提供了更广阔的应用前景。

【风险评估与预防】

级联检测及过筛为具有遗传高风险的人们提供了有效安全的检测手段。FH属常染色体显性遗传病，对先证者及其亲属进行遗传学咨询和干预可以明显延长其预期寿命。FH的遗传咨询对象主要是患病先证者的双亲或其他家系成员，尤其是双方均为基因携带者的高风险夫妇。遗传咨询的主要内容包括：

1. 常染色体显性遗传病的特点为：患者的双亲有一方通常是患者，并以杂合子患者多见；如果双亲都正常，患病子女的基因型属新基因突变；在一个家系中，亲代一方患病，子代即可发病，且男女发病机会均等，发病率皆为50%。

2. 夫妇双方均为杂合子患者时，他们子女属FH纯合子患者的概率为1/4，正常子女的概率为1/4，1/2的子女则是FH杂合子患者。

3. 当夫妇双方中一方为FH杂合子患者而另一方正常时，子女属FH杂合子患者和正常者的概率都为1/2。

4. 告知高风险夫妇可以通过避孕或人工受精避免生育患病子女。

第二节 家族性肥厚型心肌病

家族性肥厚型心肌病（familial hypertrophic cardiomyopathy，FHCM），[OMIM 192600]是一种以左室和/或右室心肌肥厚，通常表现为室间隔非对称性肥厚、左室容量减低、左室流出道收缩期压力差增大和舒张功能不全，病理组织心肌细胞的肥大和排列紊乱及其周围的纤维增生为特征的遗传性疾病，呈常染色体显性遗传，单一责任等位基因突变即可致病。临床表现有不同的表型，患者可有呼吸困难、心悸、眩晕等症状，严重者可致心力衰竭、休克和猝死，亦有少数健康年轻人以猝死为唯一表现。FHCM约占肥厚型心肌病的50%，年死亡率为3%~5%。

【遗传病理学】

FHCM是一种常染色体显性遗传病，目前位于9个不同染色体上的11个责任基因已被确定为FHCM致病基因（表16-2），它们均编码心肌肌原纤维节蛋白。近期发现，编码AMP激活蛋白激酶γ2亚基的 *PRKAG2* 基因突变是引起心肌肥厚合并WPW（familial hypertrophic cardiomyopathy with Wolff-Parkinson-White syndrome，[OMIM 600858]和/或WPW合并传导障碍但不表现心肌肥厚发病的重要遗传学因素之一。目前已发现150多种基因突变，其中大部分都发生在 *MYH7*、*MYBPC3* 和 *TNNT2* 致病基因上，其中88%基因型突变发生在 *MYH7* 和 *MYBPC3*。目前尚不清楚责任基因突变导致FHCM发病的详细致病机制，但有两种学说：①突变基因表达出异常蛋白，作为"肽类毒剂"干扰正常蛋白的功能，称为"显性副作用"；②突变基因作为"无效等位基因"，不能表达或表达的蛋白不稳定，不能掺入肌丝结构，造成结构蛋白绝对数量缺乏。如在体外实验中，β-MHC Arg403Gln错义突变在骨骼肌表达后，证明提纯的肌凝蛋白丝滑动速度降低了80%，减少了能量输出。

表16-2 家族性肥厚型心肌病（FHCM）致病基因的定位

基因	染色体位点	蛋白名称	OMIM编号	表达频率
MYH7	14q11.2-q12	β-myosin heavy chain（β-MyHC）	160760	>35%~50%
MYH6	14q11.2-q12	α-myosin heavy chain（α-MyHC）	160710	未知
MYL3	3p21.2-p21.2	ventricular essential myosin light chain（MLC-1s/v）	160790	<1%

续表

基因	染色体位点	蛋白名称	OMIM编号	表达频率
MYL2	12q23-q24.3	Ventricular regulatory myosin light chain (MLC-2s/v)	160781	<1%
ACTC	15q14	α-cardiac actin (α-cAct)	102540	未知
TNNT2	1q32	Cardiac troponin T (cTnT)	191045	15%~20%
TNNI3	19q13.4	Cardiac troponin I (cTnI)	191044	<1%
TNNC1	3p21.3-p14.3	Cardiac troponin C (cTnC)	191040	未知
TPM1	15q22.1	α-tropomyosin (α-TM)	191010	<5%
MYBP3	11p11.2	Cardiac myosin-binding protein C (cMYBP-c)	600958	>15%~20%
TIN	2q24.3	Titin	188840	未知
PRKAG2	7q36	AMP-activated protein kinase (AMPK)	602743	未知

【临床特征】

本病的临床表现变化很大，从只有轻微的超声心动图异常却无其他临床表现的已确诊肥厚性心肌病的无症状亲属到已致残的有症状病人均可包罗在内。在心肌肥厚程度和症状严重性之间存在着普遍的关系。早期出现的症状多为运动后气促、呼吸困难、心绞痛、乏力，也可出现晕厥发作，晚期可出现进行性心力衰竭，有时伴心房颤动，复杂性心律失常。本病患者特别是伴有左室流出道梗阻者容易罹患感染性心内膜炎。

FHCM突变基因型与基因表现型有着复杂的关系。Charron P 等学者 1997 年对 10 个 FHCM 家系进行了遗传咨询和基因连锁分析，研究对象总数为 178 人，其中 90 人被发现有遗传学异常（存在于 3 个基因上的 9 个突变）。研究发现疾病外显率：①不完全：69%；②年龄相关性：10~29 岁之间外显率为 55%，30~49 岁之间为 75%，50 岁以上超过 95%；③男性多于女性：男女比例为 77%：58%；④基因分型类似。有关 FHCM 的一系列研究表明不同的基因突变之间临床表现可有较大的差别：MYH7 基因发生 Arg403Gln，Arg719Trp，Arg453Cys，Arg723Gly 位点突变与高猝死率密切相关；相反发生 Gly256Glu，Val606Met，Leu908Val 位点突变时预后较好。TNNT2 突变外显率较低，约 20% 不外显，心肌肥厚程度相对较轻，但猝死发生率高且预后不良；MYBPC3 突变患者发病与年龄相关，在 40 岁以前发病的患者心肌肥厚程度较轻且预后良好；TNNT3 突变患者表现为心尖部心肌肥厚，MYL3 突变后表现为中部左心室肌肥厚。MYH7 和 MYBPC3 同时发生突变可引起严重的心肌肥厚，但与高猝死率无明显相关性。目前尚不明确基因型（特别是等位基因异质性基因型）与临床表现的对应关系，某一特定基因突变的表型仍具有相当程度的不可测性。

【治疗和预后】

病情轻微无症状者不需药物治疗，但应限制运动量，避免剧烈活动。伴有左室流出道梗阻的 FHCM 在牙科处置和外科手术前后应使用抗生素预防感染性心内膜炎。出现呼吸困难、心绞痛等症状者可服用 β 受体阻滞剂、钙拮抗剂、血管紧张素转换酶抑制剂，如心得安 80~240mg/d，异搏定 120~240mg/d，硫氮卓酮 120~360mg/d，洛汀新 10mg/d 等。出现心房颤动者应及时复律，出现复杂性心律失常应服用乙胺碘呋酮。一般来讲，FHCM 患者禁用洋地黄，因为增加收缩力使左室流出道梗阻加重，利尿剂也要慎用，因其减少左室容量亦可使梗阻加重。上述药物均可缓解症状，但无确切证据证明可以预防猝死。内科治疗无效，静息时左室流出道压力阶差>6.7kPa 时，可考虑实施左室流出道和室间隔肥厚肌层切除术或经皮室间隔消融术。在某些有流出道压力阶差且有严重的症状的 FHCM 患者，双腔 DDD 起搏器的植入可以明显获益。基因治疗和心脏移植的开展将为重症 FHCM 患者带来新的希望。

【实验室诊断】

FHCM 的诊断依据为：①病史；②体征：胸骨左缘中下段可闻及收缩喷射性杂音，此杂音在增加心肌收缩力、减轻前后负荷时增强，在减轻心肌收缩力、增加前后负荷时而减弱；③心电图：出现深而窄的 Q 波，同导联 T 波直立；④超声心电图：室间隔明显肥厚（室间隔厚度/左室后壁厚度＞1.3∶1），二尖瓣前叶出现异常的收缩期前向运动（SAM 现象），左室流出道狭窄；⑤多普勒超声心动图检查：可探及二尖瓣反流，估计左室流出道压力阶差；⑥特殊病人还可以做心血管造影和心内膜下活检。

除对先证者和其家系进行临床检测外，使用聚合酶链反应-DNA 单链构型多态分析（PCR-SSCP）、变性高效液相色谱分析和连锁分析技术，首先从已知的 9 个染色体 DNA 位点中确定待测家系的候选基因，然后测定核苷酸序列，鉴定出基因型，是定性诊断的准确方法。11 个不同基因突变之间的临床表现有所差别，有助于快速筛选致病基因。Richard 等建议基因检测以 *MYBPC3* 和 *MYH7* 为首选，然后是 *TNNI3*，*TNNT2* 和 *MYL2*。对有严重表型的病例，则必须同时对多种基因型进行检测。

【风险评估与预后】

FHCM 遗传学诊断已经开始实施，它不仅可以在 FHCM 家族中筛选患者并做临床前诊断，对疾病尚未外显的患者进行重点监护和防治，而且有可能对育龄患者的子代在任何阶段（包括产前）进行诊断。当临床鉴别较困难时，例如伴有过度心肌肥厚的运动员或高血压患者，通过基因型分析可以明确是否为 FHCM。因此，指导高风险夫妇知情选择和通过产前诊断选择性淘汰受累重型患儿，以及该病的治疗和预后的相关内容是 FHCM 遗传咨询的重点。FHCM 与 FH 同属常染色体显性遗传病，详细的遗传咨询见第一节。

第三节　家族性扩张型心肌病

扩张型心肌病（dilated cardiomyopathy，DCM）[OMIM 11520] 是一种以左心室或两心室扩张和心肌收缩功能障碍为主要特征的原因不明的心肌疾病。DCM 可散发性发病，也可呈家族性发病，后者称为家族性扩张型心肌病（familial dilated cardiomyopathy，FDCM）。FDCM 是指 DCM 患者的一级亲属中至少有 1 个存活或尸检亲属证实为 DCM，其临床特点为家族性的心脏扩大、心律失常、心电图检查有 QRS 波及 T 波的异常，病理表现为心肌的纤维化和残余心肌肥厚。FDCM 约占 DCM 的 25%。统计学资料显示在美国 DCM 发病率为 36.5/10,000，5 年死亡率 15%～50%，其中 30% 死亡原因为猝死。

【遗传病理学】

FDCM 可为常染色体显性或隐性遗传和 X 连锁或线粒体遗传病，但以常染色体显性遗传为主。基因突变具有不完全显性、变异表达、座位异质性和等位基因异质性等特点。家族性扩张型心肌病占特发性扩张型心肌病的 20%～50%。目前已发现 16 个常染色体遗传致病基因，这些基因分别编码的蛋白参与细胞骨架、肌纤维膜和肌原纤维节的构成，与心脏的收缩系统相关。表 16-3 列出了 FDCM 遗传方式及其相对应的致病基因、蛋白及表型。

表 16-3　家族性扩张型心肌病（FDCM）致病基因的定位

遗传方式	表型	染色体位点	基因	OMIM 编号	目的蛋白质
常染色体显性遗传	单纯 DCM	9q12-q13	未知		
	单纯 DCM	1q32	未知		
	单纯 DCM	2q24.3-q31	*TTN*	188840	Titin
	单纯 DCM	6q12-q16	未知		
	单纯 DCM	2q35	*DES*	125660	Desmin

续表

遗传方式	表型	染色体位点	基因	OMIM编号	目的蛋白质
	单纯DCM	5q33	*SGCD*	601411	γ-sarcoglycan
	单纯DCM	15q11-qter	*ACTC*	102540	Cardiac actin
	单纯DCM	14q11.2	*MYH7*	160760	β-myosin heavy chain
	单纯DCM	1q32	*TNNT2*	191010	Cardiac troponin T
常染色体	DCM+CD	1q21	*LMNA*	150330	Lamin A/C
显性遗传+	DCM+CD	2q14-q22	未知		
	DCM+CD+SND	3p22-p25	未知		
	DCM+MVP	10q21-q23	未知		
	DCM+听力丧失	6q23-q24	*EYA4*	603550	Eyes absent 4
	DCM+CD+LGMD	6q22-q23	未知		
	DCM+CD+MD (AD-EDMD)	1q21	*LMNA*	150330	Lamin A/C
	DCM+CD+LGMD (LGMD1B)	1q21	*LMNA*	150330	Lamin A/C
常染色体	LGMD +/- 心肌病	17q21	*SGCA*	600119	α-sarcoglycan
隐性遗传	LGMD +/- 严重心肌病	4q12	*SGCB*	600900	β-sarcoglycan
	LGMD +/- 心肌病 (Brazil)	5q33	*SGCD*	601411	γ-sarcoglycan
X-连锁遗传	单纯DCM	Xp21.3	*DYS*		Dystrophin
	青少年致死性DCM	Xq28	*TAZ*		Tafazzin
	DCM+肌病 (Barth-Syndrome)	Xq28	*TAZ*		Tafazzin
	DCM+CD+MD (XL-EDMD)	Xq28	*EMD*		Emerin

注：CD (conduction defect)：传导缺陷；SND (sinus node dysfuction)：窦房结功能障碍；MVP (mitral valve prolapse)：二尖瓣脱垂；LGMD (limb girdle muscular dystrophy)：肢带型肌营养不良症；MD (muscular dystrophy)：肌营养不良；EDMD (Emery-Dreifuss muscular dystrophy)：Emery-Dreifuss型肌肉萎缩症

FDCM的致病基因虽然呈多态性，但这些基因编码的蛋白都参与了细胞骨架、肌纤维膜和肌原纤维节的构成，这些基因的突变最终导致细胞膜骨架蛋白、肌小节结构蛋白的缺陷、肌细胞膜强度减弱从而引发相类似的临床表现——心肌肥厚。

【临床特征】

DCM的症状是逐渐发展的，最突出的症状是左心室衰竭的症状。患者早期出现乏力、运动后呼吸困难，晚期可出现夜间阵发性呼吸困难和端坐呼吸。淤血性肝肿大、周围性水肿等右心衰竭的体征的出现是预后不良的征兆。体检可见心脏两侧扩大，二、三尖瓣均可闻及收缩期杂音（杂音为肌原性，随着心腔扩张减轻而减弱），还可闻及第三心音奔马律和第四心音奔马律，肺部出现湿性啰音。

不完全显性、变异表达、座位异质性和等位基因异质性等的基因突变特点决定了家族性扩张型心肌病的表型异质性。Ekkehard等调查了48个FDCM家系，将FDCM分为5个各具特点的临床表型：①DCM伴肌营养不良；②青少年男性急进性DCM不伴肌营养不良；表型①②属于X连锁遗传。③DCM伴左室阶段性运动减弱：临床特点为心室造影及超声均证实节段性室壁运动障碍，常被误诊为陈旧性心肌梗死，但冠脉造影正常。该型临床症状轻，病情稳定，病程4～10年，遗传方式为常染色体显性遗传；④DCM伴传导阻滞：以房颤和房室传导阻滞为首发症状，左室功能障碍出现较晚，遗传方式为常染色体显性遗传，致病基因定位于1、3、9号染色体；⑤DCM伴神经性耳聋：耳聋为双侧，遗传方式为常染色体显性遗传或线粒体遗传。

最近，Poller等发现病毒和其他环境因素与家族性扩张型心肌病的表型异质性有关。

第16章 心血管疾病遗传咨询

【治疗和预后】

目前对DCM尚缺乏有效而特异的治疗手段,因而临床上对其治疗的主要目标在于改善症状、预防并发症和阻止或延缓病情进展,提高生存率。对心力衰竭除常规强心剂、利尿剂、ACEI治疗外,β受体阻滞剂常有较好的疗效。中西医结合治疗(黄芪、生脉、牛黄酸、泛葵利酮等中药制剂)也有一定的疗效;免疫干预治疗(干扰素的应用)、双腔或三腔起搏器植入、左室减容术、动力性心肌成形术、左室辅助装置等方法治疗DCM取得了一定的效果;心脏移植是晚期DCM患者最有效的治疗方法之一,据国外资料显示,心脏移植5年成活率约为65%,半数死亡时间为9.4年。但由于存在供体缺乏、费用昂贵、术后感染和排斥反应等问题,心脏移植在国内开展还有待时日。对心律失常与栓塞合并症的防治应着重抗室性心律失常和抗凝治疗。

【实验室诊断】

DCM的诊断标准如下:①临床表现为心脏扩大、心室收缩功能减低伴或不伴有充血性心力衰竭和心律失常,可发生栓塞和猝死等并发症;②心脏扩大:X线检查心胸比>0.5,超声心动图示全心扩大,尤以左心室扩大为显著,左室舒张期末内径$\geq 2.7cm/m^2$,心脏可呈球型;③心室收缩功能减低,超声心动图检测室壁运动弥漫减弱,左室射血分数<45%;④必须排除其他特异性(继发性)心肌病和地方性心肌病(如克山病),方可做出本病的诊断。超声心动图对DCM具有形态学诊断和血流动力学评判意义,其在DCM的诊断和鉴别上具有重要价值,它不难排除心包疾病、瓣膜病、先心病和肺心病等。超声心动图检查可作为FDCM先证者所有亲属的早期筛查手段,无论其有无症状都应该做此检查。有资料显示,FDCM病人的健康亲属中,9.2%在DCM早期左心室容量增加而尚不伴有射血分数降低。这一发现尽管为非特异性,仍可预示以后会发展为DCM。

FDCM家系的基因分析工作目前还任重而道远,这是因为:①FDCM先证者的表型特点并不特殊,常规超声心动图等检查等并不能对可疑FDCM患者都作出明确诊断,而且相同表型患者中也包含着一部分高血压和冠脉疾病患者;②已发现的FDCM家族太小以至于不能用传统的基因连锁分析方法去定位该家族基因突变位点;③FDCM外显率变化不定。一般认为80%FDCM家族成员是通过常染色体显性遗传方式遗传,但意大利的一项研究却发现FDCM的外显率与年龄呈正相关,小于20岁的年轻人外显率在10%,20~30岁外显率为34%,30~40岁外显率为60%,超过40岁时外显率增高至90%。因此很可能会发现没有任何临床症状的早期FDCM患者;④没有关于FDCM诊断的统一标准,目前大多数医学工作者仍采用世界卫生组织的标准。

【风险评估与预后】

FDCM遗传咨询的重点在于对FDCM家族的先证者和疾病尚未外显的患者进行重点监护和防治,指导高风险夫妇进行生育。FDCM具有三种遗传方式,常染色体显性遗传的遗传咨询详见第一节。

1. 常染色体隐性遗传病咨询特点为:

a. 患者为隐性致病基因纯合子,其双亲一般无病,但必须都是致病基因的携带者;子代患病率为25%,子代为携带者的概率为50%,无性别差异。

b. 在一个家系中不表现为连续传递,而是多为散发或隔代遗传。

c. 患者与正常人婚配,子代均为表现型正常的携带者。

d. 致病基因携带者和正常人婚配,子代携带者的概率为50%,子代正常的概率为50%。

e. 患者与携带者婚配,子代成为携带者的概率为50%,患者的概率亦为50%。

2. FDCM还存在X-连锁隐性遗传,临床上少见,该方式的遗传咨询主要内容为:

a. 女性携带FDCM相关基因,但不发病;男性基因携带者均为患者;

b. 呈交叉遗传:男性患者的突变基因只能随X染色体由母亲传来,而致病基因也只能随X染色体传给女儿,由女儿传给外男孙成为患者,即隔代遗传;

c. 女性携带者与正常男性婚配,儿子发病概率为50%,女儿成为携带者的概率为50%;

d. 男性患者与正常女性婚配,儿子均正常,但女儿必为携带者。

e. 受 X 染色体随机灭活的影响，女性杂合子往往表现出不同程度的表型。

3. FDCM 基因具有不完全显性、变异表达以及明显的座位异质性和等位基因异质性，因而临床诊断和基因诊断带来困难。在目前分子遗传诊断尚未可能的情况下，很有必要对家族性或特发性扩张型心肌患者的一级家属作定期超声心动图和心电图筛查，以期在发病前得到诊断和治疗。

欧洲家族性扩张型心肌病研究指南（European Heart Journal 1999）的发表为 FDCM 的临床和遗传学研究提供了详细的方法学和新的思路。指南指出对 FDCM 家族的每位成员应做跟踪随访，每 2~3 年应对这些人群进行体格检查及心电图、超声心动图、心电向量、血常规、生化、肌酶谱等检查。

第四节　长 Q-T 间期综合征

长 Q-T 间期综合征（long Q-T syndrome，LQTS）是遗传性或获得性复杂异常疾病，以心电图 QT 间期异常延长、矫正后 QTc 超过 460~480ms、心率相对过缓、T 波异常和发作性室性心动过速尤其是尖端扭转型室速（Torsades de pointes，Tdp）导致晕厥和猝死为特点。LQTS 的遗传形式是常染色体显性或隐性遗传。获得性 LQTS 通常与心肌局部缺血，心动过缓，电解质异常和应用某些药物有关。无论是遗传或者获得性因素所致的这种异常，临床表现相似。

【遗传病理学】

LQTS 主要表现为两种疾病：Romano-Ward 综合征（Romano-Ward syndrome，RWS）[OMIM 192500] 和 Jervell-Lange-Nielson 综合征（Jervell-Lange-Nielson syndrome，JLNS）[OMIM 220400]，并以 RWS 常见。RWS 属常染色体显性遗传，发病率为 1/10,000~1/5,000；JLNS 属常染色体隐性遗传，常伴先天性神经性耳聋，发病率为 1/100 万~6/100 万。

目前已有 7 个责任基因已被确定为 LQTS 致病基因（如表 16-4）。大约 70% 的基因突变为错义突变，而且 85% 的突变都发生在 KCNQ1（KvLQT1）和 KCNH2（HERG）基因上。这些编码心脏离子通道的基因突变导致相应离子通道的功能异常，造成心肌细胞电活动异常、产生早期后除极和触发活动，从而诱发 Tdp 等心律失常的发生。一般认为，KvLQT1 的杂合突变导致 RWS 的发生，而 KvLQT1 的纯合子（或复合杂合子）突变引起 JLNS。由于 KvLQT1 基因通常在内耳是有表达的，纯合子 KvLQT1 的突变（或复合的杂合子突变）可能引起内耳分泌钾功能的丧失并导致耳聋。最近有证据表明少数 RWS 也可作为隐性形式遗传。

表 16-4　遗传性长 Q-T 间期综合征基因分型

遗传方式	LQT	基因	染色体位点	目的蛋白质	OMIM 编号	影响电流	突变频率
常染色体显性遗传	LQT1	KCNQ1（KvLQT1）	11p15.5	I_{ks} α 亚单位	607542	I_{ks} ↓	42%
	LQT2	KCNH2（HERG）	7q35-q36	I_{kr} α 亚单位	152427	I_{kr} ↓	45%
	LQT3	SCN5A	3p21	I_{Na}	600163	I_{Na} ↑	8%
	LQT4	未知	4q25-q27	未知			未知
	LQT5	KCNE1	21q22.1-q22.2	I_{ks} β 亚单位	176261	I_{ks} ↓	3%
	LQT6	KCNE2	21q22.1	I_{kr} β 亚单位	603796	I_{kr} ↓	2%
	LQT7	KCNJ2	17q23.1-q24.2	Kir2.1	600681	Kir2.1 ↓	
常染色体隐性遗传	JLN1	KCNQ1	11p15.5	I_{ks} α 亚单位	607542	I_{ks}	
	JLN2	KCNE1	21q22.1-22.2	I_{ks} β 亚单位	176261	I_{kr}	

I_{ks}：心脏缓慢激活延迟整流钾离子通道；I_{kr}：心脏快速激活延迟整流钾离子通道；I_{Na}：心脏钠离子通道

【临床特征】

LQTS 的临床特点为：① 症状多首发于青少年，平均年龄为 8 岁，但也可早至刚出生的婴儿（JLNS 常见）、晚至中年人，男性发病年龄较女性早，女性发病率高于男性；② 眩晕、黑矇、晕厥及猝死是 LQTS 最常见的症状，激烈运动或精神、情绪波动均可诱发；③ JLNS 除上述症状外还伴有先天性神经性耳聋；④ 不发作时无体征，发作前可听到早搏、心律不齐或听不到心音；⑤ 心电图示 Q-T 延长，T 波宽大可有切迹、高尖、双向或倒置，常伴异常 U 波，可有室速、室颤或停搏，亦常伴有窦性心动过缓。不同基因型 LQTS 患者心电图 ST-T 形态呈现不同特点：LQT1 表现 T 波宽大；LQT2 表现 T 波低平或有切迹；LQT3 则表现为 ST 段延长和 T 波高尖。不同基因型 LQTS 患者的 T 波变化可有一定程度的交叉重叠，尤其是在 LQT1 和 LQT2 之间。

【治疗和预后】

LQTS 的标准治疗是抗肾上腺能治疗（β受体阻滞剂或左心交感神经切除术），对少数病例需要辅以起搏器或植入埋藏式心脏复律除颤器（ICD）。不同类型的 LQTS 治疗原则相对不同。LQT1 是 *KvLQT1* 基因突变导致 I_{ks} 减小所致，这一突变使患者运动时 QT 间期不能随心率加快而缩短，故 LQT1 患者的心脏事件多发生于运动和精神处于兴奋状态时，其中 99% 是在游泳时。LQT1 患者用β受体阻滞剂如美托洛尔（心得安）、美西律效果较好，大多无须用 ICD。患者要避免竞技性运动，游泳时需有人看护。LQT2 是 *HERG* 基因突变导致 I_{kr} 减小所致。LQT2 患者 65% 心脏事件发生于夜间，多因听觉受刺激诱发，如夜间突然响闹钟，突然响电话铃声等。治疗可用β受体阻滞剂；要避免声音刺激，保持血钾水平正常（≥4mmol/L）。LQT3 是 *SCN5A* 基因突变导致缓慢钠通道失活障碍，不能完全关闭，仍有缓慢钠电流内流。LQT3 在临床上并不多见，患者的心脏事件 80% 在夜间发生。此类患者在运动时，QT 间期可缩短，故对此类患者不必限制运动。β受体阻滞剂对 LQT3 患者效果不佳，此类患者治疗可用左心交感神经切除术或 ICD；患者家里可备有体外除颤器，家人要尽量与病人合住一间卧室。随着对 LQTS 分子遗传学发病机制理解的不断加深，促使人们寻找更加特异的治疗。钠通道阻滞剂——美西律已经被用于 LQTS 的治疗，并且有人报道治疗后的有 3 号染色体上的突变引起的 QT 延长可缩短。Compton 等和 Shimizu 等分别报道应用提供外源性的钾和应用钾通道开放剂（Nicorandil）对于由钾通道缺陷引起的 LQTS 治疗有效。上述治疗虽有效但都不能达到根治的目的，最终根治还依赖于基因治疗。

据统计，未经任何治疗的 LQTS 患者 1 年死亡率为 20%，3 年死亡率为 26%，15 年死亡率为 53%；而经过抗肾上腺能治疗的 LQTS 患者其 1、3、15 年的死亡率可降至 0.9%，6%，9%。因此及时检测出高危患者并给予适当的干预治疗是急需和必要的。

【实验室诊断】

LQTS 的诊断包括临床诊断和基因型分析。目前临床上诊断 LQTS 主要依据 1993 年国际 LQTS 协作组的评分标准，包括家族史、不明原因晕厥和心电图的异常（表 16-5）。积分≥4 分可诊断 LQTS；2~3 分为临界性；积分≤1 可能性较小。

表 16-5　LQTS 临床诊断标准

	诊断依据	评分
家族史	家族史中有确定的 LQTS（积分≥4）	1
	直系亲属中有 30 岁以下发生不明原因的心脏性猝死	0.5
临床表现	晕厥与体力或精神紧张有关	2
	晕厥与体力或精神紧张无关	1
	先天性耳聋	0.5

诊断依据	评分
心电图表现 QTc>0.48s	3
0.46~0.47s	2
≥0.45s（男）	1
尖端扭转室速（Tdp）	2
T波切迹（至少3个导联）	1
T波电交替	1
静息心率低于通龄正常值2个百分位数	0.5

LQTS的基因型分析可先从常规12导心电图开始，根据T波形态初步预测基因分型，然后用聚合酶链反应-DNA单链构型多态分析（PCR-SSCP）对致病基因进行筛查，PCR-SSCP异常者进行DNA测序。北京大学人民医院李萍等已应用该方法对我国10个预测为LQT1的家庭成员进行 KCNQ1 基因16个外显子及剪接位点的筛查，结果在中国人LQTS患者中发现了 KCNQ1 基因上的2个新错义突变、1个剪接突变和4个多态性。结合心电图分型预测，PCR-SSCP法可发现绝大部分突变，是筛查LQTS突变的简便而经济的方法。

【风险评估与预后】

LQTS遗传咨询的重点在于对LQTS家族的先证者和疾病尚未外显的患者进行重点监护和防治，指导高风险夫妇进行生育并淘汰受累重症患儿。LQTS无症状时健康如正常人，心电图检查不敏感也不特异，但潜在着致命心律失常的危险，因此对LQTS家族成员进行筛选和危险分层显得尤为重要。LQTS存在常染色体显性和隐性遗传两种方式，其详细的遗传学咨询详见第一节和第三节。

第五节　动脉粥样硬化

动脉粥样硬化（atherosclerosis，AS）的基本损害是动脉内膜局部呈斑块状增厚，故又称动脉粥样硬化性斑块或简称斑块，病变主要累及主动脉、冠状动脉、脑动脉、肾动脉、大、中型肌弹力型动脉，最终导致它们的管腔狭窄以至完全堵塞，使这些重要器官缺血缺氧、功能障碍以至机体死亡。该病始于胎儿期，在孩童和青少年时期缓慢发展，在成人期呈现阵发性和喷涌式加速，引起斑块浸润或脱落，后果严重甚至致死。多见于40岁以上男性及绝经期女性。

【遗传病理学】

动脉粥样硬化的发生和发展与高血脂的长期刺激密切相关，是AS发生的重要危险因素。从遗传学角度讲，AS是多基因遗传病，与多种基因的多态性有关，并与环境因素密切相关；而高脂血症则既有多基因遗传病，也有单基因遗传病。

1. 与动脉粥样硬化有关的基因多态性（表16-6）

（1）载脂蛋白（apolipoprotein B，ApoB）在很大程度上，遗传因素决定了血浆载脂蛋白（apolipoprotein，Apo）的水平，血浆载脂蛋白的升高是动脉粥样硬化发生发展的一个主要危险因素。欧洲动脉粥样硬化研究组（European Atherosclerosis Research Study，EARS）发现ApoB与动脉粥样硬化的发生有关。

ApoB由4,536个氨基酸组成，由位于2号染色体上的一个基因编码，基因总长度为43kb，由29个外显子和28个内含子构成。该基因编码两种ApoB：ApoB100在肝脏合成，ApoB48在肠道合成。ApoB48生物合成是mRNA转录后由酶调节编码产生，使2,153位的一个谷氨酰胺编码子转变为一个中止密码子。ApoB 的错义突变可能通过影响 LDL 与其受体的结合，从而影响 LDL 的清除而参与 AS 的发生和发展。

表16-6 动脉粥样硬化独立危险因素的候选基因

基因	作用通路	变异
ApoB	脂肪代谢	错义多态性
ApoE	脂肪代谢	错义多态性
Apo（a）	平滑肌细胞增殖和迁移	大小多态性
血管紧张素转换酶基因	平滑肌细胞增殖	插入/缺失多态性
CD14	炎症	错义多态性
内皮型一氧化氮合酶基因	氧化作用	错义多态性
凝血因子 XIII 基因	病损破裂/血栓	错义多态性
糖蛋白Ⅲa基因	平滑肌细胞增殖	错义多态性
血色病相关基因	氧化作用	错义多态性
对氧磷脂酶基因	氧化作用	错义多态性
基质裂解酶基因	病损破裂/血栓	插入/缺失多态性

（2）载脂蛋白 E（apolipopeotein E, ApoE）：ApoE 是构成乳糜微粒、极低密度脂蛋白（very low density lipoprotein, VLDL）和高密度脂蛋白（high density lipoprotein, HDL）的成分之一，与 LDL 及其残余受体有着高度的亲和力，主要功能是使 VLDL 转化为 LDL，在富含甘油三酯的代谢中起着重要作用。

ApoE 存在两种常见的多态性：一种在蛋白质 112 位上半胱氨酸变为精氨酸，第二种是在 158 位上精氨酸转变为半胱氨酸。这些多态性产生三种等位基因：$\varepsilon2$、$\varepsilon3$（频率最高）和 $\varepsilon4$，人类血浆的 ApoE 共有三种：ApoE2、ApoE3 和 ApoE4，相应的三种等位基因即上述的 $\varepsilon2$、$\varepsilon3$ 和 $\varepsilon4$。ApoE3 是最常见的 ApoE 亚类，在第 112 位为半胱氨酸，在第 158 位为精氨酸；ApoE4 在第 112 位为精氨酸；ApoE2 与 ApoE3 的区别在于第 158 位氨基酸残基为半胱氨酸，而非精氨酸。

$\varepsilon2$ 等位基因对 ApoB/E 受体的亲和力更低，这种多态性影响血浆脂蛋白代谢，并且影响致动脉粥样硬化脂蛋白的血浆水平。携带 $\varepsilon4$ 等位基因的个体比 $\varepsilon2$ 清除脂肪的速度更快，$\varepsilon3$ 居中；$\varepsilon4$ 等位基因携带者对饮食中胆固醇的吸收效率最高，$\varepsilon2$ 最低，$\varepsilon3$ 居中；携带 $\varepsilon4$ 等位基因的个体对干细胞具有较高的胆固醇池，通过反馈机制使 ApoB/E 受体的可利用性降低，导致循环血中 LDL 水平增加，$\varepsilon2$ 等位基因个体血中 LDL 水平则降低；ApoE 多态性也影响脂蛋白脂酶（lipoprotein lipase, LPL）诱导的 VLDL 去脂作用，特别是使来自于中间密度脂蛋白（intermediate density lipoprotein, IDL）的 LDL 延迟形成，可能有助于解释与 $\varepsilon2$ 等位基因有关的血浆 LDL 降低。大量研究结果表明，携带 $\varepsilon4$ 等位基因个体比携带 $\varepsilon2$ 等位基因个体的总胆固醇和 LDL 胆固醇平均水平高，携带 $\varepsilon3$ 者居中。

（3）载脂蛋白（a）（apolipoprotein a, Apo(a)）：Apo(a) 与纤溶酶原（plasminogen, PLG）有 75%～85% 的氨基酸序列相似，含有一个疏水信号肽序列，其后有多个重复排列的 Kringle4 结构，一个 Kringle5 结构及缺乏酶活性的丝氨酸蛋白酶催化区域，Apo(a) 异构体呈常染色体共显性遗传。脂蛋白 a（lipoprotein a, Lp(a)）是人体血浆中存在的一个大分子，由 LDL 和 Apo(a) 组成，Lp(a) 血浆水平的个体差异很大，但其在体内非常稳定，不易受环境因素的影响，提示 Lp(a) 血浆水平为遗传因素所决定。冠状动脉造影评价冠状动脉粥样硬化与 Lp(a) 之间存在正相关。

Apo(a) 与 PLG 的结构具有高度同源性，因此 Lp(a) 能够与 PLG 竞争结合同一位点，Lp(a) 是组织纤溶酶原激活物的抑制剂,可以增加纤溶酶原激活剂抑制因子的活性,在体内引起促血栓状态从而有利于血栓的形成。

在血管修复过程中,平滑肌细胞增殖和迁移起着重要作用,但此过程也有利于动脉粥样硬化的发展。由于Lp(a)水平升高可以通过抑制无活性的β-组织生长因子转化为活性的β-组织生长因子,刺激平滑肌细胞增殖,并且由于Lp(a)能竞争性结合到纤维蛋白原和纤维蛋白上,在血管损伤部位形成胆固醇的沉积核,所以Lp(a)水平的升高能够促进动脉粥样硬化的发展。

(4)血管紧张素转换酶(angiotensin converting enzyme,ACE):ACE是一种单链多肽酸性糖蛋白,属二肽羧肽酶,人类有两种形式的ACE,大的分子量为170kD,主要存在于内皮细胞膜表面(特别是肺毛细血管内皮细胞膜上);小的分子量为90kD,只有睾丸的精细胞产生,ACE也存在于上皮细胞、血液中的单核细胞、巨噬细胞,也可以游离存在于各种体液中(如血浆、精液、羊水、脑脊液等)。它可以使无活性的10肽血管紧张素Ⅰ(angiotensinⅠ,AⅠ)转化为具有高度血管活性的8肽血管紧张素Ⅱ(angiotensinⅡ,AⅡ)并刺激醛固酮分泌,AⅡ是强效的冠状动脉血管收缩剂,并可以刺激血管平滑肌细胞增殖,增加胶原和纤维素的合成,造成血管壁增厚,导致动脉粥样硬化斑块的形成。

ACE体内变化小,但个体间变化大并很少受环境因素影响,提示血浆ACE水平受遗传因素所决定。调查ACE插入或缺失型(ACE I/D)多态性和血浆ACE水平间的关系,发现在Ⅱ纯合子,ID杂合子和DD纯合子中,ACE水平分别为299,393和494μg/L。

2. 与高脂蛋白血症相关的单基因遗传变异(表16-7)

(1)家族性ApoB100缺陷症(familial defective apolipoprotein B100,FDB):FDB是由于载脂蛋白B分子缺陷导致的脂代谢异常而发生的疾病。*ApoB* cDNA第10,708位脱氧核苷酸的G>A转变,结果导致了ApoB100第3,500位氨基酸残基Arg>Glu的替换。导致ApoB100第3,500位氨基酸替换的突变可见于所有低密度脂蛋白(low density lipoprotein,LDL)有缺陷的高胆固醇血症家族的*ApoB*基因中。

表16-7 主要遗传性脂蛋白异常的特点

疾病	主要血清异常	Fredrickson分类	临床特征	遗传特性	估计风险
家族高胆固醇血症	TC>7.5,LDL>5.0,TG<2.3,仅LDL↑	Ⅱa	疲乏、黄瘤,角膜环,早发CAD,高胆固醇血症家族史	遗传性LDL受体缺损,AD	0.2%普通人群,5%低于60岁心梗幸存者
家族性载脂蛋白B100缺陷症	LDL↑	Ⅱa	与FH相同	遗传性ApoB缺陷干扰LDL与受体结合,AD	发病率与FH相同
家族性混合型高脂血症	TC>7.0,LDL>4.0,HDL<1.0,TG>3.5,1/3:LDL↑,1/3:VLDL↑,1/3:LDL和VLDL↑	Ⅱa Ⅳ Ⅱb	一般大于30岁,多超重,常无黄瘤,早发CAD,每一代有不同脂蛋白异常	Apo-B升高,AD	0.5%普通人群,15%低于60岁心梗幸存者
多基因高胆固醇血症	TC>6.5,LDL>4.0,TG<2.3,LDL↑	Ⅱa	早发CAD,无黄瘤,无高胆固醇血症家族史	多基因遗传	未知

疾病	主要血清异常	Fredrickson 分类	临床特征	遗传特性	估计风险
家族性高甘油三酯血症	2.3~10 mmol/L，仅 VLDL↑	Ⅳ	常超重，大于30岁，常糖尿病，高尿酸血症，有或无早发CAD，家族史和HDL-C确定	高VLDL，低脂蛋白酶活性，AD	1%普通人群，5%低于60岁心梗幸存者
严重高甘油三酯血症	TG>10 mmol/L CM和VLDL↑	Ⅴ	中年常见，肥胖多见，高尿酸血症多见，常糖尿病，复发性胰腺炎	高VLDL，低脂蛋白酶活性	男性02.% 女性少见
家族性低脂蛋白α血症	HDL↓ 男性<0.78 mmol/L 女性<0.90 mmol/L		早发CAD	ApoA-I减少，AR	1%普通人群，25~30%早发CAD人群
家族性异常β脂蛋白血症	TC 9~14 mmol/L，TG 9~14 mmol/L，IDL↑，CM残余颗粒↑	Ⅲ	黄色掌纹，掌黄瘤，胫骨粗隆或肘黄瘤，早发CAD	apo E2/2异常，AR	不常见，3%心梗幸存者

CAD：冠状动脉粥样硬化性心脏病；AD：常染色体显性遗传；AR：常染色体隐性遗传；CM：乳糜微粒；FH：家族高胆固醇血症；1mmol 胆固醇 = 39mg/dl；1 mmol 甘油三酯 = 89mg/dl

LDL受体缺陷、LDL与受体结合障碍妨碍LDL从血浆中清除，并导致高胆固醇血症。*ApoB*100 3,500 位 Arg>Glu 的残基突变很可能是导致LDL与受体结合障碍的原因，主要证据是：①*ApoB*100 3,500 位 Arg>Glu 的残基突变与受体结合缺陷的发生密切相关，迄今，每个伴有3,500位突变的个体均有LDL与LDL受体结合的缺陷；②3,500突变正好位于涉及LDL与LDL受体相结合的*ApoB*分子区域，识别3,000与3,600之间抗原决定簇的单克隆抗体可以完全阻断LDL与LDL受体的结合；③基于^{13}C磁共振研究资料，*ApoB*100关键性赖氨酸的改变干扰了受体结合区局部的构象，不能再与LDL受体的配基结合区发生作用；④FDB通常出现在一个共同的单一*ApoB*基因单倍体中，提示在人群中大多数FDB患者*ApoB*基因单倍型是相同的，即源于一个共同性单一祖先等位基因突变的遗传，后来又发现了其他的*ApoB*单倍型，提示3,500氨基酸替代发生在不同的*ApoB*基因单倍型，高度提示这一突变是导致FDB受体结合缺陷的根本原因。

(2) 隐性遗传Ⅲ型高脂蛋白血症：*ApoE2*（Arg158>Cys）纯合子是发生高脂蛋白血症的必备条件，ε2纯合子在世界大多数人群中的发生率约为1%，然而其中仅有5%~10%的个体实际发生高脂蛋白血症，大多数*ApoE2/2*纯合子个体血浆胆固醇水平是降低的，出现血浆甘油三酯及胆固醇水平增高不仅需要有功能缺陷的*ApoE2*，而且需要辅助因素才能导致明显的Ⅲ型高脂蛋白血症，这些因素包括：①肥胖及摄入过多热卡，产生过多的残粒脂蛋白，加重了正常代谢清除途径的负担；②甲状腺功能间断，使LDL受体的表达下调；③雌激素水平减低，LDL受体表达下调。

(3) 显性Ⅲ型高脂蛋白血症：*ApoE*少见的突变涉及136~150重要区域或酸性氨基酸的替换，这种突变呈显性遗传模式，这些替换通过直接干预*ApoE*受体结合区与受体的相互作用而阻碍*ApoE*与受体的结合，出现单拷贝等位基因突变即足以妨碍残粒脂蛋白的清除，此外，伴有121~127残基串连重复片断的*ApoE*变异也呈显性遗传模式。

【临床特征】

依发展过程，动脉粥样硬化可分为四期：①无症状期或隐匿期：其过程长短不一，包括从较早的病理变化开始，直到动脉粥样硬化已经形成，但尚无器官或组织受累的临床表现；②缺血期：症状由于血管狭窄、器官缺血而产生；③坏死期：由于血管内血栓形成或管腔闭塞而产生器官组织坏死的症状；④硬化期：长期缺血，器官组织硬化（纤维化）和萎缩而引起症状。不少病人不经过坏死期而进入硬化期，而在硬化期的病人也可重新发生缺血期的表现。

动脉粥样硬化发生在不同的部位，可出现以下表现：①主动脉粥样硬化：X线见主动脉增宽，突出僵硬及钙化线条；②冠状动脉粥样硬化：可出现心绞痛、心肌梗死、心律失常，心力衰竭及猝死；③脑动脉粥样硬化：一时性脑缺血发作，脑血栓形成及脑血管破裂出血；④肾动脉粥样硬化：常引起夜尿、肾性高血压、肾功能不全；⑤肠系膜动脉粥样硬化：可引起肠绞痛、便血；⑥下肢动脉粥样硬化：可出现间歇性跛行、足背动脉搏动消失，甚至下肢坏疽。

【治疗和预后】

为避免早期发生动脉硬化，最好从儿童时期起就要开始预防，从小培养健康的生活方式和良好的生活习惯：①劳逸结合；②合理饮食，限制脂肪摄入量，不吸烟、少饮酒或不饮酒，多吃一些含不饱和脂肪酸较多食品；③适度体育锻炼。

治疗动脉粥样硬化的药物主要包括：

1. 调血脂药：①羟甲基戊二酰辅酶A（5-hydroxy-3-methylglutaryl-coenzyme A，HMG-CoA）还原酶抑制药：他汀类（Statin）药物；②影响胆固醇吸收药（胆汁酸结合树脂），也称胆酸隔出剂（Bile acid sequestrants）：考来稀胺（Cholestyramine）、考来替泊（Colestipol）；③影响胆固醇和甘油三脂代谢药：烟酸（Nicotinic acid）；④苯氧酸类：贝特类。

2. 抗氧化剂：如普罗布考（Probucol）。

3. 多烯脂肪酸类：也称不饱和脂肪酸（unstaturated fatty acid）如多烯康、血脂平等。

4. 保护动脉内皮药：如硫酸类肝素（Heparan sulfate）等。

累及各器官出现相应症状后，主要是对症治疗，可选用抗凝、溶栓、介入以及外科手术来处理。

本病预后随病变部位、程度、血管狭窄发展速度、受累器官受损情况和有无并发症而不同。脑、心、肾的动脉病变而发生脑血管意外、心肌梗死或肾功能衰竭者，预后不佳。

【实验室诊断】

病人多有脂代谢失常，主要表现为血总胆固醇增高、LDL胆固醇增高、HDL胆固醇降低、血甘油三酯增高、血β脂蛋白增高、载脂蛋白B增高、载脂蛋白A降低、脂蛋白（α）增高、脂蛋白电泳图形异常，90%以上的病人表现为Ⅱ或Ⅳ型高脂蛋白血症。血液流变学检查往往示血粘滞度增高，血小板活性可增高。

X线检查除前述主动脉粥样硬化的表现外，选择性或电子计算机数字减影动脉造影可显示冠状动脉、脑动脉、肾动脉、肠系膜动脉和四肢动脉粥样硬化所造成的管腔狭窄或动脉瘤病变，以及病变的所在部位、范围和程度，有助于确定外科治疗的适应证和选择施行手术的方式。多普勒超声检查，有助于判断四肢动脉和肾动脉的血流情况。肢体电阻抗图、脑电阻抗图以及脑电图、脑X线、电脑化X线或磁共振断层显像有助于判断四肢和脑动脉的功能情况以及脑组织的病变情况。放射性核素检查有助于了解脑、心、肾组织的血供情况，超声心动图检查、心电图检查及其负荷试验所示的特征性变化有助于诊断冠状动脉粥样硬化。血管内超声和血管镜检查则是直接从动脉腔内观察粥样硬化病变的方法。

以外周血白细胞制备的基因组DNA为模板，聚合酶链式反应扩增 ApoB 基因，采用 ^{32}P 标记的等位基因特异性寡核苷酸探针进行扩增 ApoB 基因片段的狭线印迹分析，可以分析 ApoB 3,500 突变。

对于Ⅲ型高脂蛋白血症，进行等电焦电泳，宽β带存在，支持Ⅲ型高脂蛋白血症的诊断。

【风险评估与预防】

1. 大多数病例为有明显环境因素作用的多基因遗传病，其遗传度大于50%，其中冠心病群体发病率2.5%，患者一级亲属发病率7%，男女比例1.5∶1，遗传率65%。AS不仅有单基因病因，还伴有许多其它非遗传性和遗传风险因素。遗传因素如男性、家族史、高脂血症、高血压、糖尿病、肥胖症等；非遗传因素如吸烟、不活动、精神紧张等，因而增高了患该病的风险，主要的影响因素及作用机制见表16-8。

表16-8 影响动脉粥样硬化的因素及作用机制

生物学作用	高脂血症	高血压	吸烟	遗传	其他
内皮损伤	过多LDL	+	+	同型半胱氨酸	I免疫复合物
脂蛋白 单核细胞	++			++	
血小板	+		++		
平滑肌细胞增殖	+	+		++	
斑块破裂	++	+		++	
血栓形成	+		++	+脂蛋白（a）	
氧化LDL	低HDL		耗竭维生素C	小密度LDL	

2. 对于肥胖者、高血压患者、糖尿病患者、有心血管病家族史者、高血脂人群、工作压力大人群、不健康饮食习惯人群，建议20岁以后每5年进行系统的检查（表16-9）。

表16-9 动脉粥样硬化的筛查建议

检验项目	重要预警价值与医学意义
血脂2项	高TC血症高TG血症监控
脂蛋白2项	好/坏胆固醇测定
载脂蛋白2项	心脑血管病风险度估计
脂蛋白a	动脉粥样硬化独立危险因素
同型半胱氨酸	动脉粥样硬化独立危险因素
血压、脉搏	评价血压高低和心脏功能
体重指数	体重是否超重

3. ATPⅢ介绍了一种Framingham危险评估方法（表16-10）。此方法将临床情况和生活方式因素变成一种易于了解的危险分类，它根据年龄、TC、HDL、收缩压、高血压治疗和吸烟，采用记分方法分别估算男性和女性10年间发生冠心病的危险，建议有2种或2种以上危险因素的人用这种方法计算危险。ATPⅢ认为冠心病危险受许多其他危险因素的影响，不包括在上述6种危险因素之内，主要有生活习惯危险因素和新出现的几种危险因素。前者包括肥胖、体力活动少、致AS膳食；后者包括Lp(a)、同型半胱氨酸（homocysteine，Hcy）、促凝和促炎症因子、空腹血糖不正常和亚临床AS表现等。

表16-10 ATP Ⅲ：低密度脂蛋白需要达到的目标以及在不同危险因素类别中的药物治疗方式

危险因素类别	低密度脂蛋白达到的目标	生活方式变化时的起始治疗	考虑药物治疗
高危：冠心病或者冠心病危险因素（10年 risk >20%）	<100 mg/dL（也可<70 mg/dL）	≥100 mg/dL	≥100 mg/dL（如果低密度脂蛋白小于100 mg/dL，可考虑用药）

危险因素类别	低密度脂蛋白达到的目标	生活方式变化时的起始治疗	考虑药物治疗
中高危：2个以上的危险因素 （10年 risk 10%～20%）	<130 mg/dL（也可<100 mg/dL）	≥130 mg/dL	≥130 mg/dL（如果低密度脂蛋白在100～129 mg/dL之间，可考虑用药）
中危：2个以上的危险因素 （10年 risk <10%）	<130 mg/dL	≥130 mg/dL	>160 mg/dL
低危：1个以下的危险因素	<160 mg/dL	≥160 mg/dL	≥190 mg/dL（如果低密度脂蛋白在160～189 mg/dL之间，可考虑用药）

4. 流行病学调查显示，35～59岁人群高胆固醇的患病率在1982年和1984年分别为17%及9%，1993年和1994年为24%和27%，1998年和1999年则为33%和32%，10年左右升高了1～3倍多。血清胆固醇的升高是导致动脉粥样硬化及其心血管事件的最重要危险因素之一，尤其是低密度脂蛋白胆固醇（LDL-C）。防治冠心病与动脉粥样硬化、强化调脂重点在降低，亦应注重升高HDL-C。

第六节 高血压病

高血压是一种动脉压升高为主要特征，可并发心、脑、肾、视网膜等靶器官损伤及代谢改变的临床综合征。卫生部高血压联盟于1999年10月颁发的《中国高血压防治指南》的标准，将高血压诊断标准定义为：未服抗高血压药物情况下，18岁以上成年人收缩压≥140mmHg或舒张压≥90mmHg。按病因种类，高血压可分为原发性高血压（essential hypertension，EH）[OMIM 145500]和继发性高血压（secondary hypertension，SH）。原发性高血压即高血压病，其发病机制学说很多，但真正的病因目前尚未完全阐明；继发性高血压是指继发于某一种疾病或某一种原因之后发生的血压升高。高血压患者中约90%为原发性高血压，约10%为继发性高血压，本节主要讨论原发性高血压。

【遗传病理学】

高血压的遗传研究可以分为两部分（表16-11，表16-12），一是以孟德尔形式遗传的单基因遗传性高血压；二是涉及原发性高血压的相关基因研究。以前者少见，后者多见。

到目前为止，已发现多个以孟德尔形式遗传的遗传性高血压为表型的单基因疾病，比较常见的包括两个常染色体显性遗传疾病，即皮质激素可治性醛固酮过多症（glucocorticord-remediable-aldosteronism）和Liddle综合征，前者是由醛固酮合成酶基因与11-β羟化酶基因融合突变引起，属获得效应功能的基因突变，可用皮质激素治疗。后者是与上皮细胞钠通道β亚单位基因突变导致钠离子的过度吸收相关，可用钠通道阻滞剂（如Ameloride）治疗。

迄今已涉及的原发性高血压相关基因已达数十种；下面将已知与高血压关系密切的基因以及单基因遗传性高血压进行简要介绍。

1. 血管紧张素原（angiotensinogen，AGT）[OMIM 106150] 基因

人类 *AGT* 基因定位于染色1q42-q43。1992年首先报道该基因与白人原发性高血压相连锁。此后他们深入研究了该基因的15处多态性，发现位于第2外显子的两处错义突变（Met235Thr 和 Thr174Met）的检出频率在EH患者增高，其中Met235Thr与血浆AGT水平升高相关，并与转录起始点上游启动子的一处突变6bp（G26A）呈轻度连锁不平衡。在其他不同人群研究中，虽有一些阴性报道，但多数研究显示该基因与高血压或早期高血压或先兆子痫相关。目前认为 AGT 基因突变仅能解释部分原发性高血压的发病。

2. 血管紧张素转换酶（angiotensin converting enzyme，*ACE*）[OMIM 10618] 基因

基因位于染色体 17q23，其 16 内含子中 287 片段存在插入/缺失多态性。在美国的研究发现男性 *ACE* 基因与血压水平相关，而女性不存在这种关系。*ACE* 基因缺失纯合子型（D/D）高血压遗传易感性高于其他人群。由于种族差异及对照选择标准不同，也有一些研究得出了相反的结论。

3. 醛固酮合成酶基因（cytochrome P450，*CYP11B2*）[OMIM 12408]

CYP11B2 位于染色体 8p21，该位点的基因序列重排可导致糖皮质激素抑制性醛固酮增多症（GRA），因此可以作为原发性高血压的候选基因。对 *CYP11B2* 基因的-344T 多态性与高血压进行相关分析，结果高血压患者 T 等位基因频率（60%）高于非患者（53%，$P=0.009$）。

表 16 - 11 人类基因多态性与高血压的关系

高血压相关基因	人群	基因多态性与高血压的关系
	英国	与 Thr174Met 相关，与 Met235Thr 无关
	中国安庆	同上
AGT	中国香港	同上
	美国	与 Thr174Met 相关，Met235Thr 微弱相关
	日本	与 Ala220Cys 相关，与 Met235Thr 弱相关
	中国西藏	与-20 无关，与-6 相关
	孟加拉	与 I/D 无明显相关
ACE	澳大利亚	同上
	日本	同上，与 D/D 及启动子 344T/C 相关
Ren	中国台湾	与 HindⅢ 多态性明显相关
	葡萄牙	与 HindⅢ 及 MspI 多态性无明显相关
AT1R	中国	与 Ala1166Cys 相关
	白人	同上
AT2R	美国	与 Arg16Gly 及 Gln27AsnPhe 无关
	莫斯科	同上
	日本	与 Gly460Thr 无关
α-2 内收蛋白	明苏里达	无关
	斯堪的纳维亚	与 Gly460Thr 明显相关
	中国	N1N1 G2 蛋白 β 亚单位
胰岛素受体基因	日本	与 Thr825Thr 无关
	密西西比	与 Cys825Thr 无关
利尿多肽	日本	与内含子 3 之 5'2UTR2664 相关
	中国香港	与 HpaⅡ 酶切片段多态性不定
血管舒缓素 β2 受体	日本	启动子之 258T/C 相关
内皮细胞 NO 合成酶	日本	与 298Asp 不定
	高加索	与 298Glu 明显相关

AGT：血管紧张素原（angiotensinogen）；ACE：血管紧张素转换酶（angiotensin converting enzyme）；Ren：肾素（rennin）；AT1R：1 型血管紧张素Ⅱ受体（angiotensin type 1 receptor）；AT2R：2 型血管紧张素Ⅱ受体（angiotensin type 2 receptor）；NO：一氧化氮（nitric oxide）

4. 上皮细胞钠通道（epithelial sodium channel，ENaC）

ENaC 在钠重吸收的限速阶段发挥作用，因而在维持钠平衡、血管外液体容量及血压功能中扮演重要角色。ENaC 由 A、B、C 三个同源亚单位组成。遗传学相关、连锁分析结果提示 ENaC 相关基因与人类高血压形成有关。黑人中存在 B 亚单位 T594M 基因突变者其高血压患病率比未突变者高。澳大利亚白种人编码 B、C 亚单位的染色体 16p12.3 与收缩压连锁。迄今尚无任何资料显示 A 亚单位与血压存在连锁。

5. 儿茶酚胺合成酶

大多数高血压患者血浆儿茶酚胺浓度较常人高，提示儿茶酚胺合成酶基因可以作为高血压的候选基因。有研究结果表明，酪氨酸羟化酶（儿茶酚胺生化合成限速酶）基因与原发性高血压相关。苯乙醇胺转甲基酶、N2 甲基转移酶是儿茶酚胺合成通路的最后一个酶，它催化去甲肾上腺素向肾上腺素的转化。

表 16-12 单基因遗传性高血压的相关疾病及遗传信息

作用机制分类	综合征	遗传方式	染色体定位	致病基因
类固醇代谢缺陷	糖皮质激素可治性醛固酮增多症	AD	8q22	*CYP11B1 / CYP11B2*
	男性假性两性畸形	AR	10q24.3	*CYP17*
	女性假性两性畸形	AR	8q22	*CYP11B1*
	表征性盐皮质激素增多症	AR	16q22	*HSD11B2*
离子转运缺陷	Liddle 综合征	AD	16p12-p13	*SCNN1B*，*SCNN1G*
	Gordon 综合征	AD	1q31-q42	未知
			17p11-q21	未知
儿茶酚胺生成过多	嗜铬细胞瘤	AD	1p	未知
	多发性内分泌腺瘤（ⅡA 型）	AD	10q11.2	*RET proto2oncogene*
	多发性内分泌腺瘤（ⅡB 型）	AD	10q11.2	*RET proto2oncogene*
	von Hippel-Lindau Syndrome	AD	3p26-25	*VHL tumour suppressor*
	多发性神经纤维瘤（Ⅰ型）	AD	17q11.2	*NF1*
其他	高血压和短指畸形	AD	12p	未知

AD：常染色体显性遗传；AR：常染色体隐性遗传

6. 血管舒缓素-激肽系统

血管舒缓素-激肽系统对增加肾血流量及钠排泄发挥重要作用。原发性高血压病人（特别是非裔美国人）存在血管舒缓素水平较低的现象。19q13 上的血管舒缓素基因（Kallikrein，KLK1，OMIM 147910）5'端启动子高变异区，可能对 KLK1 的启动活性起关键作用，并可能引起肾血管舒缓素分泌的表型变异。中国人 β2-血管舒缓素受体基因-58T/C 多态性与高血压有关。

7. 肾上腺素受体（adrenergic receptor，AR）基因

目前已对至少 5 种亚型 AR 基因与原发性高血压发病的关系进行了研究，包括 α1A-、α2A-、α2B-、β2-和 β3-AR 等，其中被认为最有意义的是 β2-AR 基因。人 β2-AR 基因定位于染色体 5q32-34。该基因的限制片段长度多态性与黑人原发性高血压具有相关性，盐负荷或利尿缩容中舒张压的变化与该基因相连锁。迄今已在该基因编码区检出了至少 4 处多态性，即 Arg16Gly、Gln27Glu、Val34Met 和 Thr164Ile，在非编码区至少检出了 2 处多态性，即 247C/T 和 220T/C，其中 Arg16Gly 与原发性高血压的关系可能更为密切。目前认为 β2-AR 基因突变可能参与盐敏感性高血压的发病。

8. G 蛋白 β3 亚单位（guanine nucleotide-binding protein beta polypeptide-3，GNB3）［OMIM

145500] 人类 GNB3 基因定位于染色体 12p13。该基因第 10 外显子的 C825T 多态性与第 9 外显子498～620 位核苷酸缺失的一个剪切变异（splice variant）-GNB3-s 有关，导致编码蛋白质丢失了 41 个氨基酸和一个 WD 重复区域。进一步研究显示，原发性高血压患者 T825 等位基因频率明显增高，且与 EH 的左心室肥厚程度相关。目前认为 GNB3 基因突变可以解释一部分原发性高血压的发病。

9. α-2 内收蛋白亚单位（α2 adducin）基因

人类 α2 adducin 基因定位于染色体 4p16.3。距该基因最近的 D4S95 多态性与 EH 的相关性最大，提示该基因可能是原发性高血压的相关基因。在受累同胞对连锁分析获阳性结果，在随后的意大利和法国两组人群的相关研究中均发现该基因 G460T 多态性与原发性高血压相关，且影响肾排钠功能。

【临床表现】

由于高血压病的不同类型和病情发展的不同阶段，可有轻重不一，错综复杂的各种临床表现。

早期病人的临床症状往往不很明显，在体检时才被发现高血压。最早病人的血压上升，一般是收缩压和舒张压同时升高，并且大部分病人的波动性较大，常受精神和劳累等因素影响，在适当休息后可恢复到正常范围。临床上常见的症状有头痛、头晕、耳鸣、健忘、失眠、乏力、心悸等一系列神经功能失调的表现。症状的轻重和血压的高低不成比例。

当病情不断发展，至中、晚期时，则血压增高可趋向于稳定在一定范围，尤其以舒张压增高更为明显。由于全身细小动脉长期反复痉挛以及脂类物质在管壁沉着引起管壁硬化，可造成心、脑、肾等重要脏器的缺血性病变，由于这些脏器损害及代偿功能的程度不同，除以上早期的一般症状外，还可出现如下一个或几个脏器相应的临床表现。

心脏：血压长期升高，左心室出现代偿性肥厚，当此种高血压性心脏病进一步发展时，可导致左心功能不全，继而出现右心肥厚和右心功能不全。

肾脏：主要因为肾小动脉硬化，使肾功能逐渐减退，出现多尿、夜尿，尿检时可有少量红细胞、管型、蛋白，尿比重减轻。随着病情的不断发展，最终还可导致肾功能衰竭，而出现氮质血症或尿毒症。

脑：如脑血管有硬化或间歇性痉挛时，常导致脑组织缺血、缺氧，产生不同程度的头痛、头晕、眼花、肢体麻木或暂时性失语、瘫痪等症状。脑血管在以上的病理基础上，可进一步发展而引起脑卒中，其中以脑溢血及脑动脉血栓形成最常见。

眼底：在早期可见眼底视网膜细小动脉痉挛或轻、中度硬化，到晚期可见有出血及渗出物，视神经乳头水肿。

【治疗与预后】

1. 高血压的治疗

（1）非药物疗法：①限钠饮食及补充钾或钙；②戒烟或戒酒；③肥胖患者增加体育活动并减轻体重；④减少饮食中饱和脂肪及胆固醇。一般轻度高血压经非药物疗法，均可控制，如效果不好，选择药物疗法。

（2）药物疗法：降压药物治疗的原则是降压的同时保护靶器官，即应选择降压疗效好且安全性、耐受性好的降压药。对于缓进型高血压，可以选用利尿剂、β受体阻滞剂、ACEI、CCB 中的任何一种，从小剂量开始服用，逐渐加量以达到控制血压的目的。如果血压仍然控制不好，则可以采取联合用药的方法。

应密切注意降压药物治疗中所产生的各种不良反应，及时加以纠正或调整用药。原则上，理想的降压药应能纠正高血压所致的血流动力异常（增高的外周阻力和减少的心排血量）而不影响患者的压力感受器反射机制。

有条件时，应根据 24 小时动态血压的测定结果选用长作用时间降压药或采用缓（控）释制剂，以达到 24 小时的血压控制，减少靶器官损害。

在血压重度增高多年的患者，药物疗效不好，不宜过分强求降压，否则患者常反可感觉不适，并有可能导致脑、心、肾并发症。

对老年人的单纯收缩期高血压，应从小剂量开始谨慎使用降压药物，一般使收缩压控制在 18.7～21.3kPa（140～160mmHg）为宜。可选用钙拮抗剂或转换酶抑制剂，必要时加用少量噻嗪类利尿剂。老年人压力感受器不敏感，应避免使用胍乙啶、α阻滞剂和拉贝洛尔等药物，以免产生体位性低血压。

急进型高血压的治疗措施和缓进型重度高血压相仿。如血压持续不下降，可考虑用冬眠疗法；如出现肾功能衰竭，则降压药物以选用甲基多巴、肼屈嗪、米诺地尔、可乐定等为妥，且不宜使血压下降太多，以免肾血流量减少而加重肾功能衰竭。

2. 预后

轻、中度的高血压患者在血压得到满意的控制之后，所能享有的寿命与血压正常的人无明显差别。下列因素均可影响高血压的预后。

（1）年龄：在老年期如发生高血压的并发症，其所导致的后果就比较严重，康复的能力也低于年轻的高血压患者。

（2）高血压程度：血压越高预后越坏，其中舒张压持续在 15.3kPa（115mmHg）以上的高血压患者预后最坏。

（3）并发症程度：高血压合并脑卒中和心肌梗死患者预后不好，尽管得到及时的治疗也会留下不同程度的后遗症。高血压患者如有左心室肥厚、心脏增大、心电图示心肌缺血或左心室高电压、左心室功能失代偿、充血性心力衰竭，则预后不好，5 年死亡率达 40% 以上。高血压患者出现视网膜渗出、充血或视乳头水肿的预后不好。高血压所致的肾功能障碍比较迟才发生，对预后影响较小。

（4）具有高血压合并脑血管意外、心血管意外及猝死的家族史者预后不良，出现脑血管意外和心血管意外的几率较高。

（5）顽固性高血压预后不好：未坚持长期用药、长期嗜酒吸烟、高度肥胖、长期高盐（钠）饮食可导致顽固性高血压。

（6）黑人高血压预后较差，吸烟、糖尿病、高胆固醇血症及肥胖的高血压患者预后不好，原发性疾病无法根治的继发性高血压患者，血压无法得到满意的控制，预后较差。

【实验室检查】

1. 连锁分析（linkage analysis）　根据重组率来计算两基因之间的染色体图距称为连锁分析，主要包括：①家系连锁分析（family linkage analysis），又称 Lods 分析，可以提供标记位点与疾病之间距离的信息。经典的连锁分析只适用于单基因遗传性高血压。对原发性高血压必须在假定的遗传方式下，通过观察遗传标记基因型与表现型的遗传方式，确定标记位点是否与原发性高血压相连锁。随着 RFLP、数量可变的串联重复序列直至遗传信息量更为丰富的微卫星 DNA、单核苷酸序列多态性等遗传标记的相继出现，为原发性高血压的相关基因研究提供了有力工具。家系选择是该方法的关键所在。②受累同胞对子分析是目前较为流行的非参数分析法，为连锁分析的一种特殊形式，属于"等位基因共享（alelle-sharing）"范畴。通过比较对子之间是否非随机地"共享"了某一位点上相同的等位基因，推测出疾病的易感基因是否与该位点连锁。如果共享的这一相同的等位基因来源于该家系的同一祖先，称为血缘一致（identical-by-descent，IBD），如果只知道共享了某一多态位点的一个等位基因，则称为状态一致（identical-by-state，IBS）。ASP 的优点在于不受遗传方式的影响。

2. 相关分析（associated analysis）　是基于群体中无血缘关系的病例组与表现型正常的对照组在某个遗传标记位点上会出现不同的频率而设计的分析方法。通过计算频率的不同，推测所研究的遗传标记与某个遗传病易感位点之间是否存在因果关系或连锁不平衡（linkage disequilibrium）。其优点在于不仅可以检测主效基因效应，还可以观察微效基因效应，后者正是连锁分析的缺陷所在。但由于该方法对遗传标记与相关基因位点距离的增加过于敏感，使其更适用于候选基因策略而非全基因组扫描。严格选择对照是该方法的关键所在。

【风险评估与预防】

1. 原发性高血压是一种多基因遗传病，依据是：①双亲血压均正常者，子女患高血压的几率是

3%，父母一方患高压病者，子女患高血压的几率是28%，而双亲均为高血压者，其子女患高血压的几率是45%；②高血压病患者的亲生子女和养子女生活环境虽一样，但亲生子女较易患高血压病；③孪生子女一方患高血压，另一方也易患高血压；④在同一地区不同种族之间的血压分布及高血压患病率不同；⑤高血压产妇的新生儿血压要比正常血压者为高；⑥嗜盐、肥胖与高血压发病有关的因素也与遗传有关。

2. 作为一种多基因遗传病，按其群体发病率（我国平均约7.7%）和遗传度（60%～70%）可推算出先证者一级亲属的再发风险理论值为17%～30%，据国内外实际调查结果，高血压患者的子女实际患病率为15%～78%，同胞为20%～44%，比一般人群高2～4倍。因而应将患者的一级亲属作为重点防治对象，给予遗传咨询和筛选调查。

3. 原发性高血压的发病与多种危险因子有关，暴露于危险因素者应列入重点防治对象，包括：肥胖者（体重指数≥30kg/m²）、嗜盐者、长期饮酒者、从事紧张脑力工作者、劳动强度高者、在高噪音环境中生活和工作者等。

4. 正常血压者主要应注意预防高血压，是高血压的一级预防和心血管疾病的初级预防，主要措施是鼓励改变生活方式，合理饮食和坚持运动。

5. 高血压前状态：要求这一水平血压个体认真改变生活方式，一般无需使用抗高血压药物，但如果同时有糖尿病或慢性肾脏疾病，收缩压≥130或舒张压≥80mmHg，应酌情选择抗高血压药物治疗。

6. 一级高血压：对无并发症或并存疾病的大多数患者首选噻嗪类利尿剂，也可酌情选用血管紧张素转换酶抑制剂、血管紧张素受体阻断剂、β阻断剂、钙通道阻断剂或联合用药。

7. 二级高血压：无并发症或并存疾病的大多数患者起始联合用2种抗高血压药物，通常为噻嗪类利尿剂和血管紧张素转换酶抑制剂或血管紧张素受体阻断剂或β阻断剂或钙通道阻断剂合用。

第七节 先天性心脏病

先天性心脏病（congenital heart disease，CHD）简称先心病，是胎儿时期心血管发育异常或发育障碍并在出生后应该退化的组织未能退化所造成的心血管畸形。美国报告先天性心血管病的发病率为8.1‰，我国约为2‰～5‰。婴儿出生后，最常见的先天性心血管畸形是室间隔缺损（ventricular septal defect，VSD）和房间隔缺损（atrial septal defect，ASD），动脉导管未闭（patent ductus arteriosus，PDA）居第二位；其后为单纯性肺动脉狭窄（pulmonary stenosis，PS），法洛四联症（tetralogy of fallot，TF），主动脉瓣狭窄（aortic stenosis，AS）及主动脉缩窄（coarctation of aorta，CA），上述七种畸形约占全部先天性心血管病变的75%，本节也主要讨论这七类疾病。

【遗传病理学】

从遗传学角度可将先心病粗略地分为三类：第一类是染色体畸变所致的先心病，高达三分之一的先天性心脏病与胎儿非整倍体性染色体异常相关。第二类为单基因遗传的先心病，在这两类病变中，先心病患者多具有心外其他系统的畸形或病损，常为多系统损害的一个组成部分，仅少数单基因遗传病以先心病为唯一病损。第三类为独立的先心病，此类病人以心血管畸形为唯一的临床表现，其中多基因遗传者占绝大多数（75%～90%），依据Nora提出的遗传理论模型：①个体具有发生心血管畸形的遗传倾向；②遗传倾向对环境因素产生不利于机体的反应；③环境因子的干扰作用发生在胚胎心脏早期发育的易损期，满足这三个条件即可产生先心病，该类先心病是本节讨论的重点。

1. 室间隔缺损

国外报道最常见的先心病，群体发病率1.2‰～3.1‰，占先心病的25%～44%。

室间隔缺损是染色体病中最常见的心脏缺损，占21-三体综合征患者所伴发的心血管畸形的32%～87%，13-三体、18-三体、22-三体、4p⁻、5p⁻、8-三体、9-三体等染色体综合征也以室缺为最常见的心脏畸形。在尖头并指（趾）综合征、Holt-Oram综合征、Collins综合征、耳聋-眼病-白发综合征、点状软骨营养不良、劳-穆-巴-毕综合征、鸟头侏儒、斯-李-奥综合征、脑-肝-肾综合征等单基因病中，室间隔缺损也常见。

2. 房间隔缺损

房间隔缺损是最常见的先心病之一，人群发病率为 0.6‰～1‰。国外报道占先心病总数 10%～29.6%，国内报道占 21%，以女性为多见，男女比例为 1：2～4。

房间隔缺损伴有房室传导阻滞在许多家族可呈常染色体显性遗传，同一家族的不同患者成员可显示不同的遗传表型，患者可仅有房间隔缺损或房室传导阻滞，亦可同时兼有两者。本病的传导阻滞可进行性恶化为完全性房室传导阻滞而导致猝死，主张对房间隔缺损伴房室传导阻滞患者的全体亲属进行筛选，以免遗漏症状不明显的病例。

本病患者中约 15% 伴有心外畸形，以骨骼缺损最为常见。对此类患者应做详细的家系调查和染色体检查以明确诊断，因本病有明显的遗传异质性。21-三体、22-三体、18-三体、Turner 综合征和 XXY 综合征等染色体病和 Holt-Oram 综合征、Noonan 综合征、Ellis-Van creveld 综合征和血小板减少伴桡骨发育不全综合征等单基因病都常伴有房间隔缺损。

3. 动脉导管未闭

在一般人群中发病率为 1.2‰～3‰，在出生时低体重儿中可高达 20% 以上，男女发病比例为 1：2～3。

在各种染色体病伴发的心血管畸形中，动脉导管未闭居第二位，在 18-三体综合征的心血管畸形中，50% 为动脉导管未闭；在 13-三体综合征中占 30%。在先天性颅面骨发育不良、尖头并指畸形、侏儒症、色素失调症等单基因病中，本病亦常见。此外，本病是胎儿风疹综合征中最常见的心血管畸形，高海拔地区出生者中本病发病率比低海拔地区高 6 倍左右，推测与缺氧环境有关。

4. 法洛四联症

是一种联合的先天性心脏血管畸形，包括四种畸形：一是肺动脉狭窄，二是高位室间隔缺损，三是主动脉骑跨于两心室之上，四是右心室肥大。人群发病率为 0.3‰，占先心病的 10%～12%，是最常见的紫绀型先心病。10%～20% 的病例合并骨骼等其他系统畸形，21-三体、Turner 综合征等染色体病和尖头并指畸形、血小板减少-桡骨发育不全综合征、眼耳脊椎综合征等单基因病均可合并有法洛四联症。

5. 肺动脉狭窄

人群发病率 0.6‰～1‰，占先心病的 10%～17%，为最常见的无紫绀型先心病，男女发病率相近。

除少数一家系连续数代多人患肺动脉狭窄的家族病例报道而被认为本病可在少数家族中呈单基因遗传外，某些单基因病和染色体病也以本病为最突出的心血管病损。如 Noonan 综合征患者伴发的心血管畸形中 60% 以上为肺动脉狭窄；动脉-肝发育不良者中 90% 以上有外周型肺动脉狭窄；Leopard 综合征中肺动脉狭窄占 50%。此外，本病也是胎儿风疹综合征最常见的心血管畸形之一。

6. 主动脉瓣口狭窄

人群发病率为 0.5‰，占先心病的 2%～5%，确定主动脉狭窄的部位对了解遗传方式进行遗传咨询十分重要，因为特发性肥厚性主动脉瓣下狭窄和主动脉瓣上狭窄常呈常染色体显性遗传，而单纯主动脉瓣膜狭窄则呈多基因遗传。同胞患病的病损一致性约为 50%，不一致的病损包括动脉导管未闭、房或室间隔缺损、肺动脉狭窄和法洛四联症。

7. 主动脉缩窄

人群发病率为 0.5‰～6‰，国外报道占先心病的 5%～10%，国内报道占 1.2%～2.2%，有明显种族差异，西方国家的发病率明显高于亚洲国家，多见于男性，男性发病率为女性的 2～5 倍，患者中 25%～40% 合并其他心脏畸形，以主动脉瓣二瓣化最常见（80%），也常合并骨骼缺损、Willis 环动脉瘤、多囊肾等。

本病在个别家庭可呈常染色体显性遗传。本病也常见于 Turner 综合征、9 单体、尖头并指、先天性颅面骨发育不全等染色体病和单基因病。

【临床特征】

1. 室间隔缺损

小型的室间隔缺损如缺损直径在 0.5cm 以下，分流量较少者，一般无明显症状或仅有轻微症状；中等或较大的室间隔缺损产生大量的左向右分流，常有劳累后气急和心悸、易疲劳、乏力等，甚至反复出现肺部感染和充血性心力衰竭症状如胸闷、心慌、浮肿、咯血、呼吸困难等，少有昏厥等病史。

典型室间隔缺损病人可在胸骨左缘第三、四肋间听到明显的收缩期杂音伴震颤。大的室间隔缺损病人可见胸骨呈鸡胸样畸形。严重的肺动脉高压病人心脏杂音反而不明显甚至消失。

2. 房间隔缺损

多数病人在小儿时期无任何症状，大多在 21～40 岁才出现症状。主要症状有活动后心悸、气急，呼吸道感染的症状如咳嗽等。

3. 动脉导管未闭

多数患者很少有明显的自觉症状或有较轻症状，常见的症状是容易感冒、心慌、气短、容易疲劳、体弱等，此外尚有咳嗽、咯血、胸闷等。

4. 法洛四联症

法洛四联症的临床表现和症状主要取决于肺动脉狭窄的程度，狭窄愈重，症状就愈明显。典型症状表现为紫绀、呼吸困难和活动耐力差、蹲踞等症状。

5. 肺动脉狭窄

一般早期多无明显症状，常见的症状是容易疲乏，胸闷，劳累后有心悸，气急和晕厥或有轻度周围型紫绀。晚期病人可随时因心力衰竭死亡。

6. 主动脉瓣口狭窄

大多数儿童及青少年病例常无明显症状，仅因发现心脏杂音就医，才明确诊断。婴幼儿病例常呈现肤色苍白、气急、脉搏较弱、血压低和紫绀。儿童及青少年病例则颈动脉搏动强烈，心浊音区不扩大，心尖搏动强并可能向左、向下移位。主动脉瓣区有响亮的收缩期吹风样喷射性杂音，并可听到收缩早期喀喇音。常伴有震颤且传导到颈动脉及心尖区，少数病人尚可听到主动脉瓣关闭不全产生的舒张期吹风样杂音，主动脉区第 2 心音延迟、减弱和分裂。

7. 主动脉缩窄

婴幼儿期不呈现临床症状，童年期时，在体格检查时发现上肢高血压，股动脉搏动减弱或消失。

【治疗与预后】

1. 室间隔缺损

多数室间隔缺损病人应尽早手术治疗，年龄以 5～7 岁为最佳，尽可能于 10 岁以前手术。室间隔缺损的预后与病情的轻重、年龄及合并的畸形等有关。一般来说单纯的室间隔缺损在适宜的年龄内手术者成功率可达 98% 以上，手术预后良好，与正常人一样。近年来经皮室间隔缺损封堵术治疗也取得了一些进展。

2. 房间隔缺损

房间隔缺损一旦确诊都应手术治疗或经皮房间隔缺损封堵术治疗。在 1 岁以前少数小的房间隔缺损可自行闭合。多数学者认为只要诊断明确就应尽早手术以及时中止左向右分流，避免引起肺动脉高压及亚急性细菌性心内膜炎。手术年龄以 5～12 岁为宜，但缺损大的幼儿期即有充血性心力衰竭，应不受年龄限制及早手术。45 岁以上病人手术死亡率较高。

原发孔房间隔缺损单纯型或部分型手术成功率高，效果良好，死亡率在 5.6% 左右。

3. 动脉导管未闭

一旦确诊为动脉导管未闭，除有绝对手术禁忌者外，均应手术治疗或经皮动脉导管未闭封堵术治疗，即使无临床症状也不例外。

动脉导管未闭的外科治疗效果是肯定的，一般的患者手术死亡率在 0.5%～1.0% 左右，成人及合并肺动脉高压死亡率较高。动脉导管未闭手术后，病人即恢复正常的生理状态，如果是儿童病例而又无合并其他先天畸形者，则可正常地发育成长。

4．法洛四联症

如条件允许，应首先选择根治性手术治疗。法洛四联症的根治术效果不断得到提高，死亡率逐渐下降。目前，根治术早期死亡率为5%，晚期死亡率约2%～7%。

5．肺动脉狭窄

心脏听诊时在胸骨左缘第二肋间有响亮而粗糙的吹风样收缩期杂音，而第二心音减弱或消失。

6．主动脉瓣口狭窄

手术后早期死亡率在1岁以下婴幼儿病例高达60%，儿童和成年病例则降到10%以下。术后1年多数病例心功能改善，约1/3病例术后15～20年由于残留的瓣膜狭窄逐渐加重或狭窄复发而需再次手术。

7．主动脉缩窄

主动脉缩窄病例一旦明确诊断，均应考虑施行手术治疗。导管后型主动脉缩窄各种外科治疗的手术死亡率一般低于3%，并有其它先天性心脏血管畸形者，手术死亡率增高。

单纯导管后型主动脉缩窄病例术后15年随诊生存率在90%以上；伴有心室间隔缺损者，则仅为80%；伴有其它严重心脏血管畸形者，则下降至40%。

【实验室诊断】

1．室间隔缺损

X线胸片可见肺部淤血，左心室增大等表现，心电图变化根据病情轻重而不同。彩色多普勒心动图可见心室水平左向右分流。

2．房间隔缺损

病儿大多发育正常，右心室的扩大随着年龄的增长，可使邻近的胸廓显示膨隆饱满。于胸骨左侧第二、三肋间近胸骨边听到收缩期杂音伴第二心音亢进及分裂，对诊断有重要意义。

3．动脉导管未闭

X线显示，心脏扩大、肺部充血，心电图可无异常或显示轻度左心室肥大。

4．法洛四联症

法洛四联症的X线胸片可见肺血减少和木靴状心影外形，并不增大。化验检查红细胞计数增多，红细胞压积增加。在超声心动图协助下一般都能得到确诊，个别情况需做心导管造影。

5．肺动脉狭窄

X线胸片常见肺野清晰，纹理少。心电图有30%～40%正常，中度狭窄者有右心室肥厚。

6．主动脉瓣口狭窄

心导管检查：左心室腔压力增高，主动脉压减低。选择性左心室造影和逆行主动脉造影可显示左心室壁肥厚，左心室腔小，瓣膜增厚，呈圆顶形。超声心动图检查显示主动脉瓣叶增厚等表现。

7．主动脉缩窄

主动脉造影可明确缩窄段的部位、长度，主动脉腔狭窄程度，升主动脉及主动脉弓分支的分布情况和是否受累，侧支循环血管情况；心导管通过缩窄段时，血压立即突然降低。缩窄段上下端主动脉压力存在显著压差不但可以明确诊断，而且还可以判断缩窄病变的轻重程度。

【风险评估与预防】

大多数先天性心脏病属于多基因疾病，但有些家庭有多个子女患不同种的先天性心脏病，或多个堂兄弟姐妹患病。一般来讲亲属中有一个患先天性心脏病，则其他人患病的几率上升3倍（3%），两个成员患病则几率上升为9%，如果三个成员患病，则其他成员患先天性心脏病的可能性上升至50%。

1．室间隔缺损

单纯室间隔缺损多属多基因遗传病，遗传倾向为中等程度，遗传度为43%～55%。本病的遗传咨询应注意到约30%～75%的室间隔缺损可自然闭合，其中肌部缺损的自然闭合率（83%）高于膜部（30%），女性的自然闭合率（50%～74%）高于男性（30%～39%）。咨询时如遗漏这些已自然闭合的患者，可能将患者子女的再发风险估计过低。

2. 房间隔缺损

单纯性房间隔缺损大部分呈多基因遗传，遗传度57%～60%，先证者同胞和子女的再发风险率为2.5%～4.6%。有人认为在某些家族中本病可呈单基因遗传，Nora则认为属于多基因遗传的严重遗传易患性家族。

3. 动脉导管未闭

单纯动脉导管未闭呈多基因遗传，遗传度为66%～70%，子女再发风险率为3.4%～4.3%，同胞为2.6%～3.5%，一致性病损占50%，但如患者除本病之外合并其他心脏畸形，则患病亲属的病损一致性远低于50%。

4. 法洛四联症

国内调查424个法洛四联症家系，认为符合多基因遗传，遗传度为47.7%，国外报道遗传度为54%～60%。患者子女的再发风险度为3.0%～4.2%，同胞为2.5%～3.0%。

5. 肺动脉狭窄多呈多基因遗传，遗传度为50%，患者同胞再发风险率为2.7%～2.9%，子女为2.9%～3.6%。

6. 主动脉瓣口狭窄

特发性肥厚性主动脉瓣下狭窄和主动脉瓣上狭窄常呈常染色体显性遗传，而单纯主动脉瓣膜狭窄则呈多基因遗传。后者的同胞再发风险率为0.8%～4.0%（2.2%），子女为3.9%。同胞患病的病损一致性约为50%。

7. 主动脉缩窄

多呈多基因遗传，遗传度为7%，同胞再发风险率为1.8%～2%，子女为2%～2.6%；受累亲属一致性病损占50%，不一致病损以主动脉瓣口狭窄、动脉导管未闭、房间隔缺损和大动脉转位最常见。

预防先天性心脏病的发生，应注意母亲妊娠期特别是在妊娠早期保健，如积极预防风疹、流行性感冒、腮腺炎等病毒感染；避免接触放射线及一些有害物质；在医生指导下用药，避免服用对胎儿发育有影响的药物；积极治疗原发病，如糖尿病等；注意膳食合理，避免营养缺乏；防止胎儿周围局部的机械性压迫。

（曾 平 许顶立）

主要参考文献

1. Abelmann WH, Lorbell BH. The challenge of cardiomyopathy. J Am Coll Cardiol, 1989, 13: 1219
2. Balmer C, Ballhausen D, Bosshard NU, et al. Familial X-linked cardiomyopathy (Danon disease): diagnostic confirmation by mutation analysis of the LAMP2gene. Eur J Pediatr, 2005, 164: 509-14
3. Burkett EL, Hershberger RE. Clinical and genetic issues in familial dilated cardiomyopathy. J Am Coll Cardiol, 2005, 45: 969-81
4. Frazier L, Johnson RL, Sparks E. Genomics and cardiovascular disease. J Nurs Scholarsh, 2005, 37: 315-21
5. Grunig E, Tasman JA, Kucherer H, et al. Frequency and phenotypes of familial dilated cardiomyopathies. J Am Coll Cardiol, 1998, 31: 186-94
6. 关德明，孟菲，陈力. 动脉粥样硬化形成机制中血脂作用的研究进展. 医学综述, 2003, 9: 302-3
7. Hamet P, Pausova Z, Adaricher V, et al. Hypertension: genes and environment. J Hypertens, 1998, 16: 397-418
8. Hedman M, Matikainen T, Fohr A, et al. Efficacy and safety of pravastain in children and adolescents with heterozygous familial hypercholesterolemia: a propective clinical follow-up study. J clin Endocrinol Metab, 2005, 90: 1942-52
9. Hoess K, Goldmuntz E, Pyeritz RE. Genetic Counseling for Congenital Heart Disease: New Approaches for a New

Decade. Current Cardiology Reports, 2002, 4: 68-75
10. 侯嵘, 刘治全. 高血压遗传机制研究进展. 中华心血管病杂志, 2001, 29: 251-5
11. 许顶立. 心力衰竭的分子生物学. 见: 汤健等主编. 心血管分子生物学. 北京: 北京医科大学出版社, 1999. 333-49
12. Kimura A, Harada H, Park JE, et al. Mutations in the cardiac troponin I gene associated with hypertrophic cardiomyopathy. Nat Genet, 1997, 16: 379
13. Jensen HK, Jensen LG, Hansen PS, et al. High Sensitivity of the single-strand conformation polymorphism method for detecting sequence variations in the low-density-lipoprotein receptor gene validated by DNA sequencing. Clin Chem, 1996, 42: 1140-6
14. Kamisago M, Sharma SD, Depalma SR, et al. Mutations in sarcomere protein genes as a cause of dilated cardiomyopathies. N Engl J Med, 2000, 343: 1688-96
15. Lashley FR. Genetic testing, screening, and counseling issues in cardiovascular disease. J Cardiovasc Nurs, 1999, 13: 110-26
16. 李翠兰, 胡大一. 长QT综合征的最新研究进展. 心脏杂志, 2004, 16: 76-9
17. 李广镰, 张开滋主编. 心血管遗传病学. 北京: 北京医科大学中国协和医科大学联合出版社, 1994. 190-2
18. 李萍, 李翠兰, 胡大一等. 长QT综合KCNQ1基因突变筛选方法. 心脏杂志, 2004, 21: 236-9
19. 李文. 家族性肥厚性心肌病的分子遗传学进展. 国外医学儿科学分册, 1998, 25: 283-6
20. 李志力. 家族性肥厚性心肌病责任基因地定位和致病机制. 心脏杂志, 2000, 12: 50-2
21. 卢红艳. 高血压遗传学研究进展. 国外医学, 遗传学分册, 2002, 25: 334-7
22. 李小鹰主编. 心血管疾病分子生物学. 北京: 人民军医出版社, 2000, 167-9
23. 李瑞香, 刘恩桥. 脂蛋白(α)在动脉粥样硬化形成机制中的作用. 天津医科大学学报, 2004, 10 (增刊): 30-1
24. 陆国平. 动脉粥样硬化的基本机理——氧化、炎症和遗传. 国外医学. 心血管疾病分册, 1996, 23: 24-7
25. Luft FC. Molecular genetics of human hypertension. J Hypertens, 1998, 16: 1871-8
26. 陆宗良. 脂质代谢异常与冠心病. 见: 陈在嘉, 徐义枢, 孔华宇主编. 临床冠心病学. 北京: 人民军医出版社, 1998. 77-83
27. 马爱群, 程华, 周萍. 氧化低密度脂蛋白自身免疫与动脉粥样硬化. 现代实用医学, 2004, 16: 308-13
28. MacRae CA, Ghaisas N, Kass S, et al. Familial hypertrophic cardiomyopathy with wolff-parkinson-white syndrome maps to a locus on chromosome 7q3. J Clin Invest, 1995, 96: 1216
29. 毛霞, 王玉林. 先天性心脏病和遗传. 国外医学. 儿科学分册, 1999, 26: 295-7
30. Mestroni L, Maisch B, Makenna WJ, et al. Guidelines for the study of familial dilated cardiomyopathies. European Heart Journal, 1999, 20: 93-102
31. Munroe PB, Caulfield MJ. Genetics of hypertension. Current Opinion in Genetics & Development, 2000, 10: 325-9
32. Olson TM, Kishimoto NY, Whiteby FG, et al. Mutation that alters the surface change of -α-tropomyosin are associated with dialted cardiomyopathy. J Mol Cell Cardiol, 2001, 33: 723-32
33. Philips JR, Casc CL. Evaluation and treatment of pediatric patients with congenital or acquired long QT interval syndromes. Prog Pediatr cardiol, 2001, 13: 101-10
34. Pottle A. Familial hypercholesterolaemia: clinical features and management. Nurs Stand, 2006, 20: 55-65
35. Poller W, Schultheiss HP, Kuhl U. Viruses and other environmental factors as possible sources of phenotypic heterogeneity in familial dilated cardiomyopathy. J Am Coll Cardiol, 2006, 47: 689-90
36. Sweeney H, Straceski A, Leineand L, et al. Heterologous expression of a cardiom yopathic myosin that is defective in this actin interaction. J Biol Chem, 1994, 269: 603
37. Richard P, Charron P, Carrier L, et al. Hypertrophic cardiomyopathy: distribution of disease genes, spectrum of mutations, and implications for a molecular diagnosis strategy. Circulation, 2003, 107: 2227-32
38. 吴杰. 长QT综合征心电图和临床诊断. 临床心电学杂志, 2004, 13: 85-6
39. Schwartz PJ, Priori SG, Napolitano C. The long QT syndrome. Cardiac Electrophysiology: From cell to beside. 3rd. edition. Philadelphia: W. B. Saunders, 2000. 597-615
40. Ueda M. Familial hypercholesterolemia. Mol Genet Metab, 2005, 86: 423-6
41. Van Wissen S, Smilde TJ, Trip MD, et al. Long-time safety and efficiency of high-dose atorvastatin treatment in pa-

tients with familial hypercholesterolemia. AM J cardiol, 2005, 95: 264-6
42. Villa-Colinayo V, Shi W, Araujo J, et al. Genetics of Atherosclerosis: The Search for Genes Acting At the Level of the Vessel Wall. Current Atherosclerosis Reports, 2000, 2: 380-9
43. 汪朝晖，廖玉华. 扩张型心肌病发病机制的研究进展. 临床内科杂志杂志, 2002, 19: 5-7
44. 王佐广，温绍君，吴兆苏. 高血压的分子遗传机制初探. 中华内科杂志, 2001, 40: 420-2
45. Wimalasundera RC, Gardiner HM. Congenital heart disease and aneuploidy. Prenat Diagn, 2004, 24: 1116-22
46. 谢亚利，李维琪. 曹旭. 高密度脂蛋白与动脉粥样硬化关系的研究进展. 中国临床保健杂志, 2004, 7: 228-30
47. 谢进生. 先天性心脏病的分子生物学研究进展. 国外医学. 心血管疾病分册, 1997, 24: 3-7
48. 徐成斌. 强化调脂有望逆转动脉粥样硬化. 中华心血管病杂志, 2004, 32: 862-4
49. 杨英珍，王齐兵. 扩张型心肌病的诊断和治疗研究进展. 中华心血管病学杂志, 2003, 31: 645-9
50. 杨永宗. 中国动脉粥样硬化病理生理学研究近况. 中国动脉硬化杂志, 2004, 12: 481-9
51. 余义鹏. 家族性高胆固醇血症的早期诊断与治疗. 心血管病学进展, 1999, 20: 327-9
52. Zhang L, Timothy KW, Vincent GM, et al. Spectrum of ST-T-wave patterns and repolarization parameters in congenital long QT syndrome: ECG finding identify genotypes. Circulation, 2000, 102: 2849-55
53. 庄囡. 1995年世界卫生组织（WHO）/国际心脏病学会及联合会ISFC关于心肌病的定义和分类. 临床放射学杂志, 1997, 16: 386

第17章 代谢性疾病遗传咨询

遗传性代谢病（inherited metabolic diseases，IMD）或称先天性代谢缺陷（inborn errors of metabolism，IEM）是指由于基因突变引起酶、细胞膜功能异常或受体缺陷，从而导致机体生化代谢紊乱，造成中间或旁路代谢产物蓄积，或终末代谢产物缺乏，引起一系列临床症状的一组疾病。自1908年Archibald E. Garrod提出IEM概念以来，迄今发现的疾病已有500余种，并随着诊断技术的提高而逐渐增加。IEM属单基因疾病，绝大多数为常染色体隐性遗传，少数为常染色体显性遗传或X连锁伴性遗传。虽单一病种发生率均较低，但作为一类疾病的群体患病率较高。IEM按其发病机制和病理生理改变大致可以分为3类：①代谢途径的某些终末产物缺乏，产生的症状多为持续性、进行性，且与进食等因素无关，如过氧化酶体病、溶酶体病等；②受累代谢途径的中间和（或）旁路代谢产物大量蓄积，如苯丙酮尿症、甲基丙二酸尿症、同型胱氨酸尿症、枫糖尿症、半乳糖血症等，通常都呈现累积物导致的中毒症状，其发病或早或迟，发病前常有无症状期，或症状呈间歇发作；③由于代谢途径受阻而导致对肝、脑、肌肉等组织能量供应不足，如糖代谢障碍、先天性高乳酸血症、脂肪酸氧化缺陷、线粒体呼吸链功能障碍等。这些病理生理变化都直接或间接影响多个器官系统，特别是脑的发育和功能，导致严重伤残，甚至危及生命。

第一节 氨基酸代谢病

一、苯丙酮尿症

苯丙酮尿症（phenylketonuria，PKU）[OMIM 261600] 是由于苯丙氨酸代谢途径中酶缺陷所导致的较为常见的常染色体隐性遗传病，其发病率随各人种和民族而异，我国PKU的发病率为6.43/10万。

【遗传病理学】

苯丙氨酸（phenylalanine，Phe）是人体必需的氨基酸之一，正常小儿每日需要量为200~500mg，其中1/3供机体合成组织蛋白；2/3则通过肝细胞中苯丙氨酸-4-羟化酶（phenylalanine hydroxylase，PAH）的作用转化为酪氨酸，供合成甲状腺素、多巴胺、肾上腺素和黑色素等之用。在Phe的羟化过程中，除了PAH之外，还必须有辅酶四氢生物蝶呤（tetrahydrobiopterin，BH_4）的参与，人体内的BH_4来源于鸟苷三磷酸（GTP），在其转化和再生过程中参与作用的酶有鸟苷三磷酸环化水合酶（GTP-CH）、6-丙酮酰四氢蝶呤合成酶（6-PTS）、二氢生物蝶呤还原酶（DHPR）和蝶呤-4-甲醇胺脱水酶（pterin-4-carbinolamine dehydratase，PCD）等。*PAH*、*GTP-CH*、*6-PTS*、*DHPR*和*PCD*等酶的编码基因分别位于12q22-q24.1、14q22.1-q22.2、11q22.3-23.3、4p15.3和10q22，上述任一编码基因的突变都可能导致相关酶的活性缺陷，从而导致体内苯丙氨酸代谢紊乱（图17-1）。

本病按酶缺陷的不同可大致分为经典型和非经典型PKU两类。绝大多数病例是由于肝细胞先天性PAH所致的经典型PKU。*PAH*基因突变使酶蛋白合成不足或蛋白稳定性降低从而损伤酶活性，抑制苯丙氨酸转化为酪氨酸，故苯丙氨酸在血、脑脊液、各种组织和尿液中浓度显著增高。这种高浓度的苯丙氨酸竞争性地阻抑脑细胞代谢所必需的酪氨酸、色氨酸和支链氨基酸等通过脑实质的细胞质膜，使脑细胞不能正常合成神经递质；高浓度的Phe还抑制多核糖体的聚合，干扰脑组织中蛋白合成和髓鞘形成过程。由于酪氨酸来源减少，因而甲状腺素、肾上腺素和黑色素等的合成也不足。苯丙氨酸的大量累积还可使其转氨基作用增强，产生大量苯丙酮酸、苯乙酸、苯乳酸和羟基苯乙酸等旁路代谢产物并自尿中排出。非经典型PKU仅占1%~3%，是由于GTP-CH、6-PTS、PCD或DHPR等酶缺乏使苯丙氨酸合成原料辅酶四氢生物喋呤（BH$_4$）缺乏所致，BH$_4$是苯丙氨酸、酪氨酸和色氨酸等芳香氨基酸在羟化过程中所必需的辅酶，缺乏时不仅苯丙氨酸不能氧化成酪氨酸，而且造成多巴胺、5-羟色胺等重要的神经递质缺乏，加重神经系统的功能损伤。故BH$_4$缺乏型PKU的临床症状更重，治疗亦不易。

*PAH*基因突变具有高度异质性，目前在全世界不同种族中已发现400余种*PAH*基因突变，主要为错义突变，其他还包括缺失突变、剪接突变和无义突变等，涉及13个外显子、24个内含子和上下游非翻译区，突变热点在外显子5～12区段，其中外显子7集中了约20%的突变，新的突变仍在不断被发现。突变基因的频率和种类存在明显的种族和地域间差异，中国人群*PAH*基因突变约30余种，主要涉及第7、12外显子，常见的突变主要有：Arg243Gln、Arg413Pro、Tyr356X和Tyr204Cys等，其中25种突变约占人群突变的80%，多数患者为两种不同突变组成的双重杂合子，而纯合子较少见。国内南方和北方PKU患者的*PAH*基因突变情况亦存在较大差异，如外显子7中的Arg243Gln突变在中国北方人群PKU患者中发生率为24%，而南方人群PKU患者中为9.5%；外显子12中的Arg413Pro为热点突变，在中国南北方人群PKU患者中的发生频率亦存在较大差异。我国患病人群*PAH*基因的单倍型较集中，主要为单倍型4，目前我国尚无基因型和表型关系研究的详细资料。研究PKU基因突变的分布和类型对于开展产前基因诊断具有重要意义。

【临床特征】

患儿初生时都正常，通常在3～6个月时出现症状，1岁时症状明显。其临床特征表现为：①神经系统：在婴儿期逐渐出现智能发育迟缓，以认知发育障碍为主，半数以上病例IQ<35，仅5%患儿IQ>68；出现多动、行为异常等，少数呈现肌张力增高和腱反射亢进，约1/4未经治疗的患儿随着年龄增长发生癫痫；BH$_4$缺乏型PKU患儿的神经系统症状出现较早且较严重，常见肌张力减低，嗜睡和惊厥，智能落后明显；②外貌：患儿在出生数月后因黑色素合成不足，毛发、皮肤和虹膜色泽变浅；③其他：婴儿期常有呕吐、皮疹等表现，年长后消失；患儿尿液和汗液因含有大量苯乙酸而有鼠尿臭味。

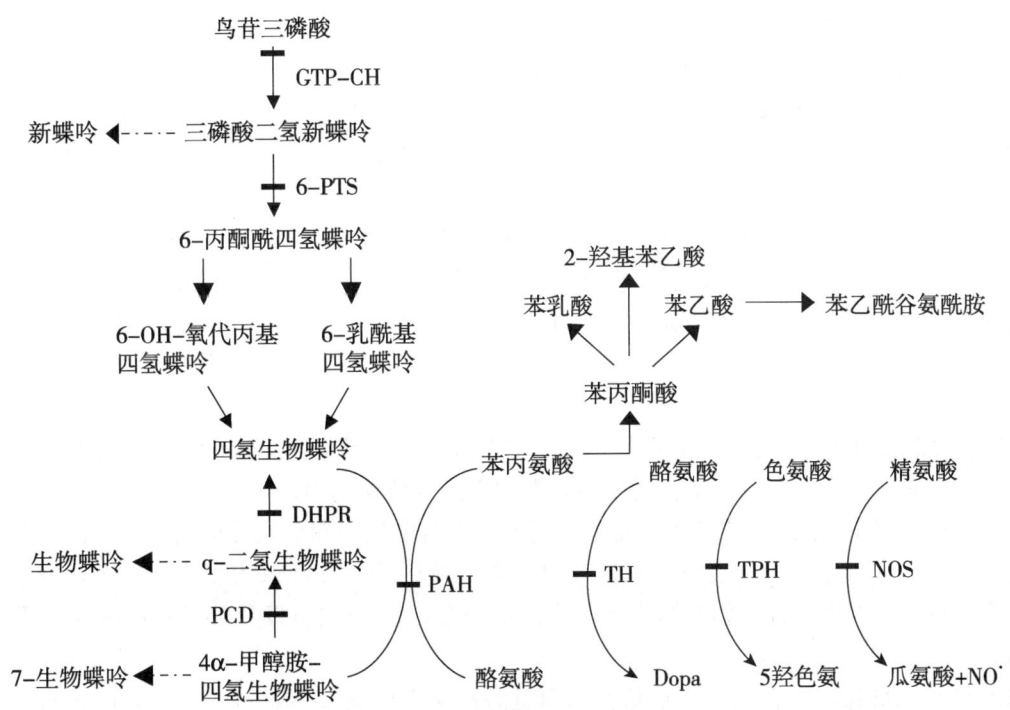

图17-1　苯丙酮尿症的酶缺陷

GPT-CH：鸟苷三磷酸环化水合酶；6-PTS：6-丙酮酰四氢喋呤合成酶；PCD：喋呤-4α-甲醇胺脱水酶；DHPR：二氢生物喋呤还原酶；PAH：苯丙氨酸-4-羟化酶；TH：酪氨酸羟化酶；TPH：色氨酸羟化酶；NOS：一氧化氮合成酶。图中箭头连线阻断部位提示所在通路酶缺陷

【治疗和预后】

对疑为本病的患儿在进行确诊期间即应开始正确治疗，以避免神经系统的不可逆性损伤，主要采取低苯丙氨酸饮食，开始治疗年龄越小效果越好，最佳时期为出生2周内开始。婴儿可喂给特制的低苯丙氨酸奶粉，国内已有数种商品；为幼儿添加辅食时应以淀粉类、蔬菜和水果等低蛋白食物为主。由于苯丙氨酸是合成蛋白质的必需氨基酸，缺乏时亦会导致神经系统损害，故仍应按 30～50mg/（kg·d）适量供给，以能维持血中苯丙氨酸浓度在 0.12～0.6mmol/L（2～10mg/dl）为宜。患者通常不需住院，第1周测定苯丙氨酸3次，第1个月每周测定1次，以后每月测定2次，1岁以上每半年随访1次。低苯丙氨酸奶粉治疗时间至少6年，有条件者适当延长。饮食控制至少需持续到青春期以后，甚至终生治疗。方案因人及其年龄而异，同时应注意补充维生素、微量元素等。

非经典型 PKU 患儿应依据酶缺陷情况予以不同治疗：DHPR 和 PCD 缺陷者应给予低苯丙氨酸饮食，口服 L-DOPA 30～50mg/（kg·d）和 5-羟色氨酸 3～8mg/kg，不需服用 BH_4；6-PTS 和 GTP-CH 缺陷患儿则除用 L-DOPA 和 5-羟色氨酸治疗外，尚需口服 BH_4 2～5mg/（kg·d），但不需辅以低苯丙氨酸饮食。非经典型 PKU 病情一般较严重，如不经治疗，常在幼儿期死亡。

【实验室诊断】

本病为少数可治性遗传性代谢病之一，应力求早期确诊和治疗，避免神经系统的不可逆性损伤。由于患儿在早期不出现症状，故实验室诊断是确诊本病的手段。

1. 新生儿期筛查和诊断　采取新生儿喂奶72小时足跟血，滴于滤纸片上，晾干后即可寄往筛查实验室。目前主要采用 Guthrie 细菌抑制法测定血斑苯丙氨酸浓度。初筛阳性者进一步用 HPLC 进行苯丙氨酸浓度测定，正常新生儿血液苯丙氨酸含量上限为 120 $\mu mol/L$（2mg/dl），未经治疗的典型患儿血浆苯丙氨酸可高达 240 $\mu mol/L$（40mg/dl）以上。血浆苯丙氨酸显著增高是该病确诊的指标。近年来国内外已将串联质谱技术应用于新生儿筛查，实现了"一次实验检测多种疾病"，通过对干血滤纸片中血斑苯丙氨酸和酰基肉碱谱的分析，可显著提高筛查效率，并降低假阳性率和群体筛查成本。国内上海和北京地区已率先开展此项工作。

2. 四氢生物蝶呤负荷试验　经典型 PKU 患儿血苯丙氨酸浓度在服用 BH_4 前后无大改变，非经典型 PKU 患儿在服用4小时后血浆苯丙氨酸即明显下降。由于非经典型 PKU 患儿的神经系统损害严重，且单纯饮食治疗效果不佳，故对每一例高苯丙氨酸血症患儿均应进行 BH_4 负荷试验，以早期鉴别，采取必要的治疗措施。应用 HPLC 测定尿液中新蝶呤和生物蝶呤的含量，可以鉴别各型 PKU。

3. 基因诊断　*PAH* 基因的 DNA 突变分析可用于预测 *PAH* 缺陷的生化表型。同时，突变分析也是进行携带者诊断和产前诊断的技术基础。基于 PCR 扩增的直接分子诊断方法或单倍型分析间接诊断方法是目前应用于 *PAH* 基因检测的主流技术。由于 *PAH* 基因的变异复杂，含有较多的多态性，分析结果务须谨慎。

【风险评估与预防】

1. PKU 为常染色体隐性遗传病，我国人群中致病基因携带者的频率约为 1/65。遗传与性别无关，男女患者机会均等。患者的双亲表型多为正常，但均肯定为致病基因携带者。基因携带者（杂合子）之间婚配，其后代的有 1/4 患病，1/2 为携带者。近亲婚配时子代中发病风险可明显增高，应严格避免。

2. 患者（纯合子）的子女是否发病取决于其配偶的基因型，如配偶为正常纯合子，则子女均为表型正常的隐性致病基因携带者；如配偶为杂合子，则子女有 50% 的再发风险；如配偶为 PKU 患者，则子女均会发病。

3. 纯合子母亲妊娠时，在没有控制其血苯丙氨酸高水平的情况下，可影响胎儿的正常发育，增加流产、胎儿智力发育异常、畸形（如小头畸形、心脏畸形等），女性患者在妊娠前妊娠期间通过饮食疗法维持血苯丙氨酸低水平（建议低于 360mmol/L）可避免此类"母源性 PKU"的发生。

4. 对有本病家族史的孕妇应采用 DNA 分析或检测羊水中蝶呤等方法对其胎儿进行产前诊断。

5. 通过筛查早期诊断是防治该病的重点，采用限制苯丙氨酸的摄入为主的饮食治疗可以有效降低智力损害。

二、酪氨酸血症

人体所需的酪氨酸系由饮食或通过氧化苯丙氨酸获得，除供给合成蛋白质之用外，它还是多巴胺、肾上腺素和黑色素等物质的前体，多余的酪氨酸则通过其降解途径分解为二氧化碳和水。其代谢途径中各步骤酶的缺陷可导致多种临床表现不同的疾病（图17-2）。本节主要介绍酪氨酸血症Ⅰ型（tyrosinemia type I）[OMIM 276700]，又称肝肾型酪氨酸血症，属常染色体隐性遗传，由Baber在1956年首先报导。我国尚无该病的流行病学资料。

【遗传病理学】

本病是由于肝、肾组织缺乏延胡索酰乙酰乙酸水解酶（fumarylacetoacetate hydrolase，FAH）所致。FAH的编码基因位于15q23-q25，含有14个外显子，长约30～50kb。*FAH*基因点突变是本病的主要原因，目前全世界不同种族至少已报道30种突变，其中错义突变、剪接突变、无义突变为主要突变类型，突变有明显的种族差异，突变发生没有明显热点区。目前尚缺乏我国人群的分子缺陷研究资料。

酶缺乏时体内马来酰乙酰乙酸、延胡索酰乙酰乙酸以及由它们的旁路代谢途径生成的琥珀酰丙酮和琥珀酰乙酰乙酸发生累积，后两者与蛋白质巯基结合可能是造成肝、肾功能损伤的主要原因；FAH缺陷时还使酪氨酸代谢途径中的对羟基苯基丙酮酸双加氧酶（p-hydroxyphenylpyruvate dioxygenase，pHPPD）活力降低，造成血中酪氨酸增高和尿中排出大量对-羟基苯丙酮酸及其衍生物（图17-2）。

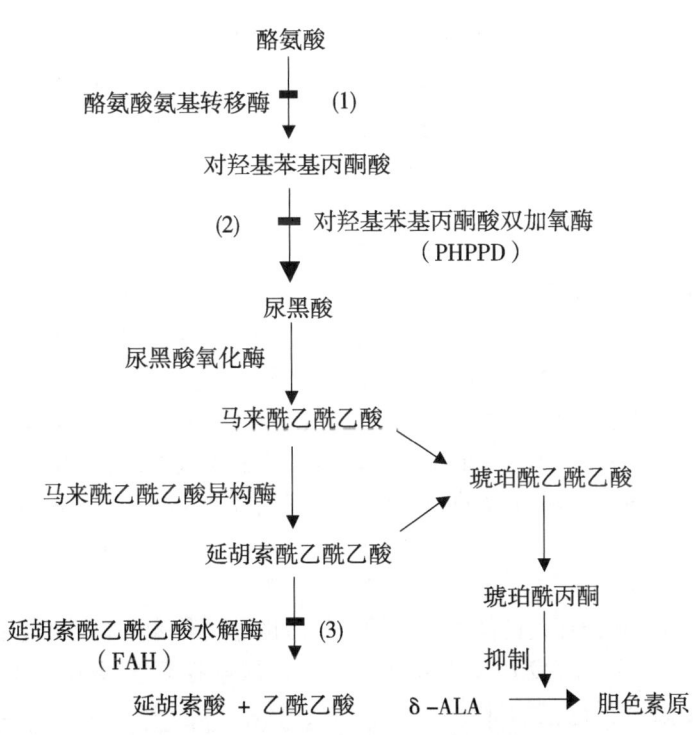

图 17-2 酪氨酸代谢途径及其酶缺陷

图中箭头连线阻断部位为几种主要酪氨酸代谢障碍疾病：(1) 酪氨酸血症Ⅱ型（酪氨酸氨基转移酶缺陷）；(2) 酪氨酸血症Ⅲ型（pHPPD缺陷）或新生儿暂时性酪氨酸血症；(3) 酪氨酸血症Ⅰ型（FAH缺陷）

【临床特征】

本病见于儿科，病情严重程度常与起病年龄有关，急性型多于新生儿期发病，患儿病情发展迅速，变化急骤，早期症状类似新生儿肝炎，如呕吐、腹泻、腹胀、嗜睡、生长迟缓、肝脾肿大、水肿、黄疸、贫血、血小板减少和出血症状等，常在3～9个月内死于肝功能衰竭。慢性型通常在1岁以后发病，以生长发育迟缓、进行性肝硬化和肾小管功能受损症状如低磷血症性佝偻病、糖尿、蛋白尿以及氨基酸尿（Fanconi 综合征）等为主，不少患儿常并发肝肿瘤，一般在 10 岁前夭折。

约 40% 患儿在病程中会有急性末梢神经受累危象发生。在危象发生前常有轻度感染、食欲不振和呕吐等前驱症状，患儿活动减少且易激惹，随即迅速出现严重的疼痛性感觉异常，以双下肢为主，患儿常过度伸展躯干与颈部，如角弓反张状，以减轻疼痛；同时伴有自主神经异常症状，如血压增高、心动过速、肠麻痹等；约 1/3 患儿在危象发作时可出现肌张力降低，甚或瘫痪现象；少数患儿可发生呼吸肌麻痹而导致死亡。危象发作约持续 1～7 天。患儿智能正常，神志清晰。

【治疗和预后】

对本病患儿，应施予低酪氨酸、低苯丙氨酸饮食，这两种氨基酸的每日摄入量均应 <25mg/kg。饮食治疗可降低血浆酪氨酸及其代谢产物的浓度，改善肾小管功能由此纠正低磷血症、糖尿、氨基酸尿和蛋白尿。近年应用 pHPPD 的抑制剂 2-(2-硝基-4-三氟苯甲酰)-1,3-环己二酮［2-(2-nitro-4-trifluoromethylbenzoyl)-1,3-cyclohaxanedione，NTBC］可防止毒性极大的马来酰乙酰乙酸和延胡索酰乙酰乙酸蓄积，使症状明显改善，包括减少代谢产物蓄积、降低甲胎蛋白、改善肝肾功能和抑制 pHPPD 对延缓肝硬化、降低肝癌发生的作用。多数急性发病者预后不良，常在数月内死亡。慢性型患儿中，最终都发展成肝硬化，存活 2 年以上的患儿约有 1/3 左右并发肝肿瘤，可考虑进行同种肝移植术。

【实验室诊断】

本病的临床症状甚易与果糖不耐症、果糖-1,6-二磷酸酶缺乏、半乳糖血症、糖原累积病和婴儿病毒性肝炎等症状混淆。尿液中琥珀酰丙酮定量和肝活检组织、红细胞或淋巴细胞中延胡索酰乙酰乙酸水解酶活性测定可作为确诊依据。

其他用于本病辅助诊断的实验室诊断包括：①肝功能检查，如血清转氨酶异常，血浆白蛋白降低以及 α-胎儿球蛋白升高等；②利用氨基酸分析仪测血浆氨基酸，酪氨酸、甲硫氨酸浓度增高；③采用液/质联用分析技术检测琥珀酰丙酮浓度，该成分升高是诊断本病的重要指标；④尿液氨基酸及其代谢物排泄异常，常见酪氨酸和苯丙氨酸等增高，同时伴有 4-羟基丙酮酸、4-羟基苯乳酸和 4-羟基苯乙酸的排出量增加。

【风险评估与预防】

1. 本病属常染色体隐性遗传病，杂合子无症状。

2. 不少国家和地区已开展本病的遗传筛查，新生儿期筛查可及早发现患儿，为该病防治创造条件。近年国外已采用检测干血斑中琥珀酰丙酮的液/质联用分析技术进行新生儿筛查。

3. 可用三种方法进行产前诊断：①测定羊水中的琥珀酰丙酮含量，当羊水中含量 >60nmol 时即为异常，在第 12 孕周即可诊断；②测定胎儿肝活检、羊水细胞或绒毛细胞中的 FAH 活力；③采用分子诊断方法检测 *FAH* 突变或通过连锁分析进行携带者和高风险胎儿的产前诊断。

三、尿素循环疾病

尿素循环疾病是一组尿素循环代谢酶先天性缺乏导致的遗传代谢病，主要包括五种疾病；该组疾病的遗传方式、OMIM 编号及人群发病率参见表 17-1，尿素循环疾病在日本人群中总发病率约为 1/46,000。我国尚无该病的流行病学资料。

【遗传病理学】

人体内氨基酸在分解代谢过程中通过一系列特异性氨基酸转氨酶、氧化酶或脱水酶等的分解作用释放出其氨基，其转化成的氨（NH_4）对机体特别是神经系统具有很强的毒性。机体主要通过肝脏中的尿素循环途径（urea cycle 或称 Krebe Henseleit cycle）将具有毒性的氨分子转化为水溶性的、无毒的尿素，经肾脏排出，其代谢过程中的 6 种酶中任何一个环节的遗传缺陷均可造成尿素循环代谢性疾病（图 17-3 和表 17-1）。高氨血症是各型尿素循环酶缺陷疾病的最主要表现，氨基酸降解产生的大量氨分子迅速在脑细胞中与谷氨酸形成谷氨酰胺并累积在脑细胞中，使其渗透压增高，导致脑细胞水肿；由于星形细胞富含谷氨酰胺合成酶,因此水肿以星形细胞为主。脑水肿不仅使供血不足,且使神经元、轴突、树状突和突触的功能受损,导致一系列脑代谢和神经化学异常,产生高血氨性脑病。

导致尿素循环疾病的遗传缺陷类型主要是受累基因的点突变,最近德国研究者Haberle等发现了9个 *CPS I* 基因新突变:错义突变(cd2528T>C和cd2623A>G)、无义突变(cd712C>T和cd2115ins35bp)、剪接位点突变(cd1263+5G>C,cd3558+1G>C,cd3558+2T>C和cd4101+2T>C)和小的缺失突变(cd3036-3038delGGT)等。全世界共发现至少90种 *OTC* 基因突变,主要包括单个碱基替换、错义突变、无义突变、剪接位点突变和单个碱基缺失等。日本人群中 *OTC* 基因突变的常见类型为Arg40His、Arg277Trp和Arg141Gln。导致精氨酸代琥珀酸合成酶(ASS)缺乏症的 *ASS* 基因点突变目前全球不同种族中至少发现了50种,其中大多数是错义突变。目前尚无我国人群尿素循环疾病的分子遗传学研究资料。

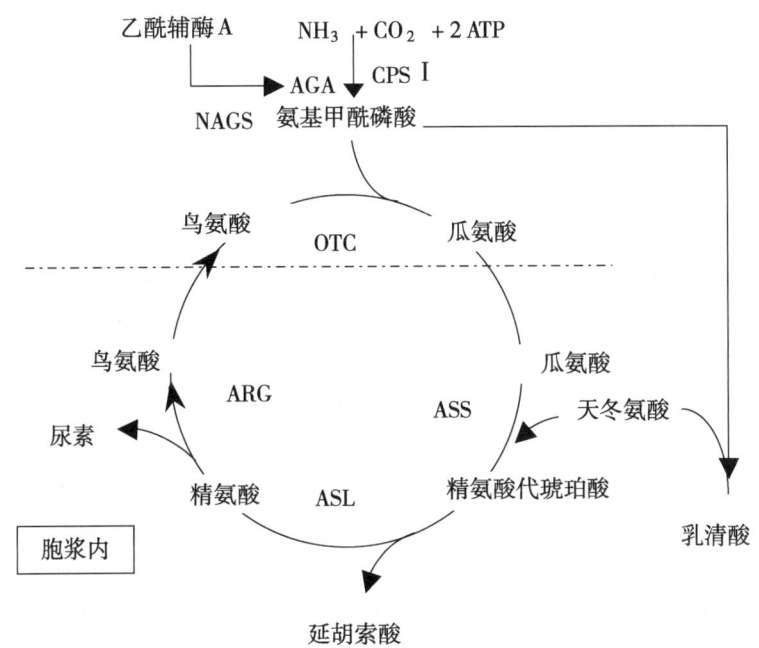

图17-3 尿素循环中的酶及其缺陷所致疾病

CPS I:氨甲酰磷酸合成酶;OTC:鸟氨酸氨甲酰基转移酶;ASS:精氨酸代琥珀酸合成酶;ASL:精氨酸代琥珀酸裂解酶;ARG:精氨酸酶;NAGS:N-乙酰谷氨酸合成酶

表17-1 尿素循环中酶及其缺陷所致疾病

疾病名称	代谢酶(基因符号)	基因定位	遗传方式	OMIM编号	发病率
氨甲酰磷酸合成酶 I 缺乏症	氨甲酰磷酸合成酶 I (*CPS I*)	2q35	AR	237300	1/8万(日本)
鸟氨酸氨甲酰基转移酶缺乏症	鸟氨酸氨甲酰基转移酶(*OTC*)	Xp21.1	XD	311250	1/8万(日本)
精氨酸代琥珀酸合成酶缺乏症	精氨酸代琥珀酸合成酶(*ASS*)	9q34.1	AR	215700	1/25万
精氨酸代琥珀酸裂解酶缺乏症	精氨酸代琥珀酸裂解酶(*ASL*)	7cen-q11.2	AR	207900	1/7万
精氨酸酶缺乏症	精氨酸酶(*ARG*)	6q23	AR	207800	罕见

AR:常染色体隐性;XD:X染色体显性

【临床特征】

高氨血症所导致的神经系统症状是尿素循环疾病临床表现的共同之处，但各型之间、或同一型的不同患儿之间症状的变异较大，酶缺陷愈近尿素循环起始端，症状愈重。本组疾病的发病年龄可自新生儿期至成人阶段。这5种疾病的主要临床特征为：

1. CPS Ⅰ 缺乏症　多数在出生后数日内发生拒食、呕吐、嗜睡、惊厥和昏迷等症状；迟发型患者则以发作性呕吐、嗜睡为特征，可见智能低下。除高氨血症外，血中谷氨酰胺、丙氨酸增高，尿中乳清酸浓度降低或缺如。采用肝活检进行 CPS Ⅰ 和 NAGS 酶活力检测可进行该病与 NAGS 缺陷症的鉴别诊断。

2. OTC 缺乏症　半合子的男性患儿病情重，多数在新生儿期或婴幼儿期发病；杂合子的女性患儿因酶缺陷程度不同，多数为轻症或无临床症状。重症患儿常在出生后数日内发生呕吐、拒食、嗜睡、惊厥、肌张力低下、昏迷等症状，甚或不治死亡；轻症则间歇性反复发作，嗜睡、易激惹、不宁、共济失调等，进食高蛋白食物、感染、外伤、手术等都是可能的诱发因素。智能迟滞、小头畸形、肝肿大等常见。

3. ASS 缺乏症　又称瓜氨酸血症（Ⅰ型），或经典型瓜氨酸血症。临床表现轻重不一，重症患儿多在新生儿期发病，与 CPS 和 OTC 缺乏型的症状相似，预后不良；轻症发病缓慢，呈现体重不增、经常性呕吐、发育迟滞、毛发干枯易断，就诊时通常病人已有明显的脑部病变。该型疾病须与编码线粒体溶质载体蛋白 Citrin 蛋白的 *SLC25A13* 基因突变引起的瓜氨酸血症（Ⅱ型）加以鉴别，后者包括在新生儿期发作型（neonatal hepatitis associated with choletasis，NICCD）[OMIM 605814] 及成人期发作型（adult-onset type II citrullinemia）[OMIM 603471]。NICCD 在出生一至五个月发生肝内胆汁淤积症（cholestatic jaundice）和肝功能严重受损为主要表现；后者则发病年龄变异大，一般在成人阶段，以高血氨性脑病为主要表现。*SLC25A13* 基因突变分析可用于鉴别诊断。

4. ASL 缺乏症　也称精氨酰琥珀酸尿症（argininosuccinic aciduria）。根据酶缺陷程度和临床表现，可分为轻、中、重等三型：轻症患儿除血氨轻度增高、尿液排出少量琥珀酰精氨酸外，无明显临床症状；中间型患儿则常在婴儿期逐渐出现生长迟滞、智能发育落后、发作性呕吐、肝脏增大和惊厥发作等情况；重症患儿都在出生后数日即出现重度高氨血症及其伴随的神经系统症状，由呕吐、肌张力减低、嗜睡、迅速进入昏迷状态，病死率甚高。患儿毛发干枯、脆而易断，在显微镜下可见发干小结，类似结节性脆发症，具有诊断价值。

5. ARG 缺乏症　也称精氨酸血症。起病隐袭是本病与上述各型疾病的明显区别，常在出生后数月或数年始出现神经系统症状，如双下肢剪刀样、进行性痉挛性瘫痪、舞蹈样手足徐动、智能发育迟滞或倒退、癫痫发作等；常见肝脏增大，高氨血症仅见于少数病例。

【治疗和预后】

本组疾病的治疗原则为：一是低蛋白饮食、补充缺乏的营养成分（如肉毒碱）和多摄取必需氨基酸；二是药物排氨。要点包括：①低蛋白饮食量。按照年龄予以限制：婴儿期约 1.5~2.0g/（kg·d）；幼儿期约 1.2~1.5g/（kg·d）；儿童期约 1g/（kg·d）；摄入量的一半可用混合的必需氨基酸代替，除精氨酸酶缺乏症缺乏外，其他各型都应补充精氨酸，使血浆精氨酸维持在 50~200μmol/L；②药物排氨：用 0.25~0.5g/（kg·d）的苯甲酸钠或苯乙酸钠可促体内排氨；③新生儿急性高氨血症的急救处理包括：立即停止摄食蛋白质以及静脉输液补充足够的热量、水分和电解质；静脉输入 0.25g/kg 苯甲酸钠或苯乙酸钠加速排氨；口服广谱抗生素数日；必要时应进行腹膜透析或血液透析等。该病的低蛋白饮食和药物排氨治疗须贯彻长期规范的原则，并须辅以定期监测血浆中各种必需氨基酸、血氨和相关有机酸（如瓜氨酸等）等指标指导治疗方案，以及评估生长发育和智能发育状况；④重症患儿可以在情况稳定后考虑肝移植术。

该组疾病在新生儿期发病的预后差，特别是 CPS Ⅰ 缺乏症和 OTC 缺乏症，如果没有适当的治疗，大部分病人都会死亡或产生严重并发症，由于患儿多有高血氨性脑病，经积极治疗的患儿亦大都智能明显迟滞。

【实验室诊断】

诊断本组疾病的主要实验室技术和指标：①用酶学方法检测血氨测定：患儿一般>200μmol/L；②血尿素测定：常为正常或偏低；③用氨基酸分析仪检测血浆氨基酸：高氨血症可以导致血中谷氨酰胺、丙氨酸浓度升高；ASS和ASL缺乏症患儿血浆瓜氨酸明显增高，尤以ASS缺乏症为甚；ARG缺乏症血中精氨酸明显增高；④用气相色谱质谱联合分析法（GC/MS）分析尿中有机酸：ASL缺乏症的尿中精氨酸代琥珀酸浓度特异性增高；OTC缺乏症和ASS缺乏症尿中乳清酸排出量中度增高；⑤肝功能检查多有异常发现。定期1~3个月定期进行上述③和④项检测对监测治疗效果有指导价值。此外，皮肤成纤维细胞ASS或ASL酶活性测定有助于诊断ASS缺乏症或ASL缺乏症；红细胞精氨酸酶活性测定有助于诊断ARG缺乏症。

DNA分析的阳性发现有确诊和疾病细分型的价值。在确定受累家系已知突变的情况下，DNA分析是开展产前诊断的最佳方案。由于缺乏分子病理学研究，我国目前尚未开展这类疾病的DNA分析产前诊断。

【风险评估与预防】

1. 尿素循环疾病OTC缺乏症属X连锁显性遗传，半合子男性患儿病情重，多数在新生儿期或婴幼儿期发病；杂合子女性患儿因酶缺陷程度不同，多数为无症状携带者，但也有少数杂合子患病个体，可能与X染色体选择性失活有关。

2. 除OTC缺乏症外，其余尿素循环疾病均为常染色体隐性遗传病。患病一般为基因携带者的父母所生纯合子或双重杂合子子女，但也有极少数为自发突变患病案例。

3. 国人有限病例报告提示尿素循环疾病中，OTC缺乏症约占六成，其他各型尿素循环疾病约占四成。

4. 澳大利亚及欧美发达国家已采用串联质谱检测干血片进行婴儿（出生一周内）尿素循环疾病的遗传筛查，我国个别大城市也初步开展了此项筛查工作。这一方法可早期发现病人和提高诊断率。

5. 若已确定患病个体致病突变，分子诊断是用于受累家系中进行携带者检测的有效方法。OTC缺乏症的携带者为女性。

6. 尿素循环疾病中各型酶的缺陷可以进行产前诊断。针对上述不同受累基因突变分析技术是目前最准确可靠的方法。

第二节　有机酸代谢病

一、异戊酸血症

异戊酸血症（isovaleric acidemia，IVA）[OMIM 243500]属常染色体隐性遗传病，又称异戊酰辅酶A脱氢酶缺乏症（isovaleryl-CoA dehydrogenase deficiency）。Tanaka及其同事于1966年报告首例异戊酸血症，是GC/MS技术诊断的第一种遗传性有机酸病。德国人该病的发病率为1/62,500（活婴），我国尚缺乏系统的流行病学资料。

【遗传病理学】

异戊酰辅酶A脱氢酶（IVD）为线粒体中的亮氨酸代谢酶，该酶蛋白的编码基因定位于人染色体15q14-q15。IVD基因点突变是导致该病的主要分子缺陷类型，目前已在白种人中发现了数种错义突变和剪接突变，如Thr125Cys（Leu13Pro）和IVS4+2T>C突变。基因突变使IVD缺乏，导致异戊酰辅酶A及其代谢产物异戊酸积聚，后者对中枢神经系统产生毒性。患者成纤维细胞线粒体中酶活性约为正常的0%~13%，残余酶活性与临床严重程度并不相关。值得注意的是，近年来发现白种人常见Cys932Thr（Ala282Val）突变可使代谢产物轻度升高但不引起临床症状，这一突变的纯合子或与其他突变的双重杂合子是否发病尚无定论。同一家族中可有急性新生儿期发病者或慢性间歇型患者，提示临床表型不一。目前尚无中国人分子鉴定的资料。

【临床特征】

目前已有三种不同的临床类型，在有临床表现的病例中，约半数病人表现为急性严重的新生儿期疾病，而另一半病例表现为慢性间歇性发作。另一类型为在白种人中发现的含C932T突变的无症状个体。

急性型婴儿在出生时正常，数天内（通常3~6天）出现拒奶、呕吐，继而表现为脱水、倦怠和嗜睡。多有体温低下、震颤或颤搐、惊厥。常伴有因异戊酸增高引起的难闻的"汗脚"气味。代谢性酸中毒伴轻至中度酮尿，乳酸血症，显著高氨血症（200~1,200M），以及低钙血症均较常见。典型病程为迅速出现青紫，继而昏迷、死亡。患儿可因严重代谢性酸中毒、脑水肿、出血或继发性感染而死亡。

慢性间歇型患者第一次临床发作通常在1岁以内，一般在上呼吸道感染或高蛋白饮食后发生。反复发作的症状包括呕吐、嗜睡，进展为昏迷。有酸中毒伴酮尿，以及特殊的"汗脚"气味等。及时治疗可缓解症状，缓解期"汗脚"气味不明显。其它伴随症状包括腹泻、血小板减少、中性白细胞减少和全血细胞减少，部分病例有脱发、高血糖。本型在婴儿期发作最为频繁，随年龄增长感染机会减低和蛋白质摄入减少而降低。多数慢性间歇型病例精神运动发育正常，但部分病例可有轻度甚或重度智能落后。许多病人对高蛋白食物产生自然厌恶。

【治疗和预后】

急性期采用输注葡萄糖提供热量并减少内源性蛋白质分解代谢，并补充甘氨酸和肉碱，以期清除异戊酰辅酶A。必要时应用碳酸氢钠控制酸中毒。恢复和缓解期治疗主要包括限制天然蛋白质饮食，主要是限制亮氨酸摄入量。饮食控制疗法可有效减少急性发作次数。阿司匹林代谢产物有拮抗甘氨酸的作用，应忌用。

若无救治，预后差，已报道的急性型病例半数以上死亡。及时和适当的治疗，本病预后好，并可获得正常发育。

【实验室诊断】

血和尿中一些特异性有机酸含量检测是诊断本病的必要指标，异戊酸血症因患者体内异戊酸浓度升高而得名。急性发作期血浆浓度高于正常的100~500倍（600~5,000M），缓解期可为正常或有10倍增高（10~50M，正常人<10M）。尿有机酸谱为异戊酰甘氨酸极度增高（2,000~9,000mmol/mole 肌酐），伴有显著3-羟基异戊酸增高（1,000~2,000mmol/mole 肌酐），和其他代谢物如4-羟基异戊酸、甲基琥珀酸、3-羟基异庚酸、异戊酰谷氨酸、异戊酰葡萄糖醛酸、异戊酰丙氨酸和异戊酰肌氨酸明显增高（20~300mmol/mole 肌酐）。此外，非特异性乳酸、3-羟基丁酸和乙酰乙酸显著增高较为常见。在缓解期具有诊断意义的唯一有机酸增高为异戊酰甘氨酸（1,000~3,000mmol/mole 肌酐）。尿中肉碱酯分析可作为该病的辅助诊断。

分子诊断检测 *IVD* 基因突变和基因型分析的阳性结果有确诊价值。在白种人中发现的C932T（A282V）突变均见于无症状个体。

【风险评估与预防】

1. 本病为常染色体隐性遗传病。突变纯合子或双重杂合子个体患病。

2. *IVD* 基因点突变分析可用于疾病的细分型，该病存在明显的表型异质性，既急性新生儿期发病者或慢性间歇型患者的临床表现不同，基因型分析有助于临床表型的细分和制订治疗方案。

3. 采用串联质谱检测新生儿干血片可进行该病的遗传筛查。分子筛查检测已知基因突变（如白种人和阿拉伯人的C932T突变）可进行症状前诊断。

4. 串联质谱检测羊水样品中的酰基肉毒碱含量可用于产前诊断。对已知突变的受累家庭可直接采用分子诊断技术进行产前诊断。

二、丙酸和甲基丙二酸代谢异常

丙酸和甲基丙二酸是人体一些必需氨基酸、胆固醇、奇链脂肪酸、胸腺嘧啶和尿嘧啶的代谢产物，在正常人血、尿和脑脊液等体液中仅有限量检出，在细胞内多以其辅酶 A 酯类形式存在，是脂肪和蛋白质分解代谢过程中的重要介质。其代谢途径（图 17-4）中两种重要酶——丙酰辅酶 A 羧化酶和甲基丙二酰辅酶 A 变位酶的遗传缺陷可分别导致丙酸血症和甲基丙二酸血症。

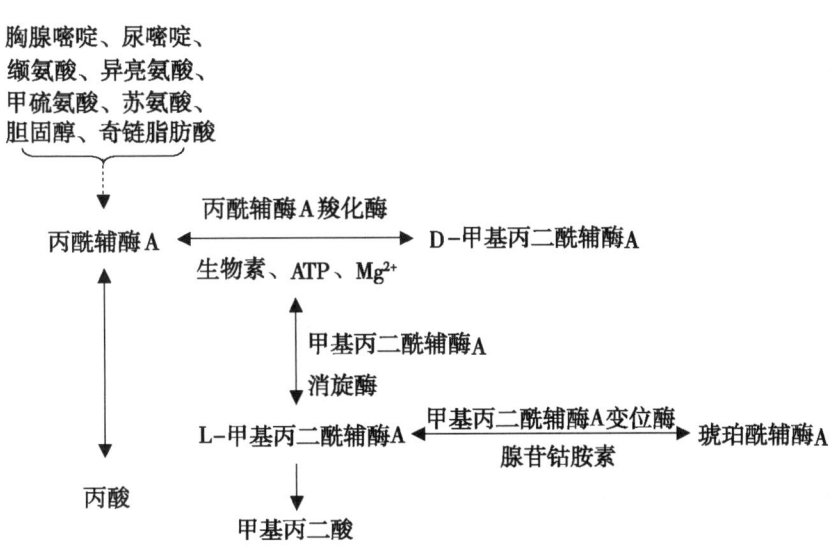

图 17-4 丙酸和甲基丙二酸前体及主要分解代谢通路

（一）丙酸血症

丙酸血症（propionic acidemia，PA）［OMIM 606054］属常染色体隐性遗传病。又称丙酰辅酶 A 羧化酶缺乏症（propionyl CoA carboxylase deficiency）。1961 年由 Childs 和 Nyhan 等首先报道，本病在沙特阿拉伯人群中较常见，其发生率占活产婴儿的 1/5,000～1/2,000，我国尚无该病的流行病学资料。

【遗传病理学】

PA 由编码线粒体丙酰辅酶 A 羧化酶分子 α 和 β 亚基的基因 *PCCA* 或 *PCCBC* 突变所致。*PCCA* 或 *PCCB* 基因分别定位于染色体 13q32 和 3q21-q22，目前在世界上不同种族中至少发现了 41 种 *PCCA* 基因突变和 54 种 *PCCB* 基因突变。主要为错义突变，其他还有少数小的插入/缺失或剪接突变。*PCCA* 错义突变通过改变 ATP 结合位点或导致编码产物不稳定影响酶活性，而大多数 *PCCB* 错义突变通常可改变酶分子一些重要活性部位的构象来降低酶活性。患者细胞提取物中丙酰辅酶 A 羧化酶活性为正常的 1%～5%。酶的缺陷使 PA 患儿血中有大量丙酸积聚，进而引起酮症酸中毒和神经系统病变。我国目前有一些临床病例的个案报道，尚无中国人 PA 的分子鉴定资料。

【临床特征】

本病以婴儿期起病者多，临床病程常继发于感染或高蛋白饮食后反复发作的酮症酸中毒、发育迟缓、EEG 异常和骨质疏松症为特征。患儿神经系统症状为本病的主要临床表现，包括拒食、呕吐、惊厥、脑萎缩、脑电图（EEG）异常、嗜睡和肌张力低下，肝大亦较常见。部分病例发病较晚，曾有 29 岁时被诊断为丙酸血症的报道，以舞蹈症和痴呆为首发症状，存活较长的病人常有锥体系症状和肌张力异常。一些病例以发作性酮症酸中毒和急性脑病为主要临床表现。由于血浆甘氨酸水平增高为最显著的生化异常，故被称为"酮性高甘氨酸血症"（ketotic hyperglycinemia）。同时，病人血浆甘氨酸、缬氨酸、异亮氨酸和亮氨酸水平升高。本病的临床表现个体差异很大。

【治疗和预后】

低蛋白饮食是本病的主要治疗手段,一般幼儿维持量为 0.5～1.5g/(kg·d),同时补充肉毒碱和生物素,增加喂养次数,可增加空腹排泄丙酸代谢物,减少酮症酸中毒发作次数。酮症酸中毒发作时应立即停止所有含蛋白饮食,输注碳酸氢钠和葡萄糖等治疗。急性发作期,尤伴有高氨血症者可考虑腹膜透析。灭滴灵(10mg/kg)可通过抑制肠道细菌产丙酸量而降低体内血浆丙酸和尿丙酸代谢产物。定期监测血液酸碱度、氨基酸、尿液丙酸与生长状况,调整饮食方案。

急性型病例常死于严重酸中毒,度过急性期后,在维持低蛋白饮食治疗可使患儿体格和智力可获得正常发育。晚期发病者多有永久性神经损伤。

【实验室诊断】

采用串联质谱法检测体内有机酸是该病的重要指标,患儿血清丙酸浓度可高达 400mg/dl(5.4mM),超过正常婴儿 100 倍以上。其次,尿中还可检测到丙酸和甲基枸橼酸、丙酰甘氨酸和 β-羟基丙酸等衍生物,以及大量丁酮(异亮氨酸分解产物)、戊酮和己酮等支链氨基酸分解产物。高甘氨酸血症和高氨血症也较常见。测定白细胞或成纤维细胞中丙酰辅酶 A 羧化酶活性(降低)是确诊该病的表型指标。

分子诊断检测 *PCCA* 或 *PCCBC* 基因突变和基因型分析的阳性发现有确诊价值。少数突变可在无症状个体中发现。

【风险评估与预防】

1. 本病为常染色体隐性遗传病。突变纯合子或双重杂合子个体患病。
2. 采用气相层析/质谱法(GC/MS)检测新生儿尿液或尿滤片中异常升高的甲基枸橼酸可早期发现该病患儿,或进行症状前诊断。
3. 通过测定培养羊水细胞或绒毛膜绒毛组织酶活性,或采用快速、敏感的气相层析/质谱法检测羊水中甲基枸橼酸水平可进行产前诊断。对已知突变的受累家庭可直接采用分子诊断技术进行产前诊断。

(二)甲基丙二酸血症

甲基丙二酸血症(methylmalonic acidemia,MMA)[OMIM 251000]属常染色体隐性遗传病。又称甲基丙二酰辅酶 A 变位酶缺乏症(methylmalonyl-CoA mutase deficiency)。在亚洲人群的有机酸血症病例中,MMA 约占四成,处于首位。我国尚无该病的流行病学资料。

【遗传病理学】

MMA 由编码线粒体甲基丙二酰辅酶 A 变位酶(MCM)的 *MUT* 基因以及合成 MCM 的二种辅酶——腺苷钴胺素合成酶基因 *MMAA* 和 *MMAB* 突变所致。这三个基因分别定位于染色体 6p21、4q31.1-q31.2 和 12q24。*MUT* 突变基因又进一步分为完全性缺陷(mut^0)和部分缺陷(mut$^-$)二种类型;*MMAA* 和 *MMAB* 突变分别产生二种缺陷类型。*MUT* 基因突变是该病的主要分子缺陷,目前在世界上不同种族中至少发现了超过 116 种 *MUT* 基因突变,发生在编码区的错义突变约占 53%,其中又以外显子 2、3、6 和 11 较为频发,其他类型的突变包括插入/缺失、二倍体、剪接突变和无义突变。不同种族有各自的突变类型,仅少数几种突变(Glu117X,Gly717Val,和 Asn219Tyr)在日本人、黑人和白人中均较常见。由 *MMAA* 和 *MMAB* 突变所致的 MMA 较为少见,西班牙人的 *MMAA* 基因变异中以移码突变较常见。一般认为,mut^0 缺陷对酶活性影响大,mut$^-$、cblA 和 cblB 缺陷会部分降低酶活性,引起轻型表现。上述三种酶活性缺陷均可引起甲基丙二酸前体的代谢障碍,从而导致甲基丙二酸及其代谢产物堆积,并产生细胞毒性。我国目前有一些临床病例的个案报道,尚无中国人 MMA 的分子鉴定资料。

【临床特征】

本病的临床表现差异大,其后果可为良性病变或严重致死性新生儿疾病。多数病例在新生儿或婴儿早期起病,80% 的 mut^0 型于生后第一周发病。最常见的临床表现为嗜睡、生长发育不良、反复发作性呕吐、惊厥、喂养困难、呼吸窘迫、肌张力异常(低下或增高)和毛发黄。其它少见症状有智能落后、肝大和昏迷。就诊时多有代谢性酸中毒，常伴有周围神经病变。血清钴胺素浓度正常，可有严重代谢性酸中毒。80%病人有酮血症或酮尿，70%有高氨血症。半数病人有白细胞减少、血小板减少和贫血。部分病例有低血糖症。甲基丙二酸血症和同型胱氨酸尿症是本病的特征性表现。国内曾有报道 9 岁发病的患儿。

【治疗和预后】

限制蛋白质饮食是治疗本病的主要手段，建议使用限制甲基丙二酸前体氨基酸的特殊奶粉。维生素 B_{12} 和左旋肉碱可改善体内代谢。多数 cblA 型和半数 cblB 型患者对维生素 B_{12} 治疗有反应，而 mut^0 和 mut$^-$ 型患者无反应。甜菜碱（betaine）可降低同型半胱氨酸水平。

如果没有及时治疗，发病期越早，预后越差。一般 mut^0 型患者预后最差，常在出生后数月内死亡。确诊后坚持长期合理治疗是改善预后的有效方法。

【实验室诊断】

采用串联质谱法检测出患儿血中大量甲基丙二酸和丙酰肉毒碱，这是诊断该病的重要指标，其次，采用 GC/MS 可检测出尿中甲基丙二酸、甲基枸橼酸和 3-羟异戊酸水平增高。轻症、晚发性或所谓"良性"病例甲基丙二酸水平较低。高酮血症或酮尿以及高氨血症也较常见。

分子诊断检测 MUT、MMAA 或 MMAB 基因突变和基因型分析的阳性结果可确诊本病，并可指导临床病例的细分型和遗传咨询。少数突变可在无症状个体中发现。

【风险评估与预防】

1. 本病为常染色体隐性遗传病。突变纯合子或双重杂合子个体患病。

2. 本病的主要分子缺陷为 MUT 基因突变，MMAA 和 MMAB 基因突变相对少见。mut^0 型患者起病一般早于其他类型。基因分型对区分维生素 B_{12} 治疗对象有指导作用，cblA 型 cblB 型对维生素 B_{12} 治疗有反应，而 mut^0 和 mut$^-$ 型无效果。

3. 通过新生儿筛查在症状前阶段及早发现这种病例是防治本病的关键。

4. 有报道说明维生素 B_{12} 无反应性 MMA 女性患者在严格饮食和对症治疗情况下，可成功怀孕并分娩出健康婴儿。

5. 测定羊水或中期妊娠孕母尿中甲基丙二酸浓度或培养羊水细胞中酶活性可进行产前诊断。对已知突变的受累家庭可直接采用分子诊断技术进行产前诊断。

三、戊二酸血症 I 型

戊二酸血症 I 型（glutaric acidemia I，GA-1）[OMIM 231670] 属常染色体隐性遗传病，又称戊二酸尿症 I 型（glutaric aciduria I）或戊二酰辅酶 A 脱氢酶缺乏症（glutaryl-CoA dehydrogenase deficiency）。本病为人群中的少见遗传代谢病，国外仅在个别种族人群中有较高的基因频率报道，我国尚无该病的流行病学资料。

【遗传病理学】

戊二酰辅酶 A 脱氢酶（GCDH）是人体 L-赖氨酸、L-羟基赖氨酸和 L-色氨酸分解代谢途径中的重要酶，该酶位于线粒体基质中，负责催化 GCDH 转化为乙酰辅酶 A 的前体代谢物巴豆酰辅酶 A。GA-1 是由于编码 GCDH 的基因突变导致戊二酰辅酶 A 脱氢酶缺乏所致。GCDH 基因定位于 19 号染色体（19p13.2），目前在世界上不同种族中发现了至少 63 种 GCDH 基因突变，其中第 7 外显子似乎为突变多发区域，错义突变和剪接突变为主要致病突变类型。目前已在中国人中鉴定的突变有：Thr713Cys、IVS10-2A＞C、Ala219Thr、Arg386Gly、IVS3＋1G＞A、Gly178Arg 和 Arg355His，其中 IVS10-2A＞C 为人群中的常见突变。患者戊二酰辅酶 A 脱氢酶活性为正常的 0～10%，但酶活性并非总与临床严重程度相关，而在相当程度上受发疾病和饮食蛋白量影响。患者的携带者父母成纤维细胞和白细胞中戊二酰辅酶 A 脱氢酶活性介于正常与异常之间。

酶缺陷会导致戊二酰辅酶 A、戊二酸和 3-羟基戊二酸等堆积，对神经细胞产生毒性，以及这些有机酸抑制神经元谷氨酸脱羧酶活性引起的后果是造成本病神经病变的分子病理学基础。其神经病理学改变主要表现为急性纹状体萎缩/坏死，以及尾状核神经病变，尾状核神经元的大量丢失是本病的重要特征之一。

【临床特征】

患儿一般在出生后 3 个月至 18 个月内起病，以进行性肌张力和运动障碍为突出表现。患儿出生时常有大头畸形，表现为突发的肌张力低下、头部运动失控、惊厥、角弓反张、表情怪异、伸舌、肌肉强直等，然后缓慢恢复但不完全，而神经系统症状慢性进展，可在感染后加重，出现酮症、呕吐、肝大和脑病表现（昏迷、惊厥），或可停留在静止状态，表现为锥体外系脑性瘫痪。部分病例在生后数年逐渐出现运动延缓、肌张力异常和随意运动障碍。智能发育基本正常。少数病人可无神经系统表现。少数大头畸形病例在青春期甚至成人期才表现出神经系统病变。

【治疗和预后】

限制饮食蛋白质（特别是赖氨酸、色氨酸）和补充 L-肉碱及核黄素排除戊二酸是治疗本病的主要手段，治疗愈早效果愈好。急性期伴发感染时补充液体、葡萄糖和碳酸氢盐可防止或减轻脑纹状体损伤。

通过及时有效的饮食治疗可显著改善预后，减少或防止急性肌张力障碍和神经系统后遗症发生，临床上未及时诊断和治疗的患者常在 10 岁内死于各种并发疾病。

【实验室诊断】

采用串联质谱法检测出患儿血戊二酰肉毒碱增高，尿中检出显著增高的 3-羟基戊二酸和戊二酰肉毒碱即可诊断本病。血和脑脊液中戊二酸浓度亦增高。血、尿氨基酸分析一般为正常，但急性发作期可有血清 α-氨基己二酸显著增高和全氨基酸尿症。急性发作期常规实验室检查异常可有酸中毒、低血糖、酮血、酮尿和高氨血症等。

CT 扫描可见侧脑室扩大和皮质沟增宽，额、顶叶脑白质密度降低，亦见于尾状核和豆状核。MRI 可见皮质萎缩、侧脑室扩大、尾状核和豆状核缩小、密度增高，提示纤维化。脑部异常改变常在神经系统症状出现数天内出现。

成纤维细胞细胞培养测定戊二酰辅酶 A 脱氢酶活性降低或缺乏可确诊本病。分子诊断检测 GCDH 基因突变和基因型分析的阳性结果可确诊本病，并可指导临床病例的细分型和遗传咨询。

【风险评估与预防】

1. 本病为常染色体隐性遗传病。突变纯合子或双重杂合子个体患病。但也有单个突变（A421V）导致戊二酸血症的报道。

2. 本病须与戊二酸血症 II 型区分，后者为电子传递黄素蛋白缺陷所致，患儿通常合并尿道下裂、先天性肾心发育畸形等综合征。

3. 本病为可治性遗传代谢性疾病，通过新生儿筛查在症状前阶段及早发现这种病例是防治本病的关键。

4. 绒毛膜组织、培养羊水细胞戊二酰辅酶 A 脱氢酶活性测定可用于产前诊断。超声探测大头畸形等有助于该病的产前诊断。对已知突变的受累家庭可直接采用分子诊断技术进行产前诊断。

四、中链脂酰辅酶 A 脱氢酶缺乏症

中链脂酰辅酶 A 脱氢酶缺乏症（medium-chain acyl-CoA dehydrogenase deficiency，MCADD）[OMIM 201450] 属常染色体隐性遗传病。本病为线粒体脂肪酸氧化代谢疾病中最常见的一种遗传代谢病，美国人群中该病的平均发生率占活产婴儿的 1/20,000～1/15,000，研究提示该病源于西北欧高加索人的建立者效应，西北欧一些地区的常见基因突变的人群携带率高达 1/70，亚洲和我国仅有少数个案报道，尚无该病的流行病学资料。

【遗传病理学】

MCAD 是线粒体内催化中链脂酰基辅酶 A 经 β-氧化生成乙酰辅酶 A 的酶，编码该酶蛋白的

MCAD 基因定位于染色体 1p31。MCADD 是由于 MCAD 基因点突变所致的遗传代谢病。985A>G（K304E）错义突变是白种人中的常见突变，在不同地区人群中可占致病等位基因的 47%~80%，美国的一组临床病例资料显示，81% 为该突变的纯合子，另有 18% 为该突变的双重杂合子。亚洲人尚未发现该突变。错义突变是导致 MCADD 的主要类型，此外，其他类型的突变还有剪接突变（如 IVS3-1G>C）、小的缺失（如在韩国人中鉴定的 c.449_452delCTGA）等，985A>G 突变在亚洲人群中尚未发现，985A>G 突变较其他错义突变对酶活性的影响（显著降低）更大。病人成纤维细胞中 MCAD 活性低于正常的 10%，残余酶活性与临床严重程度无明显关系。患者父母 MCAD 活性为正常的 35%~67%。MCAD 缺陷的主要病理机制是：①空腹时不能产生足够酮体以满足组织能量需要，出现低血糖；②线粒体 β-氧化受抑，脂肪酸大量合成甘油三酯，导致肝脏脂肪沉积；③辛酸和棕榈酸等酰基化合物进入中枢神经系统损伤脑细胞，加上能量代谢障碍导致脑水肿。

【临床特征】

本病的临床表现有很大的无症状到猝死。多数病例在 3~15 月发病，也有 14 岁发病的报道，约 20% 患者在首次发作时突发性死亡。该病的其他主要临床表现包括：患儿多有低血糖或低血糖昏迷，空腹后出现呕吐、昏睡，可有肝大、癫痫发作、心跳和呼吸暂停。静脉输注 10% 低右糖可迅速改善症状，患儿在发作期间无任何症状。MCADD 临床表型具有多样性，病人常被诊断为婴儿猝死综合征（SIDS）、Reye 综合征、低血糖昏迷等。病理改变主要有肝脏脂肪变性和脑水肿。存活患者可有发育迟缓（21%）、语言障碍（15%）、注意力障碍（12%）和脑性瘫痪（10%）等后遗症。血氨水平显著增高，肝功能异常。尿酮阴性或较低。

【治疗和预后】

治疗原则包括提供足够热量的高碳水化合物和低脂肪膳食、避免空腹和补充 L-肉毒碱。患儿伴发感染时须积极抗感染，并大剂量静脉输注 L-肉毒碱清除体内积聚的毒性中间代谢产物。

通过及时有效的饮食治疗可显著改善预后，减少或防止严重神经系统后遗症发生。在未正确诊断的 MCADD 中，有 22% 的病例突发性死亡。

【实验室诊断】

MCADD 病人血浆和尿中可检测到多种中链（C6~C12）异常代谢产物。采用串联质谱法检测出患儿血辛酰（C8）肉毒碱等增高是新生儿筛查诊断该病的主要指标。MCADD 患儿血浆肉毒碱水平低下，为正常的 10%~50%；血浆和尿中酰基肉毒碱增高，游离肉碱水平低。MCADD 较特异性的有机酸异常为己酰甘氨酸和环庚酰甘氨酸增高。本病的其他常见实验室检查异常指标包括：低血糖、血氨仅有轻度增高、血清转氨酶增高和轻度代谢性酸中毒等。

皮肤成纤维细胞酶活性测定可确定诊断。分子诊断检测 MCAD 基因突变和基因型分析的阳性结果可确诊本病，并可指导临床病例的细分型和遗传咨询。由于白种人中 985A>G 的频率很高，可设计针对该位点的人群分子筛查策略。

【风险评估与预防】

1. 本病为常染色体隐性遗传病。突变纯合子或双重杂合子个体患病。

2. 早期诊断，特别是症状出现前进行新生儿筛查诊断是降低死亡率的关键。采用串联质谱进行该病的新生儿筛查已成为一些发达国家的常规项目。

3. 除 MCADD 外，目前世界上线粒体脂肪酸氧化缺陷症这类疾病的其他常见突变还见于短链脂酰基辅酶 A 脱氢酶（SCAD）基因、长链 3-羟基脂酰基辅酶 A 脱氢酶（LCHAD）和肉碱棕榈酰辅酶 A 转移酶 II（CPT II）。故脂肪酸氧化缺陷症的分子诊断应包含这些基因，其临床表现的相同点和各自特点需仔细鉴别，这三个基因所致临床后果的详细资料有待进一步评估。

4. 检测滋养层细胞和羊水细胞培养中辛酰肉毒碱和癸酰肉毒碱升高等脂肪酸异常氧化状况指标可进行产前诊断。对已知突变的受累家庭可直接采用分子诊断技术进行产前诊断。

5. 目前国外已有成功开展该病植入前遗传诊断的报道。

6. 对同胞中有不明原因猝死、Reye 样综合征伴低酮性酸中毒尤应重视，必要时在患者死亡后应留取相应体液和组织标本送检以明确诊断。

第三节 糖代谢障碍

一、半乳糖血症

半乳糖血症包括三种半乳糖代谢酶先天性缺陷症，分别由编码半乳糖激酶（galactokinase，GALK）、半乳糖-1-磷酸尿苷酰转移酶（galactose-1-phosphate uridyltransferase，GALT）和尿苷二磷酸半乳糖表异构酶（uridine diphosphate galactose-4-epimerase，EPIM）的基因突变所引起（图17-5），这三种遗传代谢病均属常染色体隐性遗传病，其中 GALT 缺乏症（GALT deficiency）〔OMIM 230400〕，又称经典型半乳糖血症，人群中最为常见，估计白种人群的发病率约为 1/47,000，菲律宾人群约为 1/106,006，台湾地区人群约为 1/400,000，我国大陆尚无该病的流行病学资料。本节介绍 GALT 缺乏症。

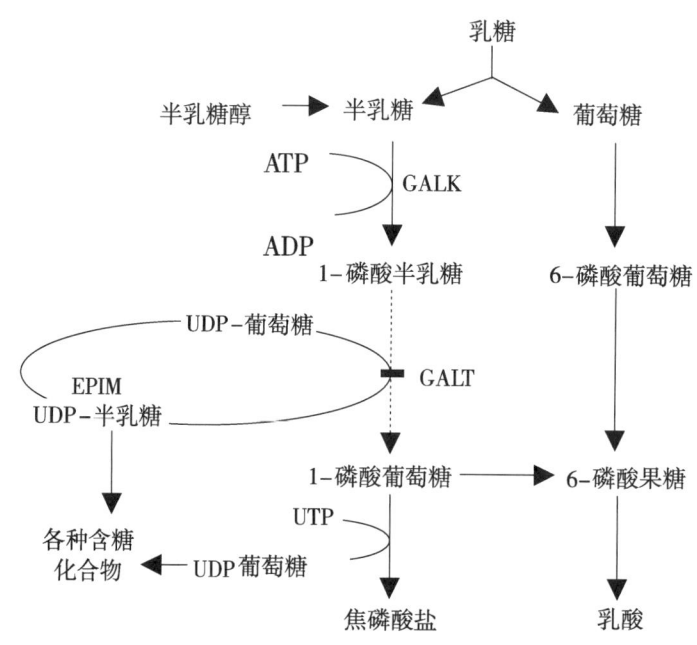

图 17-5 半乳糖代谢途径及其酶缺陷

GALK：半乳糖激酶；GALT：半乳糖-1-磷酸尿苷酰转移酶；EPIM：尿苷二磷酸半乳糖表异构酶

【遗传病理学】

GALK、*GALT* 和 *EPIM* 基因分别定位于 17p24、9p13 和 1p35-p36，经典型半乳糖血症是由 *GALT* 基因点突变所致。目前在世界上不同种族中至少发现了 180 种此类点突变，主要变异类型为错义突变，其他还有少数移码突变、小的插入/缺失、剪接突变和大片段基因缺失。白种人群中最常见的突变类型为 Q188R 和 K285N，亚洲人群中伊朗人也检测到这两种突变。我国目前有一些临床病例的个案报道，尚无中国人该病的分子鉴定资料。不同错义突变降低酶活性程度的差异可以部分解释临床表型的异质性。本病纯合子患儿的酶活性缺如或显著降低；杂合子携带者的酶活性约为正常人的 50%。酶的缺陷使患儿体内有大量 α-D-半乳糖-1-磷酸（Gal-1-P）积聚，产生抑制糖代谢途径多种酶的细胞毒性，阻断了糖原分解和抑制葡糖异生，导致低血糖。半乳糖及其还原产物半乳糖醇在晶体、肝、肾、脑等组织中的存积，可导致白内障、弥漫性肝细胞脂肪变性和胆汁淤积，以及脑、肾这些器官功能受损。

【临床特征】

典型患儿在围生期［胎龄满28周（体重≥1,000g）至出生后7足天］即发病，常在喂给乳类后数日即出现呕吐、拒食、体重不增、肌张力减退和嗜睡等表现，继而呈现黄疸和肝脏肿大。若不能及时诊断而继续喂给乳类，将导致病情进一步恶化，在2~5周内发生腹水、肝功能衰竭、出血等终末期症状。在发病早期即可发现晶体白内障形成。约30%~50%患儿在病程第1周左右并发大肠杆菌败血症，使病情更加严重。少数患儿症状可较轻微，仅在进食乳类后出现轻度的消化道症状，但如继续使用乳类食物则在幼婴期逐渐呈现生长迟缓、精神发育迟滞、肝硬化和白内障等征象。

【治疗和预后】

限制含乳糖和半乳糖的乳类饮食是治疗本病的主要手段，可改用豆浆、米粉等，并辅以维生素、脂肪等营养必须物质。治疗愈早效果愈好。在患儿开始摄食辅助食物以后，限制钙摄入、避免一切可能含有奶类的食品和某些含有乳糖的水果、蔬菜如西瓜、西红柿等。急性期及病情重者需静脉输给葡萄糖和新鲜血浆，注意补充电解质。对合并败血症的患儿应加强抗感染，并给予积极支持治疗。

未经正确治疗者大都在新生儿期死亡，平均寿命约为6周。幸免者日后亦遗留智能发育障碍。早期诊断和治疗的患儿生长发育大多正常，但在成年后多数可有学习障碍、语言困难或行为异常等。女性患儿在年长后几乎都发生性腺功能不足，原因尚不甚清楚。

【实验室诊断】

该病的初筛可采用半定量检测干血片半乳糖和Gal-1-P的Paigen试验或检测干血片的GALT酶活性的Beutler试验。血浆Gal-1-P和半乳糖醇水平升高是诊断该病的有用指标，目前已可采用气相色谱/质谱测定这两个指标。必要时应检测肝功能、凝血机制、血糖、血电解质和血、尿培养等辅助诊断项目。

测定红细胞GALT酶活性或Gal-1-P水平是确诊本病的主要方法。患者GALT酶活性显著降低而Gal-1-P水平显著升高。测定红细胞Gal-1-P对监测该病的饮食治疗效果有指导价值。分子诊断检测GALT基因突变和基因型分析的阳性结果可确诊本病。

【风险评估与预防】

1. 本病为常染色体隐性遗传病。突变纯合子或双重杂合子个体患病。
2. 新生儿筛查可以早期诊断和治疗，但患者远期预后较差。
3. 女性患者多有高促性腺素性功能减退症伴卵巢萎缩而不孕。经有效的饮食治疗有可能使女性患者避免不孕症发生。
4. 半乳糖血症为一组疾病，一般GALT缺乏症较GALK缺乏症和EPIM缺乏症病情重，该组疾病的临床表现有相似之处，故在应用分子诊断确诊时，需考虑到GALK和EPIM作为被测靶基因。
5. 绒毛滋养层和羊水培养细胞中GALT酶活性测定可进行产前诊断。对已知突变的受累家庭可直接采用分子诊断技术进行产前诊断。

二、糖原贮积病

糖原贮积病（glycogen storage disease，GSD）是一组由糖原合成与分解代谢途径中的先天性酶缺陷所导致的遗传代谢病。目前已阐明的GSD至少涉及13种代谢酶缺陷，按突变基因分类至少包括12类20种不同亚型，其代谢途径及其主要缺陷症见图17-6和表17-2。GSD在白人中的发病率约为1/10万。我国尚无该病的流行病学资料。糖原贮积病I型（GSD Ia）［OMIM 232200］是von Gierke于1929年首先描述的GSD，故也称von Gierke病，1952年Cori等证实该病系因缺乏葡萄糖-6-磷酸酶（glocose-6-phosphatase，G6Pase）所致，属常染色体隐性遗传病，是世界上不同人群（包括我国人群）中最常见类型的GSD，本节主要介绍GSD Ia。

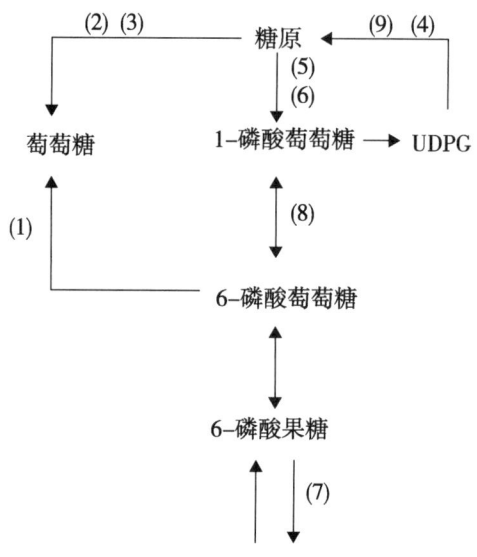

图 17-6　糖原合成和分解代谢途径及其酶缺陷

(1):葡萄糖-6-磷酸酶（GSDⅠ）；(2):α-1,4-葡萄糖苷酶（GSDⅡ）；(3):脱枝酶（GSDⅢ）；(4):分枝酶（GSDⅣ）；(5):肌磷酸化酶（GSDⅤ）；(6):肝磷酸化酶（GSDⅥ）；(7):肌磷酸果糖激酶（GSDⅦ）；(8):磷酸葡萄糖变位酶（GSDⅪ）；(9):糖原合成酶（GSD 0）（糖原合成酶缺乏症）

表 17-2　主要糖原贮积病

型号和病名	酶缺陷	基因定位	遗传方式	OMIM	临床特征
0 型	糖原合成酶	12p12.2	常隐	240600	酮症性低血糖症，智能落后
Ⅰa 型 von Gierke 病	葡萄糖-6-磷酸酶	17q21	常隐	232200	低血糖，肝肾肿大，身材矮小，骨龄落后，高血脂
Ⅰb 型	葡萄糖-6-磷酸酶转位酶	11q23	常隐	232220	嗜中性白血球减少症，肝腺瘤，肾病，多囊卵巢，身材矮小
Ⅱ 型 Pompe 病	α-1,4-葡萄糖苷酶	17q25.2-q25.3	常隐	232300	肌张力低，心脏扩大，心衰，喂养困难
Ⅲ 型 Cori 病	脱枝酶	1p21	常隐	232400	低血糖，惊厥，肝脾肿大，生长迟缓，肌无力
Ⅳ 型 Andersen 病	分枝酶	3p12	常隐	232500	肝脾肿大，进行性肝硬化
Ⅴ 型 McArdle 病	肌磷酸化酶	11q13	常隐	232600	疼痛性肌痉挛，血红蛋白尿、继发性肾功能衰竭
Ⅵ 型 Hers 病	肝磷酸化酶	14q21-q22	常隐	232700	低血糖，肝肿大，生长迟缓
Ⅶ 型 Tarui 病	肌磷酸果糖激酶	12q13.3	常隐	232800	肌痉挛，肌红蛋白尿，高尿酸血症
Ⅸ 型 或 Ⅷ 型	肝磷酸化酶激酶	Xp22.2-p22.1	X 隐	306000	肝肿大，轻度低血糖

【遗传病理学】

G6Pase 是存在于人体细胞微粒体中，负责催化由肝糖原分解的 6-磷酸葡萄糖转化为葡萄糖（图17-6），为机体提供 90% 的葡萄糖，在维持血糖稳定方面起主导作用。G6Pase 体系由多种蛋白组成，该体系任一组分的缺陷均可抑制糖原转化为葡萄糖，导致Ⅰ型 GSD（GSDⅠ）。GSDⅠa 是 GSDⅠ的主要类型，约占80%，其他成分缺陷导致的GSDⅠ约占20%。*GSDⅠa*是由于编码*G6Pase*的基因点突变导致G6Pase缺乏所致。目前在世界上不同种族中至少发现了至少80种*G6Pase*基因突变，其中错义突变、无义突变和剪接突变为主要致病突变类型。Arg83Cys和Gln347X为白种人中最常见的突变，西班牙人群中以130X和Arg83Cys最常见。目前已在中国人中鉴定的突变有：727G＞T、Arg83His、Thr16Ala、Ile341Asn、His119Leu、341delG、933insAA、Gln104X和793 G＞T突变，其中台湾的一组病例报告显示剪接突变727G＞T和R83H突变约占中国人突变的80%。基因突变会显著降低酶活性，如His119Leu突变仅保留了正常酶活性的约10%。G6Pase失活产生的糖和脂肪代谢的病理后果是：①累积的6-磷酸葡萄糖经1-磷酸葡萄糖又重新合成肝糖原，肝细胞因胞浆内充满糖原而导致肿胀并引发肝腺瘤；②糖异生和糖酵解亢进促使血中丙酮酸和乳酸含量增高导致酸中毒；③大量乙酰辅酶A合成会进一步促进三酸甘油酯和胆固醇等脂质合成旺盛，导致高脂血症和肝脂肪变性。

【临床特征】

本型患者发病年龄和临床表现变异性较大。重症在新生儿期即可出现严重低血糖症、高脂血症、酸中毒、呼吸困难、肝脏肿大和肾肿大等表现；轻症病例则常在婴幼儿期因生长迟缓、腹部膨胀等就诊。由于慢性乳酸酸中毒和长期胰岛素/胰高糖素比例失常，患儿身材明显矮小，骨龄落后，骨质疏松。肝脏持续增大可导致腹部显著隆起。肌肉松弛，四肢伸侧皮下常有黄色脂肪瘤。但身体各部比例和智能发育可正常。患儿时有低血糖发作和腹泻发生。少数幼婴在重症低血糖时可伴发惊厥或癫痫发作，但亦有血糖降至0.56mmol/L以下而无明显症状者，随着年龄的增长，低血糖发作次数可以减少。由于血小板功能不良，患儿常有鼻衄等出血倾向。

【治疗和预后】

饮食疗法是治疗本病的主要手段，其目的是通过改变食物品质、进食途径和间隔时间保持正常血糖水平。通常以维持血糖水平在4～5mmol/L为宜。曾采用全静脉营养疗法或鼻饲管持续点滴高碳水化合物液的治疗方案。目前主要采用每4～6h口服生玉米淀粉（2g/kg）的替代饮食疗法，获得良好效果。重症期期须注意纠正酸中毒，并及时处理惊厥或癫痫发作等。

未经正确治疗的患儿因常有体格或伴智能发育障碍。患者的成年后累患心血管疾病、胰腺炎和肝腺瘤（或腺癌）等机会增加。及时和合理的治疗可使患儿获得正常的生长发育。

【实验室诊断】

针对性生化分析项目是该病辅助诊断的重要指标，主要包括程度不同的低血糖症和乳酸血症，糖代谢功能试验可能有助于诊断。其他实验室检测的阳性发现还有：①血清丙酮酸、三酸甘油酯、磷脂、胆固醇和尿酸等均增高；②血小板膜释放ADP能力减低，因此其粘附率和聚集功能低下；③多数患儿有肝功能正常。X线检查可见骨质疏松和肾脏肿大。CT扫描可见少数病程较长患儿肝脏有单个或多发性腺瘤。

传统的确诊实验为肝脏活检定量测定肝糖原含量增高和G6Pase活性显著降低。基因诊断检测G6Pase基因突变可确诊本病并可指导疾病的细分型，采用基因诊断确诊该病可避免肝穿活检。同时，基因诊断技术还适用用于携带者的检测。

【风险评估与预防】

1. 糖原贮积病除Ⅸ型为X连锁隐性遗传外，其余均为常染色体隐性遗传。

2. 本病的发病年龄变异大，明确诊断后即应开始饮食治疗。定期测定血糖和血脂水平对监测该病的饮食治疗效果有指导价值。

3. 各型GSD的临床表现虽有部分共性，但变异性很大，其分子病理学的研究和突变鉴定对临床确诊和分型有价值，但临床表型与基因型的关系的规律有待进一步评估。

4. *GSDⅠa*可通过胎儿肝活检测定G6Pase活性进行产前诊断，通常在孕18～22周进行。对已知突变的受累家庭可直接采用分子诊断技术进行产前诊断。国内已有采用分子诊断进行产前诊断的报道。

5. 经长期有效和合理的饮食治疗可使幼年发病的女性患者正常发育，并有正常生育的能力。

（罗小平　徐湘民）

第四节 溶酶体贮积症

溶酶体贮积症（Lysosomal storage diseases，LSDs）是一组由于溶酶体中酸性水解酶、激活蛋白、转运蛋白及其他溶酶体蛋白加工所需酶的缺陷所致的一组遗传性代谢疾病，其中包括40多种疾病。该组疾病主要包括粘多糖贮积症、鞘脂贮积症和寡多糖贮积症等40多种疾病，在白种人中总的发病率约为1/8000～1/5000新生儿。在巴西的一组先天性代谢缺陷大样本病例分析中，LSDs居首位，占59.8%。我国尚无该病的流行病学资料。与其他遗传性代谢病一样，LSDs的遗传方式主要为常染色体隐性遗传，少数为X连锁隐性遗传。按病变累及器官大致可分为以下三类：①主要累及中枢神经系统（CNS）的疾病，如灰质病变的GM2型神经节苷脂贮积症，累及白质的异染性脑白质营养不良；②主要累及网状内皮系统的疾病，如尼曼-匹克病和戈谢病；③多系统受累而以骨骼病变为突出表现的疾病，如粘多糖贮积症中的Herler综合征。本节主要介绍上述三类不同临床类型中的五种代表性疾病。

一、粘多糖贮积症

粘多糖又称糖胺聚糖（glycosaminoglycans，GAGs），是结缔组织中细胞外基质的主要组分，属糖蛋白类（glycoprotein）物质，包括硫酸皮肤素（dermatan sulfate，DS）、硫酸乙酰肝素（heparan sulfate，HS）、硫酸角质素（karatan sulfate，KS）、硫酸软骨素（chondroitin sulfate，CS）和透明质酸（hyaluronic acid，HA）等。粘多糖贮积症（mucopolysaccharidoses，MPS）是一组由于降解上述各种GAGs所需的溶酶体酶缺陷所致的疾病。参与GASs降解的代谢酶包括4种外切糖苷酶、1种内切糖苷酶、5种硫酸酯酶和1种非水解性转移酶。这11种酶的缺陷产生了7类不同型的MPS（表17-3）。

MPSⅠH型（MPSⅠH）[OMIM 607014]是最严重的MPS，又称Hurler综合征，该病系因缺乏α-L-艾杜糖苷酸酶（alpha-L-iduronidase，IDUA）所致，属常染色体隐性遗传病，是世界上不同人群（包括我国人群）中最常见类型的MPS，如荷兰人群中所有Ⅰ型MPS（MPSⅠ）的发病率为1.19/100,000（占所有MPS的1/4），我国尚无该病的流行病学资料。本节主要介绍MPSⅠH。

【遗传病理学】

MPSⅠH为定位于染色体4p16.3的IDUA基因突变所致。IDUA基因突变也是导致轻型MPSⅠ（MPSⅠS，Scheie综合征）和中间型MPSⅠ（MPSⅠH/S，Hurler-Scheie综合征）的原因，即IDUA缺陷可产生三种临床类型的MPS。目前在世界上不同种族中至少发现了超过70多种的IDUA基因突变，其中以发生在编码区的错义突变为主要类型，其他的突变包括无义突变、剪接突变、小的插入/缺失和起始密码突变等。不同种族有各自的突变类型，如欧美高加索人群中MPS IH主要突变为Trp402X和Gln70X，占突变基因的60%以上，其次还有MPS IS Arg89Gln突变等。日本人MPSⅠ的常见突变为704 ins 5和Arg89Gln，前者为ⅠH型突变，后者通常引起ⅠHS型。中国人群中目前已检测出的MPSⅠ突变有：Met1Ile、134 del 12、Ala79Val、Phe198Leu、Leu218Val、IVS6-1（G>C）、Tyr343X、Ala361Thr、Arg363His、Thr364Met、Leu346Arg、E404X、Val454Ile、Arg619Gln、IVS2-3'-end(C>G)和IVS8-3'-end(G>A)。有结果提示，IVS8-3'-end(G>A)剪接突变可能是辽宁地区MPSⅠ的常见突变，目前尚未发现其他突变等位基因在中国人群中有明显优势。值得注意的是，nt1486C>T（IVS6-10C>T）和nt1945G>C同义突变可能是影响IDUA酶活性的常见基因变异。上述基因突变通过改变酶蛋白结构、降低RNA水平或影响酶蛋白的稳定性使酶活性受影响，从而导致GAGs类代谢物堆积，并产生多脏器细胞毒性。无义突变一般可使酶活性完全丧失，其他类型的突变可不同程度地降低酶活性。临床表型取决于突变等位基因的组合，如下列基因型是引起中间型MPS（IH/S）的原因：Met1Ile/Tyr343X、Thr364Met/Thr364Met、Arg619Gln/Arg619Gln、Leu346Arg/IVS-2-3'-end(C-G)。

表 17-3 各型 MPS 的名称、相关的酶及基因

型号	病名	酶缺陷*	基因定位	遗传方式	OMIM
ⅠH	Hurler	alpha-L-iduronidase	4p16.3	AR	607014
ⅠH/S	Hurler-Scheie	alpha-L-iduronidase	4p16.3	AR	607015
ⅠS	Scheie	alpha-L-iduronidase	4p16.3	AR	607016
Ⅱ	Hunter	iduronate sulfatase	Xq28	XR	309900
ⅢA	SanfilippoA	N-sulfoglucosamine sulfohydrolase	17q25.3	AR	252900
ⅢB	SanfilippoB	N-alpha-acetylglucosa-minidase	17q21	AR	252920
ⅢC	SanfilippoC	alpha-glucosaminide N-acetyltransferase	8p11.1	AR	252930
ⅢD	SanfilippoD	N-acetylglucosamine-6-sulfatase	12q14	AR	252940
ⅣA	Morquio A	N-acetylgalactosamine-6-sulfate sulfatase	16q24.3	AR	253000
ⅣB	Morquio B	beta-galactosidase	3p21.33	AR	230500
Ⅵ	Maroteaux-Lamy	arylsulfatase B	5q11-q13	AR	253200
Ⅶ	Sly	beta-glucuronidase	7q21.11	AR	253220
Ⅸ	透明质酸酶缺乏症	hyaluronidase	3p21.2-p21.3	AR	601492

* alpha-L-iduronidase：艾杜糖苷酸酶；iduronate sulfatase：艾杜糖醛酸硫酸酯酶；N-sulfoglucosamine sulfohydrolase：N-磺基葡萄糖胺磺基水解酶；N-alpha-acetylglucosaminidase：乙酰葡糖胺糖苷酶；alpha-glucosaminide N-acetyltransferase：氨基葡萄糖苷 N-乙酰转移酶；N-acetylglucosamine-6-sulfatase：N-乙酰氨基葡糖-6-硫酸酯酶；N-acetylgalactosamine-6-sulfate sulfatase：N-乙酰半乳糖胺-6-硫酸硫酸酯酶；beta-galactosidase：β-半乳糖苷酶；arylsulfatase B：芳香基硫酸酯酶 B；beta-glucuronidase：β-葡糖苷酸酶

【临床特征】

MPSⅠH 的特征性临床表现主要包括面容粗陋、角膜混浊、精神发育迟滞、疝气和肝脾肿大等。患儿出生时正常，一般在一岁内出现该病的各种临床表现。该病的平均诊断年龄为 21 个月（5~63 个月），多数以疝气为主诉就诊，3~6 个月即可出现面部丑陋，由于该病累及多脏器，且在婴幼儿期即严重影响患儿神经系统以及心肺等重要脏器及骨骼发育，故患儿通常表现为严重发育异常以及心、肺等多脏器功能不全，容易并发感染。骨骼发育可表现为脊柱后突，3 岁后显现身材矮小。Hurler 综合征是MPSⅠ中最严重的类型，Scheie 综合征（MPSⅠS）和 Hurler-Scheie 综合征（MPSⅠH/S）分别表现为轻型和中间型临床特征。

其余各型 MPS 的临床表现既有共同之处，又有各自的特点。主要包括：①生长发育障碍，有生长迟缓，身材矮小，面容粗陋，骨骼发育不良；②智力低下；③眼部病变有角膜混浊，青光眼；④心血管系统异常有主动脉瓣反流，主动脉瓣狭窄，二尖瓣狭窄；⑤耳聋，肝脾肿大，疝气，脑积水，行为异常等。

【治疗和预后】

支持疗法能有效地改善患者的生活质量，可对呼吸及心血管合并症、耳聋及脑积水及脊髓受压等作各种相应的处理，必要时作积极的抗感染处理。国外采用骨髓移植（bone marrow transplantation，BMT）治疗 MPS 患者，2 岁内给予 BMT 治疗能使部分患儿进入正常发育轨道，并能改善组织中GAGs 贮积的状况，但该治疗对神经系统症状的疗效尚须进一步评价，移植物抗宿主病等治疗风险和价格昂贵是影响其应用的主要因素。近年来酶替代治疗发展很快，国外已有可用于 MPSⅠ、Ⅱ及Ⅵ型的酶制剂，但价格昂贵。静脉注射重组 IDUA 在临床上取得了较好的效果。基因治疗是将来的发展趋势。

MPSⅠH 的预后极差，通常在幼年时夭折（平均 6 岁左右），积极支持疗法可延长生命。其他各型

MPS 患者临床变异大，其预后需根据病情分析，一般较 MPS Ⅰ H 好。

【实验室诊断】

采用甲苯胺蓝试验检测尿液中 GAGs 及尿 GAGs 电泳可对该病进行筛查。检测患者白细胞或成纤维细胞中的 IDUA 酶活性可用于本病的确诊和分型。X 线检测骨骼发育的异常改变有助于本病的诊断。MPS Ⅰ H 患儿尿液中的 GAGs 一般均为阳性结果，但少数轻型患儿可表现为正常水平。

IDUA 基因突变检测及基因分型的阳性结果有确诊价值，同时，使用 IDUA 基因突变分析也可将杂合子检出。由于导致该病的 IDUA 基因突变存在变异性，其突变产生的临床表型变化较大，故突变分析在临床疾病分型的价值尚有待进一步的评估。

【风险评估与预防】

1. 本病为常染色体隐性遗传病。突变纯合子或双重杂合子个体患病。
2. MPS Ⅰ的临床表型变异很大，目前尚无法根据基因型预测临床表型的特点。
3. 产前诊断可于孕早期取绒毛或孕中期取羊水，测定绒毛细胞或经培养的羊水细胞的酶活性或直接电泳分析羊水 GAGs 及其含量。对已知突变的受累家庭可直接采用分子诊断技术进行产前诊断。
4. 目前国外已有成功开展该病植入前遗传诊断的报道。

二、鞘脂贮积症

鞘脂贮积症包括神经节苷脂贮积症（ganliosidosis）、鞘髓磷脂贮积症（sphingomyelin lipidosis）、葡萄酰基鞘脂贮积症（glucosylceramide lipidosis）和硫脂贮积症（sulfatide lipidosis）等一大类疾病。鞘脂分解代谢途径和主要相关酶的缺陷症见图 17-7，本节选取上述四种鞘脂代谢障碍的四个代表性疾病进行阐述。

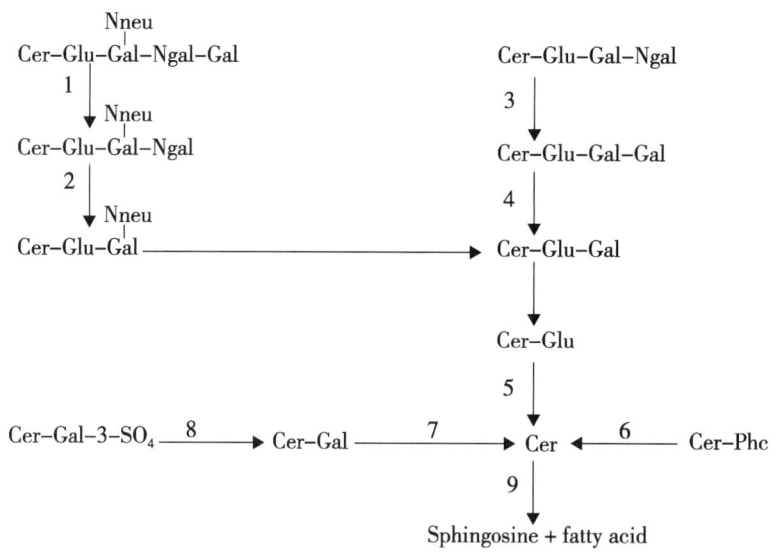

图 17-7 鞘脂分解代谢途径和主要相关酶的缺陷症

Cer：ceramide（神经酰胺，脂酰鞘氨醇）；Glu：glucose（葡萄糖）；Gal：galactose（半乳糖）；Ngal：N-acetylgalactosamine（N-乙酰半乳糖胺）；Nneu：N-acetylneuraminic acid（N-乙酰神经氨酸）；Phc：phosphorylcholine（磷酸胆碱）；Sphingosine：鞘氨醇；Cer-Gal-3-SO_4：半乳糖-3-硫酸脂酰鞘氨醇；1：β-半乳糖苷酶（GM1*）；2：氨基己糖苷酶 A（Tay-Sachs*）；3：氨基己糖苷酶 A 和 B（Sandhoff）；4：α-半乳糖苷酶（Fabry）；5：β-葡萄糖苷酶（Gaucher*）；6：鞘磷脂酶（Niemann-Pick*）；7：半乳糖神经酰胺酶（Krabbe）；8：芳香基硫脂酶 A（MLD*）；9：鞘氨醇酶（Farber）（带*者为本节内容）

表 17-4 神经节苷脂贮积症

型号和病名	酶缺陷	基因定位	遗传方式	OMIM编号	临床特征
GM1型β半-乳糖苷酶1缺乏症	β-半乳糖苷酶	3p21.33	常隐	230500	CNS受累，肌张力异常，肝脾肿大，樱桃红斑，分全身型、少年型和成年型
GM2型Tay Sachs病（B变异型）	氨基已糖酶A	15q23-q24	常隐	272800	CNS受累，瘫痪，痴呆，耳聋，失明，发育落后，樱桃红斑
GM2型已糖胺酶激活蛋白缺乏症（AB变异型）	已糖胺酶激活因子	5q31.3-q31.1	常隐	272750	CNS受累，肌张力异常，樱桃红斑，精神运动性迟滞，肌阵挛性癫痫发作，最明显的细胞改变是在神经系统中所有的神经元膨胀，溶酶体中充满贮积物形成膜性胞浆小体
GM2型Sandhoff病（0变异型）	氨基已糖酶β亚基	5q13	常隐	268800	CNS受累，失明，发育落后，肝脾肿大，樱桃红斑，分婴儿型、少年型和成年型

（一）Tay Sachs病

Tay Sachs病（Tay Sachs disease，TSD）[OMIM 230500] 属于神经节苷脂贮积病，后者包括 GM_1 和 GM_2 型二类疾病，涉及4种酶蛋白的代谢缺陷（表17-4）。其中Tay Sachs病是这组疾病中最严重的疾病，为 GM_2 型神经节苷脂贮积，又称氨基已糖酶A（HexA）缺乏症或B变异型 GM_2 神经节苷脂贮积，属常染色体隐性遗传病，在Ashkenazi犹太人群中发病率高，为1/3,600新生儿，欧美犹太人群基因携带者频率达1/45～1/30。其他非犹太人群发病率比前者低100倍以上。我国尚无该病的流行病学资料。

【遗传病理学】

经典TSD由定位于15q23-q24上编码HexA酶α亚基的 *HEXA* 基因突变所致。Hex A酶是由α2和β2亚基组成的四聚体，*HEXA* 基因全长35kb，含14个外显子，负责编码α亚基。该基因突变通过改变α亚基的结构或影响α2和β2亚基形成聚合体的稳定性来降低酶活性，但β亚基的基因功能正常，故称为B变异型。目前全球不同人群中已报道的突变至少有106种，包括错义突变、小的缺失突变、无义突变、剪接突变和大片段缺失（如包含外显子1的7.6kb缺失）等。在Ashkenazi犹太人中的基因突变几乎已被完全鉴定，达到99.9%，其中以1278 ins TATC和IVS12-1（G>C）突变最常见，约占犹太人群突变的83%，均严重影响酶活性，其纯合子或双重杂合子都导致经典TSD的发生。此外，还有一类称为B1变异型突变，该突变产生的同工酶可催化人工底物，但不能降解天然底物。这类突变以Arg178His最常见，主要见于少年期发病的患者。目前已在三例中国人婴儿型患者检测出三种突变，分别为547 ins A移码突变，Trp485Arg（nt 1453 T>C）和Glu482Cys（nt 1444 G>A）错义突变。前两种为中国人特有的突变，Glu482Cys曾在意大利人中有报道。

由 *HEXA* 基因突变产生的变异酶蛋白能使酶活性下降，从而导致GAGs类代谢物堆积，其主要后果是造成神经元细胞损伤和丢失。研究显示残留的HexA酶活性与临床表型严重程度的关系为：经典TSD病例的残留酶活性为正常对照的0.1%；婴儿期后发病者的残留酶活性为0.5%；成人期发病者的残留酶活性为2%～4%。健康成人中的'低HexA酶'活性水平为正常对照的11%～20%。

【临床特征】

经典TSD通常在婴儿期发病，出生后3～6个月出现运动障碍，对声音过敏，惊厥；6个月以后明显无力；1岁以后进行性智力及运动功能减退，吞咽困难；1岁半后进行性耳聋、失明、痴呆，故又称黑矇性痴呆，眼底有特征性樱桃红斑。病程后期呈去大脑强直。在2～6岁发病的患者，早期症状为共济失调、失语、手足徐动，常有肌萎缩症和肌肉痛性痉挛，病程后期也可呈现去大脑强直，失明发生晚，眼底樱桃红斑不典型。成人期发病者临床表现变异很大，以脊髓小脑症状及下运动神经元功能不全表现最明显。1/3患者有精神病,常为精神分裂症青春型及慢性个性衰变。部分患者可表现正常智力,视力检查也可正常。

【治疗和预后】

本病无特效治疗。目前正在研究的治疗手段包括骨髓移植、酶替代疗法和基因治疗,这些方法尚未成为临床上成熟的治疗手段。

经典Tay-Sachs病预后凶险,一般在2~3岁死亡。少年期起病者多于5~15岁死亡。少数成年起病者可长期存活。

【实验室诊断】

患儿和携带者的红细胞中鞘磷脂水平均降低,故该指标可用于诊断疾病和携带者的检测。国外已建立采用滤纸干血斑检测氨基已糖酶A及总氨基已糖酶活性进行新生儿筛查的酶学快速筛查技术,该技术可区分病人和携带者。血清和白细胞中氨基已糖酶A活性降低可诊断本病。眼底镜检查可发现位于中心位置的典型"樱桃红斑"。

HEXA基因突变检测及基因分型的阳性结果有确诊价值,同时,HEXA基因突变分析也可检出杂合子。

【风险评估与预防】

1. 本病为常染色体隐性遗传病。突变纯合子或双重杂合子个体患病。

2. 在高风险人群,特别是针对犹太人群的携带者筛查和产前诊断预防计划在西方一些国家已取得成功的经验。

3. 通过测定孕早期绒毛细胞或孕中期羊水细胞的HexA酶活性可对胎儿作产前诊断。采用分子诊断技术已成为欧美国家进行该病产前诊断的主流技术。

4. 目前国外已有成功开展该病植入前遗传诊断的报道。

(二)尼曼-匹克病

尼曼-匹克病(Niemann-Pick disease)是一种遗传性糖脂代谢病,属常染色体隐性遗传。此病主要分为A[OMIM 257200],B[OMIM 607616],C1[OMIM 257220]和C2[OMIM 607625]四型,分布于全世界,A型多见于Ashkenazi犹太人,B型多见于土耳其,阿拉伯和北非人。荷兰A和B型的发病率为0.53/10万,C1和C2型的发病率为0.35/10万。西欧C1和C2型的发病率约为1/15万。我国的发病率未见报道。

【遗传病理学】

A,B型尼曼-匹克病是由于酸性鞘磷脂酶(ASM)缺乏,机体不能分解鞘磷脂,导致过多的鞘磷脂沉积在单核巨噬细胞或神经组织细胞里而发病。酸性鞘磷脂酶是由鞘磷脂磷酸二酯酶-1基因(SMPD1)编码的酶蛋白,基因定位于11p15.4-p15.1,包括6个外显子。在白人中已发现40余种突变,包括Arg496Leu,Arg608del,Gly577Ser,Ser436Arg,Leu261Ter和Leu178fs等。导致ASM截短肽链的小缺失、无义突变和抑制酶催化活性的错义突变是尼曼-匹克病A型的病因,而产生有残余催化活性的缺陷酶的错义突变会引起B型。

C1,C2型尼曼-匹克病是由于外源胆固醇酯化和运输障碍,导致胆固醇在溶酶体内沉积而致病。其中C1型是由NPC1基因突变引起,该基因定位于18q11-q12,包括25个外显子,长47kb,编码一种主要位于晚期内涵体的膜糖蛋白。在白人中已发现约200种的突变。在台湾发现的突变包括Asn968Ser,Gly1015Val,Gly1034Arg,Val1212Leu,Ser738Stop和Ile635fs。C2型是由NPC2基因突变引起,该基因定位于14q24.3,包括5个外显子,编码一种可结合胆固醇的可溶性的溶酶体蛋白。目前在白人中已发现13种突变。C1和C2型在生化和临床方面没有明显的区别。

【临床特征】

A型最常见。多在出生后6个月发病,3岁内死亡。可见黄疸,肝脾肿大,精神运动发育迟缓,肌张力减低或肌强直。可出现视网膜樱桃红斑,角膜混浊。

B型不累及神经系统，但内脏广泛受累，包括肝脾肿大，肺部病变。有生长发育迟缓。患者可以存活至成人期。

C1型及C2型临床表现变化多样，但以神经退行性病变最为明显。儿童期发病者常在2~4岁发病，可见共济失调，癫痫大发作，垂直性核上性凝视麻痹，痴呆，精神病样症状。肝脾肿大相对较轻，可见胆汁淤积性黄疸。儿童期发病者病情进展迅速，患者常在5~15岁死亡。成人期发病者起病隐袭，病情进展缓慢。

【治疗和预后】

本病以对症治疗为主。支气管肺泡灌洗可以改善呼吸道的症状，镇静剂可以改善睡眠，脾功能亢进者可行脾切除治疗。

对A，B型的治疗可试行骨髓移植或造血干细胞移植，治疗效果需进一步的观察，临床应用尚不普遍。通过羊膜上皮细胞植入术，来补充外源性的鞘磷脂酶，可以改善临床症状。C1，C2型有用miglustat进行底物消减治疗，但仍处于研究阶段。

预后差，A型患者多在3岁内死亡。B型患者可以存活至成人期。儿童期发病的C1，C2型患者常在5~15岁死亡，成人期发病者可长期存活。

【实验室诊断】

对于A，B型，检测酸性鞘磷脂酶的活性，组织检查及基因诊断能够确诊。可通过放射标记或荧光底物法检测皮肤成纤维细胞酸性鞘磷脂酶的活性，患者的酶活性有所下降，但部分患者仍为正常。以荧光为基础的HPLC或电喷雾电离质谱也可以检测酸性鞘磷脂酶。骨髓、肝脾、淋巴结中可见泡沫状细胞（尼曼-匹克细胞）或海蓝组织细胞。血常规可有三系减少。血生化有HDL胆固醇降低，甘油三酯升高，LDL胆固醇升高。高分辨CT有助于发现肺部病变，B超能检查肝脾病变情况。基因诊断可以确定患者突变类型，也可以用于对携带者的检查。

对于C1，C2型，组织检查及基因诊断具有确诊价值。骨髓、肝脾、淋巴结中可见泡沫状细胞（尼曼-匹克细胞）或海蓝组织细胞。皮肤成纤维细胞或骨髓泡沫状细胞filipin染色，可以发现细胞核周围出现颗粒状荧光。基因诊断可以确定患者突变类型。患者LDL来源的胆固醇酯化率下降。MRI可以发现患者脑部萎缩。

【风险评估与预防】

1. 本病为常染色体隐性遗传病，突变纯合子及双重杂合子个体患病。
2. 以荧光为基础的HPLC检测酸性鞘磷脂酶可以筛查A，B型携带者。通过检测干血斑酸性鞘磷脂酶的活性，可筛查A，B型新生儿患者。基因突变分析可用于筛查C1，C2型携带者。
3. 羊水细胞或绒毛细胞的酸性鞘磷脂酶的活性检测可用于上述4型尼曼-匹克病的产前诊断。对已知突变的受累家庭可直接采用分子诊断技术进行产前诊断。
4. 通过产前诊断选择性淘汰受累重型胎儿是目前预防该病的首选方案。国外已有对A，B型进行植入前诊断的报道。

（三）戈谢病

戈谢病（Gaucher disease）是一种遗传性糖脂代谢病，属常染色体隐性遗传，主要分为Ⅰ型[OMIM 230800]，Ⅱ型[OMIM 230900]和Ⅲ型[OMIM 231000]。此病在世界各地均有发病，在澳大利亚发病率约1/57,000，荷兰发病率约1.16/10万。在Ashkenazi犹太人中，此病发病率较高。其中Ⅰ型发病率可高达1/855，携带者的频率为1/18。中国人发病率未见报道。

【遗传病理学】

戈谢病是由于溶酶体中酸性β葡萄糖苷酶（GBA）的缺乏，使葡萄糖脑苷脂不能正常代谢，主要积聚在肝脾、骨骼和中枢神经系统的单核巨噬细胞系统中，而引起相应的临床表现。编码GBA的基因定位在1q21，全长7kb，包括11个外显子。在此基因下游16kb处有一个高度同源的假基因（5kb）。目前全球不同人群中发现的基因突变已经超过200种，包括错义突变、无义突变、剪接结合区突变、缺失或插入突变等。白人中较常见的突变种类有 Asn370Ser，84GG，IVS2+1G>A 和 Leu444Pro 等。中国人群的突变种类有 phe37Val，Gly46Glu，Arg48Trp，Arg120Tre，Asn188Ser，Gly202Arg，Tyr205Cys，Phe213Ile，Arg353Trp，Val375Leu，Asp409His，Leu444Pro，Pro122Leu，Tyr363Cys，Asn382Lys，Leu383Arg，Leu385Pro 和 Met416Val。而且在所报突变中以 Leu444Pro 最常见。我国台湾人的突变有 c.841-842insTGA，Thr1448Cys，Asn188Ser。研究发现，不同的基因突变会导致不同程度的 GBA 活性的降低。患者的酶活性降低至正常人的 0%～15%。

【临床特征】

戈谢病临床表现差异较大，根据发病年龄，起病缓急，是否累及神经系统，主要可以分为以下几种类型：

Ⅰ型（noncerebral juvenile type）：无原发性的神经系统损害。可有骨骼异常，包括无症状的骨质减少，骨坏死，急性或慢性骨痛，关节炎及病理性骨折等。有肝脾肿大，并常伴有脾功能亢进，全血细胞减少。出现脾梗死时可有急性腹痛，可发生脾破裂。肺部病变有间质性肺炎，肺动脉高压。由于骨骼损害，可以导致继发性的神经系统异常，如脊髓或神经根压迫。皮肤色素沉着，结膜黄斑。

Ⅱ型（infantile cerebral or acute neuronopathic type）：多见于婴儿，病情进展迅速，可见肝脾肿大，腹部膨隆，神经系统异常，头部后屈，斜视，吞咽困难，肌张力增高。预后较差。

Ⅲ型（juvenile and adult，cerebral or chronic neuronopathic type）：发病年龄多变，各脏器损害类似Ⅰ型。神经系统异常包括共济失调，痉挛性截瘫，癫痫大发作或精神运动性发作，核上性眼肌麻痹，痴呆。有特征性的核上性凝视麻痹。常见肝脾肿大。

【治疗和预后】

酶替代治疗是目前最主要的治疗手段，可以显著改善患者的临床表现，包括血红蛋白和血小板升高，肝脾回缩，身高及体重增加，骨痛消失等，但治疗费用昂贵，故限制了临床应用。使用的药物包括 ceredase（从人胎盘组织中提取的 GBA），Cerezyme（美国 Genzyme 公司生产的基因工程 GBA）。Cerezyme 的使用方法为 60U/kg，加入生理盐水中静脉滴注，每两周一次。或 2.3U/kg，每周三次，同样可以有良好的治疗效果。

在国外有对儿童患者开展骨髓移植手术，治疗效果明显，关键是要有与患者 HLA 配型相同的骨髓供者。脾大的患者可以实行部分或全部脾切除术。贫血或出血的患者需要输血制品。骨痛患者可以使用镇痛药。关节置换术可用于改善关节功能或减轻疼痛。口服二磷酸盐和钙剂有助于提高骨密度。分子伴侣治疗，使用 miglustat 进行底物消减治疗仍在研究之中。

Ⅰ型和Ⅲ型预后较好，患者病情呈进行性发展，可以长期存活。Ⅱ型预后差，患者病情进展迅速，常在1岁内死亡。

【实验室诊断】

检测 GBA 的活性，组织检查及基因诊断具有确诊价值。利用荧光底物法检测 GBA 的活性，患者的酶活性降低至正常人的 0%～15%。酶活性与疾病的严重程度并无明显相关性。组织检查中，骨髓、肝脾、淋巴结及皮肤成纤维细胞可见脂质充盈的巨噬细胞（戈谢细胞）。细胞浆丰富，呈毛玻璃状或网状结构，细胞核小，可有多个，偏心位。基因诊断可检测编码 GBA 的基因突变，并可用于产前诊断。

血常规可有贫血、白细胞减少、血小板减少等。血酸性磷酸酶有升高。胸部 X 线检查可以发现肺部病变，X 线检查还可有相应的骨质疏松、骨质破坏和骨折的表现。MRI 能早期发现骨骼系统的损害。脑 SPECT 可以发现脑血流和代谢分布的改变。

【风险评估与预防】

1. 本病为常染色体隐性遗传病，突变纯合子及双重杂合子个体患病。

2. 采用干血斑 GBA 的活性检测筛查新生儿，可以早期发现戈谢病患儿。给以酶替代治疗，有助于改善其临床症状或促进其生长发育。

3. 羊水细胞或绒毛细胞的 GBA 活性检测可用于戈谢病的产前诊断。对已知突变的受累家庭可直接采用分子诊断技术进行产前诊断。

4. Ⅱ型患者病情严重,通过产前诊断选择性淘汰受累重型胎儿是目前预防该病的首选方案。

(四)异染性脑白质营养不良

异染性脑白质营养不良(metachromatic leukodystrophy, MLD)[OMIM 250100]属常染色体隐性遗传病,又称芳基硫酸酯酶 A 缺乏症(arylsulfatase A deficiency),为鞘脂贮积症中的硫脂贮积病,是一种髓鞘代谢障碍的遗传病。估计该病的人群基因频率为 0.5%,发病率为 1/40,000,我国尚无流行病学资料。

【遗传病理学】

MLD 是由于催化含 3-O-硫酸半乳糖基的脑苷脂脱硫酸盐的代谢环节的酶缺陷所致,这一代谢步骤需要芳基硫酸酯酶 A(arylsulfatase A, ASA)及激活蛋白 saposin B 的共同作用。两者缺少一种均可发生 MLD,但 saposin B 缺乏罕见,绝大多数为 ASA 缺乏所致。ASA 的编码基因 ARSA [OMIM 607574] 定位于 22q13.31-qter,全长 3.2kb,共 8 个外显子,目前全球不同人群中已报道有至少 105 种基因突变类型,主要为错义突变、小的缺失突变、无义突变和剪接突变等。其中包括几种假性缺乏等位基因(Pd),如 Asn350Ser 突变,后者可引起 ASA 活性降低,但不导致 MLD。不同地区和种族有各自的优势等位基因,仅有少数几种是常见的,如欧洲人群中 cd459+1G>A 和 p.Pro426Leu 二种突变占所有突变等位基因的 43.8%。中国人中目前仅报道了 2 种错义突变(Arg84Gln 和 Gly99Val)和一种假性缺乏顺式突变 A2725G-A1788G。基因突变使 ASA 缺如或活性降低,导致硫酸半乳糖基酰基鞘氨醇积聚,后者主要累及中枢神经系统的白质及外周神经系统,造成脱髓鞘,神经胶质增生、海绵体退化及脑萎缩。此外,少数在其他脏器如肾、胆囊及肝贮积。MLD 患者受累细胞的溶酶体中因硫酸脑苷脂贮积而呈异染性。ASA 活性在 Pd/Pd 纯合子为正常的 10%~50%,一般不产生 MLD 正常的 Pd/ASA-双重杂合子为 10%,导致轻度 MLD;ASA-/ASA-酶活性显著降低,导致重度 MLD。

【临床特征】

临床上按发病年龄分为三型,分别为:①晚期婴儿型:于 1~2 岁发病。首发症状为走路不稳,共济失调。发育迟缓、无力、外周神经病。继之进行性精神运动能力倒退及中枢与周围神经系统退化。肌张力低,构音障碍及失语、视神经萎缩及失明,眼球震颤、躯干及肢体失控、痉挛,可有惊厥,呼吸及喂养困难。眼底黄斑区可见灰色变色区。脑脊液中蛋白浓度升高。神经传导速度减慢。脑 CT 显示白质萎缩、脑室扩大及脑沟增宽。②少年型:于 4~14 岁发病,少数 16~20 岁才发病。早期症状为性格或在学校行为的改变,步态不稳、运动失调、说话困难或不能节制,锥体束征阳性。病情发展与婴儿晚期型相似,但较慢。常有惊厥。③成人型:在青春期后发病,也有报道 50 岁发病者。早期症状为精神不稳定,表情淡漠,性格改变,理解力减退,无力,不能节制,痴呆或精神病。继之发展为进行性痴呆,共济失调,肌张力低,视神经萎缩及痉挛状态。

【治疗和预后】

无特效治疗。BMT 可明显改善症状,并可阻止病情进展,使病情得到较长时间稳定,但无治愈报道。酶替代疗法和基因治疗尚属尚在研究中。

起病年龄越早,病情越重,预后越差。晚期婴儿型多数患儿在发病后 2~4 年死亡。少年型多数患者在发病后 4~6 年死亡。成人型大部分病人在发病后 5~10 年死亡。有的患者病程进展慢,病后可活数十年。

【实验室诊断】

采用 Austin 实验尿液 ASA 酶活性下降是早期诊断该病的有用指标。外周血白细胞及皮肤成纤维细胞 ASA 活性测定可用于临床诊断指标。串联质谱检测尿沉淀物中硫脂类代谢物可用于该病的诊断。周围神经活检可见雪旺细胞浆内异染性沉淀和硫脂包涵体;核磁共振(MRI)可发现双侧半卵圆中心和侧脑室周围白质有特征性改变,早期皮层下白质不受累,主要累及胼胝体膝部和压部。MRI 检测常可发现在 Pelizaeus-Merzbacher 病中的特异性"虎斑状"改变。CT 检查可有脑白质脱髓鞘病变;电生理检测可发现神经传导速度减慢，成人型可无周围神经临床和电生理改变。

ARSA 基因突变检测及基因分型的阳性结果有确诊价值，同时，ARSA 基因突变分析也可检出杂合子。分子诊断需特别注意区分良性 ASA 假性缺乏突变。

【风险评估与预防】

1. 本病为常染色体隐性遗传病。突变纯合子或双重杂合子个体患病。

2. 绒毛或经培养的羊水细胞 ASA 活性测定用于产前诊断。对已知突变的受累家庭可直接采用分子诊断技术进行产前诊断。

3. 通过产前诊断选择性淘汰受累重型胎儿是目前预防该病的首选方案。

4. 目前在世界上已发现的良性 ASA 假性缺乏突变主要为 Asn350Ser－A1620 G 顺式突变或 Asn350Ser，其频率在人群有较高的频率，白种人中为 7.5%～20%。中国人中的该假性缺乏突变为 A2725G-A1788G。

（罗小平　徐湘民　伊　鹏）

主要参考文献

1. Blau N, Erlandsen H. The metabolic and molecular bases of tetrahydrobiopterin- responsive phenylalanine hydroxylase deficiency. Mol Genet Metab, 2004, 82: 101-1
2. Clarke JTR. A clinical guide to inherited metabolic diseases, 2nd ed. Cambridge: Cambridge University Press, 2002
3. Desviat LR, Perez B, Perez-Cerda C, et al. Propionic acidemia: mutation update and functional and structural effects of the variant alleles. Mol Genet Metab, 2004, 83: 28-37
4. 方俊敏，王慕逖. 遗传性代谢缺陷病的诊断. 中华儿科杂志, 2001, 39: 176-9
5. 顾学范，王治国. 中国 580 万新生儿苯丙酮尿症和先天性甲状腺功能减低症的筛查. 中华预防医学杂志, 2004, 38: 99-102
6. 顾学范. 串联质谱仪在新生儿遗传代谢病筛查中的应用. 北京大学学报（医学版）, 2006, 38: 103-6
7. Gao HZ, Kobayashi K, Tabata A, et al. Identification of 16 novel mutations in the argininosuccinate synthetase gene and genotype-phenotype correlation in 38 classical citrullinemia patients. Hum Mutat, 2003, 22: 24-34
8. Haberle J, Koch HG. Genetic approach to prenatal diagnosis in urea cycle defects. Prenat Diagn., 2004, 24: 378-83
9. Magera MJ, Gunawardena ND, Hahn SH, et al. Quantitative determination of succinylacetone in dried blood spots for newborn screening of tyrosinemia type I. Mol Genet Metab, 2006, 88: 16-21
10. Ogier de Baulny H, Saudubray JM. Branched-chain organic acidurias. Semin Neonatol, 2002, 7: 65-74
11. Pang CP, Law LK, Mak YT, et al. Biochemical investigation of young hospitalized Chinese children: results over a 7-year period. Am J Med Genet, 1997, 12; 72: 417-21
12. Qiu WJ, Gu XF, Ye J, et al. Molecular genetic analysis of glycogen storage disease type Ia in 26 Chinese patients. J Inherit Metab Dis, 2003, 26: 811-2
13. 全国新生儿筛查协作组. 我国八大城市新生儿筛查 5 年回顾. 中华儿科杂志, 1997, 35: 655-6
14. Rhead WJ. Newborn screening for medium-chain acyl-CoA dehydrogenase deficiency: A global perspective. J Inherit Metab Dis, 2006, 29: 370-7
15. Scriver CR, Beaudet AL, Sly WS, et al. The metabolic and molecular bases of inherited diseases, 8th ed, New York: McGraw-Hill, 2001
16. Shu SG, Tsai CR, Chen LH, et al. Type I glutaric aciduria: phenotypes and genotypes in 5 Taiwanese children. J Formos Med Assoc, 2003, 102: 729-32
17. Strauss KA, Puffenberger EG, Robinson DL, et al. Type I glutaric aciduria, part 1: natural history of 77 patients. Am J Med Genet, 2003, 121C: 38-52
18. Tang NL, Hui J, Law LK, et al. Recurrent and novel mutations of GCDH gene in Chinese glutaric acidemia type I families. Hum Mutat, 2000, 16: 446
19. Tang NL, Hui J, Law LK, et al. Overview of common inherited metabolic diseases in a Southern Chinese population of

Hong Kong. Clin Chim Acta, 2001, 313: 195-201
20. Vockley J, Ensenauer R. Isovaleric acidemia: new aspects of genetic and phenotypic heterogeneity. Am J Med Genet C Semin Med Genet, 2006, 142: 95-103
21. Wilcken B, Wiley V, Hammond J, et al. Screening newborns for inborn errors of metabolism by tandem mass spectrometry. N Engl J Med, 2003, 348: 2304-12
22. Wong LJ, Hwu WL, Dai P, et al. Molecular genetics of glycogen-storage disease type 1a in Chinese patients of Taiwan. Mol Genet Metab, 2001, 72: 175-80
23. Yang X, Sakamoto O, Matsubara Y, et al. Mutation spectrum of the PCCA and PCCB genes in Japanese patients with propionic acidemia. Mol Genet Metab, 2004, 81: 335-42
24. 杨艳玲，常俊霞，袁云等. 迟发型尿素循环障碍的临床与实验室研究. 中华神经科杂志, 2004, 37: 158-61
25. 杨艳玲，孙芳，钱宁等. 尿素循环障碍的临床和实验室筛查研究. 中华儿科杂志, 2005, 43: 331-4
26. Zaffanello M, Zamboni G, Schadewaldt P, et al. Neonatal screening, clinical features and genetic testing for galactosemia. Genet Med, 2005, 7: 211-2
27. Biery BJ, Stein DE, Morton DH, et al. Gene structure and mutations of glutaryl-coenzyme A dehydrogenase: impaired association of enzyme subunits that is due to an A421V substitution causes glutaric acidemia type I in the Amish. Am J Hum Gene, 1996, 59: 1006-11
28. Blau N, Erlandsen H. The metabolic and molecular bases of tetrahydrobiopterin- responsive phenylalanine hydroxylase deficiency. Mol Genet Metab, 2004, 82: 101-11
29. Clarke JTR. A clinical guide to inherited metabolic diseases, 2nd ed. Cambridge: Cambridge University Press, 2002
30. De Jongh S, Vreken P, Wanders RJA, et al. Spontaneous pregnancy in a patient with classical galactosaemia. J Inherit Metab Dis, 1999, 22: 754-5
31. Elpeleg ON. The molecular background of glycogen metabolism disorders. J Pediatr Endocrinol Metab, 1999, 12: 363-79
32. Elsas LJ II, Lai K. The molecular biology of galactosemia. Genet Med, 1998, 1: 40-8
33. Endo F, Matsuura T, Yanagita K, et al. Clinical manifestations of inborn errors of the urea cycle and related metabolic disorders during childhood. J Nutr, 2004, 134 (6 Suppl): 1605S-9S
34. Ensenauer R, Vockley J, Willard JM, et al. A common mutation is associated with a mild, potentially asymptomatic phenotype in patients with isovaleric acidemia diagnosed by newborn screening. Am J Hum Genet, 2004, 75: 1136-42
35. Holme E, Lindstedt S. Nontransplant treatment of tyrosinemia. Clin Liver Dis, 2000, 4: 805-14
36. Lei K-J, Shelly LL, Lin B, et al. Mutations in the glucose-6-phosphatase gene are associated with glycogen storage disease types 1a and 1aSP but not 1b and 1c. J Clin Invest, 1995, 95: 234-40
37. Lugowska A, Amaral O, Berger J, et al. Mutations c.459+1G>A and p. P426L in the ARSA gene: prevalence in metachromatic leukodystrophy patients from European countries. Mol Genet Metab, 2005, 86 (3): 353-9
38. McBride KL, Miller G, Carter S, et al. Developmental outcomes with early orthotopic liver transplantation for infants with neonatal-onset urea cycle defects and a female patient with late-onset ornithine transcarbamylase deficiency. Pediatrics, 2004, 114: 523-6
39. Ogier de Baulny H, Saudubray JM. Branched-chain organic acidurias. Semin Neonatol, 2002, 7: 65-74
40. Russo PA, Mitchell GA, Tanguay RM. Tyrosinemia: a review. Pediatr Dev Pathol, 2001, 4: 212-21
41. Ryan IP, Havel RJ, Laros RK Jr. Three consecutive pregnancies in a patient with glycogen storage disease type IA (von Gierke's disease). Am J Obstet Gynec, 1994, 170: 1687-91
42. 施惠平，郭玉凤，张为民. 溶酶体贮积症的病历诊断及产前诊断. 中华医学遗传学杂志, 1993, 10: 10-3
43. 施惠平，张为民，臧晏. 中国10例戈谢病基因型与临床表型的相关性. 中华儿科杂志, 2001, 39: 131-3
44. Strauss KA, Puffenberger EG, Robinson DL, et al. Type I glutaric aciduria, part 1: natural history of 77 patients. Am J Med Genet, 2003, 121C: 38-52
45. Vockley J, Singh RH, Whiteman DA. Diagnosis and management of defects of mitochondrial beta-oxidation. Curr Opin Clin Nutr Metab Care, 2002, 5: 601-9
46. 于洪枫，曾端薄，林群娣. 中国人粘多糖贮积症Ⅰ型IDUA基因突变的检测. 中山医科大学学报, 2001, 22: 439-42

47. Wang J, Jiang Y, Shi H, et al. Analysis of ARSA mutations in Chinese family with metachromatic Leukodystrophy. Zhonghua Yi Xue Yi Chuan Xue Za Zhi, 2006, 23: 378-82
48. Zaffanello M, Zamboni G, Schadewaldt P, et al. Neonatal screening, clinical features and genetic testing for galactosemia. Genet Med, 2005, 7: 211-2
49. 张为民, 施惠平, 郭玉凤. 高雪氏病的诊断及产前诊断. 中华遗传学杂志, 1992, 9: 2-3
50. 张为民, 施惠平, 郭玉凤. 婴儿型 GM_1 神经节苷脂贮积症的产前诊断. 中华医学遗传学杂志, 1996, 13: 251

第18章 骨骼疾病遗传咨询

第一节 先天性髋关节脱位

先天性髋关节脱位（congenital dislocation of hip，CDH）[OMIM 142700]是临床上最常见，但处理比较困难的先天性畸形之一。该病在公元前 Hippocrates 就有论述，但一直认为是不可治疗的。约在100年前采用手法复位及手术治疗以来，在治疗方法及疗效方面均有突破性进展，现认为该病为多基因遗传病。先天性髋关节脱位的发病率差异较大，欧洲某些国家可达4%，而非洲的发病率则低至0.05%。我国的资料显示发病率在1‰～4‰之间。出生发病率约为0.5%。

【遗传病理学】

先天性髋关节脱位的遗传背景复杂，尚未阐明。多数认为本病属多基因遗传病，其遗传特点为：亲缘关系越近发病率越高，同卵双生儿发病率明显高于异卵双生儿，患者一级亲属中的患病率与普通人群新生儿发病率均值的$\sqrt{}$值相近。该病男性患者明显多于女性（比例1∶6），先证者之双亲之一绝大多数并非患者。也有一些单基因病如马凡综合征、Ehlers-Danlos 综合征等表现为先天性髋关节脱位症状。男-男的传递方式也可在先天性髋关节脱位家系中见到。

【临床特征】

多为单侧，左侧较右侧多一倍，臀位产比正常胎位发生率高，是正常胎位的2～10倍。男孩与女孩之比为1∶3，某些风俗习惯及气候条件对发病率也有一定影响。

先天性髋关节脱位主要病理变化包括髋臼、股骨头、颈和关节囊等几方面。出生时髋臼前、上、后缘均发育不良，髋臼浅，由于没有股骨头的刺激，髋臼发育受阻。股骨头较小，圆韧带肥厚，在站立前期尚容易回纳，由于股骨头脱位后不能在髋臼内正常运动，使其变小、扁平，形状不规则，肥厚的圆韧带妨碍复位。股骨颈前倾角增大，关节囊松弛，随股骨头脱位而被拉长呈管状，"哑铃形"或"葫芦状"，因狭窄部太小，股骨头不能通过而造成手法复位失败。关节周围肌肉不同程度挛缩，臀中肌松弛，骨盆前倾，腰椎生理前凸加大。

先天性髋关节脱位病儿在站立、负重以前病理变化及临床表现较轻，治疗效果亦较好，负重后病变加重，疗效亦逐年下降。

（一）站立前期

即新生儿和婴儿期，该期的主要特点是：一部分为髋臼发育不良或不稳定髋，另一部分为半脱位或脱位，但临床症状轻微，可能的表现有：

1. 关节活动受限　典型表现为患儿肢体呈弯曲状，不愿伸直，活动较健侧差，无力，牵拉时可伸直，当松手后又呈屈曲状，患肢也可呈伸直外旋位，或双下肢呈交叉位。

2. 肢体缩短　单侧脱位时，患肢缩短。

3. 患儿会阴部增宽　以双侧脱位者更为明显，臀部、大腿内侧或腘窝的皮肤皱褶增多、加深，与健侧不对称。

4. 牵动患侧下肢时，有弹响声或弹响感。

发现患儿具有上述临床表现时，应作下列检查，以明确诊断。

1. 外展试验　正常婴儿可外展至70°～80°，若只能外展至50°～60°，则为阳性（＋），40°～50°为强阳性（＋＋）。对髋活动受限和外展试验阳性者，应认为是可疑病例而列为X线检查对象。

2. Allis 征　因髋脱位使大腿缩短，患侧膝关节较对侧低而呈阳性。该征仅适用于单侧脱位者。

3. 弹跳征（sign of the jerk） 该征是国内外公认的诊断先天性髋关节脱位的最主要的检查方法，也是可行的方法，操作为两步进行：

（1）入口弹跳（jerk of entry）：即 Ortolani 试验，该试验阳性即可诊断先天性髋关节脱位，但当小儿哭闹、乱动或内收肌挛缩时，虽有脱位，但该征仍可阴性。因此阴性结果不能排除先天性髋关节脱位。本试验仅适用于 3 周内的新生儿。

（2）出口弹跳（jerk of exit）：即 Barlow 试验，阳性结果表示有可能脱位而目前尚不处于脱位状态，所以诊断为不稳定髋，本法不能用于 3 周以上婴儿，以免造成损伤。

4. 超声学检查 近年来有关先天性髋关节脱位的超声学检查研究进展很快，因其可用于新生儿，有利于早期诊断，可作为普查手段应用。但是，尽管有很好的超声技术，大约 15% 的病例在出生时不能被发现。因此，在超声和 X 线照片的辅助下，对高风险的婴儿作反复的体检是对本病早期诊断的策略。

5. 放射学检查 新生儿及婴儿期普通 X 线平片对诊断髋关节脱位有一定困难，在出生后 4 个月摄包括双髋的骨盆片，可测定下列指标：

（1）髋臼指数：正常新生儿为 28°～30°，凡大于 35°者髋臼发育差，很可能是脱位。

（2）Perkin 线测量法：对股骨头骨骺尚未出现的新生儿可检查股骨颈喙突，在正常髋关节 X 线片上，股骨颈喙突应在 Perkin 线以内。

（3）Rosen 外展投照法：阳性结果可确定 CHD 诊断。

CT 或 MR 扫描对显示髋关节局部情况，尤其是软组织及软骨部分均可得到清楚显示，对诊断有困难者不妨采用。

（二）脱位期

患儿站立及行走后，症状日益明显，诊断并不困难，其表现首先是站立、走路较正常幼儿晚，臀部后耸，腰部前凸，行走时呈摇摆状，跛行，双侧者出现"鸭步"。检查时可见患肢缩短，内收肌挛缩，外展受限，大转子上移等。望远镜征及 Trendelenburg 征阳性。X 线摄片可确定脱位的性质和程度。

【治疗和预后】

对先天性髋关节脱位的治疗，获得满意效果的关键是早期诊断，早期治疗。早期的含义是新生儿及 3 个月以内的婴儿。这也是治疗许多先天性骨骼疾病唯一的黄金时期。出生 6 个月以内的先天性髋关节脱位患儿可使用外展尿枕（frejka's abduction pillow split）、Barlow 支架、Rosen 支架或 Pavlik 吊带治疗，使患髋保持治疗位置 2～4 个月。由于该期骨和关节的细胞增生迅速及塑形能力强，及时合理的治疗可使治愈率达到 90% 以上。

6～36 个月的患儿可行麻醉下手法复位及人字位石膏固定，手法不易复位者先行内收肌切断及下肢牵引。若手法复位失败则应手术切开复位及石膏固定术。

3～7 岁幼儿由于继发性病理变化已较严重，不能用手法获得复位，应该采用切开复位的方法，而且单纯的切开复位手术往往是不够的，一般都需要综合的手术方案，如加行关节囊紧缩，粗隆下旋转截骨术矫正前倾角过大，内翻截骨以纠正髋外翻，股骨缩短使股骨头压力减轻以及骨盆旋转截骨或髋臼成形术等。

8 岁以上患儿畸形已固定，任何手术方法都不可能获得一个正常活动的关节，可施行一些姑息性手术以减少病人的困难、疲劳与疼痛，如髋臼加盖或造架手术等。部分学者认为该期已不宜再进行手术治疗，等到成年后采用人工关节置换术解决。

【实验室诊断】

因先天性髋关节脱位的基本遗传缺陷及致病因素尚未阐明，其产前诊断的手段有限，近年来不少学者在先天性髋关节脱位超声检查方面作了有益探索，新生儿的先天性髋关节脱位超声检查主要了解髋臼指数、股骨头骨性髋臼覆盖率，以助早期诊断。

【风险评估与预防】

1. 按多基因病估计再发风险率约为 5%，但视不同的情况而异（表 18-1）。

2. 臀位者发病风险升高 10～15 倍，臀位时时间越长发病风险越高。

3. 先天性髋关节脱位患儿若能获得及时合理的治疗则预后良好，治愈率可达 90% 以上，否则势必造成关节功能丧失。及时处理胎位异常，减少臀位产以及改变不正确的新生儿包裹习俗对减少先天性髋关节脱位发病率应有一定作用。

表 18-1 先天性髋关节脱位再发风险

患者	风险对象	风险率	患者	风险对象	风险率
女性	兄弟	3%～4%	男性	兄弟	较女性的稍高
	姊妹	8%		姊妹	较女性的稍高
	子女	12.5%		子女	较女性的稍高
父或母加一小孩	子女	10%～15%			

第二节 先天性马蹄内翻足

先天性马蹄内翻足（congenital clubfoot）[OMIM 119800] 是一种常见的先天性畸形，其主要临床特征为前足内翻和内收，跟内翻及踝下垂，发病率约 1‰，但种族间有明显差异，如毛利（Maori）人的发病率达 7‰。

【遗传病理学】

先天性马蹄内翻足的病因未明，它可作为其他遗传疾病表型的一部分，以孟德尔方式遗传，如吹笛脸综合征、Larsen 综合征、Pierre-Rob 综合征中先天性马蹄内翻足均遵守一定的遗传法则，某些严重的染色体异常也合并马蹄内翻足，但目前仍未清楚马蹄内翻足的基本遗传缺陷。

单纯性马蹄内翻足的遗传方式一度认为属多基因遗传病，但不少学者的研究提示该病更符合多因子影响下的孟德尔单基因显性遗传，但外显不全。由于超声检查已能在孕 12 周时发现先天性马蹄内翻足的异常表现，其致病基因必然在此之前就发生异常表达，并认为与 HOX 基因家族中 HOXA 和 HOXD 的 5'端成员有关，有研究认为先天性马蹄内翻足的软组织挛缩、硬化、超微结构异常系转化生长因子 TGFβ、血小板衍生生长因子 PDGF 异常表达所致。

【临床特征】

临床上，马蹄内翻足是出生便能做出诊断的畸形，主要包括足前部的内翻和内收、跟的内翻、踝下垂，年长儿常伴有小腿内旋甚至股骨内旋，按其严重程度分为二型。轻型又称松弛型，畸形较轻，后跟大小正常，小腿没有变细，足背和踝前仍有皮纹。重型或僵硬型，后跟小并下垂和内翻，小腿肌萎缩，足背和踝前皮肤拉紧，内侧和足底有较深皮纹。

X 线检查可了解畸形程度，正位片上距骨与跟骨的纵轴正常为 20°～40°，小于 20°为跟内翻，第一跖骨的纵轴基本平行，大于 20°为前足内收。侧位片上距骨的纵轴与跟骨跖面的延伸线互成 35°～55°角，若小于 35°则为足后部下垂。

由于胎儿跗骨的骨化中心在 7 个月时才出现，加上难以确定投照体位，因而放射学检查对产前诊断意义不大。

【治疗和预后】

先天性马蹄内翻足的治疗原则是尽早做手法治疗。最好自出生后第一天就开始，轻型患儿通过手法治疗可收到良好疗效，如经 4～6 周手法治疗收效不大，可采用石膏矫形治疗。手法矫正后以石膏固定，每 2～3 周更换一次，若经手法及石膏固定至 6 个月时仍未见好转者应考虑手术治疗。

早期手术治疗基本上都是软组织松解手术，后侧松解手术包括跟腱延长，外侧切断跟腓、距腓韧带，内侧切断三角韧带的中后部。内侧松解手术原则上是松解足内侧、足底、足后侧的各种挛缩软组织，因而包括后侧松解的各个部分并再松解内侧的各种软组织，适用于重型、顽固或复发的病例，可配合前足内收畸形松解纠正及胫前肌移位术。

对经软组织松解手术仍未能纠正畸形或丧失早期治疗机会的年长患儿，可采用跟骨截骨术，跟骰关节融合术，年龄超过13岁患者可考虑三关节固定术矫正畸形。轻型患者及早期治疗患儿预后良好，重型患儿如未能及时治疗，将影响患足及下肢发育并对其功能造成影响。

【实验室诊断】

先天性马蹄内翻足的产前诊断较为困难，遗传学诊断尚无明显进展，因跗骨骨化中心出现迟，且难以投照，放射学检查意义不大。仅超声学检查具有实际应用价值，经不断探索目前已能在孕12周显示出踝部异常，对可疑者应追踪观察。

【风险评估与预防】

1. 如果是散发性单纯性先天性马蹄内翻再发风险为1%～5%。
2. 先证者是男性时，兄弟姊妹或子女的再发风险都为3%，先证者是女性时，兄弟姊妹的再发风险为5%，子女为3%；男性风险比女性的高。
3. 30%～40%病例有明显的病因，如先天性脊柱裂、神经肌肉疾病等。

第三节 马凡综合征

马凡综合征（Marfan syndrome）[OMIM 154700]是由于原纤维素基因突变引起。以骨骼、眼及心血管三大系统的缺陷为主要特征。因累及骨骼使手指细长，呈蜘蛛指（趾）样，故又称为蜘蛛指（趾）综合征（arachnodactyly）。由于部分轻症患者临床未能做出诊断，其准确发病率难以统计，约为1/20,000～1/5,000。

【遗传病理学】

本病属常染色体显性遗传性疾病。基因的外显性完全。原纤维素基因（fibrillin-1，*FBN1*）突变是马凡综合征遗传病理基础；位于第15号染色体15q21.1区域，基因很大，全长约110kb，编码序列为9.3kb，由65个外显子组成，编码的蛋白分子量约为350kD，原纤维素原（prefibrillin）蛋白含2871个氨基酸，其中约14%为半胱氨酸，含46个EGF样重复序列。在马凡综合征病人中，已发现100种以上的突变的，广泛分布于*FBN1*基因整个区域，多数为错义突变和拼接突变，大部分基因突变属功能丧失（loss of function）。基因突变的位置与表型无关，但新生儿突变多集中于第24到32外显子。

目前认为，除了*FBN1*基因突变外，马凡综合征发病还与β转化生长因子（transforming growth factor beta，TGFbeta）调控异常有关，β转化生长因子是支配细胞功能的细胞分裂家族的成员（Judge DP，2005）。

原纤维素是构成微纤丝或弹力纤维的主要成分，广泛地分布于主动脉、晶体悬韧带及骨膜，由于原纤维素异常造成结缔组织的伸展过度，导致主动脉扩张及晶状体移位，它在骨骼缺陷中的作用则通过骨膜间接发挥，结缔组织覆盖在骨膜表面，并在正常的生长过程中提供反作用力，当骨膜的弹性增加时，将出现骨骼生长过度。

【临床特征】

约2/3为家族性，另1/3为散发病例，常与父亲高年龄有关。具有高度的表性异质性，并以家族外之间患者为明显。

马凡综合征通常累及多个器官系统，但以骨骼、心血管和眼睛受累最常见，且随年龄增长畸形呈进行性发展。

骨骼：通常在开始走路后发现，患者身材不成比例的增高，肢体细长，蜘蛛脚样指（趾）及关节囊松弛导致关节活动过度，手长度超过身高11%，股长度超过身高的15%，上、下部量比例下降。下列两项检查可助临床诊断：①"拇指征"：即以四指包着拇指握紧拳头时，拇指端露出掌外，此乃拇指过长而手掌宽度较窄之故；②分段测量：立位测量耻骨联合至足底高度占整个身高的比例，正常人该比值小于0.55，Marfan综合征患者则大于该数值。可见胸廓畸形（漏斗胸或鸡胸），脊柱侧凸或后凸畸形，可伴有椎体滑脱、扁平足、复发性髋脱位，全身结缔组织张力不足还可导致腹股沟疝、膈疝、自发性气胸及肺气肿等。

心血管：以二尖瓣脱垂最常见，由此引起严重的二尖瓣反流，但通常没有症状；更为严重的是升主动脉扩张，可见于90%马凡综合征的病人。随着扩张加重（直径超过60mm），主动脉变得易于破裂，特别是由于妊娠或剧烈体育运动心输出量高等。主动脉变宽导致瓣膜伸展而引起主动脉反流，左室将扩大，进而心肌病发生，最终的结果是充血性心衰，是患者最常见的死亡原因。

眼睛：悬韧带松弛导致晶状体移位，双侧对称，约75%脱位方向向上，同时轻度向后移位。部分患者可见近视，角膜增大，虹膜透照，脉络膜变薄，小晶状体及蓝巩膜等。

其它：可见尖头畸形，硬脑膜扩张，骶部脊膜膨出等，但头围正常，智力发育不受影响。腭裂或悬雍垂裂，下颌前突，牙齿错位咬合，常见颞颌关节病。

放射学检查：常见指（趾）骨细长，四肢长管状骨过度生长征象，胸部X线检查可见心影扩大及升主动脉扩张。

超声心动图：超声心动图在婴儿早期即可显示瓣膜异常及主动脉扩张。

在同一马凡综合征家族里，具有相同基因突变的直属成员都会表现为严重的眼、心血管和骨骼系统异常；但具有相同基因突变的同胞或其他近亲患者则只表现出某一系统的轻度异常。

【治疗和预后】

对生长过快或有脊柱侧凸、扁平足且并发疼痛的儿科患者可以使用雌激素治疗，可阻止骨骼过度生长。有主动脉扩张的患者应避免剧烈活动。α-阻滞剂，例如普萘洛尔（Propranolol），可减少心输出量，常规应用于开始有主动脉根部扩张的患者。目前，升主动脉及主动脉瓣联合移植已有很高的成功率。对升主动脉直径超过6mm的马凡综合征病人，不管有主动脉反流与否，都应给予预防性置换术。

患者寿命与病情的严重程度有关，严重者常在青壮年期死亡，死因常为充血性心力衰竭或动脉瘤破裂。严重的脊柱侧弯也可因呼吸系统并发症而造成病情突然恶化。近20年来患者寿命预期已有提高，与医疗的改善及更多的轻型病例获得诊断有关。目前认为现代医疗措施可延长患者寿命13年，手术后20年生存率可达60%，男性或基因新突变的患者预后较差。对升主动脉弹性变化密切跟踪观察，及时发现和处理升主动脉扩张是降低死亡率的重要措施。

【实验室诊断】

对疾病的诊断主要靠临床表现，其诊断标准是：心血管、骨骼和眼睛特征性异常以及阳性家族史（指一级亲属）等四大类中的其中两类，再加上第三类里某些表现。

实验室诊断作用不大。虽然管状骨的生长过快在宫内已经出现，但大部分肢体过长的发生出现在妊娠晚期，因而通过超声或放射学检查评价肢体长度灵敏度不高，缺乏实用价值。

*FBN1*基因突变分析是一种费时、价高而且实验操作复杂的检测，其结果也不一定能完全达到诊断目的（仅有70%的临床病例显示阳性）。马凡综合征检测的失败或不合理的结果往往会给病人及其家属带来社会、人生以及医疗等方面的负影响，因此必须慎重考虑后作基因的实验室诊断（Summers KM等，2005）。但是，结合超声或放射学检查阳性结果和阳性家族史，通过产前基因分析作诊断具有实用价值。

【风险评估与预防】

1. 按常染色体显性遗传方式进行风险计算，基因表达完全。

2. 对*FBN1*的基因分析和检查可以将患者早期诊断。约15%的患者属基因新突变。对有疑问的家属成员要定期作眼科检查，密切观测眼晶状体移位的发生以作及时的诊断。

3. 要避免与心脏大负荷有关的运动，以避免充血性心力衰竭或动脉瘤破裂导致死亡。

4. 密切观察怀孕患者妊娠期的血流动力学改变对心血管的影响，若主动脉直径在妊娠晚期时超过45mm，应主张在38周行剖腹产术。主动脉根部直径大于40~42mm女患者不宜怀孕。

5. 对女性患者应给予包括妇产科、胎儿医学科、心血管科和临床遗传科等的综合性医疗服务和处理（Lalchandani S 等，2003）。

第四节 软骨发育不全

软骨发育不全（achondroplasia）[OMIM 100800]是在伴有侏儒症的100余种临床综合征中最常见的一种，其新生儿发病率为25~66/100万，由 *FGFR3* 基因突变而引发的肢根型短肢侏儒症。

【遗传病理学】

本病属常染色体显性遗传，外显完全，表型异质性十分低，但散发病例占80%~90%。与 *FGFR3* 基因突变相关，Gly380Arg 突变占95%以上的病例，个别为 Gly375Cys、Gly346Glu 突变。

基因定位于4p16.3，其大小为16.5kb，包含19个外显子和18个内含子，与其它 *FGFR* 基因一样，具有高度保守的结构。其结构主要由三部分组成：胞外区（配体结合区）、跨膜区和胞内区。胞内区包括被疏水性插入序列分开的酪氨酸激酶区。跨膜区 Gly380Arg 突变可以影响高度疏水的跨膜区 α-螺旋形成，在缺乏 FGFs 配体时可以激活受体。软骨发育不全型突变受体可激活 Stat1、Stat5a、Stat5b，上调细胞周期抑制子 p16、p18、p19，从而抑制软骨细胞增殖。

【临床特征】

肢体粗短是其临床特征，出生时不明显，一年后才显示如有生长不对称等异常。成年男性患者平均高度为125~137cm，女性为118~130cm。纯合子患者表现出更严重的短肢畸形，常因呼吸道损害而死亡。

主要表现包括头颅增大，脑积水，前额突出，鼻梁塌陷和面中部缩短，睡眠窒息常见，成年患者常有胸腰段驼背畸形。

婴儿患者肌张力减退，可随年龄增长而逐渐减轻，但运动系统发育迟缓，出生后3~4个月才能控制头部，24~36个月才能行走，大多数患者的活动技能发展滞后。若无严重脑积水或合并其它中枢神经系统并发症，患者智力通常发育正常。患者常在学龄期出现中耳炎，并逐渐发展为听力性耳聋。

手指粗短，第3、4指背离而使手部呈三叉戟样外观，可有肘部活动受限，膝内翻或足内翻畸形。

放射学特征包括特征性的腰1至腰5脊柱腰段椎弓根间距的逐渐变小，椎弓变短并可导致椎管前后径变窄；管状骨粗短、掌指骨短小、肋骨短伴末端凹陷、骨骺端变宽凹陷呈V型外观；颅底窄小，额骨前突而枕骨后突、枕骨大孔缩小呈漏斗状。

【治疗和预后】

临床治疗仅限于处理某些并发症。如有枕骨大孔缩窄导致延髓或颈髓近端压迫、脑积水者应手术减压，腰椎管狭窄导致脊髓或神经根压迫者可行椎板或椎弓根切除减压或椎管成形术治疗，驼背明显者施行矫治手术等。对有反复发作中耳炎者可放置压力平衡管以减少听力丧失危险。

普通患者寿命一般正常，儿童期可因鼻旁窦发育不良出现反复发作性上呼吸道感染。成年后多数健壮，但易患心血管系统疾病且是25~54岁年龄段的常见死亡原因。椎管狭窄是较为严重的并发症，可因此导致下肢麻木、乏力甚至瘫痪。

纯合子患儿畸形严重，多因脑干受压所致婴幼儿高位颈髓病及中枢性呼吸衰竭在婴儿期死亡。

【实验室诊断】

X线检查可以明确软骨发育不全骨骼畸形的详细情况，亦用于区别与软骨发育不全的相类似的其它类型的侏儒症，三维CT扫描及MR检查对显示骨骼畸形如枕骨大孔及腰椎形状，有无脊髓压迫具有独特优势。

超声学检查可用于产前诊断。纯合子患者畸形严重，超声检查可在胎儿3个月时发现畸形。

可以用分子遗传学方法分析基因突变，通过胎儿镜检查，取绒毛组织或羊水细胞作基因检测是最可靠的产前诊断方法。

【风险评估与预防】
1. 属常染色体显性遗传，但80%的病例属新基因突变，故患者同胞兄弟姊妹患病风险甚低。
2. 患者的父母都是杂合子患者时，其生育纯合子子女的风险为1/4，出生后短期内死亡。
3. 建议患者作产前诊断或作绝育手术是预防的最好方法。
4. 对矮小畸形造成的心理障碍提供心理咨询及辅导。
5. 应把怀孕患者视为高危病人，给予特别麻醉和产科医疗护理。

第五节 颅缝早闭综合征

颅缝早闭综合征（craniosynostosis syndrome）[OMIM 218600]是一种原发性颅骨发育紊乱、颅缝过早骨性融合而导致颅面部畸形的先天性疾患。其在新生儿的发生率约为4～6/10,000。骨缝早闭可以单独发生，也可以伴随身体其他部位的发育畸形同时存在，形成各种复合性综合征。

已证实多种颅缝早闭综合征的发生与成纤维细胞生长因子受体（fibroblast growth factor receptors, FGFR）的基因突变相关，FGFR在胚胎发育过程中起重要作用，FGFR1和FGFR2可表达在颅面骨板和肢芽外胚层顶端嵴形成过程中的前软骨和前骨中，而FGFR3则表达在软骨化内骨形成的软骨生成板上，FGFR基因突变导致其结构和功能的改变，使遗传信号传导错误。现已发现4种FGFR基因，其中的FGFR1、FGFR2、FGFR3三种成纤维细胞生长因子受体中任何一种的基因突变都可导致骨骼系统异常，包括颅骨及管状骨生长障碍，导致颅缝早闭综合征或侏儒综合征（dwarfism syndrome）的发生，其中最常见的有Crouzon综合征[OMIM 123500]、Jackson-Weiss综合征[OMIM 123150]、Pfeiffer综合征[OMIM 101600]和Apert综合征[OMIM 101200]等。相同的或不同的FGFR2基因突变，可以导致不同颅缝早闭综合征的发生，包括Crouzon综合征、Apert综合征、Jackson-Weiss综合征、Pfeiffer综合征Ⅰ型，Ⅱ型和Ⅲ型、Saethre-Chotzen综合征、Beare-Stevenson综合征等。Saethre-Chotzen综合征还与定位于7p21上的TWIST基因突变相关。

【遗传病理学】
通常为常染色体显性遗传，由FGFR1[OMIM 136350]、FGFR2[OMIM 176943]、FGFR3[OMIM 134934]三种基因突变引起，分别定位于8p12，10q25-26和4p12。

FGFR1或FGFR2的突变与Pfeiffer综合征Ⅰ型相关，大部分病例属散发，并与父亲高龄有关。遗传性病例都属常染色体显性遗传，外显率完全但具有不同的表型表达。

FGFR2的突变与Crouzon综合征的发生相关。约半数病例的基因突变属新发生性，与父亲高龄有关。余下半数病例的基因突变属家族性。

FGFR3突变与Crouzon综合征伴黑棘皮症相关，并且都表现为Ala391Glu突变，以女病人常见。

FGFR2突变与Apert综合征相关，几乎所有病例都与Ser252Trp和Pro253Arg突变有关。

FGFR2突变与Jackson-Weiss综合征相关，其特异性突变是Ala344Gly。

FGFR3突变与FGFR3相关性冠状缝早闭综合征（FGFR3-associated coronal synostosis syndrome）[OMIM 134934]的发生相关。

FGFR2基因突变与Apert综合征的发生相关，并且只限于1～2种。

FGFR蛋白结构类似，氨基酸同源性为55%～72%，均含胞外区、3个免疫球蛋白样区（IgⅠ，IgⅡ，IgⅢ）、跨膜区和胞浆酪氨酸蛋白激酶区等结构域。FGFR蛋白为细胞表面蛋白。FGF与FGFR结合后，活化的FGFR进一步与胞内下游信号传导蛋白结合和磷酸化。FGFR基因突变后导致信号传导途径的改变和不同的表型。目前认为FGFR导致颅缝早闭综合征或侏儒综合征的发生与突变受体分子的功能获得（gain of function）密切相关。755（FGFR1、FGFR2）或749（FGFR3）位上的C-G的突变，都导致位于IgⅡ和IgⅢ连接处Pro252Arg的氨基酸改变，但分别导致Pfeiffer综合征、Apert综合征、FGFR3相关性冠状缝早闭综合征的发生。

【临床特征】

Crouzon综合征

约半数病例有家族倾向，其新生儿发病率大致为15.5/100万，是最常见的常染色体显性遗传性的颅缝早闭综合征。

尖颅是最常见的临床特征，累及冠状缝则可导致塔形颅及颅骨前后径缩短，亦有三角形及三叶草样颅骨表现。骨缝早闭常累及多个颅缝，约2/3患者的冠状缝、矢状缝及人字缝均受累，可出现在出生时，但多在出生后第一年开始，在2~3岁时完成。眼窝变浅和眼球突出及面中部发育不良也是Crouzon综合征的基本特征。其它的临床表现包括前额突出、眼距加宽、外斜视及视力低下、视神经萎缩等。眼窝变浅导致中度到重度眼球突出最终出现暴露性结膜炎及角膜炎。上颌骨发育不良，下颌相对前突、腭弓增高、牙齿错位咬合。手足始终不受累是与其它颅缝早闭综合征的鉴别点。

Crouzon综合征伴黑棘皮症是Crouzon综合征的一种亚型，患者皮肤疾患包括黑棘皮症和黑色素细胞症［OMIM 134934］，属常染色体显性方式遗传。黑色棘皮症以皮肤的疣状增生为特征，常出现在身体屈侧处，以女性患者常见。组织病理学改变包括明显的乳头状瘤病、皮肤变薄及色素沉着过度，表现参差不齐。其它的发现有鼻后孔闭锁及脑积水等。

Jackson-Weiss综合征

以颅缝早闭、面中部发育不良、足部畸形为特征。基因突变具有高度的外显率但其表型差别很大。面部特征包括眼球突出、上颌骨发育不良及前额突出。与Crouzon综合征不同的是，Jackson-Weiss综合征仅有轻度至中度的颅缝早闭及眼窝变浅。

恒定的足部放射学变化是Jackson-Weiss综合征的重要特征，表现为轻度并趾，尤以第二、三趾最常见，第一跖骨及近节趾骨增宽形成宽大拇趾，跖骨与跗骨或跗骨间融合以及跖骨与跗骨的形态异常。手部畸形罕见。智力发育通常正常。

Pfeiffer综合征

主要临床特征包括颅缝早闭、宽拇指和宽拇趾。根据基因型和表型的不同，可以把Pfeiffer综合征分为三型：

Ⅰ型：表现为双冠状缝早闭，智力正常，寿命正常；与FGFR1和FGFR2基因突变有关。

Ⅱ型：表现为三叶草样头颅畸形，眼球突出严重，神经系统发育异常，肘外翻，婴幼儿时期死亡。

Ⅲ型：与Ⅱ型相似，但无三叶草样头颅畸形，通常青少年死亡。

放射学异常可见拇指畸形及指骨融合，中节指骨过短甚至完全缺如或单一指骨，第4及第5掌骨的近端融合少见，第一掌骨粗短，腕骨或跗骨融合，拇趾远节趾骨宽大及近节趾骨畸形。肱骨缩短，肱桡或肱尺关节融合，肘外翻。颈椎、腰椎间融合可见骨盆畸形、髋外翻及跟骨内翻。

Apert综合征

又称尖头并指综合征Ⅰ型，以多颅缝早闭、面中部发育不良及手足对称性四指（趾）并指（趾）畸形为特征。其新生儿发病率为15.5/1,000,000，突变率为7.8×10^{-6}/基因/代。大多数病例属散发性。患者通常有严重畸形和智力障碍，生育力低，迄今仅有十数个家族性发病的报告。

FGFR3相关性冠状缝早闭综合征

是FGFR3单一位点突变所致的先天畸形，表现为二个或单一冠状缝早闭（其中70%的患者为双侧）、面中部发育不良、眼裂向下倾斜、睑下垂等。部分突变基因携带者无颅缝早闭现象，有巨头畸形或正常大小头颅。部分患者有智力发育迟缓且出现中枢性听力障碍。部分病例发现手足畸形，包括短指及一些特征性放射学改变如锥形骨骺、跗骨融合等。与FGFR3相关的侏儒综合征相反，患者身高不受影响。

【治疗和预后】

治疗主要是针对疾病表型的治标方法。

1. 手术治疗：主要针对颅缝早闭的手术。手术应尽早施行，在生后 6 个月内手术者可有较好疗效。患者已有神经损害才施行手术治疗者，效果欠佳。

颅面部畸形的矫形手术可能相当复杂，如斜视手术矫治，腭裂、上下牙错位的矫形手术，肢体畸形如并指、跟骨内翻、髋外翻、肘外翻及生殖器畸形等矫形手术。

2. 保守治疗：针对不同的临床症状进行各种保健措施或对症治疗，例如对患儿定期进行全面体格检查，并对可能出现的并发症采取有效防治措施。对智力迟钝的患儿提供特殊的训练及康复措施。

适当使用神经营养药物如谷氨酸、叶酸及维生素等，对促进脑发育可能会有一定益处。

患儿的预后取决于颅缝早闭的类型及严重程度，伴有三叶草样头颅畸形的患儿预后不佳，常在婴儿期死亡。Crouzon、Jackson-Weiss 综合征的畸形较轻，而 Pfeiffer、Apert 综合征的畸形可能较复杂，出现智力障碍的机会较大。

【实验室诊断】

通过分子遗传分析可以对有关的特异性 FGFR 基因突变作检测，并可以作出准确的诊断。宫内超声学检测也是可靠的诊断方法。

【风险评估与预防】

1. 对父母一方有阳性家族史的胎儿，应作超声学跟踪观察。
2. 已生过该综合征患儿的夫妇，再妊娠胎儿应进行包括超声学、胎儿镜、羊水细胞学或绒毛膜绒毛分子遗传学分析在内的产前监测，发现异常并确立诊断后，应根据遗传病类型及预后决定是否终止妊娠。
3. 对父方年龄较大（35 岁以上）的胎儿进行产前检查时，应特别注意有无头颅形状异常及肢体畸形。
4. 对夫妇一方为颅缝早闭综合征的夫妇，除非有良好的产前监测条件，否则应劝阻生育。
5. 常规产前检查发现胎儿有头颅或肢体异常情况，应进一步采用包括胎儿镜、羊水细胞学或绒毛膜绒毛的分子遗传学鉴定。

第六节 成骨不全病

成骨不全病（osteogenesis imperfectas, OI）[OMIM 166200] 是胶原蛋白病中最常见的一种，是一种在表型、病因和发病机制方面都有明显异质性的结缔组织遗传病。胶原蛋白在体内分布广泛，占体内蛋白总量的 30% 以上，因而该病广泛累及骨骼、肌腱、筋膜、韧带、牙本质和巩膜等。骨骼脆性增加是 OI 的最主要特点，故又称"脆骨病"。各型发病率约为 1/20,000。

【遗传病理学】

导致 OI 发生的 COL1A1 和 COL1A2 基因分别定位于 17q21.3-q22. 和 7q21.3-q22。COL1A1 基因的大小为 18kb，由 50 个外显子组成，已报道上百种突变类型，多数为错义突变和拼接突变，半数以上突变累及 Gly-X-Y 核心结构中 Gly 的替换。COL1A2 基因长约 60kb，由 52 个外显子组成，编码 1366 个氨基酸组成的蛋白。COL1A1 和 COL1A2 基因的缺失突变、移码突变和拼接突变，常导致前胶原 α1（Ⅰ）或 α2（Ⅰ）的合成障碍。

Ⅰ型胶原由 2 条 α1 链和 1 条 α2 链组成。成骨不全病的发生主要是由于组成Ⅰ型胶原的 α1 或 α2 前胶原（Pro-α1 或 Pro-α2）链的基因突变，导致Ⅰ型胶原合成障碍，结缔组织中胶原量（特别是Ⅰ型胶原）含量下降。Ⅰ型胶原是骨骼、皮肤、巩膜及牙本质等组织的主要胶原成分，因而这些组织的病变尤为明显。Ⅰ型胶原之所以不能正常合成，可能与成骨细胞减少或功能低下相关，骨胶原基因缺陷导致骨母质内胶原不成熟，软骨生长终结于骨钙化阶段，无真正的类骨形成阶段，致使骨脆弱。Ⅰ型成骨不全主要因为Ⅰ型胶原合成数量减少，Ⅱ型成骨不全的产生可能由于多种不同的突变阻碍胶原三螺旋结构的形成，Ⅲ型成骨不全与胶原分子过度修饰有关，而Ⅳ型成骨不全的发生则是由影响修饰、分子稳定、分泌和分子积聚的 Proα2(1) 链上的三螺旋位点的异合子突变引起。出现蓝巩膜则是因为巩膜中的网织细胞不能分化成熟胶原纤维，使巩膜透亮度增加，脉络膜色素外显所致。

【临床特征】

临床上把成骨不全病分为四型（见表 18-2）。通常来说，Ⅰ、Ⅳ型临床表现较Ⅱ、Ⅲ型的要轻。

表 18-2 不同类型成骨不全病的主要特点

类型	遗传方式	临床特征	诊断方法
Ⅰ	AD	身躯正常，蓝巩膜，轻至重度骨脆性，早期听力丧失，牙本质发育不全（±）	COL1A1 或 COL1A2 连锁分析
Ⅱ	AD，散发	极度骨脆性，宫内骨折，扁椎骨，串珠状肋，新生儿死亡	COL1A1 或 COL1A2 连锁分析，超声学
Ⅲ	AR，AD 散发	身躯短，中至重度骨脆性，明显骨畸形，脊柱侧凸，不同巩膜颜色	COL1A1 或 COL1A2 连锁分析，超声学
Ⅳ	AD	身躯短，巩膜颜色正常，轻中度骨脆性及畸形，牙本质发育不全（±）	COL1A1 或 COL1A2 连锁分析，超声学

AD：常染色体显性遗传。AR：常染色体隐性遗传

表型以骨骼发育不良，骨质疏松，脆性增加及畸形，蓝色巩膜及听力丧失为特征。患者之间的临床表现差异大，重症者出现胎儿宫内多发骨折及死亡，轻者在学龄期才出现症状，并可存活至高龄。

Ⅰ型 [OMIM 166200]：为常染色体显性遗传。有轻中度骨脆性增加、蓝巩膜及听力丧失"三联征"表现。牙齿发育情况各异，可为正常，乳光牙，发育不良等。常见三角形面，颞部突出，上颌发育不全而下颌相对突出。蓝色巩膜为其典型特征，程度因家族各异，同一家族中各患者的巩膜颜色一致。患者通常在 20～30 岁之间出现传导性耳聋，随年龄变化而发展为混合性或神经性耳聋。

患者出生时身高和体重基本正常，以后约一半身材矮小，常多发骨折，其发生时间和频度在各家庭中和家庭之间有所不同，部分愈合较快，长骨可出现成角及弯曲畸形。其它表现可有脑室扩大，枕骨大孔狭小，非进展性主动脉根部扩大及无症状性二尖瓣脱垂等。

Ⅱ型 [OMIM 166210]：是一种严重类型。患者骨质极脆。通常在新生儿期死亡。根据 X 线表现将其再分三组：A 组 20% 为死胎或在出生后数天死亡，70% 存活不过满月。B 组平均存活时间为 14 小时。Ⅱ型中散发病例居多，为新发生性突变。患者头颅不对称增大，轻度小颌和窄鼻。四肢长骨宽短，弯曲似手风琴样；肋骨变短、增厚、不对称，可有串珠样改变；可见广泛性动脉硬化，心瓣膜增厚及粘液变。

Ⅲ型 [OMIM 259420]：骨骼异常变化呈逐进性。患者一般足月出生，体重、生长接近正常，随年龄增长身材变矮小。超过 50% 患儿出生时即有骨折，1～2 岁时均有多处骨折，躯干变短及严重脊柱后凸。约 1/4 患儿在一年内死亡，死亡原因与严重骨脆性，脊柱畸形，心肺衰竭有关。出生时可有蓝色巩膜，但多在一岁左右消失，新生儿 X 片可见干骺端增宽，骨干成角畸形。该型散发病例较多。约 3/4 为新发生性基因突变，少数为常染色体隐性遗传。

Ⅳ型 [OMIM 166220]：面部特征与Ⅰ型相似，而巩膜颜色则与Ⅲ型相同。成人有 30% 发生听力损害；本型骨脆性较重，患儿出生时常见有骨折和乳光牙，儿童期骨折发生率最高，青春期后明显下降。该型病人骨骼畸形呈进行性发展，因而部分病人难以与Ⅲ型区分。牙齿表现与Ⅰ型相似，但Ⅳ型患者牙齿异常明显多于Ⅰ型，而且一旦出现，则是一个家庭中较恒定的标志，有助于对还没有出现其他症状患者的诊断。

【治疗和预后】

成骨不全病的表型异质性高，临床治疗主要是处理骨折，对骨脆性较重者，应避免剧烈活动以减少

或防止骨折发生。采用长管状骨髓腔内置入髓内针亦不失为一种预防骨折的有效选择。如已发生骨折，可根据骨折的部位、骨折的程度，按骨折治疗原则处理。因骨皮质薄、骨质松脆，影响内固定强度，多倾向于采用手法复位、牵引或石膏固定等保守治疗，患者骨折后愈合时间可能延迟，但由于此类病人关节囊松弛，关节功能恢复并不困难，极少发生关节僵直。陈旧性骨折畸形愈合者，如畸形严重应行截骨手术矫正，术后骨质仍能愈合。

本病预后取决于临床类型及严重程度，Ⅱ型患儿多在围产期死亡，Ⅰ、Ⅳ型严重者婴幼儿期死亡率亦较高。其余患者可有正常寿命。患者一般身材矮小，至青春期后较少发生骨折。成年后多出现耳聋。

【实验室诊断】

超声学检查：四肢骨的发育自孕 27 天开始发育，指、趾在第 9 周基本发育完成，超声检查在 13 周半即可发现胎儿出现股骨异常。Ⅱ型畸形严重，其超声表现包括：普遍性骨化不良，特别是颅骨；多发长骨、肋骨和脊柱骨折；胸廓狭窄、四肢短小，尤以股骨为著。可见因骨折而导致的骨增粗、弯曲和成角，还可伴发羊水过多。Ⅲ型成骨不全的超声特征与Ⅱ型相似，但稍轻微。一般认为在孕 17～18 周超声检查应能发现异常。

放射学检查：胎儿 X 线检查显示普遍性骨化不良、股骨变短或长骨成角等改变，骨密度测定显示患儿骨钙含量下降。

基因诊断：通过羊水及绒毛组织细胞培养或胎儿皮肤活检取材，作成纤维细胞前胶原合成分析，了解胶原缺陷尤其是Ⅰ型前胶原 Pro-α1 或 Pro-α2 基因突变情况，以确立诊断并区分不同的类型。

【风险评估与预防】

几乎所有病例都属常染色体显性遗传。但已有生殖细胞性镶嵌体和常染色体隐性遗传病例的报道。

第七节　抗维生素 D 佝偻病

抗维生素 D 佝偻病（Vitamin-D-resistant rickets）［OMIM 307800］或称家族性低磷酸血症性佝偻病（familial hypophspateic rickets），因对维生素 D 的吸收利用缺陷，致使肾小管对磷酸盐的回吸收障碍，小肠吸收钙盐减少而导致骨骼发育障碍。与其它类型的佝偻病相比，该病的临床表现更为严重，且对常规剂量维生素 D 的治疗通常难以奏效。估计其发病率约为 1/20,000。

【遗传病理学】

本病属 X 连锁显性遗传，基因是定位于 Xp22.1 上的 PHEX，含 18 个外显子，mRNA 大小为 6.6kb，编码 749 个氨基酸的膜蛋白，类似内肽酶结构，具有调节磷代谢功能。已在患者中发现数十种不同类型的 PHEX 基因突变，其中包括最近在中国台湾患者中发现的在第 5 外显子上的无义突变 Leu206Trp 以及第 18 外显子上的移码突变 1830delAAAAG（Lo FS 等，2006）。PHEX 基因突变导致抗维生素 D 佝偻病发生的机制尚未完全清楚（Baroncelli GL 等，2004）。

【临床特征】

低磷血症、不成对称性身躯矮小和骨骼变形是本病的临床特征。患儿常在 1～1.5 周岁出现症状，初起时的表现与一般佝偻病相似但更为严重。骨骼生长迟缓，由于骨柱及下肢的压力进行性加重，出现长骨弯曲，膝外翻或内翻；颅面部发育畸形，颅骨变形，出牙延迟；患儿身材矮小，粗胖和下肢弯曲，行走蹒跚如企鹅状，成年病人有严重畸形及骨痛；对常规剂量维生素 D 治疗无效。患者智力发育不受影响。

【治疗和预后】

婴儿期和出生后两年内，生长速度最快，因此，对抗维生素 D 佝偻病的治疗应尽早开始。治疗要点在于既给予大剂量的维生素 D，又不致发生中毒，可自 50,000～100,000 IU 开始，每日量可达 1,000,000 IU。之后定期复查，调整剂量直到成年方可停药。除维生素 D 外，可根据血生化指标及 X 线骨骼的改变使用 α-D3 或罗钙全治疗，可同时补充磷酸盐。治疗有效的标志是血磷升高，碱性磷酸酶下降，X线片示骨病理改变好转。在治疗的整个过程，必须密切注意病人的维生素 D 的反应，及时调节剂量，预防其副作用的发生。

患者若能在早期（出生后两年内）获得正确诊断及合理治疗，可防止肢体畸形及身材过度矮小，成年后可发生骨质软化及明显骨痛。

【实验室诊断】

血钙正常或稍低，血磷明显降低，经治疗后可升高，但不能升至正常。碱性磷酸酶升高。

放射学检查：婴幼儿长骨骺板增宽，干骺端可呈杯口样改变，下肢长骨弯曲或膝内外翻畸形；儿童期见骺线早闭，骨小梁粗糙，皮质松化分层并可见假性骨折；成人期以骨质普遍升高为特征，附丽性骨化，在不同的肌肉和韧带附着处可见新骨形成。脊柱见椎体终板硬化，脊柱侧弯或后突，因椎弓根变短而致椎管狭窄。

【风险评估与预防】

本病呈 X 连锁显性遗传方式，男性患者症状重于女性。女性患者之子女有 1/2 患病机会，男性患者之子女中男孩应全部正常，而女孩则全部为该病患者。

通过对本病早期诊断、早期治疗可获得较满意疗效，防止严重畸形发生。男性患者或患儿之叔父应选择生男孩。

（王国普　陆国辉）

主要参考文献

1. Baroncelli GI, Bertelloni S, Sodini F, et al. Genetic advances, biochemical and clinical features and critical approach to treatment of patients with X-linked hypophosphatemic rickets. Pediatr Endocrinol Rev, 2004, 1: 361-79
2. Baumgartner C, Matyas G, Steinmann B, et al. Marfan syndrome—a diagnostic challenge caused by phenotypic and genetic heterogeneity. Methods Inf Med, 2005, 44: 487-97
3. Cady RB. Developmental dysplasia of the hip: definition, recognition, and prevention of late sequelae. Pediatr Ann, 2006, 35: 92-101
4. Carinci F, Pezzetti F, Locci P, et al. Apert and Crouzon syndromes: clinical findings, genes and extracellular matrix. J Craniofac Surg, 2005, 16: 361-8
5. Cohen MM Jr, Kreiborg S. The hands and feet in Apert syndrome. Am J Med Genet, 1995, 57: 82-96
6. Francomano CA, Muenke M. Craniosynostosis syndromes and skeletal dysplasia caused by mutations in fibroplast growth factor genes. In: Royce PM, Steinmann B, eds. Connective tissue and its heritable disorders, 2nd ed. New York: Wiley-Liss, 2002. 961
7. Giampietro PF, Peggio C, Davis JG. Marfan syndrome: orthopedic and genetic revieuw. Curr Opin Pediatr, 2002, 14: 35-41
8. Harper PS. ed. Practical genetic sounseling, 6th ed. London: Arnold, 2004
9. Harton GL, Tsipouras P, Sisson ME, et al. Preimplantation genetic testing for Marfan syndrome. Mol Hum Reprod, 1996, 2: 713-5
10. Hyland JC, Ala-Kokko L. Prenatal diagnosis of connective tissue disorders. In: Milunsky Aed. Genetic disorders and the fetus - diagnosis, prevention and treatment, 5th ed. Baltimore: Johns HopkinsUniversity Press, 2004. 700-3
11. Ibrahimi OA, Chiu ES, McCarthy JG, et al. Understanding the molecular basis of Apert syndrome. Plast Reconstr Surg, 2005, 115: 264-70
12. Jabs EM, Li X, Scott AF, et al. Jacson-Weiss and Crouzon syndromes are allelic with mutations in fibroblast growth factor receptor 2. Nature Genet, 1994, 8: 275-8
13. Jameson JL. Principles of Molecular Medicine. Totowa: Humana Press, 1998. 695
14. Judge DP, Dietz HC. Marfan's syndrome. Lancet, 2005, 366: 1965-76
15. Lachman RS. Fetal imaging in the skeletal dysplasias: overview and experience. Pediatr Radiol, 1994, 24: 413-7

16. Lajeunie E, Ma HW, Bonaventure J, et al. FGFR 2 mutations in Pfeiffer syndrome. Nature Genet, 1995, 9: 108-11
17. Lalchandani S, Wingfield M. Pregnancy in women with Marfan's Syndrome. Eur J Obstet Gynecol Reprod Biol, 2003, 110: 125-30
18. Lo FS, Kuo MT, Wang CJ, et al. Two novel PHEX mutations in Taiwanese patients with X-linked hypophosphatemic rickets. Nephron Physiol, 2006, 103: 157-63
19. Minamitani K, Minagawa M, Yasuda T, et al. Early detection of infants with hypophatemic vitamin D resistant rickets (HDRR). Endocr J, 1996, 43: 339-43
20. Moloney DM, Wall SA, Ashworth GJ, et al. Prevalence of pro250Arg mutation of fibroblast growth factor receptor 3 in coronal craniosynostosis. Lancet, 1997, 349: 1059-62
21. Muenke M, Gripp KW, McDonald-McGinn DM, et al. A unique point mutation in the fibroblast growth factor receptor 3 (FGFR3) gene defines a new craniosynostosis syndrome. Am J Hum Genet, 1997, 60: 555-564
22. Muenk M, Schell U, Hehr A, et al. A common mutation in the fibroblast growth factor receptor 1 gene in Pfeiffer syndrome. Nature Genet, 1994, 8: 269-74
23. Muller U, Steinberger D, Kunze S. Molecular genetics of craniosynostotic syndromes. Graefes Arch Clin Exp Ophthalmol, 1997, 235: 545-50
24. Przylepa KA, Paznekas W, Zhang M, et al. Fibroblast growth factor receptor 2 mutations in Beare-Stevenson cutis gyrata syndrome. Nature Genet, 1996, 13: 492-4
25. Raghunath M, Steinmann B, Delozier-Blanchet C, et al. Prenatal diagnosis of collagen disorders by direct biochemical analysis of chorionic villus biopsies. Pediatr Res, 1994, 36: 441-8
26. Robinson PN, Booms P, Katzke S, et al. Mutations of FBN1 and genotype-phenotype correlations in Marfan syndrome and related fibrillinopathies. Hum Mutat, 2002, 20: 153-61, Review
27. Robinson PN, Arteaga-Solis E, Baldock C, et al. The molecular genetics of Marfan syndrome and related disorders. J Med Genet, 2006, 43: 769-87
28. Rousseau F, Bonaventure J, Legeall-Mallet L, et al. Mutation in the gene encoding fibroblast growth factor receptor-3 in achondroplasia. Nature, 1994, 371: 252-4
29. Rutland P, Pulleyn LJ, Reardon W, et al. Identical mutations in the FGFR2 gene cause both Pferffer and crouzon syndrome Phenotypes. Nature Genet, 1995, 9: 173-6
30. Schell U, Hehr A, Feldman GJ, et al. Mutations in FGFR1 and FGFR2 cause familial and sporadic Pfeiffer syndrome. Hum Mol Genet, 1995, 4 (3): 32332-8
31. Shiang R, Thompson LM, Zhu YZ, et al. Mutations in the transmembrane domain of FGFR-3 cause the most common genetic form of dwarfism, achondroplasia. Cell, 1994, 78: 335-42
32. Sibley K, Stern P, Knowles MA. Frequency of fibroblast growth factor receptor 3 mutations. Oncogene, 2001, 209: 4416-8
33. Summers KM, West JA, Peterson MM, et al. Challenges in the diagnosis of Marfan syndrome. Med J Aust, 2006, 184: 627-31
34. Templeton PA, Flowers MJ, Latz KH, et al. Factors predicting the outcome of primary clubfoot surgery. Can J Surg, 2006, 49: 123-7
35. Whiteman P, Hutchinson S, Handford PA. Fibrillin-1 misfolding and disease. Antioxid Redox Signal. , 2006, 8: 338-46
36. Wilkie AO. Fibroblast growth factor receptor mutations and craniosynostosis: three receptors, five syndromes. Indian J Pediatr, 1996, 63: 351-6
37. 王国普,李巍. 骨骼、结缔组织疾病. 见: 陆国辉主编. 产前遗传病诊断. 广州: 广东科技出版社, 2002
38. Wilkie AO, PateySJ, KanSH. FGFs, their receptors and human limb malformations: clinical and molecular correlations. Am J Med Genet, 2002, 112: 266-78
39. Wu R, Connolly D, Ngelangel C, et al. Somatic mutations of fibrast growth factor receptor 3 (FGFR3) are uncommon in carcinoma of the uterine cervix. Oncogene, 2000, 19: 5543-6

第19章 眼耳疾病遗传咨询

第一节 眼科疾病

一、视网膜色素变性

视网膜色素变性（retinitis pigmentosa，RP）[OMIM 268000]是最常见的视网膜变性疾病。RP可分为典型和非典型两类。典型的视网膜色素变性只局限于视觉异常，非典型的与其他遗传综合征相关。与RP有关的综合征包括多种孟德尔遗传病，包括Alstrom综合征、Refsum综合征、Usher综合征、Cockayne综合征、Hunter综合征等40余种。本节重点介绍典型RP。

典型RP发病率有很大的地区及种族差异，在中国为1/4,000。

【遗传病理学】

RP的遗传呈典型的遗传异质性，包括常染色体隐性、常染色体显性和X-连锁隐性遗传，其中以常染色体隐性为最常见。X-连锁隐性占总病例的比例最小，但占散发性男性病例的50%。我国上海对151个家系209个患者的调查发现33.1%的病例属于常染色体隐性遗传，11%常染色体显性遗传，7.7%X-连锁隐性遗传，48.3%为散发病例。

视网膜色素变性与包括32个候选基因的多达40个染色体位点相关（表19-1）。尽管很多基因突变可以导致视网膜色素变性的发生，在无血缘关系的视网膜色素变性患者中，只与任何单个基因突变相关的不超过10%。首先发现的与RP相关的基因位于3q24上的视紫质基因，与第四型RP相关，其基因突变通常为错义突变。通过对带有突变视紫质基因的转基因鼠的研究，发现感光细胞的内节和外节之间存在含有视紫质囊泡。这些囊泡可能是由于突变的视紫质蛋白被转运和贮积于外节细胞膜所致，影响感光细胞的正常再生过程而引起细胞退化。

表19-1 部分已克隆和定位的常见非综合征性视网膜色素变性基因

RP类型	遗传方式	基因名称	基因定位
RP1型	AD	RP1	8q11-q21
RP2型	XLR	RP2	Xp11.3
RP3型	XLR	RP3	Xp21
RP4型	AD	RP4	3q21-q24
RP6型	XLR	RP6	Xp21.3-p21.2
RP7型（周边蛋白相关）	AD	RDS, RP7	6p21.1-cen
RP9型	AD	RP9	7p15.1-p13
RP10型	AD	RP10	7q31-q35
RP10型	AD	RP11	19q13.4
RP12型	AR	RP12	1q31-q32.1
RP13型	AD	RP13	17p13.3
RP14型	AD	RP14	6p21.3

续表

RP 类型	遗传方式	基因名称	基因定位
RP15 型	XLD	RP15	Xp22.13-p22.11
RP17 型	AD	RP17	17q22
RP18 型	AD	RP18	1p13-p23
RP19 型	AD	RP19	1p21-p13
RP22 型	AR	RP22	16p12.3-p12.1
RP23 型	XLR	RP23	Xp22
RP24 型	XLR	RP24	Xq26-q27
RP25 型	AR	RP25	6q14-q21
RP26 型	AR	RP26	2q31.2-q32.3
RP28 型	AR	RP28	2p15-p11
RP30 型	AR	RP30	17q25
RP31 型	AD	RP31	9p22-p13
RP32 型	AR	RP32	1p21.3-p13.3
RP 双基因型	AD（双基因）	RP7, RDS	6p21.1-cen
RP 双基因型	AD（双基因）	ROM-1	11q13
RP 常染色体隐性遗传型	AR	RLBP1	15q26
RP 常染色体隐性遗传型	AR	CNCG1	4p12-cen
RP 常染色体隐性遗传型	AR	RHO, RP4	3q21-q24

AD：常染色体显性遗传；AR：常染色体隐性遗传；XLR：X-连锁隐性遗传

RP2 和 RP3 是 X-连锁隐性遗传性的两个 RP 基因，分别与 X 染色体短臂上 DXS7 的近端和远端连锁。RP3 编码鸟嘌呤核苷酸交换因子而 RP2 编码与辅因子 C（cofactor C）同源、参与 β 管蛋白折叠的一种蛋白。RP2 的基因突变以无义突变最常见，其次是错义突变。在日本人发现的错义 Leu253Arg 颠换突变具有奇特的表型，包括半合子男性患者的严重视网膜变性而女性杂合子的双眼轻度脉络膜视网膜变性但黄斑周围带状反射不明显且不出现视力障碍。Zhang（2006）等最近发现 Xp11.3 微缺失综合征患者的视网膜色素变性表型与 RP2 缺失相关，而智力低下表型与其他的被丢失的基因有关。RP3 突变仅占约 20% 的 X-连锁隐性遗传 RP 患者。

双基因遗传是最近新发现的一种 RP 遗传类型，是指相对独立的两个常染色体显性遗传基因同时发生突变。其遗传特点包括：突变基因携带者通常无症状；患者后代患病风险少于 50%。周边蛋白基因（RP7）ROM1 基因突变是很好的双基因遗传例子。这两个基因同时发生突变导致 RP 的发生，但当只有其中一个基因的单一拷贝发生突变时，则不会导致 RP 的发生。

RP 包括多种原发性感光细胞病变，感光细胞出现凋亡。大部分 RP 首先出现视杆细胞病变，然后波及视锥细胞，称之"杆-锥细胞营养不良"。有些则相反，先影响锥细胞，然后是杆细胞，称为锥-杆细胞营养不良。由于杆细胞最密集的位置是在视网膜赤道近周边部，所以患者在该部位出现环状缺损。

【临床特征】

视野缩小，夜盲，眼底出现骨细胞样色素沉着是本病视觉损害的主要表现，眼电生理检查可见感光细胞功能异常。典型的 RP 始于儿童期，最先出现的症状是夜盲及暗适应时间延长，患儿在昏暗的房间（如电影院）内行动不便。眼底变化包括眼底动脉狭窄，视乳头蜡黄色萎缩，骨细胞样色素沉着，周边视网膜色素上皮变性萎缩，黄斑中心凹反光消失，玻璃体视网膜界面不规则。后期可见囊泡样黄斑水肿，后囊下白内障。这些并发症可影响患者的中心视力。

X-连锁遗传型RP还可出现明显的旁中心凹视网膜变性萎缩。患病男孩出现轻中度视网膜色素团块。直到青少年时期才出现典型的骨细胞样色素沉着，严重夜盲。20岁左右出现视力减退，视野缩小，光敏感度减少1,000倍（暗适应阈值增加3个log单位），30岁时视力严重减退，视功能严重受损，40岁左右完全失明。女性携带者眼底改变差异很大，可为接近正常眼底或局部视网膜变性，可见弥漫型360°周边改变或局部象限色素堆积到典型的RP视网膜变性萎缩。部分患者有黄斑周围带状反射。这样的改变与年龄相关，以老年妇女的眼底改变较明显。这些女性携带者家族中多能发现患严重RP的男性亲属，且早在30岁之前发病。

【治疗与预后】

目前尚无有效治疗方法。一些新的科研成果提示可以减慢RP的进展，保持患者的视力。维生素A曾被用于临床治疗，延长有用视力。但患者在短期内很难觉察视力的改善。患者须长期服用，且副作用高，需定期检查肝功能和血中维生素A含量。如果怀孕，须中止服用维生素A。有些RP患者可出现囊样黄斑水肿，这可能是由于视网膜色素上皮的功能异常或是视网膜血管的慢性渗漏所致。一些研究报告醋氮酰胺提示可能有效。

二十二烷六烯酸是视杆细胞膜的主要类酯成分，对保持感光细胞膜的正常功能有重要作用。X-连锁遗传的RP患者的DHA水平常常降低。目前正在进行DHA的临床试验以了解是否能减慢视网膜变性的速度。

最近Pagani等通过对视网膜色素变性模型RCS鼠的研究，发现电针灸能提高视网膜神经生长因子（retinal nerve growth factor，NGF）和神经生长因子高亲和力因子（NGF high-affinity receptor，TrkA）的表达，使神经外核层增厚，从而改善血管通透性，具有对视网膜色素变性治疗的价值。

【实验室诊断】

由于高度的遗传异质性，遗传诊断存在一定的困难，这对常染色体隐性遗传病例尤其如此。可以通过结合分析家族史对X-连锁隐性遗传性RP作产前诊断；当孕妇是患者时，男性胎儿患病的风险为50%。利用RP2、RP3基因与DXS7和DXS5255等多种标志连锁分析方法可以对X-连锁隐性遗传的Ⅱ型、Ⅲ型RP作准确的产前诊断。

其它实验室检查包括眼底检查，视力，Goldmann视野计、暗适应和视觉电生理检查。在视觉电生理检查中，视网膜电流图是标准诊断方法。特别是对可疑病例和鉴别诊断，视网膜电流图可以提供客观的检查结果。RP的典型表现为视杆视锥细胞电讯号明显减弱，特别视杆细胞更明显，α波和β波均减低。

要特别注意早期与无脉络膜症（choroideremia）[OMIM 303100]相鉴别，因为这一疾病也是X-连锁隐性遗传，夜盲，视野缩小。其基因已被克隆，并已发现特异性的基因突变，可作准确的基因诊断。

【风险评估与预防】

1. 尽管可以得到阳性的基因筛查结果，RP高度的遗传异质性会给遗传咨询带来困难。

2. 每个RP患者都应接受遗传咨询。

3. 完整的家系调查是遗传咨询的基础。应尽量对所有家族成员作详细全面的眼科检查，这不仅有助于遗传性的判断，也有助于了解家人患病程度及估计预后。

4. 对常染色体隐性遗传性RP的诊断比较困难，偶尔可有近亲婚配家系发现。视紫质基因的无效突变可发生于常染色体隐性遗传RP患者。

5. X-连锁隐性遗传性RP以男性患者多见，病情较重，没有父-子相传现象。女性携带者通常表现出特征性的色素改变和异常的视网膜电图。

6. 大约10%的显性遗传杂合子属非外显型，散发型患者子女患病的经验风险为1/8。但是，患者子女一旦发病，往后生育子女患病的风险则为1/2。

二、先天性色觉缺陷

色觉缺陷可分为先天性和后天性两大类。其中遗传性先天性色觉缺陷占绝大部分，几乎都是 X-连锁隐性遗传的红绿色异常。红绿色盲的基因位于 Xq28，75% 是绿色缺陷，25% 为红色缺陷。人群发病率在男性约为 8%，女性约 0.5%。以发病程度由轻到重排列依序为：绿色弱、红色弱、红绿色盲、黄蓝色弱（盲）、全色盲。后天获得性色觉障碍多因视网膜病变所致，多数为蓝黄色异常，男女发病无性别差异。

全色盲（achromatopsia）又名单色视，极为少见，包括蓝锥单色视盲（blue-cone monochromatism）和视杆全色盲（rod monochromatism）。全色盲患者全无色感，只有明、暗和黑、白的感觉，有先天性眼球震颤，视力低下，羞明。如果没有作视网膜电图，此病很容易被误诊为先天性眼球震颤。视网膜电图特点为丧失正常视锥细胞的电波，但视杆细胞电波似乎相对正常。红色盲又称第一型色盲，对红色及其补色（青绿）都不能分辨。绿色盲又称第二型色盲，对绿色及其补色（红紫）都不能分辨。黄蓝色盲又名第三型色盲，缺乏对黄蓝二色的感觉，整个光谱中只剩红绿两种原色可辨别，这种色盲极为少见。

色弱患者虽具有对三原色的分辨功能，但并不完全，可有强弱之分，与色盲的分型相似，分为红色弱、绿色弱（或两者合称为红绿色弱）以及极少见的黄蓝色弱。

正常人需要三原色（红、绿、蓝）来产生各种不同的颜色，而称为三色视者即正常色觉者。色觉缺陷者仅有三原色的两种来构成不同颜色者，称为二色视者或色盲。如三原色比例异常者便为色弱。表 18-2 所列为遗传性色觉缺陷的传统分类。

【遗传病理学】

红绿色觉基因位于 X 染色体，蓝色觉基因则位于第七号常染色体。正常男性个体的唯一的 X 染色体含一个红色素基因及 1~3 个绿色素基因。在减数分裂过程中不等量等位基因分离重组，使绿色基因产生不同的组合。但各种组合均产生正常色觉的色素。先天性色觉缺陷可由出现于红或绿色素基因的完全丢失或由于产生具有异常光谱特性的红绿色素杂合基因。

红色素基因的单个氨基酸改变（丝氨酸变为丙氨酸，即 Ser180Ala）是导致色觉异常最常见的基因突变。62% 的白人男性在红色素蛋白第 180 位置中是丝氨酸，38% 是丙氨酸。在此位置为丝氨酸的红色素对长波的光敏感度较丙氨酸的红色素为强。

红色和绿色素基因之间有 98% 的 DNA 序列是相同的，这种基因序列的重复性很容易引起不等重组，从而产生基因缺失或部分重复和杂合。红色或绿色素基因完全缺失则产生全色盲。有两种不同的基因突变可引发全色盲，一种是不等重组，这使红色和绿色素基因数目减少至一个或两个而引起基因功能异常。另一种是 X 染色体缺失，在这种情况下，女性患者由于受 X 染色体随机失活的影响，尚保留的 X 染色体上的基因表达功能变异的导致疾病的发生。

蓝锥单色视盲与调节 L/M 色素基因表达的关键区缺失，或者由于基因突变使 L-和 M-色素基因表达丧失相关。

【临床特征】

视杆异常三色视为色弱，可分为绿色弱、红色弱和蓝色弱。他们虽然具有正常色觉者的三原色，但三原色的比例异常而发生色弱，二色视者即色盲，病者只具有三原色素中的两种。红敏色素缺失者为红色盲。绿敏色素缺失者为绿色盲，蓝敏色素缺失者为蓝色盲。色盲者的视力可正常。全色盲是真正的色盲，为常染色体隐性遗传。完全没有视锥细胞的患者看到的是灰色世界。本病可表现为完全或部分表达。视力 20/60 到 60/200，儿童期即出现眼球震颤，但随年龄增大而有所改善。

蓝锥单色视盲是先天性视锥细胞营养不良，为 X 连锁隐性遗传。患者仅有少量对蓝色敏感的视锥细胞，在临床上难以与视杆全色盲相区别。家族史、色觉和视网膜电图检查可帮助确诊。

【治疗与预后】

目前尚无有效治疗方法。

【实验室诊断】

色觉缺陷可通过色觉检测确定。常用的检测方法有 Ishihara 色盲检查，Fransworth-Munsell 100 色检查，Fransworth D-15，Nagel 色盲镜，Sloan 全色盲检测等。临床上最常用的是 Ishihara 色盲术，简单易用，主要用语检测红绿色盲。Nagel 色盲计可做出准确的诊断及得出色盲的程度。

【风险评估与预防】

1. 红绿色盲为 X 连锁隐性遗传，主要为男性发病，患者父母亲则为色盲基因携带者。
2. 蓝色盲基因位于第 7 号染色体为常染色体显性遗传。
3. 表 19-2 为各色素和色盲的遗传方式及其发病率。

表 19-2 遗传性色觉缺陷分类表

色觉缺陷	遗传方式	男性患者发病率%
绿色弱（deuteranomalous）	XR	5.0
红色弱（protanomalous）	XR	1.0
蓝色弱（tritanomalous）	AD	0.0001
绿色盲（deuteranopes）	XR	1.0
红色盲（protanopes）	XR	1.0
蓝色盲（tritanopes）	AD	0.001
杆体全色盲（rod monochromates）	AR	0.0001
锥体全色盲（cone monochromates）	XR	不详

AD：常染色体显性遗传；AR：常染色体隐性遗传；XLR：X-连锁隐性遗传

三、非综合征性先天性白内障

先天性白内障（congenital cataract）仍然是引起儿童中度至重度视力障碍的重要原因。先天性白内障常常伴有其它眼部或全身异常。双眼性白内障约 1/3 是遗传性，1/3 与其它疾病有关，1/3 原因未明。不可逆弱视是单眼或双眼白内障患者视力障碍的主要原因。所以对先天性白内障应及早在出生后一个月内诊断和治疗，以使患儿达到最好的视功能。

【遗传病理学】

非综合征的先天性白内障有家族史，但没有合并其它眼部及全身异常，常为染色体显性遗传。

β-晶体蛋白（β-crystallin）基因位于 22 号染色体。如果此基因的末端片段 CRYBB2 发生突变，可导致活性蛋白产物减少，而产生蓝色白内障，在晶体周边部出现蓝白色环状混浊。但其具体致病原因不明。据推测，该蛋白可能并非简单的可溶性结构蛋白，而且具有酶的功能或类似酶的功能。

γ-晶体蛋白有七个基因，均位于第二号染色体长臂 q34-q35，但是只有两个基因，γ-C 和 γ-D 编码产生足量的蛋白，另两个基因，γ-E 和 γ-F 是假基因，在正常的晶体中并不表达。γ-晶体蛋白基因突变可引起 Coppock 白内障，一种主要影响晶体胚胎核的先天性白内障。另外，已发现 γ-E 假基因在此型白内障中表达，说明这种晶体假基因的表达可能最终引起白内障。

表 19-3 为显性遗传性白内障的基因定位。

表 19-3 显性遗传性白内障的基因位点

白内障类型	OMIM 编号	基因染色体定位
Volkmann 白内障	115665	1p36
后极白内障	116600	1p36

续表

白内障类型	OMIM 编号	基因染色体定位
板层白内障	116200	1q21-q25
核性白内障	604307	2q33-q36
点状白内障		2q33-q36
多形板层白内障	601286	2q33-q36
全白内障		10q24-q25
粉末状白内障	601885	13q
Marner 白内障	116800	16q22.1
前极白内障	601202	17p13
板层星形白内障	660881	17q11-q12
蓝色点状白内障	115660	21q22.3
中央板层白内障		21q22.3
蓝色白内障Ⅰ型	123620	22q11.2-q12.2

【临床特征】

白内障表现为不同程度的晶体混浊，根据晶体的解剖位置可分为板层、皮层、核、前极及后极性白内障等；按其混浊程度可分为轻度、重度混浊。混浊区的大小对预后亦有很大的影响。任何中央晶体混浊和/或其周围皮质混浊达到 3mm 大小时均会严重影响视力，严重白内障的婴儿可见白瞳征。双眼先天性完全白内障的婴儿常常对视觉刺激不感兴趣，发育迟滞。早期丧失视力可致眼球震颤，其预后很差。眼球目视跟踪能力降低或完全丧失。在有些患儿，斜视可能是就诊的原因，特别是单眼白内障患者。

【治疗与预后】

白内障治疗主要是手术治疗。儿童白内障手术和成人的不一样，而且要考虑是否植入后房型人工晶体。一般来说，2 岁以下儿童最好采用角膜接触镜或眼镜作为术后屈光矫正。2 岁以上患儿可作人工晶体植入。由于晶体后囊膜很快出现混浊，有时可在术后数周内出现，即使轻微的后囊膜混浊也可引起弱视，所以先天性白内障手术常需同时作后囊切开和玻璃体切割术。术后如发现弱视，应及早治疗，术后一周即可配戴角膜接触镜或眼镜，遮盖疗法则取决于弱视的程度和患者年龄。

【实验室诊断】

新生儿均需作眼科普查，包括检查眼底红光反射和眼底镜检查。眼底红光反射法能查出很小的晶体混浊斑。双眼白内障患儿的实验室检查还应包括哺乳后尿中降解产物，先天及围产期传染病检查如 TORCH（弓形体、风疹病毒、巨细胞病毒、单纯疱疹病毒）和 VDRL 以及其它感染如 HIV 病毒，细小病毒，肠病毒等，VDRL 是非特异性血清梅毒试验。选择性项目包括尿氨基酸、血钙、血磷、红细胞半乳糖激酶等。对单眼白内障患者主要检查上述的传染病 TORCH 的滴度。

【风险评估与预防】

近二十年来，儿童白内障的预后有了明显的进步。在 1980 年之前，大部分术后视力在单眼白内障为 20/800～20/200，双眼白内障为 20/100～20/80。随着白内障手术器械和技术的进步，近期的报告可见双眼白内障术后视力为 20/40～20/20。甚至单眼白内障在早期诊断和治疗后也可达此视力。

1. 大部分遗传性白内障为染色体显性遗传，少数可见于常染色体隐性和 X 连锁遗传。
2. 新生儿的眼科普查如出生后的扩瞳检查很重要，对有家族史者更应加以重视。
3. 及早发现和治疗，对先天性白内障视力预后有重要的影响。

四、原发性先天性青光眼

原发性先天性开角型青光眼（primary congenital open-angle glaucoma）[OMIM 137750，137760] 常常被称为先天性或婴儿型青光眼，新生儿发病率为1/10,000。其中2%～15%终至盲目，50%的病例视力低于20/50（0.4）。双眼发病者占2/3，男性（65%）多于女性（35%），但没有明显的种族或地理差异。25%的病例诊断于出生时，80%以上的病例在一岁之内发病。如果迟至3～4岁才发病的，通常称之为先天性青少年型开角性青光眼（primary juvenile open-angle glaucoma）[OMIM 137760]。

【遗传病理学】

先天性青光眼大部分是散发的，部分是常染色体隐性遗传。包括3个基因并累及8个位点。其中有两个基因已知可引起常染色体隐性遗传的先天性青光眼，即位于第2号染色体短臂2p21的 GLC3A 以及位于第1号染色体短臂1p36上的 GLC3B。GLC3A 编码细胞色素 $P450B_1$，其突变是一种无效突变。此基因突变主要影响眼的发育，引起先天性青光眼，说明细胞色素 $P450B_1$ 可能直接或间接地控制眼前段的发育。

青少年型青光眼基因 GLC1A 位于1q24.3-q25.2。GLC1B 和 GLC1C 主要导致成年人的开角型青光眼。最近的研究发现位于5q22.1的青光眼基因 GLC1G 与成年人的开角型青光眼有关，而且其突变是由于 WDR36（WD40-Repeat36）基因的变化。

【临床特征】

最常见的临床表现是原发性先天性青光眼的"三联症"：泪溢、怕光和眼睑痉挛。这是由于眩目和角膜水肿和混浊造成的角膜上皮异常所致，其它表现有角膜混浊、角膜增大。角膜水肿是由于眼压增高所致，这常常是3个月以下婴儿的临床特征。角膜水肿最初发生于角膜上皮，逐渐影响基质层，并常常出现单个或多个曲线状角膜后弹力层断裂，称为哈布纹（Haab's striae），眼压下降时，角膜水肿可消退，但由哈布纹引起的角膜混浊则会长期存在。角膜增大是由于高眼压造成角膜逐渐扩张所致，发生在2～3岁以下的婴幼儿。正常新生儿的角膜横径为9.5～10.5mm，如果大于11.5mm，则可能是青光眼。一岁时正常角膜横径为10～11.5mm，如果大于12.5mm则是异常表现，任何儿童的角膜大于13mm均应怀疑为青光眼。

详细的眼科检查是很重要的，对不合作的婴幼儿应作全麻下眼科检查。病儿视力常常很差，注意病儿是否有凝视和跟踪目标的能力，是否有眼球震颤。检查角膜的大小、透明度、有无哈布纹。测量眼内压最好是取得小儿的合作在表麻下进行。镇静和全麻下眼压常常会降低。原发性青光眼的眼压常常在30～40mmHg，全麻下也常常高于20mmHg。正常婴儿的平均眼压均为10～12mmHg，7～8岁时平均为14mmHg。两眼压相差较大时也应怀疑青光眼的可能性。镇静剂水合氯醛（Chloral hydrate）可保持小儿在最低清醒状态下测量眼压，但要密切注意小儿的生命指征和氧合情况。前房角镜检查可见虹膜根部前移，小梁网较透亮。眼底视神经检查可见杯/盘比增大。经治疗眼压降低后杯/盘比可改善。正常新生儿97%杯/盘比小于0.3，原发性先天性青光眼病儿的杯/盘比常大于0.3。两眼的杯/盘比不对称者亦应怀疑青光眼的可能性。

溢泪、怕光、角膜增大水肿、视神经杯/盘比增大并非原发性先天性青光眼所特有。溢泪、怕光还可见于结膜炎、先天性鼻泪管阻塞、葡萄膜炎和外伤等。

角膜水肿混浊还可见于角膜营养不良，角膜后弹力层在出生时损伤，粘多糖病，胱氨酸病，巩膜化角膜，Peter异常，角膜炎等。

角膜增大可见于轴性近视，先天性大角膜。

视神经杯/盘比增大还可见于生理性视杯增大，视神经缺损，视神经萎缩，视神经发育不良，视神经畸形等。

【治疗与预后】

手术治疗是首选。前房角手术包括前房角切开术，小梁切开术。一般而言，80%的病儿眼内压可通过 1~2 次前房角手术得到控制。如果前房角手术不成功而且药物治疗不能控制眼压，可考虑小梁切除术，加用抗纤维形成的药物如丝裂霉素 C（Mitomycin C），或者是青光眼引流管植入术（claucoma implant）。

药物治疗包括碳酸酐酶抑制剂、β受体阻滞剂、缩瞳剂、类肾上腺能药及前列腺素衍生物等。

【风险评估与预防】

1. 试验原发性先天性青光眼如果不经治疗最后将致盲。角膜混浊，血管新生，角膜继续增大至 2~3 岁时为止，可达 16~17mm，俗称"牛眼"，巩膜变薄，眼底出现病理性近视改变，晶体脱位，视杯增大，最后全盲。

2. 如果出生时即发病，其眼压控制及视力预后均很差，有一半的患者成为法定盲人（legally blind）。如果在初诊时角膜直径大于 14mm，其视功能预后亦很差。在 3~12 个月发病者，80%~90% 的病例能用前房角手术控制眼压及视力减退。

3. 详细眼科检查及跟踪复诊对青光眼病儿及怀疑病例是很重要的。即使是经手术"治愈"的患者也有可能眼压回升而导致视力减退。密切跟踪青光眼的各项指征才能保证青光眼的有效控制和最大限度地保存有效视力。

（林 宁）

主要参考文献

1. Acharya M, Mookherjee S, Bhattacharjee A, et al. Primary role of CYP1B1 in Indian juvenile-onset POAG patients. Mol Vis, 2006, 20: 399-404
2. Berson EL, Rosner B, Sandberg MA, et al. A randomized trial of Vitamin A and Vitamin E supplementation for retinitis pigmentosa. Arch Ophthalmol, 1993, 111: 761-72
3. Brankenhoff RH, Henskens HAM, vanRossum MWPC, et al. Activation of the gamma-E-crystallin pseudogene in the human hereditary Coppock-like cataract. Hum Mol Genet, 1994, 3: 279-83
4. Cakmak SS, Caca I, Unlu MK, et al. Surgical technique and postoperative complications in congenital cataract surgery. Med Sci Monit, 2006, 12: 31-5
5. Chen Y, Jiang D, Wan B, et al. Presymptomatic genetic diagnosis for consulters from a large Chinese family with juvenile open angle glaucoma. Mol Vis, 2006, 12: 360-6
6. Deeb SS. Molecular genetics of color-vision deficiencies. Vis Neurosci, 2004, 21: 191-6
7. Hardcastle AJ, Thiselton DL, Zito I, et al. Evidence for a new locus for X-linked retinitis pigmentosa (RP23). Invest Ophthal Vis Sci, 2000, 41: 2080-6
8. Herse P. Retinitis pigmentosa: visual function and multidisciplinary management. Clin Exp Optom, 2005, 88: 335-50
9. Kajiwara K, Berson EL, Dryja TP. Digenic retinitis pigmentosa due to mutations at the unlinked peripherin/RDS and ROM1 loci. Science, 1994, 264: 1604-8
10. Kramer P, Yount J, Mitchell T, et al. A second gene for cerulean cataracts maps to the beta crystalline region on chromosome 22. Genomics, 1996, 35: 539-42
11. 林宁，陈宝容，陆国辉. 眼、耳疾病. 见：陆国辉主编. 产前遗传病诊断学. 广州：广东技出版社，2002. 494-503
12. Lubsen NH, Renwick JH, Tsui L-C, et al. A locus of a human hereditary cataract is closely linked to the gamma-crystallin gene family. Proc Natl Acad Sci USA, 1987, 84: 489-92
13. Maat-Kievit JA, Oepkes D, Hartwig N, et al. A large retinoblastoma detected in a fetus at 21 weeks of gestation. Prenatal Diag, 1993, 13: 377-84
14. Merbs SL, Nathans J. Asorption spectra of human cone pigments, Nature, 1992, 356: 433-5
15. Monemi S, Spaeth G, DaSilva A, et al. Identification of a novel adult-onset primary open angle glaucoma (POAG) gene on 5q22.1. Hum Mol Genet, 2005, 14: 725-33
16. Nathams J, Merbs SL, Sung C-H, et al. Molecular genetics of human visual pigments. Annu Rev Genet, 1992, 26:

403-24

17. Nathans J, Maumenee IHG, Zrenner E, et al. Genetics heterogeneity among blue-cone monochromats. Am J Hum Genet, 1993, 53: 987-1000
18. Nevins JR. The Rb/E2F pathway and cancer. Hum Molec Genet, 2001, 10: 699-703
19. Pagani L, Manni L, Aloe L. Effects of electroacupuncture on retinal nerve growth factor and brain-derived neurotrophic factor expression in a rat model of retinitis pigmentosa. Brain Res, 2006, 10: 198-206
20. Paola Iampieri M, Mingarelli R, Le Guern E, et al. Prenatal diagnosis of X-linked retinitis pigmentosa (RP) in five pregnancies at risk. Prenat Diagn, 1994, 14: 285-9
21. Papaioannou M, Chakarova CF, Prescott DQC, et al. A new locus (RP31) for autosomal dominant retinitis pigmentosa maps to chromosome 9p. Hum. Genet, 2005, 118: 501-3
22. Richards JE, Lichter PR, Herman S, et al. Probable exclusion of GLC1A as a candidate glaucoma gene in a family with middle-age-onset primary open-angle glaucoma. Ophthalmology, 1996, 103: 1035-40
23. Richter S, Vandezande K, Chen N, et al. Sensitive and efficient detection of RB1 gene mutations enhances care for families with retinoblastoma. Am J Hum Genet, 2003, 72: 253-69
24. Rrimoin DL, Connor JM, Pyeritz RE, eds. Principles and practice of medical genetics. 3rd ed. New York: Churchill Livingstone, 1996
25. Sarfarazi M, Akarsu AN, Hossain A, et al. Assignment of a locus (GLC3A) for primary congenital glaucoma (buphthalmos) to 2p21 and evidence for genetic heterogeneity. Genomics, 1995, 30: 171-7
26. Sheffield VC, Stone EM, Alward WLM, et al. Genetic linkage of familial open angle glaucoma to chromosome 1q21-q31. Nat Genet, 1993, 4: 47-50
27. Shiloh Y, Donlon T, Bruns G, et al. Assignment of the human gamma-crystallin gene cluster (CRYG) to the long arm of chromosome 2, region q33-q36. Hum Genet, 1986, 73: 17-9
28. Siezen RJ, Thomson JA, Kaplan ED, et al. Human lens gamma-crystallins: isolation, identification, and characterization of the expressed gene products. Proc Natl Acad Sci USA, 1987, 84: 6088-92
29. Sparkes RS, Sparkes MC, Wilson MG, et al. Regional assignment of genes for human esterase D and retinoblastoma to chromosome band 13q14. Science, 1980, 208: 1042-4
30. Steinmertz RL, Fitzke FW, Bird ZC. Treatment of cystoid macular edema with acetazolamide in a patient with serpiginous choriodopathy. Retina, 1991, 11: 412-5
31. Stoilov I, Akarsu AN, Sarfarazi M. Identification of three different truncating mutations in cytochrome P4501B1 (CYP1B1) as the principal cause of primary congenital glaucoma (buphthalmos) in family linked to the GLC3A locus on chromosome 2p21. Hum Mol Genet, 1997, 6: 641-7
32. Stone EM, Fingert JH, Alward WLM, et al. Identification of a gene that causes primary open angle glaucoma. Science, 1997, 275: 668-70
33. Tsui L-C, Breitman ML, Meakin SO, et al. Localization of the human gamma-crystallin gene cluster (CRYG) to the long arm of chromosome 2, region q33-q35. Cytogenet Cell Genet, 1985, 40: 763-4
34. Wang DY, Chan WM, Tam PO, et al. Genetic markers for retinitis pigmentosa. Hong Kong Med J, 2005, 11: 281-8
35. Weisschuh N, Schiefer U. Progress in the genetics of glaucoma. Dev Ophthalmol, 2003, 37: 83-93
36. Wiggs JL, Haines JL, Paglinauan C, et al. Genetic linkage of autosomal dominant juvenile glaucoma to 1q21-31 in three affected pedigrees. Genomics, 1994, 21: 299-303
37. Winderickx J, Battisti L, Motulsky AG, et al. Selective expression of human X chromosome-linked green opsin genes. Proc Natl Acad Sci USA, 1992, 89: 9710-4
38. Zhang L, Wang T, Wright A F, et al. A microdeletion in Xp11.3 accounts for co-segregation of retinitis pigmentosa and mental retardation in a large kindred. Am J Med Genet, 2006, 140: 349-57

第二节　耳科疾病

耳聋（deafness）是最常见的遗传病之一，平均每1,000个新生儿中就有1名先天性耳聋患者，其中的约半数病例属孟德尔遗传,并以常染色体隐性遗传多见,占 40%~50%,而常染色体显性遗传约占 10%。其余的属散发性病例,按非孟德尔遗传出现,在排除环境因素(如病毒感染性耳聋)影响后,在同胞里发病的风险率约为 1/10(表 19-4)。

表 19-4 病因不明的弥漫性儿科耳聋患者基因风险

先证者状况	基因风险
一位子女患病;排除环境因素影响的存在	1/10
一位子女患病;近亲结婚	1/4
两位子女患病	1/4
父或母患病,一位子女也患病	1/2
只有父或母患病	1/20
父或母患病,父或母的同胞也患病	1/100
只有父或母的同胞患病;而父或母都正常	<1/100

一、遗传性非综合征性耳聋

以耳聋为唯一症状的非综合征型耳聋(non-syndrome deafness)占所有遗传性耳聋的 70%,综合征型耳聋(除耳聋外还合并其它系统的病变)占 30%。

【遗传病理学】

耳聋具有高度的遗传异质性,引起耳聋的突变基因估计有几百个。大部分的非综合征型耳聋为孟德尔单基因遗传病,按遗传方式分为常染色体显性遗传、常染色体隐性遗传、X-连锁和线粒体遗传,分别占遗传性耳聋的 20%,80%,1%,和<1%。表 19-5 汇总了非综合征型耳聋的分型及其已克隆的相关基因。

目前已定位的非综合征型遗传性耳聋基因位点 111 个,其中的 34 个已被克隆,包括 13 个常染色体显性遗传基因,14 个为常染色体隐性遗传基因,2 个 X-连锁遗传基因,5 个既表现为常染色体显性遗传又表现为常染色体隐性遗传基因(*GJB2*,*GJB3*,*MYO7A*,*TMC1*,*TECTA*)。这些基因编码的蛋白质包括离子通道蛋白、膜蛋白、转录因子和结构蛋白等。

表 19-5 非综合征性听力损害相关基因及功能

耳聋命名	染色体定位	遗传方式	相关基因	编码蛋白质的功能	OMIM 编号
DFNA1	5q31	AD	*DIAPH1*	内耳毛细胞骨架的主要成分,调节肌动蛋白的聚合作用	124900
DFNA2	1p34	AD	*GJB3*(*Cx31*)	编码缝隙连接蛋白,在细胞间交流起重要作用	603324
			KCNQ4	钾通道蛋白,只存在于外毛细胞	606537
DFNA3	13q12	AD	*GJB2*(*Cx26*)	编码缝隙连接蛋白,在细胞间交流起重要作用	121011
			GJB6(*Cx30*)	编码缝隙连接蛋白,在细胞间交流起重要作用	604418
DFNA5	7p15	AD	*DFNA5*	功能未知	600994
DFNA6/14	4p16.3	AD	*WFS1*	跨膜蛋白,在耳蜗内的功能未知	606201

续表

耳聋命名	染色体定位	遗传方式	相关基因	编码蛋白质的功能	OMIM编号
DFNA8/12	11q22-q24	AD	TECTA	与β-tectorin相互作用共同形成耳蜗盖膜非胶原基质	602574
DFNA9	14q12-q13	AD	COCH	细胞外基质蛋白，在耳蜗内的功能未知	603196
DFNA10	6q22-q23	AD	EYA4	转录激活因子	603550
DFNA11	11q12.3-q21	AD	MYO7A	移动肌动蛋白肌丝，保持纤毛的直立，存在于内外毛细胞中	276903
DFNA13	6p21	AD	COL11A2	编码11型胶原的α-链多肽亚单位，在耳蜗内的功能未知	120290
DFNA15	5q31	AD	POU4F3	决定细胞表型的发育调节因子，只表达于毛细胞内	602460
DFNA17	22q12-q13	AD	MYH9	保持Reissner's膜和螺旋韧带的细胞架构	160775
DFNA20/26	17q25.3	AD	ACTG1	与肌动蛋白聚合引起的ATP水解释放自由能有关	102560
DFNA22	6q13	AD	MYO6	在毛细胞静纤毛基底部聚集，向肌动蛋白肌丝负极移动的运动分子	600970
DFNA28	8q22	AD	TFCPL3	一种转录因子，功能未知，可表达于耳蜗管	608576
DFNA36	9q13-q21	AD	TMC1	跨膜蛋白，在耳蜗内的功能未知	606706
DFNB1	13q12	AR	GJB2（Cx26）	同DFNA 3	121011
			GJB6（Cx30）		604418
DFNB2	11q13.5	AR	MYO7A	同DFNA11	276903
DFNB3	17p11.2	AR	MYO15	毛细胞肌动蛋白组织结构的必要成分	602666
DFNB4	7q31	AR	SLC26A4	氯离子转运蛋白	605646
DFNB6	3p14-p21	AR	TMIE	跨膜蛋白，在耳蜗内的功能未知	607237
DFNB7/11	9q13-q21	AR	TMC1	同DFNA36	606706
DFNB8/10	21q22.3	AR	TMPRSS3	跨膜丝氨酸蛋白酶，在耳蜗内的功能未知	605511
DFNB9	2p22-q23	AR	OTOF	介入钙离子激发的突触囊膜融合过程	603681
DFNB12	10q21-q22	AR	CDH23	保持静纤毛的直立	605516
DFNB16	15q21-q22	AR	STRC	表达于感觉毛细胞，与静纤毛功能相关	606440
DFNB18	11p14-p15.1	AR	USH1C	编码的蛋白质含PDZ结构域，静纤毛通道复合物中的载运蛋白质	605242
DFNB21	11q23-q25	AR	TECTA	同DFNA8/12	602574
DFNB22	16p12.2	AR	OTOA	使内耳非细胞胶质附着在非感觉细胞的顶部表面上	607038
DFNB29	21q22	AR	CLDN14	细胞间紧密连接的组成成分	605608
DFNB30	10p12.1	AR	MYO3A	特异性表达于内耳和眼部，与肌动蛋白肌丝和PDZ结构域相互作用	606808
DFNB31	9q32-q34	AR	WHRN	与Cask（突触上的膜相关蛋白，是一种鸟嘌呤核苷酸激酶）相互作用共同参与神经元树突的信号传导	607928

续表

耳聋命名	染色体定位	遗传方式	相关基因	编码蛋白质的功能	OMIM编号
DFNB36	1p36.3-p36.1	AR	ESPN	功能未知	606351
DFNB37	6q13	AR	MYO6	同DFNA22	600970
DFN1	Xq22	X连锁	TIMM8A	调节代谢物质从胞浆到线粒体的运输	300356
DFN3	Xq21.1	X连锁	POU3F4	编码转录因子，表达于内耳和中耳的间叶细胞	304400

AD：常染色体显性遗传；AR：常染色体隐性遗传

GJB2（Cx26）是第一个被克隆的非综合征型听力损害核基因，该基因突变可引起DFNB1和DFNA3。GJB2基因编码的蛋白质以六聚体的形式在细胞缝隙连接处形成穿膜通道，以利于相邻的细胞间大于1 kDa的胞浆分子的相互交通。免疫组化研究提示GJB2基因表达于内耳血管纹、基底膜和螺旋缘。GJB2基因突变与一半的先天性遗传性中重度耳聋相关。在美国和北欧的许多国家，最常见的GJB2基因突变为35delG，占DFNB1患者的三分之二，在美国的中西部人口中该突变的携带率为2.5%；在德系犹太人中最常见的突变为167delT；在日本和中国等亚裔人口中，最常见的突变为235delC。

同一基因的不同突变位点可引起不同遗传方式或不同表型的耳聋，如GJB2基因突变可引起DFNB1和DFNA3，MYO7A基因突变可引起DFNB2和DFNA11，CDH23基因突变可引起DFNB12和USH1D。

第一个报道的与遗传性非综合征型耳聋相关的线粒体基因突变为12S rRNA基因Ala1555Gly点突变。在一个有55个成员的阿拉伯-以色列大家系中，许多家族成员有母系遗传的先天性单纯性耳聋，分离分析提示疾病表型由均质性线粒体基因突变和常染色体隐性遗传基因突变同时引起。线粒体DNA全序列分析发现有Ala1555Gly点突变，常染色体隐性遗传基因突变位点尚未定位。

线粒体DNA第7445位A>G点突变可引起不同程度的感音神经性听力损失，线粒体DNA A7445G点突变使mtDNA重链上tRNA（Ser（UCN））基因发生改变，影响了线粒体翻译系统的准确性，同时也使mtDNA轻链上细胞色素氧化酶（COI）基因终止密码子最后一个核苷酸发生改变，影响了mRNA的质量。线粒体DNA A7445G点突变为胞质异质性突变，突变分子频率与耳聋是否发生及严重程度无相关性，提示可能有核基因突变或环境因子的协同作用。

第一个定位的X-连锁非综合征型耳聋DFN-1，是挪威的一个大家系，其症状为进行性的语后聋。后来随访发现它是一种X-连锁隐性遗传神经变性综合征，除进行性听力损害外，还伴有视觉损害，肌张力障碍，骨折及精神发育迟滞，现在命名为Mohr-Tranebjaerg综合征。与此综合征相关的DDP基因新近被克隆（染色体定位在Xq21.3-q22）。该基因编码的蛋白参与蛋白质从胞浆穿越线粒体内膜进入到线粒体基质中的过程。

【临床特征】

常染色体显性遗传多为语后感音神经性聋（DFNA3、DFNA8、DFNA12和DFNA19例外），在家系中呈垂直遗传，每代均有患病个体，发病年龄可从几岁至五十几岁，大多数病例从高频听力开始下降，进行性加重累及多个频率，多不伴眩晕，同一家系不同患者间起病时间和症状可能有差异。常染色体隐性遗传性非综合征性耳聋多为语前感音神经性聋（DFNB8例外，为发展迅速的语后聋），在家系中隔代遗传，耳聋程度多为重度或全聋。X-连锁非综合征性耳聋可为语前聋或语后聋，其中，DFN3型表现为镫骨固定的混合性聋，内耳道和前庭异常扩大，小耳蜗，其感音神经性聋可呈进行性下降，CT示蜗轴异常，蛛网膜下腔与外淋巴腔直接相通，镫骨底版切除或卵圆窗开窗后可发生外淋巴液"镫井喷"，导致全聋，为手术禁忌。线粒体tRNA$^{Ser(UCN)}$基因Ala7445Gly点突变引起的非综合征性耳聋其特点为出生时听力正常，以后逐渐下降，十几岁时发展为严重的耳聋，无前庭症状，线粒体12S rRNA基因A1555G点突变导致的耳聋为先天性。

【治疗和预后】

对于语前聋病例，在婴幼儿期早期发现耳聋并进行康复训练，对听力障碍儿童的语言能力的发育和建立至关重要。在6个月前发现有听力障碍并进行及时训练，儿童的语言交流能力会明显优于较晚发现听力障碍的儿童。目前广泛开展的新生儿听力筛查的目的就是为了尽早发现有听力障碍的婴幼儿，其目标是使这些儿童在最佳时机得到听力和语言的训练，使听力和语言的康复训练达到最佳效果。将聋儿送到康复中心学习手语和口语，为其选配合适的助听器，对助听器效果不好的儿童进行人工耳蜗植入，都是有效的康复措施。对于语后聋的病例，目前尚无药物治疗手段延缓或逆转耳聋的发生，主要是保护听力，避免噪声和耳毒性药物刺激，必要时选配合适的助听器，对听力的改善有较好的效果。

【实验室诊断】

听力状况的评估可依据纯音测听、听性脑干电位、40Hz听觉相关电位、耳声发射和声导抗等听力学检测，对于低频和中频感音神经性听力损害应高度怀疑为遗传性。目前临床上可进行诊断性核基因突变检测的遗传性非综合征性耳聋有DFNB1（*GJB2*）、DFNA3（*GJB2*）和DFNB4（*PDS*），对*GJB2*基因突变的检测不仅对遗传性听力损害临床诊断和遗传咨询有重要帮助，还可对听力康复措施的选择有指导作用。有资料表明，*GJB2*基因突变阳性的耳聋患者电子耳蜗移植后听力康复效果较阴性者更好。对于临床上颞骨CT提示前庭导水管扩大或Mondini畸形的耳聋患者应进行*PDS*基因突变检测。其它基因突变检测还未能进入临床应用阶段的原因是①基因多且无突变热点；②发病率太低。

【风险评估与预防】

1. 由于涉及多个基因且无突变热点，耳聋具有高度的遗传异质性。
2. 对于低频和中频感音神经性听力损害应高度怀疑为遗传性。
3. 建议对*GJB2*基因突变阳性的耳聋患者作电子耳蜗移植，而对于临床上颞骨CT提示前庭导水管扩大或Mondini畸形的耳聋患者应进行*PDS*基因突变检测。
4. 重在早诊断早治疗原则，使患者在最佳时机得到听力和语言的训练，达到最佳效果。
5. 对于常染色体显性遗传非综合征性耳聋杂合子，患者同胞中约有1/2为患者，子代中约有1/2为患者，每次生育都有1/2的可能生育一个患儿，如双亲均为杂合子患者，则子代中将有3/4为患者，仅1/4正常。
6. 对于常染色体隐性遗传非综合征性耳聋，当一对夫妇生出一个患儿后，说明夫妻双方均为致病基因携带者，他们再生出患儿的风险概率为1/4，男女患病机会均等，有1/2的概率生出无症状的携带者，有1/4的概率生出完全正常的孩子。
7. 对于X-连锁隐性遗传非综合征性耳聋，如父亲正常，母亲为携带者时，后代中儿子有1/2机会患病，女儿无患病风险，但有1/2机会为携带者；如父亲患病，母亲正常时，后代中儿子无患病风险，女儿全部为携带者。
8. 对于X-连锁显性遗传非综合征性耳聋，如父亲正常，母亲患病时，如母亲为杂合子，后代中儿女均有1/2机会患病，如母亲为纯合子，后代中儿女全部都患病；如父亲患病，母亲正常时，后代中儿子无患病风险，女儿全部患病。
9. 应该注意排除线粒体基因突变导致的耳聋，并作相应的再发风险评估。
10. 对于已生育过耳聋子女的夫妇，如双方的致病基因突变已知，可通过产前诊断提供遗传咨询，防止患儿的出生。
11. 建立和健全新生儿耳聋筛查及其遗传咨询是及早发现先天性耳聋的重要措施，这对于有耳聋家族史者更为重要。
12. 对儿聋病人进行咨询时，必须注意策略，以减少咨询者的心理负担。如果一对患有非综合征性耳聋的夫妇在对第一胎作新生儿先天性耳聋筛查时，检查结果表明听力似乎正常。该对夫妇对小孩的正常听力感到混淆不清和失望，并要求咨询门诊。在有手势语言翻译在场的情况下，咨询过程中应该尽量避免与咨询者讨论下一胎的耳聋产前诊断以期知道听力是否正常的事宜。

二、氨基糖苷类抗生素致聋

氨基糖苷类抗生素（aminoglycoside antibiotics，AmAn）因其广谱高效的抗菌作用以及低廉的价格在临床上被广泛用于控制革兰阴性和阳性菌感染，但此类抗生素可导致不可逆转的听力损失。氨基糖苷类抗生素致聋（aminoglycoside antibiotics induced deafness，AAID）[OMIM 580000]患者在我国的发病率为0.035%，并有逐年上升的趋势，已成为我国聋病的主要病因。在二十世纪五六十年代，AAID在聋哑人中约占0.36%~1.2%，到了二十世纪八十年代比例上升为12.8%~66.1%，其中28%有家族遗传史。

【遗传病理学】

氨基糖苷类抗生素致聋患者可分为两类，一类因接受了毒性剂量的氨基糖苷类抗生素而致聋，这类患者多无遗传背景。另一类接受了常规剂量或单次剂量的氨基糖苷类抗生素而致聋，这类患者有遗传家族史。1991年我国学者邱维勤分析了36个AAID家系的遗传图谱，首次提出AAID为母系遗传，即线粒体遗传。1993年Fischel-Ghodsian研究小组首次发现氨基糖苷类抗生素致聋患者与线粒体12S rRNA基因第1555位A>G均质性点突变有关，该突变使原有的BsmA I酶切位点消失而易于被检出。对线粒体DNA的空间结构分析表明，Ala1555Gly点突变发生在高度保守的12S rRNA与氨基糖苷类抗生素结合区，该区域也是其他种属氨基糖苷类抗生素抗性突变发生的部位。Ala1555Gly点突变引入了一对氢键，使12S rRNA的二级结构与细菌的16S rRNA的二级结构更为相似，12S rRNA与氨基糖苷类抗生素结合部位的空间增大，更有利于两者结合而干扰了线粒体蛋白质和ATP的合成，使富含线粒体的耳蜗血管纹细胞Na^+、K^+、Ca^{2+}离子泵失能，细胞内外离子浓度失衡，最终导致毛细胞变性死亡。

其它的相关突变还有12S rRNA基因Thr1494Cys突变。

【临床特征】

氨基糖苷类抗生素致聋主要临床表现为耳聋、耳鸣、眩晕及平衡障碍，还可出现食欲减退、面部及手足麻木等症状。耳鸣往往出现于耳聋之前，多为双侧性，呈高调音，早期为间歇性，后发展为持续性。耳聋多为双侧对称性，首先损害高频听力，患者往往不易察觉耳聋的存在，逐渐累及言语频率，耳聋往往已较为严重，听力学检查表现为耳蜗性聋的特点，可有重振现象。停药后耳聋和耳鸣仍可继续发展，甚至停药后1~4年听力仍继续下降，听力损害一般为不可逆性。

【治疗和预后】

氨基糖苷类抗生素所致听力损害一旦发生，很难恢复，对于在用药期间早期发现的病例，在立即停药的同时，应用维生素B_1、维生素A和泛酸钙等神经营养剂、ATP和辅酶A等能量制剂、尼莫地平、脑益嗪等血管扩张药、都可喜等脑代谢促进药，可能有助于使病情停止发展，防止继续恶化。已发生的听力损害，其听力改善主要依靠配戴合适的助听器，重度耳聋患者可考虑人工耳蜗移植。

【实验室诊断】

临床上线粒体DNA Ala1555Gly点突变的检测可发现对氨基糖苷类抗生素高度敏感的个体，携带A1555G点突变的个体本人及其母系亲属均为高危人群。

【风险评估与预防】

1. 所有线粒体基因（mtDNA）突变所致疾病都有一个特殊的遗传规律，即均为母系遗传，mtDNA的突变可通过母亲传给后代，后代中女性可将突变的mtDNA继续传给下一代，而男性则不再下传。

2. 所有线粒体Ala1555Gly突变均为均质性突变，即细胞内所有的线粒体基因拷贝都发生了Ala1555Gly突变。因此，凡携带线粒体Ala1555Gly突变的个体，其所有的母系亲属（母亲、同胞兄弟姐妹、姨妈及其子女、舅舅、外婆、外婆的姐妹及其子女、外婆的兄弟等）均携带线粒体Ala1555Gly突变，即对氨基糖苷类抗生素耳毒性高度敏感，常规剂量或单次剂量的氨基糖苷类抗生素应用即可导致不可逆转的听力损失，应绝对避免接触氨基糖苷类抗生素。母系亲属中的男性后代（同胞兄弟的子女、舅舅的子女和外婆兄弟的子女等）均不携带线粒体 Ala1555Gly 突变，不属于高危人群。

3. 对于合并肝肾功能不全、营养不良、糖尿病、感音神经性聋、噪声性聋者，应慎用氨基糖苷类抗生素；65 岁以上老人、孕妇、6 岁以下幼儿应忌用此类抗生素。

三、Waardenburg 综合征

Waardenburg 综合征（Waardenburg syndrome，WS）是临床上最常见的常染色体显性遗传性听力损害综合征，发病率为 1/40,000 至 1/20,000 之间，3% 的先天性耳聋与 Waardenburg 综合征有关。

【遗传病理学】

目前已发现与 WS 相关的致病基因有 6 个（表 19-6）。与Ⅰ型和Ⅲ型 WS 相关的 PAX3 基因编码一种在早期胚胎表达的 DNA 结合转录因子，有 10 个外显子，90% 的Ⅰ型 WS 可检测到包括错义、无义、移码、剪切位点突变，以及小的缺失和插入等各种 PAX3 基因突变，部分病例有 PAX3 基因的完全缺失，基因型和表现型的相关性不明显。约 10%~20% 的Ⅱ型 WS 可检测到 MITF 基因的突变，PAX3 和 SOX10 可同步激活 MITF 基因的表达，调节黑色素细胞的发育。WS 的听力损害源于黑色素细胞进入血管纹中层受阻而致，黑色素细胞的缺失程度与个体间及耳与耳之间听力损害程度的差别密切相关。

表 19-6 WS 的临床分型和相关基因

分型	OMIM 编号	遗传方式	临床表现	染色体定位	致病基因
WS Ⅰ型	193500	AD	常规三类症状	2q35	PAX3
WS ⅡA型				3p12.3-p14.1	MITF
ⅡB型	193510	AD	无内眦移位，余同Ⅰ型	1p21-p13.3	未知
ⅡC型				8p23	未知
ⅡD型				8q11	SNAI2
WS Ⅲ型	148820	AD	Ⅰ型+上肢畸形*	2q35	PAX3
WS Ⅳ型	277580	AR	Ⅱ型+Hirschsprung病** （常染色体隐性遗传）	13q22	ENDRB
				20q13.2-q13.3	EDN3
				22q13	SOX10

* 上肢畸形包括上肢肌肉和关节的发育不全或挛缩，腕骨融合和并指等

** Hirschsprung 病：先天性肠神经分布异常（无神经节细胞）导致的结肠梗阻和慢性便秘

【临床特征】

WS 是一种合并听力系统和色素系统损害的耳聋综合征，典型的临床特征有：① 内眦侧向移位，两眼距宽，W 指数＞1.95（图 19-1）；② 皮肤、毛发和眼睛的色素异常（虹膜异色，白色额发和睫毛，雀斑）（图 19-2）；③ 单侧或双侧不同程度的先天性感音神经性耳聋，无进行性加重现象，最常见的是双侧深重度感音神经性耳聋（Ⅰ型占 25%，Ⅱ型占 50%）。依据临床表现的不同，WS 可分为四个亚型（表 19-6）。类似其它常染色体显性遗传性疾病，WS 的临床表现变异很大，以Ⅰ型和Ⅱ型为例，各种症状的外显率见表 19-7。

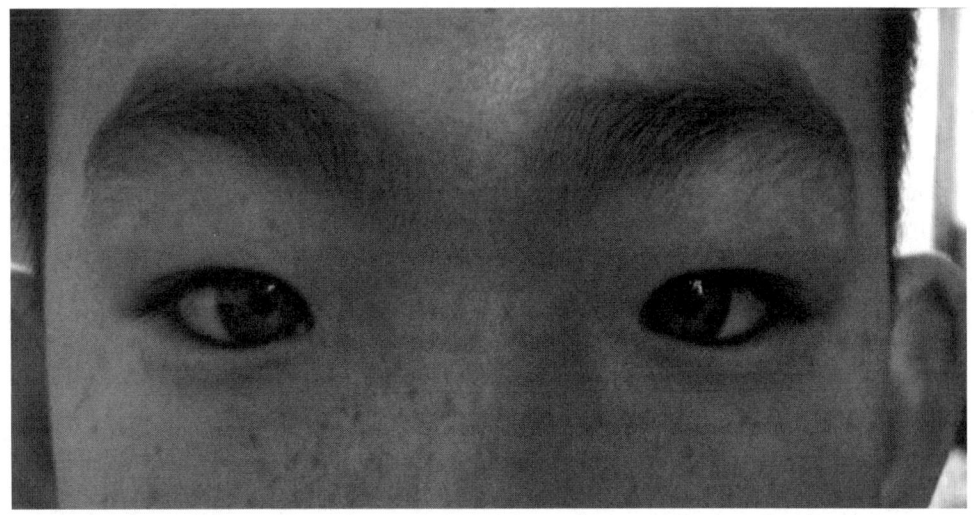

图 19-1　Waardenburg 综合征 Ⅰ 型患者双侧蓝色虹膜和宽眼距，W 指数>1.95

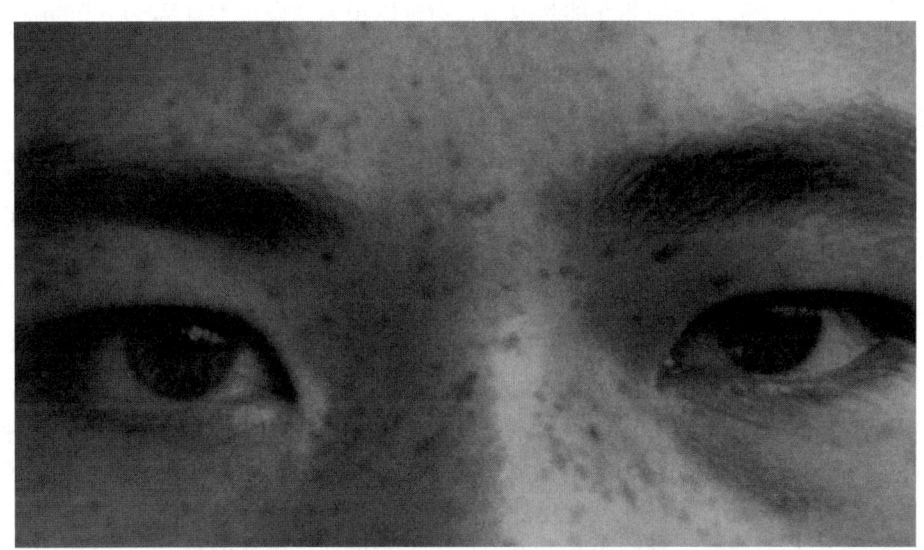

图 19-2　Waardenburg 综合征 Ⅱ 型患者双侧蓝色虹膜和面部雀斑

表 19-7　Ⅰ型和Ⅱ型 WS 各种临床症状的外显率

临床症状	外显率	
	WS1	WS2
感音神经性耳聋	57%～58%	77%～78%
虹膜异色	15%～31%	42%～54%
发育不全性蓝眼	15%～18%	3%～23%
白色额发	43%～48%	16%～23%
早白发	23%～38%	14%～30%
白斑病	30%～36%	5%～12%
高宽鼻根	52%～100%	0%～14%
一字眉或眉间潮红	63%～70%	7%

【治疗和预后】

注意保护残余听力,避免噪声和耳毒性药物刺激,早期发现耳聋并进行系统的康复训练发展语言能力,选配合适的助听器改善听力。对于其它发育畸形,可根据具体情况采用选择性手术矫正畸形。对有风险生育 WS 患儿的孕妇孕期补充叶酸,对预防 WS 有一定帮助。

【实验室诊断】

临床上对 *PAX3* 基因突变的检测可帮助诊断不典型的 WS1 和 WS3。

【风险评估与预防】

1. 大多数 WS 先证者都有患病的父母,有必要对先证者的父母进行 WS 相关的临床检查。父母正常的 WS 先证者,可能是新生突变所致,据估计新突变率为 4/1,000,000,并可能有父龄效应(父亲年龄依赖性突变率升高现象)的存在。

2. 对于一个 WS 先证者,如果其父母之一为 WS 患者,则同胞的患病风险为 50%,如果其父母均表型正常,同胞的患病风险极低,如先证者为生殖细胞镶嵌体的后代则例外。如父母均为杂合子患者,则子代中将有 3/4 为患者,仅 1/4 正常。

3. WS 患者子代中约有 1/2 为患者,每次生育都有 1/2 的可能生育一个患儿,如父母双方的致病基因突变已知,可进行产前诊断来预测胎儿的基因型,但难以预测其表现型(WS 后代的临床表现变异很大)。

四、Usher 综合征

Usher 综合征最常见的一种常染色体隐性遗传性听力损害综合征,在美国约有一半的先天性耳聋-眼盲患者由此综合征引起,在人群中的发病率为 4.4/100,000,致病基因的携带频率高达 1/70。在我国,Usher 综合征在临床上也较常见,但具体的发病率尚无统计。

【遗传病理学】

Usher 综合征是常染色体隐性遗传单基因病,具有高度的遗传异质性,目前已发现有 11 个基因位点与三型 Usher 综合征有关,8 个相关基因被克隆(表 19-8)。其中 60% 的 I 型 Usher 综合征是由 *MYO7A* 基因突变引起的,80% 的 II 型 Usher 综合征与 *USH2A* 基因突变有关。*MYO7A* 长 7.4kb,有 49 个外显子,在 34 个外显子已发现有 78 种致病突变,*MYO7A* 编码一种非肌肉的肌凝蛋白,为毛细胞顶部的静纤毛束的结构所必需。*USH2A* 长 5kb,有 21 个外显子,已发现有 35 种致病突变,以 2314delG 最常见。*USH2A* 编码的蛋白质含上皮生长因子和 III 型纤维粘连蛋白结构域,功能不明。

表 19-8 Usher 综合征相关基因及染色体定位

命名	染色体定位	致病基因	基因功能	OMIM 编号
USH1A	14q32	未知		276900
USH1B	11q13.5	*MYO7A*	移动肌动蛋白肌丝,保持纤毛的直立	276903
USH1C	11p15.1	*USH1C*	编码的蛋白质含 PDZ 结构域,静纤毛通道复合物中的载运蛋白质	276904
USH1D	10q21-q22	*CDH23*	钙结合跨膜蛋白,调节细胞间的粘附收紧和细胞内重排	601067
USH1E	21q21	未知		602097
USH1F	10q21-q22	*PCDH15*	钙结合跨膜蛋白,功能类似 CDH23	602083
USH1G	17q24-q25	*SANS*	与 USH1C 有相互作用,是连接静纤毛与微丝的蛋白复合物的组成部分	606943
USH2A	1q41	*USH2A*	编码的蛋白质含上皮生长因子和 III 型 fibronectin 结构域,功能不明	276901

命名	染色体定位	致病基因	基因功能	OMIM 编号
USH2B	3p23-p24.2	未知		276905
USH2C	5q14.3-q21.3	VLGR1	钙结合 G 蛋白偶联受体	605472
USH3	3q21-q25	USH3	编码的蛋白质与其它已知蛋白质无同源性，功能不明	276902
				606397

【临床特征】

大多数患者在出生时即有感音神经性耳聋，出生后至 20 岁之前出现视网膜色素变性。由色素性视网膜炎引起的视觉损害在 10 岁前常不明显，眼底镜检查难以发现，但视网膜电图（ERG）可以发现小至 2～4 岁儿童的感光系统功能的微小异常。Usher 综合征依临床表现分为三个亚型：Ⅰ型为先天性重度或极重度感音神经性耳聋，伴有前庭功能障碍，表现为患者运动功能的发育（坐立及行走）晚于正常儿童，色素性视网膜炎发生于 10 岁前。Ⅱ型表现为先天性中重度耳聋，前庭功能正常，色素性视网膜炎可发生于 10 岁后 20 岁前。Ⅰ、Ⅱ型之间在眼科方面的临床表现区别不大，但Ⅰ型患者夜盲的出现比Ⅱ型的要早。Ⅲ型常表现为进行性听力损害和前庭功能障碍，变异较大。Ⅰ和Ⅱ型 Usher 综合征比较常见，各占 40%～45% 左右，Ⅲ型则较少见，占 5%～15%。Usher 综合征三个亚型又可依据致病基因的不同分为若干亚型（表 19-8）。

【治疗和预后】

Usher 综合征患者的听力改善主要依靠配戴助听器，重度耳聋患者可考虑人工耳蜗移植。在 0～20 岁之间逐渐出现并进行性加重的管状视野和夜盲可能带来生活中的安全问题，定期的眼科检查是必要的。维生素 A 有可能延缓色素性视网膜炎的发展，但有肝毒性，18 岁以下儿童慎用。

【实验室诊断】

Usher 综合征相关基因都很大，且无突变热点，相关基因突变的筛查工作量很大，限制了它的临床应用，对三型 Usher 综合征的基因突变检测仅限于实验室研究。Usher 综合征的临床诊断主要依据病史调查，出生后运动功能的发育情况（坐立及行走的时间）；听力学检查包括听性脑干电位、耳声发射、纯音测听等；前庭功能检查包括转椅、冷热实验、眼震电图等；眼科检查包括眼底镜、视力、视野检查，视网膜电图（ERG）可帮助发现早期的色素性视网膜炎。

【风险评估与预防】

1. Usher 综合征是常染色体隐性遗传单基因病。当一对夫妇生出一个患儿后，说明夫妻双方均为 Usher 综合征致病基因携带者，他们再生出 Usher 综合征患儿的风险概率为 25%，有 50% 的概率生出无症状的携带者，有 25% 的概率生出完全正常的孩子。

2. Usher 综合征患者的后代均为致病基因携带者，考虑到 Usher 综合征致病基因在人群中的携带频率为 1/70，Usher 综合征患者与一个无症状无家族史的人婚配后有 1/140 的机会生出 Usher 综合征患儿。

五、Pendred 综合征

Pendred 综合征（Pendred Syndrome，PDS）[OMIM 274600]，新生儿发病率约为 1/100,000～7.5/100,000，在先天性耳聋中占 7.5%。

【遗传病理学】

Pendred 综合征为常染色体隐性遗传单基因病，引起 Pendred 综合征的突变基因为 *SLC26A4*，染色体定位在 7q22-q31，75% 有家族史的 Pendred 综合征患者和 15%～20% 有前庭导水管扩大的散发耳聋患者可检测出 47 种 *SLC26A4* 基因突变，三种常见突变（Leu236Pro，Thr416Pro，1001+1G>A）占

50%。SLC26A4 基因的开放阅读框架（ORF）为 2343bp，有 21 个外显子，mRNA 约 5kb，编码的蛋白质 pendrin（780 个氨基酸，86kDa）参与氯离子和碘离子的转运及氯离子/甲酸盐的互换。

【临床特征】

Pendred 综合征的临床特征为先天性重度或极重度感音神经性耳聋及良性甲状腺肿大。听力损害常伴有骨迷路畸形，85%的患者颞骨 CT 示 Mondini 畸形及前庭导水管扩大（图 19-3），约 40%的患者伴有前庭功能低下。75%的患者有甲状腺肿大，40%的甲状腺肿大发生于儿童期和青春期，60%发生于成年，甲状腺内碘的异常有机化作用可通过高氯酸盐释放试验进行检测。

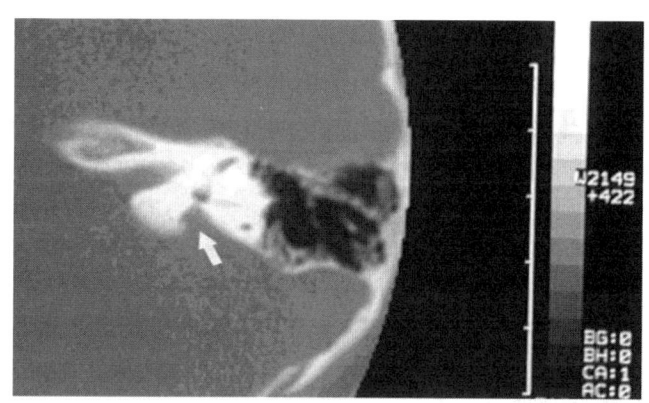

图 19-3　Pendred 综合征患者颞骨横轴位 CT 示左侧前庭导水管扩大呈喇叭口状（箭头示）

【治疗和预后】

听力的改善可通过助听器或人工耳蜗移植，甲状腺功能的改善可进行对症治疗。

【实验室诊断】

临床上 SLC26A4 基因突变检测已广泛应用于 Pendred 综合征患者的实验室诊断，约 75%的患者可检测到 SLC26A4 基因的 47 种突变。

【风险评估与预防】

1. 当一对夫妇生出一个患儿后，说明夫妻双方均为 Pendred 综合征致病基因携带者，他们再生出 Pendred 综合征患儿的风险概率为 25%，有 50%的概率生出无症状的携带者，有 25%的概率生出完全正常的孩子。

2. Pendred 综合征患者的无症状同胞有 2/3 的概率为致病基因携带者。

3. Pendred 综合征患者的后代均为致病基因携带者。

4. 对再生出 Pendred 综合征患儿风险概率为 25%的夫妇，在双方的致病基因突变已知的情况下，可进行产前诊断来预防患儿的出生。可取孕 10~12 周的绒毛膜或孕 16~18 周的羊水细胞提取 DNA 进行 PDS 基因突变检测。

六、耳硬化症

耳硬化症（otosclerosis，OTS）[OMIM 166800] 是耳科最常见的导致成年人听力下降的遗传性疾病。耳硬化症的发病率有明显的种族差异，尸检发现，白种人耳硬化的发生率高达 10%，日本人 5%，黑人 1%，南美印第安人只有 0.04%。临床耳硬化症的发病率在白种人达 0.2%~1%，女性发病率约为男性的 2 倍，平均发病年龄 30 岁，90%的患者在 50 岁以前发病。我国耳硬化症发病率较低，男女比例接近，以青壮年为主。

【遗传病理学】

耳硬化症遗传方式为常染色体显性遗传，不完全外显。已发现四个染色体上的位点与耳硬化症有关。1998 年，Tomek 将一个印度家系定位于 15q25-q26（OTSC1）；2001 年 Van Den Bogaert 将一个比利时家系定位于 7q34-q36（*OTSC2*）；2002 年 Chen 将一个塞浦路斯家系定位于 6p21.3-q22.3（*OTSC3*）。Brownstein（2006）等认定 *OTSC4* 定位在 16q21-q23.2 上。目前还没有一个耳硬化症的致病基因得到克隆，耳硬化症的发病原因和机制也不清楚，遗传、内分泌、免疫和环境因素在发病中都起一定作用。病理表现为内耳骨迷路致密板层骨局灶性地被富含细胞和血管的海绵状新骨代替，使耳蜗骨迷路全层硬化，累及卵圆窗使镫骨足板固定，影响镫骨运动而产生的听力障碍。

【临床特征】

无诱因双耳不对称缓慢进行性传导性聋及感音神经性聋（图 19-4），部分进展较快多病灶者可发展为全频重度感音神经性聋，有低调性耳鸣，不伴耳闷、耳漏等其他耳部症状是共同特征，部分病例可有眩晕，大约 50% 的病例可有韦氏误听现象（患者在嘈杂环境中听辨能力反比静处清楚）。

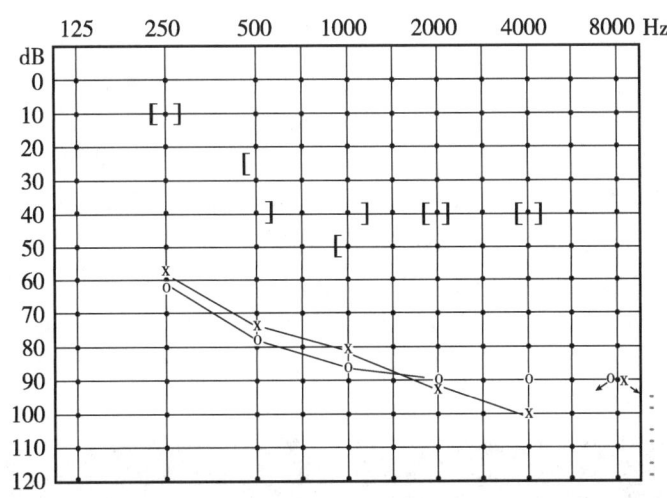

图 19-4　耳硬化症患者典型的听力曲线图（气骨导差大于 25dB HL）

【治疗和预后】

目前多数学者认为镫骨切除术是治疗耳硬化症的最好方法，术后 95% 的患者听力明显提高，80% 的患者气骨导差距消失。若无手术条件或患者不愿手术时，可配戴助听器改善听力。

耳硬化症是缓慢进行性侵犯骨迷路壁的内耳病变，目前尚无有效药物阻止其发展，手术治疗只能改善传导功能，但不能阻止病灶发展。部分进展较快多病灶者，最后可发展为重度感音神经性耳聋。

【实验室诊断】

因耳硬化症致病基因未得到克隆，对耳硬化症还不能进行基因检测和实验室诊断。耳硬化症的临床诊断主要依据听力学检查图 19-4，早期表现为传导性聋，骨导曲线在 1,000~4,000 Hz 间有向下凹陷的切迹（Carhart 切迹），病灶累及耳蜗时，听力曲线可表现为混合性聋。镫骨活动实验（Gelle 实验）阴性。

【风险评估与预防】

耳硬化症是一个遗传因素和环境因素相互作用的复杂性疾病，其遗传方式可以为常染色体显性遗传，外显率 40%~90% 不等，其后代的再发风险率很难准确估计，无特殊预防措施。

七、双侧听神经纤维瘤

Ⅱ型神经纤维瘤病（Neurofibromatosis, Type Ⅱ，NF2）[OMIM 101000] 的患者易患双侧听神经瘤，属良性肿瘤，起源于第八对脑神经远端雪旺细胞，以上前庭神经最易发生，发病率 1/37,000，无明显种族和人种差异。

【遗传病理学】

临床上 95% 的听神经瘤是单侧的，与遗传因素关系不大，只有 5% 的听神经瘤是双侧的。50% 的双侧听神经瘤患者有明确的家族史，为常染色体显性遗传，另50%的患者为散发病例，为NF2基因新生突变所致。65%的双侧听神经瘤病例可检测出NF2基因（染色体定位22q12.2）的突变。NF2基因有16个连续的外显子和一个可变剪切的外显子，有7，4.4，2.6 kb三种不同剪切形式的mRNA，90%的NF2基因突变导致编码蛋白质的提前终止。NF2蛋白又名"merlin"，与4.1细胞骨架蛋白家族有高度同源性。NF2基因突变有较明确的基因型和表现型的相关性，通常家系内患者表型上的差异远远小于家系间的，NF2基因的大段缺失只产生很温和的表型损害，无义突变和移码突变，无论发生的位置如何都会产生严重的表型损害，剪切位点的突变则产生中重度的表型损害。对于单侧的庭神经雪旺细胞瘤和身体同侧多发性纤维瘤，有可能存在体细胞镶嵌体，NF2基因的无义突变和移码突变也只产生很温和的表型损害，非肿瘤组织的NF2基因可能是正常的，只有肿瘤组织才可能检测到NF2基因的突变。

【临床特征】

临床症状为耳鸣、耳聋及平衡功能障碍，可合并其它脑神经或周围神经的雪旺细胞瘤、脑膜瘤及青少年期发病的后囊或皮质性白内障，少数病例有视网膜错构瘤或眼球运动受限。耳聋常发生于18～24岁左右，伴随着前庭神经雪旺细胞瘤的生长，可为单侧渐进性的，也可以是双侧突发性的，耳蜗的逆向损害常可通过听力学检测来诊断，确诊则需颞骨CT（图19-5）和颅脑增强核磁共振检查。根据发病年龄、肿瘤的数量、类型及生存期等因素，NF2可分为两型：轻型又称为Gardner型，多为25岁以后发病，进展缓慢，通常仅为前庭神经雪旺细胞瘤，可生存50年以上。重型也称为Wishart型，25岁以前发病，多发生三个以上肿瘤，很少能生存50岁以上。

最近Bosch等对30名Ⅱ型神经纤维瘤病患者跟踪，发现其中的8位患有双侧性或单侧性听神经鞘脑膜瘤（optic nerve sheath meningioma），其中的4位听神经鞘脑膜瘤的患者在跟踪过程中才被发现。

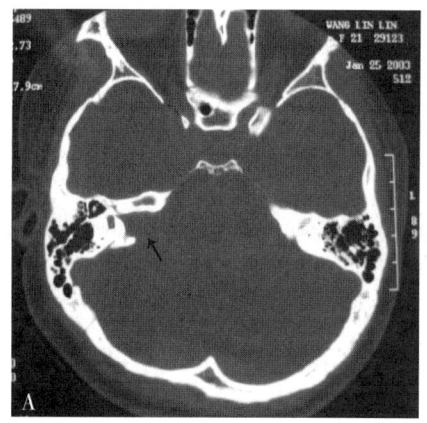 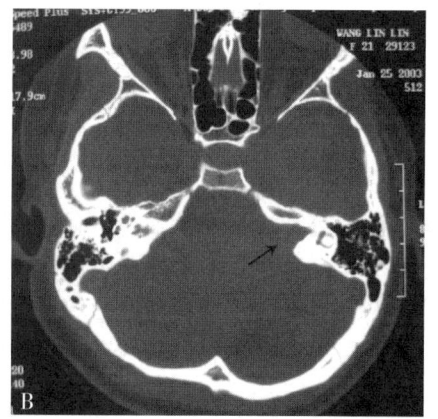

图19-5　颞骨横轴位CT示双侧内听道扩大呈喇叭口状，周围骨质无明显破坏（箭头示）

【治疗和预后】

NF2与脑神经和脑干关系密切，虽属良性肿瘤，发展至晚期可以危及生命，因此有组织学上的良性肿瘤，临床上的恶性肿瘤之说。早期诊断可提高治愈率，手术是治愈听神经瘤的唯一方法，应根据肿瘤的大小、部位、患者的体质状况选择适当的手术进路。对于病情严重、全身体质差，无法耐受手术及不愿接受手术的小听神经瘤患者，可考虑应用伽玛刀、X刀等非手术疗法。

【实验室诊断】

临床上对NF2的患者可进行基因突变的直接检测，对症状前的高危家庭成员进行NF2基因突变检测，将有助于NF2的早期诊断和治疗，对有家族史的病例进行连锁分析（准确度很高）的目的是为了遗传咨询。此外，NF2的产前检测也已应用于临床。

【风险评估与预防】

1. 通常在一个NF2家系内部患者表型上的变异很小，发病年龄相近，对于一个NF2患者，没有必要检查其表型正常的父母是否是 NF2 患者,因为有 50% 的双侧 NF2 患者是散发病例,为 NF2 基因新突变所致。

2. 注意对 NF2 患者的跟踪随诊,以便及时发现听神经鞘脑膜瘤。

3. 对于一个 NF2 先证者,如果其父母之一为 NF2 患者,则同胞的患病风险为 50%,如果其父母均表型正常,同胞的患病风险极低,如先证者为生殖细胞镶嵌体的后代则例外。

4. 一个 NF2 患者有 50% 的几率将其突变的 NF2 基因传给其后代,存在体细胞镶嵌体的双侧听神经瘤患者有略低于 50% 的几率生出一个 NF2 后代,与其它表型相关联的镶嵌体后代的遗传风险将很难估计。

5. 对再发风险为 50% 的胎儿,取孕 10~12 周的绒毛膜或孕 16~18 周的羊水细胞提取 DNA 进行突变检测或连锁分析,进行产前诊断来预防患儿的出生。

(袁慧军)

主要参考文献

1. Baser ME. Contributors to the International NF2 Mutation Database. The distribution of constitutional and somatic mutations in the neurofibromatosis 2 gene. Hum Mutat, 2006, 27: 297-306
2. Bespalova IN, Van Camp G, Burmeister M, et al. Mutations in the Wolfram syndrome 1 gene (WFS1) are a common cause of low frequency sensorineural hearing loss. Hum Mol Genet, 2001, 10: 2501-8
3. Bosch MM, Wichmann WW, Boltshauser E, et al. Optic nerve sheath meningiomas in patients with neurofibromatosis type 2. Arch Ophthalmol, 2006, 124: 379-85
4. Brownstein Z, Goldfarb A, Levi H, et al. Chromosomal mapping and phenotypic characterization of hereditary otosclerosis linked to the OTSC4 locus. Arch Otolaryngol Head Neck Surg, 2006, 132: 416-24
5. Campbell C, Cucci RA, Prasad S, et al. Pendred syndrome, DFNB4, and PDS/SLC26A4 identification of eight novel mutations and possible genotype-phenotype correlations. Hum Mutat, 2001, 17: 403-11
6. Chen W, Campbell CA, Green GE, et al. Linkage of otosclerosis to a third locus (OTSC3) on human chromosome 6p21.3-22.3. J Med Genet, 2002, 39: 473-7
7. Denoyelle F, Marlin S, Weil D, et al. Clinical features of the prevalent form of childhood deafness, DFNB1, due to a connexin-26 gene defect: implications for genetic counselling. Lancet, 1999, 353: 1298-303
8. Denoyelle F, Weil D E, Joannard A, et al. Prelingual deafness: high prevalence of a 30delG mutation in the connexin 26 gene. Hum Mol Genet, 1997, 6: 2173-7
9. Downs MP, Yoshinaga-Itano C. The efficacy of early identification and intervention for children with hearing impairment. Pediatr Clin North Am, 1999, 46: 79-87
10. Green GE, Scott DA, McDonald JM, et al. Performance of cochlear implant recipients with GJB2-related deafness. Am J Med Genet, 2002, 109: 167-70
11. Green GE, Scott DA, McDonald JM, et al. Carrier rates in the Midwestern United States for GJB2 mutations causing inherited deafness. JAMA, 1999, 281: 2211-6
12. Ingraham HA, Albert VR, Chen RP, et al. A family of POU-domain and Pit-1 tissue-specific transcription factors in pituitary and neuroendocrine development. Annu Rev Physiol, 1990, 52: 773-91
13. Kelsell DP, Dunlop J, Stevens HP, et al. Connexin 26 mutations in hereditary non-syndromic sensorineural deafness. Nature, 1997, 387: 80-3
14. Kimberling WJ, Moller C. Clinical and molecular genetics of Usher syndrome. J Am Acad Audiol, 1995, 6: 663-72
15. Kluwe L, MacCollin M, Tatagiba M, et al. Phenotypic variability associated with 14 splice-site mutations in the NF2 gene. Am J Med Genet, 1998, 77: 228-33
16. Kumar NM, Gilula NB. The gap junction communication channel. Cell, 1996, 84: 381-8
17. Kurima K, Peters LM, Friedman TB, et al. Dominant and recessive deafness caused by mutations of a novel gene, TMC1, required for cochlear hair-cell function. Nat Genet, 2002, 30: 277-84

18. Lalwani AK, Goldstein JA, Kelley MJ, et al. Human nonsyndromic hereditary deafness DFNA17 is due to a mutation in nonmuscle myosin MYH9. Am J Hum Genet, 2000, 67: 1121-8
19. Lefebvre PP, Van De Water TR. Connexins, hearing and deafness: clinical aspects of mutations in the connexin 26 gene. Brain Res Brain Res Rev, 2000, 32: 159-62
20. Liu XZ, Newton VE, Read AP. Waardenburg syndrome type II: phenotypic findings and diagnostic criteria. Am J Med Genet, 1995, 55: 95-100
21. Liu XZ, Walsh J, Tamagawa Y, et al. Autosomal dominant non-syndromic deafness caused by a mutation in the myosin VIIA gene. Nat Genet, 1997, 17: 268-9
22. Li XC, Everett LA, Lalwani AK, et al. A mutation in PDS causes non-syndromic recessive deafness. Nat Genet, 1998, 18: 215-7
23. 陆国辉, Robert G Best. 遗传风险计算. 见: 陆国辉主编, 产前遗传病诊断学. 广州: 广东技出版社, 2002, 229-49
24. Lynch ED, Lee MK, Morrow JE, et al. Nonsyndromic deafness DFNA1 associated with mutation of a human homolog of the Drosophila gene diaphanous. Science, 1997, 278: 1315-8
25. Maitra S, Kulikauskas RM, Gavilan H, et al. The tumor suppressors Merlin and expanded function cooperatively to modulate receptor endocytosis and signaling. Curr Biol, 2006, 16: 702-9
26. Marres HA. Congenital abnormalities of the inner ear. In: Ludman H Wright T (eds) Diseases of the ear. Bath: Arnold & Oxford University Press, 1998, 288-96
27. McGuirt WT, Prasad SD, Van Camp G, et al. Mutations in COL11A2 cause non-syndromic hearing loss (DFNA13). Nat Genet, 1999, 23: 413-9
28. Melchionda S, Ahituv N, Bisceglia L, et al. MYO6, the human homologue of the gene responsible for deafness in Snell's waltzer mice, is mutated in autosomal dominant nonsyndromic hearing loss. Am J Hum Genetic, 2001, 69: 635-40
29. Morell RJ, Kim HJ, Hood LJ, et al. Mutations in the connexin 26 gene (GJB2) among Ashkenazi Jews with nonsyndromic recessive deafness. N Engl J Med, 1998, 339: 1500-5
30. Nance WE. The genetics of deafness. Ment Retard Dev Disabil Res Rev, 2003, 9: 109-19
31. Naz S, Giguere CM, Friedman TB, et al. Mutations in a novel gene, TMIE, are associated with hearing loss linked to the DFNB6 locus. Am J Hum Genet, 2002, 71: 632-6
32. Robin NH, Dietz C, Arnold JE, et al. Pediatric otolaryngologists' knowledge and understanding of genetic testing for deafness. Arch Otolaryngol Head Neck Surg, 2001, 127: 937-40
33. Robin NH, Dietz C, Arnold JE, et al. Pediatric otolaryngologists' knowledge and understanding of genetic testing for deafness. Arch Otolaryngol Head Neck Surg, 2001, 127: 937-40
34. Rosenfeld MG. POU-domain transcription factors: pouerful developmental regulators. Genes Dev, 1991, 5: 897-907
35. Scott DA, Wang R, Kreman TM, et al. The Pendred syndrome gene encodes a chlorideiodide transport protein. Nat Genet, 1999, 20: 440-3
36. Scott HS, Kudoh J, Bonne-Tamir B, et al. Insertion of beta-satellite repeats identifies a transmembrane protease causing both congenital and childhood onset autosomal recessive deafness. Nat Genet, 2001, 27: 59-63
37. Shi GZ, Gong LX, Xu XH, et al. GJB2 gene mutations in newborns with non-syndromic hearing impairment in Northern China. Hear Res, 2004, 197: 19-23
38. Steel KP, Kros CJ. A genetic approach to understanding auditory function. Nat Genet, 2001, 27: 143-9
39. Tomek MS, Brown MR, Mani SR, et al. Localization of a gene for otosclerosis to chromosome 15q25-q26. Hum. Mole Genet, 1998, 7: 285-90
40. Tsilou ET, Rubin BI, Caruso RC, et al. Usher syndrome clinical types I and II: could ocular symptoms and signs differentiate between the two types? Acta Ophthalmol Scand, 2002, 80: 196-201
41. Van Camp G, Smith RJH. Hereditary hearing loss homepage. World Wide Web URL: http://webhost.ua.ac.be/hhh/
42. Van Den Bogaert K, Govaerts PJ, Schatteman I, et al. A second gene for otosclerosis (OTSC2) maps to chromosome 7q34-36. Am J Hum Genet, 2001, 68: 495-500

43. Van Laer L, Legan PK, Richardson GP, et al. Nonsyndromic hearing impairment is associated with a mutation in DFNA5. Nat Genet, 1998, 20: 194-7
44. Verpy E, Masmoudi S, F, Mueller RF, et al. Mutations in a new gene encoding a protein of the hair bundle cause nonsyndromic deafness at the DFNB16 locus. Nat Genet, 2001, 29: 345-9
45. Waardenburg PJ. A new syndrome combining developmental anomalies of the eyelids, eyebrows and nose root with pigmentary defects of the iris and head hair and with congenital deafness. Am J Hum Genet, 1951, 3: 195-253
46. Wagenaar M, ter Rahe B, van Aarem A, et al. Clinical findings in obligate carriers of type I Usher syndrome. Am J Med Genet, 1995, 59: 375-9
47. Walsh T, Walsh V, Kanaan M, et al. From flies' eyes to our ears: mutations in a human class III myosin cause progressive nonsyndromic hearing loss DFNB30. Proc Natl Acad Sci USA, 2002, 99: 7518-23
48. Wang A, Liang Y, Camper SA, et al. Association of unconventional myosin MYO15 mutations with human nonsyndromic deafness DFNB3. Science, 1998, 28: 1447-51
49. Wayne S, Robertson NG, DeClau F, et al. Mutations in the transcriptional activator EYA4 cause late-onset deafness at the DFNA10 locus. Hum Mol Genet, 2001, 10: 195-200
50. Wilcox ER, Burton QL, Naz S, et al. Mutations in the gene encoding tight junction claudin-14 cause autosomal recessive deafness DFNB29. Cell, 2001, 104: 165-72
51. Xia JH, Liu CY, Tang BS, et al. Mutations in the gene encoding gap junction protein beta-3 associated with autosomal dominant hearing impairment. Nat Genet, 1998, 20: 370-3
52. 杨伟炎 主编. 耳硬化症, 见: 孔维佳主编, 耳鼻咽喉科学. 北京: 人民卫生出版社, 2002. 489-94
53. Yasunaga S, Grati M, Cohen-Salmon M, et al. A mutation in OTOF, encoding otoferlin, a FER-1-like protein, causes DFNB9, a nonsyndromic form of deafness. Nat Genet, 1999, 21: 363-9
54. Yohay K. Neurofibromatosis types 1 and 2. Neurologist, 2006, 12: 86-93
55. Yoong S, Spencer N. Audit of local performance compared with standards recommended by the national guidelines for aetiologic investigation of permanent childhood hearing impairment. Child Care Health Dev, 2005, 31: 649-57

第20章 肾脏疾病遗传咨询

遗传性肾脏病是一组有一定遗传学基础，按一定方式传递的肾脏疾病。近年来由于医学遗传学的迅速发展，染色体分带及基因定位技术的进步，越来越多的遗传性肾脏病被发现和诊断，而且其已成为肾功能衰竭的重要病因。因此，对遗传性肾脏病的认识更加值得人们重视。

第一节 Alport综合征

Alport综合征（Alport syndrome，AS），又称为遗传性肾炎、家族性肾炎和家族性进行性肾炎，是一种遗传性肾小球基底膜疾病，血尿、感觉神经性耳聋和进行性肾功能减退是其临床特点。Alport综合征并不罕见，尤其是在导致终末性肾脏病上占有一定地位。据文献报道Alport综合征发病率约为1/10,000～1/50,000，在肾小球疾病中约占2%，在小儿慢性肾功能不全病例中约占3%，在肾移植病例中约占2%～3%，在终末期肾衰病人中约占5%，在成人肾活检中占0.3%，而在儿童肾活检中约占1.7%～2.5%。我国从1978年起已有报道。

【遗传病理学】

根据遗传方式和突变基因的不同，Alport综合征分为3种类型，即：X连锁显性遗传［OMIM 301050］、常染色体隐性遗传［OMIM 203780］和常染色体显性遗传［OMIM 104200］，其中以X连锁显性遗传为主，约占80%。其次为常染色体隐性遗传，常染色体显性遗传比较罕见。

胶原蛋白是细胞外基质的重要组成成分，Ⅳ型胶原是其中的一员，是肾小球滤过膜的重要结构基础，主要分布于基膜上。Ⅳ型胶原包括6条α链，即α1，α2，α3，α4，α5和α6，分别由基因 COL4A1、COL4A2、COL4A3、COL4A4、COL4A5 和 COL4A6 编码（表20-1）。研究发现Ⅳ型胶原的六条α链只有三种组合，形成三种Ⅳ型胶原单体分子异构体（isoform），即：α1α1α2，α3α4α5 和 α5α5α6。根据其α链成分的不同分为胎儿型Ⅳ型胶原和成人型Ⅳ型胶原。胎儿型Ⅳ型胶原由α1α1α2组成，仅存在于胎儿期，成人型Ⅳ型胶原由α3α4α5组成，在胚胎150天后由胎儿型Ⅳ型胶原发育转换而来。α3α4α5网状结构还见于哺乳类肾脏的远曲小管基膜、肺、睾丸、耳蜗和眼，α5α5α6网状结构见于皮肤、平滑肌、食管和肾脏的Bowman囊。

研究显示X连锁显性遗传因定位于染色体Xq22.3编码基底膜Ⅳ型胶原α5、α6链的基因 COL4A5 和/或 COL4A6 突变所致；常染色体隐性遗传和常染色体显性遗传则定位于2q36-37上编码α3链的基因 COL4A3 和/或编码α4链的基因 COL4A4 突变所致。大部分是单个碱基的改变，大约15%的突变是大片段基因重排，包括缺失、插入、倒位或重复，其他都是小片段的突变，还有小的缺失、插入或重复。突变可导致α链蛋白的缺失、蛋白不完整或蛋白功能障碍（表20-2）。

表20-1 Alport综合征相关基因及特征

Ⅳ型胶原α链	染色体定位	相关基因	OMIM编号	相关特征
α1	13q34	COL4A1	120130	α1链中arresten能够抑制血管发生和肿瘤的生长。最新研究表明人类arresten与α1/β1整联蛋白结合和其能抑制迁移/增殖和内皮细胞的形成
α2	13q34	COL4A2	120090	有21个的残基在三重螺旋之间形成二硫化物桥；在COL4A2基因的intron3中存在一个24bp的沉默子元件，该元件能抑制COL4A基因启动子和单纯性疱疹病毒胸苷激酶启动子

Ⅳ型胶原α链	染色体定位	相关基因	OMIM编号	相关特征
α3	2q36-q37	COL4A3	120070	Ⅳ胶原蛋白片段COL4A3的NC1区域被命名为Tumstatin，来源于血管基底膜的一种自然发生的大分子蛋白片段——内源血管生成素抑制剂，有抑制血管新生的作用，并可以选择性地刺激内皮细胞，导致细胞的凋亡，却不影响体内正常血管生成的发生；研究人员发现了一个位于内皮细胞上的关键受体，它在Tumstatin抵抗肿瘤的机制中起着重要的作用。Tumstatin只能与这个分裂型内皮细胞上的受体结合，进而抑制肿瘤生长所必需的新毛细血管的形成
α4	2q36-q37	COL4A4	120131	有231个残基础的NC1区域和38个残基的推定信号肽，该基因突变能导致ARAS和良性家族性血尿
α5	Xq22.3	COL4A5	303630	该基因位点与食管的平滑肌纤维瘤生成有关；最新研究发现X染色体长臂大约21mp的倒位，COL4A5内含子8近端的断裂点和Xq25远端的断裂点与Alport综合征相关
α6	Xq22.3	COL4A6	303631	含有2个可变启动子和产生两种不同的转录产物；该基因位点与食管的平滑肌纤维瘤生成有关（因平滑肌Ⅳ胶原异构体中包含α6链）

表20-2 Alport综合征相关基因突变

基因	碱基改变	氨基酸改变及位点	临床表现或蛋白质功能
COL4A1	3706G>A	Gly1236Arg	该突变与家族性孔洞脑/脑穿通畸形有关；甘氨酸被一些高电荷的物质取代而破坏了基底膜胶原的三维螺旋结构
COL4A1	2245G>A	Gly749Ser	该突变与家族性孔洞脑/脑穿通畸形有关；甘氨酸被取代而破坏了基底膜胶原的三维螺旋结构
COL4A1	1769C>G	Gly562Glu	该错义突变与脑小管疾病和出血有关；甘氨酸被一些高电荷的物质取代而破坏了基底膜胶原的三维螺旋结构
COL4A3	5bp del, nt4414	Leu474后突变为终止密码子	移码突变导致蛋白质缩短或不完整，表现为常染色体隐性遗传Alport综合征，在9岁时出现肾衰现象
COL4A3	4441C>T	Arg1481	表现为常染色体隐性遗传Alport综合征，在11岁时出现肾衰现象
COL4A3	4559C>G	Ser1524Ser	表现为常染色体隐性遗传Alport综合征，在11岁时出现肾衰现象
COL4A3	5bp delCTTTT	?>终止密码子	表现为常染色体隐性遗传Alport综合征，先征者在4岁时出现感觉神经性耳聋和出血，肾活组织切片的显微检查为典型超微损伤，其弟也出现出血、耳聋和肾功能衰减
COL4A3	C>T	Arg-Ter	破坏维持NC1域同源二聚作用稳定性的分子间二硫键；表现为常染色体隐性遗传Alport综合征ARAS，先征者在7岁发现有蛋白尿和血尿，11岁时被确诊为末期肾功能减退
COL4A3	Aluins, exon 6 G-T转换		首个剪接异常，激活了在内含子Alu元件内的隐藏剪接位点，合成的74bp插入形成exonⅣ, Ⅴ和Ⅵ的转录产物；表现为常染色体隐性遗传Alport综合征，表现为耳聋和肾功能衰减
COL4A3		Gly1015Glu	该突变与良性家族性血尿有关；甘氨酸被一些高电荷的物质取代而破坏了基底膜胶原的三维螺旋结构

续表

基因	碱基改变	氨基酸改变及位点	临床表现或蛋白质功能
COL4A3		Gly985Val	该突变与良性家族性血尿有关
COL4A4	3809G>A	Gly1201Ser	该突变在 COL4A4 和 COL4A5 基因中表现隐性；而在原纤维胶原中同类突变表现为显性。表现为常染色体隐性遗传 Alport 综合征
COL4A4	3921A>C	Ser1238Ter	表现为常染色体隐性遗传 Alport 综合征，出现肾功能减退
COL4A4	2691G>A	Gly897Glu	该突变与良性家族性血尿有关；甘氨酸被一些高电荷的物质取代而破坏了基底膜胶原的三维螺旋结构
COL4A4	4337C>T	Arg1377Ter	表现为常染色体隐性遗传 Alport 综合征，出现肾功能减退
COL4A4	5131C>A	Cys1641Ter	表现为常染色体隐性遗传 Alport 综合征，出现肾功能减退
COL4A4	4923C>T	Pro1572Leu	表现为常染色体隐性遗传 Alport 综合征，出现肾功能减退
COL4A5	EX5-10del		表现为 X 连锁显性遗传 Alport 综合征，出现耳聋
COL4A5	324G>C	Cys108Ser	该突变产生一个新的限制性酶切位点（PstI>BgIII）；表现为 X 连锁显性遗传 Alport 综合征
COL4A5	Taq 1 限制性片段缺失		表现为 X 连锁显性遗传 Alport 综合征
COL4A5	38bp del		表现为 X 连锁显性遗传 Alport 综合征
COL4A5	3429G>A	Gly1143Asp	甘氨酸被取代而破坏了基底膜胶原的三维螺旋结构，表现为 X 连锁显性遗传 Alport 综合征，出血，但不表现耳聋和视觉损伤
COL4A5		Gly325Arg	突变使 MspI 限制性位点缺失，表现为 X 连锁显性遗传 Alport 综合征
COL4A5	部分外显子缺失		表现为 X 连锁显性遗传 Alport 综合征，末期肾功能衰减，伴有耳聋和出血
COL4A5	C?G	Trp?Ser	表现为 X 连锁显性遗传 Alport 综合征，出现耳聋
COL4A5	1563G>T	Gly521Cys	突变产生一个新的 HindIII 剪切位点；表现为 X 连锁显性遗传 Alport 综合征
COL4A5		Gly325Glu	表现为 X 连锁显性遗传 Alport 综合征
COL4A5		Gly289Val+Arg1421Cys	表现为 X 连锁显性遗传 Alport 综合征，出现微出血
COL4A5	162G>A	Gly54Asp	破坏了 BstNI 限制性位点；表现为 X 连锁显性遗传 Alport 综合征，出现感觉神经性耳聋，末期肾功能衰退
COL4A5		Leu1649Arg	表现为 X 连锁显性遗传 Alport 综合征，肾功能衰退和耳聋
COL4A5	5232G>A	Arg1677Gln	突变发生在 CpG 二核苷酸处，表现为 X 连锁显性遗传 Alport 综合征
COL4A6	del		缺失从 COL4A5 延伸到 COL4A6；表现为 X 连锁显性遗传 Alport 综合征，并伴有散发性平滑肌纤维瘤生成

【临床特征】

Alport 综合征多在 10 岁前发病，血尿为本病最突出表现，并常为首发症状。表现为间断或持续发作的肉眼或镜下血尿，均多在非特异性上呼吸道感染、劳累及妊娠后加重。相差显微镜显示为畸形红细胞血尿，并常伴红细胞管型。肾功能常呈慢性、进行性损害，男性表现尤为突出，常在 20～30 岁时进入终末肾衰。女性绝大多数病变较男性轻，进入肾衰晚或不发生肾衰，但也有少数患者病变进展与男性类似。高血压及贫血常伴慢性肾衰出现。高频性神经性耳聋约出现于30%~50%病人，男性多见，也常在10岁前发生，早期较轻，以后逐渐加重。耳聋多为双侧，并与肾炎并存，但也有单侧及单独存在者。约10%~20%患者有眼部病变，球形晶体及黄斑周边微粒为本病特异表现，二者常伴随出现。其他眼部表现还有：近视、斜视、眼球震颤、圆锥形角膜、角膜色素沉着、球形晶体、白内障及眼底病变等。在个别Alport综合征家系还见到神经系统、肌肉、血液系统、内分泌系统和氨基酸代谢障碍等病变。

【治疗和预后】

至今尚无特别有效的治疗方法，激素对Alport综合征无效，一些中药可能改善部分症状，但疗效不肯定。由于肾脏病变症状常在感染、劳累及妊娠后加重，故应避免上述情况及应用损害肾的药物。对于进入终末期肾衰竭的患者，主要依靠透析及肾移植。少数移植后患者会产生抗肾小球基底膜抗体及移植肾抗肾小球基底膜肾炎，应注意追踪观察。

【实验室诊断】

Alport综合征的肾组织在光镜和免疫病理方面均没有特殊的病理改变，未使用电镜检查时，常将此病诊断为"慢性小管间质性肾炎"。疾病早期（5岁前），仅见5%~30%发育不良即胎儿型肾小球及间质泡沫细胞，以后随着年龄的增长，疾病的进展逐渐出现肾小球系膜增生、小球硬化、小管间质纤维化及泡沫细胞弥漫分布。无特征性的血管病变。可有IgM和C_3呈颗粒状沉积在肾小球系膜区。电镜改变具有特征性，可观察到基底膜的增厚、变薄以及致密层的分裂。

此外可运用针对基底膜IV型胶原不同α链NC1片段的单抗检测它们在肾小球基底膜及表皮基底膜上的分布，对遗传方式的判断亦有一定价值。X连锁显性遗传Alport综合征男性患者的肾小球基底膜上有α3，α4，α5链共同缺失，表皮基底膜上同时有α5链的缺失，肾小球基底膜与表皮基底膜的改变相一致，提示皮肤IV型胶原检测对X连锁显性遗传Alport综合征的诊断亦有帮助。但也有发现皮肤和肾小球基底膜IV型胶原染色正常的X连锁显性遗传Alport综合征。在常染色体显性遗传Alport综合征或常染色体隐性遗传Alport综合征所获得的肾脏及皮肤组织中α链免疫荧光均为正常。

【风险评估与预防】

1. Alport综合征的遗传方式有3种类型：大约80%是X连锁显性遗传；15%是常染色体隐性遗传；5%是常染色体显性遗传。85%的Alport综合征病例都表现出家族遗传史，而15%属新发生的基因突变所致，有关血尿和肾衰的家族史分析为阴性结果。遗传咨询时注意根据临床症状、家系发病的系谱图和可能获得的基因突变诊断结果来区Alport综合征的遗传方式，并按照相应的遗传方式进行再发风险评估。

2. 不同基因型所导致的临床表现严重程度存在差异，在鉴别诊断或发病时段估计时注意应用。如在X连锁显性遗传Alport综合征中，基因大的重排、无义突变和移码突变的病人，在30岁以前出现肾衰的可能性是90%，并有50%在20岁时就出现肾衰；异常剪接突变的病人在30岁以前出现肾衰的几率是70%，并有50%在25岁时就出现肾衰；至于错义突变，仅50%在30岁前出现肾衰。此外，在耳聋风险的评估中，X连锁显性遗传Alport综合征病人中COL4A5基因出现大的重排、无义突变或移码突变等缺陷时，约50%在十岁时出现耳聋，而错义突变的患者在20岁前出现耳聋的几率不到50%。当然，是否合并耳聋有助于预测基因突变类型并提示预后的好与坏。

3. X连锁显性遗传Alport综合征的家庭成员风险评估：若该家系在一个以上的男性先证者，则母亲为突变携带者；若仅一个男性先证者，则母亲有85%~90%的几率为携带者，而10%~15%的可能为新发突变。

4. 对于X连锁显性遗传Alport综合征的携带者孕妇可通过染色体分析等性别鉴定法来实施产前诊断。当然，在突变已知和有家系支持时，对于X连锁显性遗传Alport综合征和X连锁显性遗传Alport综合征，均可通过DNA分析手段来实施产前诊断。

第二节 薄基底膜肾病

薄基底膜肾病（thin-basement membrane nephropathy，TMN 或 TBMN）[OMIM 141200] 是以持续性镜下血尿为主要表现的一种遗传性肾病，因其呈家族遗传，预后良好，又称之为良性家族性血尿（benign familial hematuria，BFH）或良性再发性血尿（benign recurrent hematuria，BRH）。20 世纪 70 年代 Rogeres 等发现良性家族性血尿患者唯一特征性病理改变为肾小球基底膜呈弥漫性变薄。1985 年，Dsche 等根据上述病理学特征将此病命名为薄基底膜肾病。近些年对大量肾活检患者的研究显示，以肾小球基底膜为特征的病理改变并非少见，约占肾活检患者的 5.2%，直接或间接研究提示人类薄基底膜肾病的发生率为 1%~3%，薄基底膜肾病已经成为影响肾脏的主要疾病之一。

【遗传病理学】

近年多数的研究认为 TMN 主要以常染色体显性方式遗传，与位于 2 号染色体的 *COL4A3/COL4A4* 有关。1996 年 Lemmink 用基因连锁分析的方法研究一荷兰薄基底膜肾病家系，发现薄基底膜肾病与 *COL4A3/COL4A4* 基因连锁，并在 *COL4A4* 基因上发现第 897 位密码子 GGG>GAG（甘氨酸>谷氨酸）的点突变，而这些突变导致甘氨酸被一些高电荷的物质取代而破坏了基底膜胶原的三维螺旋结构（表 20-2）。但有研究发现薄基底膜肾病的致病基因并不局限于 *COL4A3/COL4A4*，提示薄基底膜肾病具有遗传异质性。研究显示有部分家系该病与位于 Xq22 的编码Ⅳ型胶原 α5 链的 *COL4A5* 基因连锁。

薄基底膜肾病的病变部位位于Ⅳ型胶原的 α3，α4 和 α5 链，同 Alport 综合征病变部位相似，但使用针对 α 链 NC1 区单克隆抗体进行免疫组化染色显示基因改变对蛋白的影响可能不同。薄基底膜肾病与 Alport 综合征的遗传基因变异部位相似，但蛋白表型并不一致，预后相差甚远。有研究提示，尽管涉及的基因一致，但由于突变的类型、位置的不同或杂合子的存在，导致了薄基底膜肾病与 Alport 综合征呈现不同表型。

【临床特征】

薄基底膜肾病可发生于任何年龄，根据已有的报道，最小年龄为 1 岁，最大年龄为 86 岁，但以青中年最为常见。男女比例约为 1∶2~3。绝大部分患者以血尿为主要临床表现，其中大多数患者为持续性镜下血尿。肉眼血尿并不常见，少数患者偶在上呼吸道感染或剧烈运动后可呈现肉眼血尿。绝大多数患者尿红细胞位相显微镜检查为大小不一、多种形态的肾小球源性血尿，少数病人可有红细胞管型。多数患者为无症状性单纯性血尿，约有 1/3 患者有腰部钝痛或酸痛感，女性多见。成人患者中有 25%~40%合并不同程度蛋白尿，其中多数为轻、中度蛋白尿，少数为大量蛋白尿或肾病综合征，极少数患者出现高钙血症和高尿酸血症。

多数研究表明，薄基底膜肾病患者通常血压正常，但有报道部分成人患者（<20%）可有轻度高血压。绝大部分患者预后良好，肾功能可长期维持在正常范围。一家系调查 86 岁高龄患者肾功能正常。有的患者随访 30 年肾功能仍正常。但少数患者（<2%）可产生肾功能不全。薄基底膜肾病患者通常听力正常，无耳聋和眼异常。如患者有高频性神经性耳聋应认真排除 Alport 综合征的可能。

【治疗和预后】

传统认为薄基底膜肾病具有良好的预后，但近些年研究表明，该病并非良性过程，特别是对于中年患者伴有蛋白尿的患者预后较差，少数患者呈现肾功能衰竭。绝大部分薄基底膜肾病呈良性肾小球疾病过程，无需特殊治疗。应避免感冒、过度劳累和使用肾损害的药物；有蛋白尿和高血压的患者需要积极治疗。患者的亲属需要接受常规尿液检查。

【实验室检查】

实验室常规检查如尿细菌培养（包括结核杆菌）、尿素氮、肌酐清除率、尿浓缩功能、泌尿系统检查和肾脏 B 超等一般均为正常。肾脏病理检查特别是电镜检查可以确诊此病，基因连锁分析 *COL4A4* 基因发现有 897G>A（甘氨酸→谷氨酸）的点突变提示此病。

【风险评估与预防】

1. 薄基底膜肾病主要是常染色体显性遗传方式，患者的后代有50%的几率发病，出现不同程度的血尿。

2. 基于对该病目前暂无特殊治疗方法，薄基底膜肾病患者之间应避免结婚生育。对于单亲为薄基底膜肾病患者的子女要接受常规尿液检查，以早期筛选出薄基底膜肾病患者。

第三节 Fabry 病

Fabry病（Fabry's disease）[OMIM 301500]亦称Anderson-Fabry病，或称弥漫性血管角质瘤（diffuse angiokeratoma），也称三己糖神经酰胺贮积症（triosyl ceramide lipiodosis）。因Fabry与Anderson均在1898年报告了各自的弥漫性血管角质瘤病例而命名，在Anderson的病例中已经观察到肾脏损害，蛋白尿。多数为男性发病，发病年龄在儿童晚期或青少年早期，经典型Fabry病的发病率约为1/50,000，男性新生儿的患病率约为1/3,100，出生患病率为1/100,000。

【遗传病理学】

Fabry病是X连锁隐性遗传的溶酶体病，酶基因定位于Xq21.3-q22。病人由于缺乏溶酶体α-半乳糖苷酶A（α-galactosidase A，α-Gal A），致使糖鞘脂（glycosphinggolipids）成分如神经酰胺三己糖苷（globotriaosylceramide，Gb3），还有二乳糖苷神经酰胺（digalactosylceramide）等堆积于体内各组织中，如肾脏、血管平滑肌细胞、神经节细胞、心脏、眼、内皮细胞和其他组织等，引起相应的临床表现。典型表现主要见于半合子男性，在杂合子女性可表现正常，也可有程度不同的临床表现。

位于Xq22.1的α半乳糖苷酶基因（*GLA*）突变是该病的遗传基础。*GLA*基因长约12kb，由7个外显子组成，产生429个氨基酸组成的前体蛋白质。每个外显子的异常均可导致Fabry病。*GLA*基因编码分子量为101kD的α-GalA，其为二聚体结构的糖蛋白。迄今已发现近300种Fabry病中*GLA*基因突变。有许多基因突变集中发生于CpG二核苷酸处，称为突变热点，由于甲基胞嘧啶经脱氨基作用变为胸腺嘧啶所致。突变的*GLA*多肽被错误地折叠、加工，积聚于内质网，再通过泛素蛋白酶体途径降解。

*GLA*基因突变在临床上可见GLA酶活性下降与蛋白质性状异常，也可见GLA酶活性下降但蛋白质性状正常，也可二者均正常。*GLA*基因突变类型与表现型有一定对应关系，93%的基因突变产生经典型的Fabry病表现。其中无义突变和移码突变均导致经典型Fabry病，许多错义突变影响GLA酶的催化部位结构、二聚体形成或多肽链折叠，也导致经典型Fabry病。

【临床特征】

典型患者的症状出现早且受累器官广泛，包括下列几个方面：①多发性周围神经病；②中枢神经系统损害；③皮肤损害；④眼部症状；⑤肾脏衰竭；⑥心血管病变；⑦胃肠道症状；⑧其他系统损害的表现。其中皮肤改变血管角质瘤是本病常见的早期表现，见于90%的病人。而肾脏损害早期由于肾脏Henle袢和远端小管上皮细胞损害导致浓缩功能下降，近端肾小管功能障碍表现为氨基酸尿、糖尿和肾小管酸中毒，肾小管性和肾小球性蛋白尿均有报道。晚期出现肾功能不全，见于26%的男性患者多发生于40~50岁，平均在肾损害10年后进展到终末期而需要透析或肾移植。其心血管系统的损害包括肥厚性心肌病、心瓣膜病、房室传导异常、心律失常和心肌梗死。69%的病人存在胃肠道症状，表现为餐后发作性腹痛、发作性腹泻、恶心和呕吐。脂肪不能耐受导致多数患者体形消瘦。其他系统的表现为，部分病人出现性功能障碍，可见生殖器血管角质瘤、生殖器疼痛阳痿等症状；部分病人表现为肢端感觉异常和逐渐性听觉丧失或突发性耳聋；部分病人可以在20岁以前出现周期性发热；50%的病人出现浮肿；56%的患者伴随面部畸形，可见嘴唇增厚和唇皱折增多等。

【治疗和预后】

减少细胞内神经酰胺三己糖苷的沉积是治疗此病的主要目的。α-半乳糖苷酶替代治疗是最近两年采取的首选方法。此外应用糖苷神经酰胺合成酶抑制剂减少神经酰胺三己糖苷的产生以及应用 α-半乳糖苷酶代谢抑制剂减少 α-半乳糖苷酶的降解，可以间接减少神经酰胺三己糖苷的沉积。通过骨髓移植使外源基因表达在患者的骨髓间质干细胞也可能成为一种有效的治疗手段。对发作性的疼痛治疗可以应用卡马西平或鸦片类药物，但效果不理想。对中风的治疗主要采取阿司匹林口服进行预防。而高血压治疗一般采取 ACE 抑制剂类降压药物。病人预期寿命的缩短，纯合子患者的平均寿命为 50 年，比预期减少 20 年。杂合子患者的平均寿命为 70 岁，比预期减少 10~15 年。死亡原因主要是肾功能衰竭，其次是早发脑卒中和心肌梗死。

【实验室诊断】

通过酶学、病理组织学和 DNA 水平的分子检测可实现对 Fabry 病的诊断。酶学的生化检查主要是应用 ELISA、放免等方法测定血浆中 GLA 的活性。血、尿 Gb3 的测定应用高效液相色谱法或 ELISA 方法。病理学检查主要检测肾小球上皮细胞的空泡变性及电镜下嗜锇环层小体的堆积。分子生物学检查目的是分析 *GLA* 基因缺陷类型，目前应用的方法有 SSCP 和 DNA 测序等，对检出已知突变的家系可对羊膜腔穿刺标本实施 Fabry 病的产前诊断。此外，可通过检测培养的羊水细胞 α-半乳糖苷酶（GLA）进行产前诊断。

【风险评估与预防】

1. Fabry 病的遗传方式是呈 X 连锁隐性遗传。在遗传咨询时请根据 X 连锁隐性遗传方式进行解释和后代再发风险的估计。

2. Fabry 病的致病基因——*GLA* 的突变谱较广，且大部分表现为家族特异性，某一突变类型通常只出现于某一特定的家系，但 CpG 岛的突变有种族相似性。基因型与表型之间存在一定关系，在遗传咨询和预后分析时注意应用。

3. 目前研究显示与 Fabry 病相关的基因只有 *GLA* 基因，故容易实现该基因的致病突变分析，在已获得突变类型时可实施高风险夫妇在知情选择下通过产前基因诊断淘汰受累患儿；此外，通过性别鉴定加上 *GLA* 酶活性测定也是实现产前诊断的手段。

4. 通过对患病先证者的双亲或其他家系成员进行遗传咨询，并通过酶学或遗传筛查早期发现患者及时进行酶替代治疗能迅速改善症状及预后。

第四节 多囊肾病

多囊肾病（polycystic kidney disease，PKD）是一种常见的先天遗传疾病，按遗传方式分为常染色体显性遗传性多囊肾病 [OMIM 173900] 和常染色体隐性遗传多囊肾病 [OMIM 263200] 两种。

一、成人型多囊肾病

成人多囊肾绝大多数为常染色体显性遗传性多囊肾病，极少数病人为常染色体隐性遗传多囊肾病。常染色体显性遗传性多囊肾病是系统性疾病，其没有种族、地区差异，发病率约为 1/1,000~1/400，约占末期肾脏病的 5%。该疾病于中年时期在肾脏会慢慢形成囊肿及肿大，最后导致肾衰竭。

【遗传病理学】

可能存在 3 种突变基因引起常染色体显性遗传性多囊肾病，按发现先后分别命名为 *PKD1* [OMIM 601313]、*PKD2* [OMIM 173910]、*PKD3* [OMIM 600666]，其中 *PKD1* 及 *PKD2* 基因已经被克隆。*PKD1* 基因是造成 ADPKD 的最主要病因，约占 85%，平均末期肾脏病发生在 53 岁。*PKD1* 基因定位于 16p13.3-p13.12，长 52kb，含 46 个外显子，蛋白质产物是由 4,302 个氨基酸残基构成的一种糖蛋白，称为多囊蛋白-1（polycystin-1），位于细胞膜上，研究表明多囊蛋白-1 在正常肾小球囊和肾小管上皮细胞均有表达，在胎肾肾小管和多囊肾衬里上皮表达显著增强，其作用机制到目前研究推测可能与参与调节细胞内钙离子孔道有关。*PKD2* 基因突变占常染色体显性遗传性多囊肾病的 15%，平均末期肾脏病约发生于69岁，其定位于4q21-q23。PKD2基因长5,057bp，翻译产物称为多囊蛋白-2(polycystin-2)。由968个氨基酸残基构成，同样是一种膜蛋白。多囊蛋白功能还不清楚，推测它们可能主要介导细胞-细胞，细胞-基质A之间的相互作用，促进上皮细胞分化。PKD3基因突变少见，目前研究不多，可能定位在2p25-p23或7p22-q31。常染色体显性遗传性多囊肾病的发病机制尚未明确。患者双肾逐渐增大，可达正常的5~6倍大小，双肾不对称，表面不规则，肾盂肾盏变形，皮质和髓质均可见多个散在分布的单腔液性囊肿，直径从肉眼看不见至数厘米不等。光镜下继发性肾小球硬化、肾小管萎缩。研究显示，年轻常染色体显性遗传性多囊肾病患者的高血压发生率显著高于同年龄段普通人群。

【临床特征】

常染色体显性遗传性多囊肾病是系统性疾病，多数于30~50岁之间发病，偶可发生于幼年或老年。主要的临床表现是腰痛、血尿、腹部肿块、腹胀、腹痛，50%~70%患者有高血压，轻到中度的蛋白尿。约有半数的患者出现慢性肾功能不全。肾外表现包括肝和胰腺囊肿、脑动脉和胸主动脉瘤、心脏瓣膜病变、消化道憩室等。本病的外显率高，达90%以上；在患者80岁时，外显率可达100%。

【治疗和预后】

尚无特殊治疗方法。患者需避免剧烈运动和腹部外伤。严格控制血压，防治尿路感染。终末期肾衰竭患者给予透析或肾移植治疗，根据具体情况选择。

50岁时约23%患者进入末期肾脏病，58岁约43%患者进入末期肾脏病，至73岁约48%患者进入末期肾脏病。进入末期肾脏病的常染色体显性遗传性多囊肾病患者预后较其他原因引起者好。

【实验室诊断】

目前在医学上已经能做到在症状发生前以影像学方式予以早期诊断，其中主要包括电脑断层，腹部超声波以及核磁共振等。这些诊断手段对于成年人，尤其是比较严重的PKD1基因突变的患者，是相当可信赖的诊断工具。但是，直接基因诊断对于常染色体显性遗传性多囊肾病是非常重要的，特别是在影像学的诊断模棱两可，无法确认诊断结果时；或者是对没有家族病史的患者；或是那些必须在较年轻的病患者身上取得确诊结果，例如对即将作为活体肾脏捐赠者的人身上，在手术前先确认其是否为罹病者，这对捐赠者和受赠者都是非常重要的。

对于基因诊断，过去常用基因检验方法，如cDNA序列分析，对于其敏感度及操作复杂困难度的问题，都无法符合现今常规基因诊断的需要。目前基因连锁分析可以达到基因诊断的目的，检查时成人采集外周血白细胞，胎儿采集绒毛膜绒毛，准确率在99%以上，但是其受限于必须在拥有多位患者成员的大家族才可能进行分析。由于PKD1和PKD2基因复杂，直接进行基因突变分析难度大，阳性率低，而且对PKD1和PKD2基因而言，每个家族其突变点都不相同，这更增加分析的难度。目前新近发展一个DNA突变分析技术——变性高效液相色谱，能自动化侦测出微小甚至是单一核苷酸突变。这种技术能够有效区分同型合子及异型合子的存在，现已运用在临床突变分析。

【风险评估与预防】

1. 常染色体显性遗传性多囊肾病的遗传咨询对象主要是有常染色体显性遗传性多囊肾病家族史的高危人群以及患常染色体显性遗传性多囊肾病的人群。对于有常染色体显性遗传性多囊肾病家族史的高危人群，应该在征得患者同意之后进行筛查，建议只对无症状的成人进行筛查，包括物理检查、肾脏B超、尿液分析、血清肌酐及尿素氮浓度。只有当患者理解诊断的利弊之后才能进行B超筛查。如果B超检查阴性或不能确定，最好的方法是进行T2加强MRI检查排除小囊肿。

2. 进行筛查的好处在于：①如排除常染色体显性遗传性多囊肾病，则不再有心理负担；②早期诊断可以早期处理并发症；③有利于安排家庭计划。不利的后果有：①患者一经诊断，则可能在求职、购买医疗、人寿保险时会被歧视；②患者精神受打击；③缺乏特殊治疗方法，疾病不能治愈。高危人群中约有50%的人因上述原因而拒绝筛查，可建议他们进行常规的医学检查包括血压和尿液分析。

3. 对于有脑动脉瘤家族史的患者，建议进行肾囊肿筛查。

4. 对于已经诊断为常染色体显性遗传性多囊肾病的患者，应该告知其生育患病后代的风险。根据常染色体显性遗传规律：①父母一方患病，子代患病的几率为50%，男女患病几率相等；②父母均患病，其子代患病的几率为75%，男女患病几率相等；③不患病的子代不携带PKD基因，与无本病的异性婚配，其子女（孙代）不会发病，即不会隔代遗传。

5. 为减少常染色体显性遗传性多囊肾病患儿出生，实现优生优育，建议：①有常染色体显性遗传性多囊肾病家族史的人群婚前应行肾脏、肝脏、胰腺、脾脏等超声检查，并避免双方均患本病的男女婚配，以减少子代发病率；②女性怀孕第16周后作羊水或绒毛细胞的产前PKD基因检测，可以帮助患者选择一个健康的后代。

二、婴儿型多囊肾

婴儿型多囊肾临床上非常罕见，主要遗传方式是常染色体隐性遗传性多囊肾病，极少数为常染色体显性遗传性多囊肾病。婴儿型多囊肾发病率约为1/55,000～1/6,000，平均发病率为1/20,000，是一种肾和胆道的遗传性畸形综合征。

【遗传病理学】

常染色体隐性遗传性多囊肾病家族进行基因连锁分析将疾病相关基因PKHD1（polycystic kidney and hepatic disease-1）定位于6p21.1-p12，6号染色体同源区的基因筛选显示6个截短突变和12个错义突变，该疾病中严重和较重的病例均定位于这一相同位点。该疾病基因PKHD1的人类转录体长16.2kb，该基因在成人肾脏和胰腺中表达，在肝脏内表达水平较低，在上皮衍生物（包括神经管、内脏、肺支气管、肝细胞等）广泛表达。Thr36Met突变被认为是PKHD1基因的突变热点，其不存在种族差异，在世界各人群中都有发现。最新研究表明，PKHD1基因突变可以引起先天性肝纤维化。研究人员还称这一假定的ARPKD蛋白为fibrocystin，可能含有约4,100个氨基酸，其结构与已发现的受体蛋白相似。编码大片段受体样蛋白fibrocystin的基因发生突变可导致ARPKD。全世界的科学家们将分析常染色体隐性遗传性多囊肾病蛋白fibrocystin的正常功能以确定患者的突变方式，并在生物化学和细胞水平研究突变的结果。目前多数学者认为常染色体隐性遗传性多囊肾病是单基因疾病，其他非突变基因的修饰作用导致常染色体隐性遗传性多囊肾病临床和病理学表现迥异。已经排除了常染色体隐性遗传性多囊肾病是PKD1基因或PKD2基因突变的杂合子的可能性。基因连锁分析未发现遗传异质性。

患者双肾同时受累增大，对称发展，患病新生儿肾体积可为正常的10倍，集合管梭形扩张，放射延伸至皮质，进行性发展出现肾小管萎缩。随着患儿年龄增大，肾脏体积逐渐缩小并稳定。

【临床特征】

常染色体隐性遗传性多囊肾病临床表现各异，大部分在婴儿期发病。在胎儿期表现为肾脏超声回声增强，羊水过少，特殊Potter面容，肺发育不全。患儿多于出生后数小时内死亡，主要死因为呼吸衰竭。如能存活，往往发生显著高血压、心脏肥大、心衰、反复尿路感染、肾功能损害。极少数患儿可发育到青春期或成人期，表现为肝纤维化、门脉高压症。

【治疗和预后】

无特殊治疗。主要是对症和支持治疗。出生时有严重呼吸窘迫的患儿予双肾切除、机械通气和腹膜透析治疗，严格控制血压、积极防治感染，给予营养支持及生长激素等。年长患儿可行血液透析或肾移植。门脉高压引起食管胃底静脉曲张破裂出血者，可注射硬化剂或行曲张静脉结扎术。

既往多数患儿死于肾功能衰竭或肝脏合并症，预后极差。近年来随着诊断治疗技术提高，常染色体隐性遗传性多囊肾病存活率大大提高，1年存活率约为79%，10年存活率约为51%。

【实验室诊断】

B超是首选的影像学检查，可用于胎儿及幼儿，显示双肾有多个无回声区，表现为双肾增大，轮廓模糊，皮髓质回声增强，集合系统界限不清。CT、MRI更敏感，还可预测患者的预后，缺点是不能用于胎儿和幼儿。肾脏和肝脏活检可协助诊断。基因连锁分析和基因突变分析可以准确诊断。

【风险评估与预防】

1. 常染色体隐性遗传性多囊肾病的遗传方式是常染色体隐性，在遗传咨询时请遵循此遗传规律来展开解释和再发风险评估。

2. 非常重要的一点是：对于常染色体隐性遗传性多囊肾病的小孩就对其父母进行肾脏超声检查以排除常染色体显性遗传性多囊肾病的可能。

3. 常染色体隐性遗传性多囊肾病致病基因携带者频率在一般人群是 1/70，所以先证者子女的患病风险大约是 0.7%。

4. *PKHD1* 是目前已知的唯一一个与常染色体隐性遗传性多囊肾病关联的基因，对该基因进行分子遗传检测的方法有突变扫描和连锁分析，但因为该基因的复杂结构，突变扫描的检出率只有 40%～80%。在遗传学分析、疾病确诊和指导高危夫妇产前基因诊断时注意此特点。

5. 有常染色体隐性遗传性多囊肾病家族史的患者生育时建议从胎儿期开始监测肾脏超声，可以早期诊断，避免生育常染色体隐性遗传性多囊肾病患儿。

6. 近亲婚配的子女发病率增高，应避免有常染色体隐性遗传性多囊肾病家族史的异性婚配。

第五节 指甲-髌骨综合征

指甲-髌骨综合征（nail-patella syndrome，NPS），又称遗传性指甲骨关节发育不全（onychoosteodysplasia）、Turner-Keiser 综合征或 Fong 综合征，是一种包括髂骨角、肘、膝和指甲四联畸形的家族性单基因遗传性疾病。早期曾被认为是 Alport 综合征的一个亚型，1960 年 Lucas 指出两者是不同的病。白种人发病较多，美国人群的发病率为 4.5/100 万，英国为 22/100 万。国内有少数家系的个案报道。

【遗传病理学】

指甲-髌骨综合征是常染色体显性遗传病［OMIM 161200］，目前认为是由 LIM-同结构域蛋白 LMX1B 变异导致的，致病基因 *LMX1B* 位于 9 号染色体长臂近端（9q34.1）与 ABO 血型编码基因相连锁。

LIM-同结构域蛋白 *LMX1B* 在脊椎动物四肢的背/腹侧发育中起关键作用。*LMX1B* 的靶向断裂可导致骨骼缺损，包括指甲发育不良、髌骨缺失和肾脏发育不全的特殊形式。*LMX1B* 基因的变异可使特异序列 DNA 断裂或翻译的过早中止，导致表达的缺陷。但 *LMX1B* 变异与指甲-髌骨综合征患者的肾病是否发生及其严重性无关。研究者曾于 1998 年发现一个与指甲-髌骨综合征相关的平衡 t(9;17)(q34.1;q25)，将断裂点缩窄至 D9S262 和 ABL 之间的 17cM 区间，认为是在指甲-髌骨综合征基因内和附近的易位导致有缺陷的表达。人们还发现指甲-髌骨综合征基因位点与 ABO 血型及腺苷环化酶的位点相近，染色体缺失研究显示 ABO-NPS1-AK1 在 9q34 形成连锁群，基因重组指数约 10%，在女性中会更高。各种血型的人都可能患本病，但在同一家系中的病人的血型都相同或按一定规律出现。

有作者在一个不平衡异位导致单体性 9q32-qter 的患者中发现有 *COL5A1* 缺失的杂合子，该缺失引起成纤维细胞胶原 Vα1 链表达不足，提示 *COL5A1* 基因的变异可能参与了指甲-髌骨综合征的形成。在对指甲-髌骨综合征家系的研究中发现青光眼发生率很高，占 31%，连锁分析研究显示开角型青光眼多与指甲-髌骨综合征共存，可能是 9q34 上的 *NPS1* 基因的多效性结果。

肾病和骨病临床表现的发生率相差较大，是由于两种遗传缺陷的外显率不同，还是因为存在临床无肾病表现而肾脏有病理改变的亚临床型的影响，还有待进一步探索。近年来还发现一些没有骨病仅有肾损害的家系，但这些病人是常染色体隐性遗传，肾病发病较早较重，都有高血压，病情进展快，常并发溶血性贫血等，这是本病的亚型还是另一种遗传病，还有待进一步研究明确。

【临床特征】

指甲-骨四联征是本病最多见的临床症状。90%～98%的患者出现指甲缺损或发育不良，双侧对称，以三角形甲缘为其病理特征。92%～100%的患者有髌骨发育不全或缺失，导致巨膝、关节脱位或反复脱臼等。78%~80%出现髂骨后骨刺，有时可发现肩峰出现骨刺，是本病的特征性表现。90%的患者可见肘及髋关节外翻畸形。此外，病人还可并发脊柱侧弯后凸畸形，锁骨平直，第一肋骨及肩胛骨发育异常，胸骨畸形，隐性脊柱裂及高颚弓等。

肾病的发生率为30%~50%，大多在7~10岁出现无症状性蛋白尿，少数有肾病范围的蛋白尿、镜下血尿、高血压和肾小管功能异常如浓缩、酸化障碍等。有的家系可并发双肾盂双输尿管畸形、重复肾脏集合管、尿道瓣膜，并常伴有结石、感染和肾积水。肾病呈慢性进展，约10%患者在平均30岁左右进入终末期肾衰。

指甲-髌骨综合征患者常伴有眼部异常，如双侧虹膜异色（西方人可达54%）、先天性开角性青光眼（9.6%）、眼高压（7.2%）、斜视、白内障等，但从未发现耳部疾病。

指甲-髌骨综合征患者还常有血管舒缩功能的障碍，表现为周围循环差，手足冰凉，部分有雷诺（Raynaud）现象。还可出现神经系统的表现，如手足麻木感、针刺感和烧灼感，可有类似"手套-袜套"样感觉，6%的指甲-髌骨综合征可有癫痫。

【治疗和预后】

本病无特殊治疗，病人常死于尿毒症，透析治疗可延长寿命，肾移植也可，还未见肾移植后复发的病例。

【实验室诊断】

X线照片可见到骨骼的异常表现（见"临床特征"）。

尿常规检查可发现伴发的肾病。肾脏穿刺活组织病理检查，特别是电镜检查，具有诊断意义。早期光镜可正常，此后可发现肾小球呈慢性进行性局灶节段性硬化，小管萎缩，间质纤维化。免疫荧光可见明显IgM及补体沉积，为非特异性。电镜下所见有特异性，上皮足突融合，肾小球基底膜呈不规则增厚，内含致密的束状交叉胶原纤维（成分有I型和III型胶原纤维和异常分布的IV型胶原纤维），在系膜中也有类似的物质沉积。其基底膜病变一般认为是本病的特异性损害。一些临床无肾病表现的病例，其肾脏也有这种病理改变，有人称为亚临床型，原因尚未明。

【风险评估与预防】

1. 指甲-髌骨综合征为常染色体显性遗传病，致病基因在常染色体上，故遗传与性别无关。

2. 具指甲-髌骨综合征的先证者其父母有88%的几率为携带者；12%的指甲-髌骨综合征患者是新发突变导致。在遗传咨询和家系分析时注意此特点。

3. 患病父或母亲的儿女得病机会相同，均约1/2。病情的轻重与性别无关，且无法预测。

4. 国外有在*LMX1B*基因位点两侧采用5个DNA分子标记进行连锁分析来检测胎儿指甲-髌骨综合征。在致病突变已知时，产前基因诊断和植入前诊断也是可行的。

5. 由于指甲-髌骨综合征患者有25%可能有肾损害，10%的患者可能因此而进入肾功能衰竭，采用B超在妊娠晚期（妊娠末3月）进行产前诊断，可发现肾损害的早期征象，当然其应用面是有限的。

第六节 青年性肾消耗病-髓质囊性病综合征

青年性肾消耗病-髓质囊性病综合征（juvenile nephronophthisis-medullary cystic disease，JN-MCD）指一组罕见的以肾髓质囊肿形成和隐匿性慢性肾功能不全为特征的遗传性囊性肾病。青年性肾消耗病-髓质囊性病综合征的发生率无明显性别差异。据报道，在美国新生儿的青年性肾消耗病的发生率为9/83,000,000，而在加拿大则为1/50,000。髓质囊性病为罕见遗传性疾病，到目前文献报道300多例患者。全世界均有散发病例报道，但主要集中在欧洲和北美，直至2000年，英文文献共报道55个髓质囊性病家系。

【遗传病理学】

青年性肾消耗病-髓质囊性病综合征主要有两种遗传学类型：肾消耗病（juvenil nephronophthisis,

JN）和髓质囊性病（medullary cystic disease，MCD）。肾消耗病是一种常染色体隐性遗传性疾病。现认为有 5 个位点与肾消耗病有关。分别为位于染色体 2q13 区域的 *NPH1*，9q22-31 区域的 *NPH2*，3q21-q22 区域的 *NPHP3*，及最近报道的 1q36 区域的 *NPHP4*。前三种基因造成的肾消耗病到达终末期肾病的平均年龄分别为 1 岁、13 岁和 19 岁。而 *NPHP4* 到达终末期肾病的年龄范围较大，在 11 到 34 岁之间。*NPHP1* 基因可能定位于 2q13 区域的 D2S293 到 D2S363 位点之间，长度约 6.9cM。在最近的研究中，他们发现了第五种基因 *NPHP5*，这种基因与很少量的肾消耗病例有关，但是它在视网膜色斑（一种类型的失明）中起到关键作用。同时有趣的是，导致这种失明和肾脏衰竭的分子机制似乎是一样的。研究人员从先前的研究中获悉 *NPHP* 基因制造的蛋白存在于肾脏的原发性纤毛中。*NPHP* 的突变阻止纤毛细胞正常工作，因此造成了导致肾病的损伤。研究人员还发现 *NPHP5* 基因产生的蛋白 nephrocystin-5 是一种与 *RGPR* 蛋白在一起的蛋白复合体的一部分，直接与钙调素反应，而钙调素是光感受器中的一种重要的信号蛋白。如果 *RGPR* 基因发生突变就可能导致视网膜色斑病。在肾脏上皮细胞的纤毛和光感受器的连接性纤毛中均发现了 nephrocystin-5、钙调素和 RGPR。因此，纤毛的缺陷与肾脏疾病和眼睛疾病密切相关。

髓质囊性病是常染色体显性遗传性疾病，包括定位于染色体 1q21 区域的 *MCKD1*，及由于定位于染色体 16p12 区域的 *UMOD* 基因突变造成的 *MCKD2*，尚有部分散发病例。大多数髓质囊性病的患者都有阳性的家族史，但少部分患者无明确家族史，这可能是由于不完全外显和基因突变造成。

【临床特征】

尽管遗传性及发病年龄不同，但青年性肾消耗病-髓质囊性病综合征有着相似的难以区分的临床表现，主要表现为肾小管间质的损害，导致尿浓缩功能减退及钠盐丢失，最终出现慢性肾功能衰竭。

青年性肾消耗病起病早，多为儿童起病，首发症状多为多尿及烦渴。在正常饮食钠盐摄入的情况下可以维持体液的平衡，但是，当钠盐摄入不足则会导致低血压及血肌酐升高。尿常规检查通常帮助不大，可能有少量的细胞及管型。晚期可能出现尿蛋白提示继发性的肾小球损害。肾衰竭前高血压少见，这可能与钠盐丢失有关。晚期则出现肾功能衰竭表现，包括贫血、代谢性酸中毒及尿毒症表现（如：恶心、食欲减退及疲乏等）。

一些常染色体隐性遗传的青年性肾消耗病-髓质囊性病综合征患者有肝纤维化和视网膜病变，后者表现为眼球震颤、近视、弱视、斜视、视网膜变性、视神经萎缩和视网膜缺损。其特点是视网膜上有弥漫的色素斑和散在的色素团。视网膜电图有助于诊断 JN 患者的视网膜发育不良。

其他表现还包括高尿酸血症、痛风性关节炎、小脑共济失调、肥胖、肾小管酸中毒、肾小管抵抗醛固酮、甲状腺功能不全、支气管扩张、先天性黑蒙、性功能减退、六指（趾）畸形及周围骨发育不良等。

常染色体显性遗传的髓质囊性病患者多于成年后起病，平均发病年龄为 28 岁，也有少数儿童起病的报道。临床表现与 JN 类似，但多不伴有肾外损害。

【治疗和预后】

目前尚无特殊方法能够防治髓质囊肿的形成和慢性进行性肾功能衰竭。青年性肾消耗病-髓质囊性病综合征将不可避免的发展到末期肾脏病，肾功能衰竭的速度与遗传方式及性别无关。发生肾功能衰竭前补充足够的水和盐十分关键，尤其对婴儿和儿童，以防止脱水和失盐。

青年性肾消耗病通常在 20 岁前就已经到达到肾衰竭，平均年龄为 13 岁。髓质囊性病起病较晚，平均发病年龄为 28 岁。

当进展到慢性肾功能衰竭时，则按照慢性肾功能不全的常规给予对症及替代治疗，如透析和肾移植。青年性肾消耗病-髓质囊性病综合征接受肾移植后未发现小管病变复发。

【实验室诊断】

当有阳性家族病史，临床表现以小管浓缩功能受损为主，而尿常规检查相对正常时要考虑此病。B 超可以见到肾脏缩小、皮髓分界不清，肾实质回声增强或密度增加，髓质和皮髓交界处小囊肿。CT 或

MRI比B超更为敏感。选择性肾动脉造影表现为弓形动脉和叶间动脉变细、伸展，包绕小囊肿。尽管髓质囊肿有助于诊断，但并非是诊断的必要条件，它可能出现于疾病的晚期，早期肾活检可能并无发现。

采用PCR技术检测染色体片断的缺失，可以为70%的青年性肾消耗病患者提供精确快速的诊断。只有当直系亲属已经发现明确的基因缺失或突变后，才采取遗传检测的方法进行青年性肾消耗病的产前诊断。本病需与其他一些以肾小管间质损害为主而肾小球无明显受累的疾病相鉴别。如慢性肾盂肾炎、尿道梗阻、多囊肾及髓质海绵肾等相鉴别。

【风险评估与预防】

1. 对本病做早期诊断的关键是怎样对所有病人提供准确有效的遗传咨询。

2. 青年性肾消耗病的遗传咨询：青年性肾消耗病是常染色体隐性遗传性疾病，当有明确的家族史时需要进行青年性肾消耗病的遗传咨询。当夫妇双方均为青年性肾消耗病的携带者，子女有25%的几率患有此病，有50%的几率携带有此遗传基因，有25%的几率为正常。当父母双方有一方为青年性肾消耗病的携带者，另一方为正常人时，子女有50%的几率为携带者，有50%的几率为正常人。PCR技术可以为70%的青年性肾消耗病患者提供快速精确的诊断。

3. 髓质囊性病的遗传咨询：髓质囊性病是一个常染色体显性遗传性疾病，这意味着夫妇双方有一方为患者时，后代有50%的几率患有此病。大多数髓质囊性病患者有阳性家族史，少部分无家族史的患者可能是由于新的突变或不完全外显造成。在有家族史且有50%几率患此病的高风险个体需要接受遗传方面的检测以确定是否遗传有基因的缺失或突变。

4. 对于有阳性家族史的高风险夫妇，遗传咨询时需告知遗传筛查和产前诊断如：绒膜绒毛检验、羊水诊断、脐血检验或胎儿皮肤及肌肉检查以及可能的终止妊娠的措施。但是这些检查是建立在家系明确诊断的先证者的基础上的。此外考虑到并非所有的携带者都会在固定的年龄发病，并且同一家系中的疾病表现可能也存在差异，因此遗传诊断并不能预测患者从起病年龄到严重程度的整个过程。此外，遗传检查对阳性家系高风险患者的肾移植还有指导作用。

(娄探奇　彭　晖　王　成　游宇平　李　超)

主要参考文献

1. Adeva M, El-Youssef M, Rossetti S. et al. Clinical and molecular characterization defines a broadened spectrum of autosomal recessive polycystic kidney disease (ARPKD). Medicine, 2006, 85: 1-21

2. Aguglia U, Gambardella A, Breedveld GJ, et al. Suggestive evidence for linkage to chromosome 13qter for autosomal dominant type 1 porencephaly. Neurology, 2004, 62: 1613-5

3. Badenas C, Praga M, Tazon B, et al. Mutations in the COL4A4 and COL4A3 genes cause familial benign hematuria. J Am Soc Nephrol, 2002, 13: 1248-54

4. Bergmann C, Senderek J, Windelen E, et al. Clinical consequences of PKHD1 mutations in 164 patients with autosomal-recessive polycystic kidney disease (ARPKD). Kidney Int, 2005, 67: 829-48

5. Blom D, Speijer D, Linthorst GE, et al. Recombinant enzyme therapy for Fabry disease: absence of editing of human alpha-galactosidase A mRNA. Am J Hum Genet, 2003, 72: 23-31

6. Bongers EMHF, Huysmans FT, Levtchenko E. Genotype-phenotype studies in nail-patella syndrome show that LMX1B mutation location is involved in the risk of developing nephropathy. Europ J Hum Genet, 2005, 13: 935-46

7. Bosch BM, Plank C, Rascher W, et al. Autosomal recessive polycystic kidney disease: improvement of renal function. Europ J Pediat, 2003, 162: 438-9

8. Brady RO, Schiffmann R. Clinical features of and recent advances in therapy for Fabry disease. JAMA, 2000, 284: 2771-5

9. Branton MH, Schiffmann R, Sabnis SG, et al. Natural history of Fabry renal disease: influence of alpha-galactosidase A

activity and genetic mutations on clinical course. Medicine, 2002, 81: 122-38
10. Ciccarese M, Casu D, Wong F K, et al. Identification of a new mutation in the 4 (IV) collagen gene in a family with autosomal dominant Alport syndrome and hypercholesterolaemia. Nephrol Dial Transplant, 2001, 16: 2008-12
11. Ding YQ, Marklund U, Yuan W, et al. Lmx1b is essential for the development of serotonergic neurons. Nature Neurosci, 2003, 6: 933-8
12. Dunston JA, Hamlington JD, Zaveri J, et al. Mountford R, McIntosh, I. The human LMX1B gene: transcription unit, promoter and pathogenic mutations. Genomics, 2004, 84: 565-76
13. Dunston JA, Lin S, Park, JW, et al. Phenotype severity and genetic variation at the disease locus: an investigation of nail dysplasia in the nail patella syndrome. Ann Hum Genet, 2005, 69: 1-8
14. Dunston JA, Reimschisel T, Ding YQ, et al. A neurological phenotype in nail patella syndrome (NPS) patients illuminated by studies of murine Lmx1b expression. Europ J Hum Genet, 2005, 13: 330-5
15. Eng CM, Guffon N, Wilcox WR, et al. Safety and defficacy of recombinant human alpha galactosidase: a rephacement therapy in Fabry disease. N Engl J Med, 2001, 345: 9-16
16. Fischer E, Legue E, Doyen A, et al. Defective planar cell polarity in polycystic kidney disease. Nature Genet, 2006, 38: 21-23
17. Gandhi S, Kalantar-Zadeh K, Don BR. Thin-glomerular-basement-membrane nephropathy: is it a benign cause of isolated hematuria? South Med J, 2002, 95: 768-71
18. Garman SC, Garboczi DN. The molecular defect leading to Fabry disease: structure of human alpha-galactosidase. J Molec Biol, 2004, 337: 319-35
19. Germain DP, Anderson Fabry disease: Clinical and genetic aspects: therapeutic perspectives. Revmed Interne, 2000, 21: 1086~103
20. Germain DP, Avan P, Chassaing A, et al. Patients affected with Fabry disease have an increased incidence of progressive hearing loss and sudden deafness: an investigation of twenty-two hemizygous male patients. BMC Med Genet, 2002, 3: 10-13
21. 龚伟, 刘志红, 周虹. Alport综合征Ⅳ型胶原分布特点及其与临床表型的联系. 肾脏病与透析肾移植杂志, 2003, 12: 201-22
22. Gould DB, Phalan FC, Breedveld GJ, et al. Mutations in Col4a1 cause perinatal cerebral hemorrhage and porencephaly. Science, 2005, 308: 1167-71
23. Gould DB, Phalan FC, van Mil SE, et al. Role of COL4A1 in small-vessel disease and hemorrhagic stroke. New Eng J Med, 2006, 354: 1489-96
24. Granfeld JP, Lidove O, Joly D, et al. Renal disease in Anderson Fabry disease. J Inherit Metab Dis, 2001, 24: 71-4
25. Gross O, Netzer K-O, Lambrecht R, et al. Meta-analysis of genotype-Cphenotype correlation in X-linked Alport syndrome: impact on clinical counseling. Nephrol Dial Transplant, 2002, 17: 1218-27
26. Hart TC, Gorry MC, Hart PS, et al. Mutations of the UMOD gene are responsible for medullary cystic kidney disease 2 and familia juvenile hyperuricaemic nephropathy. J Med Genet, 2002, 39: 882-92
27. Hertz JM, Persson U, Juncker I, et al. Alport syndrome caused by inversion of a 21 Mb fragment of the long arm of the X-chromosome comprising exon 9 through 51 of the COL4A5 gene. Hum Genet, 2005, 118: 23-8
28. Hudson BG, Tryggvason K, Sundaramoorthy M, et al. Alport's syndrome, Goodpasture's syndrome, and type IV collagen. New Eng J Med, 2003, 348: 2543-56
29. Igarashi P, Somlo S. Genetics and pathogenesis of polycystic kidney disease. J Am Soc Nephrol, 2002, 13: 2384-98
30. Ishii S, Nakao S, Minamikawa-Tachino R, et al. Alternative splicing in the alpha-galactosidase A gene: increased exon inclusion results in the Fabry cardiac phenotype. Am J Hum Genet, 2002, 70: 994-1002
31. King K, Flinter FA, Nihalani V, et al. Unusual deep intronic mutations in the COL4A5 gene cause X linked Alport syndrome. Hum. Genet, 2002, 111: 548-54
32. Krafchak CM, Pawar H, Moroi SE, et al. Mutations in TCF8 cause posterior polymorphous corneal dystrophy and ectopic expression of COL4A3 by corneal endothelial cells. Am J Hum Genet, 2005, 77: 694-708
33. Lai LW, Whitehair O, Wu M-J, et al. Analysis of splice-site mutations of the alpha-galactosidase A gene in Fabry dis-

ease. Clin Genet, 2003, 63: 476-82
34. Liu H-X, Cartegni L, Zhang MQ, et al. A mechanism for exon skipping caused by nonsense or missense mutations in BRCA1 and other genes. Nature Genet, 2001, 27: 55-8
35. MacDonald BA, Sund M, Grant MA, et al. Zebrafish to humans: evolution of the alpha-3-chain of type IV collagen and emergence of the autoimmune epitopes associated with Goodpasture syndrome. Blood, 2006, 107: 1908-15
36. McConnell RS, Rubinsztein DC, Fannin TF, et al. Autosomal dominant polycystic kidney disease unlinked to the PKD1 and PKD2 loci presenting as familial cerebral aneurysm. (Letter) J Med Genet, 2001, 38: 238-9
37. McIntosh I, Dunston JA, Liu L, et al. Nail patella syndrome revisited: 50 years after linkage. Ann Hum Genet, 2005, 69: 1-15
38. Nauli SM, Alenghat FJ, Luo Y, et al. Polycystins 1 and 2 mediate mechanosensation in the primary cilium of kidney cells. Nature Genet, 2003, 33: 129-37
39. Ohkubo S, Takeda H, Higashide T, et al. Immunohistochemical and molecular genetic evidence for type IV collagen alpha-5 chain abnormality in the anterior lenticonus associated with Alport syndrome. Arch Ophthal, 2003, 121: 846-50
40. Olbrich H, Fliegauf M, Hoefele J, et al. Mutations in a novel gene, NPHP3, cause adolescent nephronophthisis, tapeto-retinal degeneration and hepatic fibrosis. Nature Genet, 2003, 455-9
41. Omran H, Fernandez C, Jung M, et al. Identification of a new gene locus for adolescent nephronophthisis, on chromosome 3q22 in a large Venezuelan pedigree. Am J Hum Genet, 2000, 66: 118-27
42. Otto EA, Schermer B, Obara T, et al. Mutations in INVS encoding inversin cause nephronophthisis type 2, linking renal cystic disease to the function of primary cilia and left-right axis determination. Nature Genet, 2003, 34: 413-20
43. Prakash S, Chung KW, Sinha S, et al. Autosomal dominant progressive nephropathy with deafness: linkage to a new locus on chromosome 11q24. J Am Soc Nephrol, 2003, 14: 1794-803
44. Rossetti S, Chauveau D, Kubly V, et al. Association of mutation position in polycystic kidney disease 1 (PKD1) gene and development of a vascular phenotype. Lancet, 2003, 361: 2196-201
45. Sudhakar A, Sugimoto H, Yang C, et al. Human tumstatin and human endostatin exhibit distinct antiangiogenic activities mediated by alpha-V-beta-3 and alpha-5-beta-1 integrins. Proc Nat Acad Sci, 2003, 100: 4766-71
46. Sudhakar A, Nyberg P, Keshamouni VG. et al. Human alpha-1 type IV collagen NC1 domain exhibits distinct antiangiogenic activity mediated by alpha-1-beta-1 integrin. J Clin Invest, 2005, 115: 2801-10
47. Sweeney E, Fryer A, Mountford R, et al. Nail patella syndrome: a review of the phenotype aided by developmental biology. J Med Genet, 2003, 40: 153-62
48. 王芳, 丁洁, 俞礼霞等. 中国Alport综合征临床特征. 临床儿科杂志, 2003, 21: 601-4
49. Ward, CJ, Hogan MC, Rossetti S, et al. The gene mutated in autosomal recessive polycystic kidney disease encodes a large, receptor-like protein. Nature Genet, 2002, 30: 259-69
50. Wilcox WR, Banikazemi M, Guffon N, et al. Long-term safety and efficacy of enzyme replacement therapy for Fabry disease. Am J Hum Genet, 2004, 75: 65-74
51. Wilson PD. Polycystic kidney disease. New Eng J Med, 2004, 350: 151-64
52. Wu G, Somlo S. Molecular genetics and mechanism of autosomal dominant polycystic kidney disease. Molec Genet Metab, 2000, 69: 1-15
53. Yang CC, Lai LW, Whitehair O, et al. Two novel mutations in the alpha-galactosidase A gene in Chinese patients with Fabry disease. Clin Genet, 2003, 63: 205-9
54. Yasuda M, Shabbeer J, Osawa M, et al. Fabry disease: novel alpha-galactosidase A 3-prime-terminal mutations result in multiple transcripts due to aberrant 3-prime-end formation. Am J Hum Genet, 2003, 73: 162-73
55. 朱平, 潘晓, 张岚等. Alport综合征超微病理诊断及鉴别诊断. 电子显微学报, 2004, 2316-21

第21章 内分泌系统疾病遗传咨询

第一节 糖尿病

糖尿病（diabetes mellitus，DM）是一组由于胰岛素分泌缺陷及/或其生物学作用障碍引起的以高血糖为特征的代谢性疾病。慢性高血糖导致各种脏器尤其是眼、肾、神经及心血管的长期损害、功能不全和衰竭。1型糖尿病与2型糖尿病是多基因遗传性疾病，而线粒体基因突变糖尿病与青少年发病的成人型糖尿病则多为单基因疾病。北欧与北美1型糖尿病发病率为8~36/10万，我国1980年调查20岁以下患者糖尿病患病率为9/10万，如计算1型糖尿病发病率则会更低。美国2型糖尿病患病率为3%~8%，我国1996年为3.21%。我国线粒体基因突变糖尿病在原诊断为2型糖尿病的病例中约占0.5%，在有糖尿病家族史、起病年龄小于45岁或消瘦且需用胰岛素治疗的2型糖尿病亚群中可达2.5%~11.1%。青少年发病的成人型糖尿病在国外的发病率为0.15%~4.8%，国内尚无详实资料。

【遗传病理学】

1型糖尿病存在明显的自身免疫性多基因遗传因素。其发病率有明显的种族差异，北欧人居高，东方人偏低，这是由于遗传因素与环境因素共同决定的。在白种人中，1型糖尿病患者同胞平均终生风险约为6%，除以群体流行率0.4%，1型糖尿病的λs值[同胞患病危险率/群体患病率]达15，提示有高达15%的1型糖尿病患者有一个一级亲属也患有1型糖尿病。1型糖尿病的分子遗传机制尚未完全阐明，近年用关联分析和全基因组连锁作图方法对1型糖尿病多基因系统进行了初步的解释，结果确认由HLA关联分析检出1型糖尿病1是1型糖尿病易感性的主基因。1型糖尿病1位点并非单一位点，它包括HLA区域与2型糖尿病关联的一组连锁位点，主要是DRB_1、DQA_1和DQB_1，有人甚至把HLAⅡ类抗原受体基因也包括在内。与1型糖尿病关联的DRB_1、DQA_1、DQB_1基因的易感和保护效应强弱不同，在不同人种群均见1型糖尿病易感效应$DRB_1*0405>*0402>*0401$，1型糖尿病保护效应$DRB_1*0403>*0406>*0408$。所有β链57Asp的DQB_1*0301、$*0303$、$*0401$、$*0402$、$*0503$、$*0602$和$*0603$均有中性效应至保护效应。B链57Ala的DQB_1*0201和$*0302$均为高度易感，β链57Val的$DQB1*0501$和$*0604$为易感性。1型糖尿病1与1型糖尿病关联受控于DRB_1、DQA_1、DQB_1三个位点DR和DQ分子相互协同而又彼此制约的综合效应，这种关联也因为连锁不平衡和（或）$DQ\alpha\beta$反应互补现象出现差异。

HLAⅡ类易感基因频率及连锁不平衡也导致了不同人种群之间1型糖尿病的发病率差异。胰岛素基因（INS）区域是1型糖尿病的又一个重要候补基因。INS 5'VNTR位点Ⅰ类短等位基因易感1型糖尿病，Ⅲ类长等位基因具有显性保护效应，$INS\ 5'VNTR$被命名为1型糖尿病2位点。另有12个非HLA关联区被命名为1型糖尿病3~13和1型糖尿病15位点。此外尚有可能连锁但未予正式命名的标志位点GCK_3、$DIS1644-AGT$、$DXS1068$等有待于重复验证。

2型糖尿病亦有明显遗传倾向。2型糖尿病患者双亲、同胞及子女2型糖尿病患病率分别为14.2%、18.6%及3.5%；2型糖尿病患者的同胞及子女发病风险率在80岁时可达38%。双亲之一为2型糖尿病，其子女发病风险率为40%。双亲均为2型糖尿病，子女发病风险率可达70%。单卵双生子2型糖尿病的一致率高达58%~91%，而双卵双生子一致率仅为17%~40%，也支持遗传因素在2型糖尿病发病过程中占重要地位。糖尿病是多个基因与环境因素综合作用所致的复杂疾病，其机制尚未阐明。有人提出"节俭"基因型假说，认为可能是参与"节俭"的多个基因的基因型组合。其慢性并发症特别是糖尿病肾病及视网膜病变存在有别于糖尿病的独特的遗传因素参与发病。基于连锁不平衡原理进行的群体关联分析已发现如下十多种 2 型糖尿病相关基因：胰岛素基因（INS）、B 细胞 ATP 敏感性钾通道 β 亚单位-磺酰脲受体基因（SUR）、胰岛素受体基因（INSR）、胰岛素受体底物-1 基因（IRS-1）、葡萄糖转运体 1 基因（$GLUT_1$）、葡萄糖激酶基因（GCK）、肌型糖原合酶基因（GSY1）、醛糖还原酶基因、载脂蛋白 AI/CIII/AIV 基因（Apo A1/C3/A4）、载脂蛋白 B 基因（ApoB）、载脂蛋白 E 基因（ApoE）、载脂蛋白 D 基因（ApoD）、血管紧张素原基因（AGT）、血管紧张素转换酶基因（ACE）等。家系连锁分析研究已确认染色体 2q 之 D2S125，命名为 2 型糖尿病 1 位点，染色体 12q MODY3 位点区的 D12 S1349 命名为 2 型糖尿病 2 位点，近年研究提示与 2 型糖尿病或其中间症状相连锁的易感位点已遍及 10 多个染色体，表明其遗传机制十分复杂。

线粒体基因突变糖尿病［OMIM 590050，520000］可归类于单基因遗传病，呈母系遗传。其发病机制可能为胰岛 B 细胞内含高比例突变线粒体 DNA 基因，能量供应不足所致，也有可能是影响骨骼肌功能所致。已确认的类型有 tRNALeu（UUR）基因的二氢尿嘧啶环上的 nt3243 发生 A>G 突变、10.4kb 缺失（nt4398>14882）、7.5kb 缺失（nt6080>13800）、7.6kb 缺失（nt6465>14135）、8kb 重复（nt6000>15000）、8kb 重复（nt7000>16000）及 tRNAGlu 基因 nt14709T>C 突变。

青少年发病的成人型糖尿病（MODY）［OMIM 606391，125850，125851，600496，606392，604284，606394］已有 6 类，均为单基因遗传疾病，呈常染色体显性遗传。其中 $MODY_1$ 的突变基因为肝细胞核因子 4α 基因（HNF-4α），位于 20q12-q13.1。MODY2 的突变基因为葡萄糖激酶基因（GCK），位于 7p15-p13。MODY3 的突变基因为肝细胞核因子 1α 基因（HNF-1α），位于 12q24.2。MODY4 的突变基因为胰岛素启动因子 1 基因（IPF-1），位于 13q12.1。MODY5 的突变基因为肝细胞核因子 1β 基因（HNF-1β，TCF-2），位于 17cen-q21.3。MODY6 的突变基因是神经分化因子 1 基因（NeuroD1），位于 2q23。基因的突变直接影响胰岛素的分泌、胰岛素受体和 β 肾上腺素能受体（beta adrenergic receptor）的功能。

【临床特征】

1 型糖尿病多发生于儿童及青少年，白种人较黄种人多见。其病因为自身免疫致 B 细胞破坏，胰岛素绝对缺乏。起病多较急，多饮、多尿、多食、体重减轻症状多较明显，病情常较严重，有酮症酸中毒倾向，是最常见的青少年发病的糖尿病。患者多不肥胖，一级亲属中也患糖尿病的比例为≤15%，非孟德尔遗传，通常为散发，可查出胰岛自身抗体，如 GAD 抗体、ICA 抗体、IA-2 抗体等。基因分析 $HLA-DR_3$、$HLA-DR_4$ 常见。需长期依赖胰岛素治疗。

2 型糖尿病多发生于成年人。其病因为胰岛素抵抗和/或胰岛素相对缺乏。起病常缓慢，患者体重正常或肥胖。"三多一少"症状常不典型。近年来在青少年中发病的比例也有所上升。一级亲属中患糖尿病的比例较高。亦非孟德尔遗传，但有明显的家族聚集性，体内常无胰岛自身抗体，$HLA-DR_3$、$HLA-DR_4$ 频率不增加。早期可不依赖胰岛素治疗，后期胰岛 B 细胞严重衰竭后也需依赖胰岛素。

线粒体糖尿病有母系遗传家族史，起病较早，可伴神经性耳聋，体重多低于正常，可伴中枢神经系统表现、骨骼肌及心肌病、视网膜色素变性、视神经萎缩、眼外肌麻痹及乳酸性酸中毒，其胰岛 B 细胞分泌功能明显降低，需用胰岛素治疗，疑似患者可检出 tRNA Leu（UUR）基因 nt3243A>G 点突变等基因异常。

MODY 为常染色体显性遗传，具有明显的家族史。起病年龄多小于 25 岁，起病缓慢，多不需胰岛素治疗。典型的 MODY 具有进展缓慢，症状轻微或不明显的特点，许多患者是通过口服糖耐量试验才获得诊断的，所有的 MODY 患者均有不同程度的胰岛素分泌不足，一级亲属中有糖尿病患者的比例为 100%。体内无胰岛自身抗体，$HLA-DR_3$、$HLA-DR_4$ 频率也不增加，但患者可检出相应的基因异常。

【临床诊断】

1999 年 WHO 提出的新的糖尿病诊断标准为：①有糖尿病症状（多尿、多饮及不能解释的体重下降），并且随机（餐后任何时间）血浆葡萄糖≥11.1mmol/L（200mg/dl）；或者② 空腹（禁热量摄入至少 8 小时）血浆葡萄糖≥7.0mmol/L（126mg/dl）；或者③ OGTT（75g 无水葡萄糖溶于水中）2 小时的血浆葡萄糖≥11.1mmol/L（200mg/dl）。上述标准在无引起急性代谢失代偿的高血糖情况下，应在另1日中重复上述指标中的任何一项，以确证糖尿病的诊断，不推荐做第三次OGTT测定。

【实验室诊断】

对于1型糖尿病，IDDM1/HLA的易感基因实际都属于正常的多态性基因，完全有可能并无明显的病因突变，而只是带有某种功能性组合缺陷的多态性基因，它们在另一些互补性组合状态下属于正常的多态性基因。国内现有人对1型糖尿病的亲属进行 HLA-DRB_1、-DQA_1、-DQB_1 三个位点进行多态性分析，结合体内胰岛自身抗体 GAD 抗体、IA-2 抗体、ICA 抗体等联合预测受试者将来患1型糖尿病的风险。随着快速 DNA 自动化测序技术的普及，将来有可能对群体特别是患者亲属进行1型糖尿病易感基因组合的筛查以检出在一定环境条件下的1型糖尿病高危人群，也可利用类似技术针对绒毛组织或羊水细胞进行基因多态性分析以评估胎儿出生成人后患糖尿病的风险。

2型糖尿病的遗传诊断尚未应用于临床，其防治重点在于生活方式的改变及规范持久的治疗。有2型糖尿病家族史的个体更应注意维持健康的生活方式，减少环境因素致病的作用。

对疑诊为线粒体糖尿病的患者可作分子生物学检查以明确有关突变。*tRNALeu*（*UUR*）基因 nt3243A＞G 突变形成 ApaI 酶酶切位点，可用 PCR 扩增局部线粒体 DNA 后用 ApaI 酶水解，电泳鉴定。阳性患者的家系成员中如也有同样突变即可确诊。对不能进行家系调查证实的患者应作线粒体 DNA 测序，并定期随访血糖水平。对相应的缺失或重复突变，可先用 PvuII、XhoI 及 BamH I 酶等水解细胞总 DNA 后，再用线性线粒体 DNA 进行 Southern 杂交初筛。有缺失者可见短于 16.5kb 的片段，有重复或插入者可见大于 16.5kb 的片段。可用重叠线粒体 DNA 片段行 Southern 杂交后再用 PCR 及测序分析以鉴定缺失或重复的具体位置。WISP-PCR 法可用于在家系内筛查缺失突变患者。

MODY 患者的遗传诊断亦依赖于突变基因的确认。引起 $MODY_1$ 的 *HNF-4α* 基因可有多个位点的突变，如 Gln268X、Phe75fsdelT、Lys99fsdelAA、Arg127Trp、Arg154X 及 Glu276Gln 等。引起 MODY2 的 *GCK* 基因有超过 130 种不同类型的葡萄糖激酶的突变，杂合子个体可仅表现为轻度的非进行性高血糖，诊断时可无明显症状。引起 MODY3 的 *HNF-1α* 基因常见的突变有：Pro291fsinsC、Pro379fsdelCT、Thr547Glu48fsdelTG、Arg131Gln、Pro447Leu、IVS5nt-2A＞G、IVS9nt＋1G＞A 等，目前已发现超过 54 种不同突变。引起 MODY4 的 *IPF-1* 基因可因为阅读框改变而致病。引起 MODY5 的 *HNF-1β* 基因可有 Arg177X、Ala263fsinsGG 突变。引起 MODY6 的 *NeuroD1* 基因可有 Arg111Leu 错义突变与 206 位的无义突变。

【治疗和预后】

1型糖尿病、线粒体基因突变糖尿病因为患者体内胰岛素严重缺乏，均需依赖胰岛素治疗，MODY 患者多不需用胰岛素治疗。2型糖尿病患者早期可用磺脲类、非磺脲类促胰岛素分泌剂刺激胰岛 B 细胞分泌胰岛素，也可合用或单用双胍类、噻唑烷二酮类、α-糖苷酶抑制剂降糖治疗，后期因患者自身胰岛 B 细胞功能严重衰竭，亦需长期依赖胰岛素治疗。除了药物治疗外，还应主动参加糖尿病教育，学习糖尿病及其并发症的防治知识，自觉应用这些知识指导生活方式的改变（饮食治疗与运动治疗），并坚持自我监测，在医生指导下调整治疗方案。糖尿病后期可能出现各种并发症如糖尿病肾病、糖尿病视网膜病变、糖尿病周围神经病变、糖尿病自主神经病变、糖尿病心肌病变、糖尿病皮肤病变等慢性并发症。患者多数死于心脑血管并发症与糖尿病肾病尿毒症，预后较差，整个治疗过程中都应注意防治急性并发症如糖尿病酮症酸中毒、糖尿病非酮症高渗性昏迷、低血糖症等。常与2型糖尿病合并存在的原发性高血压、血脂异常、冠心病、中心型肥胖等，合称为代谢综合征，应在治疗糖尿病的同时一并注意纠正。代谢综合征是 21 世纪人类健康的最大威胁之一，其防治工作应引起高度重视。

【风险评估与预防】

1. 1型糖尿病与2型糖尿病均为多基因遗传性疾病，临床上尚未大规模开展 HLA 分型或相关基因分析来预测发病风险，少数实验室已开始对高危人群（多为有明显家族聚集倾向的患者家属）进行类似分析以指导其加强预防。

2. 15%的1型糖尿病患者有一个一级亲属也患有1型糖尿病，而在高加索人群中其亲属患病的风险率为6%。

3. 双亲之一为2型糖尿病，其子女发病风险率为40%。双亲均为2型糖尿病，子女发病风险率可达70%。

4. 糖尿病的一级预防目前着重于教育公众采取健康的生活方式，少吃多动，恢复并维持理想体重，以减少糖尿病的发生率，遗传咨询工作以线粒体基因突变糖尿病和MODY为主。

5. 教育公众和病人掌握对血糖的自我检测和评估能明显降低糖尿病的发病率和死亡率。

6. 线粒体基因突变糖尿病为母系遗传方式。有母系遗传家族史的糖尿病患者伴有神经性耳聋及其它神经系统症状者均应考虑本病。女性患者的子女均发病，而男性患者的子女均不发病。

7. 可对疑似线粒体基因突变糖尿病患者（特别是女性患者）进行相应基因分析，以确定有无线粒体基因突变。

8. 女性线粒体基因突变糖尿病患者如夫妻自愿，应避免生育，可领养或采用他人正常卵子体外受精供胚完成妊娠。如确要生育，应及早、定期监测子女胰岛B细胞功能或糖代谢情况，早期诊断与治疗，减少或延缓糖尿病并发症发生。

9. MODY均为常染色体显性遗传单基因病。父母任一方是患者，子女患病的风险为1/2；父母均为杂合子患者时子女患病的风险为3/4，其中的1/4纯合子患者病情更严重。

10. 尽管大部分MODY患者糖尿病病情较易控制，对有明显家族史、非肥胖、青少年发病的非胰岛素依赖型糖尿病患者还是应筛查相关基因，指导其择偶结婚、生育时进行遗传咨询，必要时行产前诊断。

11. 目前无明确的证据表明MODY患者不应生育自己的子女，产前诊断已明确为MODY的胎儿亦不必中止妊娠，出生后采取健康生活方式，及早发现、及时治疗糖尿病可改善患者的预后。

12. 2型糖尿病的风险评估见本节"遗传病理学"。

第二节 甲状腺与甲状旁腺疾病

一、先天性甲状腺功能减退症

甲状腺功能减退症（congenital hypothyroidism）是由于多种原因引起的甲状腺素合成、分泌或生物效应不足所致的一组疾病。先天性甲状腺功能减退症（congenital Hypothyroidism），简称先天性甲减，又称呆小病（cretinism），除因母体缺碘致胎儿碘供应缺乏所致外，病因多为甲状腺发育不全或缺如、甲状腺激素合成障碍或甲状腺激素不敏感。对新生儿进行T_4及TSH筛查发现约1/4,000的新生儿发生甲减。

【遗传病理学】

大多数属散发性，属常染色体隐性遗传约占15%。其中的多种基因变异可导致先天性甲状腺功能减退症。TRH受体、TSH受体基因突变均可导致甲状腺素合成、分泌减少。TSH受体突变所致呆小病可能为常染色体隐性遗传。TSH β链基因突变也可出现类似情况。T_3受体基因突变则导致T_3R与T_3不能结合或结合减少，从而导致甲状腺素不敏感，出现甲状腺功能减退的临床表现。T_3受体基因突变所致呆小病为常染色体显性或隐性遗传。甲状腺球蛋白基因（*Tg*基因）突变可引起Tg合成异常、Tg转运缺陷或Tg结构异常而致甲减。甲状腺碘化物被吸收后，甲状腺过氧化物酶（TPO）使其氧化成可利用的有机碘并与酪氨酸偶联形成碘化酪氨酸，过氧化物酶基因（*TPO*基因）突变则会因TPO不能对碘产生有机化活性而阻碍甲状腺素的合成。钠/碘同向转运蛋白基因（*NIS*基因）突变可导致甲状腺浓集碘的功能障碍从而导致甲状腺功能减退。近年研究发现，以先天性甲状腺功能减退、甲状腺肿和耳聋为特征的Pendred综合征与*SLC26A4*基因突变相关。

【临床特征】

由于上述基因突变所致的先天性甲状腺功能减退患儿的临床表现严重程度不一致。典型者由于大脑和骨骼的生长发育受阻,导致身材矮小、智力低下,多属不可逆性,故称呆小病。初生时体重较重,不主动吸奶,表情呆钝、发音低哑、颜面苍白、眶周浮肿、眼距过宽、鼻梁扁塌、唇厚流涎、舌大外伸、前后囟增大且关闭延迟、四肢粗短、出牙换牙迟、骨龄延迟、行走晚可呈鸭步、心率慢、心浊音区扩大、腹部饱满膨大伴脐疝,性器官发育延迟。

【临床诊断】

甲减患者均有不同程度的低代谢症状,仅有实验室指标异常者为亚临床甲减。除 T_3R(T_3 受体)基因突变所致甲减患者 T_3、T_4 水平升高外,多数甲减患者 T_3、T_4 水平下降。原发性甲减患者 TSH 水平升高,垂体性甲减患者 TSH 水平减低,T_3、T_4、TSH 水平均减低且 TRH 兴奋试验结果提示可兴奋者可诊断为下丘脑性甲减。TSH 受体基因突变、TSH β 亚基基因点突变患者可有 TSH 水平升高。

【实验室诊断】

测定血液细胞、甲状腺滤泡细胞的 TSH 受体基因 cDNA,如发现下述突变类型可有助于诊断 TSH 受体基因突变所致呆小病:Pro162Ala,Ile167Asp,Pro556Leu,Arg109Glu 及 Trp546X(X 为终止密码)。

TSH β 亚基基因点突变有 Gly29Arg、Glu12Thr、Cys105Val 及 Val114Thr 等。

T_3R(T_3 受体)基因突变主要位于其配体结合区的 234~282、310~353 和 429~461 三个区段,而在三维结构中主要位于配体结合区的结合袋中,因而影响其结构与功能。已报告的突变位点包括:Ala229Thr、Met305Thr、Ala312Thr、Arg315Cys、Arg315His、Asp317His、Gly327Arg 等,T_3R β 亚基也可出现缺失突变,如 332 位缺失一个氨基酸残基等。

Tg 基因位于 8q24,可产生以下几种突变:①在 1510 位 C>T 形成终止密码,使转录的 mRNA 缩短 171 个核苷酸;②单碱基替换产生新的剪接点而形成剪接变异的 mRNA;③第 3 个内含子一处发生 C>G 颠换形成剪接变异;④5590>5727 位 138bp 缺失。

已报告的 NIS 基因突变包括 Gln93Arg、Gln267Glu、Cys272X、Thr354Pro、Tyr351X 及 Gly543Glu 等。

【治疗与预后】

一旦确诊呆小病,必须立即开始治疗。治疗愈早,疗效愈好,理想的替代治疗应在出生后 3 周内使甲状腺功能恢复正常,最好是在出生后 2 周内用 9.5μg/(kg·d) 的左旋甲状腺素(L-T₄)使血清 FT₄ 维持在正常值上限水平,并维持一年,可在 10~30 个月内神经发育到正常状态,也有从小剂量 25μg/d 开始逐渐加量至 100~150μg/d 的治疗方案。治疗应维持终生,大力推广新生儿甲减的现代筛查诊断方法,进行宫内或出生后的早期诊治,可明显减少新生儿先天性甲减的发生,改善其不良预后。

【风险评估与预防】

1. 由于导致先天性甲减的分子病因涉及多种基因,且遗传方式为常染色体显性遗传或常染色体隐性遗传,有明确家族史的先天性甲减患者亦应接受家系调查及相关基因分析。

2. 先天性甲减患者若未接受早期正规治疗,生育力低下。若结婚应避免近亲结婚,怀孕后及时进行产前诊断,确诊为基因突变的胎儿可根据情况考虑流产或继续妊娠。

3. 对先天性甲减患儿预后至关重要的是新生儿筛查,出生后取微量血查 TSH 筛查先天性甲减,现已成为产科的常规。

4. 出生后 2 周内(甚至越早越好)开始 L-T₄ 替代治疗并维持终生可基本改善患儿因神经系统发育不全、生长迟滞引致呆小症的预后。

二、自身免疫性甲状腺疾病

甲状腺容易合并器官特异性自身免疫疾病。自身免疫性甲状腺疾病(AITD)常包括弥漫性甲状腺肿并甲亢、慢性淋巴细胞性甲状腺炎、特发性甲减、亚急性淋巴细胞性甲状腺炎等,其中前两种临床上较为常见,弥漫性甲状腺肿并甲亢又称为 Graves 病,多见于成年女性,其发病率可占女性人群的

1.9%，男性与女性比为 1:4~6，以 20~40 岁多见。慢性淋巴细胞性甲状腺炎又包括两种临床类型，即甲状腺肿大的桥本甲状腺炎与甲状腺萎缩的萎缩性甲状腺炎，亦多见于女性，男性与女性比为 1:15~20，以 30~50 岁多见。

【遗传病理学】

Graves 病的病因包括遗传因素与多项环境因素如免疫功能异常、感染因素、精神因素、碘摄入过量等。其自身免疫监视缺陷受遗传基因控制。部分 Graves 病患者存在家族史。同卵双生子相继发生 Graves 病的同病率达 30%~60%，而异卵双生子仅为 3%~9%，Graves 病患者亲属中患另一种自身免疫性甲状腺疾病的比率也高于一般人群。研究表明，HLA 和 T 淋巴细胞相关性 4 区段与 AITD 的易感性有关。非洲裔美国人的 Graves 病易感基因定位于 HLA-DRB3 的 DQA*0501，而高加索人种中的 HLA-B8，日本人种中的 HLA-B35 与中国人种中的 HLA-BW46 为本病的相对危险因子。IL-4 变异型或相关基因是 Graves 病的保护性因素。

慢性淋巴细胞性甲状腺炎亦有家族聚集现象，且女性多发。HLA 基因部分决定其遗传易感性，但这种作用不强。如欧美人群中的 HLA-B8、HLA-DR3、HLA-DR5，日本人中的 HLA-B35，汉族人中的 DQA1*0301 可能是本病的易感基因。而汉族中的 HLA-DQB1*0602 可能是本病发生的保护基因。研究提示甲状腺自身抗体的产生与常染色体显性遗传有关。

亚急性淋巴细胞性甲状腺炎的产后发病型患者 HLA-DR3、HLA-DR4 与 HLA-DR5 多见，提示可能是本病的易感基因。

【临床特征】

Graves 病主要表现为高代谢症状，如怕热、多汗、皮肤湿热、体重减轻、心悸、乏力，易激惹，伸舌或伸手出现细颤，大便次数增加或腹泻。少数患者合并肌病出现肌无力或麻痹。病程长者可因甲状腺激素长期作用于心血管系统出现甲亢性心脏病。极个别病例因精神刺激、感染、甲状腺手术前准备不充分而导致甲亢危象，抢救不及时可因高热虚脱、心力衰竭、肺水肿、严重水电解质紊乱而死亡。Graves 病患者多有弥漫性甲状腺肿大，质软，部分患者可在其甲状腺区听到吹风样血管杂音，并可触及震颤。患者还有明显突眼，为眶内及球后组织体积增加，淋巴细胞浸润和水肿所致，可表现为双眼外突、上睑挛缩、眼裂增宽、瞬目减少、上睑向下移动滞缓、双眼内聚不良、上视时额纹消失，严重者表现为浸润性突眼，伴畏光、流泪、复视、视力减退、眼部肿痛及异物感、结膜角膜水肿、溃疡等，可有胫前粘液性水肿。甲状腺功能示 T_3、T_4 明显上升，TSH 明显减低，甲状腺自身抗体 TGAb、TPOAb 可为阳性，但多滴度不高。

慢性淋巴细胞性甲状腺炎中以桥本甲状腺炎为多见，90% 以上发生于女性。部分患者早期无明显症状，就诊时已出现甲减症状。典型的临床表现为：中年女性，病程较长，甲状腺呈弥漫性、质地硬韧的无痛性轻度或中度肿大，发展慢，可有轻压痛、颈部局部压迫而全身症状不明显。其甲状腺可为正常人的 2~3 倍，重 40~60g，弥漫性肿大，可不对称，表面常有结节感，部分患者病程早期出现一过性甲亢后迅速正常，然后出现甲减症状，有甲亢表现者不到 5%，甲状腺功能中 T_3、T_4、TSH 值随病程处于不同时期而不同。但患者多可检出高滴度的 TGAb 与 TPOAb。甲状腺核素扫描为核素分布不均，为不规则的稀疏与浓集区，边界不清或为冷结节。

亚急性淋巴细胞性甲状腺炎主要表现是甲亢，但无突眼和胫前粘液性水肿。甲亢持续时间通常小于 3 个月，可紧接一个需要治疗的一过性甲减期，多于 1~8 月内甲状腺功能恢复。TGAb 与 TPOAb 可低至中度升高。

【临床诊断】

Graves 病患者除有明显高代谢症状群、甲状腺肿大、相应眼征外，T_3、T_4 水平升高，TSH 水平下降，TRAb 可呈阳性。慢性淋巴细胞性甲状腺炎患者甲状腺肿大，质韧或硬，可有先为甲亢、后为甲减，或者直接表现为甲减的临床表现，TgAb、TPOAb 呈阳性，滴度多较高，部分患者需依靠病理检查才能诊断。亚急性淋巴细胞性甲状腺炎早期多表现为甲亢，可有暂时性甲减，多发生于产后，为无痛性甲状腺炎。

【实验室诊断】

由于遗传因素在自身免疫性甲状腺疾病的发病机制中的作用尚未阐明。临床上暂未开展这些病例的遗传学诊断。如患者及其家属要求，可对相应的易感基因进行检测。如：Graves 病的 HLA-B8、HLA-B35、HLA-BW46、HLA-DQA*0501；慢性淋巴细胞性甲状腺炎的 HLA-B8、HLA-DR3、HLA-DR5、HLA-B35、HLA-DQA1*0301 等；亚急性淋巴细胞性甲状腺炎的 HLA-DR3、HLA-DR4 与 HLA-DR5。

【治疗与预后】

Graves 病的治疗包括药物、手术治疗与放射性碘治疗，治疗前根据病人的年龄、性别、病情轻重、病程长短、甲状腺病理、有无其它并发症或合并症，以及病人的意愿、医疗条件、医师的经验等多种因素选用适当的治疗方法。药物包括硫脲类（MTU 与 PTU）和咪唑类（MM 和 CMZ），能获得 40%～60% 的治愈率，不会导致永久性甲减，方便、经济、较安全。但其疗程长，停药后易复发，可伴肝损害及粒细胞减少等。放射性碘治疗因其迅速、简便、安全、疗效明显而成为一些国家治疗首选，但可出现永久性甲减。甲状腺次全切除术治愈率可达 70%，但可于术后多年复发或出现甲减。患者应予低碘饮食。甲亢危象预后极差，需积极救治。

慢性淋巴细胞性甲状腺炎一般会在病程后期出现甲减。如早期甲状腺较小又无明显压迫症状可暂不治疗，随诊观察；对甲状腺肿大伴明显压迫症可用 L-T$_4$ 制剂减轻甲状腺肿；出现甲减者需用 L-T$_4$ 制剂长期替代治疗。如患者在亚急性起病期甲状腺疼痛，肿大明显时也可加用强的松 20～30mg/d，好转后逐渐减量，用药 1～2 月，一般病例不用糖皮质激素治疗。

亚急性淋巴细胞性甲状腺炎多不需特殊治疗。甲亢症状明显者可用普萘洛尔。甲减患者给予 L-T$_4$ 制剂替代治疗。除缺碘地区外，产后甲状腺炎或有该病史者应避免过多摄碘。

【风险评估及预防】

由于自身免疫性甲状腺疾病是多基因遗传性疾病，如患者及家属要求可对高危人群（包括胎儿产前诊断）进行相应 HLA 分型以判断发病风险，易感基因阳性者发病风险相对高。临床实践中仍依赖临床表现、体征及甲状腺功能、甲状腺自身抗体等进行诊断，早期、规则、科学的治疗可改善患者的预后。

三、甲状旁腺疾病

目前研究表明遗传因素参与发病机制的甲状旁腺疾病主要包括家族性甲旁亢、假性甲旁减、假假性甲旁减与钙受体病。

【遗传病理学】

家族性甲旁亢多为常染色体显性遗传，可为多发性内分泌腺肿瘤综合征的一部分，分别为 *MEN-1* 基因与 *RET* 原癌基因突变所致。*MEN-1* 基因位于 11q13 附近 Asp11s480 和 Asp11s913 之间，可出现杂合子丢失，丢失的等位基因上有肿瘤抑制基因 *menin*，在其外显子 2，3，7，10 和内含子 7 上发现截短突变、错义或无义突变，RNA 剪接异常和移码突变，其肿瘤抑制功能丧失。日本一家系中还发现 *MEN-1* 基因第 3 个外显子 Val184Glu 突变。*RET* 原癌基因位于 10q11.2，大小约 55kb，由 21 个外显子和 18 个内含子组成。98% 的 MEN-2 发病都是由于 *RET* 原癌基因种系突变所致，其中 MEN-2A 最常见的突变为 634 位的半胱氨酸被其它氨基酸取代；其它少见的部位为外显子 13 的 Gln768Asp、外显子 14 的 Leu804Val、外显子 15 的 Ala883Phe，而在 *MEN-2B* 的突变则为 Met918The、Ala883Pro。上述突变中 634 位的突变占 MEN-2 总例数的 80%～90%，约 52.1% 的 MEN-2A 患者突变为 634 半胱氨酸变为精氨酸（TGC＞CGC）。另有一类常染色体显性遗传家族性散发甲旁亢的基因突变定位于 1q22-q31。

假性甲旁减又称甲状旁腺素不敏感综合征。其中已明确遗传机制的为假性甲旁减 Ia 型与假假性甲旁减。其病因为 Gs 蛋白 α 亚基（*GNAS1*）基因突变。*GNAS1* 基因编码 Gsα 和另外 3 个转录子（XLαs、NESP55 和反义转录子 AS）。*GNAS1* 较易出现失活性或活化性突变。引起假性甲旁减 Ia 型的

$Gs\alpha$ 基因突变类型包括 Pro115Ser、del88G、del89～1904bp、del250（δ250）、Ser250Arg、Leu259Val、Arg265His、Arg321His、外显子 1/内含子 1 的大段缺失及外显子 4、5、7 的碱基缺失。一般认为是 X 染色体伴性显性遗传，但近年的研究也提示其为显性多基因遗传或隐性遗传，外显率差别大。假假性甲旁减的病因可能为 $Gs\alpha$ 活性下降或 GNAS1 突变，或者位于 2q37 的 STK25 基因缺失，被认为是假性甲旁减的一种临床亚型，属 X 连锁显性遗传性疾病。

钙受体是转导细胞外钙离子浓度 $[Ca^{2+}]$ 信号的一种特殊受体，属于 G 蛋白偶联受体超家族中的 C 亚族成员。钙受体基因失活性突变或活化性突变均可改变钙受体对 $[Ca^{2+}]$ 的敏感性从而导致钙受体病，包括家族性低尿钙性高钙血症、新生儿重症甲旁亢、常染色体显性家族性低钙血症和常染色体显性家族性甲旁减，均有甲状旁腺病理或功能改变，导致高钙血症的钙受体基因突变有：Pro40Ala、Pro55Leu、Arg62Met、Arg66Cys、Thr138Met、Ser657Tyr、Gly670Arg、Ala747 构架转位、Pro748Arg、877Glu 插入等。导致低钙血症的突变有：Leu127Ala 和 Glu191Lys 等。

【临床特征】

家族性甲旁亢除呈现家族聚集性，亦包括高血钙、骨骼改变、泌尿系症状及软组织钙化。高血钙症可致淡漠、反应迟钝、记忆力减退、烦躁、失眠、情绪不稳定等多项神经精神症状，偶可致幻觉、狂躁甚至昏迷。可呈近端肌无力、胃肠蠕动减慢、食欲不振、恶心呕吐，可伴消化性溃疡、急性或慢性胰腺炎发作、骨骼系统出现广泛骨关节疼痛，有脱钙、骨密度低、重者出现骨骼畸形，有烦渴、多饮、多尿症状，可反复出现肾脏或输尿管结石、肾钙质沉着，肌腱、软骨可有钙化，皮肤亦可因钙质沉积而引起瘙痒。

假性甲旁减 Ia 型可有低钙血症之症状体征，包括手足搐搦、癫痫样发作、白内障、齿异常、基底节钙化、异位骨化、智能较差、典型的 AHO 体征如矮胖、圆脸、掌趾骨短粗、指（趾）宽、掌骨征阳性、明显低钙高磷血症。而假性甲旁减则只有 AHO 体征，无明显钙磷代谢异常及相应症状。

家族性低尿钙高钙血症与新生儿重症甲旁亢除血钙高外，可有弥漫性甲状旁腺增生或甲状旁腺腺瘤，高钙血症起病于 10 岁以前，伴相对性低尿钙症，甲状旁腺手术后血钙和尿钙不能恢复到正常水平，可有高镁血症、血 PTH/Ca^{2+} 比值下降。而常染色体显性家族性低钙血症与常染色体显性家族性甲旁减则由于钙受体活化性突变所致，尿钙增加，血钙减低，血磷升高，可伴口渴多尿，维生素 D 治疗后易发生肾石症和肾功能损害。

【临床诊断】

家族性甲旁亢患者可有明确的甲旁亢家族史，可合并下颚肿瘤、腺瘤或腺癌，或者是 MEN-1、MEN-2、家族性散发性甲旁亢（FIHPT）的临床表现之一，可有典型的甲旁亢临床表现如高钙血症、低磷血症、血氯上升或正常上限、ALP 升高或正常上限、尿钙排泄增加或正常上限、复发性两侧尿路结石、骨吸收加速、血 PTH 升高或正常上限、可有异位钙化等。

假性甲旁减患者可有 AHO 体征、掌骨征阳性、可伴其它先天性躯体、感觉器官及内分泌腺缺陷，可有低钙血症、高磷血症、手足搐搦、尿钙减少、血 PTH 水平升高等。而假假性甲旁减患者只有 AHO 体征，其钙磷代谢尚维持正常。

钙受体病的临床表现因钙受体是失活性突变还是活化性突变而不同，可根据临床表现、血钙、磷、PTH、CT 及尿钙排泄量进行诊断。

【实验室诊断】

家族性甲旁亢的患者及其家族中同病者可检出相应的基因突变，如 1q22-q31、MEN-1 基因、RET 原癌基因等突变（如前述），其中 RET 原癌基因突变可为：Cys609Y、Cys609Arg、Cys611Tyr、Cys611Trp、Cys618Gln、Cys618Ser、Cys618Arg、Cys618Phe、Cys618X、Cys620Arg、Cys620Tyr、Cys620Ser 等。假性甲旁减患者可检出 GNAS1 基因的相应突变；假性甲旁减除了 GNAS1 基因突变外，部分患者可能为 2q37 的 STK25 基因缺失。钙受体病患者中可检出的钙受体基因活化性突变或失活性突变的位点亦如前述。基因缺陷结合相应症状、体征可明确诊断。

【治疗和预后】

除处理高钙血症、防治高钙危象外，甲旁亢的治疗需手术切除病变的甲状旁腺。预后多较好。少数因血钙降低者可予钙剂及维生素 D 治疗。假性甲旁减的治疗亦依赖维生素 D 与钙剂以纠正低钙血症造成的各种症状，预防低钙性白内障和基底节钙化的进展，治疗过程中需根据血钙与尿钙排泄量调整维生素 D 与钙剂剂量，治疗需维持终生。钙受体病中表现为甲状旁腺增生、高血钙者治疗困难者，可考虑甲状旁腺次全切除，术后用口服钙剂和维生素 D 治疗维持正常血钙。近年开发出的钙受体激动剂 NPSR568（拟钙化合物）可用于抑制 PTH 分泌，降低血钙浓度。钙受体病中表现为低钙血症者需维生素 D 治疗，但易增加肾石症与肾功能损害发生率，预后不佳。

【风险评估与预防】

1. 假性甲旁减与假假性甲旁减均由于 GNAS1 基因突变，系 X 连锁显性遗传性疾病。
2. 父方是突变半合子患者而母方正常时，所生女孩患病的概率为 100%，而 100% 的男孩正常；父方正常而母亲是杂合子患者时，所生女孩和男孩患病的概率均为 50%。
3. 调查表明在所有假性甲旁减与假假性甲旁减病例中女性是男性的 2 倍。
4. 有假性甲旁减与假假性甲旁减家族史者或确诊为本病的患者在结婚、生育时应接受相关基因分析、产前诊断、胎儿性别鉴定。产前诊断为本病的胎儿可根据父母的意见考虑终止妊娠。
5. 因为假性甲旁减与假假性甲旁减患者的 AHO 体型不能改变，早期应用维生素 D 与钙剂可改善患者钙磷代谢从而改善患者的预后。
6. 钙受体疾病遗传方式为常染色体显性或隐性遗传，有本病家族史者或确诊为本病者应在择偶结婚、生育时接受相应基因分析、胎儿产前诊断，产前诊断确诊的胎儿可根据父母的意见考虑是否终止妊娠。
7. 部分钙受体疾病患者需考虑放弃生育或用正常卵子或精子体外受精供胚妊娠。

第三节　雄激素不敏感综合征

雄激素不敏感综合征（androgen insensitivity syndrome）[OMIM 300068，313700，300274] 是导致男性不育、男性两性畸形的重要病因之一，是一种 X-性连锁隐性遗传性疾病，但有 1/3 患者无家族史。在新生儿中本病发病率为 1/60,000～1/20,000。

【遗传病理学】

雄激素不敏感综合征是一组与雄激素受体（AR）缺陷有关的遗传性发育疾病的总称，它是由于雄激素受体基因的多个突变所至，最常见者为 AR 缺陷所致的睾丸女性化综合征。AR 基因位于 Xq11-12，突变的 AR 不能与雄激素结合，或雄激素-AR 复合物与 DNA 的结合力明显下降。AR 基因含 8 个外显子，其缺陷包括序列插入、提前终止编码、mRNA 剪接异常、单个碱基替代、缺失和框架移动，其中外显子 2、3、7、8 点突变最常见。AR 基因的第 2 内含子接合点处的点突变或外显子 3 的密码子框架移动使终止密码子提前出现，产生无活性的被截短的 AR。

AR 基因突变的分子类型有：Ser86X（伴最后的 8 个氨基酸残基的错义突变）、Glu153X、Arg188Ile、Asn233Lys、Arg486His、Ser578Thr、Ala596Thr、Arg607X、Arg615Gly、Met807Thr（可与二氢睾酮结合，不能与睾酮结合）、G>C+5（外显子 6/内含子 6）、Leu907Thr（内含子 5/外显子 F）、G>A（E>G 外显子，Arg752Lys）突变，少数患者还存在两种及以上的复合性突变。这些突变引起的 AR 功能改变。包括下列类型：①雄激素与 AR 结合障碍。突变主要发生于第 4、5、7、8 外显子，其中 739～902 位点突变最常见。由于系雄激素结合区的突变，多数病人表现为完全性睾丸女性化，少数病人表现为不完全性睾丸女性化，极个别患者仅出现尿道下裂；②雄激素-AR 复合物与 DNA 结合障碍。主要为第 2、3 外显子突变（557～613 位点），由于雄激素-AR 复合物不能很好地与细胞核中的反应元件 DNA 结合，多数病人表现为完全性睾丸女性化，部分人表现为不完全性睾丸女性化或伴前列腺癌；③无义突变使受体蛋白分子截短，患者表现为不完全性睾丸女性化；④AR 的配体特异性改变。Met807Thr 和 Thr877Ala 突变改变了 AR 与雄激素的结合性能，但与孕酮及其它类固醇性激素亲和性反而升高，这类患者表现为男性不育或部分性雄激素不敏感综合征；⑤AR 受体后信号转导功能缺陷。Met742Val、Phe725Leu、Gly743Val、Phe754Leu、Met886Val 等突变使 AR 的 N 端与 C 端的相互使用异常，使一些患者出现轻度 AR 功能失常的实验室表现，经大剂量雄激素诱导后 AR 功能可完全恢复；⑥肿瘤形成，R831Leu 突变所致的完全性雄激素不敏感综合征可伴有 Sertoli 细胞瘤；⑦AR 基因完全缺失，这种极为罕见的突变可导致完全性雄激素不敏感综合征。

已有生殖腺细胞性和体细胞性 AR 基因突变镶嵌体病例的报道。患者父母基因检查无 AR 基因突变。

由于 AR 是性分化、性成熟和精子生成过程中调节这些生物学过程的一种配体依赖性转录因子，因而不同的 AR 基因突变可引起这些生物学过程异常，但表现的类型和严重程度不一。

【临床特征】

临床表现的形式与严重程度取决于 AR 表达的水平和 AR 功能受损的程度，因而本病临床表现极不均一，从外生殖器完全女性化到外表完全为男性（仅有不育或男性乳腺发育）。可分为四种类型：①完全性睾丸女性化，尽管本病患者染色体核型均为 46,XY，但部分患者外生殖器酷似女性，直到腹股沟有肿块发现（睾丸）或到青春期乳腺发育而无月经来潮才被诊断。其睾丸也可位于大阴唇或腹腔内，少数患者甚至可作为女性过性生活，而无生育能力；②不完全性睾丸女性化，可有不同程度的女性化表现，从类似于女性外阴到类似于男性外阴而只有尿道下裂。介于两者之间者可表现为分叉阴囊，性毛、体毛、乳腺发育亦比完全性女性化患者更接近于男性，均无生育能力；③男性乳腺发育，其外生殖器为男性，到青春期后有进行性乳腺发育，与女性乳房相似，但无疼痛或溢乳，伴腋毛缺如，精液量少，但精子和活动率正常，前列腺小于正常人，为本病的最轻型；④男性不育症，患者外表完全为正常男性，但精子数目严重减少而致不育。

【临床诊断】

由于本病的临床表现各不相同，有下列情况者应做 AR 测定、AR 基因测定或于青春前期做 HCG-睾酮联合试验以确诊：①新生儿外阴男女性别难辨或无睾丸；②青春期前儿童完全女性表型，但伴腹股沟疝或在大阴唇触及睾丸样结节时应考虑本病；③青春期无月经来潮而外生殖器接近女性；④外阴接近于正常男性而青春期乳腺发育；⑤特发性男性不育或原因不明的男性乳房发育者。

【实验室诊断】

性别难辨的患者可先做 46,XY 核型的确定。由于本病是 AR 基因异常所致，分子诊断可从阴部皮肤成纤维细胞克隆出 AR 基因 cDNA，用适当的限切酶将 cDNA 切成多个片断，选择不同的引物进行 PCR，然后进行测序或 Southern 印染进行分析找出突变的位点与性质。AR 数目与功能的测定可用阴部皮肤成纤维细胞进行体外培养，然后加入氚标记的睾酮或二氢睾酮测定两者的结合容量与亲和力。AR 基因突变的常见分子类型如前述。目前已有使用四维超声图像结合羊水细胞培养对雄激素不敏感综合征作产前诊断。

【治疗与预后】

治疗包括矫正外生殖器畸形与激素替代以促进并保持第二性征。治疗方案取决于患者年龄、外生殖畸形的严重程度以及患者与家属的意愿。根据外生殖器畸形程度用手术矫正分别使其保留男性或女性的外阴，然后用雌孕激素或雄激素制剂替代治疗，但均不能恢复其生育功能。男性乳腺发育者可用于手术切除其乳腺组织。对于完全性睾丸女性化者，应在青春期前切除睾丸，特别是在腹腔内的异位睾丸更应如此，以避免癌变。运用性激素治疗时，应注意避免骨骺过早融合而使患儿最终身高变矮。

【风险评估与预防】

1. 雄激素不敏感综合征（睾丸女性化综合征）遗传方式为 X-连锁性隐性遗传。
2. 如父母均为患者，子女亦均为患者；如母亲是纯合子患者而父亲正常，则男孩患病的概率为

100%，女孩为携带者的概率为100%；如母亲是杂合子患者而父亲正常，则男孩患病的概率为50%，女孩为携带者的概率为50%。

3. 由于本病患者均无生育能力，有本病家族史或确诊为本病者应在择偶结婚、生育时接受相应基因分析、胎儿性别鉴定及产前诊断。

4. 确诊本病的男性胎儿可根据父母的意见考虑是否终止妊娠。

5. 性别定向手术治疗应在患者建立性别概念之前进行，并在性别概念建立后给予重点的性别教育；对确定以女性抚养的患者提供有关疾病知识的教育，以减轻对无生育力的思想压力。

第四节 自身免疫性内分泌腺综合征

自身免疫性内分泌腺综合征（autoimmune polyendocrinopathy syndrome；APS）是指一个人在一生中同时或先后发生两种以上的自身免疫性内分泌腺或非内分泌腺疾病，其中多数为器官（或细胞）功能减退或衰竭，少数表现为功能亢进，其发病与遗传有关，部分病例为家族性，可在血循环中发现器官特异性自身抗体，可分为2型即APS-Ⅰ型与APS-Ⅱ型，两型中有部分的自身免疫疾病存在交叉，其中APS-Ⅰ型的患病率约为1/25,000。

【遗传病理学】

家族性APS-Ⅰ型综合征为常染色体隐性遗传，APS-I基因位于21q22.3的D21S1912与D21S171两个标志之间的500Kb内，含14个外显子，编码545个氨基酸残基组成的转录因子AIRE。已发现的APS-I基因突变有：第257位精氨酸处终止编码突变（R257X）、K83E、1094～1106区13 bp缺失、在C末端插入60个氨基酸残基和无义突变。此外，在APS-I基因所在区16个外显子中的一个外显子（HC21EXC145）表达一种名为KNP-1的蛋白质，KNP-1基因可能是APS-I型综合征发病的候补基因。多数患者认为APS-Ⅰ型综合征与HLA无明显关联。

APS-Ⅱ型综合征也有家族发病史，为多基因遗传性疾病，其发病与HLA型密切相关。APS-Ⅱ型综合征中的组成疾病如Graves病、1型糖尿病、Addison病、重症肌无力、浆膜炎、腹腔病等均与HLA有联系。提示易感性的HLA型包括比较广泛的单倍型，如HLA-A1、HLA-B8、HLA-DR3、HLA-DQA1*0501、HLA-DQB1*0201，1型糖尿病和Addison病与HLA-DR4也有关联，腹腔病则限于HLA-DQA1*0501、HLA-DQB1*0201。

【临床特征】

APS-Ⅰ型多于婴幼儿起病，为常染色体隐性遗传，可出现甲状旁腺功能减退症、Addison病、念珠菌感染、外胚层营养不良、慢性活动性肝炎、吸收不良综合征、指甲营养不良、角膜病、血管与鼓膜钙化、无脾症、纯红细胞增生低下、牙釉质增生低下、干燥综合征、自身免疫性溶血性贫血、血管炎等，APS-Ⅰ型最常见及最先出现的自身免疫性内分泌腺疾病多为甲旁减，其次为Addison病，亦可发生卵巢或睾丸病变所致的性腺功能减退、1型糖尿病、淋巴细胞性垂体炎、萎缩性自身免疫性甲状腺炎、慢性淋巴细胞性甲状腺炎，但不包括Graves病。可有手足搐搦、癫痫样发作、烦躁易激动、牙齿发育障碍、皮肤色素沉着或脱失、直立性头昏和昏厥、怕冷、头发脱落、性欲减退等症状，血中可检出多种自免疫抗体如抗甲状旁腺细胞膜钙受体抗体、抗肾上腺皮质细胞抗体、ICA抗体、GAD抗体、IA-2抗体、抗胃壁细胞抗体、TGA抗体、TPO抗体等。

组成APS-Ⅱ型的主要自身免疫性内分泌疾病包括特发性肾上腺皮质功能减退症、1型糖尿病、萎缩性甲减、慢性淋巴细胞性甲状腺炎和Graves病。Graves病是APS-Ⅱ中唯一表现为功能亢进的自身免疫内分泌腺病。此外还可以出现淋巴细胞性垂体炎、疱疹性皮炎、特发性血小板减少性紫癜、重症肌无力、僵人综合征、帕金森病、浆膜炎、特发性心脏传导阻滞、腹腔病、IgA缺乏、Goodpasture综合征等，也可出现肺出血-肾小球肾炎综合征、白癜风、原发性性腺功能减退症、恶性贫血等，患者血液中也可检出相应的器官特异性自身抗体。

【临床诊断】

APS-Ⅰ型与APS-Ⅱ型的临床诊断均包括两种及两种以上的内分泌腺疾病相关表现（除APS-Ⅱ型可有甲状腺功能亢进外，其他均表现为腺体功能减退），以及其它相应自身免疫性疾病的临床表现，受累腺体和（或）受累器官和组织的功能检查提示相应异常，血中可检出相应自身抗体。当一个人先后发生两种自身免疫性内分泌腺疾病时，应在确诊第一种自身免疫性内分泌腺疾病后密切随访有无第二种自身免疫性内分泌腺疾病发生，亦可测定相应自身抗体以期早期诊断。

【实验室诊断】

APS-Ⅰ型的分子诊断依赖于 APS-I 基因突变的确认，包括：R257X、1094～1106 区 13bp 缺失、C末端插入 60 个氨基酸残基及有关无义突变。APS-Ⅱ型为多基因遗传性疾病，现可检测相应的易感基因协助诊断或结合家族史、自身抗体检测来预测发病，易感基因包括 HLA-A1、HLA-B8、HLA-DR3、HLA-DR4、DQ2/DQ8、HLA-DQA1*0501、HLA-DQB1*0201、DRB1*0404 等。

【治疗与预后】

APS-Ⅰ型中的内分泌疾病都是功能减退，可采用相应激素替代治疗。Addison 病可予生理剂量的糖皮质激素，同时有盐皮质激素缺乏时应补给 9α-氟氢可的松。应注意的是如患者合并甲减和/或 1 型糖尿病时应首先补充糖皮质激素，待肾上腺皮质功能纠正后再予甲状腺素和用胰岛素治疗，以免诱发肾上腺皮质功能减退危象。甲旁减患者应补充钙剂与维生素 D，念珠菌感染应用抗真菌药物如氟康唑、酮康唑、两性霉素等治疗，但易复发。但目前尚无根治的方法，治疗应维持终身。

APS-Ⅱ型中 Graves 病应按甲亢进行治疗，其它内分泌腺功能减退者亦予以相应激素替代治疗。如 Addison 病合并 1 型糖尿病时亦应先补充糖皮质激素，肾上腺皮质功能恢复后胰岛素剂量应以小剂量开始缓慢加量。Graves 病合并 1 型糖尿病患者甲亢控制后，糖尿病病情亦有所缓解，应注意及时酌情减少胰岛素剂量。近年针对 1 型糖尿病亦开展了一些免疫调节、免疫刺激、免疫耐受、激素反馈治疗，尚在进一步研究之中。对于 APS-Ⅱ中的其它疾病组成亦应予以对症治疗，如止血、补充 $VitB_{12}$、应用抗帕金森药物等，患者的治疗也需持续终身。

【风险评估与预后】

1. 家族性 APS-Ⅰ型综合征的病因为 APS-I 基因突变，但基因型与表型之间不密切相关，提示可能有其它遗传/环境因素参与，其遗传方式亦未明确；APS-Ⅱ型综合征与相应的 HLA 型密切相关，因而目前临床上尚未提供本病的基因诊断方法。

2. 对于 APS 患者及其家属或者患者生育时有意愿进行产前诊断者，可进行 APS-I 基因或与 APS-Ⅱ型综合征相关的 HLA 分型鉴定，以明确患病的风险，不过其结论不一定完全可靠，仅有参考价值。

3. 对本病的及时诊断、及早替代治疗可改善多数患者的预后。

第五节　先天性肾上腺皮质增生症

先天性肾上腺皮质增生症（congenital adrenal hyperplasia，CAH）〔OMIM 201910，201710，202010，201750，202110，201810〕是一组由于编码皮质激素合成必需酶基因突变致肾上腺皮质类固醇类激素合成障碍所引起的疾病，为常染色体隐性遗传。由于这些酶的缺陷导致肾上腺皮质激素合成不足，下丘脑和垂体分别代偿性地增加 CRH 与 ACTH 的分泌，从而引起肾上腺皮质增生，以代偿肾上腺皮质激素的合成不足。其中以 21-羟化酶缺陷症最常见，约占 90% 以上；其次为 11β-羟化酶缺陷症，约占 5%～8%；3β-羟类固醇脱氢酶缺陷症少见，而 17α-羟化酶缺陷症与类固醇激素急性调节蛋白缺陷症罕见。

一、先天性类固醇 21-羟化酶缺陷症

先天性类固醇 21-羟化酶（CYP21）缺陷症是 CAH 最常见的类型，其经典型发病率为 1.1/10 万，

相应的杂合子发生率为1.64%，基因频率为0.0082。我国台湾省的发病率为3.5/10万，杂合子发生率1%~2%。非经典型CYP21缺陷症的发病率可达1‰。

【遗传病理学】

人类有2个 CYP21 基因，包括活性 CYP21B 基因与无活性的 CYP21A 假基因，两者之间有高度同源性。HLA-A、HLA-DR、HLA-DQA1 与 CYP21 基因位点紧密联锁，可用 HLA 分型对 CYP21 缺陷症患者进行 HLA 分型预测胎儿是否发病。

CYP21 基因突变已知位点包括：外显子1的Pro30Leu、框架移位；外显子2的A/C656G；外显子3的8bp缺失（707＞714）；外显子4的Ile172Asn；外显子6的Ile236Asn、Met239Lys、Val281Glu；外显子7的Val281Leu、Gly292Ser、Thr308插入；外显子8的Gln318TER、Arg339His、Arg356Trp；外显子10的Pro453Ser、Gly484Cys以及基因缺失。此外还有Ile77Thr、Gln318X、Ala434Val。除基因缺失无基因产物外，其它突变所产生的蛋白质CYP21酶活性为0~60%。多数突变均出现失盐型CYP21缺陷症的临床表现。单纯男性化型CYP21缺陷症患者最常见的等位基因突变为Ile172Asn与内含子2点突变。症状较轻的非经典型CYP21缺陷症患者中Val281Leu突变最常见。在CYP21缺陷症患者中由于CYP21酶活性丧失或降低，孕酮和17-OHP不能转化为DOC和11-去氧皮质醇，皮质醇合成减少，CRH与ACTH代偿性增加刺激肾上腺皮质增生，产生过量的11-去氧皮质酮和11-去氧皮质醇，一部分则通过17-OHP/17.20裂链酶而进入合成雄激素途径，使临床出现男性化的表现。

已发现由于6号染色体单亲二体致病和证实没有CYP21B基因突变患者的报道。

【临床特征】

CYP21缺陷症可出现皮质醇缺乏症群，伴或不伴醛固酮缺乏，雄激素增加导致女性假两性畸形。其经典型包括极度严重经典型（失盐型）与中度严重型单纯男性化型，非经典型又称轻度型。

极度严重经典型由皮质醇和醛固酮缺乏、胎儿早期雄激素分泌过多所致。在妊娠期胎儿即开始起病，出生后表现为皮质醇缺乏症群（低血糖症、肾上腺皮质功能减低危象），75%的患儿可伴有失盐症候群。大部分患儿1~4周可发展为肾上腺危象，若未积极治疗可致死亡。伴低钠高钾血症与代谢性酸中毒，女性新生儿的外生殖器男性化，血醛固酮水平亦低，肾素活性增高。

中度严重型单纯男性化CYP21缺陷症占本病的1/4。临床表现由皮质醇缺乏和胎儿早期雄激素过多所致。胎儿开始起病，出生后表现为皮质醇缺乏症群，女性新生儿外生殖器男性化。无失盐表现，醛固酮基本正常，但可出现轻度肾素活性增高。出生后女性患者外生殖器进一步趋向男性化，而男性患者则出现性早熟，因而虽在幼年时比同龄儿童高大，但最终身高却不及正常成人。由于过度分泌的肾上腺性激素抑制中枢促性腺激素分泌，未经糖皮质激素治疗者不能出现正常的青春期发育。

轻度CYP21缺陷症患者症状较轻，亦由皮质醇缺乏与雄激素过多所致，醛固酮分泌正常，无失盐症群。女性患者出生时外生殖器正常，后因性毛早现、痤疮、阴蒂肥大、生长轻度加速、多毛、月经紊乱或不育而被诊断，50%患者有生育能力。男性患者可因提前出现青春发育、性毛早现、痤疮、生长轻度加速、成年后身材矮而被诊断，可伴生育能力下降。

【临床诊断】

出现假两性畸形、失盐症群、低血压的新生儿应考虑CYP21缺陷症，成长过程中逐渐出现的雄激素过多所致症状与体征有助于诊断，几乎所有典型女性患者出生时即有女性男性化表现，生长加速，青春期提前，多毛，轻者可无月经紊乱。无高血压表现。血17-OHP、DHEAS、雄烯二酮和孕酮水平升高，尿17-OHP、17-KS均升高。影像学检查可见肾上腺皮质明显增生。

【实验室诊断】

CYP21缺陷症的实验室诊断目前侧重于产前诊断，其目的是鉴定性别、对孕妇进行产前治疗阻止胎儿外生殖器男性化以避免出生后的手术治疗、中止男性胎儿与非CAH女性胎儿不必要的产前治疗。产前诊断可于怀孕后中孕期进行。在第一个三月期妊娠9周及以后的绒毛膜活检采样（CVS）进行

HLA分型仅适用于在此以前需进行CAH产前治疗的患者。随着产前诊断技术水平的提高，现在也有人主张在第10孕周前作产前诊断。产前诊断包括CVS或取胎儿细胞进行HLA分型、胎儿细胞DNA提取后进行*CYP21B*基因分析以确认有无前述的相应突变、羊水17-OHP与雄烯二酮测定。若胎儿两个等位基因上HLA-B和DR抗原单倍体型与CYP21缺陷症符合，可预测该胎儿是患者；若胎儿一个等位基因上HLA-B和DR抗原与CAH符合，则预测该胎儿是携带者；若胎儿HLA-B和DR单倍体型与CAH不符，可预测胎儿正常。若父母间HLA抗原为纯合子则不能用HLA分型进行预测，胎儿HLA-B和DR位点间的重组亦将导致HLA分析困难。等位基因特异性聚合酶链式反应（AS-PCR）常用于检测*CYP21*基因，*CYP21*基因精确测序用于AS-PCR不能识别者。

【治疗和预后】

CYP21缺陷症的主要治疗手段为糖皮质激素替代治疗，以生理剂量的氢化可的松、醋酸可的松或泼尼松为宜，通过观测血ACTH和17KS水平调整剂量。失盐型CYP21缺陷症患者还应补充盐皮质激素如9α-氟氢可的松，其常用替代剂量为0.05~0.15mg/d，婴幼儿可每日口服食盐1~2g。对于已于产前诊断的胎儿母亲于怀孕期间口服地塞米松治疗可减轻患儿病情。对于新生儿应防治肾上腺皮质危象，及时开始相应替代治疗，并持续监测以调整替代激素剂量，治疗应持续终生，未及时治疗的极度严重型婴幼儿易夭折。外生殖器发育异常可分期矫形手术，在2岁前进行保留背侧神经血管丛和一些勃起组织的阴蒂缩小术，青春期后进行外生殖器成形术，正确而早期开始的治疗可使部分患者获得正常的青春发育和生育能力。

二、11β-羟化酶缺陷症

11β羟化酶（CYP11B）缺陷症［OMIM 202010］约占CAH病例的5%~8%，其发病率大约为1/10万活婴，相应的杂合子发生率为0.6%，基因频率为0.003，犹太民族发病率较高。

【遗传病理学】

人类的CYP11B包括CYP11B1（11β-羟化酶）与CYP11B2（醛固酮合成酶）两种同工酶，由8q21-q22区域内的2个基因编码，都含有9个外显子和8个内含子，两者具有高度同源性。CYP11B缺陷症为常染色体隐性遗传性疾病，由*CYP11B1*基因突变所致。绝大多数犹太患者的*CYP11B1*基因均有Arg448His突变。常见的*CYP11B1*基因突变还有：Thr318Met、Arg374Gln、Arg384Gln、Val441Gly、Trp116X等及2种移码突变。无义突变及移码突变使CYP11B1酶不能正常合成，错义突变则破坏了酶活性导致皮质醇合成障碍，DOC堆积而致高血压。*CYP11B2*基因突变则导致醛固酮合成障碍导致失盐症状。*CYP11B1*基因与*CYP11B2*基因间发生重组产生的杂合基因可致糖皮质激素可抑制性醛固酮增多症。*CYP11B*基因异常使11-去氧皮质醇和11-去氧皮质酮不能转化为皮质醇和皮质酮，而合成过多雄激素致女性病人男性化。过多的11-去氧皮质酮也可导致高血压和低钾血症。

【临床特征】

高血压是CYP11B缺陷症的特征性表现，与DOC增加引起钠潴留与血容量增加有关。少数患者在婴幼儿期因盐皮质激素缺乏出现高钾血症、低钠血症与低血容量。经典型CYP11B缺陷症患儿亦有女性男性化表现。非经典型患者血压正常或轻度升高，出生时外生殖器一般正常，女性患者在青春期前后出现轻度阴蒂肥大，有些成年妇女可仅有多毛及月经稀发。

【临床诊断】

同时出现高血压和雄激素过多表现的患者要考虑CYP11B缺陷症。几乎所有典型女性患者出生时即有男性化表现，生长加速，青春期提前，多毛，轻者亦可有月经紊乱。极少数患者无高血压表现，几乎不会出现失盐症群。血中DOC、11-去氧皮质醇、17-OHP、17-KS升高，ACTH兴奋试验后明显升高。而醛固酮、血浆肾素活性降低。影像学检查可见肾上腺皮质明显增生。

【实验室诊断】

CYP11B 缺陷症的分子诊断可采用与前述 CYP21 缺陷症相同的程序与方法，确认 *CYP11B* 基因 Arg448His、Thr318Met、Arg374Gln、Arg384Gln、Val44Gly、Trp116X、Lys174X、Gln338X、Gln356X 错义突变与另 2 种移码突变的有无。

【治疗和预后】

CYP11B 缺陷症的治疗亦主要依赖于糖皮质激素与盐皮质激素的替代治疗。女婴的外生殖器男性化亦可采用二期手术方式予以矫正。孕妇产前地塞米松治疗预防胎儿女性男性化、CAH 新生儿治疗与治疗过程中的监测与调整同前述的 CYP21 缺陷症。

三、3β-羟类固醇脱氢酶缺陷症

【遗传病理学】

3β-羟类固醇脱氢酶（3β-HSD）缺陷症［OMIM 201810］亦为常染色体隐性遗传性疾病，由 *3β-HSD* 基因突变所致。3β-HSD 可分为 I 型（即外周组织-性腺型）与 II 型（即肾上腺-性腺型），分别由位于 1P13 的 2 个基因编码，均含有 4 个外显子与 3 个内含子。I 型基因在性腺与周围组织中表达，含 372 个氨基酸残基，II 型基因在肾上腺与性腺中表达，含 371 个氨基酸残基，二者有 93.5% 的同源性。3β-HSD 缺陷症由 II 型基因突变所致。已发现的突变有：135、171、249、273、308 位终止密码子提前；186/187 间插入突变；248 与 249 联合突变（Val248Asn、Arg249Stop）；以及 Tyr253Asn、Glu142Lys、Glu15Lys、Pro180Leu、Leu108Pro、Thr259Arg、Thy254Asp、Gly129Arg、Asn100Ser、Ala245Pro、Leu173Arg、Ala82Thr 等错义突变、n6651 内含子突变、273 框架移位等。大多数突变基因合成的 3β-HSD 酶活性丧失，表现为失盐型表型；少数有 2%～11.9% 的酶活性，可合成足够的醛固酮，故表现为非失盐型表型。由于 3β-HSD 酶活性丧失或降低，皮质醇、醛固酮及雄激素合成均受阻，而去氢异雄酮（DHEA）可增加，临床表现为遗传性生长加速、阴毛早现、青春期提前（或性早熟、男性乳腺发育）等。尿中 17-KS 排出量增多。

【临床特征】

3β-HSD 缺陷症可分为经典型和非经典型，非经典型比较常见。经典型的 3β-HSD 缺陷症表现为假两性畸形。男性患儿出生时外生殖器难辨性别，有小阴茎、尿道下裂（多为严重的会阴-阴囊型），阴唇阴囊皱襞融合，睾丸位于阴囊内，重者有一泌尿生殖窦和盲端阴道。青春期可有男性乳腺发育。女性患儿表现为轻至中度的男性化，阴蒂肥大，少数患者亦有阴唇阴囊皱襞融合，为女性假两性畸形。多数患者因醛固酮不足而有失盐表现。非经典型 3β-HSD 缺陷症患者出生时无明显异常，女性患者青春期出现多毛、痤疮、月经稀发，伴多囊卵巢综合征，其月经稀发需经糖皮质激素治疗至少 3 个月以上才获缓解。男性非经典型 3β-HSD 缺陷症患者因无明显症状体征不易诊断。

【临床诊断】

经典型 3β-HSD 缺陷症患者可有失盐症群，无高血压，女性出生时可无或有较轻的女性男性化，可有生长加速，青春期提前，多毛，非失盐型典型者有月经紊乱。血 DHEA、17α-羟孕烯醇酮、尿 17-KS 水平升高，失盐型患者血醛固酮、肾素活性可增高。影像学检查亦可见肾上腺皮质明显增生。

【实验诊断】

可用同 CYP21 缺陷症一样的程序确认 3β-HSD II 型基因的相应突变（如前述），结合临床表现、家庭史及血尿生化检测、肾上腺影像学资料予以确诊。

【治疗和预后】

糖皮质激素替代治疗是本病的关键治疗措施，有失盐表现者亦可予盐皮质激素 9α-氟氢可的松替代治疗。性分化异常严重者亦需分二期或一次性矫形手术治疗，余同 CYP21 缺陷症处理。手术的时机选择极为重要，及时的手术矫形对患者的性行为及性心理影响重大。

四、17α-羟化酶缺陷症与类固醇激素急性调节蛋白缺陷症

【遗传病理学】

17α-羟化酶（Cyp17）缺陷症是 CAH 中极少见的一种类型，属常染色体隐性遗传性疾病，由 *Cyp17* 基因突变所致。*Cyp17* 基因位于 10q24-q25，有 8 个外显子和 7 个内含子，长度约 13kb，其突变类型包括插入突变致正常阅读框架失效、终止密码子提前、单个或多个密码子缺失及错义突变等。如 Phe93Cys、Phe53/54del、274delThr、999del5bp、W406Arg、Arg362Cys、Tyr329Asp、Pro428Leu、Arg347Cys、Arg347His 等。*Cyp17* 基因突变致 Cyp17 酶缺陷，皮质醇合成不足，但 ACTH 代偿增加致盐皮质激素如皮质酮和 11-去氧皮质酮合成明显增多，雄激素与雌激素水平也下降。

类固醇激素急性调节蛋白（StAR）缺陷症是 CAH 中最严重和最少见的一种，极其罕见，亦为常染色体隐性遗传性疾病。*StAR* 基因位于第 8 号染色体，编码 30kD 的线粒体磷酸化蛋白，该蛋白通过加强胆固醇从线粒体膜外至膜内的转运来调节胆固醇类物质应答急性反应。*StAR* 基因突变包括终止密码子提前、框架移位突变、外来 DNA 序列插入、无功能的错义突变。如 Gln77X、Gln212X、Gln238X、Gln258X、189delG、546del13bp、840delA、838delA、251insG、246insG 等。StAR 缺陷可致糖皮质激素、盐皮质激素和性激素的合成均受阻，因而病情最严重。

【临床特征与诊断】

Cyp17 缺陷症患者多无肾上腺皮质功能减退的表现。DOC 过多致钠潴留、血容量增加和高血压，伴低血钾与代谢性碱中毒。男性患儿表现为完全的假两性畸形，外生殖器如幼稚女性型，可有盲端阴道，睾丸小且发育不良，多位于腹腔内、腹股沟区或阴唇阴囊皱襞内。女性患者出生时无明显异常，后出现第二性征不发育和原发性闭经。无腋毛和阴毛生长，骨龄落后，骨骺融合延迟，患者成年后仍可持续缓慢生长。血中皮质醇、雄激素、雌激素明显下降，而孕烯醇酮、孕酮、DOC、皮质酮则明显升高，尿中 17-OHCS 与 17-KS 均减少。

StAR 缺陷症患者出生时无异常，出生后第二周左右开始出现严重失盐和肾上腺危象，可有 Addison 病样色素沉着，极易感染。如未及时抢救，可致夭折。所有患者出生时均为正常女性外生殖器，出生后均表现为性激素缺乏。女性第二性征不发育，男性为完全性假两性畸形。患者血、尿中不能测出任何肾上腺类固醇激素。ACTH 与 PRA 值明显升高，青春期后 LH、FSH 亦明显升高。患者肾上腺明显增生呈脂肪样外观，既往亦称为遗传性类脂性肾上腺增生症。影像学检查，双侧肾上腺均明显增大。

【治疗和预后】

糖皮质激素替代治疗可抑制 ACTH 过量分泌而使 DOC 下降，Cyp17 缺陷症患者高血压、低血钾、碱中毒亦有所缓解。StAR 缺陷症患者需同时予以糖皮质激素、盐皮质激素替代治疗，假两性畸形患儿可参照 Cyp21 缺陷症分二期矫形手术治疗。部分患者需予以相应性激素替代治疗以促进或维持第二性征发育。新生儿治疗与治疗中的监测同 Cyp21 缺陷症。

【风险评估和预防】

目前已明确病因的先天性肾上腺皮质增生症均为常染色体隐性遗传单基因病，其中 Cyp21 缺陷症占 90% 以上，故以 Cyp21 缺陷症为代表讨论其患病风险与预防，其它类型可参照 Cyp21 缺陷症处理。

1. 父母双方都是患者，子女患病的概率为 100%。
2. 父母一方是患者，另一方是携带者，子女是致病基因携带者的风险为 50%，子女患 Cyp21 缺陷症的风险也是 50%。
3. 父母一方为患者，另一方正常，子女均为致病基因携带者。
4. 父母双方均为携带者，子女为携带者的风险是 1/2，为患者的风险是 1/4。
5. 父母只有一方是携带者，另一方正常，子女是基因携带者的风险是 1/2，都不会患病。
6. 家族中有过本病患者的成员择偶、生育前应抽血进行 *Cyp21B* 基因分析，以判断夫妻双方是否

为致病基因携带者。

7. 高风险的妇女应在怀孕后及时开始地塞米松治疗，并及时按相应程序进行产前诊断，调整治疗方案。Cyp21 缺陷症产前诊断和孕妇治疗方案如图 21-1。

HLA 分型可预测胎儿是患者、携带者还是正常，Cyp21B 基因分析或测序有可能找到基因突变位点。根据产前诊断结果对孕妇进行地塞米松治疗可防止患儿女性男性化，从第一个三月期开始地塞米松治疗的患儿大部分出生后不需手术治疗。高风险的母亲在妊娠期第 1 周服用地塞米松 0.5mg，每月 3 次，疗效最佳，但应注意其副作用的发生与防治。

8. 由于 Cyp21 缺陷症患儿血中 17-OHP 增加，可通过测定 17-OHP 以检出 CAH 新生儿。此种方法可诊断 70% 的典型 Cyp21 缺陷症患者，对另外 30% 患者中的失盐型新生儿可防止发生肾上腺危象、严重的女性男性化。可于出生后 3~5 天从足跟取血用 RIA 或 ELISA 法测定，其治疗流程如图 21-2。

9. 避免近亲结婚，发现高危人群，根据产前诊断结果指导孕妇地塞米松治疗，及时开始新生儿诊断与激素替代治疗，可减少本病的发生或减轻患儿的病情严重程度，减少对假两性畸形手术矫形的几率，明显改善患者预后。

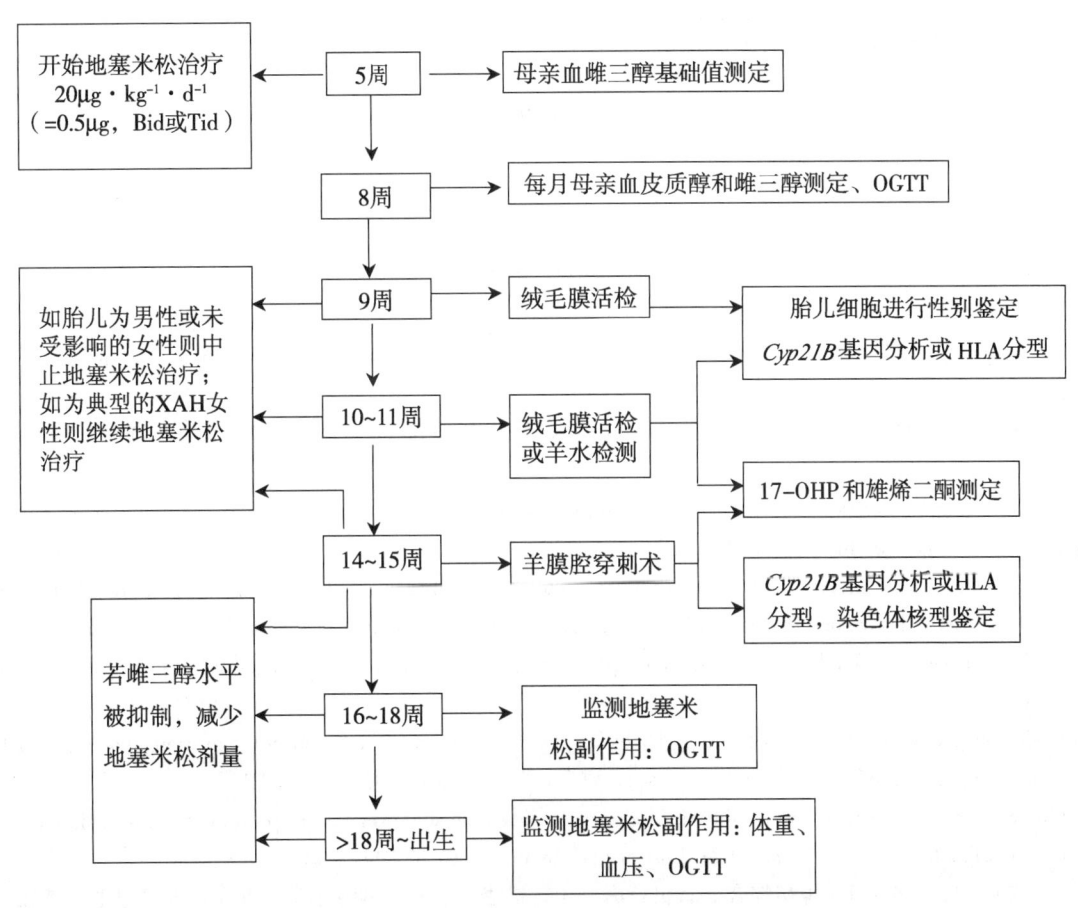

图 21-1　17α-羟化酶缺陷症产前诊断和孕妇治疗方案

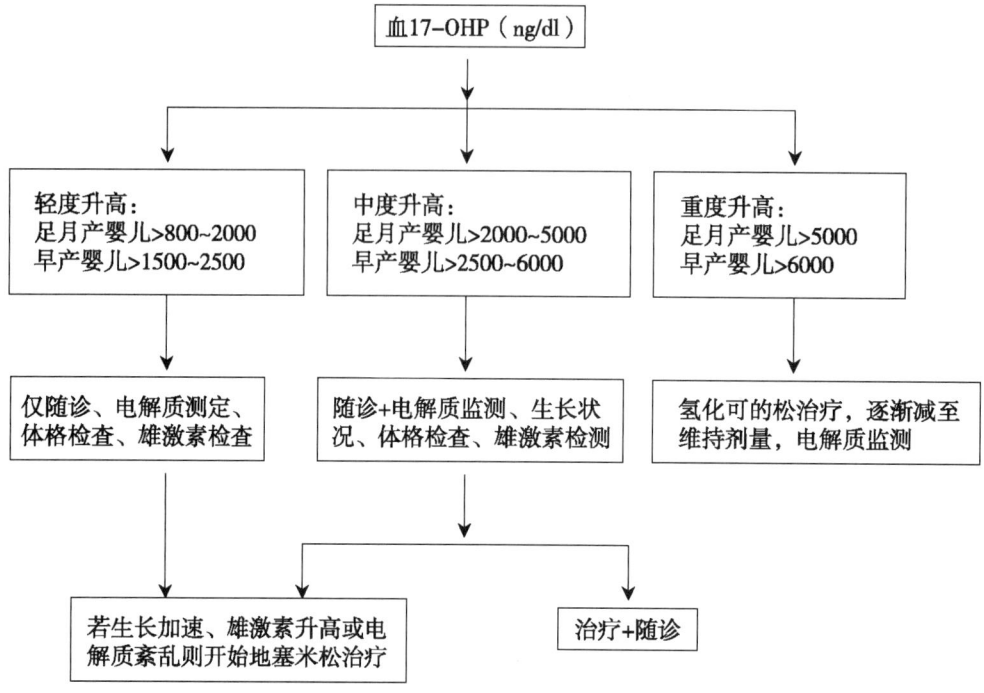

图21-2 Cyp21缺陷症治疗流程

（胡平安　罗宏斌）

主要参考文献

1. Aiman J, Griffin JE. The frequency of androgen receptor deficiency in infertile men. J Clin Endocrinol Metab, 1982, 54: 725-32
2. Aitra A, Shirwalkar H. Congenital adrenal hyperplasia: biochemical and molecular perspectives. J Exp Biol, 2003, 41: 701-9
3. Altonen J, Bjorses P, Sandkuijl L, et al. An autosomal locus causing autoimmune disease: autoimmune polyglandular disease type I assigned to chromosome 21. Nat Genet, 1994, 8: 83-7
4. Bayer Y, Fasshauer M, Paschke R. The novel missense mutation methionine 442 threonine in the thyroid hormone receptor beta causes thyroid hormone resistance: a case report. Exp Clin Endocrinol Diabetes, 2004, 112: 95-7
5. Betterle C, Zanchetta R. Update on autoimmune polyendocrine syndromes (APS). Acta Biomed Ateneo Parmense, 2003, 74: 29-33
6. Bonilla-Musoles F, Kushner-Davalos L, Raga F, et al. Androgen insensitivity syndrome: in utero diagnosis by four-dimensional sonography and amniotic fluid karyotype. J Clin Ultrasound, 2006, 34: 30-32
7. Bose HS, Sato S, Aisenberg J, et al. Mutations in the steroidogenic acute regulatory protein (StAR) in six patients with congenital lipoid adrenal hyperplasia. J Clin Endocrinol Metab, 2000, 85: 3636-43
8. 超楚生. 自身免疫性多内分泌腺病综合征. 见：廖二元，超楚生主编. 内分泌学. 北京：人民卫生出版社, 2001, 1341-51
9. Copelli SB, Lumbroso S, Audran F, et al. A novel E153X point mutation in the androgen receptor gene in a patient with complete androgen insensitivity syndrome. Asian J Androl, 1999, 1: 73-7
10. Costa-Santos M, Kater CE, Auchus RJ, et al. Two prevalent CYP17 mutations and genotype-phenotype correlations in 24 Brazilian patients with 17-hydroxylase deficiency. J Clin Endocrinol Metab, 2004, 89: 49-60
11. Divine JK, McCaul SP, Simon TC. HNF-1 alpha and endodermal transcription factors cooperatively activate Fabpl: MODY3 mutations abrogate cooperativity. Am J Physiol Gastrointest Liver Physiol, 2003, 285: G62-72

12. Garwal SK, Lee Burns A, Sukhodolets KE, et al. Molecular pathology of the MEN1 gene. Ann N Y Acad Sci, 2004, 1014: 189-98
13. Jaaskelainen J, Mongan NP, Harland S, et al. Five novel androgen receptor gene mutations associated with complete androgen insensitivity syndrome. Hum Mutat, 2006, 27: 291-4
14. Jaeger C, Hatziagelaki E, Petzoldt R, et al. Comparative analysis of organ-specific autoantibodies and celiac disease—associated antibodies in type 1 diabetic patients, their first-degree relatives, and healthy control subjects. Diabetes Care, 2001, 24: 27-32
15. Katsumata N, Tanae A, Yasunaga T, et al. A novel missense mutation in the type II 3-beta-hydroxysteroid dehydrogenase gene in a family with classical salt-wasting congenital adrenal hyperplasia due to 3-beta-hydroxysteroid dehydrogenase deficiency. Hum Mol Genet, 1995, 4: 745-6
16. Lambert AP, Gillespie KM, Thomson G, et al. Absolute risk of childhood-onset type 1 diabetes defined by human leukocyte antigen class II genotype: a population-based study in the United Kingdom. J Clin Endocrinol Metab, 2004, 89: 4037-43
17. Levine MA, Germain-Lee E, Jan de Beur S. Genetic basis for resistance to parathyroid hormone. Horm Res, 2003, 3: 87-95
18. Ong YC, Kolatkar PR, Yong EL. Androgen receptor mutations causing human androgen insensitivity syndromes show a key role of residue M807 in Helix 8-Helix 10 interactions and in receptor ligand-binding domain stability. Molecular Human Reproduction, 2002, 8: 101-8
19. Osinovskaia NS, Ivashchenko TE, Baranov VS. Analysis of the association of HLA-DQ1 alleles with mutation of the 21-hydroxylase gene in patients with congenital adrenal hyperplasia. Genetika, 2004, 40: 97-101
20. Park SM, Clifton-Bligh RJ, Betts P, et al. Congenital hypothyroidism and apparent athyreosis with compound heterozygosity or compensated hypothyroidism with probable hemizygosity for inactivating mutations of the TSH receptor. Clin Endocrinol (Oxf), 2004, 60: 220-27
21. Perucca-Lostanlen D, Taylor RW, Narbonne H, et al. Molecular and functional effects of the T14709C point mutation in the mitochondrial DNA of a patient with maternally inherited diabetes and deafness. Biochim Biophys Acta, 2002, 1588: 210-16
22. Pfarr N, Borck G, Turk A, et al. Goitrous Congenital Hypothyroidism and Hearing Impairment Associated with Mutations in the TPO and SLC26A4/PDS Genes. J Clin Endocrinol Metab. 2006, 9: 2678-81
23. Poletti A, Negri-Cesi P, Martini L. Reflections on the diseases linked to mutations of the androgen receptor. Endocrine, 2005, 28: 243-62
24. Robles DT, Fain PR, Gottlieb PA, et al. The genetics of autoimmune polyendocrine syndrome type II. Endocrinol Metab Clin North Am, 2002, 31: 353-68
25. Saudek CD, Derr RL, Kalyani RR. Assessing glycemia in diabetes using self-monitoring blood glucose and hemoglobin A1c. JAMA, 2006, 295: 1688-97
26. Ward BK, Magno AL, Davis EA, et al. Functional deletion of the calcium-sensing receptor in a case of neonatal severe hyperparathyroidism. J Clin Endocrinol Metab, 2004, 89: 3721-30
27. White PC, Dupont J, New MI, et al. A mutation in CYP11B1 (Arg-448—His) associated with steroid 11 beta-hydro-xylase deficiency in Jews of Moroccan origin. J Clin Invest, 1991, 87: 1664-7
28. Wiltshire S, Frayling TM, Groves CJ, et al. Evidence from a large U.K. family collection that genes influencing age of onset of type 2 diabetes map to chromosome 12p and to the MODY3/NIDDM2 locus on 12q24. Diabetes, 2004, 53: 855-60
29. 项坤三. 线粒体基因突变糖尿病. 见：许曼音主编. 糖尿病学. 上海：上海科学技术出版社, 2003. 21-4
30. Yong EL, Loy CJ, Sim KS. Androgen receptor gene and male infertility. Human Reproduction Update, 2003, 9: 1-7

第22章 皮肤系统疾病遗传咨询

第一节 银屑病

银屑病（psoriasis）[OMIM 17790]又称牛皮癣，是一种常见的具有特征性的红斑鳞屑的慢性炎症性皮肤病（图22-1）。目前认为，银屑病是由于遗传因素与环境因素等多因素相互作用，通过免疫介导引起角质形成细胞增殖。银屑病可见于世界各个种族或民族，不同地区人群的患病率有所差异，白种人高于黄种人和黑种人，在非洲和亚洲地区患病率相对较低，在美国土著人中则非常罕见。北欧成人患病率高达1.5%～2%，日本为0.2%～1%。据国内"全国银屑病流行病学调查组"1984年的资料，本病在我国人群中的总患病率为1.23/1,000，北方高于南方，男性患者稍多于女性患者，据估计目前我国有近300万银屑病患者。银屑病可发生于任何年龄，通常以青壮年（15～30岁）为最多。

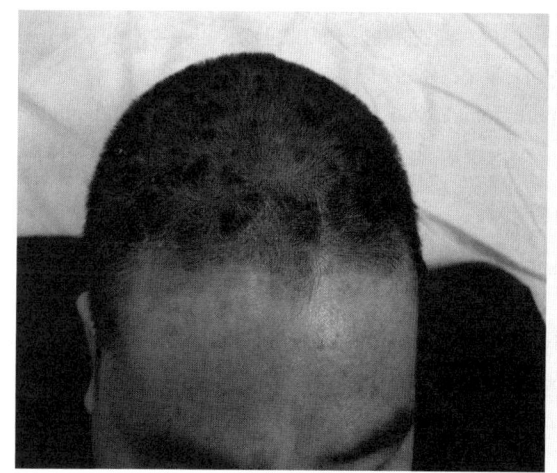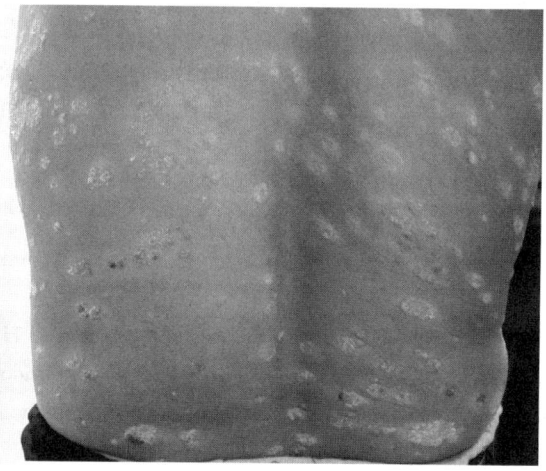

图22-1 银屑病

【遗传病理学】

为多基因遗传病，国外的流行病学调查显示，银屑病的单卵双生子发病一致率（65%～70%）显著高于双卵双生子（15%～20%），一级亲属的患病风险为8%～23%。环境因素（包括链球菌感染、精神压力和皮肤外伤等）在诱发银屑病中具有重要作用。

银屑病的分子遗传学背景较为复杂，可能有多个基因座参与（表22-1）。近年来，通过全基因组扫描技术，已分别在染色体6p21.3、17q25、4q、1cen-q21、3q21、19p13、1p和4q31-q34上确定了8个银屑病的易感基因位点，分别命名为 *PSORS1*、*PSORS2*、*PSORS3*、*PSORS4*、*PSORS5*、*PSORS6*、*PSORS7* 和 *PSORS9*。其中定位于染色体6p21.3区的人类主要组织相容性复合体（MHC）内的位点，即psoriasis susceptibility 1（*PSORS1*），以及位于染色体17q区的 *PSORS2*，已被国内外多家研究小组所证实，并对其进行了精确定位，被认为是该病的主要易感基因座。已有报道表明其他推测的银屑病候选基因座在16q和20q上。最新报道我国首次发现中国汉族人群寻常型银屑病易感基因位点存在于染色体6p21和4q31区域，其中4q31是汉族人银屑病所特有的易感基因位点。

对银屑病MHC候选基因（包括 *HLA-C*、*HCR* 和 *CDSN*）的研究也取得了很大进展，探讨最多的

当属 *HLACw6*。近年来根据银屑病的遗传特点,将本病分为2型:Ⅰ型发病年龄较早(40岁前发病,皮损多广泛),有家族史,与 *HLA-Cw6HLA-B57*、*HLA-B13*[OMIM 142830]以及 *HLA-DR7* 存在相关性;Ⅱ型发病年龄较晚(60岁左右,皮损局限),散发,主要与 *HLA-Cw2* 和 *HLA-B27* 相关。但目前对 *HLA-Cw6* 在银屑病中的功能和作用还缺乏了解,而且并非所有 HLA-Cw6 阳性者都罹患银屑病,含有 *HLA-Cw6* 的风险单倍型和银屑病的连锁比,*HLA-Cw6*060* 是Ⅰ型银屑病的易感基因,而且 HLA-C 上的 Ala-73 在男性Ⅰ型银屑病患者中升高,表明 Ala-73 也是一个易感基因,但 *HLA-Cw6*060* 起着主导作用,而且性别与免疫遗传学之间的相互作用也可能影响银屑病的易感性。*HLA-C*[OMIM 142840]本身与银屑病的关联更强。也有研究将 HLA-C 排除在 PSORS1 位点之外。现有的证据表明,*HLA-Cw6* 本身可能并非银屑病的易感基因,只是作为一个 DNA 标记,非常靠近疾病易感基因座。HCR 是位于 HLA-C 端粒端 110kb 的一个多态基因,其功能尚不清楚,可能通过影响角化细胞的增殖而发挥作用。*CDSN*[OMIM 602593]基因具有高度单核苷酸多态性,每 100bp 就有 1 个 SNP。有研究发现,*CDSN* 在银屑病皮损中过度表达,且其在皮损中的分布属银屑病特有的变化。*TNF-α*、*IL-10* 也是银屑病的重要候选基因,其位点上各等位基因(如 *TNF-α-238*A* 等)在发病机制中的作用尚有待进一步证实。

表 22-1 银屑病易感基因基因的定位

基因	染色体位点	基因和蛋白名称	OMIM 编号	非参数连锁评分/优势对数评分
PSORS1	6p21.3	*HLA-B13*,*HLA-B17*,*W17*,*HLA-Cw6*,*HLA-Cw*0602*,*HLA-C*,*CDSN*,*HCR*,*TNF-α*	177900	4.7
PSORS2	17q25	*D17S784*,*D17S785*,*D17S928*,*CMRF35A1*	602723	5.33
PSORS3	4q	*D4S1535*	601454	3.03
PSORS4	1q21	*D1S305*,*D1S2346*,*140J1C*,*140J1D*,*LOR* (*loricrin*),*S100A7*,*S100A8*,*S100A9*	603935	3.75
PSORS5	3q21	*D3S1269*,*D3S1551*	604316	1.77~2.77
PSORS6	19p13	Jun B,TNFR1 Jun B/activator protein	605364	4.06
PSORS7	1p	*D1S197*,*D1S200*,*D1S2207*,*EPS15*	605606	3.6
PSORS9	4q31-q34	*D4S413*,*D4S1597*	607857	3.69

【临床特征】

银屑病的临床类型可分为 4 种类型,即寻常型、脓疱型、关节病型和红皮病型。

1. 寻常型银屑病(psoriasis vulgaris)[OMIM 146700]

最为常见。初发为粟粒大到扁豆大小的炎性丘疹逐渐增大,或相互融合成斑块,边界清楚,红色,表面覆以多层银白色鳞屑。刮除鳞屑可见一层淡红色发亮薄膜,称薄膜现象。剔除该层薄膜则出现一些小出血点,称点状出血现象(Auspitz 征)。皮损可对称发生于全身各处,但以头面和四肢伸侧、肘、膝关节部为好发部位。掌跖、指趾甲、粘膜亦可受累。皮损不断扩大和增多,可表现各种不同形态,如点滴状、钱币状、地图状等。病程缓慢,可自行缓解,但易复发,历时数年,数十年甚至终生不愈。亦有少数病例治愈后不再复发,大多冬季加重或复发,至春夏季节减轻或消失。

2. 脓疱型银屑病(psoriasis pustulosa) 临床上较少见(图 22-2)。又分为泛发性和掌跖脓疱性银屑病。①泛发性脓疱型银屑病(generalized pustular psoriasis):亦称 von Zumbusch 脓疱型银屑病。发病急剧,常伴有全身发热、不适、关节酸痛和白细胞增高。皮损表现为在原有银屑病损害上,或在原先正常皮肤上出现密集粟粒大小的，浅表性无菌性小脓疱，可泛发全身，脓疱可相互融合成"脓湖"状，继而糜烂、渗液、结痂。1～2周后皮疹和全身症状可自然缓解，但不久又反复发作。患者口腔粘膜常同时发生集簇或散在小脓疱，指（趾）甲可混浊增厚、萎缩、碎裂。病程中病情时而增剧，时而缓解，可延续数月或更久，可发展成红皮病，也可因继发感染而全身衰竭危及生命。②掌跖脓疱型银屑病（palmoplantar pustular psoriasis）：皮损局限于掌跖部，为发生于掌跖部位的对称性红斑和出现在红斑上的密集针尖大小无菌性脓疱，伴痒及疼痛感。1～2周后脓疱干涸、结痂、脱屑；缓解，但不久又有红斑，脓疱发生。患者一般情况良好，亦可伴有低热、头痛、食欲不振及全身不适等症状。指（趾）甲常混浊、增厚，或有甲下脓液积聚。部分患者可伴有身体其他部位银屑病损害。

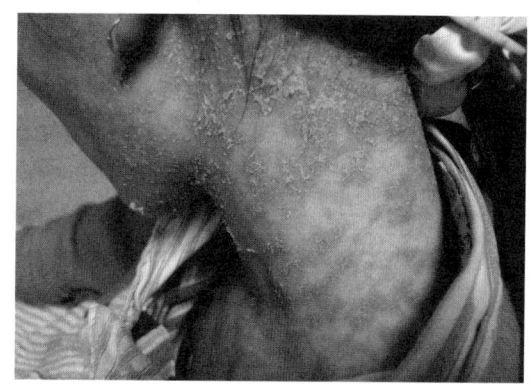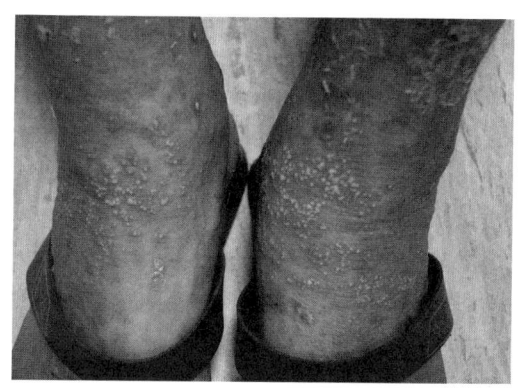

图 22-2 脓疱型银屑病

3. 关节病型银屑病（psoriasis arthropathica） 又称银屑病性关节炎（psoriatic arthritis），男性多见，常继发于寻常型银屑病，但亦可先出现关节症状，或与脓疱型银屑病或红皮病型银屑病并发。关节病变表现为非对称性外围大小关节，亦可见于脊柱关节，以手指、足趾末端关节为多见。受累关节红肿、疼痛、强直、变形、功能障碍，重者可累及膝、踝、髋等大关节。X线检查有类风湿关节炎表现，但类风湿因子（RF）阴性。病程通常呈慢性迁延，症状时轻时重。

4. 红皮病型银屑病（erythrodermic psoriasis） 又称银屑病性红皮病（erythroderma psoriaticum）。少见，但病情严重，约占1%银屑病患者。临床表现为全身皮肤浸润明显，呈弥漫性红色或暗红色，表面附有大量麸皮状鳞屑，并不断脱落。在大片弥漫性潮红浸润中间，可见小片正常皮肤，称"皮岛"。患者常有畏寒、发热、全身不适，浅表淋巴结肿大，皮肤剧烈瘙痒。指（趾）甲混浊、增厚、变脆、脱落，口腔、舌、鼻、咽部粘膜充血发红。病程慢性，长期迁延。

【治疗和预后】

目前银屑病的治疗集中于从免疫学机制和基因分子学方面入手，主要包括：①免疫学治疗；②抗血管生长药物治疗；③有关信号转导药物的治疗；④物理疗法；⑤心理干预疗法；⑥饮食疗法等。但银屑病尚无特效治疗方法。目前应用的各种治疗方法仅能获得近期疗效，不能防止复发。①应避免各种诱发因素如解除思想顾虑，避免应用各种刺激性较强或毒性较大的药物，如果体内有感染灶时，应及时治疗；②外用药治疗。急性期适宜用温和、低浓度的刺激性较小的药物治疗，随着病情的好转，药物浓度才可逐渐增加，或者用较强的药物治疗。局限性银屑病以外用药物治疗为主，皮损广泛严重时行综合治疗。

【实验室诊断】

临床上根据病史，鳞屑性斑块、薄膜现象和点状出血现象，好发头皮、四肢伸侧，病程长，反复发作，结合组织病理学改变，不难做出诊断。因活性T辅助细胞和单核细胞以及炎性细胞因子原释放所致的表皮细胞过度增殖。遗传学实验室检查：目前主要是应用序列特异性引物多聚酶链式反应（PCR-SSP）技术、限制性片段长度多态性结，并结合HLA血清分型对*HLA-DR*、*HLA-B57*、*HLA-BW17*、

HLA-Cw6、*HLA-DR7* 和 *HLA-Cw2* 进行基因分析，研究银屑病与基因多态性之间的关联性和遗传易感性。

【风险评估与预防】

银屑病属多基因遗传病，尚无法进行基因诊断，可根据经验发病风险进行评估。

1. 遗传咨询可参照表22-2。

表22-2　银屑病的风险评估

	子女患病风险	已生有1个患儿，第2胎罹患本病的风险
夫妇双方为正常人	0.04	0.24
夫妇之一患银屑病	0.28	0.51
夫妇双方患银屑病	0.65	0.81

第二节　鱼鳞病

鱼鳞病（ichthyosis）是一组在临床表现、遗传病理学和病因学上均有很大异质性的角化异常皮肤病，其特征为皮肤干燥、粗糙，具有鱼鳞状粘着性鳞屑（图22-3）。本组疾病包括多种亚型，临床上分为两类主要形式：①基本型：病变主要局限在皮肤，常见寻常型鱼鳞病（ichthyosis vulgaris）[OMIM 146700]、性连锁鱼鳞病（X-linked ichthyosis）[OMIM 308100]、表皮松解性角化过度鱼鳞病（epidermolytic hyperkeratosis ichthyosis）[OMIM 113800]、非大疱性先天性鱼鳞病样红皮病（non-bullous congenital ichthyosiform erythroderma, NCIE）[OMIM 242100] 和板层状鱼鳞病（lamellar ichthyosis, LI）[OMIM 146750] 等；②鱼鳞病样综合征：病变累及到多系统、多器官，鱼鳞病只是多系统病变的一部分，如 Sjogren-Larsson 综合征 [OMIM 270200]、Netherton 综合征、Refsum 综合征 [OMIM 266500]、Tay 综合征等。其中寻常型鱼鳞病较常见，患病率为 1/6,000～1/250；性连锁鱼鳞病仅见于男性，其发病率为 1/6,000～1/2,000；表皮松解性角化过度鱼鳞病的发生率为 0.33/100,000～1/100,000；板层状鱼鳞病的患病率约为 1/200,000。

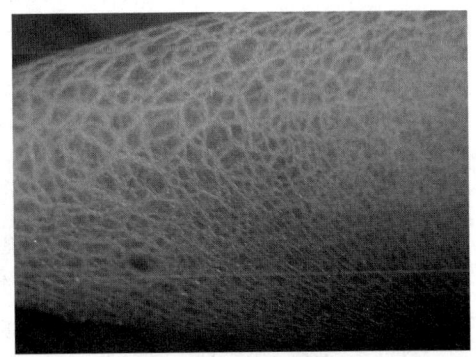

图22-3　鱼鳞病

【遗传病理学】

1. 寻常型鱼鳞病　呈常染色体显性遗传（外显不全），致病基因聚丝蛋白基因（filaggrin gene, FLG）[OMIM 135940] 定位于1q21，在 D1S1653 标志处其最大的 Lod 评分为2.47。由三个基因家族组成的表皮分化复合物（epidermal differentiation complex, EDC）也定位于1q21，这些基因簇主要编码一系列的表皮结构蛋白，包括聚丝蛋白、兜甲蛋白（LOR）、外皮蛋白（VL）、毛透明蛋白（THH）和其他。研究已表明 EDC 在功能上与寻常型鱼鳞病有很大的关联性。目前主要发现 R501X 和 2282del14 两种突变与本病紧密联系。

2. **性连锁鱼鳞病** 致病基因定位于 Xp22.32。85% 的患者具有胎盘类固醇硫酸酯酶（placental steroid sulfatase，STS）基因序列和侧翼序列的大片段缺失突变，包括第 2～10 外显子 DNA 序列以及 3'侧翼序列（DXS1131 至 DXS1133 之间）的区域，紧邻 X 染色体特异区与其假常染色体区（pseudo-autosomal regions）的交界处。其他突变形式为核苷酸替代（色 372 精、半胱 446 酪、丝 341 亮、色 372 脯和组 444 精等）以及插入突变（IVS8DS，G>T，+1）。

3. **表皮松解性角化过度鱼鳞病** 是一种少见的常染色体显性遗传性皮肤病，又称表皮松解性角化过度（epidermolytic hyperkeratosis，EHK）或大疱性先天性鱼鳞病样红皮病（bullous congenital ichthyosiform erythroderma，BCIE）。连锁分析、基因突变和转基因小鼠研究都表明，EHK 是由编码基底层以上的角蛋白基因 1（*KRT1*）和 10（*KRT10*）突变引起的。*KRT1* 和 *KRT10* 分别定位于 12q13 和 17q21-q22。EHK 致病基因的系谱分析表明，突变大多位于 K1 和 K10 分子 1A 和 1B 区的 α 螺旋末端序列。这一区域是与角蛋白丝聚集相关的高度保守区域，在维持细胞的完整性上有重要作用。目前认为突变的"热点"为 1A 中的 H1 和螺旋起始区，L12 和 2B 中的螺旋终止区。杆状结构域螺旋范围的突变通常导致严重的临床表型，K1 或 K10 分子 2B 区域的突变通常导致的临床表型为环状表皮松解性鱼鳞病。在轻型或非典型患者中发现的突变，通常位于角蛋白杆状区域保守的羧基末端、非头段和尾段或连接子区域。引起表皮松解性角化过度最常见的突变是角蛋白的 K10 分子 1A 区第 10 位上的精氨酸突变为组氨酸。

4. **非大疱性先天性鱼鳞病样红皮病** 转谷氨酰胺酶基因（transglutaminase-1，*TGM1*）[OMIM 190195]，其定位于 14q11.2；脂氧合酶 12B 基因（12R-lipoxygenase，*ALOX12B*）[OMIM 603741]，其定位在 17p13.1 脂氧合酶-3 基因（lipoxygenase-3，*ALOX3*），其定位于 17p13.1，由这三种突变会引起 3 种生物学表型。目前为止，在 *ALOX12B* 基因和 *ALOX3* 基因中分别发现 11 和 5 个不同的点突变，其中 *ALOX3* 基因上 L237M 被认为能在所有患者中引起最严重的表型，但在生物体内与野生行蛋白质比较重组蛋白质也表现有活性。此外，发现一种罕见的 NCIE 病——Chanarin-Dorfman 综合征 [OMIM 275630]，该病主要由 *CGI8* [OMIM 604780] 基因突变导致，其定位于 3p21 上。

5. **板层状鱼鳞病** 一种常染色体隐性遗传性疾病，又称为先天性非大疱性鱼鳞病样红皮病。包括 3 种亚型：*LI1* [OMIM 242300]、*LI2* [OMIM 601277] 和 *LI3* [OMIM 604777]，致病基因分别定位于 14q11.2、2q34 和 19p12-q21。LI1 主要由角质形成细胞转谷氨酰胺酶（keratinocyte transglutaminase，*TGM1*）[OMIM 190195] 基因突变所致。LI2 主要由 ATP 结合盒 A12 基因（ATP-binding cassette A12 gene，*ABCA12*）[OMIM 607800] 基因突变所致。最新研究发现另一个新的基因座——红皮型的 *NCIE2* [OMIM 604780]，其定位在 3p21。对不同家系的研究表明该病具有遗传异质性。

【临床特征】

1. **寻常型鱼鳞病** 此型最常见，一般冬重夏轻。95% 患者通常在 3 岁前开始发病。背部和四肢伸侧为好发部位，尤以小腿伸侧为著，对称分布，而四肢屈侧常不侵犯。幼年额、颊部可能受累，随年龄增长而病情逐渐减轻、消失。皮损处皮肤干燥，覆以淡褐色至深褐色鱼鳞状或蛇皮状鳞屑，或为细小糠秕样粘着性鳞屑，臀部及四肢伸侧可伴有毛囊性角化性丘疹，掌跖角化过度，伴干燥、皲裂。患者可伴发哮喘、湿疹和枯草热。

2. **性连锁鱼鳞病** 较少见。出生时或出生后不久开始发病，男性发病，女性为致病基因携带者。除四肢伸侧外，还可累及头皮、耳后、颈部、腹部及皱褶部。皮损表现为皮肤干燥，伴棕褐色鳞屑，可持续终生，不随年龄增长而症状减轻，但气候温暖时症状可减轻。本病常伴发其他先天性缺陷，如角膜深部点状混浊、智力障碍、性腺发育不全、隐睾症和骨骼异常。

3. **表皮松解性角化过度鱼鳞病** 皮疹泛发全身，出生时即出现皮肤潮红，湿润伴松弛性薄壁小疱，易破溃呈糜烂面。随年龄增长,红斑水疱消退,出现角化过度广泛鳞屑,屈侧及皱褶部位更为明显,且易出现浸渍,呈"豪猪"状表现,掌跖轻中度角化肥厚,可伴甲营养不良。婴幼儿期可因皮肤浸渍,继发感染败血症而死亡。

4. 非大疱性先天性鱼鳞病样红皮病　90%以上出生时呈火棉胶样胎儿,全身呈灰白色浅表性粘着性发亮鳞屑,皮肤为板层状或盘状鳞屑。随年龄增大,症状减轻,大多于青春期趋于好转,可伴掌跖角化。部分可伴发斑秃。

【治疗和预后】

至今尚无特效治疗,以外用药为主,选用温和、保湿,轻度角质剥脱的药物,如10%～20%尿素脂、5%水杨酸脂、维甲酸外用制剂和钙泊三醇软膏。重者在冬季可口服维生素A或维A酸药物如异维A酸或维曲替酯,可改善角化程度、缓解病情。

【实验室诊断】

不同类型鱼鳞病可根据其临床表现,病理组织学改变和遗传方式做出诊断和分型。进行基因检测以确定致病基因,对于此组疾病的临床诊断、分型和产前诊断均具有重要意义。性连锁鱼鳞病患者的脂蛋白电泳显示,低免疫脂蛋白泳移速度加快,成纤维细胞、白细胞及羊膜细胞中类固醇硫酸酯酶的活性降低。

EHK的诊断主要依靠皮肤活检和角蛋白基因的突变筛查。病理检查可见表皮上基底层细胞裂解。电镜超微结构分析可见皮肤棘层和颗粒层角质形成细胞内中间纤维的异常聚集,颗粒层细胞间有松解性角化过度,而基底层细胞表现正常。基因突变检测可用于有家族史具有风险受孕的胎儿作产前诊断。从胎儿大水疱中取得的表皮进行角蛋白和中间纤维相关蛋白分析,发现有角蛋白和中间纤维异常,这两种蛋白相互作用的变化导致了组织结构的改变。除周皮和出芽层外,过早角化的胎儿表皮的各层出现一簇异常的角蛋白丝。此外,通过羊膜腔穿刺术所获取的细胞直接进行产前诊断,可以避免胎儿皮肤活检。

【风险评估与预防】

1. 按各亚型的孟德尔遗传方式(常染色体显性遗传、常染色体隐性遗传和X-连锁伴性遗传)进行相应的理论发病风险评估。若已绘制家系及当地散发患者人群的致病基因突变谱,则可进行分子诊断和产前诊断。产前基因诊断可预防重症鱼鳞病患儿的出生。

第三节　大疱性表皮松解症

先天性大疱性表皮松解症(epidermolysis bullosa congenitalis,EB)是一组少见的遗传性、慢性、机械性水疱病,包括20多种亚型。其特征是皮肤受轻微机械性损伤后发生大疱和糜烂(图22-4)。本病可见于各种族或民族,初生婴儿显性遗传型的发病率为1/50,000,严重隐性遗传型为1/50万～1/20万。比较权威的分类是Geddle-Dahl按遗传方式、临床特点、超微结构和水疱的不同位置分为3种类型:①单纯型大疱性表皮松解症(epidermolysis bullosa simplex,EBS):水疱发生在基底角质形成细胞内;②交界型大疱性表皮松解症(junctional epidermolysis bullosa,JEB):水疱发生在基底膜透明板内;③营养不良型大疱性表皮松解症(dystrophical epidermolysis bullosa,DEB):水疱发生在基底膜致密板下带。

【遗传病理学】

1. 单纯性大疱性表皮松解症　是最早被确定为由角蛋白基因K5(keratin 5,KRT5)和角蛋白基因K14(keratin 14,KRT14)突变引起的一种皮肤病。相对较为常见,又可以根据其遗传方式分为多个亚型(表22-3)。

角蛋白是数量最多的一类中间纤维蛋白分子,有30多种,可分为2种类型:Ⅰ型(酸性蛋白)和Ⅱ型(中性/碱性蛋白)。Ⅰ型角蛋白基因成簇地分布在17q12-q21;Ⅱ型角蛋白基因簇位于12q11-q14。角蛋白基因的表达有组织和细胞特异性。例如,角蛋白K14和角蛋白K5在表皮基底层细胞合成。角蛋

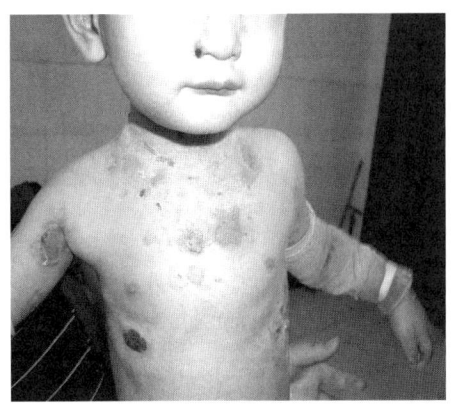

图 22-4 先天性大疱性表皮松解症

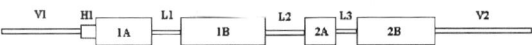

```
K9  -KSTMQELNSRLASYLDKVQALEEANNDLENKIQDW-
K10 -KVTMQNLNDRLASYLDKVRALEESNYELEGKIKER-
K12 -KETMQNLNDRLASYLDKVRALEEANTELENKIREW-
K13 -KITMQNLNDRLASYLEKVRALEEANADLEVKIRDW-
K14 -KVTMQNLNDRLASYLDKVRALEEANADLEVKIRDW-
K15 -KITMQNLNDRLASYLDKVRALEEANADLEVKIRDW-
K16 -KVTMQNLNDRLASYLDKVRALEEANADLEVKIRDW-
K17 -KATMQNLNDRLASYLDKVRALEEANTELEVKIDRW-
K18 -KETMQSLNDRLASYLDRVRSLETENRRLESKIREH-
K19 -KLTMQNLNDRLASYLDKVRALEAANGELEVKIRDW-
K23 -KATMQNLNDRLASYLEKVRALEEANMKLESRILKW-
```

图 22-5　Ⅰ型角蛋白结构示意图及螺旋 1A 区
氨基酸序列同源性比较

白分子在结构上主要由 3 个部分构成：N 末端非螺旋化的头部功能域（headV1），C 末端非螺旋化的尾部功能域（tailV2），中间 4 个螺旋（coil 1A、coil 1B、coil 2A、coil 2B）和螺旋之间的连接区域（L1、L12、L2）形成的杆状功能域（rod domain）。另外，Ⅰ型角蛋白分子在头部/杆状功能域之间有一段同源序列 H1；Ⅱ型角蛋白有 2 段同源序列 H1 和 H2，分别位于头部/杆状和杆状/尾部功能域之间。杆状功能域的两端是 2 段高度保守的氨基酸序列，螺旋起始序列和螺旋终末序列。目前已发现的角蛋白突变大多集中在杆状功能域（图 22-5）。通常情况下，一种Ⅰ型角蛋白和另一种Ⅱ型角蛋白异二聚化形成角蛋白中间纤维（keratins IF），如 K5/K14、K1/K10、K6a/K16 等。

角蛋白的杆状功能域直接参与了异二聚体的相互作用。在相同类型的角蛋白中，杆状功能域的氨基酸序列高度保守，其中某些氨基酸的突变将影响中间纤维的形成。例如，K1 和 K10 的突变可能引起表皮松解性角化过度，而 keratin 9 的突变可能是导致表皮松解性掌跖角化症的病因。单纯型大疱性表皮松解症与角蛋白 K5/K14 突变有关。突变集中于 K5 和 K14 的 4 个区域，即片段 H1 区（仅限于 K5）、杆状功能域的 1A 和 2B 两段以及连接区 L12。EBS 的罕见亚型则可能与网蛋白基因突变有关。迄今，人们已经在 EBS 家系和病例中鉴定了上百种 K14 和 K5 的突变，例如 K14 基因的精 125 半胱、精 125 组和亮 384 脯突变，K5 基因的谷 475 甘突变等。

2. 交界型大疱性表皮松解症　是透明板松解性 EB，非常少见，呈隐性遗传。由于半桥粒数目和功能减低引起基底膜区的透明板之间发生裂隙。

(1) 致死型泛发性 JEB：为透明层中板层素 5 分子结构缺陷引起。板层素 5 是 3 个肽链（α3、β3 和 γ2）组成的异三体，为锚丝的主要成分。3 条多肽链分别为 *LMA3*（18q11.2）、*LMB3*（1q32）和 *LAMC2*（1q25-q31）基因编码。几乎所有的突变均导致终止密码子提前形成，使得 mRNA 转录终止，肽链缩短，半桥粒-锚丝纤维复合体出现异常，表真皮从基底膜透明板处发生分离。

(2) 泛发性 JEB：主要为 BP18（又称ⅩⅦ型胶原）结构缺陷，由 *BPAg2/COL17A1* 基因编码，定位于染色体 10q24.3。突变方式为 2 个等位基因同时发生提前终止密码子的形成。少数病例由编码板层素 5β3 肽链的 *LMB3* 基因突变引起。

3. 营养不良型大疱性表皮松解症　又分为常染色体显性遗传（DDEB）和常染色体隐性遗传（RDEB）2 类。Ⅶ型胶原（COLTA1）是致密板下锚纤维的主要成分。*COLTA1* 基因定位于 3p21，其发生突变则锚纤维不能形成，造成致密板下松解。DDEB 的基因突变主要为点突变，而 RDEB 多是碱基插入或缺失造成提前终止密码，使Ⅶ型胶原肽链合成提前终止，形成缩短的蛋白质，从而影响锚丝的形成。

表 22-3　大疱性表皮松解症的类型及其分子缺陷

分型		亚型	相关基因	染色体定位
单纯型	常染色体显性遗传	Koebner 型	KRT5/KRT14	12q13；17q12-q21
		Weber-Cockayne 型	KRT5/KRT14 COL7A1/ITGB4	12q13；17q12-q21； 17q11-qter
		Dowling-Meara 型	KRT5/KRT14	12q13；17q12-q21
		点状色素型	KRT5	12q13
		Ogna 型	PLEC1，网蛋白	8q24
	常染色体隐性遗传	伴肌营养不良型	网蛋白	8q24
		无肌营养不良症状型	KRT14	17q12-q21
		皮肤脆性综合征	PKP1	1q32
交界型		致死型原发症	LAMA3；LAMB3； LAMC2；ITGB4	18q11.2，1q32， 1q25-q31
		泛发性	LAMA3；LAMB3； LAMC2；ITGB4； COL17A1	18q11.2，1q32， 17q11-qter， 1q25-q31，10q24.3
营养不良型		幽门闭锁型	ITGB4；ITGA6	17q11-qter，Chr.2
		显性营养不良型		
		pasini 型	VⅡ型胶原 COL7A1	3p21.3
		bart 型	VⅡ型胶原 COL7A	3p21.3
		Cockayne-Touraine 型		
		隐性营养不良型	VⅡ型胶原 COL7A1	3p21.3

* 板层素由 3 个不同的多肽链（α3、β3、γ2）组成，基因突变均可引起此种表型

【临床特征】

1. 单纯性大疱性表皮松解症　临床上主要表现为皮肤受轻微摩擦或碰撞即出现水疱，好发于关节伸侧、指趾、踝部、腕部及耳廓等易受摩擦部位，愈后可留有粟丘疹、皮肤萎缩性瘢痕。躯干、四肢近端甚至全身出现疱疹样起疱，组织病理学检查可见基底层角质形成细胞破裂和表皮内起泡。依据临床特征的差异，单纯性大疱性表皮松解症可分为多种亚型（见表 22-3）。①Koebner 型：水疱较为广泛，皮损好发于四肢，但掌跖常无明显水疱形成；②Weber-Cockayne 型：症状最轻，水疱局限于手足，故又称为手足型单纯性大疱性表皮松解症。本型基本呈常染色体显性遗传，隐性遗传者罕见；③Dowling-Meara 型：症状最重，水疱广泛分布，排列成疱疹样环状，并常见血疱，严重时可致新生儿死亡。少数病例伴有食管受累；④点状色素型：特征是出生时有弥散的色素减退和色素沉着斑，如雀斑样痣；⑤Ogna型：表现为广泛的青肿和血疱，患儿出生时肢端有创伤性小血疱。患者的止血功能无明显异常；⑥伴有或不伴有神经肌肉疾病的：是一种严重的泛发性单纯性大疱性表皮松解症，罕见。可伴有肌营养不良或先天性重症肌无力，婴儿期或儿童早期死亡率增加。常见萎缩性瘢痕、炎症性色素变化和甲营养不良。

2. 交界型大疱性表皮松解症

（1）致死型原发症：患儿出生时即出现严重的泛发性水疱及大片糜烂，尼氏征（+）。愈后留有萎缩性瘢痕及粟丘疹，若皮损害则形成瘢痕性脱发，手足常不受累，但可伴有甲沟炎，口、鼻粘膜也易出现水疱糜烂。患儿若严重贫血及发育障碍，大多在 2 岁内死亡。

(2) 泛发性：出生时或2～3岁时发病，好发于头面、躯干、四肢，为浆液性疱或血疱，尼氏征（+）。夏令加重。愈后留有局限性萎缩性瘢痕，粟丘疹少见，口腔也有糜烂水疱，牙釉质不全。随年龄增长，病情可减轻。

3. 营养不良型大疱性表皮松解症

(1) 常染色体显性遗传：发病较常染色体隐性遗传性营养不良型大疱性表皮松解症轻。根据临床表现不同又可分为多个亚型和变异型。患儿多于出生时或婴儿期或儿童期发病，水疱多见于四肢，尼氏征阴性或阳性。愈后可留有萎缩性瘢痕或粟丘疹，也可形成增殖性瘢痕。

(2) 常染色体隐性遗传：重症型常染色体隐性遗传营养不良型大疱性表皮松解症出生时即泛发性水疱、大疱糜烂，尼氏征（+）。部分患者水疱局限于屈侧。水疱愈合后留有萎缩性瘢痕及粟丘疹，指趾甲脱落，四肢关节由于水疱愈后形成瘢痕萎缩而致畸形，口咽、外生殖器粘膜也可受累，出现水疱糜烂瘢痕形成。患儿发育迟缓，毛发稀疏，牙齿生长异常，可出现严重贫血，大多在儿童期及青春期死亡。轻型常染色体隐性遗传营养不良型大疱性表皮松解症出生时或婴儿期发病，水疱局限，以手足、肘膝为主，尼氏征可（+）。愈后留有萎缩性瘢痕，粘膜损害较轻。

【治疗和预后】

本病目前尚无特效疗法，一般治疗包括对症处理和支持治疗。应注意保护皮肤，防止摩擦和压迫，用非黏连性合成敷料、无菌纱布和广谱抗生素软膏外用防治感染。重症患儿应加强支持疗法。系统治疗可选用维生素E 100mg 每日2～3次；四环素500mg 每日3～4次，适用于12岁以上患者。氨苯砜25mg 每日3次。交界型大疱性表皮松解症及营养不良型大疱性表皮松解症可选用苯妥英钠治疗，5mg/(kg·d)，也可选用维A酸类药物。产前基因诊断是杜绝患儿出生的最积极有效的预防措施。

【实验室诊断】

本病不能依靠临床表现做出正确的临床分型诊断。患者水疱内炎症细胞极少或缺乏，光镜检查及PAS染色有一定的价值，但常规的病理活检也会误导诊断，需结合家族史、皮损特点及免疫荧光抗原定位和电镜检查才能确诊。透射电镜下单纯性大疱性表皮松解症水疱位于表皮内，免疫荧光抗原定位证实单纯性大疱性表皮松解症水疱平面位于基底角质形成细胞内。交界型大疱性表皮松解症水疱发生于基底膜透明板内；营养不良型大疱性表皮松解症水疱发生于基底膜致密板下带。

【风险评估与预防】

按单纯性大疱性表皮松解症、交界型大疱性表皮松解症、营养不良型大疱性表皮松解症及各亚型的孟德尔遗传方式（显性遗传或隐性遗传）进行相应的理论发病风险评估。若已绘制家系及当地散发患者人群的致病基因突变谱，则可进行分子诊断和产前基因诊断。

第四节 掌跖角化症

掌跖角化症（palmoplantar keratoderma，PPK）是一组以掌跖表皮过度角化为主要特征的先天性遗传病，包括10多种类型，见于人类各个种族或民族。现代皮肤病学将掌跖角化症分为非综合征型（non-syndromic）和综合征型（syndromic）2类。非综合征型掌跖角化症绝大多数为常染色体显性遗传病，包括弥漫性掌跖角化症（diffuse PPK，DPPK）、条纹状掌跖角化症（striate PPK，SPPK）、点状掌跖角化症（punctate PPK，PPPK）、灶状掌跖角化症（focal PPK，FPPK）等数种。其中以弥漫性掌跖角化症最为常见，又分为弥漫性表皮松解性掌跖角化症（diffuse epidermolytic PPK，DEPPK）和弥漫性非表皮松解性掌跖角化症（diffuse non-epidermolytic PPK，DNEPPK）2种亚型。综合征型掌跖角化症大多属于常染色体隐性遗传，表现为多个表型，如掌跖角化症并发乳腺癌/卵巢癌、食管癌、感觉神经性耳聋、心率不齐性右心室心肌病以及各种恶性肿瘤，如Hodgkin病和肾腺、乳腺、胰腺、结肠腺癌等。

表皮松解性掌跖角化症（EPPK）[OMIM 144200]，即弥漫性表皮松解性掌跖角化症（DEPPK）

相对比较常见，在各个种族或民族中都已发现EPPK家系和病例。Covello等（1998）对北爱尔兰进行的流行病学调查数据显示，表皮松解性掌跖角化症在北爱尔兰人口中的患病率为4.4/100,000。

【遗传病理学】

表皮松解性掌跖角化症最初由Vörner（1901）报道，是一种常染色体显性遗传病。目前绝大多数的研究发现，位于17q21.1-q21.2的角蛋白9基因（keratin 9，KRT9）[OMIM 607606]突变，是表皮松解性掌跖角化症发生的分子病因。体外和体内实验的结果都表明，KRT9基因突变会破坏中间纤维的形成，从而导致表皮松解性掌跖角化症的发生。K9蛋白属于酸性蛋白，分子量约64kDa。到目前为止在各个种族或民族的EPPK家系中已经发现了17种以上不同的KRT9基因突变。KRT9基因突变类型主要为核苷酸替代造成的错义突变。除了1种突变发生在KRT9螺旋2B之外，其余都位于螺旋1A区（表22-4）。

K1分子也在表皮的棘层和颗粒层细胞表达，其在掌跖表皮细胞中很有可能与K9分子聚合成中间纤维。国外也有报道中度表皮松解性掌跖角化症以及非典型表皮松解性掌跖角化症家系中存在KRT1基因突变，故K1有可能与K9形成异二聚体，与表皮松解性掌跖角化症的发病相关。

目前，在中国人表皮松解性掌跖角化症家系中发现的KRT9基因突变都集中在KRT9基因的第1外显子，也就是在K9杆状功能域螺旋的起始基序。这提示螺旋起始基序在中国人表皮松解性掌跖角化症中与其他已研究的种族或民族相似，也是突变发生的热点。

表22-4 EPPK的KRT9基因突变

序号	基因突变类型	氨基酸改变	家系或散发病例数（国家或地区）
1	466A>G	甲硫156缬	5（北爱尔兰、德国、英国）
2	467T>C	甲硫156苏	1（北爱尔兰）
3	475C>G	亮159缬	1（日本）
4	475C>T	亮159苯丙	1（中国山东）
5	478A>T	天酰160酪	1（法国）
6	479A>G	天酰160丝	2（英国、以色列）
7	479A>T	天酰160异亮	2（德国、匈牙利）
8	480T>A	天酰160赖	1（德国）
9	484C>T	经162色	14（英国、德国、韩国、希腊、中东、澳大利亚、日本、西班牙、中国台湾）
10	485G>A	精162谷酰	6（德国、日本、北爱尔兰、英国、韩国、瑞典）
11	497delAinsGGCT	酪166delins色亮	4（中国浙江）
12	500T>C	亮167丝	1（美国）
13	508G>A	缬170甲硫	1（英国）
14	512A>C	谷酰171脯	1（德国）
15	551G>A	精162谷酰	1（匈牙利）
16	571A>T	赖169终止	1（匈牙利）
17	1362insCAC	454ins组	1（英国）

【临床特征】

表皮松解性掌跖角化症的临床特征是，发病起初掌跖皮肤发红，以后掌跖明显弥漫性角化过度，病变部位周边有明显的红斑缘，色淡黄，表面光滑、半透明、干燥、发硬，伴多汗、臭汗，表皮粗糙、变硬，易皲裂。冬季可有皲裂现象（图22-6）。

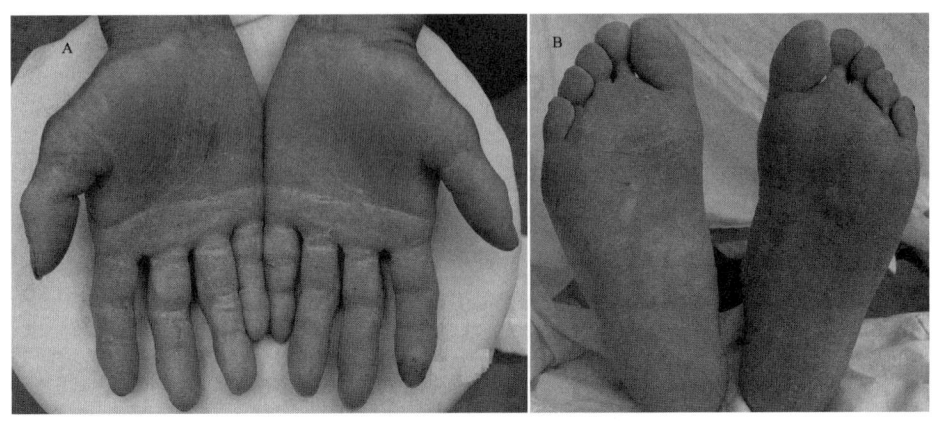

图22-6 表皮松解性掌跖角化症

【治疗和预后】

表皮松解性掌跖角化症患者出生后数周到数月即有表征，持续终生。临床上尚未出现有效的表皮松解性掌跖角化症治疗方法。目前用于缓解表皮松解性掌跖角化症的药物有5%水杨酸软膏、钙泊三醇软膏、30%尿素脂和0.1%维生素A酸软膏等，但用后症状无显著改观。

【实验室诊断】

表皮松解性掌跖角化症的诊断主要根据临床表现，常有家族史，均自幼年发病，一般诊断不难。组织病理学检查，可见在表皮上基底棘层和颗粒层的角质形成细胞的核周边形成空泡及细胞裂解，电镜观察有角蛋白纤维和张力纤维的异常聚集物；而表皮基底层细胞不表现超微结构异常。

【风险评估与预防】

表皮松解性掌跖角化症呈常染色体显性遗传，对其进行遗传咨询和产前诊断是预防表皮松解性掌跖角化症的主要方式。

在已知家系的表皮松解性掌跖角化症基因突变谱的情况下（参见表22-3），可以进行羊水产前诊断和选择性流产。只要胎儿携带 KRT9 或 KRT1 基因突变，即可判断其为患者，建议孕妇终止妊娠。

第五节 白化病

白化病（albinism）是一组色素异常的遗传性皮肤病。由于不同基因突变，导致黑色素合成缺陷，主要表现为全身皮肤、毛发及眼完全或部分缺乏色素（眼皮肤白化病）（图22-7）或仅有眼睛缺乏色素（眼白化病）。患病率因不同群体而异，白化病具有广泛的遗传异质性。例如英国为1/2,000；美国黑人为1/1,400，白人为1/4,000。中国发病率1/20,000～1/10,000。

眼皮肤白化病是研究较多的白化病类型，临床上又可分为3种亚型：眼皮肤白化病Ⅰ型（OCA1 oculocutaneous albinism type 1, OCA1）[OMIM 203100]、眼皮肤白化病Ⅱ型（oculocutaneous albinism type Ⅱ, OCA2）[OMIM 203200]和眼皮肤白化病Ⅲ型（oculocutaneous albinism type Ⅲ, OCA3）[OMIM 203290]。此外，还有多种类型的眼白化病（ocular albinism, OA），但较为少见。

【遗传病理学】

1. 眼皮肤白化病Ⅰ型（OCA1） 呈常染色体隐性遗传，由酪氨酸酶基因（tyrosinase, TYR）[OMIM 606933]突变引起的黑色素合成障碍性遗传病。眼皮肤白化病Ⅰ型是眼皮肤白化病中最常见的类型之一和表型最严重的类型。现已报道180多种 TYR 基因病理性突变。不同国家、地区或民族眼皮

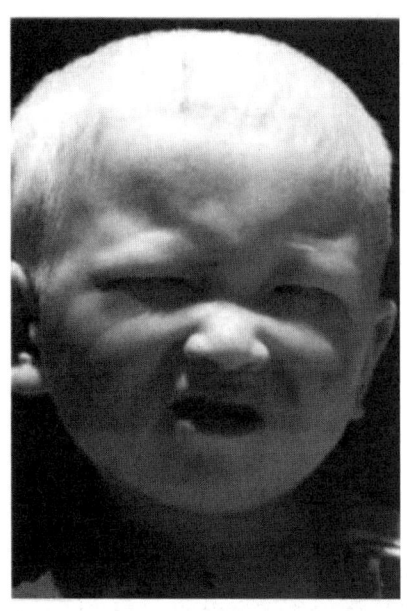

图 22-7 白化病

肤白化病Ⅰ型基因突变谱不尽相同。TYR基因定位于11q14-q21，包括5个外显子和4个内含子，其转录产物为含铜的黑素合成限速酶，结构为含529个氨基酸的跨膜蛋白。目前国内研究应用单链构象多态性（SSCP）、变性高效液相色谱（DHPLC）和DNA序列测定等技术方法，对OCA18个家系患者的TYR基因外显子及外显子-内含子交界区序列进行了突变筛查与鉴定。共发现8种突变方式，其中4种为错义突变（Gly253Glu、Arg299His、Pro301Leu、Trp400Leu），2种为无义突变（Arg116X、Arg278X），2种插入突变（929insC、232insGGG）。exon2发现的突变数目最多，且突变发生频率最高，位于此范围的929insC最为常见，占研究全部眼皮肤白化病Ⅰ型等位基因的37.5%，可能是中国大陆人群TYR基因最常见的突变方式。对比分析国际相关研究资料可以看出，中国大陆人群TYR突变情况与世界其他国家和民族明显不同，与台湾地区也存在明显差别。

2. 眼皮肤白化病Ⅱ型（OCA2） 又称为酪氨酸酶阳性眼皮肤白化病，呈常染色体隐性遗传，是最常见的白化病类型。由P基因突变引起。P基因位于15q11.2-q12（约250～600kb之间），包括25个外显子，长约编码1种分子质量为110kDa、长838个氨基酸的12次跨膜蛋白。P蛋白分布于黑素小体膜，与保持黑素小体的pH值有关，并可影响黑素细胞转运黑素小体。迄今至少已报道P基因内60种导致眼皮肤白化病Ⅱ型的病理性突变和43种多态性变异。病理突变主要为错义突变、无义突变、移码突变和剪切位点突变，多数位于肽链的C末端，但并不象眼皮肤白化病Ⅰ型的TYR基因突变那样多成簇出现。P基因多态性变异中的大部分位于外显子，这增加了对致病性突变定义的难度，其中一些导致氨基酸替换的多态性变异可能与正常人色素沉着的表型变化。

3. 眼皮肤白化病Ⅲ型（OCA3） 呈常染色体隐性遗传，是由酪氨酸酶相关蛋白-1（tyrosinase-related protein-1，TRP1）突变所致。TRP1基因定位于9p23。

4. 眼白化病（OA） 为X连锁遗传。

各类型白化病的基因及其基因定位见表22-5。

表22-5 白化病分型及其基因

白化病的类型	染色体定位	基因	OMIM编号
OCA1	11q14-q21	TYR	203100
OCA2	15q11.2-q12	P	203200

续表

白化病的类型	染色体定位	基因	OMIM 编号
OCA3	9p23	*TYRP1*	203290
OCA4	5p13.3	*MATP*	606574
HPS1	10q23.1	*HPS1*	203300
HPS2	5q14.1	*AP3B1*	603401
HPS3	3q24	*HPS3*	606118
HPS4	22q11.2-q12.2	*HPS4*	606682
OA1		*OA1*	300500
CHS		*CHS1*	214500

【临床特征】

1. 眼皮肤白化病Ⅰ型 本型临床上可分为眼皮肤白化病Ⅰ型A和眼皮肤白化病Ⅰ型B两个亚型，前者最严重。患者皮肤、头发和眼睛完全无色素，皮肤呈白色或粉红色，毛发为白色或淡黄色。虹膜透明，脉络膜也失去色素，瞳孔发红、畏光。眼皮肤白化病Ⅰ型A患者终生缺乏黑色素，皮肤不能晒黑，对光高度敏感，日晒后极易发生皮炎；眼皮肤白化病Ⅰ型B患者酪氨酸酶活性明显下降，但没有缺失。随年龄增长皮肤和眼睛可含有中等程度的色素，可被晒黑。

2. 眼皮肤白化病Ⅱ型 患者皮肤、头发和眼睛的色素随年龄增加，到青春期可有显著改善。可有雀斑、痣等。出生时额上方即有一撮白发，其下皮肤呈白色；此外，额、鼻、胸及腹部也有不规则排列的大小、多少不等的色素脱失斑，一般不对称，终生不消退。有的患者可有单侧虹膜色素缺乏，眼底白化、黄斑发育不良，斜眼及弱视；也可伴发共济失调、耳聋及智力障碍。

3. 眼皮肤白化病Ⅲ型 患者出生时皮肤、头发和眼睛残留少量色素，呈浅褐色头发、浅褐色皮肤、蓝色或褐色虹膜，可伴眼球震颤和视力下降。患者所形成的色素为褐色而非黑色。

4. 眼白化病 有多种类型。眼皮肤白化病Ⅰ型肤色较浅，女性携带者眼底呈"泥浆泼溅样"表现。皮肤可见大黑素小体，组织病理可确诊。

【治疗和预后】

本病无有效治疗方法，主要是对症治疗。皮肤移植是目前治疗中的常用方法。药物治疗中常用8-甲氧补骨脂素（8-MOP）和皮质激素等，局部可涂用5%对氨基苯甲酸酒精溶液。应避免日晒，保护皮肤，避光或应用防光剂。

【实验室诊断】

眼皮肤白化病Ⅰ型和眼皮肤白化病Ⅱ型白化病表皮基底层有透明细胞，但银染色不能显示黑素。酪氨酸酶阳性型患者（眼皮肤白化病Ⅱ型）的皮肤孵育在Dopa或酪氨酸溶液中，表皮黑素细胞能形成黑素；而酪氨酸酶阴性型患者的表皮黑素细胞不能形成黑素。

【风险评估与预防】

1. 发病风险评估可结合常染色体隐性遗传的规律和分子诊断进行。对于眼皮肤白化病Ⅰ型B患者来说，若不存在 *TYR* 和 *P* 基因突变，意味着更加复杂的病理机制，难以进行准确的遗传咨询。

2. 白化病一般表现为常染色体隐性遗传方式，多由于近亲结婚所引起。就是说，夫妇双方都携带着白化病隐性基因，两人并不一定发病。但夫妇双方育有后代，就可能将所携带的白化病隐性基因传给子女，使其变为显性基因而导致发病。下一代不论是男是女，患病的机会是均等的。这种遗传的概率是1/4。

3. 眼白化病，表现为X连锁隐性遗传，是由母亲所携带的白化病基因传给儿子时才患病，传给女儿一般不患病，这种遗传的概率是1/2。

4. 一些眼皮肤白化病Ⅰ型和眼皮肤白化病Ⅲ型基因的复合杂合子或纯合子也残留部分酶活性，型不同于导致酶活性完全缺乏的突变杂合子或纯合子。由于白化病是许多不同的单基因病的共同症状，呈现明显的遗传异质性，咨询时特别要注意除色素减低以外的其它症状或体征。由于色素减低在不同人种的表型有所不同，描述方式也有差异。

第六节 白癜风

白癜风（vitiligo）[OMIM 193200] 又称白斑病，是由于进行性自身免疫性黑色素细胞的损害而导致皮肤、口腔粘膜和头发的一种常见的色素脱失性皮肤粘膜疾病。通常累计全身多个部位，见于世界各种族或民族（图 22-8）。本病多见于青少年或成年人，平均发病年龄约 24 岁。本病发病率为 0.5%～1%，白人约 0.38%，有色人种的发病率低于白色人种，中国人约 0.19%。

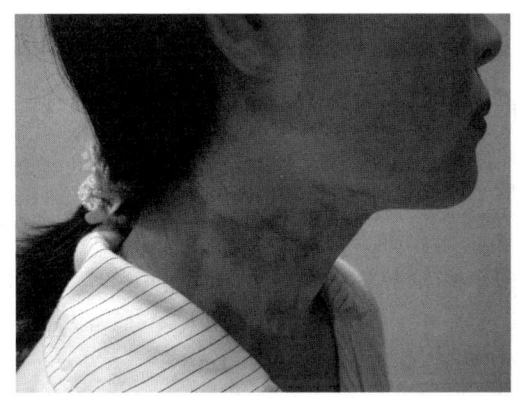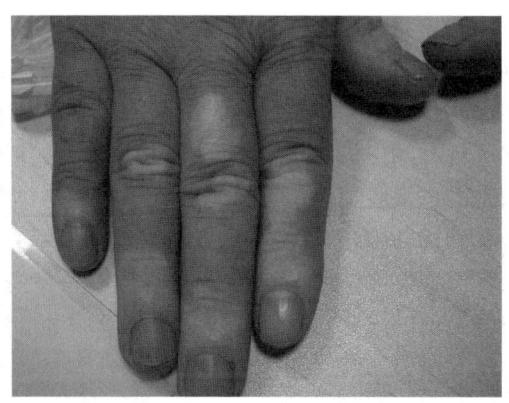

图 22-8 白癜风

【遗传病理学】

分离分析显示白癜风不符合常染色体遗传和性连锁遗传模式，但患者亲属中患病率明显高于普通人群，提示白癜风是一种多基因遗传病，是具有遗传因素的个体在多种内外影响因子的刺激下发生免疫功能、神经-精神、内分泌及代谢功能等各方面的紊乱，导致体内色素相关酶系统抑制，使黑色素生成障碍或直接破坏黑色素细胞，最终使皮肤色素脱失。大多数白癜风为散发病例，没有家族史。约 20% 的白癜风患者在其一级亲属中可见到其他白癜风患者。只在某些多个患者的家系中呈现显性遗传的方式，这类白癜风需与遗传性皮肤白斑病（leukoderma）如花斑病（piebaldism）、Waardenburg 综合征等进行区别。花斑病主要由 *KIT1* 或 *KITL* 基因的突变所引起，呈常染色体显性遗传。Waardenburg 综合征可由 *PAX3*，*MITF*（WS2），*SNAI2*，*SOX10*，*EDN3*，*EDNRB* 等基因的突变所引起，主要表现为常染色体显性遗传，部分 Waardenburg 综合征亚型可表现为常染色体隐性遗传。白癜风易感基因可能位于 6p21.3（人类 MHC 基因群所在的区域）。HLA 研究显示有关人群 *DRB4*0101* 和 *DQB1*0303* 等位基因与白癜风相关。

双生子实验表明遗传因素在白癜风中起重要作用。利用连锁分析目前已鉴定出至少 4 个白癜风基因位点，分别称为 *AIS1*（1p31.3-p32.2），*AIS2*（Chr7），*AIS3*（Chr8），*AIS4*（17p）。其中 *FOXD3* 可能是 *AIS1* 的重要候选基因，*SLEV1* 可能是 *AIS4* 的重要候选基因。中国汉族人中发现一个较独特的连锁位点是 4q13-21。关联分析表明白癜风和大多数自身免疫性疾病一样，表现为与 HLA 位点的强关联性，以及与 *PTPN22*，*CTLA4* 的关联性。此外，还有其它一些候选易感基因位点，但结果多难重复。一个位于 2p16 的 *VIT1/FBXO11* 基因在白癜风中的表达明显异常，但尚未证实其与白癜风发生的病理机制。

【临床特征】

白癜风可发生于任何年龄，青壮年多见，50% 患者在 20 多岁前发病。皮损为局部色素脱失斑，呈乳白色，皮损内毛发可变白，无自觉症状，皮损周围颜色正常或色素加深，进展期时皮损逐渐移行于正常皮肤。用钝器摩擦或刺激可促使白斑出现同形反应。皮损因黑色素的缺乏被日晒后有灼痛、红斑或起水疱，在稳定期时白斑停止进展，在白斑区毛孔周边出现岛状色素区，逐渐扩大融合，使白斑区色素恢复。根据皮损累及的范围和分布可分为4型：局限型（包括节段型）、原发型、散发型和肢端型。散发型最常见，皮损好发于手背、面部、躯干、颈部等易受外伤部位及腔口周围皮肤如眼、口、鼻及外生殖器等，常不对称分布。部分患者的视网膜、脉络膜被累及，一般不影响视力。原发型，皮损面积可大于体表面积50%以上，甚至累及全身皮肤粘膜。局限型，白斑单发或群集某个部位。肢端型，发生于手足指趾及局部暴露部位。

【治疗和预后】

由于病因不明，目前的治疗均为对症治疗。主要采用各种方法控制病情进展使之稳定，然后使皮损区色素恢复，达到形态和功能上的修复。传统方法有饮食疗法、心理治疗、局部或系统用糖皮质激素、光化学疗法和光疗法、中草药、自体表皮移植或自体黑素细胞移植。

【实验室诊断】

白癜风的诊断主要依据其独特的临床表现，如非炎症性的皮肤、头皮以及头发、口腔粘膜等部位的多个形状不规整的白斑，青少年或成年发病，常伴有其他自身免疫性疾病。根据病史，后天发病，乳白色境界清楚的色素脱失斑，无自觉症状等，不难诊断。应与白色糠疹、麻风的浅色斑、贫血痣、花斑癣相鉴别。鉴别诊断中，花斑病和Waardenburg综合征一般在出生后即表现，病情稳定。花斑病主要表现为先天性前额发际中部头皮与头发白斑以及全身多个部位对称性白斑。Waardenburg综合征除表现为与花斑病相似的皮肤症状外，主要还累及眼和耳，表现为虹膜色彩异常、内眦侧翻、眼距增大等颌面部畸形，以及听力失常等。

【风险评估与预防】

1. 尚无准确的发病风险评估手段。白癜风具有家族聚集性，患者亲属的患病率，国外报道为18.75%～40%，国内报道为3%～12%。

2. 个别患者家系可能表现为常染色体显性遗传方式，但外显率不是100%。一般认为白癜风是一种多基因病。患者同胞和其它一级亲属患白癜风的风险率为1.8%，较普通人群高9倍，白人中这一风险率更高。

第七节 遗传性对称性色素异常症

遗传性对称性色素异常症（dyschromatosis symmetrica hereditaris，DSH）[OMIM 127400]，为一种较为少见的常染色体显性遗传病（图22-9）。典型皮损以肢端呈色素沉着或色素减退形成的网状斑，皮损对称分布。主要在婴幼儿期发病，表现为肢端对称性分布的、形状和大小不规则的色素沉着和色素减退网状色斑，以手背和脚背部位更为明显，面部也很常见。该病可见于各个种族，但主要见于亚洲人群，日本报道较多，发病率约为1.5/10万。国内至今仅报道了16个家系和8例散发病例共130多名患者。

【遗传病理学】

本病为常染色体显性遗传，体现高的外显率。77.6%患者有家族史，男女患病之比为1∶1。致病基因为定位于1q21.3的启动双链RNA特异性腺苷脱氨酶基因（double-stranded RNA-specific adenosine deaminase，DSRAD），又命名为ADAR基因[OMIM 601059]。ADAR基因全长30kb，包括15外显子编码1226个氨基酸，在外显子2、外显子2>7和外显子9>15上分别含有2个腺苷脱氨酶Z-alpha区域、3个ds-RNA结合区域和1个脱氨基区域。ADAR基因在体内广泛表达，通过将dsRNA的腺苷去氨基化转变成肌苷，降低dsRNA螺旋的稳定性，起着调节dsRNA解旋的作用。另外，ADAR还可激发细胞核内的转录过程。到目前为止，已经在不同的家系或散发病例的突变检测中发现了14种不同的突变（其中有6种无义突变、4种错义突变、2种移码突变和1种剪接突变），位于ADAR基因

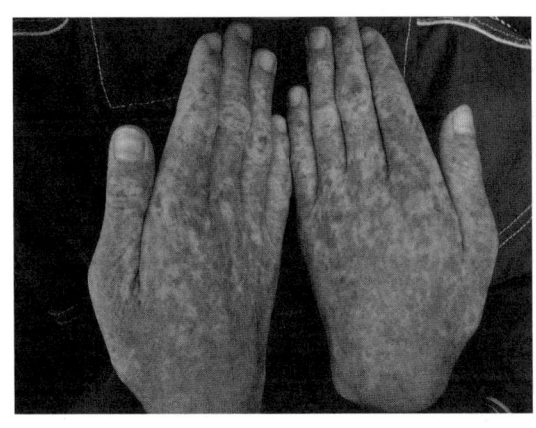
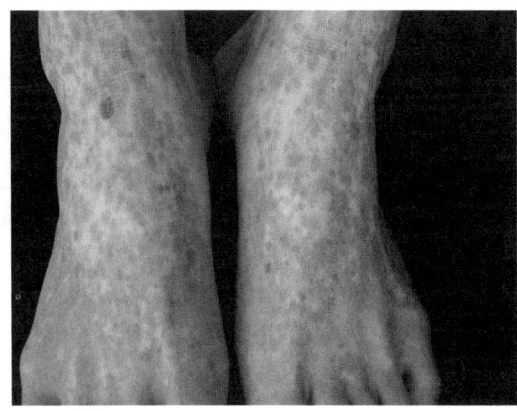

图 22-9 遗传性对称性色素异常症

不同的外显子上。

【临床特征】

婴儿期和儿童早期发病。据文献统计，73%患者在 6 岁之前发病。临床表现为肢端背侧尤以手足背也可延及前臂、小腿，呈对称分布的形状和大小不规则的色素沉着和色素减退的网状斑，面部、颈项部可见雀斑样色素沉着斑，皮损经久不退，日晒后更为明显。无自觉症状，但影响患者美观，造成患者沉重的心理负担。

【治疗和预后】

无特殊疗法。中年后色素减退斑部分可有逐渐恢复现象。

【实验室诊断】

根据病史、皮损形态分布等特点可作出诊断。组织病理无明显特征性改变，表皮轻度角化过度，白斑处基底层色素减少，而色素斑处色素增加。

【风险评估与预防】

按孟德尔遗传方式常染色体显性遗传进行相应的理论发病风险评估，对已诊断出家系的致病基因突变谱的，可进行分子诊断及产前诊断。

第八节 着色性干皮病

着色性干皮病（xeroderma pigmentosum，XP）为一种少见的常染色体隐性遗传病（图 22-10）。其特征为"DNA 切除修复系统"的功能缺损或降低，不能有效清除紫外线所致的嘧啶二聚体。临床表现为曝光部位出现皮炎，色素异常改变，皮肤过早老化以及继发皮肤肿瘤。患者常伴有眼和神经系统的症状。该病可见于各种族人群，以日本人和中东人患病率最高。我国发病率为 1/25 万。

【遗传病理学】

本病为常染色体隐性遗传。患者父母大多有血缘关系，男女发病相等。1968 年，Cleaver 等证实着色性干皮病患者"DNA 切除修复系统"功能缺陷，紫外线照射皮肤细胞后，相邻嘧啶碱基之间形成嘧啶二聚体光产物，干扰 DNA 单链模板作用。由于着色性干皮病患者该系统功能缺损或降低，不能有效切除受损的嘧啶，曝光处角质形成细胞易发生病变或死亡，或进而发展为癌细胞。目前将着色性干皮病分为 8 种亚型——互补 A-G 型为 1 个变异型，经 DNA 分析基因缺陷部位为：A 型为染色体 9q22.3，B 型为 2q21，C 型为 3p25，D 型为 19q13.2-q13.3，E 型为 11p12-p11，F 型为 16p13.3-p13.13，G 型为 13q33（表 22-6），变异型 V 为 DNA 连接缺乏，其基因定位于 6p21.1-6p12。

着色性干皮病多种互补型的存在表明切除的起始步骤涉及多种蛋白质之间的协同作用，这些蛋白质结合于受损部位，由"DNA 切除修复系统"进行修复。

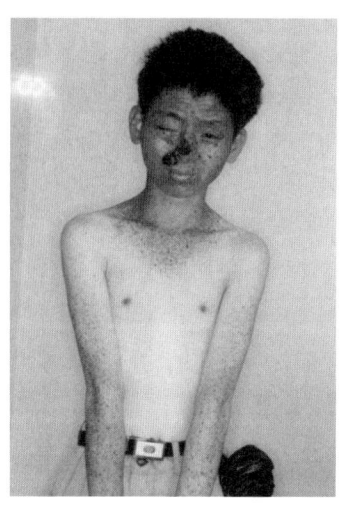

图 22-10　着色性干皮病

A 型着色性干皮病及大多数 D 型着色性干皮病基因组修复缺陷包括活性转录区。当脑和神经元组织发生氧化性损伤时不能修复，致神经元逐渐耗竭；B 型及少数 D 型着色性干皮病则另具有控制转录及修复双重功能的蛋白质区域突变，因而患者表现为骨、中枢神经系统和视网膜发育畸形。

表 22-6　着色性干皮病（XP）8 种亚型

类型	OMIM 编号	基因	染色体定位	蛋白质功能
XPA	278700	XPA	9q22.3	A 型细胞对紫外线极度敏感，其核苷酸切除修复（NER）完全缺陷，XPA 蛋白与 RNA 结合构成杂二聚体，在体内的损伤修复中发挥重要的作用
XPB	133510	ERCC3	2q21	B 型蛋白是转录因子 TFIIH 的最大 p89 亚基，具有从 3'端到 5'端依赖 ATP 的单链 DNA 解旋酶活性的蛋白质，主要执行依赖 DNA 的 ATP 酶和解旋酶功能，在损伤 DNA 修复和基因转录中起重要作用
XPC	278720	XPC	3p25	C 型蛋白与由 hHR23B 基因所编码的一个修复蛋白（hHR23B 蛋白）形成复合物，结合于 NER 蛋白，参与损伤 DNA 的识别
XPD	278730	ERCC2	19q13.2-q13.3	D 型蛋白也是转录因子 TFIIH 的一个亚基，具有 5'-3'解链酶活性；该蛋白也是启动位点、损伤附近 DNA 解链所必需的解链酶。D 型细胞中，由于 D 型基因的 C 末端发生突变，阻止 D 型解链酶与 p44N 末端相互作用，导致 D 型解链酶活性下降
XPE	278740	DDB2	11p12-p11	E 型细胞缺乏紫外线损伤的 DNA 结合蛋白（UV-DDB）活性，该蛋白主要参与损伤 DNA 的识别。含有两个亚单位，分别由 DDB1 和 DDB2 编码，而 XPE 患者的 UV-DDB 活性缺失是由 DDB2 基因突变所引起的
XPF	278760	ERCC4	16p13.3-p13.13	F 型蛋白 N 末端具有核酸内切酶活性，与 ERCC1 蛋白相互作用形成稳定的杂二聚体 XPF-ERCC1，发挥 5'核酸内切酶活性
XPG	278780	ERCC5	13q33	G 型蛋白具有 3'核酸内切酶活性；研究发现 G 型核酸内切酶高度特异地结合到 ss/dsDNA 交接部位进行剪切 G 型基因点突变及其核酸内切酶活性缺陷导致着色性干皮病
XPV	278750	POLH	6p21.1-6p12	V 型存在跨损伤合成缺陷。V 型基因编码的蛋白质为 DNA 聚合酶 η，聚合酶 η C 末端能环绕形成一个锌指结构，该结构在体内当复制叉被紫外线损伤时能结合到损伤的 DNA 上。V 型患者跨损伤合成缺陷，无法绕过损伤继续合成，引起肿瘤的发生

【临床特征】

1. 皮肤症状　幼年发病，暴露部位出现雀斑和皮肤干燥，日晒后色泽加深，伴有色萎缩性疹、毛细血管扩张及疣状角化，皮损易突变为基底细胞癌、鳞状细胞癌和恶性色素瘤等，少见有血管肉瘤及纤维肉瘤。患者常在10多岁前死亡，1/3患者在20岁前因肿瘤转移或感染死亡。

2. 眼部症状　畏光流泪是最早出现和最常见的症状，有不同程度的结膜炎、角膜炎、睑球粘连、睑内翻或外翻、翼状胬肉等。

3. 神经系统症状　可累及20%左右患者，多见于A型及D型。表现为智力低下，小脑共济失调，反射减弱或消失等。

4. 其他　内脏恶性肿瘤的危险性比正常人群高10~20倍，包括白血病、肺和中枢神经系统肿瘤。

【治疗和预后】

应避免日晒。曝光部位外涂遮光剂，如25%二氧化钛霜和5%PABA液。好发性肿瘤，及早诊断，加以切除。眼部病变应行眼科处理。口服异维A酸2mg/(kg·d)可有效减少皮肤肿瘤的发生。口服维生素C、B、E，可改善皮肤症状。

近年来学者们着眼于着色性干皮病的基因治疗研究。如利用一种反转录酶构建一种含有 XPD-ERCC2 的载体，成功地将 ERCC2 导入 XPD 细胞。

【实验室诊断】

根据病史及临床特征可作出诊断。皮肤组织病理早期为角化过度，棘层减少，部分皮突萎缩，基层色素不规则聚集。真皮成层单核淋巴细胞浸润，日久则呈目光性角化改变，表现为表皮细胞排列紊乱，不典型向下增殖。胶原纤维嗜碱性改变。发展至肿瘤可呈各型肿癌的相应病理改变。

【风险评估与预防】

1. 按孟德尔遗传方式常染色体隐性遗传进行相应的理论发病风险评估。禁止近亲结婚是降低着色性干皮病发生的有效措施。其他方法包括检出着色性干皮病杂合子，进行分子诊断和产前基因诊断。

第九节　结节性硬化症

结节性硬化症（tuberous sclerosis，TS）[OMIM 191100，191092，191091] 为一组复合性发育不良综合征，包括 TSC1、TSC2 和 TSC3 等多种类型。本病是常染色体显性遗传所致多种形式表现的疾病，几乎可累及所有器官，主要病变为结缔组织结构缺陷，可能与胚胎细胞分化障碍有关。结节性硬化症的患病率约为3~10/10万，其中2/3的病例为散发性。

【遗传病理学】

病例中86%是基因突变所致，为伴外显不全的复合性发育不良。虽然65%的结节性硬化症患者为散发病例，但对家系的连锁分析结果发现，结节性硬化症具有遗传异质性，约一半家系与位于9q34上的 TSC1 [OMIM 605284] 基因相关，另一半家系则与位于16p13.3上的 TSC2 [OMIM 191092] 基因有关。迄今为止，仅仅发现了很少数量的基因内缺失和位点突变，而且全部存在于散发病例中。这提示了结节性硬化症病理机制的复杂性。TSC1 与 TSC2 基因的差异见表22-7。

表22-7　TSC1 与 TSC2 基因的比较

	TSC1	TSC2
染色体定位	9q34	16p13.3
基因结构	含23个外显子。转录产物长8.6kb	含41个外显子，长44kb。转录产物长5.5kb
突变类型	小片段截断突变	大片段缺失/重组；小片段截断突变
突变率	≥10%~15%散发患者	≥70%散发患者

	TSC1	TSC2
表型	少见智力障碍	多见智力障碍，可见 TSC2 和 PKD1 相邻基因缺失综合征
杂合性丢失	少见	多见
基因表达	广泛、低水平表达	广泛、低水平表达
蛋白产物	错构瘤蛋白（hamartin），130kDa，1164 个氨基酸长	结节蛋白（tuberin），200kDa，1807 个氨基酸长
功能推测	为肿瘤抑制基因，调节细胞的粘附功能，调节结节蛋白的活性	为肿瘤抑制基因，调节 GTP 酶的活性，调节细胞周期
亚细胞水平	细胞浆	细胞核周围
蛋白定位		与高尔基复合体相连

【临床特征】

结节性硬化症的表现呈多种形式，其特征性的表现有癫痫、智力低下、皮脂腺腺瘤即所谓三联征。常见皮肤症状有下列几种：

1. 皮脂腺腺瘤（Pringle 皮脂腺腺瘤）：见于 50% 以上患者。一般在 3 岁以后至 10 岁间发生，出生时少见，青春期逐渐增大、增多。皮疹多分布在双侧鼻唇沟及两侧面颊部、颏部、耳部、颈部、眼睑，初起为浅红色、黄红色的坚韧的小丘疹，随年龄的增长而增大为结节，并可见毛细血管扩张，表面光亮。偶可愈合。组织病理显示这种皮损并非皮脂腺腺瘤，而是一种血管纤维瘤。

2. 甲周纤维瘤（Koenen 瘤）：有时可为本病唯一表现，约 20% 患者出现该损害，一般在 10 岁以后出现。常累及指、趾，且多发，发生于指（趾）甲下或指甲（趾）皱襞处，呈光滑、较硬的、红色指状赘生物。但有的瘤体大而使指甲破坏。

3. 鲨革样斑：常与面部血管纤维瘤同时存在（图 22-11），约 70% 患者发生在腰部、骶部，为隆起、大小不等的桔皮样、较软的皮肤斑块，大多在 10 岁之前发生。

4. 条状叶形白斑：是很重要的诊断依据，一般发生在出生时或婴幼儿期，为 1~3cm 椭圆形或条状如桉树叶，滤过紫外线更为清楚。部分患者在颈部、腋部发生较多的咖啡色斑，白发及葡萄酒色血管瘤。

40%~60% 患者有不同程度的智力低下，并伴有局灶性癫痫。X 线检查脑内可有钙化结节，脑电图异常，眼部常发生视网膜晶体瘤，肾囊肿和血管肌脂瘤是常见的肾损害。囊性变和淋巴管肌瘤是累及肺部的 2 种病变。部分患者死于心脏横纹肌瘤。骨骼囊性变和硬化症亦可出现。

【治疗和预后】

本病尚无满意治疗方法，皮脂腺腺瘤可用电灼、微波凝固、CO_2 激光、手术切除治疗。癫痫者抗癫痫治疗。

【实验室诊断】

根据病史，有皮脂腺瘤、鲨革样斑、条状叶形白斑、智力低下、癫痫，结合骨、脑 X 线检查而不难诊断。有时应与寻常痤疮、囊性腺样上皮病等进行鉴别。

在体外培养的患者成纤维细胞中，可见着丝粒超前分离（premature centromere disjunction，PCD）的现象。在巨细胞性星形细胞瘤、血管肌脂瘤和横纹肌瘤中可检测到 TSC1 基因的杂合性丢失，而在血管肌脂瘤、心肌瘤、皮质结节和巨细胞性星形细胞瘤中存在 TSC2 基因的杂合性丢失。

【风险评估与预防】

按常染色体显性遗传规律，结合 TSC1 与 TSC2 基因的突变筛查进行发病风险的评估。

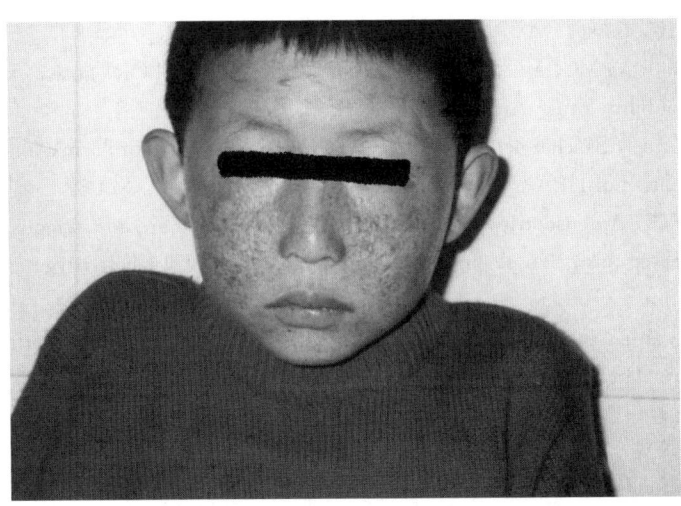

图 22-11 结节性硬化症

(方　红　张咸宁　严提珍)

主要参考文献

1. Arcos-Burgos M, Parodi E, Salgar M, et al. Complex segregation and linkage disequilibrium analyses with respect to microsatellite loci spanning the HLA. Hum Genet, 2002, 110: 334-42
2. Asumalahti K, Ameen M, Suomela S, et al. Genetic analysis of PSORS1 distinguishes guttate psoriasis and palmoplantar pustulosis. J Invest Derm, 2003, 120: 627-32
3. Asumalahti K, Laitinen T, Itkonen-Vatjus R, et al. A candidate gene for psoriasis near HLA-C, HCR (Pg8), is highly polymorphic with a disease-associated susceptibility allele. Hum Molec Genet, 2000, 9: 1533-42
4. Asumalahti K, Veal C, Laitinen, T et al. Coding haplotype analysis supports HCR as the putative susceptibility gene for psoriasis at the MHC PSORS1 locus. Hum Molec Genet, 2002, 11: 589-97
5. Baser ME, Kuramoto L, Joe H, et al. Genotype-phenotype correlations for nervous system tumors in neurofibromatosis 2: a population-based study. Am J Hum Genet, 2004, 75: 231-9
6. Baser ME, Kuramoto L, Woods R, et al. The location of constitutional neurofibromatosis 2 (NF2) splice site mutations is associated with the severity of NF2. J Med Genet, 2005, 42: 540-6
7. Becker AJ, Urbach H, Scheffler B, et al. Focal cortical dysplasia of Taylor's balloon cell type: mutational analysis of the TSC1 gene indicates a pathogenic relationship to tuberous sclerosis. Ann Neurol, 2002, 52: 29-37
8. 毕志刚主编. 皮肤性病学. 北京：科学出版社, 2004
9. Capon F, Novelli G, Semprini S, et al. Searching for psoriasis susceptibility genes in Italy: genome scan and evidence for a new locus on chromosome 1. J Invest Derm, 1999, 112: 32-5
10. Capon F, Semprini S, Dallapiccola B, et al. Evidence for interaction between psoriasis-susceptibility loci on chromosomes 6p21 and 1q21. (Letter) Am J Hum Genet, 1999, 65: 1798-800
11. Capon F, Semprini S, Chimenti S, et al. Fine mapping of the PSORS4 psoriasis susceptibility region on chromosome 1q21. J Invest Derm, 2001, 116: 728-30
12. Capon F, Helms C, Veal CD, et al. Genetic analysis of PSORS2 markers in a UK dataset supports the association between RAPTOR SNPs and familial psoriasis. (Letter) J Med Genet, 2004, 41: 459-60
13. DiGiovanna JJ. Ichthyosiform dermatoses: so many discoveries, so little progress. J Am Acad Dermatol, 2004, 51: S31-4
14. Enlund F, Samuelsson L, Enerback C, et al. Psoriasis susceptibility locus in chromosome region 3q21 identified in patients from southwest Sweden. Europ J Hum Genet, 1999, 7: 783-90
15. Gabriele Richard. Molecular genetics of the ichthyoses, American Journal of Medical Genetics Part C: Seminars in Med-

ical Genetics Volume 131C, Issue 1, 2001

16. Giardina E, Capon F, De Rosa MC, et al. Characterization of the loricrin (LOR) gene as a positional candidate for the PSORS4 psoriasis susceptibility locus. Ann Hum Genet, 2004, 68: 639-45

17. Gonzalez S, Martinez-Borra J, Sanchez del Rio J, et al. The OTF3 gene polymorphism confers susceptibility to psoriasis independent of the association of HLA-Cw*0602. J Invest Derm, 2000, 115: 824-8

18. Gudjonsson JE, Karason A, Antonsdottir A, et al. Psoriasis patients who are homozygous for the HLA-Cw*0602 allele have a 2.5-fold increased risk of developing psoriasis compared with Cw6 heterozygotes. Brit J Derm, 2003, 148: 233-5

19. Helms C, Saccone NL, Cao L, et al. Localization of PSORS1 to a haplotype block harboring HLA-C and distinct from corneodesmosin and HCR. Hum Genet, 2005, 118: 466-76

20. 何平平，张学军，林国书等. 遗传性对称性色素异常症：临床和遗传特点分析. 安徽医科大学学报, 2001, 36: 480-2

21. He XH, Zhang XN, Mao W, et al. A novel mutation of keratin 9 in a large Chinese family with epidermolytic palmoplantar keratoderma. Br J Dermatol, 2004, 150: 647-51

22. Hodges AK, Li S, Maynard J, et al. Pathological mutations in TSC1 and TSC2 disrupt the interaction between hamartin and tuberin. Hum Molec Genet, 2001, 10: 2899-905

23. 靳培英. 大疱性表皮松解症. 中华皮肤科杂志, 2004, 37: 560-2

24. Kelsell DP, Stevens HP. The palmoplantar keratodermas: much more than palms and soles. Mol Med Today, 1999, 5: 107-13

25. Khan SG, Metin A, Gozukara E, et al. Two essential splice lariat branchpoint sequences in one intron in a xeroderma pigmentosum DNA repair gene: mutations result in reduced XPC mRNA levels that correlate with cancer risk. Hum Molec Genet, 2004, 13: 343-52

26. Koss-Harnes D, Hoyheim B, Anton-Lamprecht I, et al. A site-specific plectin mutation causes dominant epidermolysis bullosa simplex Ogna: two identical de novo mutations. J Invest Derm, 2002, 118: 87-93

27. Lane EB, McLean WH. Keratins and skin disorders. J Pathol, 2004, 204: 355-66

28. Lu Y, Guo C, Liu Q, et al. A novel mutation of keratin 9 in epidermolytic palmoplantar keratoderma combined with knuckle pads. Am J Med Genet, 2003, 120A: 345-9

29. Mitsuhashi Y, Hashimoto I. Genetic abnormalities and clinical classification of epidermolysis bullosa. Arch Dermatol Res, 2003, 295: S29-S33

30. Miyamura Y, Suzuki T, Kono M, et al. Mutations of the RNA-specific adenosine deaminase gene (DSRAD) are involved in dyschromatosis symmetrica hereditaria. Am J Hum Genet, 2003, 73: 693-9

31. Nair RP, Stuart PE, Nistor I. Sequence and haplotype analysis supports HLA-C as the psoriasis susceptibility 1 gene. Am J Hum Genet, 2006, 78: 827-51

32. Nakano A, Chao S-C, Pulkkinen L, et al. Laminin 5 mutations in junctional epidermolysis bullosa: molecular basis of Herlitz vs non-Herlitz phenotypes. Hum Genet, 2002, 110: 41-51

33. Narayanan V. Tuberous sclerosis complex: genetics to pathogenesis. Pediatr Neurol, 2003, 29: 404-9

34. Orru S, Giuress E, Carcassi C, et al. Mapping of the major psoriasis-susceptibility locus (PSORS1) in a 70-kb interval around the corneodesmosin gene (CDSN). Am J Hum Genet, 2005, 76: 164-71

35. Oyama M, Shimizu H, Ohata Y, et al. Dyschromatosis symmetrica hereditaria (reticulate acripigmention of Dohi): report of a Japanese family with the condition and a literature review of 185 cases. Br J Dermatol, 1999, 140: 491-6

36. Raghunath M, Hennies H-C, Ahvazi B, et al. Self-healing collodion baby: a dynamic phenotype explained by a particular transglutaminase-1 mutation. J Invest Derm, 2003, 120: 224-8

37. Richard BO, William DJ, Timothy GB. Andrew's diseases of clinical dermatology. 9th ed. 北京：科学出版社, 2001

38. Rugg EL, Leigh IM. The keratins and their disorders. Am J Med Genet, 2004, 131C: 4-11

39. Shevchenko YO, Compton JG, Toro JR, et al. Splice-site mutation in TGM1 in congenital recessive ichthyosis in American families: molecular, genetic, genealogic, and clinical studies. Hum Genet, 2000, 106: 492-9

40. Speckman RA, Daw, JAW, Helms C, et al. Bowcock, A. M. Novel immunoglobulin superfamily gene cluster, mapping to a region of human chromosome 17q25, linked to psoriasis susceptibility. Hum Genet, 2003, 112: 34-41

41. Stuart P, Nair RP, Abecasis GR, et al. Analysis of RUNX1 binding site and RAPTOR polymorphisms in psoriasis: no evidence for association despite adequate power and evidence for linkage. J Med Genet, 2006, 43: 12-7
42. Sun C, Mathur P, Dupuis J, et al. Peptidoglycan recognition proteins Pglyrp3 and Pglyrp4 are encoded from the epidermal differentiation complex and are candidate genes for the Psors4 locus on chromosome 1q21. Hum Genet, 2006, 119: 113-25
43. Swanbeck G, Inerot A, Martinsson T, et al. Genetic counselling in psoriasis: empirical data on psoriasis among first-degree relatives of 3095 psoriatic probands. Brit J Derm, 1997, 137: 939-42
44. Veal CD, Clough RL, Barber RC, et al. Identification of a novel psoriasis susceptibility locus at 1p and evidence of epistasis between PSORS1 and candidate loci. J Med Genet, 2001, 38: 7-13
45. 王培林主编. 遗传病学. 北京：人民卫生出版社, 2000
46. 叶文虎, 赵寿元, 李璞主编. 现代临床遗传学. 合肥：安徽科学技术出版社, 1996
47. 张学军主编. 皮肤病学. 北京：人民卫生出版社, 2003
48. Zhang X-J, He P-P, Wang Z-X, et al. Evidence for a major psoriasis susceptibility locus at 6p21 (PSORS1) and a novel candidate region at 4q31 by genome-wide scan in Chinese Hans. J Invest Derm, 2002, 119: 1361-6
49. Zhang X-J, Gao M, Li M, et al. Identification of a locus for dyschromatosis symmetrica hereditaria at chromosome 1q11-1q21. J Invest Derm, 2003, 120: 776-80
50. Zenz R, Eferl R, Kenner L, et al. Psoriasis-like skin disease and arthritis caused by inducible epidermal deletion of Jun proteins. Nature, 2005, 437: 369-75

第 23 章　肿瘤、癌症综合征遗传咨询

第一节　实体性肿瘤

一、视网膜母细胞瘤

视网膜母细胞瘤（retinoblastoma，RB）[OMIM 180200] 是起源于视网膜母细胞的胚胎性恶性肿瘤。是儿童最常见的原发性眼内恶性肿瘤，仅占儿科肿瘤的 1%。我国的发生率约为 1/11,000。

【遗传病理学】

RB1 基因突变是视网膜母细胞瘤发病的原因。*RB1* 是抑癌基因，定位于染色体 13q14 区域，含 27 个外显子，其 DNA 大小为 180kb，编码 928 个氨基酸。RB 蛋白在调控细胞周期的整个过程中起重要作用，它与其他细胞调控因子（尤其是 E2F 转录因子）的相互作用，调控视网膜母细胞的生长和分化。*RB1* 的缺失或由 *RB1* 突变引起的基因功能丢失使视网膜母细胞异常分化而导致视网膜母细胞瘤的发生。

导致 *RB1* 基因功能丢失的机制包括基因本身的突变、染色体 13q14 区域的缺失或重排、以及减数分裂或有丝分裂过程中 13 号染色体不分离导致 13 号染色体的丢失。已知的 *RB1* 基因突变已超过 100 种，以无义突变和移码突变为主，占 80% 左右。其他的突变包括小片段缺失和错义突变。大多数的突变表现不一，并分布在基因的不同位点上。到目前为止，尚未发现移码突变或无义突变与发病年龄、肿瘤数量、继发性肿瘤等表型之间的关系。

从细胞水平说，本病属常染色体隐性遗传，因为只有 *RB1* 的两个等位基因同时发生突变才会发病。从肿瘤发生的角度来说，本病则属常染色体显性遗传，因为患者将突变的 *RB1* 等位基因传递下一代的几率为 50%，随后当另一等位基因发生体细胞性基因突变时即发病。*RB1* 突变体现了肿瘤发生的"二次打击"学说。新发生性 RB 在生殖细胞阶段没有基因突变的发生，但是两个等位基因先后发生体细胞性突变（图 23-1A）；遗传性 RB 肿瘤早在生殖细胞阶段已发生第一次基因突变，第二次突变则发生在体细胞里（图 23-1B）。大部分的病例属新发生性（*de novo*）。

等位基因丢失的机制包括四种：①正常等位基因上的点突变；②基因转化（gene conversion）；③体细胞重组（somatic recombination）；④染色体、染色体长臂或染色体片段丢失。

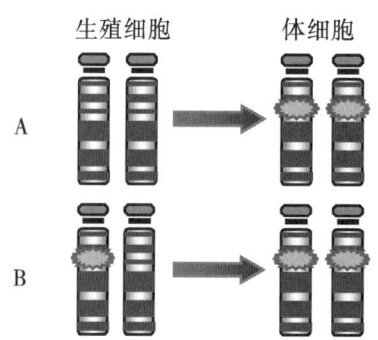

图 23-1　*RB1* 突变与 RB 的发生机制

【临床特征】

通常于 4 岁前发病，几乎都呈双侧性。部分肿瘤可以自行退化而表现为无症状性良性视网膜瘤

(retinoma)。

RB特征性的临床表现是白瞳症，俗称"猫眼"。25%的患者有斜视。其它较少见的临床表现为红眼症、流泪、角膜混浊、玻璃体出血、前房出血、眼内或眼周边组织炎症、突眼和前房积脓等。青光眼是常见的并发症。生殖细胞性 RB 基因突变患者通常发病早，且为双眼多发性肿瘤，加上颅内肿瘤（如松果体母细胞瘤、异位性颅内视网膜母细胞瘤等）的出现，称为"三侧性RB"。其临床表现有嗜睡、头痛和其它临床神经症状。生殖细胞性 RB 基因突变的患者继发其他肿瘤风险高，其中以成骨肉瘤为最常见。

【治疗和诊断】

RB 治疗的首要目的是保障病儿的生命，其次是挽救视力。目前对 RB 治疗的方案主要包括眼球摘除，放射疗法，激光光凝疗法，冷冻疗法，热疗及化学热疗，静脉注射化学减瘤疗法，结膜下注射化学减瘤疗法，全身化疗法，深度化疗加骨髓移植或外周血干细胞移植等。

"三侧性 RB"患者死亡率很高，应同时采用化疗，放疗或伽玛刀等综合治疗。双侧性 RB 肿瘤容易复发，故在原发肿瘤经治疗消失后仍然需要密切追踪检查，同时要注意继发性肿瘤的发生。

常规染色体分析可以检测 13 号染色体的丢失，13q14 区域的缺失或重排。使用 RB1 探针的 FISH 方法对 13q14 区域缺失的测定比较简单方便，值得推广。Southern 和 PCR 等分子遗传方法分析可以检测 RB1 基因的突变。用 PCR 对从肿瘤组织提取的 RNA 进行 RB1 突变分析可以测定生殖细胞性突变，但肿瘤组织的获得常受限制。利用绒毛组织或羊水细胞对 RB1 基因检测以及超声波可以对 RB 进行产前诊断。

用外周血作检测，常规染色体分析仅能发现 5% 的患者含染色体 13q14 区带缺失，而 Southern Blot 分析法则可以发现 20% 的患者有 RB1 突变。Richter 等采用包括定量多重 PCR 等综合性方法可以明显提高 RB1 突变检测率，达 89%。

【风险评估与预防】

对本病作早期诊断的关键是怎样对所有患者提供准确有效的遗传咨询。遗传咨询内容主要包括：

1. 把所有的双侧性 RB 病例都视为体质性（constitutional）遗传性；15% 的单侧性病例属体质性遗传，其余的为散发性。

2. 80%～90% 的双侧性 RB 病例无家族史而表现为新发生性基因突变，父母无病；但注意部分父母表现为无症状性良性视网膜瘤，故在作出结论前必须对患者的父母作扩瞳检查。

3. 双侧性 RB 肿瘤容易复发，注意密切追踪检查，同时要注意继发性肿瘤的发生。

4. 双侧性 RB 患者的父亲常有镶嵌型（mosaicism）生殖性基因突变；这样的父亲通常不发病，但其所生育的子女患病再发风险为 7%。

5. 生殖性基因突变的外显度可高达 90% 以上；但也有外显不全的等位基因。

6. 如发现 arg881trp 突变，则需要注意肿瘤的外显不全以及肿瘤退行性的特点。

7. 可以采用患者外周血对生殖细胞性突变进行 DNA 测定，其意义在于：

a）能确定双侧性 RB 患者是否携带从父母传递而来的突变基因。

b）有利于指导患者的同胞兄弟姊妹进行基因突变的追踪。

c）有助于产前诊断以及风险预测，并能提供根据为患者后代作基因检测。

8. 早期及时的诊断可以挽救患者的生命，故十分重要。

9. 在对没有发现 RB1 基因突变的非家族性的单侧性肿瘤病例的风险评估则需要用经验风险进行（表 23-1）。已生育一胎单侧性肿瘤患者的夫妇第二胎单侧性肿瘤患者的再发风险是 1%；如果第一胎是双侧性肿瘤患者，第二胎的再发风险就升为 2%～6%。

10. 对 RB1 基因突变家族史阳性的小孩进行预防性早期眼底视网膜检查是预防肿瘤发生的重要措施。目前有主张在出生后三个月内每月检查一次；随后，在两岁前每三个月检查一次；两到三岁每四个月一次；三到五岁之间每六个月一次；之后，每年一次，直到十一岁。三岁前的眼底检查都必须在全身麻醉下进行。对12岁以上的小孩就要进行定期的全身体检，以对继发性肿瘤（特别是肉瘤）的早期发现。

表23-1 视网膜母细胞瘤再发风险

家族临床状况	再发风险
双侧性RB患者子女的患病风险	45%*
单侧性RB患者子女的患病风险	7.5%
父母无病，双侧性RB患者的同胞兄弟姐妹的患病风险	5%~7%
父母无病，单侧性RB患者的同胞兄弟姐妹的患病风险	1%

* 由于RB1基因外显性降低的原因，再发风险由50%降为45%

（陆国辉 林宁）

二、家族性腺瘤性息肉病

家族性腺瘤性息肉病（familail adenomatous polyposis of the colon，FAP）[OMIM 175100] 在人群中的发生率为2.3/100,000~3.2/100,000。

【遗传病理学】

家族性结肠息肉病致病基因为APC。APC是抑癌基因，定位于染色体5q21区域，在大多数组织中表达，含有15个外显子，它编码一有2844个氨基酸的蛋白质。外显子15很大，组成77%的编码区。外显率几乎为100%。属常染色体显性遗传，故患者的后代有50%的可能性遗传致病基因突变。80%的患者可追溯到一方父母患病，故应对患者父母进行基因检测。但因有20%的家族性腺瘤性息肉病患者有新发生性突变产生，患者父母不一定为突变携带者。

APC基因的突变可改变APC蛋白与β连环蛋白及E钙粘附蛋白之间的平衡，导致细胞与细胞，细胞与基质之间粘附作用以及接触抑制信号传递的改变，引起细胞分裂与细胞死亡之间的平衡失调，以致生长失控，导致结直肠癌。

【临床特征】

大多数患者可无症状。腺瘤样息肉最早的症状为腹泻，主要症状是出血，也可有腹绞痛、贫血、体重减轻和肠梗阻。出血常附在粪便表面，颜色鲜红。长期慢性出血，可导致贫血，全结肠与直肠均可有多发性腺瘤。多数腺瘤有蒂。乳头状较少见。息肉数从100左右到数千个不等。自黄豆大小至直径数厘米。常密集排列，有时成串，其组织结构与一般腺瘤无异。腺瘤恶变可能性极高，平均在35岁以前（34~43岁）将转变为肠癌。其肠外症状包括胃基底部及十二指肠息肉，软组织肿瘤，骨瘤，牙齿异常及先天性视网膜色素沉着。Gardner综合征、Turcot综合征同为APC基因突变所致，除多发性肠腺瘤息肉外，Gardner综合征还有骨瘤及腹部硬纤维瘤，而Turcot综合征通常转发成神经管细胞瘤。

【诊断和治疗】

腺瘤样息肉可以演变为癌，所以腺瘤样息肉应及时治疗。经乙状结肠镜活组织检查一般即可确诊。患者应尽早作全结肠切除与回肠肛管吻合术或回肠直肠吻合术。术后仍需定期作直肠镜检查，如发现新的息肉可予电灼治疗。

基因检测包括全基因测序，蛋白截断测试（80%突变导致非成熟性蛋白截断），分子杂交法检测基因拷贝变异及连锁分析法。突变检出率可达95%。家族性腺瘤性息肉病有较明显的基因型表型关系（表23-2）。

早期诊断患者，可预防性服用非固醇类抗炎药（NSAIDS），如sulindac，celecoxib及rofecoxib；也有服用叶酸，钙剂，阿司匹林有效的报道，但结论尚存争议。

【风险评估与预防】

对有典型家族性腺瘤性息肉病风险的个体,分子遗传检测一般可在8～10岁进行;对有削弱型家族性腺瘤性息肉病风险的个体,分子遗传检测一般可延迟到20岁进行。

对已发现APC突变或确诊为家族性腺瘤性息肉病的患者;对临床诊断家族性腺瘤性息肉病患者但未经分子检测确诊;或者家族性腺瘤性息肉病家庭成员,分子检测未发现突变者,均推荐进行预防性疾病筛查:

1. 从出生到5岁,需经体检和/或腹部B超及血清AFP,每年筛查肝细胞瘤。
2. 10～12岁开始,每1～2年进行乙状结肠镜检,一旦发现息肉,立即进行结肠镜检。
3. 息肉出现1年后,仍未行结肠切除术患者,需每年进行结肠镜检。发现结肠息肉者,每2～3年进行食管、胃、十二指肠镜检。
4. 一旦发现十二指肠息肉,需进行小肠X光检查。体检时须作甲状腺触诊。

APC突变检测阳性的家族性腺瘤性息肉病家庭中,未发现突变的家庭成员,需在16岁、25岁、35岁时作乙状结肠镜检证实基因检测结果。

表 23 - 2 家族性腺瘤性息肉病基因型-表型关系

突变位置(编码子)	症状
1309	最常见突变,症状出现平均年龄20岁
168＞1580(1309除外)	症状出现平均年龄30岁
168上游,1580下游	症状出现平均年龄52岁
1250＞1464	＞5,000个腺瘤息肉
5'端至158号编码子,9号外显子及3'端	患者肠息肉在30个左右,称削弱型家族性腺瘤性息肉病(attenuated FAP, AFAP)。
1395＞1493	骨瘤及腹部硬纤维瘤出现几率较高
457＞1309	骨瘤及腹部硬纤维瘤出现几率较低,但有肝母细胞瘤及脑瘤
177＞452	无肝母细胞瘤及脑瘤
463＞1387	先天性视网膜色素沉着
1444＞1587	先天性视网膜色素沉着

(曾文琦　吴柏林)

三、遗传性非息肉性肠癌

遗传性非息肉性肠癌(hereditary non-polyposis colorectal cancer,HNPCC,OMIM 120435)也称Lynch综合征,是一种患癌风险明显增高疾病。

【遗传病理学】

属于常染色体显性遗传病,外显率为90%,不伴有广泛性肠息肉病的综合征,其特征是:结直肠癌发生较早(≤45岁),且有家族性聚集的倾向。遗传性非息肉性肠癌基因包括一组错配修复(mismatch repair,MMR)基因,其中 MLH1 (3p21),MSH2 (2p22-p21)的生殖细胞线突变占所有突变的90%,MSH6 (2p16)为7%～10%,PMSL2 (7p22)占5%。其它基因突变如:PMSL1 (2q31.1),MSH3,EXO1 and $TGF\beta_2$仅有零星家系报道。

微卫星不稳定(microsatellite instability,MSI)为遗传性非息肉性肠癌的分子学性状。即微卫星体重复序列在患者的血液与肿瘤之间存在差异,表现为这些序列的扩充或缩减。微卫星体是散布人类基因组中高度重复的短的序列,DNA复制时常导致这些重复序列的增减,这些差错被错配修复基因所检测、切除和修复。当错配修复基因发生突变时,MSI现象就会出现。在50%～86%遗传性非息肉性肠癌病例的结直肠癌中及15%散发性结肠癌中可检测出MSI。

【临床特征】

遗传性非息肉性肠癌为常染色体显性遗传的无息肉性肠癌，同时还伴有各种肠外器官的恶性肿瘤，如：子宫内膜癌、卵巢癌、肝胆管癌、胃癌、膀胱癌、脑胶质细胞瘤。临床诊断依据阿姆斯特丹标准：①家族中至少有2代垂直传递的大肠癌；②家族中至少有3名或3名以上成员经病理证实为遗传性非息肉性肠癌；③家族中至少有一名大肠癌患者发病年龄小于50岁；④排除了来源于家族性腺瘤性息肉的大肠癌。

但有约39%携带遗传性非息肉性肠癌基因突变的患者并不符合临床阿姆斯特丹诊断标准。故在错配修复基因中发现突变亦可确诊。

【诊断和治疗】

基因检测应先用微卫星不稳定性检测进行初筛，阳性结果者再进行突变筛查，常用的微卫星体有：D5S346，TP53，D18S34，D18S49，D18S61，ACTC及BAT26，全基因测序和Southern杂交（检测基因缺失及重排），突变检出率可达90%～95%。

【风险评估与预防】

1. 遗传性非息肉性肠癌系常染色体显性遗传，故患者的后代有50%的可能性遗传疾病突变。大部分个体从父母一方遗传了基因突变。因基因新突变发生率极低，故在临床诊断不能确定父母是否发病时，应对患者父母进行基因检测以确定突变发生方，以有利于进行遗传咨询。

2. 携带遗传性非息肉性肠癌基因突变的杂合子男性，终身有90%风险患肠癌；而女性患肠癌的风险相对较小，为70%，但患子宫内膜癌的风险占40%。

3. 基因型表型关系：*MSH2* 突变携带者更倾向于发生肠外肿瘤；*MSH6* 突变携带者发病年龄较迟，常与子宫内膜癌相关。

4. 进行预测性分子遗传检测前需进行全面的遗传咨询，正确评估遗传检测对个体及家庭成员从临床到心理的影响。对有遗传性非息肉性肠癌风险的儿童，分子遗传检测一般可等到18岁成人后进行，除非分子遗传检测有利于对个体进行早期医疗干预。

（曾文琦　吴柏林）

四、遗传性乳腺癌/卵巢癌

乳腺癌/卵巢癌（breast cancer/ovarian cancer）[OMIM 114480] 为女性中最常见的恶性肿瘤。由 *BRCA1*，*BRCA2* 突变所致的遗传性乳腺癌/卵巢癌约占10%，并累及其它器官，为一组癌患易感性增高疾病，发病率约1/1,000～1/500。

【遗传病理学】

常染色体显性遗传。5%的乳腺癌患者发现了基因突变，相关的两种基因分别被命名为乳腺癌1（*BRCA1*）和乳腺癌2（*BRCA2*），均属常染色体显性遗传，仍有其它致病基因有待发现。*BRCA1* 定位于染色体17q21，跨越81kb，共22个外显子，编码1863个氨基酸的磷酸蛋白，并参与BRCA1相关基因组监视复合体（BRCA1 - associated genome surveillance complex, BASC），与修复DNA双链断裂相关，为肿瘤抑制基因。*BRCA2* 定位于染色体13q12.3区域，跨越84kb，共26个外显子，编码3418个氨基酸的蛋白，其编码蛋白隶属于同一功能复合体，负责启动双链DNA断裂修复。*BRCA2* 突变同时导致范可尼贫血症（参见范可尼贫血症）。

非家族遗传性乳腺癌占乳腺癌总病例的95%。*Her2/neu* 基因的过度表达产生大量的 *Her2/neu* 蛋白，后者与其它生长因子相结合，导致肿瘤细胞生长控制失调。已证明 *Her2/neu* 基因扩增与疾病抗药性的产生和患者短存活期有密切的关系。

【临床特征】

两侧乳房不对称；乳头回缩，有异常分泌物和排液；乳房皮肤呈桔皮样改变；乳头或乳晕处出现表皮糜烂，湿疹样改变；乳房显著增大，红肿、变化较快；乳房缩小，乳头位置抬高；腋窝淋巴结肿大，可感到腋窝内有物体挤压感。晚期，乳房局部可破溃形成溃疡，锁骨上淋巴结肿大，上肢肿胀，疼痛。

【诊断和治疗】

基因检测包括全基因测序，及检测基因拷贝变异，突变检出率可达90%。*BRCA1* 的185delAG突变及 *BRCA2* 的6174delT突变在东欧犹太人中约占1%。已发现5个常见的基因重组突变，估计在 *BRCA1* 和 *BRCA2* 基因中，基因重组突变约占15%。家系中未发现突变并不能完全排除肿瘤的非遗传性。

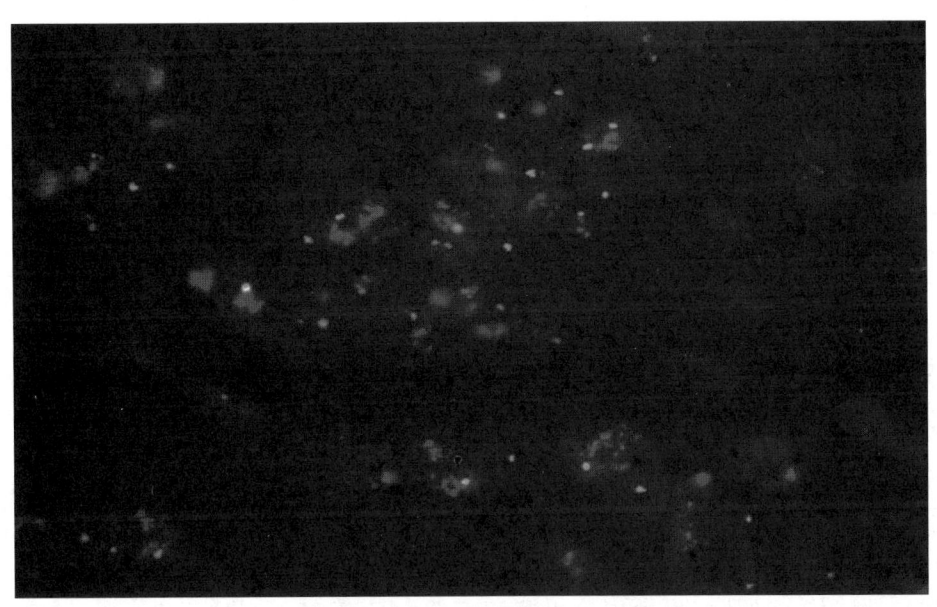

图23-2　乳腺癌细胞 *Her2/neu* 扩增
（本图由陆国辉提供）

一个有明显乳腺癌家族史的个体，如果检测出乳腺癌基因突变，可提前制定家庭计划及预防措施，如可选择预防性乳房根治术后作乳房重建；雌激素受体阳性个体可选择三苯氧胺（Tamoxifen）作预防性治疗，但应注意其增加凝血倾向及促子宫内膜癌生成的副作用；有文献报道称预防性切除卵巢，能显著性降低 *BRCA1* 和 *BRCA2* 突变携带者的患癌风险。

FISH 是检测 *HER2/neu* 扩增的最好实验室方法（图23-2）。抗-HER2 类药物（如 Herceptin）的使用是目前对 *HER2/neu* 扩增阳性的非家族遗传性乳腺癌患者治疗比较理想的疗法。

【风险评估与预防】

1. 乳腺癌是一种常见病，所以在一个家系中可能同时出现几个患者或许并无遗传倾向。但早发性双侧乳腺癌，男性乳腺癌患者，乳腺癌伴发其他器官肿瘤均为遗传性乳腺癌特征。约5%的乳腺癌患者发现有 *BRCA1* 或 *BRCA2* 基因的突变。

2. 如果未检测出突变并不能排除其遗传性，因突变检测率达不到100%；或者其它癌相关基因存在突变；或者并无遗传因数。

3. 突变外显率为90%，故并非所有携带基因突变的患者都将发展为乳腺癌。

4. 基因突变携带者70岁之前患乳腺癌的风险大于80%；患卵巢癌的风险分别为54%（*BRCA1*）和23%（*BRCA2*），远远高于普通女性1.8%的发病率。

5. 携带 *BRCA1* 突变的男性，患前列腺癌风险增高；而 *BRCA2* 突变与男性乳腺癌相关。

6. 一个家系中患者越年轻，患者数越多，血缘关系越近，患病风险越大（表23-3）。对于有家族史的个体，Claus模型提供了最佳的风险评估工具。其它影响乳腺癌发病风险的因数还包括：初潮年龄，第一胎生育年龄，避孕药服用时间等，Gail 模型结合了家族史及其它非遗传因素，临床可应用来预测个体发病风险值，美国国立癌症研究院提供相关软件作此预测。

7. 对有风险的个体，建议进行乳腺癌的预防性监测，如每月自我检测，每年乳腺造影或 MRI 检测一次。卵巢监测包括盆腔检查，经阴道 B 超及血清 CA125 检测，建议从 25～30 岁开始，每年一次。

8. 建议对全部非家族遗传性乳腺癌患者作 FISH 的 HER2/neu 扩增检测，结果阳性者远处肿瘤转移风险高，预后差。

表 23-3 与乳腺癌患者的亲属关系与个体到 70 岁时的患病风险

人群特征	70 岁患病风险（%）
无家族史	8
≥55 岁患者的一级亲属	12
<55 岁患者的一级亲属	18
<45 岁患者的一级亲属	30
双侧乳腺癌的一级亲属	50

（曾文琦　吴柏林）

五、Ⅰ型多发性内分泌腺瘤病综合征

Ⅰ型多发性内分泌腺瘤病，(multiple endocrine neoplasia, type 1 MEN1)［OMIM 131100］为两处或以上激素分泌组织的肿瘤，可为良性的激素分泌腺瘤，同时也伴有恶性肿瘤。发病率为 1/30,000。

【遗传病理学】

常染色体显性遗传。导致多发性内分泌腺瘤病的 MEN1 基因定位于染色体 11q13 区域，跨越 9.8kb，共 10 个外显子，编码 610 个氨基酸的 menin 蛋白，为肿瘤抑制基因。已发现约有 400 个生殖细胞及体细胞突变，遍及 MEN1 基因。目前 menin 蛋白的功能不清楚。

【临床特征】

该综合征以甲状旁腺（parathyroid）、胰岛细胞（pancreas）和垂体（pituitary）肿瘤组成为所谓的"3P"特征。甲状旁腺功能亢进至少出现在 90％ 的患者中。无症状性高血钙系最常见表现；胰岛细胞瘤占患者 30％～75％，其中约 40％ 肿瘤来自 β 细胞，分泌胰岛素，有空腹低血糖；约 60％ 胰岛肿瘤来自非 β 细胞。胃泌素是非 β 细胞肿瘤分泌最多见的激素，伴有难治性和复合性消化性溃疡。MEN1 综合征患者 60％ 有垂体肿瘤，其中约 25％ 分泌生长激素或/和催乳激素，受累患者有肢端肥大症。

【诊断和治疗】

甲状旁腺和垂体病主要是外科治疗。胰岛细胞瘤较难处理，因为病变小，难以发现，多发病变常见。如单个肿瘤不能找到，为了足够控制高胰岛素血症需作全胰切除。

二氮嗪可用于低血糖处理中的辅助治疗，而链脲霉素和其他细胞毒药物可通过肿瘤缩小而改善症状。

非 β 细胞肿瘤治疗复杂，对所有患者尽可能定位切除肿瘤。如不可能，则用奥克肽、中子泵阻滞剂常常能获得消化性溃疡症状的缓解。

【风险评估与预防】

现在已能用基因测序等分子方法确定遗传携带者，约 70％ 的家系可检测到 MEN1 突变。其他 30％ 的家系因基因测序的限制未能检测到突变，故临床应用仍受局限，其他原因为基因型，表型关系不明确。如果父母之一是患者，同胞兄弟姊妹的患病风险也是 50％。患者的子女有 50％ 的患病风险。对已患病成员作基因检测，找出家族特异性的突变可有助于对后代或同胞的产前诊断。

对遗传基因携带者应该从 15 岁起每年定期进行筛选，内容包括一些提示性症状的病史；如消化性溃疡、腹泻、肾结石、低血糖和垂体功能减退以及检查视野缺损、肢端肥大症和皮下脂肪瘤;测血清钙,完整甲状旁腺激素,胃泌素和催乳素。当需要时,作附加实验室和诊断试验,垂体 CT 或 MRI 亦应进行。

(曾文琦　吴柏林)

六、Ⅱ型多发性内分泌肿瘤综合征

Ⅱ型多发性内分泌腺瘤病(multiple endocrine neoplasia,type 2,MEN1)[OMIM 164761]是一种遗传性极高、外显率完全的严重疾病。该综合征以甲状腺髓样癌、嗜铬细胞瘤和甲状旁腺功能亢进症成为特征。发病率为 1/30,000。包括三种疾病:多发性内分泌肿瘤综合征 2A,2B 型及家族性甲状腺髓质瘤(familial medullary thyroid carcinoma,FMTC)。

【遗传病理学】

常染色体显性遗传。致病基因酪氨酸激酶基因(*RET*)为癌基因,定位于染色体 10q11 区域,跨越 60kb,共 21 个外显子,编码 1,100 个氨基酸的酪氨酸激酶 RTK 蛋白。酪氨酸激酶定位于细胞表面,传导信号并刺激细胞生长。几乎所有的 *RET* 生殖细胞突变均为错义突变,其余的为缺失或插入突变,但仍然保留开放读码框架,为功能获得性突变。这与 *RET* 基因的功能丧失性突变导致 Hirschsprung 病不同。非常罕见地,MEN2 家族中有部分成员患 Hirschsprung 病,由启动子突变致病。

90% 的 MEN2A 突变集中在 6 个半胱氨酸的胞膜外区域,即:10 号外显子编码的 609,611,618,620 编码子和 11 号外显子编码的 630 和 634 编码子。95% 的 MEN2B 患者带有一个特定的基因突变体,即 16 号外显子编码的 918 苏氨酸被蛋氨酸取代。这些特征使得基因诊断及其预测性遗传检查简便有效,已成为对该病的标准诊治手段,也是个体化医疗的一个成功范例。

【临床特征】

近乎所有 MEN2A 综合征患者均有甲状腺髓样癌,在 >50% 病例中发现嗜铬细胞瘤,开始有多中心,双侧性肾上腺髓质增生,产生肾上腺素,肾上腺素排泄增加可以是疾病早期唯一的异常。继发于嗜铬细胞瘤高血压危象常见。除了原发的甲状腺髓质瘤、嗜铬细胞瘤、粘膜错构瘤、甲状旁腺肿瘤也常发生。甲状旁腺功能亢进症较甲状腺髓样癌或嗜铬细胞瘤少见,约 25% MEN2A 综合征有甲状旁腺功能亢进的临床依据(可以是长期),并伴有高血钙、肾结石、肾钙化或肾衰。

【诊断和治疗】

用特殊分析测定 24 小时尿游离儿茶酚胺是诊断 MEN2A 的最敏感的方法。香草扁桃酸排泄在疾病早期常常正常。CT 或 MRI 有助于嗜铬细胞瘤定位或确立双侧病变存在。甲状腺髓样癌诊断可由前列腺素或钙灌注后测定血浆降钙素。能扪及甲状腺的大多数患者,降钙素增高;但在早期,基础降钙素可以正常。只有对钙和前列腺素过度反应,髓样癌才可诊断。甲状旁腺功能亢进可根据高血钙、低血磷、甲状旁腺激素增高而确立诊断。

【风险评估与预防】

1. MEN 2A:95% 的患者有一位患病的父母,5% 的无家族史病例为新发生性生殖细胞突变导致。

2. MEN 2B:约 50% 的患者为新发生性生殖细胞突变,50% 从父母遗传。如果父母之一是患者,同胞兄弟姊妹的患病风险也是 50%。患者的子女有 50% 的患病风险。对已患病成员作基因检测,找出家族特异性的突变可有助于对后代或同胞的产前诊断。

3. 以往对患者家族中可能发病,或尚未出现癌变的青少年常采用频繁的内分泌检查,以监测可能出现的早期癌变症状。而基因诊断及其预测性遗传检查可以为这类家庭提供一个简单、明确的结论。对阳性结果者(带有致病基因突变体)能提供有效的预防性治疗手段,以控制甲状腺癌的发生,如带有 MEN2A 突变体,应在五岁之前作预防性手术切除甲状腺;如带有 MEN2B 突变体,则应在一岁之前切除甲状腺。对未带有致病基因突变体者,其原先估计的高风险率已降至一般群体发病率,虽然仍参加常规随访,但不再需要反复、频繁的监测,并可避免不必要的手术。

(曾文琦　吴柏林)

七、Li-Fraumeni 综合征

李-弗洛曼尼综合征（Li-Fraumeni syndrome，LFS）[OMIM 151623] 是癌症易患病体质综合征，包括软组织肉瘤、乳腺癌、白血病、骨肉瘤、黑色素瘤并与胰腺、肾上腺皮质和脑肿瘤相关。LFS 是罕见的遗传性癌症综合征，全世界约有 400 个家系报道。

【遗传病理学】

常染色体显性遗传。致病基因 TP53 及 CHEK2。TP53 定位于染色体 17p13 区域，跨越 19kb，共 11 个外显子，编码 393 个氨基酸的细胞肿瘤抗原 TP53 蛋白，为抑癌基因，调控细胞生长及凋亡。至今文献报道 250 个生殖细胞 TP53 突变，可参见 TP53 突变数据库。

CHEK2 定位于染色体 22q12 区域，跨越 57kb，共 15 个外显子，编码 543 个氨基酸的丝氨酸/苏氨酸激酶 CHEK2 蛋白，为抑癌基因。介入细胞周期并调控细胞生长。在几个 LFS 家系中发现突变。

【临床特征】

LFS 包括软组织肉瘤、骨肉瘤、绝经前乳腺癌、急性白血病、黑色素瘤并与胰腺、肾上腺皮质和脑肿瘤相关。

LFS 由以下标准定义：先证者在 45 岁之前发现肉瘤和一位一级亲属在 45 岁之前发现任何癌症和一位一级或二级亲属在 45 岁之前发现任何癌症或于任何年龄发现肉瘤。

【诊断和治疗】

序列分析：在 70% LFS 家系中可发现 TP53 突变，序列分析检测 4 至 9 外显子 TP53 约有 95% 突变检测率。如果对整个编码区域测序，敏感性可增加到 98%。

女性若发现生殖细胞 TP53 突变，可选择预防性乳房切除术以减少乳腺癌风险。

【风险评估与预防】

LFS 是一种高外显率的癌症综合征。LFS 在 40 岁癌症风险达 50%，在 60 岁癌症风险达 90%。

对于高风险成人：

1. 全身体格检查每 12 个月一次。
2. 皮肤检查每 12 个月一次。
3. 尿分析和完全血液计数每 12 个月一次。
4. 妇女：临床乳房检查每六个月一次。
5. 20～25 岁妇女每年乳房造影和每年乳房 MRI 检查。
6. TP53 突变携带者应避免或尽量减少对辐射的暴露。

如果父母之一是患者，同胞兄弟姊妹的患病风险也是 50%。患者的子女有 50% 的患病风险。对已患病成员作基因检测，找出家族特异性的突变可有助于对后代或同胞的产前诊断。

（曾文琦　吴柏林）

八、1 型神经纤维瘤

Ⅰ 型神经纤维瘤（neurofibromatosis type 1，NF1）[OMIM 162200]，又称为 Von Recklinghausen 病，是一种极为常见的显性遗传病，发生率在 1/3,500 左右。此病虽有完全外显性，但其表现性可有很大差异。

【遗传病理学】

NF1 基因突变是 1 型神经纤维瘤发病的原因。NF1 是抑癌基因，定位于染色体 17q11.2 区域，含 60 个外显子，其 DNA 大小为 350kb，至少有三种 327 kD 左右的选择性编码产物。NF1 基因的蛋白产物叫神经纤维瘤蛋白（neurofibromin），具 RAS-GAP 的功能，对 RAS 起负调节作用。肿瘤细胞内神经纤维瘤蛋白的缺失导致 RAS 及相关信号传递系统的激活，进而影响细胞分裂等。神经纤维瘤蛋白还具有许多其它功能，正受到广泛研究。

目前已知有500种以上不同的突变导致 *NF1* 基因功能缺失，不同的家系往往带有不同的基因突变型，突变分布于整个基因，没有特别的突变热点。80%的突变型导致基因产物的断缺。突变种类包括无义突变、错义突变、缺失（从一个或几个核苷酸缺失到整个外显子或整个基因缺失）及插入。突变还可发生在内含子或3'非转译区，也可因染色体重排导致基因失活。*NF1* 是人体中突变率最高的基因之一，比一般的遗传病基因的突变率高出十倍左右，故而大约一半的病例由新发生性突变引起。

Ⅰ型神经纤维瘤以具有极端的表现性变异著称。在无亲缘关系患者之间存在明显的表现性差异，同一家系患者间甚至同一患者不同年龄期也会有不同的表现。一般来说整个基因缺失的患者具更严重病症，但尚未发现简单的基因型-表现型的相关性。

尽管从遗传模式来看，1型神经纤维瘤是常染色体显性遗传病，但就肿瘤发生而言，在基因水平说，则是一种隐性遗传，即需要 *NF1* 的两个等位基因同时发生突变才会发生肿瘤。因此1型神经纤维瘤也体现了肿瘤发生的"二次打击"学说。

【临床特征】

Ⅰ型神经纤维瘤的主要临床特征包括多个咖啡样斑点（café au lait spots）（图23-3），腋窝及腹股沟雀斑，多个离散性皮肤神经纤维瘤和虹膜结节（iris Lisch nodule）。另外大约一半的患者还表现有学习障碍。一些患者还可能出现较为严重的症状，如丛状神经纤维瘤（plexiform neurofibroma），恶性外周神经鞘瘤（malignant peripheral nerve sheath tumor，MPNST）及视觉或其它神经系统胶质瘤等。

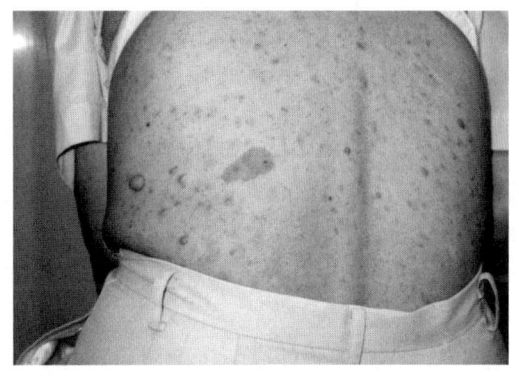

图23-3 神经纤维瘤
（本图由张咸宁、方红提供）

【诊断和治疗】

NIH 制定了具高度特异性和灵敏性的临床诊断标准。凡出现下列两项或两项以上临床症状的患者可确认为 NF1 患者。

1. 六个或六个以上咖啡样斑点。对青春期前的个体，斑点的最大直径须在5毫米以上，对青春期后的个体，斑点的最大直径须在15毫米以上。

2. 两个或两个以上任意一种神经纤维瘤或一个丛状神经纤维瘤。

3. 腋窝或腹股沟雀斑。

4. 视神经胶质瘤。

5. 两个或两个以上的虹膜结节。

6. 特异性的骨质缺陷，如蝶骨发育不全，长骨骨质较薄。

7. 一级亲属有 NF1 患者。

对有一定临床症状的患者进行 *NF1* 分子诊断可以帮助确认受检者是否患有1型神经纤维瘤。分子诊断还可用于对受检者在症状发生前作预测性检测和对胎儿作产前检测。然而对 *NF1* 基因作分子诊断不是一项简单的作业，除了 *NF1* 基因较大，又没有明显的突变热点或热区等原因外，人体基因组中还存在具序列同源性的假基因也增加了突变分析的难度。检测方法通常包括：

蛋白质断缺检测（protein truncation test）。采用这一技术可检测出 80% 的致病性突变。

对基因的所有编码区进行测序分析也可检测出绝大多数致病性突变。

针对微缺失或重组突变，可采用定量 PCR、MLPA、荧光原位杂交（FISH）、长距 PCR 或 Southern 杂交等技术。

在作突变检测前，利用 DHPLC 作突变筛选可以减小检测难度，提高检测针对性和检测率。

一些新的治疗方法正在接受临床试验，但目前仍然没有很好的对 NF1 患者的治疗方法。通常的体检需关注皮肤系统、骨骼系统、心血管系统和神经系统的病症体现，需对患者进行遗传咨询和症状预测分析。对严重影响外观的表皮性神经纤维瘤作手术切除是主要的治疗手段，这一治疗手段对丛状神经纤维瘤的治疗效果并不理想，因为丛状神经纤维瘤往往与神经纤维紧密相连难于切除干净，通常复发。

【风险评估与预防】

大约一半的患者其父母之一也会是 NF1 患者。另一半的患者则由新发生性突变引起，然而也不排除镶嵌型生殖性基因突变的可能性。患者的子女有 50% 的患病风险。如果父母之一是患者，同胞兄弟姊妹的患病风险也是 50%。对已患病成员作基因检测，找出家族特异性的突变可有助于对后代或同胞的产前诊断。也可利用连锁分析作基因检测。如果存在镶嵌型生殖性基因突变，后代的得病风险将高出正常人群。NF1 患者有 100% 的外显度，但表型差异很大，需仔细检查家族中的每一患者，以判定病症的轻重。

（沈亦平　吴柏林）

九、黑色素瘤

黑色素瘤（melanoma）[OMIM 600160，123829 等] 是起源于表皮黑色素细胞（melanocyte）的皮肤恶性肿瘤。白色人种的发生率比较高，而且在近几十年来患病率成倍增加。我国的发病率较低。及早诊断发现是治愈的关键，特别对于遗传性的黑色素瘤，风险患者更应密切关注早期病症。

【遗传病理学】

绝大多数黑色素瘤是因受太阳光，特别是紫外线的过度照射，导致黑色素细胞内 DNA 突变积累而引起。少数情况下个体因遗传而携带 CDKN2A 或 CDK4 等基因突变，导致发生黑色素细胞的风险增加十倍以上。CDKN2A 和 CDK4 是目前已知的两个导致遗传性黑色素瘤的抑癌基因。CDKN2A 定位于 9p21，具四个外显子（exon1β，1α，2 和 3），因选择性剪接编码两个产物：p16 和 p14ARF。p16 起抑制 CDK4 和 CDK6 的功能。CDK4 为调节细胞周期的激酶，定位于 12q14，作用于 G1-S 的转期过程。CDKN2A 的突变导致 p16 不能抑制 CDK4 和 CDK6，从而使视网膜母细胞瘤抑癌基因 RB1 磷酸化。RB1 的磷酸化导致转录因子 E2F 的释放，从而使细胞周期得以继续。CDKN2A 的基因突变已在多个家系中被鉴定，而 CDK4 的基因突变只在少数几个家系中被鉴定。因 CDKN2A 和 CDK4 基因突变而引起的黑色素瘤只占所有黑色素瘤的很小一部分。另外，染色体 1p22 区域上面还有一个黑色素瘤的易感基因尚未最后定位。

【临床特征】

通常黑色素瘤的第一个症状是黑痣的大小，形状，颜色和质地的变化。区分黑色素瘤和良性黑痣可依据以下 ABCD 四点：

A：（Asymmetry）黑色素瘤形状通常呈非对称性。

B：（Border）黑色素瘤边缘往往凹凸不齐。

C：（Color）黑色素瘤大多呈黑色或蓝黑色，而且颜色不均匀。

D：（Diameter）黑色素瘤的直径通常大于 5 毫米。

【治疗和诊断】

在黑色素瘤还局限于表皮层，尚未扩散转移的情况下通过手术切除是治疗黑色素瘤的最有效方法。对于已转移的黑色素瘤，也需使用化疗，放疗及生物治疗。常规诊断可用生物活检作组织学检查。

【风险评估与预防】

因为大多数黑色素瘤的发生与紫外照射相关，避免太阳光的过度照射，使用防紫外线的防晒霜等可以大大减小发病的风险。特别是对遗传性黑色素瘤致病基因携带者。具有以下特性的个体具有更大的风险，更需严格预防。

1. 有两个以上的血缘亲属患有黑色素瘤。
2. 具有异常黑痣。
3. 患过黑色素瘤。
4. 有多于50个以上的黑痣。
5. 曾经有过一次或几次严重晒伤。
6. 肤色浅。

对遗传性黑色素瘤基因携带者已可通过基因分子检测确认。因遗传性黑色素瘤是一种显性遗传病，后代有50%的可能性是携带者。CDKN2A突变携带者至80岁时会有50%～90%的可能性得黑色素瘤。

（沈亦平　吴柏林）

十、遗传性前列腺癌

前列腺癌［OMIM 176807］在欧美的发病率极高，发病率随年龄增长而增高，在高龄男性中仅次于肺癌，是男性癌死亡的主要原因之一。据估计，在美国男性人群中，9%的白人和10%的黑人在一生中会患前列腺癌。我国及日本等国家为前列腺癌低发地区，但是近年发病率在增加，可能与环境或生活方式的改变有关。

【遗传病理学】

前列腺癌的发病原因非常复杂，很可能与遗传和环境因素都有关联。群体遗传学分析表明大约10%的前列腺癌是遗传性的，而其中超过80%的遗传性前列腺癌可能更接近常染色体显性遗传。大量的遗传连锁分析（linkage analysis）和相关性分析（association analysis）表明前列腺癌的致病基因很可能有多个。已经定位的与前列腺癌相关的染色体区域包括1号染色体、7号染色体、8号染色体短臂、10号染色体、11号染色体短臂、13号染色体长臂、16号染色体长臂、17号染色体短臂、19号染色体长臂、20号染色体长臂、22号染色体长臂和X染色体。由于前列腺癌很可能是由多种因素的综合作用所致，而且不同患病家族的致病基因很可能不同，因此在这些前列腺癌相关区域中定位致病基因仍然有一定难度。

有多个基因可能与前列腺癌的患病风险相关，包括雄性激素受体、维生素D受体、5α-还原酶、1α-羟化酶、24-羟化酶、某些细胞周期调节因子和生长因子等。但是尚未有足够证据表明这些基因导致前列腺癌，因此仍被认为是风险因子。

【临床特征】

前列腺癌98%为腺癌，常从前列腺萎缩的外周部分发生，大多数为多病灶。患者有慢性消耗症状，消瘦、无力、贫血。前列腺癌起始时常无临床症状，仅能在体检时直肠指诊发现前列腺结节。通常患者有排尿困难和血尿时已属晚期。晚期前列腺癌可能有淋巴管转移，甚至骨骼和其它脏器的远处转移。实验室检查可见血清酸性磷酸酶水平升高。

【治疗和诊断】

前列腺癌及其转移的诊断方式主要包括直肠指检，超声波、同位素或X射线扫描。直肠指检非常简便，可发现坚硬结节，正确率达80%。前列腺增生手术标本病理检查可以发现是否有癌变。血清酸性磷酸酶升高与前列腺癌转移有关,但缺乏特异性。手术治疗后血清酸性磷酸酶水平的下降通常是预后较好的象征。

治疗的首要目的是防止恶性肿瘤的发生和转移,保障患者的生命。治疗方案包括手术切除肿瘤结合化学疗法、放射疗法和雌激素治疗。化疗常用药物有环磷酰胺、5-氟尿嘧啶、氮芥等抗癌药。联合使用可减少各自反应,缓解症状。

【风险评估与预防】

由于前列腺癌的致病基因尚未被发现,对患者提供的遗传咨询主要依靠经验数据。遗传咨询内容主要包括:

1. 前列腺癌90%以上是散发性,而且环境因素的影响可能很大,但是遗传因素仍然起很大作用。在肿瘤中很可能有体细胞性基因突变或染色体异常。

2. 家族性和遗传性前列腺癌与散发性前列腺癌在症状上没有显著性差别。

3. 前列腺癌患病风险与种族、亲属患者数、发病年龄等密切相关。

4. 尽管外显度与年龄相关,随年龄增长,致病等位基因携带者的外显度最终可高达90%以上。

(朱　辉　吴柏林)

十一、家族性透明细胞型肾癌

肾癌约占成人癌症的2%,男女之比为3:2。大约85%以上的肾脏实体肿瘤属恶性,高发年龄为40~65岁,左、右肾的病变机会均等,双侧同时病变约占1%~2%。肾癌中透明细胞型占多数,血尿是诊断透明细胞型肾癌时最常见的症状,而且由于该类癌细胞中富含脂类,其肿瘤常呈现金黄色。家族性透明细胞型肾癌(familial clear cell renal carcinoma),[OMIM 144700]仅占所有肾癌中的小部分,表现为双侧肾脏癌变,发病年龄较早,同时伴随有其它肿瘤。

【遗传病理学】

研究表明尽管大多数肾脏实体肿瘤是散发性的,但超过85%都有体细胞性3号染色体短臂缺失,尤其是3p25区域的缺失。导致家族性透明细胞型肾癌的基因已发现有多个。其中,位于3号染色体短臂3p25区域的*VHL*基因突变是较为常见的病因。*VHL*基因突变是导致von Hippel-Lindau(VHL)综合征[OMIM 193300]的唯一原因。VHL综合征系常染色体显性遗传,发病率约为1/36,000。透明细胞型肾癌在约40%的VHL综合征患者中被发现,并且是导致患者死亡的主要原因。*VHL*基因含3个外显子,其DNA大小约为9kb,编码213个氨基酸。研究表明VHL蛋白在成人及婴儿的大脑和肾脏中都高度表达,可能是E3泛素连接酶复合体(E3 ubiquitin ligase complex)中的一员并参与泛素依赖性蛋白酶体(proteasome)的细胞内蛋白质降解功能。VHL蛋白也可能与转录因子HIF1A、HIF1AN及组蛋白脱乙酰酶(histone deacetylase)有相互作用进而抑制某些基因的表达。

导致*VHL*基因功能丢失的机制包括基因本身的突变、染色体3p25区域的缺失或重排。已知的*VHL*基因突变超过300种,其中约50%为错义突变,其余突变类型包括无义突变、剪接突变、小片段缺失和插入,大片段甚至整个*VHL*基因的缺失。大约80%VHL患者的父母中亦有一人患VHL病,其突变基因都可追溯到患VHL病的父母,其余20%则由新发生性突变所引起。突变类型与临床症状有一定关联,大多数造成VHL蛋白截断甚至缺失的突变与1型VHL综合征相关,而错义突变则更多引起2型VHL病。

*VHL*基因属于抑癌基因。从基因水平说,本病属常染色体隐性遗传,因为只有*VHL*的两个等位基因同时发生突变才会发病。但是从肿瘤发生的角度来说,本病则属常染色体显性遗传,突变基因传递下一代的几率为50%,随后当另一等位基因发生体细胞性基因突变时即发病。VHL突变基因携带者的外显度在60岁前为97%,即几乎所有携带者都会发病。

其它与家族性透明细胞型肾癌相关的基因包括*TRC8*和*OGG1*。*TRC8*基因又称*RNF139*(Ring finger protein 139),编码一个位于内质网上的跨膜蛋白,非常可能与VHL蛋白有相互作用,有证据表明 TRC8 蛋白有泛素连接酶的功能。目前尚未有报道表明 *TRC8* 基因突变与家族性透明细胞型肾癌相关，但是染色体平衡易位 t(3;8)(p14.2;q24.1) 已被证明是某些家族性透明细胞型肾癌病例的致病原因，而此平衡易位破坏了位于 8 号染色体的 *TRC8* 基因。*OGG1* 基因位于 3 号染色体短臂的 3p26 区域，与 *VHL* 基因距离很近。*OGG1* 基因编码一个与 DNA 氧化后修复有关的酶。研究人员在分析了 99 个肾脏肿瘤后发现其中 4 个都含有 *OGG1* 基因的一种体细胞性错义突变。值得指出的是，*OGG1* 基因的另一种错义突变被发现与肺癌相关。

【临床特征】

VHL 综合征的特征性症状包括中枢神经系统成血管细胞瘤，视网膜成血管细胞瘤及其引起的失明，多发性肾囊肿，透明细胞型肾癌，嗜铬细胞瘤及其引发的高血压，内淋巴囊肿瘤（endolymphatic sac tumors）及其引起的耳聋，附睾肿瘤。视网膜成血管细胞瘤通常是最早出现的症状，在 70% 的 VHL 患者中均发现此视网膜病变，平均发病年龄为 25 岁。透明细胞型肾癌的发病率则为 40%，是患者的主要死亡原因，发病比散发性肾癌提早很多，几乎都呈双侧性。VHL 病可分为两种亚型，其主要区别在于 2 型通常伴随有嗜铬细胞瘤，而 1 型嗜铬细胞瘤的风险则较小。

【治疗和诊断】

目前针对 VHL 并没有根治的方法。治疗的首要目的是防止恶性肿瘤的发生和转移，保障患者的生命。其次是防止肿瘤引发的失明、耳聋和中枢神经系统病变所引发的头痛、呕吐和共济失调等症状。因此对 VHL 治疗的方案主要包括运用放射疗法、激光光凝疗法、冷冻疗法、透热疗法等尽早在肿瘤发展初期予以切除。因此对于 VHL 综合征的早期诊断非常重要。

对于有家族病史的人群，运用 PCR 结合基因测序或 Southern 杂交等分子遗传方法分析可以用外周血检测家族成员是否携带有 *VHL* 基因的生殖细胞性突变（germline mutation）。前一种方法可检测到 80% 的 *VHL* 基因突变，后一种方法可以检测到剩余 20% 的大片段缺失或插入。针对这类突变，运用常规染色体分析也可以检测 3 号染色体的丢失，3p25-p26 区域的缺失或重排，亦可使用 FISH 方法对 3p25 区域缺失进行测定。因此这些方法的结合可以检测几乎所有已经报道的 *VHL* 基因突变。利用绒毛组织或羊水细胞对 *VHL* 基因检测可以对 VHL 进行产前诊断。

【风险评估与预防】

对本病作早期诊断的关键是怎样对所有患者提供准确有效的遗传咨询。遗传咨询内容主要包括：

1. 80% 的 VHL 病例都为体质性遗传性，其父母至少有一人为家族性 *VHL* 基因突变携带者。
2. 20% 的 VHL 病例无家族史而表现为新发生性基因突变，父母无病。少数 VHL 患者的父亲有镶嵌型生殖细胞性基因突变，其所生育的子女患病再发风险远小于传统常染色体显性遗传的 50%。
3. 生殖细胞性基因突变的外显度可高达 97% 以上。
4. 可以采用患者外周血对生殖细胞性突变进行 DNA 测定，其意义在于：

（1）能确定 VHL 患者是否携带从父母传递而来的突变基因。

（2）有利于指导患者的同胞兄弟姊妹进行基因突变的追踪。

（3）有助于产前诊断以及风险预测，并能提供根据为患者后代作基因检测。

对患者的早期及时的诊断可以挽救患者的生命，故十分重要。由于 *VHL* 基因突变的携带者发病的风险高达 97% 以上，需要进行高密度监测，一旦发现肿瘤应尽早切除。推荐的监测手段包括：

1. 鉴于视网膜成血管细胞瘤的早发风险，从婴儿期开始做检眼镜年检。
2. 从两岁开始每一到两年检察尿儿茶酚胺和外周血间甲肾上腺素。
3. 从 11 岁开始每两年对脑和脊髓进行高分辨率 MRI 检测。
4. 从 11 岁开始对腹部进行超声波年检。
5. 从 20 岁开始对腹部进行 CT 年检。
6. 如果发现有听力衰退，须对内耳管道进行 MRI 检测。

值得注意的是，即使手术切除肿瘤非常彻底，*VHL* 基因突变携带者在相同器官复发肿瘤的风险仍然存在。其发病原因可能在于新的"第二次打击"造成正常 VHL 等位基因的缺失，从而诱发新肿瘤的发生。

（朱　辉　吴柏林）

十二、肺癌

绝大多数肺肿瘤是肺癌（lung cancer），根据其细胞形态肺癌主要分为两大类：小细胞肺癌（small cell lung cancer，SCLC）和非小细胞肺癌（non-small cell lung cancer，NSCLC）。在癌症导致的死亡之中，肺癌是最常见的原因。

【遗传病理学】

肺癌属于干细胞或干细胞样细胞转化为肿瘤的末期，至此这些细胞已经多年反复暴露于环境中大量的各种致癌因子，故肺癌细胞的遗传因素与非遗传因素损害较复杂。

肺癌的染色体核型改变较为复杂，通常涉及多条染色体异常。然而，在大约100%的SCLC和90%的NSCLC病例中，最一致的改变是3号染色体的短臂缺失及其基因编码功能丢失。3号染色体序列丢失似乎经常发生于肿瘤转化早期，此时上皮细胞可以没有形态学变化。对于SCLC虽然没有发现特征性平衡易位，但断裂点多聚集于3号与7号染色体和5号染色体长臂，还可见3号和17号染色体短臂及5号染色体长臂缺失。比较基因组杂交（comparative genomic hybridization，CGH）已经应用于传统的SCLC核型分析。研究发现，明显等位基因失衡包括3，4，5，10，13和17号染色体丢失，最常见于3p13-p14，4q32-q35，5q32-q35，8p21-p22，10q25，13q13-q14和17p12-p13。常见的染色体片段三体有3q，5p，8q和19q，最常见的区域为3q26-q29，5p12-p13，8q23-q24和19q13.1。频繁的染色体数目与结构的改变也见于NSCLC，如9号和13号染色体缺失及7号染色体三体。不平衡重排常见于1，3，5，6，7，8，9，11，13，14，15，17和19号染色体内。常见有明显缺失的染色体臂包括9p，3p，6q，8p，9q，13q，17p，18q，19p，21q及22q，染色体片段获得多发生于7p，7q，1q，3q，5p，11q和12q。CGH基因组分析发现：3p，8p，9p，13q和17p常有缺失；1q，3q，5p和8q染色体臂常有获得。区域扩增常见于3q26，8p24，3q13，3q28-qter，7q11.2，8p11-p12，12p12和19q13.1-q13.2等区域。另外，区域扩增也偶见于3p14-p21，8p21-p23和17p12-p13。GSH分析提示一些改变更加常见于某些NSCLC亚型，如3q24-qter的获得更常见于鳞细胞癌而1q22-q32的获得更常见于腺癌。

吸烟是肺癌发生的首要原因，其发病模式主要决定于吸烟暴露史。虽然遗传与其它环境因素导致肺癌的风险一般较小，但是与吸烟有协同作用。吸烟对鳞细胞癌和小细胞肺癌的危险性最强。腺癌更常见于女性和非吸烟患者。

【临床特征】

肺癌早期多无症状，到诊断时大多进入ⅢB，Ⅳ期或已经转移。约20%患者发现于Ⅰ～ⅢA期。由于发现较晚和对抗癌药的耐药性较高，5年生存率通常在10%～15%之间。SCLC通常发生于中心部位，如大支气管。肿瘤一般是沿支气管生长，浸润外周组织，可通过外周压迫而非管腔侵犯阻塞气道。另外，常见广泛性坏死和淋巴结转移。SCLC为高度浸润与高度转移性肿瘤。NSCLC主要有鳞细胞癌、腺癌和大细胞癌（large cell carcinoma，LCC）。约30%肺肿瘤为鳞细胞癌。多数鳞细胞癌浸润支气管的主要部位，如叶、段与亚段支气管，也有一些发生于边缘部。肿瘤实质通常扩散至管腔伴管壁浸润。腺癌占肺肿瘤的30%～50%。最常见于非吸烟者和女性，较常与胸膜渗漏和远处转移有关。另约10%的NSCLC为大细胞癌。

【诊断和治疗】

肺癌的诊断与分类目前主要根据光学显微镜下细胞观察，偶尔辅助免疫组化分析。基因芯片技术（microarray）将有助于肺癌的诊断与分子分类。治疗前对疾病进行仔细分期非常关键。对SCLC和NSCLC的治疗原则各不相同。SCLC极少能手术切除，通常在发现时已经广泛转移，但SCLC和NSCLC对化疗和放疗都较敏感。

NSCLC 的治疗根据发现时采用胸 CT，PET 扫描，脑 MRI 对疾病进行分期处理。Ⅰ～Ⅱ期患者通常切除病灶，并可与患者讨论是否辅助化疗，局部晚期（Ⅲ）采用联合治疗包括新辅助化疗，ⅢA 切除，或放疗。如果有明显的远处转移，则采用姑息治疗。化疗可延长存活期与改善生活质量。目前酪氨酸激酶抑制剂 Gefitinib 已用于化疗后复发或顽固性 NSCLC。

对于 SCLC，如果病灶局限于一侧胸腔，可采用化疗与放疗联合治疗方案。较晚期 SCLC 如有明显的脑、肝、骨或其它器官转移，姑息化疗一半以上的患者可获得极好的缓解。

【风险评估与预防】

根据组织学和细胞学结果对肺癌做出诊断后，可根据国际标准进行疾病分期。NSCLC 患者根据 TNM［大小与部位（T）淋巴结累及（N）和远处转移（M）］分为不同组。一般高位期预后较差，5 年生存率在 T1-2，N0，M0（Ⅰ期）为 60%～70%，而 TX，NX，MI（Ⅳ期）小于 1%。局限性单侧 SCLC 3 年生存率为 5%～10%，而播散性肺癌伴远处转移者的 3 年生存率小于 1%。

遗传咨询内容主要包括：

1. 原发肿瘤基因编码序列发生体细胞突变强烈表明某特定的基因与肿瘤表型相关。大多数肺癌由于肿瘤抑制基因 TP53 编码序列突变导致 p53 蛋白质功能丧失。

2. 约 20% NSCLC 有 *KRAS2* 基因突变，这在小细胞腺癌则表明预后较差。

3. 在 SCLC，TP53 突变发生于约 80% 的原发病灶。18% 的 SCLC 细胞系及 10% 原发肿瘤位于 10q23.3 的 *PTEN* 基因发生点突变或小缺失。

4. 编码 MYCL，MYCN 和 MYC 区域 1p32，2p23 和 8p24. 染色体带扩增，提示 MYC 功能失调在 SCLC 发病和/或抗药性形成方面起重要作用。*TP53*（17p13.1），编码 p16 和 p14 的 *CDKN2A*（9p21.3）和 *KRAS2*（12p12.1）与 NSCLC 的启动与加重有关。

5. 在某些原发病症，也可见与细胞生长有关的基因的扩增如编码细胞周期素 1 的 *CCND1*（11q13.3），编码 p63 的 *TP73L*（3q28），*KRAS2*（12p12），*MYC*（8q24.21）和 *EGFR*（7p11.2）。基因组学和/或蛋白质组学初步分析发现，编码 MASPIN 的 *SEPINB5* 和编码 p63 的 *TP73L* 与肺癌及癌前病变有关，提示肿瘤行为至少在一定程度上发生于疾病过程的早期。

6. 目前，控制吸烟是预防肺癌的上策。对疾病和正常组织的基因表达进行深入的分子与细胞生物学研究将为肺癌的预后、预测、诊断与防治带来新希望。

（任　斌　吴柏林）

十三、肾母细胞瘤

肾母细胞瘤（nephroblastoma），又称 Wilms 瘤（Wilms tumor）［OMIM 194070］，发病率为 1/10,000～1/8,000，是儿童最常见的腹部恶性肿瘤。肿瘤主要发生在出生后最初 5 年内，左右侧发病数相近，5%～10% 为双侧性或同时或相继发生。单侧肿瘤的平均发病年龄为 42～47 个月，双侧肿瘤的发病时间则较早，为 30～33 个月。男女性别几无差别，但多数报告中男性略多于女性。个别病例发生于成人。

【遗传病理学】

肾母细胞瘤大约 5%～10% 是遗传性的，系常染色体显性遗传。11 号染色体短臂，尤其是 11p13 区域的缺失是导致 WAGR 综合征（肾母细胞瘤-无虹膜-泌尿生殖系统畸形-智力发育延滞，Wilms tumor-Aniridia-Genital anomalies-Retardation）病因。这段染色体缺失包括了 *PAX6* 和 *WT1* 基因，其中，*PAX6* 基因的突变已被证明是引起无虹膜的主要原因。而 *WT1* 基因则是迄今为止所发现的导致遗传性肾母细胞瘤的唯一基因。*WT1* 基因位于 11 号染色体短臂 11p13 区域，基因全长约 38kb，编码一个长 249 个氨基酸的转录因子。*WT1* 蛋白在肾脏和某些造血细胞中高度表达，在泌尿生殖系统的发育中起关键作用。

导致 *WT1* 基因功能丢失的机制包括基因本身的突变、染色体 11p13 区域的缺失或重排。已知的 *WT1* 基因突变超过 60 种，其中约 50% 为错义突变，其余突变类型包括无义突变、剪接突变、小片段缺失和插入，大片段甚至整个 WT1 基因的缺失。WT1 基因突变类型与数种症状重叠但略有区别的病症相关。导致 Denys-Drash 综合征的突变多为错义突变，且几乎都位于 WT1 基因的第 8 和 9 外显子；而位于第 9 内含子的剪接突变则引起 Frasier 综合征。几乎所有大片段或整个 WT1 基因的缺失都会导致肾母细胞瘤。

WT1 基因属于抑癌基因。从基因水平说，本病属常染色体隐性遗传，因为只有 WT1 的两个等位基因同时发生突变才会发病。但是从肿瘤发生的角度来说，本病则属常染色体显性遗传，突变基因传递下一代的几率为 50%，随后当另一等位基因发生体细胞性基因突变时即发病。但是由于 WT1 基因突变绝大部分为新发生性的，患病儿童的父母通常都不是 WT1 基因突变的携带者。

值得注意的是，在约 5% 的 Beckwith-Wiedemann 综合征患者中发现肾母细胞瘤，其原因可能与 11 号染色体短臂 11p15 区域的单亲二体（uniparental disomy, UPD）有关，且属体细胞性。研究发现这些患者的两条 11 号染色体的短臂区域都来自父亲。而该区域中的 H19 基因的印迹丢失（loss of imprinting, LOI）与肾母细胞瘤的发生有很强的联系。

只有 1%～2% 的肾母细胞瘤患者有家族病史，但是 WT1 基因突变很可能不是这些家族性肾母细胞瘤的致病原因。研究人员运用遗传连锁分析在不同的患病家族中已经将可能的治病基因定位到 17 号染色体短臂和 19 号染色体短臂。另外，在大约 10% 的散发性肾母细胞瘤中发现不同程度的 19 号染色体短臂区域的杂合子丢失。但是，在这些区域中的致病基因仍然未被发现。

【临床特征】

肾母细胞瘤起源于未分化的后肾胚基，可形成肾的各种成分，瘤体大小不一，覆有薄而脆的假包膜。通常在表观正常的孩子中表现为腹部肿块，大约 25%～30% 的患病儿童会有腹痛、发热、贫血、血尿和高血压。计有 15% 病例伴有其他先天畸形，例如大约 1% 伴有无虹膜，3% 伴有偏身肥大，4% 伴有泌尿生殖系统缺陷。Denys-Drash 综合征的特征性症状即为肾母细胞瘤伴随男性外生殖器女性化，如前所述，WT1 基因突变是其致病原因。值得注意的是，不同的 WT1 基因突变会导致 Frasier 综合征，尽管其特征性的男性外生殖器女性化与 Denys-Drash 综合征相似，但是 Frasier 综合征患者得肾母细胞瘤的风险很小，而患性腺母细胞瘤的风险则较大。而 WAGR 综合征则由于染色体大片段缺失牵涉到更多的基因，而呈现更多异常症状，包括肾母细胞瘤、无虹膜、泌尿生殖系统畸形和智力发育延滞。由此可见，WT1 基因突变大多与泌尿生殖系统畸形相关。而在无泌尿生殖系统畸形的肾母细胞瘤患者中，只有 20% 的肿瘤中发现有 WT1 基因突变，而且这些突变多数是体细胞性突变。

【治疗和诊断】

治疗的首要目的是防止恶性肿瘤的发生和转移，保障患者的生命。治疗方案包括手术切除肿瘤结合化学疗法和放射疗法。化学疗法，尤其放线菌素 D 与长春新碱对肾母细胞瘤特别有效，加以采用综合治疗方案，使其预后明显改善，各期的 2 年生存率均可在 80% 以上，甚至达 92%，是肿瘤治疗取得巨大成功的实践之一。放射疗法通常用于较为晚期的患者。大约 10%～15% 的患者有可能复发肾母细胞瘤，这些患者的预后较差，生存率为 50%～60%。

肾母细胞瘤的诊断主要依靠针对腹部的超声波、CT 或 MRI 检查。对于怀疑患有肾母细胞瘤的人群，也可运用 PCR 结合基因测序或 Southern 杂交等分子遗传方法，利用外周血来检测是否携带有 WT1 基因的生殖细胞性突变。运用常规染色体分析也可以检测 11 号染色体的丢失，11p13 区域的缺失或重排，亦可使用 FISH 方法对 11p13 区域缺失进行测定。利用绒毛组织或羊水细胞对 WT1 基因检测可以进行产前诊断。

【风险评估与预防】

由于 WT1 基因突变的不同类型与不同的病症相关，对患者提供准确有效的遗传咨询非常关键。遗传咨询内容主要包括：

1. 肾母细胞瘤 90%～95% 是散发性，但是环境因素的影响很小，绝大多数可能是由于体细胞性基因突变或染色体异常所引起。

2. 肾母细胞瘤可能单独发生，但也可能伴随其他症状。

3. 家族性肾母细胞瘤病因不明，只有少数是由 *WT1* 基因突变所引起。

4. 绝大部分 *WT1* 基因突变导致的肾母细胞瘤病例无家族史，而表现为新发生性基因突变，父母无病。少数肾母细胞瘤患者的父亲有镶嵌型生殖细胞性基因突变，其所生育的子女患病再发风险远小于传统常染色体显性遗传的 50%。

5. 生殖细胞性基因突变的外显度随 *WT1* 基因突变的不同种类而不同。

6. 可以采用患者外周血对生殖细胞性突变进行 *WT1* 基因的 DNA 测定，其意义在于：

(1) 能确定肾母细胞瘤患者携带基因的突变类型。

(2) 有利于指导患者的同胞兄弟姊妹进行基因突变的追踪。

(3) 有助于产前诊断以及风险预测，并能提供为患者后代作基因检测的根据。

（朱　辉　吴柏林）

主要参考文献

1. Brichard B, Heusterspreute M, De Potter P, et al. Unilateral retinoblastoma, lack of familial history and older age does not exclude germline RB1 gene mutation. Eur J Cancer, 2006, 42: 65-72
2. Carroll SL, Stonecypher MS. Tumor suppressor mutations and growth factor signaling in the pathogenesis of NF1-associated peripheral nerve sheath tumors: II. The role of dysregulated growth factor signaling. J Neuropathol Exp Neurol, 2005, 64: 1-9
3. Claus EB, Risch N, Thompson WD, et al. Relationship between breast histopathology and family history of breast cancer. Cancer, 1993, 71: 147-53
4. Cunningham JM, Kim CY, Christensen ER, et al. The frequency of hereditary defective mismatch repair in a prospective series of unselected colorectal carcinomas. Am J Hum Genet, 2001, 69: 780-90
5. Dome JS, Huff V. Wilms tumor overview. Http://www.genetests.org
6. Dome JS, Coppes MJ. Recent advances in Wilms tumor genetics. Curr Opin Pediat, 2002, 14: 5-11
7. Gail MH, Brinton LA, Byar DP, et al. Projecting individualized probabilities of developing breast cancer for white females who are being examined annually. J Natl Cancer Inst, 1989. 81: 1879-86
8. Harkonen PL, Makela SI. Role of estrogens in development of prostate cancer. J Steroid Biochem Mol Biol, 2004, 92: 297-305
9. Huson SM, Compston DA, Clark P, et al. A genetic study of von Recklinghausen neurofibromatosis in South East Wales. I. Prevalence, fitness, mutation rate, and effect of parental transmission on severity. J Med Genet, 1989, 26: 704-11
10. Korf BR. Clinical features and pathobiology of neurofibromatosis 1. J Child Neurol, 2002, 17: 573-7
11. Lamy PJ, Nanni I, Fina F, et al. Reliability and discriminant validity of HER2 gene quantification and chromosome 17 aneusomy analysis by real-time PCR in primary breast cancer. Int J Biol Markers, 2006, 21: 20-9
12. 林宁，陈宝容，陆国辉. 视网膜母细胞瘤. 见：陆国辉主编. 产前遗传病诊断学. 广州：广东科技出版社，2002, 495-7
13. Linja MJ, Visakorpi T. Alterations of androgen receptor in prostate cancer. J Steroid Biochem Mol Biol, 2004, 92: 255-64
14. Lopez-Guerrero JA, Llombart-Cussac A, Noguera R, et al. HER2 amplification in recurrent breast cancer following breast-conserving therapy correlates with distant metastasis and poor survival. Int J Cancer, 2006, 118: 1743-49
15. Marx SJ. Molecular genetics of multiple endocrine neoplasia types 1 and 2. Nat Rev Cancer, 2005, 5: 367-75
16. National Cancer Institute, breast cancer risk assessment tool: http://bcra.nci.nih.gov/brc/
17. Nevins JR. The Rb/E2F pathway and cancer. Hum Molec Genet, 2001, 10: 699-703
18. Nieder AM. Genetic counseling for prostate cancer. Clin Genet, 2003, 63: 169-76
19. Olivier M, Goldgar DE, Sodha N, et al. Li-Fraumeni and related syndromes: correlation between tumor type, family

structure, and TP53 genotype. Cancer Res, 2003, 63: 6643-50
20. Rathmell WK, Godley PA, Rini BI. Renal cell carcinoma. Curr Opin Oncol, 2005, 17: 261-7
21. 任斌. 肿瘤学. 见：白永权总主译. 西塞尔内科学. 第 14 部分. 西安：世界图书出版公司, 1999
22. Richter S, Vandezande K, Chen N, et al. Sensitive and efficient detection of RB1 gene mutations enhances care for families with retinoblastoma. Am J Hum Genet, 2003, 72: 253-69
23. Rump P. Tumor risk in Beckwith-Wiedemann syndrome: A review and meta-analysis. Am J Med Genet, 2005, 136: 95-104
24. Schimke N, Collins DL, Stolle CA. Von Hippel-Lindau Syndrome. Http://www. genetests.org
25. Silvana Baglioni, Maurizio Genuardi. Simple and complex genetics of colorectal cancer susceptibility. Am J Med Genet, 2004, 129: 35-43
26. Testa JR, Liu Z, Feder M, et al. Advances in the analysis of chromosome alterations in human lung carcinomas. Cancer Genet Cytogenet, 1997, 95: 20-32
27. Thompson JF, Scolyer RA, Kefford RF. Cutaneous melanoma. Lancent, 2005, 365: 687-701
28. Thomson SA, Fishbein L, Wallace MR. NF1 mutations and molecular testing. J Child Neurol, 2002, 17: 555-61
29. Tsao H, Niendorf K. Genetics testing in hereditary melanoma. J Am Acad Dermatol, 2004, 51: 803-8
30. Tuohimaa P. Calcidiol and prostate cancer. J Steroid Biochem Mol Biol, 2005, 93: 183-90
31. Vasen HFA, Watson P, Mecklin JP. New clinical criteria for hereditary nonpolypo sis colorectal cancer (HNPCC, Lynch Syndrome) proposed by the international colla borative group on HNPCC. Gastroenterology, 1999, 116: 1453-6
32. Vasen HF, Watson P, Mecklin JP, et al. New clinical criteria for hereditary nonpolyposis colorectal cancer (HNPCC, Lynch syndrome) proposed by the International Collaborative group on HNPCC. Gastroenterology, 1999, 116: 1453-6
33. Viskochil D. Genetics of neurofibromatosis 1 and the NF1 gene. J Child Neurol, 2002, 17: 562-70

第二节 白血病

白血病（leukemia）是常见的血液系统的肿瘤，与癌基因和肿瘤抑制基因突变密切相关。白血病的基因研究已成为其它肿瘤发病机制、诊断、治疗和预后的典范。

世界卫生组织 2001 年根据每一疾病的形态学、免疫表型、遗传学和临床特点对造血和淋巴组织肿瘤作定义，显示了肿瘤遗传对疾病诊断的重要性。例如，即使原粒细胞比例低于旧 FAB 分型所要求的 20%，只要能检测出特异性的染色体畸变克隆，就可以对与之相关的急性髓细胞白血病（acute myeloid leukemia）作出诊断。除了诊断之外，肿瘤遗传检测结果对疾病的治疗和预后都有极其重要的指导意义。

一、临床常见的血液肿瘤基因突变及其临床表型

已发现不少与白血病密切相关的特异性和非特异性的染色体异常及其基因的突变（表 23-4，表 23-5，表 23-6，表 23-7，表 23-8）。近年来，与白血病相关的分子遗传诊断及其预后评估也发展很快。已发现 20%～30% 急性髓细胞白血病的初诊患者，或 35% 伴染色体核型分析正常的急性髓细胞白血病患者都有 FLT3 基因的突变。FLT3 检测发现有内在串联重复（internal tandem duplication）和 D835 突变的患者预后甚差。Baxter EJ 等于 2005 年报道 JAK2 基因上 V617F 点突变（图 23-4，图 23-5）与骨髓增生性疾病相关。这样的突变在真性红细胞增多症（plycythemia vera）、原发性血小板增多症（essential thrombocythemia）和原发性骨髓纤维化（idiopathic myelofibrosis）的发生率分别是 97%、57% 和 50%。目前，对 JAK2 基因 V617F 点突变的分子遗传检测已成为对有关疾病诊断的常规项目。

表 23-4　与急性髓细胞白血病相关的常见特异性染色体异常

FAB 分类	染色体异常	相关基因	发生频率（%）	阳性预计值*	预后 完全缓解	预后 中位存活期
AML(M2)	t(8;21)(q22;q22)	ETO/AML1	30	0.91	90%	1.5～2.0 年
AML(M3)	t(15;17)(q22;q12)	PML/RARa	98	1.0	80%～90%	1.0～3.0 年
AML(M4EO)	inv(16)(p13q22)	MYH11/CBFB	93	0.86	大部分	5.0 年
AML(M5a)	t(9;11)(p21;q23)	AF9/MLL	30	0.82	大部分**	数月～4.0 年***
AML(M7)	t(1;22)(p13;q13)	OTT/MAL	10	0.95	50%	8 个月

*阳性预计值：(positive predictive value, PPV)；即真阳性例数与所有阳性例数之比；**原发性患者大部分可以完全缓解，而继发性患者难以完全缓解；***原发性患者可达 4 年，比累及 MLL 基因的其它染色体异常的预后好；继发性患者预后十分差

表 23-5　与急性 B 淋巴细胞白血病相关的常见特异性染色体异常

FAB 分类	B 细胞成熟期	染色体异常/检出率	相关基因	预后 完全缓解	预后 中位存活期
L1 or L2	早前 B 细胞	t(4;11)(q21;q23)/2%～5%	AF4/MLL	可以，但随即复发	7～9 个月
		t(11;19)(q23;p13.3)/未知	MLL/ENL	困难	少于 1 年
L1 or L2	未成熟 B 细胞	t(9;22)(q34;q11.2)/20% 成人 ALL**；5%儿科 ALL	BCR/ABL1	困难	十分短*
L1 or L2	前 B 细胞	t(1;19)(q23;p13.3)/20%	PBX1/ENL	大部分	2.0 年
		t(12;21)(p12;q22)/15%～35%	TEL/AML1	100%	良好
L3	B 细胞	t(8;14)(q24;q32)/未知	C-MYC/IGH	未知	未知
		t(8;22)(q24;q11.2)/未知	C-MYC/IGL	未知	未知
		t(2;8)(p12;q24)/未知	IGK/C-MYC	未知	未知

*未发现断裂点 M-bcr 或 m-bcr 对患者存活期有影响；**ALL (acute lymphoblastic leukemia)：急性淋巴细胞白血病

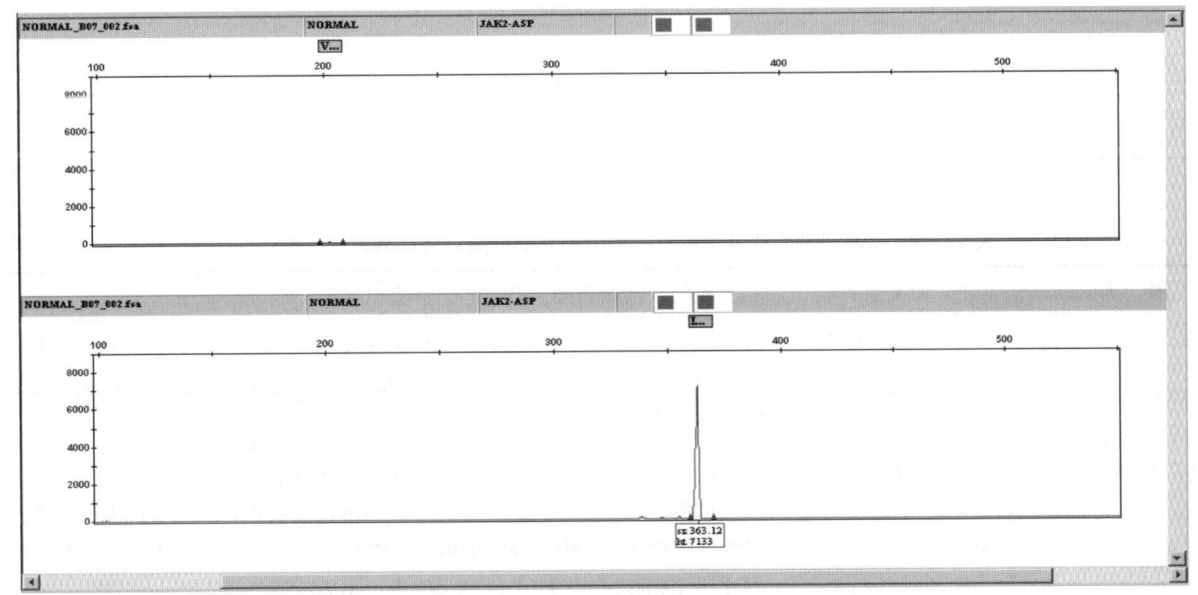

图 23-4　*JAK2* 突变阴性

(本图由美国 LabCorp 的 Mehrdad Zoleikhaeian 提供)

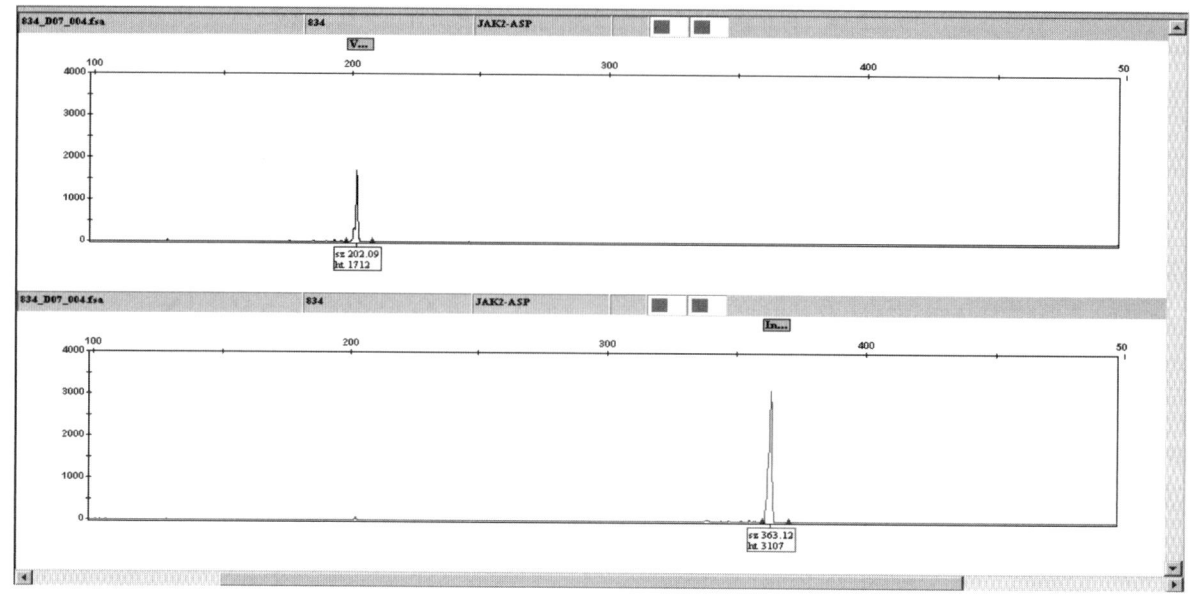

图 23-5 *JAK2* 突变阳性

JAK2 基因突变属 G—>T 点突变，导致 V617F 的发生，从而改变了限制酶 BsaXI 的切点，用等位基因特异性 PCR 方法检测。（本图由美国 LabCorp 的 Mehrdad Zoleikhaeian 提供）

表 23-6 与急性 T 淋巴细胞白血病相关的常见特异性染色体异常

染色体区域	染色体异常	T 细胞受体	相关基因	预后
14q11.2	t(11;14)(p15;q11.2)	TCRα/δ	RBTN1/TCRD	极少能完全缓解，存活期非常短
	t(10;14)(q24;q11.2)		HOX1/TCRD	不差
	t(8;14)(q24;q11.2)		C-MYC/TCRA/TCRD	恶化迅速，对药物反映差，11 个月存活期
	t(1;14)(q32;q11.2)		TAL1/TCRD	未知
7q35	t(1;7)(p32;q35)	TCRβ	TAL1/TCRB	未知
	t(7;9)(q35;q34)			未知
	t(7;10)(q35;q24)		TCRB/TAL2	不差
			TCRB/HOX11	
7p15	t(7;14)(p15;q32)	TCRγ	TCRG/IGH	未知

表 23-7 与淋巴细胞或髓细胞肿瘤相关的其他常见染色体异常及其表型特点

染色体异常	相关基因	相关疾病、疾病表型、染色体异常检出率
t(2;5)(p23;q35)	ALK/NPM	可见于 30%～50% T 细胞性退行性大细胞淋巴瘤病例，属特异性染色体异常；细胞学以马蹄形核大淋巴细胞伴多核仁和细胞质为特点；通常 CD30+；患者 5 年生存期可达 80%
3q27 重排	BCL6	B 细胞性非霍奇金式细胞瘤：包括弥漫性大细胞淋巴瘤，可见于：10%～25% 病例，10%～15% 滤泡中心细胞型淋巴瘤病例，和 3%～5% 边缘区 B 细胞淋巴瘤病例；但在外套细胞淋巴瘤和慢性淋巴细胞白血病中非常少见；CD19+，CD22+，CD10-/+，SIg+；预后不详

续表

染色体异常	相关基因	相关疾病、疾病表型、染色体异常检出率
6q-	不详	急性淋巴细胞白血病（B细胞性儿科患者：占5%～15%核型分析病例，30%FISH病例分析；T细胞性儿科患者：占10%～20%核型分析病例，成人患者，占5%核型分析病例）；可见于15%多发性骨髓瘤病例；慢性淋巴细胞白血病，非霍奇金淋巴瘤；与其他急性淋巴细胞白血病相比，含6q-者的预后无明显区别
del(7)(q22-32)	不详	低度恶性慢性淋巴细胞增生疾病，可见于：20%～30%脾边缘区B细胞淋巴瘤病例，1%～2%慢性淋巴细胞白血病病例，5%毛细胞性白血病病例，5%毛细胞性脾淋巴细胞瘤病例，5%淋巴浆细胞性淋巴瘤病例；临床特征：年老，显著脾脏肿大，外周血IgM（D）淋巴样增多；预后不好，有高度恶性倾向
9p21-22重排	P16/MTS1/CDK4I	可见于10%的急性淋巴细胞白血病的病例；小儿科患者预后差，以B细胞性急性淋巴细胞白血病为甚；B细胞性患者预后差
11q23重排	MLL	与新发生性和继发性白血病相关；可见于5%～10%治疗相关性白血病病例的，并与抗拓扑异构酶Ⅱ和嵌入式拓扑异构酶Ⅱ抑制剂使用相关，急性非淋巴细胞白血病和急性淋巴细胞白血病约各占一半（详见"治疗相关髓细胞急性白血病"）；也可见于双表型白血病；预后十分差
t(11;19)(q23;p13.3)	MLL/ENL	以急性B细胞性淋巴细胞白血病常见，大多数病例是婴幼儿（<1岁）（即先天性白血病），常为L1/L2型，CD19+，CD10-；少数病例为急性非淋巴细胞白血病，且主要是M4/M5；预后十分差
t(12;21)(p12;q22)	EYV6/AML1	是迄今为止儿科B细胞性急性淋巴细胞白血病相关的最常见的易位，占15%～35%，常为L1和L2，CD10+；在成人和婴幼儿中十分罕见，迄今为止没有20岁以上的病例；男性和女性比例无差别；预后良好
12p13重排	TEL（ETV6）	占10%～15%的儿科急性淋巴细胞白血病病例，和5%的成人急性淋巴细胞白血病；与缺乏12p13重排同类白血病患者相比，预后无特殊
t(14;19)(q32;q13)	IgH/BCL3	多见于慢性淋巴细胞白血病，但仅见于<1%的病例，且呈非典型淋巴细胞形态和免疫表型，预后差；也与早前B细胞白血病相关（少见），并以幼少年患者多见，预后良好，但也有预后差的成年患者的报道；目前认为两种白血病的遗传病理区别在于BCL3基因上突变的位置不同
der(1;7)(q10;p10)	未知	与髓细胞性肿瘤相关，包括骨髓增生异常综合征和急性髓细胞白血病，并多见于有基因毒性类物质接触史的继发性髓细胞性肿瘤。预后差
inv(3)(q22;q26)或累及3q26/EVI1的染色体异常	EVI1	与骨髓增生异常综合征和急性髓细胞白血病相关。急性髓细胞白血病患者常有血小板生成紊乱，血小板计算升高，EVI1基因过度表达。患者对常规化疗药物治疗无效，预后差
t(3;21)(q26;q22)	EVI1/AML1	可见于慢性髓细胞白血病；也与继发性骨髓增生异常综合征或继发性急性髓细胞白血病相关，并多见于有基因毒性类物质接触史患者，预后差
t(6;9)(p23;q34)	DEK/CAN	与髓细胞性肿瘤相关，包括骨髓增生异常综合征和急性髓细胞白血病；以显著的嗜碱细胞增多症为特点；难以完全缓解；预后差
t(6;11)(q27;q23)	AF6/MLL	常与急性髓细胞白血病相关，并以M4和M5多见；也可见于T细胞性急性淋巴细胞白血病和治疗相关性急性白血病；患者通常是幼少年或年轻；预后十分差

续表

染色体异常	相关基因	相关疾病、疾病表型、染色体异常检出率
t(11;19)(q23;p13.1)	MLL/ELL	多见于成年人急性髓细胞白血病相关，通常是 M4 或 M5；也可见于少数儿科白血病患者；患者常有肝脾肿大；通常需要骨髓移植治疗；预后十分差
i(17q)	TP53	以 i(17q) 为唯一的染色体异常都与髓性和淋巴性肿瘤相关。骨髓增生异常综合征者通常有骨髓发育不良，但也有骨髓增生表现，疾病很快转变为急性髓细胞白血病，并且对化疗反应差，存活期短。急性淋巴性白血病患者与含其它类型染色体异常相关者无大区别
del(17p)/TP53	TP53	与粒细胞生成障碍相关，多见于治疗相关性骨髓增生异常综合征或治疗相关性急性髓细胞白血病；TP53 基因突变；化疗反应差，存活期短
del(20q)	未知	多见于骨髓增生性疾病，并以真性红细胞增多症多见。也可见于骨髓增生异常综合征和急性髓细胞白血病；预后良好

表 23-8 其他肿瘤相关性染色体异常

常见肿瘤	染色体异常/检出率	相关基因	预后
慢性粒细胞性白血病原始细胞危象期	t(9;22)(q34;q11.2)/90%～95%	BCR/ABL1	维持在慢性期
	i(17q)	TP53	极差
	+8, +19	未知	差
	+Ph'	BCR/ABL1	差
Burkitt's 淋巴瘤	t(8;14)(q24;q32)/75%～85%	C-MYC/IGH	待定
	t(8;22)(q24;q11.2)/10%	C-MYC/IGL	
	t(2;8)(p12;q24)/5%	C-MYC/IGK	
滤泡细胞淋巴瘤	t(14;18)(q32;q21)/80%～90%	IGH/BCL2	影响不大*
	t(18;22)(q21;q11.2)/少见	IGL/BCL2	
	t(2;18)(p12;q21)/少见	IGK/BCL2	
套细胞淋巴瘤	t(11;14)(q13;q32)/50%～70%	IgH/BCL1	3～4 年中位存活期
多发性骨髓瘤**	超二倍体（Hyperdiploid）	未知	好
	低二倍体（Hypodiploid）	未知	差
	t(4;14)(p16;q32)	FGFR3, MMSET	差
	del(13)(q12-q13) 或 -13/20%～30%	RB1?	比其他异常的明显差
	rea(14)(q32)/25%	IgH	差
	+3,+5,+7,+9,+11,15,+19/67%～90%	未知	未知
	rea(1q) 或 rea(1p)/20%	未知	差
	t(11;14)(q13;q32)/10%	IGH/BCL1	比其他异常的要好
	11q 重组/10%	BCL1	比其他异常的明显差
	1q21 扩增/>40%	RAB25?	最差
慢性淋巴细胞白血病***	+12/15%～20%	未知	5 年中位存活期
	del(11)(q22)/11%～18%	ATM	差
	del(13)(q12-q13)/36%～64%	RB1?	比核型正常的还好
	rea(14)(q32)/4%～20%	IgH	有争议
	del(17)(p13)/7%～8%	TP53	极差，对化疗不敏感
Wilms 瘤	del(11)(p13)/占散发性病例的 10%	WT1	与其它因素一起评估#

常见肿瘤	染色体异常/检出率	相关基因	预后
视网膜母细胞瘤	del(13)(q14)/详见本章第一节	RB1	与其它因素一起评估
滑膜肉瘤	t(X;18)(p11.2;q11.1)/80%	SSX1；SSX2/SYT	与其它因素一起评估
Ewing肉瘤	t(11;22)(q24;q12)/90%	FLI1/EWSR1	与其它因素一起评估

*：小裂细胞性进展慢，中位存活期可达10年以上；大细胞性恶化快；**：核型为低倍体病例通常伴有结构异常时，预后差；
、*：通常使用FISH方法检测；♯：实质性肿瘤预后需要与包括肿瘤扩散等其它因素一起评估

（陆国辉）

二、慢性髓细胞白血病

慢性髓细胞白血病（chronic myeloid leukemia，CML，OMIM 151410）是由于骨髓多能干细胞的克隆性增生所引起的恶性血液病。在世界范围内，慢性髓细胞白血病的发病率为每年1～2/10万，占成人白血病的15%～20%。CML可见于任何年龄，但随年龄增加而增多，发病高峰在45岁左右，20岁以下和儿童患者很少见，约占所有CML患者的10%。CML临床过程有典型的三个时期，即慢性期、加速期和急变期。

【遗传病理学】

CML是一种白细胞系统的体细胞遗传病，恶性克隆包括髓系细胞、红系细胞、巨核细胞和B淋巴细胞，偶见于T淋巴细胞，但不包括骨髓纤维原细胞。CML的遗传病理是其特征性的由9号染色体和22号染色体易位t(9;22)(q34;q11.2)产生的费城染色体（Ph'）（图23-6），从而由分别定位于9q34上的癌基因ABL1和22q11.2断裂点上的BCR基因发生重组的BCR-ABL1融合基因，编码一种酪氨酸激酶从而导致白细胞异常增殖。

从分子水平上分析，几乎所有的CML患者都显示出BCR基因上相同的5个断裂点，即b1、b2、b3、b4、和b5；其DNA大小为5.8kb，含5个外显子（即外显子12、13、14、15和16）。把这一相同的BCR基因断裂片段称为主要断裂组区域（major breakpoint cluster region，M-bcr）。大多数CML患者的断裂点都落在紧跟着b2或b3后面的内显子上，然后与ABL1基因上的外显子2（a2）连接，从而形成融合基因转录b2a2或b3a2，编码大小为210kDa的BCR-ABL1融合蛋白，简称为p210。

约95%的慢性髓细胞白血病成年患者都显示出费城染色体。少数CML患者呈Ph'染色体阴性，但用分子生物学技术能检查出BCR/ABL1重组。青少年型CML，Ph'染色体检查多为阴性，个别可见-7，+17或+21。变异型的t(9;22)并不少见（2%～5%），可同时累及包括9号和22号多个染色体（图23-7）。

约15%～30%的急性淋巴细胞性白血病患者也显示相同的染色体易位t(9;22)(q34;q11.2)；从分子水平分析，其中的25%病例显示与CML同样的融合基因转录b2a2或b3a2，其余的75%病例则显示出BCR基因上的被称为次要断裂组区域（minor breakpoint cluster region，m-bcr），即BCR上的断裂点限于外显子1(e1)上，但同样也与ABL1上的a2连接，从而形成融合基因转录e1a2，编码大小为190kDa的BCR-ABL1融合蛋白，简称为p190。

遗传病理随着病情的不同阶段的发展而有不同的改变（图23-8）。i(17q)、+8、+19、+Ph'是加速期或原始细胞危象特征性的主要细胞遗传学改变，表示病情恶化。其他少见的包括+10，+21等。在发生急性变时则出现与急性淋巴细胞白血病或急性髓细胞白血病有关的遗传改变。

Cohen（2001）报道，产生对干扰素α等抗药性的约10%～15%慢性髓细胞白血病患者有ASS基因的缺失。

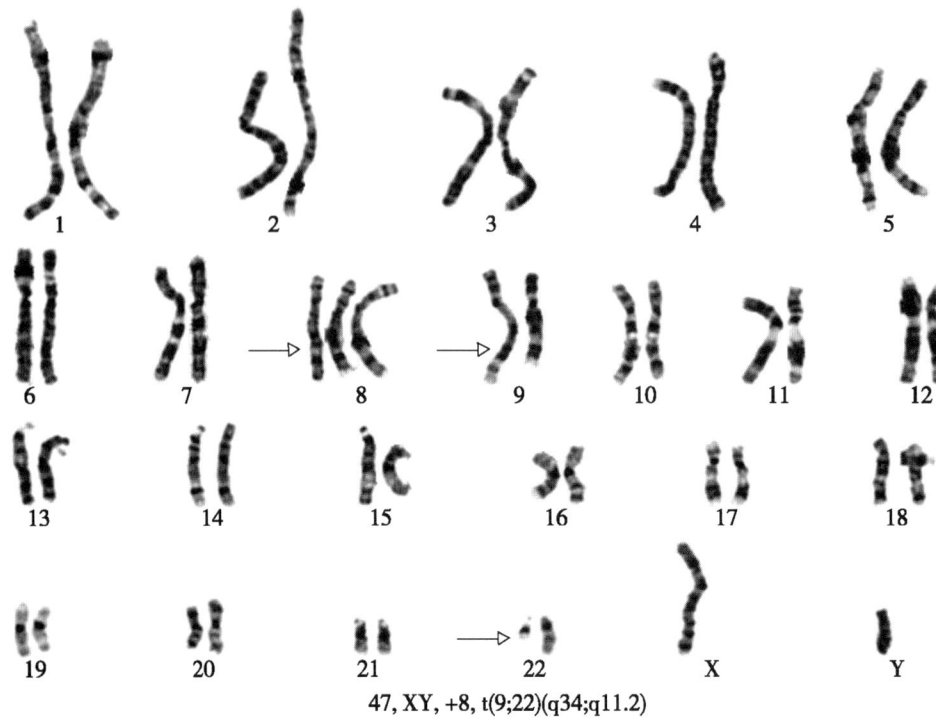

图23-6 慢性粒细胞性白血病特异性的 t(9;22)

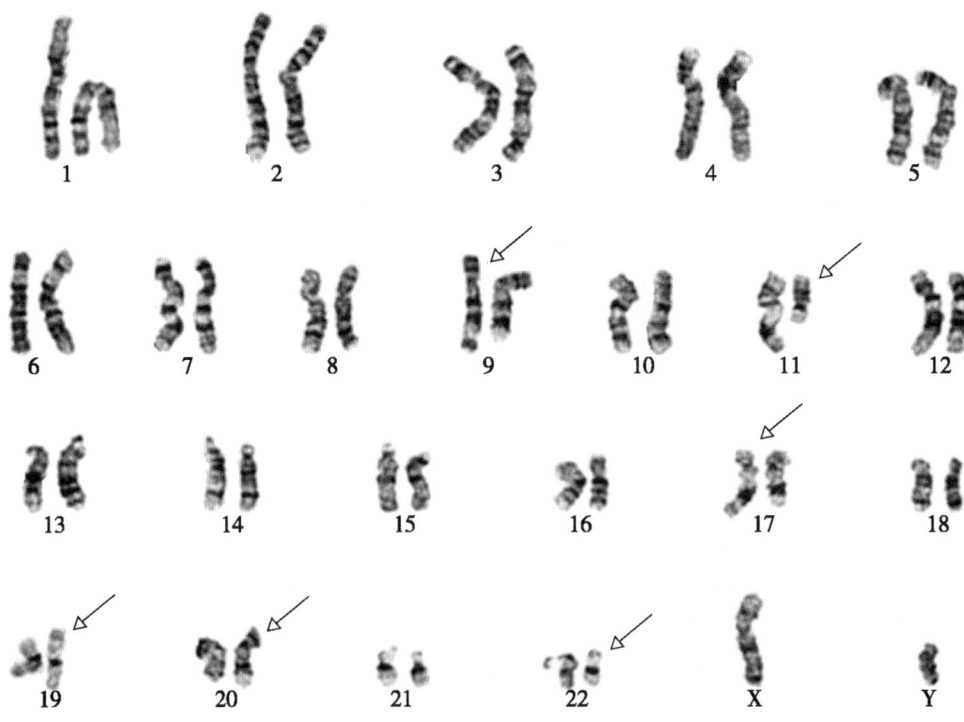

图23-7 变异性 t(9;22)核型，同时累及 6 条不同的染色体。核型是 46,XY,
t(9;22;19;11;17;20)(q34;q11.2;p13.3;q13;q21;q3.1)

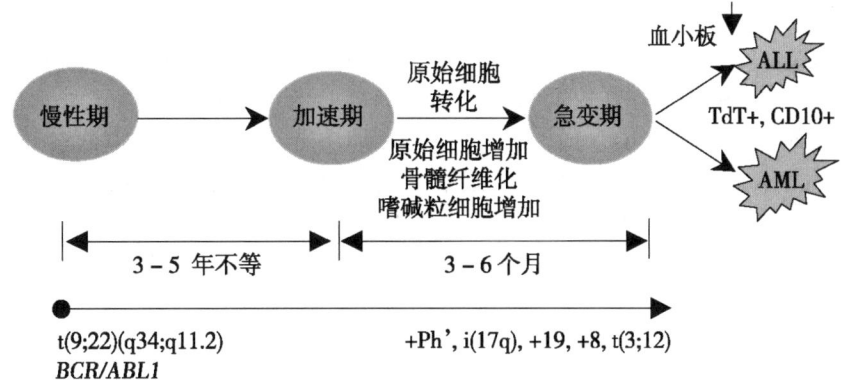

图 23-8 慢性髓细胞白血病病情分期极其遗传改变

【临床特征】

CML 多数起病缓慢，自然病程包括慢性期（平均病程 3～5 年）、加速期和急变期（两者平均病程 3～6 个月）（图 23-8）。

慢性期起初多是头晕、乏力，腹部不适，亦有怕热、多汗、低热、体重下降等基础代谢增高的表现，随后出现腹胀、左上腹隐痛等肝脾肿大的相关症状。最常见体征则是脾大，亦可有肝大、胸骨压痛、面色苍白等。极少数患者可因高尿酸血症引致痛风性关节炎及白血病浸润海绵体引起阴茎异常勃起。慢性期晚期因骨髓纤维化或髓外浸润，渐表现面色苍白明显。临床上根据 Sokal 积分将慢性期 CML 区分为低危组、中危组和高危组，对治疗预后有意义。

加速期是病情进展的转折点及进入急变期的过渡阶段。加速期和急变期临床上表现为不明原因低热、乏力、面色苍白、消瘦等加重，与白细胞不成比例的脾大加速，淋巴结肿大及胸骨压痛明显，且对常规羟基脲治疗渐无效。晚期可出现粒细胞减少引致严重感染发热和血小板减少引致出血倾向。在发生急变的患者中，约 1/3 属急性淋巴性白血病，2/3 则为髓细胞白血病。少见类型是粒单变、急单变、巨核变、红白血病变等。

【实验室诊断】

血常规与骨髓象

慢性期患者血象异常往往在症状之前即被发现，表现白细胞增加（20～100×10⁹/L），骨髓分类可见各阶段原始和幼稚粒细胞，以中晚幼粒为主，原始＋早幼粒细胞≤15%，原始细胞≤10%，且表现嗜碱、嗜酸粒细胞比例增加。加速期则出现嗜碱粒细胞增多，原始细胞 10%～20%。急粒变时周血原始＋早幼粒≥30%，骨髓原始＋早幼粒≥50%，周血或骨髓原始细胞≥20%；急淋变时则周血或骨髓原始＋幼稚淋巴≥20%。骨髓活检对了解骨髓纤维化及 CML 预后有一定意义。

细胞遗传学与分子生物学检查

CML 具备特征性 Ph' 染色体，采用常规染色体核型分析、BCR/ABL 基因的 FISH 检测及 bcr/abl mRNA 的 RT-PCR 检测而明确诊断，并以此与类白血病反应及其它骨髓增生综合征鉴别。

【治疗】

化疗

CML 慢性期首选化疗药物是羟基脲，亦可选择马利兰等，可长期维持血液学缓解，但不能获得细胞遗传学疗效及延长生存期。加速期及急变期则需联合化疗，甚至强烈化疗。

干扰素 α

单用 IFN-α 或联合小剂量阿糖胞苷可使部分患者（5%～25%）获得主要遗传学缓解（Ph<35%）或完全遗传学缓解（Ph' 阴性）及延长生存期，尤其是 Sokal 低危组病例疗效稍好，但获得细胞遗传学疗效需时至少 12～18 个月，加速与急变期患者无效。

分子靶向治疗

格列卫（Gleevec，或 Imatinib）是小分子信号传导抑制剂，可以竞争性结合 BCR/ABL1 蛋白上的 ATP 位点，抑制了 *BCR/ABL1* 酪氨酸激酶（PTK）的异常活性，从而阻断了异常的信号传导通路。服用 12 个月以上格列卫（400mg/d）可有 80% 以上慢性期患者获得完全遗传学缓解，使用 42 个月则有 70% 以上 *bcr-abl1* mRNA 减少 $\geqslant$3log 水平（*bcr-abl1* mRNA/*bcr* mRNA %），其中减少 $\geqslant$4log 水平（*bcr-abl1* mRNA/*bcr* mRNA %）占 50%，甚至有 11% 患者 *bcr/abl1* mRNA RT-PCR。理论估算格列卫可使多数患者明显延长生存期至 8~10 年以上，甚至部分患者有治愈可能，故目前已将其列为 CML 一线首选治疗。但格列卫对加速及急变期患者疗效短暂，主要是因为加速期患者有 60%~80% 及急变期近 100% 患者对格列卫将产生耐药，慢性期亦有 15%~20% 可产生耐药，其原因与 *BCR/ABL* 融合基因的 PTK 结构域的点突变有关。

造血干细胞移植

异基因造血干细胞移植是能治愈 CML 唯一的方法，慢性期移植患者可有 60%~80% 明显延长存活期。但移植疗效受患者年龄与病程、供者 HLA 相合性及移植相关并发症等限制。一般认为，移植低风险者，应首选移植治疗，否则可在格列卫治疗失败时再进行移植。

【风险评估与预防】

1. 尚无足够的证据说明 CML 在家族成员间呈孟德尔遗传方式传递；但不排除阳性家族成员有 CML 的易感性。

2. 染色体核型分析发现 i(17q)、+8、+19 或 +der(22) 时，患者病情已发展为加速期或原始细胞危象，预后差，并以 i(17q) 的为严重。

3. 对治疗效果差或有产生对干扰素 α 等抗药性患者应作 FISH 跟踪检查；可以发现 *ASS* 的缺失，预后差。

4. 及时发现和根治微小残留病（minimal residual disease，MRD）是预防造血干细胞移植或分子靶向治疗后复发的重要措施，故在治疗过程中，应定期用 *BCR/ABL* 探针作 FISH 检查或作 PCR 检测。

5. 在 CML 患者接受格列卫治疗过程中，特别是经过一年后的治疗后，要常规定期地对处于缓解阶段而且费城染色体阴性的患者进行骨髓染色体核性检测，及早发现继发性骨髓增生异常综合征，8 三体是常见的染色体异常。

6. 如果化疗前血红蛋白低于 120g/L（12g/dL），血小板升高，有克隆进化（clonal evolution），或者化疗后头 6 个月内异常染色体没有好转，经过化疗后病情缓解的患者有明显的复发风险。

（孙　竞　陆国辉）

三、急性早幼粒细胞白血病

多能髓细胞样干细胞在分化过程的不同阶段都可发生恶变，根据急性髓细胞白血病的细胞来源不同，可分为多种类型。FAB 分类根据白血病细胞分化的程度和主要的细胞类型分为 M1 至 M7 七个类型，其中 M3 型为急性早幼粒细胞白血病（acute promyelocytic leukemia，APL）[OMIM 102578]，以异常早幼粒细胞为主，胞浆内充满髓过氧化物酶阳性颗粒。APL 是急性髓细胞白血病最常见的一种，约占 5%~10%。

【遗传病理学】

绝大多数急性早幼粒细胞性白血病存在染色体 t(15;17)(q22;q21) 易位。该易位导致分别定位于染色体 15q22 和 17q21 的早幼粒细胞白血病（promyelocytic leukemia，*PML*）基因和维甲酸受体 α（retinoic acid receptor α，*RARα*）基因融合，表达 *PML-RARα* 融合蛋白。体内外研究显示该蛋白既是 APL 发病的重要分子基础，也是全反式维甲酸（all-trans retinoic acid，ATRA）诱导 APL 细胞分化的重要靶子，为该病的治疗提供了方向。某些没有典型 t(15;17) 异位的 APL 中仍发现了 *PML* 和 *RARα* 基因重排，或是 15 号染色体异位至其他染色体上而导致 *PML* 的重排。推测 PML 产物具有锌指蛋白结构域，是一种潜在的转录因子，这些异位或重排导致了 *PML* 基因的表达，改变了细胞的增殖和调控，导致细胞转化和癌变。最近研究表明，*FLT3* 基因突变，特别是基因内在首末重复（internal tandem duplication，ITD）突变，也被认为是对 APL 患者判断预后的指标。*FLT3-ITD* 基因突变的发生与病情的无缓解相关。

【临床特征】

APL 的临床表现与一般急性白血病相似，多见中青年，起病较急，表现典型的发热、出血、贫血及肝脾淋巴结肿大和骨关节痛等白血病细胞器官浸润的四大特征。APL 的出血倾向表现更突出，90% 以上合并 DIC 而危及生命。

【实验室诊断】

血象和骨髓象

与急性白血病一样有不同程度的血红蛋白和血小板减少。按 FAB 形态学分型为 M3，其周血和骨髓以胞浆含粗大颗粒和 Auer 小体的异常早幼粒细胞增生为主，组化 POX 染色阳性。

细胞表面标志

APL 具有较特异的细胞表面标志与其它急性髓细胞白血病鉴别，即髓系标志阳性（$CD13^+$、$CD33^+$）而 HLA-DR 和 CD34 阴性。

细胞遗传学

APL 具有标志性染色体异常：t(15;17)(q22;q21)（图 23-9）及其变异型，包括 t(11;17)(q23;q21)，t(11;17)(q13;q21)，t(5;17)(q35;q21) 等。采用常规染色体核型分析及 FISH 检测可帮助明确诊断及监测治疗后微小残留病水平。*PML/RARα* 融合基因的 RT-PCR 则是 APL 更敏捷的特异性检测，已发现其 3 种不同转录的治疗反应存在差异；APL 其它变异型融合基因 *PLZF/RARα*、*NPM/RARα*、*NuMA/RARα* 和 *STAT5b/RARα* 亦显示对治疗反应的不同。

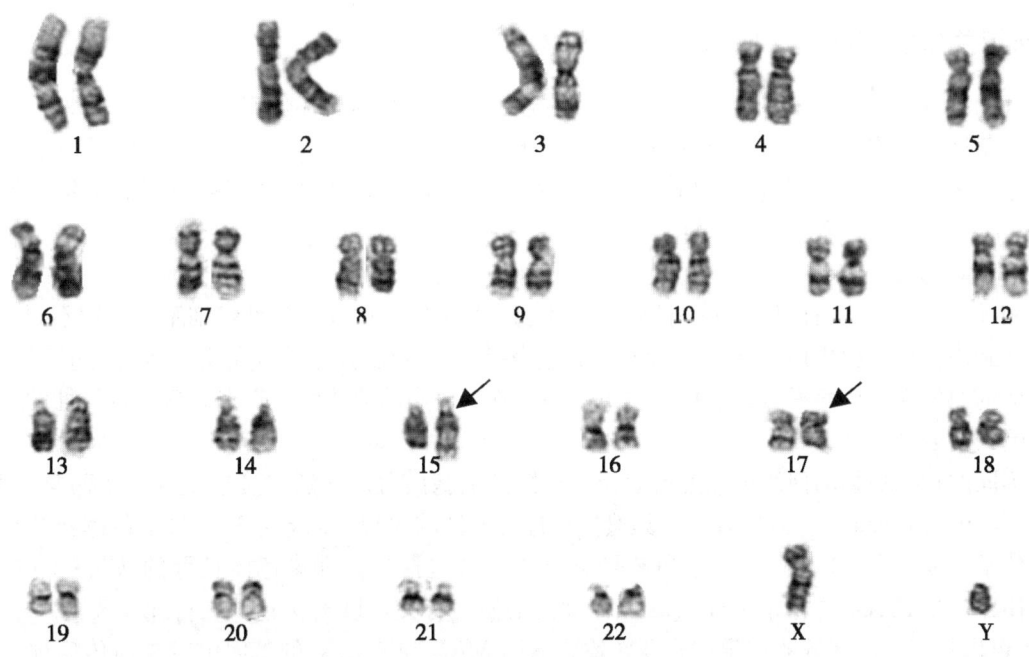

图 23-9 46,XY,t(15;17)(q22;q21) 核型

患者患有急性早幼粒细胞性白血病，53 岁，男性；细胞流程检测细胞表面标志结果：原始细胞占 94%；CD13、CD33、CD64、CD117、CD38 和 CD45 阳性；CD34 和 HLA-DR 阴性

【治疗和预后】

诱导分化治疗 1986 年我国学者首先发现及阐明全反式维甲酸（ATRA）治疗 APL 疗效显著。ATRA 与 *PML/RARα* 结合可特异性引致 *PML/RARα* 降解，克服 *PML/RARα* 对抗 RAR/RXR 通路阻

断细胞分化的作用,从而使细胞髓系分化继续。单用 ATRA 可使 85%FAB 形态学诊断 APL 或 95% t(15;17)的 APL 获得完全缓解,但仅 ATRA 治疗不能获得分子生物学缓解,且多数患者短期复发。ATRA 治疗的一般不良反应有口唇与皮肤干燥、头晕头痛、消化道不适、肝功异常、白细胞增高及骨关节痛等,严重不良反应则有高细胞症、维甲酸综合征、颅高压综合征、高组胺综合征等,故一般主张 ATRA 治疗期间应适当加用羟基脲、小剂量化疗、皮质激素或白细胞单采术。

砷剂(三氧化二砷,AS_2O_3)可选择性降解 PML/RARα 蛋白,对 ATRA 耐药的 APL 细胞显示双重作用:促进凋亡和不完全的诱导分化。砷剂是目前治疗 APL 复发的有效方法,砷剂单用式或联合化疗可使 80%以上复发 APL 再获缓解。

联合化疗 APL 缓解后一般需给予 5~6 疗程连续的巩固化疗,可使 90%以上患者 PML/RARα mRNA RT-PCR 阴性及获长生存。

造血干细胞移植 多数患者可不需移植治疗,但自体移植可提高长生存率,异体移植只适于反复复发及持续 PML/RARα 融合基因阳性者。

有 t(11;17)(q23;q21),t(11;17)(q13;q21),t(5;17)(q35;q21)等变异型染色体异常的患者对全反式维甲酸的疗效有差异,前者不敏感,后两者疗效欠佳。

【风险评估与预防】

1. 经及时治疗的 APL 患者的预后通常良好,完全缓解率高。
2. 与其他肿瘤一样,应及时发现和根治微残留病,定期用 PML/RARA 探针作 FISH 检查或作 PCR 检测,以预防 APL 的复发。已经有人使用实时 PCR(real-time RT-PCR)技术定时监测 APL 微残留病的常规做法。
3. 对难治性患者可作 FLT3-ITD 基因突变检查;基因突变阳性者预后差。

(孙 竞 陆国辉)

四、治疗相关急性髓细胞白血病

肿瘤病的基本治疗方法都包括手术、放疗、化疗和骨髓移植等的综合疗法。然而,肿瘤治疗可能引发治疗相关急性髓细胞白血病(therapy-related acute myeloid leukemia)。这是原发性肿瘤治疗过程中放疗或化疗药物细胞毒性作用引起的白血病,其发生率随着肿瘤治疗成功率的攀升而逐年增加,据统计,约占急性髓细胞白血病总发病率的 10%~30%。

【遗传病理学】

治疗相关急性髓细胞白血病属于一种继发性肿瘤。与一般的原发性急性髓细胞白血病不同,其发病与对原发性肿瘤治疗过程中所使用的放疗和化疗直接有关,细胞毒素作用导致 DNA 的损害和基因突变。与其他的原发性白血病一样,治疗相关急性髓细胞白血病的遗传病理特点表现为特异性的染色体变异和癌基因的突变(表 23-9)。

根据不同的化疗药物的使用可以把治疗相关急性髓细胞白血病的遗传病理主要分为两类:第一类,与烷化剂(alkylating agent)使用有关,其遗传病理特征性的表现是以 5 号和 7 号染色体异常为主的多种细胞遗传学改变(图 23-10),5 号和 7 号染色体异常包括单体和染色体长臂的缺失;第二类,与DNA-拓扑异构酶Ⅱ(DNA Topoisomerase Ⅱ)抑制剂使用有关,11 号染色体长臂 q23 区域(图 23-11)或 21 号染色体长臂 q22 区域的重排,分别导致癌基因 MLL 和 AML1 的基因突变是遗传病理特点。理论上,所有治疗相关急性髓细胞白血病的病例都表现出其遗传病理的改变。从细胞学分析,与原发性急性髓细胞白血病比较,治疗相关急性髓细胞白血病起源于更早期的造血祖细胞,故病理检查通常发现造血系统的三种细胞系列异常。

已报道至少 60 种不同的与治疗相关急性髓细胞白血病相关的染色体变异。其中以 5 号和 7 号染色体单体,5 号和 7 号染色体长臂的缺失,以及 11q23 和 21q22 区域重排最常见(表 23-9)。Smith 等曾对 282 个病例进行研究,发现 92%的治疗相关急性髓细胞白血病患者有克隆性染色体异常,其中 76%

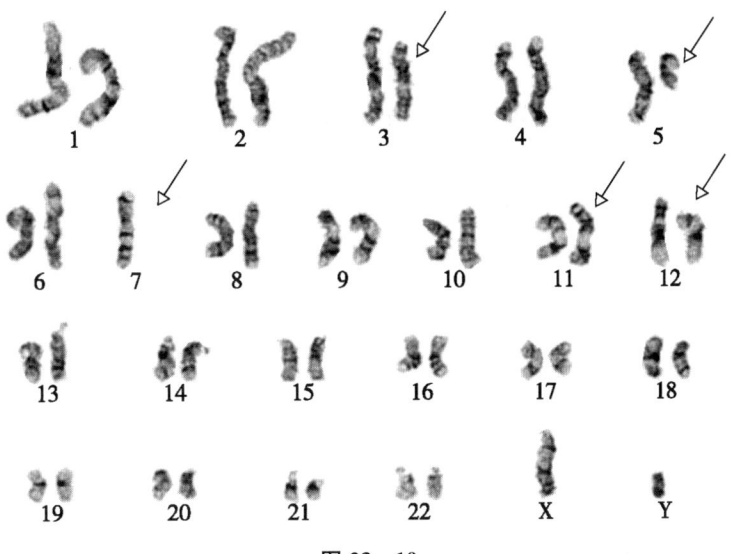

图 23-10

患者曾患淋巴瘤，并接受过包括烷基化药物的综合治疗而缓解。后来因为低热、皮下出血诊断为治疗相关的急性髓细胞白血病。染色体异常包括 del(5)(q15)和 -7 等

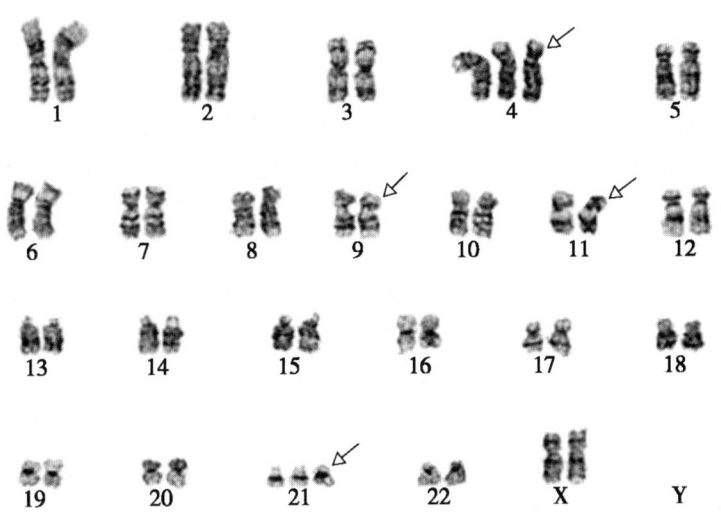

图 23-11

患者曾患乳癌，曾接受 DNA-拓扑异构酶 II 抑制剂化疗等治疗。缓解后患治疗相关急性髓细胞白血病。染色体异常包括 t(9;11)(p22;q23)等

的病例有 5 号和 7 号染色体的改变，证明有杂合性丢失和抑癌基因的存在。目前认为，位于常见的 7q22 缺失区域上的 *ASNS*、*PLANH1*、*EPO* 和 7q31 上的 *MET* 是有关的候选抑癌基因。使用 FISH 方法的研究证明，5q32 区域是 5 号染色体长臂上的最常见的缺失片段，该区域上的 *EGR1*、*IRF1* 和 *CSF1R* 被认为是候选抑癌基因。与 11q23 重排有关的癌基因是 *MLL*，是一种转录调节因子。11q23 发生易位后使 *MLL* 和相应的癌基因发生重排而形成融合基因，影响相应的基因表达，导致白血病的发生。

表 23-9 治疗相关急性髓细胞白血病的细胞遗传和分子遗传异常

染色体异常	发生率	抑癌基因，癌基因或融合基因
-7/del(7q)	高达 55%	*ASNS*, *PLANH1*, *EPO*, *MET*
-5/del(5q)	相当高，仅次于 -7/del(7q)	*EGR1*, *IRF1*, *CSF1R*

续表

染色体异常	发生率	抑癌基因，癌基因或融合基因
11q23 重排*	相当高，占血癌中发现的 11q23 重排的 5%～10%	MLL*
21q22 重排	15%	AML1
t(8;21)(q22;q22)	9%	AML1/ETO
inv(16)(p13q22)	9%	CBFB
t(3;21)(q26;q22)	3%	AML1/EVI1
t(15;17)(q22;q21)	8%	PML/RARA
17p 缺失	占血癌中所发现的 17p 缺失的 30%	TP53
t(9;22)(q34;q11.2)	2%	BCR/ABL1
12p 重排	2%	ETV6
11p15 重排	3%～5%	NUP98

*与 MLL 融合的其他基因及其位点包括：AF1p/1p32，AF1q/1q21，AF4/4q21，AF6/6q27，AF9/9p22，AF10/10p12，CBP/16p13，ENL/19p13.3，ELL/19p13.1 等

【临床特征】

进展快、病情凶险、对药物治疗不敏感是治疗相关急性髓细胞白血病的临床特征。其他的临床表现与一般的急性髓细胞白血病相似，包括：①与造血骨髓衰退有关的临床表现，如贫血、感染、出血等；②与白血病细胞浸润有关的表现如高白细胞血症、肝脾和淋巴节肿大等；③与造血障碍有关的临床表现如出血等；④代谢异常如嘌呤代谢障碍，血尿酸浓度升高，尿酸沉积于肾组织导致肾功能衰竭。生存期短，中位生存期短，一般少于 6 个月。

原发肿瘤包括两类，即血癌和实体性肿瘤。血癌中以淋巴瘤最常见，而乳腺癌和卵巢癌是最常见的实体肿瘤。经 5 年治疗的乳腺癌患者引发治疗相关急性髓细胞白血病的风险可达 50%。白血病的潜伏期视对原发性肿瘤用药种类不同而异。通常，使用烷基化药物的潜伏期较长，为 5～7 年或更长；而使用 DNA-拓扑异构酶 II 抑制药物的潜伏期较短，治疗后 1～3 年内可继发白血病，且通常没有癌前的骨髓增生异常综合征（myelodysplastic syndrome）状态。与烷化剂治疗接触的治疗相关急性髓细胞白血病患者则通常先继发骨髓增生异常综合征。

其它原发性肿瘤包括慢性淋巴细胞白血病、急性白血病、多发性骨髓瘤、红细胞增多症、肺癌、睾丸癌和 Ewing 肉瘤等。

【诊断和治疗】

由于进展快、病情凶险和药物治疗不敏感的特点，对治疗相关急性髓细胞白血病的诊断要求早（期）、快（速）和准（确）。把传统和先进结合的 MICM 诊断方法，即配合使用传统的细胞形态学检查（morphology evaluation）、免疫表型分析（immunophynotyping）如流式细胞仪（flow cytometry）、细胞遗传学核型分析（cytogenetics analysis）和分子遗传诊断（molecular genetics analysis）等，能互相取长补短，已成为对治疗相关急性髓细胞白血病诊断的一种快速有效的实验室诊断手段。原发肿瘤的病史以及放疗化疗病史是诊断治疗相关急性髓细胞白血病的重要根据，故可靠的病史了解十分重要。根据药物的使用，可以推测染色体的异常和有关癌基因的突变。

尚没有十分有效的对治疗相关急性髓细胞白血病的治疗方案。对那些年轻且还没有因原发肿瘤或化疗导致器官损害的患者，可以采取冲击性的综合性化疗。骨髓移植或干细胞移植是最有疗效的治疗方法。对于病情严重、年老体质差或对化疗不能耐受的患者，宜使用配合支持疗法的低剂量化疗。由于该病的病情凶险，对药物的不敏感，患者的预后往往很差，生存期只是以月来算。

【风险评估和预防】

1. 经过原发肿瘤（如乳癌等）治疗5年后的患者，治疗相关急性髓细胞白血病的发生风险可高达50%，比正常人群白血病的发生率高出12倍；故在原发肿瘤的治疗过程中，必须密切检查跟踪。

2. 可靠准确的原发性肿瘤病史对治疗相关急性髓细胞白血病的诊断非常重要，作实验室诊断前必须了解清楚。

3. 必须对原发性肿瘤进行遗传风险的计算，评估方法可参考有关肿瘤章节。

（陆国辉）

主要参考文献

1. Atlas of Genetics and Cytogenetics in Oncology and Haematology. URL http://www.infobiogen.fr/services/chromcancer/, September, 2006
2. Au WY, Fung AT, Chim CS, et al. FLT3 aberrations in acute promyelocytic leukemia: clinicopathological association and prognostic impact. Leukemia, 2005; 19-23
3. Baxter EJ, Scott LM, Campbell PJ, et al. Acquired mutation of the tyrosine kinase JAK2 in human myeloproliferative disorders. Lancet, 2005, 365: 1054-61
4. Block AW, Carroll AJ, Hagemeijer A, et al. Rare recurrent balanced chromosome abnormalities in therapy-related myelodysplastic syndrome and acute leukemia: report from an international workshop. Genes Chromosomes Cancer, 2002, 33: 401-12
5. Bloomfield CD, Archer KJ, Mrozek K, et al. 11q23 balanced chromosome aberrations in treatment-related myelodysplastic syndrome and acute leukemia: report from an international workshop. Genes Chromosomes Cancer, 2002, 33: 362-78
6. Callens C, Chevret S, Cayuela JM, et al. Prognostic implication of FLT3 and Ras gene mutations in patients with acute promyelocytic leukemia (APL): a retrospective study from the European APL Group. Leukemia, 2005, 19: 1153-60
7. Campbell PJ, Scott LM, Buck G, et al. Definition of subtypes of essential thrombocythaemia and relation to polycythaemia vera based on JAK2 V617F mutation status: a prospective study. Lancet, 2005, 366: 1945-53
8. Chou WC, Dang CV. Acute promyelocytic leukemia: recent advances in therapy and molecular basis of response to arsenic therapies. Curr Opin Hematol, 2005, 12: 1-5
9. Cohen N, Rozenfeld-Granot G, Hardan I, et al. Subgroup of patients with Philadelphia-positive chronic myelogeous leukemia characterized by a deletion of 9q proximal to ABL gene: expression profiling, resistance to interferon therapy, and poor prognosis. Cancer Genet and Cytogenet, 2001, 128: 114-9
10. Deininger M, Buchdunger E, Druker BJ. The development of imatinib as a therapeutic agent for chronic myeloid leukemia. Blood, 2005, 105: 2640-53
11. Drummond M, Lennard A, Brummendorf T, et al. Telomere shortening correlates with prognostic score at diagnosis and proceeds rapisdly during progression of chronic myeloid leukemia. Leuk Lymphoma, 2004, 45: 1775-8
12. Faderl S, Hochhaus A, Hughes T. Monitoring of mnimal residual disease in chronic myeloid leukemia. Hematol Oncol Clin North Am, 2004, 18: 657-70
13. Grignowi F, Fagioli M, Alcalay M, et al. Acute promyelocytic leukemia: from genetics to treatment. Blood, 1994, 83: 10-4
14. Hanamura I, James P Stewart, Yongsheng Huang, et al. Frequent gain of chromosome band 1q21 in plasma-cell dyscrasias detected by fluorescence in situ hybridization: incidence increases from MGUS to relapsed myeloma and is related to prognosis and disease progression following tandem stem-cell transplantation. Blood, 2006, 108: 1724-32
15. Huang ME, Ye YC, Chen SR, et al. Use of ATRA in the treatment of APL. Blood, 1988, 72: 5-8
16. Jaffe ES, Harris NL, Stein H, et al. eds, World Health Oranization Classification of Tumour, Pathology and Genetics of Tunours of Haematopoietic and Lymphoid Tissues. Lyon: IARC Press, 2001
17. Jing Y. The PML-RARalpha fusion protein and targeted therapy for acute promyelocytic leukemia. Leuk Lymphoma, 2004, 45: 639-43

18. Leone G, Mele L, Pulsoni A, et al. The incidence of secondary leukemia. Haematologica, 1999, 84: 937-45
19. Lippert E, Boissinot M, Kralovics R, et al. The JAK2-V617F mutation is frequently present at diagnosis in patients with essential thrombocythemia and polycythemia vera. Blood, 2006, 15; 108: 1865-7
20. Liu YF, Zhu YM, Shen SH, et al. Molecular response in acute promyelocytic leukemia: a direct comparison of regular and real-time RT-PCR. Leukemia, 2006, 20: 1393-9
21. 陆国辉. 治疗相关急性髓细胞白血病的细胞遗传学诊断. 北京大学学报（医学版）, 2005, 37: 10-13
22. Lu G, Anthony A, Yue C. Incidence of genomic markers detected by FISH and their correlation with CD38 in B-cell chronic lymphocytic leukemia. ASHG 55 Annual Meeting, Abstracts, 2005, p86
23. Lu G, Yue C, Chester M, et al. (2006) A new case of acute lymphocytic leukemia in a 48-years-old patient further supports that the unique t(14;19)(q32;q13) is a recurrent abnormality in adult precursor B-cell ALL. Program & Abstract, Annual Clinical Genetics Meeting, 2006, 109
24. Lu G, Zhang J. The frequency of chromosome 7q interstitial deletion is substantially high in B-cell lymphoproliferative disorders. J Peking University (Health Science), 2006, 38: 57-61
25. O'Dwyer ME. Chronic myelogenous leukemia. Review. Curr Opin Oncol, 2003, Jan; 15: 10-5
26. O'Dwyer ME, Gatter KM, Loriaux M, et al. Demonstration of Philadelphia chromosome negative abnormal clones in patients with chronic myelogenous leukemia during major cytogenetic responses induced by imatinib mesylate. Leukemia, 2003, 17: 481-7
27. O'Dwyer ME, Mauro MJ, Blasdel C, et al. Clonal evolution and lack of cytogenetic response are adverse prognostic factors for hematologic relapse of chronic phase CML patients treated with imatinib mesylate. Blood, 2004, 103: 451-5
28. Passamonti F, Rumi E, Pietra D, et al. Relation between JAK2 (V617F) mutation status, granulocyte activation, and constitutive mobilization of CD34+ cells into peripheral blood in myeloproliferative disorders. Blood, 2006, 107: 3676-82
29. Pedersen-Bjergaard J, Andersen MK, Christiansen DH. Therapy-related acute myeloid leukemia and myelodysplasia after high-dose chemotherapy and autologous stem cell transplantation. Blood, 2003, 95: 3273-9
30. 钱林生, 刘世和. 慢性髓细胞白血病. 见: 张之南, 杨天楹, 郝玉书主编. 血液病学. 北京: 人民卫生出版社, 2003, 1097-129
31. Radmacher MD, Marcucci G, Ruppert AS, et al. Independent confirmation of a prognostic gene-expression signature in adult acute myeloid leukemia with a normal karyotype: A cancer and leukemia group B study. Blood, 2006, 108: 1677-83
32. Robinson HM, Taylor KE, Jalali GR, et al. T(14;19)(q32;q13): a recurrent translocation in B-cell precursor acute lymphoblastic leukaemia. Genes Chromosomes and Cancer, 2004, 39: 88-92
33. Rund D, Ben-Yehuda D. Therapy-related leukemia and myelodysplasia: evolving concepts of pathogenesis and treatment. Hematology, 2004, 9: 179-87
34. Smith SM, Le Beau MM, Huo D, et al. Clinical-cytogenetic associations in 306 patients with therapy-related myelodysplasia and acute leukemia: the University of Chicago series. Blood, 2003, 102: 43-52
35. Slovak ML, Bedell V, Popplewell L, et al. 21q22 balanced chromosome aberrations in therapy-related hematopoietic disorders: report from an international workshop. Genes Chromosomes Cancer, 2002, 33: 279-4
36. Stirewalt DL, Kopecky KJ, Meshinchi S, et al. Size of FLT3 internal tandem duplication has prognostic significance in patients with acute myeloid leukemia. Blood, 2006, 107: 3724-6
37. 孙关林. 全反式维甲酸治疗544例早幼粒细胞白血病的临床研究. 中华血液学杂志, 1992, 13: 135-7
38. Tallman MS. Acute promyelocytic leukemia as a paradigm for targeted therapy. Semin Hematol, 2004, 41: 27-31
39. Wang Y, Hopwood VL, Hu P, et al. Determination of secondary chromosomal aberrations of chronic myelocytic leukemia. Cancer Genet Cytogenet, 2004, 153: 53-6
40. 王振义. 急性早幼粒细胞白血病的维A酸治疗. 见: 陆道培主编. 白血病治疗学. 北京: 科学出版社, 1992. 152
41. Whitman SP, Archer KJ, Feng L, et al. Absence of the wild-type allele predicts poor prognosis in adult de novo acute myeloid leukemia with normal cytogenetics and the internal tandem duplication of FLT3: A cancer and leukemia group B study. Cancer Res, 2001, 61: 7233-9

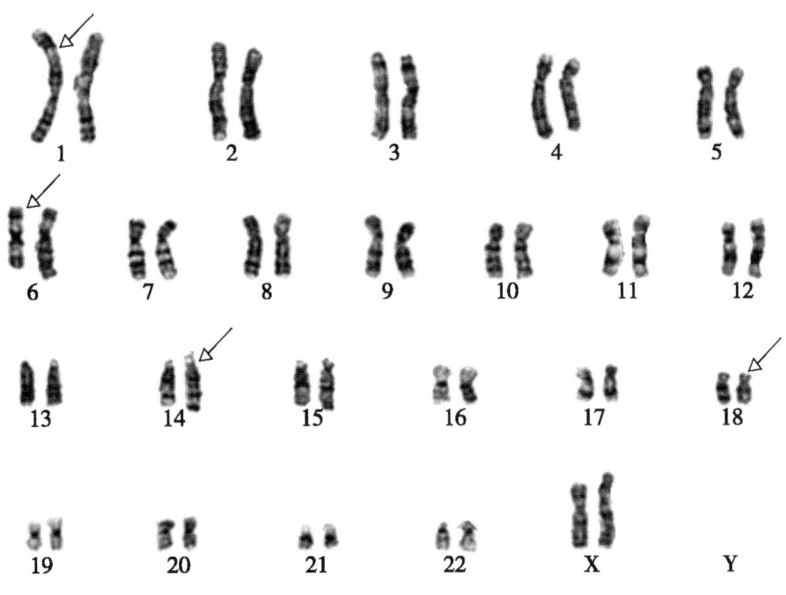

图 23-13 滤泡性淋巴瘤特异性的 t(14;18)

两处都被波及。肿大的淋巴结呈橡胶状，质地较硬，分散，以后则融合在一起。少数患者表现局部病变，多数患者是多部位受侵犯。Waldeyer 环（主要是扁桃体）是偶尔受侵部位。纵隔和腹膜后淋巴结肿大可造成各种器官的压迫症状。结外病变的临床症状主要由淋巴结病变所造成（如累及胃的症状似胃肠道恶性肿瘤，肠淋巴瘤可引起吸收障碍综合征）。DLBCL 患者，最初侵犯皮肤和骨的占 15%，而小淋巴细胞淋巴瘤的患者占 7%，约有 33% 患者伴广泛的腹部或胸部病变。由于淋巴管阻塞可分别发生乳糜状腹水和胸腔积液。发热、盗汗和乏力则表明病变弥漫。

大多数晚期患者都会发生贫血，初诊时约 33% 的患者表现贫血，可能是由于胃肠道受侵或血小板减少引起的出血，脾功能亢进或抗球蛋白（Coombs）试验阳性的溶血性贫血所造成的溶血，淋巴瘤浸润骨髓以及药物和放射疗法造成的骨髓抑制而引起。有 20%~40% 高度恶性淋巴细胞淋巴瘤和极少数中度恶性淋巴瘤出现白血病期。有 15% 的患者由于免疫球蛋白的生成进行性地降低，出现低丙球蛋白血症，因而易发生严重的细菌感染。

【治疗和预后】

低度恶性：Ⅰ、Ⅱ期多采用放疗，Ⅲ、Ⅳ期大多采用化疗。常用 COP（环磷酰胺＋长春新碱＋强的松），COPP（COP 方案＋甲基苄肼）方案。中度恶性：Ⅰ期可单用放疗，Ⅱ期以上采用蒽环类为主的化疗方案，全身病变控制后再给予累及野放射。常用 CHOP（COP 方案＋阿霉素）方案。完全缓解（CR）51%~54%。新一代方案并不优于 CHOP。对年轻病例有高-中或高危险因素，常规化疗达 CR 后用 HD 巩固治疗及干细胞支持可得益。解救方案中，多包含 DDP、VP16、Ara-C、IFO。高度恶性：某些亚型可用常规化疗，但有中枢神经侵犯、骨髓侵犯或其他预后差的因素应用强力治疗，如 ProM-ACE/cytaBOM 方案等。

低度恶性淋巴瘤的中位生存期为 7 年，中度恶性 2.5 年，高度恶性为 1 年。

抗 CD20 单抗治疗 B 细胞淋巴瘤的进展：美罗华（Rituximab）是一种抗 CD20 的人鼠嵌合型单克隆抗体，也是第一个获得 FDA 批准用于治疗的单抗，单药治疗复发或难治滤泡 NHL，总有效率 48%（包括 CR 6%），中位缓解期 10 月。一线治疗低度恶性 NHL，总有效率 65%（CR27%）。

标准的治疗 NHL 的方案引发治疗相关骨髓增生异常综合征/急性髓细胞白血病（tMDS/AML）（见第二节）的风险增大。一般发生于治疗后 10 年以内，中位时间 5~7 年，10 年的累计发病率约为 10%。

Greene 报告了 517 例传统化疗加局部放疗的 NHL 病例，发现随访 4.3 年 tMDS/AML 的发病概率为 1.7%，随访 10 年为 7.9%。一组 602 例的 NHL 单纯化疗患者，随访 3 年 tMDS/AML 的发病概率为 1.5%，随访 7 年为 6.3%。限制烷化剂的使用，移植前调理治疗过程中减少总体照射量会减少发病相对危险度。

【实验室诊断】

采用组织病理学、免疫组织化学、PCR 基因重排检测及荧光原位杂交（FISH）染色体易位检测联合应用可明显提高 NHL 的诊断及分型的准确率。

患者血清乳酸脱氢酶大于 500U 的预后较差，大于 10,000U 往往死亡。血清谷氨酰胺转移酶及 5'核苷酸二酯酶同功酶对诊断淋巴瘤的肝转移有一定的帮助。患者血清铁蛋白及血清铜增高，并随病情缓解而下降。Lactic dehydrogenase（LDH）是一种糖酵解蛋白，广泛存在于人体组织内，以肾、心和骨骼肌含量最丰富，其次以肝、脾、胰及肺组织较多，正常人血清可测出 LDH，不少器官病变和某些恶性肿瘤血清 LDH 可升高。在 NHL 中可出现 LDH 的增高，以Ⅲ及Ⅳ期阳性率增高明显，LDH 增高对预后不利。B2MG（beta-macroglobulin）产生于体内有核细胞，许多恶性肿瘤如白血病，淋巴瘤，多发性骨髓瘤（multiple lyeloma，MM），MDS 等恶性血液病患者血清中 B2MG 均有不同程度的升高。NHL 确诊时 B2MG 的水平与化疗效果有明确的相关关系，B2MG 正常组 RR 达 87.2%，其中 CR 60.5%，PR 25.6%。B2MG 升高组 RR 75%，其中 CR 仅 50%，PR 25%，两者比较有显著的统计学差异。

应用 FL 中 MBR 和 MCR 的两个特异性基因组探针，采用 DNA 印迹杂交可检测出 80%FL 中的 BCL2 基因重排，应用针对 11 号染色体的基因组探针，可检测出 75% MCL 中的 t(11;14)(q13;q32)。PCR 法对基因重排的检出率较低，使用该方法约 30% 的 FL 可检测出 t(14;18)(q32;q21)，30%～40% 的 MCL 可被检测出 t(11;14)(q13;q32)，该方法可用于石蜡包埋组织的检测。应用双色 FISH 检测染色体异位的方法结果准确，被认为是检测基因重排的金标准。

常规检测主要采用 DNA 印迹杂交或 PCR 的方法，比传统细胞遗传学方法约低 10%。PCR 方法采用针对 MBR 和 MCR 的两个特异性引物，大约可检测出 t(14;18)病例中的 60%～70%。PCR 检出率低于 DNA 印迹，主要因为 PCR 检测高度集中于 MBR 和 MCR 断裂点集中区，而 DNA 印迹杂交基因组探针尚能检测出邻近 MBR 和 MCR 断裂点。

【风险评估与预防】

美国 1998 年发表了一篇病例对照研究结果。该研究以 1984～1988 年诊断的 1,511 例年龄为 31～59 岁男性 NHL 病例和 1,910 例对照为对象，调整了年龄、文化程度，排除免疫患者，结果显示一级亲属有恶性淋巴瘤病史者发生 NHL 的 OR 为 3.1（1.7～5.2），这种联系在≥45 岁男性中表现尤为突出，OR 为 4.1（1.9～8.8），而与其他恶性肿瘤间无类似联系。目前尚未见我国关于 NHL 大规模家族聚集性调查的报告。有关 NHL 的家族聚集现象报道较少，研究的样本较小，存在较多的偏倚，且结果多数来自病例报告而不是人群样本，因此，对 NHL 是否具有遗传易感性还有待于进一步研究。有文献报道 38 个家庭中有多个 NHL 病例发生的现象，其中 80% 是同胞兄弟姐妹，提示有常染色体隐性遗传机制参与发病的可能。在遗传性免疫缺陷的家庭中，NHL 也有多发现象，可能是由于先天的免疫状态使患者对 EB 病毒感染不能激发应有的免疫调节反应。Gatti 和 Good 报道原发性免疫缺陷综合征患者对癌肿的易感性要高 1 万倍，尤其是淋巴-网状系统肿瘤。

恶性淋巴瘤是一种遗传性疾病，遗传改变及环境因子相互作用可能是其发病原因。其病因学和流行病学研究已进行多年，除了上述危险因素外，社会经济地位尤其是贫穷，使用药物和激素，扁桃体切除术，饮食因素如咖啡、可乐等也与淋巴瘤的发病有一定联系，但这些因素与疾病联系的强度和一致性较弱，且受到各种混杂因素和偏倚的影响较大，还需进一步开展更严格的流行病学调查研究。目前所获得的关于恶性淋巴瘤各种危险因素尚不能对恶性淋巴瘤的病因学作出明确的解释，恶性淋巴瘤的发生究竟是病毒生物因素和（或）环境理化因素还是机体遗传因素所致，或是多因素共同作用所致，仍有待深入研究。

近年来，分子生物学研究发现，一些遗传性疾病与不稳定 DNA 分子上不稳定的三核苷酸序列在世代传递中重复扩增所导致的动态突变有关。这种动态突变所导致的疾病有一个共同的特征，即早现遗传现象。早现遗传现象在临床上表现为：随着世代的延续，与之有关的疾病发生率越来越高，发病年龄越来越提前，而病情则越来越重。Peter等的调查了18个家系的家族性NHL病例，发现在家族性NHL中存在早现遗传现象，在其研究组中，子女及父母的发病中位年龄分别是52.5及7.15岁（$P<0.000001$）。提示其发病有遗传学基础。

对于有遗传学背景，且出现以下情况的人群应注意有无恶性淋巴瘤的发生，以求对本病早诊断：

1. 不明确原因的进行性淋巴结肿大，尤其是在发病部位、硬度、活动度方面符合前面所述恶性淋巴瘤特点的人群。
2. "淋巴结结核"、"慢性淋巴结炎"经正规疗程的抗结核、或一般抗感染治疗无效的。
3. 淋巴结肿大和发热虽有反复，但总的趋势为进展性。
4. 不明原因的长期低热或周期性发热，特别是伴有皮痒、多汗、消瘦以及发现浅表淋巴结肿大，尤其是双侧滑车上淋巴结肿大时。

（蒋会勇　赵　彤　陆国辉）

主要参考文献

1. Armitage JO, Carbone PP, Connors JM, et al. Treatment-related myelodysplasia and acute leukemia in non-Hodgkin's lymphoma patients. J Clin Oncol, 2003, 21: 897-906
2. Buske C, Dreyling M, Unterhalt M, et al. Transplantation strategies for patients with follicular lymphoma. Curr Opin Hematol, 2005, 12: 266-72
3. Capello D, Gaidano G. Molecular pathophysiology of indolent lymphoma. Haematologica, 2000, 85: 195-201
4. Dierlamm J, Wlodarska I, Michaux L, et al. Genetic abnormalities in marginal zone B-cell lymphoma. Hematol Oncol, 2000, 18: 1-13
5. Franke S, Wlodarska I, Maes B, et al. Lymphocyte predominance Hodgkin disease is characterized by recurrent genomic imbalances. Blood, 2001, 97: 1845-53
6. Knight C, Hind D, Brewer N, et al. Rituximab (MabThera (R)) for aggressive non-Hodgkin's lymphoma: systematic review and economic evaluation. Health Technol Assess, 2004, 8: 91-6
7. 罗绍凯. 恶性淋巴瘤. 见: 罗绍凯, 洪文德, 李娟主编. 临床血液病学. 北京: 科学技术出版社, 2003, 400-11
8. Nomura K, Yoshino T, Nakamura S, et al. Detection of t(11;18)(q21;q21) in marginal zone lymphoma of mucosa-associated lymphocytic tissue type on paraffin-embedded tissue sections by using fluorescence in situ hybridization. Cancer Genet Cytogenet, 2003, 140: 49-54
9. Salaverria I, Perez-Galan P, Colomer D, et al. Mantle cell lymphoma: from pathology and molecular pathogenesis to new therapeutic perspectives. Haematologica, 2006, 91: 11-6
10. Shipp MA, Ross KN, Tamayo P, et al. Diffuse large B-cell lymphoma outcome prediction by gene-expression profiling and supervised machine learning. Nat Med, 2002, 8: 68-74
11. Sohn SK, Jung JT, Kim DH, et al. Prognostic significance of bcl-2, bax, and p53 expression in diffuse large B-cell lymphoma. Am J Hematol, 2003, 73: 101-7
12. van Besien K, Kelta M, Bahaguna P. Primary mediastinal B-cell lymphoma: a review of pathology and management. J Clin Oncol, 2001, 19: 1855-64
13. 杨文涛. 恶性淋巴瘤的细胞遗传学及分子生物学. 见: 许良中主编. 现代恶性淋巴瘤病理学. 上海: 上海科学技术出版社, 2002, 119-38
14. Wiernik PH, Wang SQ, Hu XP, et al. Age of onset evidence for anticipation in familial non-Hodgkin's lymphoma. Br J Haematol, 2000, 108: 72-9
15. 赵彤, 张素娟, 朱梅刚. 分子生物学技术在淋巴瘤诊断中的应用. 见: 朱梅刚主编. 恶性淋巴瘤病理诊断学. 广州: 广东科学技术出版社, 2003, 16-47
16. Zelenetz AD. Mantle cell lymphoma: an update on management. Ann Oncol, 2006, 17 Suppl 4: iv12-iv14

第四节　癌症综合征

一、Bloom 综合征

Bloom 综合征（Bloom syndrome）[OMIM 210900]，也称为先天性毛细血管扩张性红斑症，是一种十分罕见的常染色体隐性遗传病。自 1975 年至今，只发现约 220 个病例，其中大多数病例发生在东欧犹太人中，此人群带有一原始突变（2281del6ins7，也被称为 MLB[ASK]），此突变在东欧犹太人群中的携带率约 1/100。Bloom 综合征是染色体不稳定综合征（chromosome instability syndrome）之一，其特征表现为姐妹染色单体交换频率的显著增加和很高的肿瘤发生率。

【遗传病理学】

Bloom 综合征基因，BLM，定位于 15q26.1，具 4,437 个碱基，22 个外显子，编码一具 1,417 个氨基酸的蛋白质，是一个 recQ 解旋酶，起维护基因组稳定性的作用。BLM 基因突变引起染色体及基因组的稳定性是导致肿瘤发生的遗传原因。BLM 的大多数突变为无义突变或移码突变，均引起蛋白产物的缺断。然而缺断的蛋白产物通常不能被检测到（可通过检测 BLM 蛋白存在与否进行诊断），很可能突变的 mRNA 产物经无义突变介导的降解（nonsense-mediated decay）机制而遭迅速降解。

东欧犹太人中最为常见的突变为 2281del6ins7，此突变由早先的个体突变流传下来。其它各种类型的突变均可发生，发生率很低。

【临床特征】

Bloom 综合征表现出生前和出生后的生长迟缓，导致成比例性的体格矮小。患者对太阳光的照射特别敏感，脸面会出现毛细血管扩张性红斑。患者有明显的免疫缺陷，常发生重复性细菌感染，主要表现在耳朵和肺部感染，患者可因感染死亡。患者的智力略为低下，年轻患者中患 2 型糖尿病的几率较正常人群大为提高。男性患者表现不育，睾丸小，无精。女性患者具不规则月经，生育力下降。

Bloom 综合征患者有很高的肿瘤发生率，肿瘤的种类很多，包括一般并不常见的肿瘤，如骨肉瘤、肾母细胞瘤、髓母细胞瘤和脑膜瘤等。儿童期患者的主要肿瘤为白血病，青春期及成年期为淋巴瘤和恶性上皮肿瘤。Bloom 综合征患者肿瘤发生率比正常人群高 150～300 倍，肿瘤发生的平均年龄为 24 岁。活过 22 岁的患者，平均在 35 岁时发生实体瘤，所幸这些实体瘤对化疗和放疗都较敏感。

【诊断和治疗】

Bloom 综合征的特征性诊断方法是作染色体不稳定检测，特别是姐妹染色单体交换频率的检测。Bloom 综合征患者细胞的姐妹染色单体交换频率比正常人细胞高出 10 倍。另外其它种类的不稳定性如染色体断裂，重组和四联体的出现率也有增高。因 Bloom 综合征患者还表现为 IgA 和 IgM 的降低，免疫球蛋白水平的检测也可帮助诊断。因对可疑患者作基因检测往往比较复杂，利用抗体作免疫染色成为一可取的办法。然而最终的诊断还需在基因水平上予以证实。目前对东欧犹太人原始突变的检测是一例行的办法。

目前尚无专门的治疗办法。患者应避免太阳光的照射，避免接触致癌物。对癌症可作手术切除治疗。

【风险评估与预防】

Bloom 综合征是一种十分罕见的常染色体隐性遗传病，其它人群得病率很低。患者的双亲必是突变携带者，患者的同胞有 25% 的得病可能性。未得病同胞有 2/3 的可能性是携带者。对突变型已知的患者家族，可通过产前诊断预防疾病的发生。

（沈亦平　吴柏林）

二、范可尼贫血症

范可尼贫血症（Fanconi anemia）　[OMIM FANCA 607139, FANCB 300514, FANCC 227645,

FANCD1 605724，FANCD2 227646，FANCE 600901，FANCF 603467，FANCG 602956，or FANCL 608111] 主要是一种常染色体隐性遗传病，偶尔呈性连锁隐性，是染色体不稳定综合征之一。其发病率为 $1/10^5$，人群突变基因携带率约 1/300，东欧犹太人和南非白人的携带率较高，分别是 1/89 和 1/83。

【遗传病理学】

范可尼贫血症的遗传机制较为复杂，存在遗传异质性。通过细胞融合进行的互补分析（complementary analysis）显示存在有 11 种互补群，目前已经定位其中的 9 个基因（表 23-10）。

表 23-10 范可尼贫血症相关基因

互补群	基因	突变频率（%）	染色体定位	外显子数	氨基酸数
FA-A	FANCA	66	16q24.3	43	1455
FA-B	FANCB	<1	Xp22.31	9	859
FA-C	FANCC	12	9q22.3	14	558
FA-D1	BRCA2（FANCD1）	<1	13q12-q13	26	1863
FA-D2	FANCD2	<1	3p25.3	44	1451
FA-E	FANCE	4	6p21.3	10	536
FA-F	FANCF	4	11p15	1	374
FA-G	FANCG	12	9p13	14	622
FA-I	未知	<1	未知	未知	未知
FA-J	未知	<1	未知	未知	未知
FA-L	FANCL	<1	2p16	14	375

FANCA 基因最大，其突变引起三分之二的 FA。已发现有 100 多种的 FANCA 突变型，其中 30% 是点突变，30% 是涉及 1~5bp 的微缺失或微插入，另外 40% 是较大的缺失，往往发生在特定的位点，与 alu 序列引导的重组有关。南非白人和东欧犹太人各有其原始突变，南非白人 FA 患者，60% 由外显子 12-31 的缺失引起；东欧犹太人的原始突变发生在 FANCC 基因的一个内含子中（IVS4+4A>T），此突变改变外显子连接位点，导致第 4 外显子的缺失。值得一提的是 FANCD1 基因事实上与导致家族性乳腺癌的 BRCA2 基因相同，这一发现也为帮助了解此类基因导致肿瘤发生提供了指导。目前的分子遗传学研究认为 FANCA，C，G，E，F 相互结合，形成一核心复合体，进而激活 FANCD2。FANCD2 可以与 BRCA1，BRCA2 作用，引发 DNA 修复反应。这一系统与其它的 DNA 损伤修复反应基因产物，如 ATM，NBS1，BLM 等均密切相关。肿瘤的发生显然是因 DNA 损伤修复系统缺陷所致。最新定位的一个 FA 基因是在 X 染色体上，代表少见的一种性连锁型范可尼贫血症。

【临床特征】

范可尼贫血症的特征表现为进行性骨髓衰竭导致贫血和较高的癌症发生率。其主要临床表现为：

1. 约 63% 的患者体现生长迟缓，以致个体矮小。另外小头症和小眼症也较为常见。

2. 约 64% 的患者出现皮肤着色变异，如深色、浅色或咖啡色斑点。

3. 约 71% 的患者出现上肢骨骼异常，特征表现为拇指缺失或发育不全，还可能出现桡骨和尺骨的缺陷和脊椎，髋骨及肋骨的异常。

4. 大多数患者出现进行性骨髓衰竭，包括血小板和白血球减少以及贫血。贫血的平均发病年龄是 7 岁。至 40 岁时，90% 以上的患者会出现造血缺陷，80% 的以上的患者因此死亡。范可尼贫血症是一种最为常见的遗传性骨髓衰竭综合征。

另外在10%～30%的患者中还表现有其他器官包括肾脏、心脏、中枢神经系统和生殖系统等的异常或缺陷，还可能表现智力低下、听力丧失等。但上述症状体征并非一定出现，约30%的患者没有任何症状体征。

患者患恶性肿瘤的风险大大增加，骨髓异常增生性或急性非淋巴细胞白血病的发病率增加15,000倍，出现于15%的患者中，平均发病年龄为13～15岁。急性髓细胞白血病（AML）的发病率增加785倍，出现于9%的患者中。实体性肿瘤的发生也较为常见，包括头颈部肿瘤、食管癌，宫颈癌、肝癌及鳞状上皮细胞癌等。对一些患者，实体性肿瘤的发生可能是第一个临床症状。至48岁时，10%～33%的患者会得白血病，28%～29%的患者会得实体性肿瘤。

【诊断和治疗】

利用FA细胞对某些DNA交链因子，即丝裂霉素（mitomycin C，MMC）/二环氧丁烷（diepoxybutane，DEB）异常敏感，在低浓度的MMC/DEB诱导下可使FA患者的染色体断裂率明显增高这一特征，可将FA与其它疾病分开。这是目前最为常用和有效的FA诊断方法。染色体断裂检测也可以在羊水细胞和绒毛膜细胞上进行，因此也可用于产前检查。另外利用流式细胞仪技术作细胞周期阻断分析也可以帮助诊断，且较染色体断裂检测法简单。利用基因分子诊断可检测携带者和胎儿，在对原始突变型的检测中有重要应用。

所有FA患者均需作肾脏及输尿管等的超声检查、听力测试和血液学分析。针对骨髓衰竭的患者，可采用雄性激素（口服Oxymetholone）治疗，50%的患者有血象改善，但会对肝脏有副作用。也可进行造血细胞生长因子治疗，但只能改善症状，不能治愈。骨髓移植至今仍是治愈FA的唯一手段，但仍然不能排除肿瘤发生的可能。目前基因治疗仍只是一种可能性。

肿瘤发生是FA患者面临的一大问题。为减少肿瘤发生的可能性，患者应避免接触致癌物，需经常作检查，争取早查早除。

【风险评估与预防】

1. 因范可尼贫血症主要是一种常染色体隐性遗传病，患者的双亲必是突变携带者，患者的同胞有25%的得病可能性。

2. 染色体断裂分析正常的未得病同胞有2/3的可能性是携带者。携带者没有贫血和其它体格症状，但是否会提高患癌症风险尚未定论。

3. BRCA2和FANCD1是显性致癌基因，携带者会有高于正常人的癌症风险。FANCB表现为性连锁隐性，家族中得病者均为男性。母亲携带者会有一半的男孩得病。

4. 约30%的患者不表现上述临床症状，有必要对患者的同胞进行早期染色体断裂测试，以便早作诊断和进行必要的针对性体格检查，防止症状的发展，对贫血和癌症作早期治疗。

5. 就实体瘤的发病风险而言，对1,300个FA患者的统计结果显示，5%的FA患者在平均16岁时发生以消化道、呼吸道和妇科肿瘤为主的实体瘤，另外3%的患者发生肝癌。对实体瘤的发病风险预测显示，FA患者在45岁时的累积风险为75%。

（沈亦平　吴柏林）

三、毛细血管扩张性共济失调症

毛细血管扩张性共济失调症（ataxia telangiectasia，A-T）[OMIM 208900]，亦称Louis-Bar综合征，其发病率大约为十万到四万分之一，是少儿进行性小脑共济失调最常见的病因。

【遗传病理学】

毛细血管扩张性共济失调症系常染色体隐性遗传。ATM基因突变是其发病的主要原因，该基因定位于染色体11q22区域，含66个外显子（其中62个为编码外显子），其DNA大小为143Kb，编码一个含3,056个氨基酸的丝氨酸蛋白激酶。ATM激酶的功能可能在于识别DNA双链断点，参与细胞周期调控和DNA修补，属于抑癌基因。该激酶是BRCA1关联基因组监控复合体（BRCA1-associated genome surveillance complex，BASC）中的重要组成部分，这个复合体中的很多蛋白，如 BRCA1、MSH2、MSH6、MLH1、ATM、BLM 和 PMS2 等，与不同的恶性肿瘤相关（参见遗传性乳腺癌、遗传性非息肉性肠癌、Bloom 综合征）。

导致 ATM 基因功能丢失的机制包括基因本身的突变、染色体 11q22 区域的缺失或重排。已知的 ATM 基因突变超过 400 种，其中大部分突变可能造成 ATM 蛋白表达缺陷，其中约 40% 为小片段缺失或插入，20% 为无义突变，15% 为剪接突变，10% 为大片段甚至整个 ATM 基因的缺失。只有不到 15% 为错义突变。

【临床特征】

毛细血管扩张性共济失调症最显著的特征性症状是幼儿期（1～4 岁）起病的进行性小脑共济失调。其它症状包括舞蹈病手足徐动症、眼球运动不能，并伴有结膜毛细管扩张和恶性肿瘤高发风险。毛细血管扩张性共济失调症患者伴发恶性肿瘤的风险高达 38%，而这些恶性肿瘤中，白血病和淋巴瘤占 85%。60%～80% 的患者有免疫缺陷，临床表现为反复感染。

【治疗和诊断】

毛细血管扩张性共济失调症的诊断主要依靠患者临床表现，包括言语不清、躯体共济失调、眼球运动不能、频繁感染、免疫缺陷、家族病史和 CT、MRI 等中枢神经系统成像技术。大约 95% 患者的血清甲胎蛋白浓度明显升高，故可作为诊断的标志之一。由于 99% 患者的成淋巴细胞在辐射敏感性测试中呈现异常，该测试亦常用于诊断。毛细血管扩张性共济失调症系常染色体隐性遗传，患者由于两个 ATM 等位基因都发生突变，ATM 激酶活性十分低下，因此 ATM 激酶活性测试也可用于诊断。由于 ATM 基因突变种类多而无高发突变，全基因测序成为针对 ATM 基因的 DNA 检测技术的首选方法。但是 ATM 基因非常大，在现有技术条件下，DNA 检测的成本过高。

目前对于 A-T 症状中的进行性小脑病变没有很好的治疗方法，因此多数患者在 10 岁前即开始使用轮椅。静脉注射免疫球蛋白对严重感染有一定疗效。针对患者中白血病和淋巴瘤的高发风险，密切监测尤为关键，以便及早发现和治疗。随着医疗条件的改进，A-T 患者的生存时间得到很大延长，很多患者可以存活到 20 岁，少数甚至达到 40～50 岁。

【风险评估与预防】

遗传咨询内容主要包括：

1. 毛细血管扩张性共济失调症属常染色体隐性遗传，因此患者的父母皆为 ATM 基因突变携带者，同胞兄弟姊妹的患病风险为 1/4，携带突变的风险为 1/2。

2. ATM 基因突变携带者患恶性肿瘤的风险可能为正常人群的四倍。

3. 尽管全基因测序成本高昂，采用患者外周血对 ATM 基因突变进行 DNA 测定仍然有重要意义：

（1）确定家族性基因突变类型。

（2）有利于指导患者的同胞兄弟姊妹及其他亲属进行基因突变的追踪。

（3）有助于患者亲属的产前诊断以及风险预测。

（朱　辉　吴柏林）

主要参考文献

1. Alter BP. Cancer in Fanconi anemia, 1927-2001. Cancer, 2003, 97: 425-40
2. Bachrati CZ, Hickson ID. RecQ helicases: suppressors of tumorigenesis and premature aging. Biochem J, 2003, 374: 577-606
3. Concannon P. ATM heterozygosity and cancer risk. Nat Genet, 2002, 32: 89-90
4. D'Andrea AD. The Fanconi road to cancer. Genes Dev, 2003, 17: 1933-6
5. Dokal I. The genetics of Fanconi's anaemia. Baillieres Best Pract Res Clin Haematol, 2000, 13: 407-25

6. Gatti RA. Ataxia-Telangiectasia. Http://www.genetests.org
7. Hickson ID. RecQ helicases: caretakers of the genome. Nat Rev Cancer, 2003, 3: 169-78
8. Kaneko H, Kondo N. Clinical features of Bloom syndrome and function of the causative gene, BLM helicase. Expert Rev Mol Diagn, 2004, 4: 393-401
9. Lavin MF. Functional consequences of sequence alterations in the ATM gene. DNA Repair (Amst), 2004, 3: 1197-205
10. McKinnon PJ. ATM and ataxia telangiectasia. EMBO Rep, 2004, 5: 772-26
11. Meetei AR, Levitus M, Xue Y, et al. X-linked inheritance of Fanconi anemia complementation group B. Nat Genet, 2004, 36: 1219-24
12. Nowak-Wegrzyn A. Immunodeficiency and infections in ataxia-telangiectasia. J Pediatr, 2004, 144: 505-11
13. Roa BB, Savino CV, Richards CS, et al. Jewish Population Frequency of the Bloom Syndrome Gene 2281 Delta 6ins7 Mutation. Genet Test, 1999, 3: 219-21
14. Shahrabani-Gargir L, Shomrat R, Yaron Y, et al, High Frequency of a Common Bloom Syndrome Ashkenazi Mutation Among Jews of Polish Origin. Genet Test, 1998, 2: 293-6
15. Tischkowitz M, Dokal I. Fanconi anaemia and leukaemia - clinical and molecular aspects. Br J Haematol, 2004, 126: 176-91
16. Tischkowitz MD, Hodgson SV. Fanconi anaemia. J Med Genet, 2003, 40: 1-10

第 24 章 常见智力低下疾病遗传咨询

智力低下（mental retardation，MR），是一类最常见的遗传病。智力低下以认知和适应功能的缺陷为主要特征，常在 18 岁之前发病。认知功能通常以智商（intelligence quotient，IQ）为指标。正常人群的平均智商为 100，智商低于 70 则被视为认知功能缺陷。适应功能的缺陷主要指患者对社会和生活环境的改变无法做出适当的行为反应，表现为生活自理性差，没有履行社会职责的行为能力。智力低下在发达国家人口中的患病率为 2‰～3‰。以往的统计数据显示，在我国 0～14 岁为 1.2‰，其中城市为 0.7‰，农村为 1.41‰。比国外低的原因可能是统计中未包括所有的轻度智力低下疾病。

智商是一个衡量智力高低的指标。按照严重程度把智力低下分成四级：轻度（智商 51～70），中度（智商 36～50），重度（智商 20～35）和极重度（智商<20）。作为指标的智商也有它的局限性。所测得的结果与被测人所处的人文环境和所受的教育程度有关。对一些智商略低于正常的轻度智力低下的疑似病例必须注意智商检测的准确性。一般而言，造成轻度智力低下的原因多为环境和社会因素，中度以上的智力低下多为病理性致病因素。

智力低下是一种临床症状。它的发病十分复杂且大多尚未明了。大部分病理性的智力低下为遗传性，少数由外伤和环境因素所致，包括胎儿期病毒感染等。遗传性智力低下的病因有高度异质性。根据遗传特点，可将智力低下分为以下几类：

1. 染色体数目或结构异常所致的智力低下：这类疾病包括最为熟知的 21-三体（Down 氏综合征）和染色体片段微缺失综合征（如 Prader-Willi 综合征和 Angelman 综合征）等。最近几年的研究表明染色体亚端粒缺失是智力低下主要病因。有 5%～7% 的非特异性智力低下患者被检测出染色体亚端粒缺失（参见本书第 12 章）。

2. 代谢缺陷病所致的智力低下：这类疾病常有生化指标或酶活力异常。代谢缺陷可造成对大脑有害的中间代谢物的堆积，或造成大脑发育所需物质的缺乏，从而导致智力低下。最常见的是苯丙酮尿症、半乳糖症（galactosemia）和溶酶体病。先天性甲减、尿素循环缺陷和同型半胱氨酸尿症也是可引致智力低下的代谢缺陷病（参见本书第 13、17 章）。

3. 单基因缺陷病所致的智力低下综合征：为单基因功能缺陷性疾病，常伴有特征性临床表现，如特殊面容，四肢、肌肉和皮肤的特征等。常见的脆性 X 综合征，Rett 综合征属于此类，本章将进行讨论。

4. 非综合征类的智力低下：这类患者只有智力低下而无其他特征性症状。病因大部分未明。根据患者家系资料的分析，可进一步分为常显、常隐和 X-连锁的遗传类型。因为男性的智力低下患病率要比女性高出 30%，表明 X-连锁的基因在智力低下的病因中占有重要的比例。有超过 60 个 X-染色体上的基因位点被确定和非综合征类的智力低下有关。

第一节 脆性 X 综合征及相关疾病

脆性 X 综合征（fragile X syndrome）[OMIM 309550] 又称为 Martin-Bell 综合征，是最常见的 X 连锁的单基因性智力低下综合征。占所有 X-连锁智力低下疾病的 15%～25%，发病率仅低于 21-三体综合征。脆性 X 综合征得名于患者的 X 染色体在特定的培养条件下在 Xq27 处出现染色时局部的低着色而呈现的脆性部位（fragile site）。脆性 X 综合征除了表现有不同程度的智力发育障碍外，尚有特殊的脸部特征和结缔组织功能异常等临床症状。其在世界各个人群中都有发现。发病者多为男性，在男性人群中的发病率为 1/6,000～1/4,000，女性的发病率约为 1/8,000，在所有智力低下病例中约占 2%～4%。

【遗传病理学】

脆性 X 综合征的致病基因 FMR1 (fragile X mental retardation 1) 在 1991 年被克隆，位于 Xq27.3，基因长 38 Kb，含 17 个外显子。外显子之间的拼接方式有多种，从而产生不同的 mRNA，可翻译出不同的蛋白质亚型。脆性 X 染色体智力迟钝蛋白 (fragile X mental retardation protein, FMRP) 是 FMR1 基因翻译产物，它是一种 RNA 结合蛋白，其结构中含有能结合 RNA 的功能区段，同时还有细胞核输出讯号区段 (nuclear export signal, NES) 和细胞核定位讯号区段 (nuclear location signal, NLS)。所以 FMRP 的功能是和特定的 mRNA 结合，并将之从细胞核内携带转运至特定的细胞浆亚区进行翻译。FMRP 则可以在细胞核和胞浆之间来回穿梭，被认为能够调控神经发育期间特异基因的表达，影响神经细胞突触的可塑性。FMRP 也可经 RNAi 相关过程对其调控的靶基因 mRNA 的稳定性和表达进行调节。FMRP 对大脑的发育很重要，在脑的一些部位，如尾叶、丘脑、小脑、海马、上颞回和大脑皮质，有很高的表达。FMRP 的缺乏对大脑的发育和功能影响很大，如何造成智力和行为方面的临床症状的更深入病理机制还在研究之中。

已知的 FMR1 突变有三种类型。超过 99% 的脆性 X 综合征的患者是由三核苷酸重复顺序扩增和超甲基化 (hypermethylation) 所致。少于 1% 的患者因 FMR1 基因部分缺失或点突变而致病。

FMR1 的第一个外显子的 5'-非翻译区有一段含 (CGG)n 的三核苷酸重复顺序。此重复顺序在正常人群中具有多态性，重复顺序的数目在 5～45 之间，常含有 2～3 个 AGG，称为 AGG 中断。因此，这段重复顺序的多态性包括了 (CGG)n 的重复个数和 AGG 的中断数及中断位点。约 60% 中国人具有 29 和 30 个重复并有 2～3 个的 AGG 中断。这种重复顺序的结构在亲代到子代的传递过程中相当稳定，不会发生扩增。但是，当 (CGG)n 重复数超过 60 个后，或当 AGG 的中断丢失导致连续的 CGG 超过 35～40 个重复后，则可能成为不稳定的三核苷酸重复顺序。在细胞的减数分裂和有丝分裂过城中形成重复顺序扩增。在正常人群中，约有少于 1% 的人具有 45～54 的重复顺序或是有连续 35～45 的 CGG 重复顺序而没有 AGG 中断。这些重复顺序有不稳定的趋向，但不稳定程度难以预测，故被称为灰区 (grey zone, or intermidate allele)。其在一代之间的传递过程中扩增为致病突变的可能性非常低。

影响重复顺序扩增的主要因素有三：重复顺序的总长度，AGG 中断的数目和位置和重复顺序的亲源性别。重复顺序的高度扩增只见于母亲向子代的传递，而父亲的不稳定重复顺序在向子代传递时，扩增的几率较低。约 30% 子代的重复顺序比其父亲的缩短，这就是所谓的重复顺序收缩 (repeat contractions)。

(CGG)n 重复顺序的扩增程度可以分为：

1. 前突变 (premutation)：(CGG)n 重复顺序在 55～200 之间，通常无 CpG 岛的超甲基化。前突变的携带者 FMR1 基因的转录活跃，产生比正常人高的 mRNA，但其翻译效率低，故 FMRP 产量比正常人的低。以前认为前突变的携带者为无临床症状的正常人，但能将可扩增的基因传递给下一代。现在认为，大量的 FMR1 mRNA 会和一些蛋白质结合，在神经细胞中形成包涵体导致神经细胞功能异常甚至死亡。这可能是近年来发现的脆性 X 综合征相关疾病（详见下述）的发病机制。因此，对前突变的概念已有了新的内容。

2. 全突变 (full mutatin)：重复顺序超过 200 个，见于男性、女性患者和女性携带者。扩增后 (CGG)n 区和 FMR1 基因的启动子 CpG 岛出现超甲基化 (hypermethylation)。高度扩增的重复顺序和超甲基化抑制了 FMR1 基因的表达，导致 FMRP 缺乏。

3. 镶嵌性突变 (mosaicism)，约 15%～20% 的脆性 X 综合征患者有镶嵌性突变。有两种镶嵌状态，一种是指患者的体细胞中同时具有前突变与全突变，即重复顺序长度的镶嵌；另一种是患者的体细胞中同时具有超甲基化和非甲基化的 FMR1 CpG 岛，即甲基化的镶嵌。这两种镶嵌状态可以单独或同时出现。一般来说，具镶嵌状态的患者智力低下的严重程度较轻。

【临床特征】

1. 典型脆性 X 综合征

本病多见于男性，主要症状有不同程度的智力发育障碍、特殊的面部特征和结缔组织功能异常，男性青春期后的睾丸异常增大。由于各个患者临床表现不尽相同，可以从非常轻微到相当严重，甚至有些患者可能缺乏某些症状，所以给临床诊断造成一定的困难。

智力发育障碍：70%为中度智力低下，30%的患者有显著的智力低下，智力低下程度与突变类型与异常甲基化的程度直接相关。成年男性患者，如果是全突变并且有超甲基化，他们的平均智商为60；全突变但无超甲基化的患者智商可达88。一般而言，学龄前的患儿智力发育不全的表现可不太明显，但随着年龄增长会日趋严重。学习障碍的表现则常见于各类型患者，即使是智力发育不全症状较轻微的患者也常有学习障碍。患儿通常有多动症、脾气暴躁和行为异常，常常出现类似自闭症（autism）的症状，例如害羞、避免目光接触、对触觉接触异常敏感、咬指头和避免交谈等，但愿意参与群体活动。患儿也常常多次询问同一个问题，甚至在知道问题的答案后仍继续询问，他们也常常重复同一动作或做同一件事情。

男性患者面部特征包括有头围增大、面部瘦长、前额突出、大耳朵与招风耳、高腭弓、大嘴巴和突出的下颌（见图 24-1）。部分患者可有近视和斜视的眼部异常。结缔组织功能异常可表现在异常松软的皮肤、手指关节过度伸展、扁平足、甚至关节脱位。

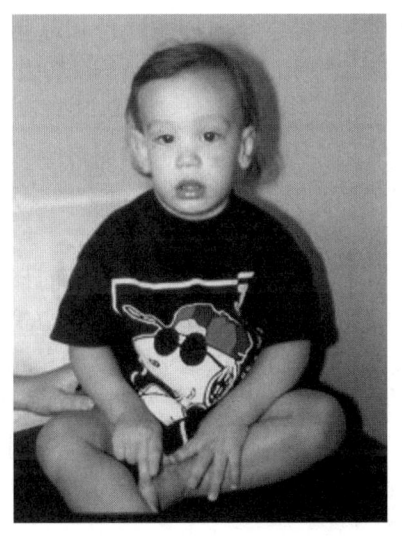

图 24-1 脆性 X 综合征患者
（本图由 Dr. Jose Martinez 提供）

大部分男性患者睾丸在青春期后异常增大，可达正常成年男性的 2~3 倍（体积>25 mL，平均体积为 45 mL）。部分严重患者青春期前可伴有癫痫发作。

携带有全突变基因的女性患者出现症状的机会小于 50%，大部分女性患者的脸部特征并不明显，但仍可有长脸、耳部特征和结缔组织功能异常的症状。更多的女性患者有行为方面的症状，如害羞、焦虑、多动症和注意力不集中等，其 IQ 也下降，但不如男性患者显著。

2. 脆性 X 震颤共济失调综合征（fragile X-associated tremor ataxia syndrome，FXTAS）

遗传基础是 *FMR1* 基因前突变。本病首先在 2001 年被描述，并且发现所有的患者都有意向性震颤，小脑性共济失调和认知能力退化。随后也发现更多的症状，如帕金森神经功能障碍、外周性神经炎、下肢近端肌肉无力、行为困难和痴呆等。这些症状呈进行性恶化。患者脑部 MRI 检查可见在中部小脑脚区（middle cerebellar peduncles，MCP）的 T2 讯号增强，白质区也有特征性异常表现。大脑尸体解剖标本中发现脑神经元胞浆区出现包涵体。

男性患者通常都在 60 岁后发病，发病前智力正常。家系分析时发现患者至少有一个脆性 X 综合征的外孙。

女性 FMR1 前突变的携带者也可以出现相同的症状，但大多数较轻。

多数患者曾被误诊为帕金森病或脊髓小脑性共济失调。估计 5% 的男性小脑性共济失调的患者属脆性 X 震颤共济失调综合征患者。

3. 脆性 X 相关性卵巢早衰（FMR1-related premature ovarian failure，POF）

正常妇女卵巢功能在 45 岁至 50 岁左右时才开始衰退，如果在 40 岁以前出现衰退迹象则为卵巢早衰（premature ovarian failure，POF）。携带脆性 X 染色体前突变是发生 POF 的一个危险因素。脆性 X 相关性卵巢早衰表现为 40 岁之前的提早闭经。其他表型可有骨质疏松、焦虑、抑郁、注意力不集中以及精神表现异常等。少数患者有学习困难和孤独症的表现。

在卵巢早衰的患者中，约有 20% 的患者被检出携有 FMR1 前突变。发现全突变的女性携带出现卵巢功能早衰的发病率并不比正常人群高（约为 1%）。因此，脆性 X 相关的卵巢早衰和前突变的病理作用有关，对疑似卵巢功能早衰的患者应做 FMR1 前突变的分子检测。

【实验室诊断】

由于细胞遗传学方法对本病诊断的灵敏度和准确性均不理想，因此早已被分子遗传学方法所代替。实验方法主要有 Southern 印迹杂交法和 PCR 扩增法。

1. Southern 印迹杂交法：患者 DNA 样本经内切酶处理和琼脂糖凝胶电泳后再转移至尼龙膜或硝基纤维素膜上，经与标记的 DNA 探针杂交后，可测得 FMR1 基因中含有 (CGG)n 片段的长度，从而得知扩增的程度。通常使用 EcoRI 内切酶和甲基化敏感性内切酶，如 Eag I、BssH I 或 Nru I 等，联合酶解，可同时检测 CpG 岛甲基化情况。因此，可以同时测得 FMR1 的扩增和甲基化状态，以确认或排除本综合征的诊断。但对灰区和前突变的检测分辨力较低，故应和 PCR 法联合以提高检测的准确性。

2. PCR 扩增法：PCR 扩增法可将含有 (CGG)n 片段放大。扩增产物经变性聚丙烯酰胺凝胶电泳或毛细管电泳，可准确测验知放大后的 DNA 片段的长度，从而计算出 (CGG)n 的重复数目。此方法适用于灰色区与前突变范围的检测。缺点是对扩增程度高的 FMR1 基因无法扩增，也不能检测甲基化情形。美国医学遗传学院要求临床诊断同时使用 PCR 扩增法和 Southern 印迹杂交法。

女性全突变或前突变携带者怀孕时应做产前诊断，尽可能包括细胞遗传学和分子遗传学的检测。由于 12 周内的绒毛标本的甲基化检测结果可能会不准确，一般建议用羊水细胞标本作为细胞培养检测材料。若绒毛细胞诊断结果阳性则需要第二样本（脐血或羊水）作为确认，以防止误诊或漏诊。实验方法仍以 Sounthern 印迹杂交法最为广泛。

【治疗和预后】

目前仍无有效的治疗方法，但语言训练对患儿会相当助益。可以采用结构化的学习环境和行为管理措施治疗多动和刻板行为；行为矫正技术能很好地帮助他们学习日常生活技能，还可从社会技能训练中获益。另外，感觉综合疗法（sensory integration therapy）也是一种必要的辅助治疗。目前结合计算机和特殊设计的软件对患儿的学习机能进行训练也获得一些成果。特别对改善注意力不集中、多动症和数学计算方面的症状有比较明显的效果。

【风险评估与预防】

对脆 X 综合征的家族需要做全面系统的遗传咨询。遗传咨询的重要性不但提供给患者家族对本病的全面认识，而且对家族中可能的受累者和迟发性症状能有所准备，也能够提供该家族一些不同的选择。由于先证者的母亲常有受累的症状或智力低下，对参与咨询的家族成员也必须给予相应的辅导。

1. 对全突变患者家族的咨询

（1）先证者由临床症状和实验室分子诊断确诊为脆性 X 综合征后，对其家族成员必须进行目标性家族史（targeted family history）采集。每一位家族成员都应有详细记录，特别注意出现症状的年龄和症状的发展过程。表 24-1 中列出了目标性家族史采集中应包括的内容。

表 24-1　脆性 X 综合征目标性家族史采集项目

1) 发育认知有关症状：智力低下，发育迟缓，学习困难（含计算困难）
2) 语言能力：语言能力推迟，异常表达习惯
3) 孤独症和类孤独症表现：反复性动作，咬手指，避免目光和肌体的接触
4) 注意力不能集中，多动症表现
5) 异常面部特征：如长脸，大耳，前额突出等
6) 皮肤和关节异常，扁平足，肌张力异常
7) 神经系统症状：癫痫，进行性震颤，共济失调，行走困难，短期失忆
8) 精神性症状：焦虑症，精神分裂，躁狂抑郁症
9) 行为异常：暴力倾向，不合群
10) 其他症状：如提早闭经，不孕

（2）确诊后的首次遗传咨询应该给予的内容包括：

1) 脆性 X 综合征的遗传方式和遗传特征。
2) 患者的临床表现的多样性。智力低下的程度在同一家族的男性患者可有很大的不同。女性可为患者或突变的携带者。
3) 突变的概念，包括前突变及全突变。扩增的可能性和突变在多代人之间传递的扩增过程。
4) 迟发性疾病（FXTAS 和 POF）的临床症状和前突变的关系，以及在男女患者之间发病的不同特点。
5) 解释临床实验室诊断的结果，指出诊断结果可能的局限性，如不同的全突变重复长度不能用来预测智力低下的严重程度。
6) 再发风险评估，其他家族成员的发病几率。
7) 帮助理解其他家族成员的知情权，诊断结果对家族中其他成员，包括可能的患者或突变携带者的影响。
8) 讨论可选择的措施，如何产前诊断。
9) 讨论必要的会诊建议和患者教育，家族成员的心理健康辅导等措施。
10) 提供有关脆性 X 综合征的资料，社会医疗等机构的信息。

（3）风险评估

1) 若母亲为全突变携带者或患者，则下一个女儿有 50% 几率为全突变携带者，儿子有 50% 几率为患者。
2) 若母亲为前突变携带者，其下一代子女获得扩增后的全突变的几率与前突变的重复顺序长度有关（参见下述内容及表 24-2）。
3) 男性全突变患者多数不能生育，极少数全突变患者和镶嵌性突变患者有可能生育，通常不能将其全突变基因传递给下代，但有可能传递前突变给其女儿。
4) 全突变患者母亲的姐妹有可能为全突变或前突变的携带者，其兄弟有可能为前突变的携带者。
5) 全突变患者的外祖父母有可能为前突变或灰区基因的携带者。必须注意 FXTAS 的有关症状。
6) 女性全突变患者的症状严重程度除了和超甲基化有关外，还和 X-染色体非随机失活相关。

2. 对前突变携带者的咨询

在西方国家的正常人群中，女性前突变携带者约为 1/259，男性前突变携带者约为 1/813。我国的数据尚未肯定，但估计与国外结果相差不会太远。

（1）所有男性前突变携带者的女儿都是前突变的携带者。
（2）男性前突变携带者在向下一代传递时重复顺序并不扩增。
（3）女性前突变携带者的前突变基因是否稳定取决于其重复顺序中的 (CGG)n 的连续不中断的长

度和 AGG 中断的数目和位点。如果前突变的长度在 50~60 之间（连续不中断长度在小于 35）、扩增的几率不高；如果前突变的长度多于 80 个重复、前突变扩增为全突变的几率大为升高。如果（CGG）n 的长度超过 100，则其扩增为全突变的几率几乎为 100%（表 24-2）。

表 24-2 脆性 X 综合征前突变母亲传递全突变至下代的风险

前突变 CGG 长度	扩增几率（%）
56~59	3.7
60~69	5.3
70~79	31.1
80~89	57.8
90~99	80.1
100~109	100
110~119	98.1
120~129	97.2
130~139	94.4
140~200	100

（4）前突变携带者迟发性疾病的外显度尚未清楚。现有的数据提示前突变长度在 60~100 之间的携带者，随着长度的增加，发病几率上升，随着年龄增大，发病也几率上升。

（5）女性前突变携带者出现卵巢功能早衰和精神方面症状的几率也和前突变的长度有关。但也只在 60~100 重复顺序之间有线性相关现象。超过 100 后，出现的几率并没有增加。早期确定为前突变携带者对女性尤为重要，这将直接影响到她们的家族和职业的选择和规划。

3. 灰区基因携带者的咨询

正常人群中约有 1/100~1/50 的人为灰区基因携带者。分子 *FMR1* 检测后，对灰区基因携带者的咨询仍是必要的。必须强调，灰区基因携带者并没有发病风险，其下一代子女也不会是脆性 X 综合征的患者。然而，灰区基因有一定的扩增风险，在传递给子代时可能扩增为前突变。灰区基因携带者不须要做产前诊断。

4. 给未知病因的智力低下家族提供 *FMR1* 基因检测前的咨询

由于智力低下是脆性 X 综合征的临床表现，建议有原因不明的智力低下患者都做常规的染色体核型分析和 *FMR1* 基因突变分析。在检测前的咨询时必须告诉患者及其家族有关脆性 X 综合征的资讯，特别要告知可能的检测结果，若为阳性结果时，对患者和家族的影响。也应告知脆性 X 综合征相关疾病必须了解的知识。

（陈天健　邹小兵　严提珍）

第二节　孤独症

孤独症（autism）[OMIM 209850]，又被人们称为自闭症，是孤独症谱系障碍（autism spectrum disorder，ASD）的一个类型，是一种严重的以交流障碍为主的发育行为障碍性疾病，通常发生于 3 岁之前，从婴儿期开始出现，一直延续到终身。孤独症和社会环境、人文因素，家庭收入、生活方式和教育程度没有直接相关的证据。过去报道的发病率较低，大约为 2~3/万，近年来孤独症出现了发病率显著上升的趋势。尽管各国发病率报道不一，但是发病率显著上升的趋势却是相同的。这种趋势可能反映了①本病发病率的确增加；②医务人员诊断能力和对本病表现多样性的认识提高；③公众对本病的知晓率提高。本病男女发病率差异显著，多见于男孩，国外资料男女比例为3：1，国内统计资料显示男女比例约为7：1。各个种族人群均可发病，世界各国对儿童孤独症的报道为总人口的0.02%～0.13%，美国NIH最近在新泽西的调查资料表明其发病率为1/160。1982年陶国泰在我国首先报道4例儿童孤独症。有学者认为目前中国可能有150万～780万的孤独症患者。

【遗传病理学】

早期有学者提出孤独症的病因是由于父母亲在情感方面的冷漠和教养过分形式化所造成，经过数十年的广泛研究，现在已经证实孤独症与父母亲教养方式无关，而所谓一部分孤独症父母表现的冷漠和教养形式化其实表明父母可能存在轻型的类似障碍。现已从遗传因素、神经生物学因素、社会心理因素方面作了大量研究，然而迄今为止，仍未能阐明儿童孤独症的病因和发病机制，但越来越多的证据表明遗传因素在孤独症的发病中有重要作用。1991年Folstein和Piven报道孤独症的单卵双生子同病率为82%，双卵双生子同病率为10%。流行病学调查也确认孤独症同胞患病率为3%～8%，远高于一般群体。存在家族聚集现象，家族中除患者外，其他家族成员也可以发现存在类似的认知功能缺陷，例如语言发育迟滞、精神发育迟滞、学习障碍、精神障碍和显著内向等。这些都表明孤独症的发病存在遗传学基础。一些遗传性疾病如脆性X综合征、结节性硬化以及Rett综合征也可有明显的孤独症症状。另有部分染色体异常患者也有孤独症的临床表现，这些患者约占所有孤独症患者的5%～10%。近年来大量的研究，特别用全基因组关联分析方法，发现了一些可能与孤独症相关的候选基因（表24-3）。这些候选基因几乎涉及各条染色体，比较热点的有位于染色体7q31-33的 *WNT2* 基因、*RELN* 基因、serotonin transporter gene（*HTT*）和15q11-q13的 *GABRB3* 基因等，其中 *WNT2* 对胎儿早期大脑发育或细胞分化起关键调控作用，而 *HTT* 和 *GABRB3* 基因与某些中枢神经介质有关，推测这些基因的突变导致了早期胎儿中枢神经系统发育异常。不过多数学者认为，孤独症不是一个单基因遗传性疾病，多基因遗传可能性较大，涉及到约3～15个基因。

表24-3 部分孤独症（自闭症）相关位点和候选基因

命名	OMIM编号	染色体定位	相关基因
AUTS1	608636	7q36	*EN2* [OMIM 131310]
AUTS2	607373	3q25-q27	*GLO*
AUTS3	608049	13q14.1-q14.2	*NBEA*
			MAB21L1
			DCAMKL1
			MADH9
AUTS4	209850	15q11-q13，6p21.2-p21.3	*GABRB3*
AUTS5		2q	*RAPGEF4*
		2q24	*SLC25A12*
	606053	2q21	*SCN2A2*
AUTS6	609378	17q21	*SLC6A4*
AUTSX1	300425	Xq13	*NLGN3* [OMIM 300336]
AUTSX2	300495	Xp22.33	*NLGN4* [OMIM 300427]
AUTSX3	300496	Xq28	*MECP2* [OMIM 300005]

【临床特征】

孤独症主要表现为交流障碍、语言障碍和刻板行为。这三个主要症状又称kanner三联症，同时在智力、感知觉和情绪等方面也有相应的特征。患儿从出生开始就可以表现出与其他正常儿童不同的差异，主要表现在：

1. 语言交流障碍：这是大多数孤独症患儿就诊的主要原因，语言障碍可以表现为多种形式，多数患儿语言发育落后，通常在两岁至三岁时仍然不会说话，或者在正常语言发育后出现语言倒退，部分患儿具备语言能力，但是语言缺乏交流性质，表现为重复刻板语言，或是自言自语，语言内容单调，有些语言内容奇怪难以理解，模仿言语和"鹦鹉语言"很常见，不能正确运用"你我他"等人称代词。

2. 社会交流障碍：交流障碍是孤独症的核心症状，患儿喜欢独自玩耍，对父母的多数指令常常充耳不闻，但患儿的听力是正常的。患儿缺乏与他人的交流或交流技巧，缺乏与亲人的目光对视，不愿意与小朋友一起玩，不参加小朋友的合作性游戏，与父母亲之间缺乏安全依恋关系，在多数时间对亲人的离去和归来缺乏应有的悲伤与喜悦。在运用身体语言方面也同样落后，较少运用点头或摇头表示同意或拒绝。

3. 狭隘的兴趣和重复刻板行为：孤独症患儿可能对多数儿童喜爱的活动和东西不感兴趣，但是却会对某些特别的物件或活动表现出超乎寻常的兴趣，并因此表现出这样或那样的重复刻板行为或刻板动作。往往在某一段时间有某几种刻板行为，并非一成不变。

4. 智力异常：70%左右的孤独症患儿智力落后，但这些儿童可以在某些方面显得有较强能力，20%智力在正常范围，约10%智力超常。智力正常和超常的孤独症又称为高功能孤独症。多数患儿记忆力较好，尤其是在机械记忆方面，例如数字、路线、车牌、年代等，对音乐有兴趣的孤独症儿童较多。

5. 感觉异常：大多数孤独症患儿存在感觉异常，包括对某些声音的特别恐惧或喜好，有些表现为对某些视觉图像的恐惧，很多患儿不喜欢被人拥抱，痛觉迟钝也常可以见到。

6. 其他：多动和注意力分散行为在大多数孤独症患儿较为明显，常常成为被家长和医生关注的主要问题，也因此常常被误诊为儿童多动症。此外发脾气、攻击、自伤等行为在孤独症儿童中均可以看到。

【临床评估与诊断】

目前孤独症的诊断主要通过病史询问、体格检查以及儿童行为观察和量表评定。对可疑患儿，病史询问和行为观察应该根据事先设计好的有关问题或量表，进行结构式访谈。

国外常用的筛查量表有 checklist for autism in toddlers (CHAT)，适用于18个月后的儿童，有9个由父母亲回答的题目，涵盖了小儿特殊行为，社会行为，注意力，兴趣等方面。另有5个由评价人员回答的问题，以避免父母观察与小儿实际情况的误差。此表格对早期发现孤独症很有效，但只能提示有孤独症的可能，需要做进一步的确诊。阴性结果仍需定期重做并注意迟发性孤独症的可能。

诊断用量表以 autism diagnostic interview-revised (ADI-R) 最为常用。ADI-R 是一种适用于儿童和成人的工具表格。适用于2周岁后的患者，从多方面对患者进行评估，包括了孤独症主要的三个方面的特征。测试人员需要专门培训也要患儿父母的密切配合。

另一个广泛应用的诊断量表是 CARS (childhood autism rating scale)。需要由有经验的临床医生进行评分，项目涵盖人际关系、肢体行为、对环境的适应性、视觉听觉反应、语言交流以及智力等。能对患病程度有相对定量的评价，所以能反应接受治疗后的效果。对确诊本病的患者需要做定期评分以掌握病情的变化。

国外其他常用评估诊断工具量表还有：ABC (autism behavior checklist)，PL-ADOS (prelinguistic autism diagnostic observation schedule)，RLRS (real life rating scale) 等。

根据临床表现和行为观察，典型孤独症诊断并不困难。但是目前在我国孤独症误诊率极高，原因主要在于医务和儿童保健专业人员对孤独症缺乏认识。众多家族存在着"孩子大些语言就会好"的不正确观点。对于2～3岁语言发育落后的儿童，如果合并有非语言交流障碍和刻板行为均应该考虑孤独症的可能。

【治疗和预后】

由于多数孤独症病因学和生化异常改变没有完全阐明，到目前为止，孤独症没有特异性药物治疗，尤其对于核心的语言和交流障碍缺乏有效药物，所以孤独症目前没有特效药物治疗，但在其他的行为控制药物治疗方面取得了进展，这些药物的合理运用可以显著改善孤独症患儿的训练和教育效果，保证患儿正常生活和学习。尚无证据表明神经营养药物对儿童孤独症有效。同时采用以教育和训练为主、药物为辅的办法，孤独症患儿的发育可以有显著的改善，一部分的患儿可能获得独立生活、学习和工作的能力。教育和训练可采用三阶段法，即首先运用行为矫正技术提高患儿服从能力；运用结构化教育方法提高智力水平；运用人际交流训练促进交流能力。同时要体现三原则：①对孩子行为宽容和理解；②异常行为的矫正；③特别能力的发现、培养和转化。

孤独症的预后取决于患儿病情的严重程度、儿童的智力水平、教育和治疗干预的时机和干预程度。患儿的智力水平高、干预的年龄越小、训练强度越高，效果越好。在欧美国家和我国，已有不少通过教育和训练基本恢复正常的报道。如果不予治疗，绝大多数的孤独症儿童预后较差。小部分患儿随着年龄的增长会有不同程度的自我改善。

【实验室诊断】

目前尚无能够确诊的实验室诊断方法。但需要排除有孤独症表现的综合征。所以染色体核型分析，染色体端粒缺失，脆性X综合征，Rett综合征及15q11-q13的重复和缺失的分析均应在考虑的实验室诊断之列。确认或排除这些综合征对遗传咨询有重要的价值。

随着对候选基因以及早期诊断标志的研究，有可能通过某些诊断标志的帮助发现孤独症，有助于遗传咨询。

【风险评估与预防】

1. 要排除有孤独症表现的染色体异常或综合征，其中有孤独症表现的染色体异常疾病占5%～10%；

2. 对已有一个未明原因的孤独症患者的父母，第二胎的再发风险约为3%～8%。比正常人群的发病风险要高50～100倍。

（陈天健　邹小兵）

第三节　Rett综合征

雷特综合征（Rett syndrome，RTS）[OMIM 312750] 为X连锁显性遗传病，是严重的神经系统发育障碍性疾病，典型的雷特综合征几乎仅见于女孩，发病率为1～1.5/万。我国病例在1987年由赵东红等首先报道。

【遗传病理学】

雷特综合征的病因为Xq28上的甲基化CpG结合蛋白2（methyl-CpG-binding protein-2，*MeCP2*）[OMIM 300005] 基因的突变而引起的。*MeCP2* 基因含有4个外显子，编码由485个氨基酸残基组成的蛋白质，该基因在所有器官中都有表达。MeCP2蛋白是一种甲基化DNA结合蛋白，并具有转录抑制部位（transcriptional repression domain，TRD）。它能识别并结合在甲基化的CpG区，从而发挥其调节染色丝的结构，基因转录和印迹基因区域的作用。MeCP2蛋白还可以通过蛋白-蛋白相互作用的方式对一些影响神经系统发育的重要基因起调控作用。因此，*MeCP2* 基因的功能是多方面的，影响很广泛，并且对一些基因的调控有时间特异性。由于是X染色体显性遗传以及该基因对发育的重要性，基因异常导致男性胎儿期死亡。另外，因为X染色体的非随机失活，在女性患儿也存在发病早晚不同和病情轻重不等。

雷特综合征患者中，约99.5%为散发病例，0.5%为家族遗传性。目前已经发现多种突变类型，包括点突变、碱基插入和缺失，外显子重复或缺失等突变，已有超过2,000个突变被发现。不同类型的突变与症状严重性有关。大部分的散发病例为新发突变或父母为突变镶嵌体，若患儿母亲为突变携带者，则与X染色体的非随机失活有关。近来的表型/基因型相关性研究揭示携有位于MeCP2蛋白C'-末端突变的患者常比携有位于N'-末端突变的患者的发病要迟，临床症状较轻。有些错义性突变的女性携带者并没有症状，而男性患者表现为非综合征型智力低下，并无雷特综合征的其他症状。国外资料证明在MeCP2基因中有可能存在突变热点，10个左右的常见突变位点约占总突变的60%～70%。国内患者的突变频谱则未有结论性报告。

【临床特征】

女性患儿在早期发育正常，，通常在大约6～24个月左右起病，病情发展通常经历四个阶段，①早期起病停滞阶段（6～18个月），首先表现为头围生长减速或停滞（病理学证实患儿大脑体积比正常小30%），肌张力减退；②快速倒退阶段（1～4岁），表现为孤独症样行为，语言功能丧失，失去对人和周围环境的兴趣，智力严重倒退，出现刻板动作，特征性的表现是逐渐丧失已经获得的手部精细运动技能，并出现手部无目的的刻板性动作；③假性停滞阶段（学前～学龄早期），这一时期，患儿症状相对稳定，突出的表现是严重的智力低下和身体姿势异常；④晚期运动衰退阶段（5～15岁），表现为躯干运动性共济失调和失用、脊柱侧突和后突，重症患儿出现强直状态，多数病例伴有癫痫发作。雷特综合征在第二阶段容易与孤独症混淆，但是该病患儿在第三四阶段表现有较为明显的运动系统症状和体征，据此可与孤独症鉴别。

近来发现，MeCP2基因突变在男性患者可有三种不同类型的临床表现。第一类患者为严重的新生儿脑病和神经系统发育异常，多在一周岁内死亡。第二类患者表现为类雷特综合征（Rett-like syndrome）。与上述的女性患儿表现非常相似。第三类病儿则只有智力低下而常无其他综合征性症状，智力低下可为中度至重度，临床表现在各个患者之间有比较大的差异。

【治疗和预后】

本病无特异治疗方法，预后较差。早期可以采取特殊教育，后期主要针对运动障碍和身体畸形采取物理康复和支持治疗。

【实验室诊断】

MeCP2全基因测序可检出所有的点突变和小片段碱基缺失或插入，约有80%患者是由此类突变所致。联合定量PCR或MLPA（multiplex ligation-dependent probe amplification）可以检出其他20%的由大片段重复或缺失所致的患者。由于部分类雷特综合征患者是由CDKL5基因突变所致，MeCP2突变阴性结果的患者可考虑CDKL5基因突变的检测。

【风险评估与预防】

1. 雷特综合征为X连锁显性遗传。
2. 多于99%的患者为新发突变引致的散发性病例。
3. 该病很少在家族中再发，但是家族中再发风险率依然显著高于正常人群，家族中如果有一个患者，则该家族中女孩的再发危险率约小于0.4%。但是如果家族中有多个患者，则必须结合家族成员的相应基因检测结果进行分析。
4. 患儿父亲肯定为非突变携带者。
5. 先证者的突变被确认后，应对其母亲进行突变检测。
6. 先证者同胞兄弟姐妹的发病几率取决于母亲，若母亲为未发病的突变携带者，有50%的再发危险率，若母亲为非携带者，再发危险率低于1%。
7. 若母亲为未发病的突变携带者，怀孕后应作产前诊断。

（邹小兵）

第四节　胎儿酒精综合征

胎儿酒精综合征（fetal alcohol syndrome，FAS）是胎儿酒精系列疾病（fetal alcohol spectrum disorder，FASD）中最具特征，缺陷也最严重的疾病。胎儿酒精系列疾病是指孕妇妊娠期饮用酒精饮料后导致的胎儿在身体结构、神经发育、行为认知和精神健康等方面的损害。这是一系列的，由酒精对胎儿的毒性作用而引发的疾病，临床表现可从无明显症状至极为严重缺陷的胎儿酒精综合征。饮用酒精的母亲可产下身体畸形的子女早已被观察到，但直至1973年，Jones等人发现这些饮用酒精的母亲产下的身体畸形子女具有非常相似的临床表现从而确认为一综合征，确定了此综合征的诊断标准并给予命名。胎儿酒精效应（fetal alcohol effects，FAE）也常被用于这类疾病中症状较轻的受累病儿，由于缺乏界定性标准而不被认为是临床诊断。

根据美国的调查资料，新生儿中的FASD发病率估计大约为1/100，FAS的发病率为0.5～2/1,000。在最近几年里，每年约有4,000个FAS和40,000个FASD新生儿，直接的医疗费用高达50亿美元。FAS是最常见的非遗传性智力低下疾病，其发病率已超过了Down氏综合征和脆性X综合征。受我国传统文化影响，我国妇女喝酒率很低。近年来随着生活水平和城市化程度提高，以及西方文化影响，喝酒女性的数量也不断增加，尤其在城市青年女性中更加明显。必须引起重视，及早做好宣传和教育工作，防止FASD发病率的升高。

【遗传病理学】

FASD并不是遗传病，唯一的致病因子就是胚胎发育期因受酒精的毒害而致病。但FAS的发生与遗传易感性有关也有一定关系。

对人类疾病和动物模型的研究均表明酒精是强烈的致畸物质。酒精致畸的机制尚未完全明了，但已经确认是以多位点，多方式，并作用于多器官组织的致畸物。酒精具有直接干扰细胞分裂，细胞增殖，细胞分化，细胞凋亡和成熟细胞的迁移。它还抑制蛋白和DNA的合成，改变主要营养物质的代谢，并引起信息传递途径的改变。酒精也能收缩血管而造成胎儿供血不足和缺氧。酒精暴露对前十周胚胎的发育影响可形成身体结构的畸形，导致FAS的特征性面容和心脏肾脏等器官的出生缺陷。胚胎十周后的酒精暴露则导致低出生体重、认知和行为方面的损害。而酒精暴露对神经系统的毒害则延续整个妊娠期，造成的损害可从结构到功能等各个方面。

酒精对中枢神经系统的损害表现为大脑和小脑的体积减小，形态改变，脑回沟变浅，胼胝体减小甚至消失。基底细胞核区和海马回区都是酒精毒性敏感区，MRI检查时也常发现形态影像的改变。这些结构性的损害在出生后的生长发育中通常不能得到改善。大脑机能的损害也包括心理和行为上的异常，如智力低下，学习记忆能力下降，语言能力差，注意力不集中，执行命令的能力和对社会适应力低下和精细肌肉控制功能障碍等。

FASD的发病与母亲酒精的摄入量，胚胎的酒精暴露时机与延续时间有关。酒精的摄入量高，从怀孕早期开始并延续整个孕期的孕妇产下FASD的风险是极高的。必须强调，直到现在的研究结果并不能肯定存在有安全酒精摄入量。所以，最安全的酒精摄入量就是零酒精摄入量。

【临床特征】

典型的FAS临床表现为特殊面容，神经发育异常，身体畸形，生长迟缓和精神发育迟滞。

1. 颜面畸形：小头症、小眼球症、小眼裂，上嘴唇薄、鼻唇沟浅平或消失为主要特征（图24-2左图）。上嘴唇和鼻唇沟各以五级评分，以鼻唇沟为例，非常明显为1，明显为2，正常可见为3，浅平为4，消失为5。得分为4和5患儿符和FAS诊断标准。图24-2左图患儿的上嘴唇和鼻唇沟的评分均在4至5之间。眼睑下垂、内眼角赘皮、面部中区和上颌骨发育不全、下颌过小、面部成形不全、兔唇或腭裂、短鼻等也为FAS的常见畸形。

2. 中枢神经系统损伤：智力低下是FAS最重要的表现，平均智商约为65。但患者之间差异较大。精神发育迟缓，学习能力和记忆能力下降，语言能力差，注意力不集中，协调和精细运动障碍等都为常见症状，其他症状如肌张力减退、生理性抑郁、易怒等也较常见。

3. 宫内生长和出生后发育迟缓，体重、身高、头围低于正常标准。尽管FAS儿童常常是足月出生，但大部分患儿出生体重很低。在婴儿期，占70%FAS儿童存在严重的喂养问题，而且常常导致生长不良（failure to thrive，FTT）。在儿童期，他们也往往表现为体瘦和矮小。

4. 身体畸形：心脏和泌尿生殖系统为常见受累器官，如心脏房室瓣膜和中隔缺损，尿道裂，泌尿生殖系统发育不全等。皮肤血管瘤，脐疝，腹股沟疝，关节运动受限，肢体、手指和四肢运动障碍等畸形也非少见。特征性的异常掌纹被称为冰球棍样（hockey stick）掌纹（图24-2右图）。

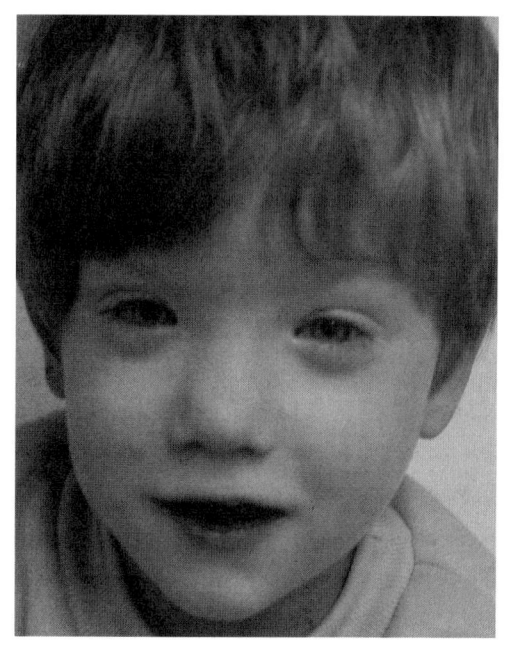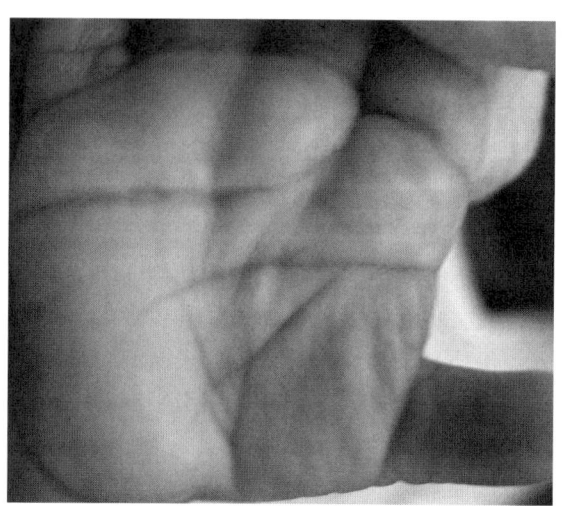

图 24-2 胎儿酒精综合征的临床特征
左：示 FAS 特殊面容（注意小眼裂，薄上嘴唇和浅平鼻唇沟）；右：示冰球棍样掌纹
（本图由 Dr. Jose Martinez 提供）

FASD 只是酒精对胚胎发育造成的后果中具有明显症状的部分。事实上，还有很多被怀疑为多症或有轻度行为认知障碍的儿童也可能是 FASD，但因母亲否认在怀孕期饮酒而未能确诊。有专家认为正常人群中一部分人因胚胎期的酒精暴露而使其潜力下降，他们的智力和创造力未能达到他们应有的高度。

美国国家科学院下属的医学院（Institute of Medicine of the National Academy of Sciences）在1996年的报告中将 FASD 分为五类并定义了诊断标准（表24-4）。在这个标准基础上，斯坦福小组也于2005年发表了详细的实用诊断指南。

表 24-4 胎儿酒精系列疾病的分类与诊断

类别	FAS特征面容	酒精暴露	其他体征*
FAS（酒精暴露已确认）	有	确认	2，3，4
FAS（酒精暴露未确认）	有	未确认	2，3，4
部分FAS（酒精暴露已确认）	部分特征	确认	2，3，4
酒精相关的出生缺陷（ARBD）	无	确认	4
酒精相关神经发育障碍（ARND）	无	确认	2和行为认知障碍

* 详见文中所列的对应的2、3、4点；ARBD：Alcohol-Related Birth Defects；ARND：Alcohol-Related Neurodevelopmental Disorder

【治疗和预后】

大部分 FASD 患儿在学龄前并未能得到正确的诊断，所以和正常儿童一样进入普通学校，然而，由于FASD患儿存在多动、不服从的行为，而且认知能力和语言技能差，在学校中常被认为是坏学生而受到惩罚，从而行成恶性循环。大部分患儿辍学而不能完成高中教育，约80%患者失业和约60%患儿无法适应社会因犯罪而走入监狱。因此，对FASD患儿的早期诊断让家族和社会认识到患儿需要特殊的照顾，需要特殊的学校教育。对患儿进行早期干预，尤其是语言和生活技能方面的训练以期能适应社会生活。社会对患儿所取得的成就也能有正面的评价，患儿的生活质量也有明显的提高。

除了对患儿的干预外，酗酒的母亲也应得到治疗，并且为她们提供社会、经济以及医疗的支持，使得她们能保持健康的状态并且有能力照顾好她们的孩子。

由于酒精对胚胎发育的损害是永久性的，现尚无能改善临床症状的药物。最近报道，多次低压氧仓对患儿的一些神经功能的发育和学习认知有帮助，但尚待进一步研究和证实。

【实验室检查】

产前诊断可用B超监测胎儿生长发育情况及先天畸形的发生。FAS对中枢神经系统的损害程度可从脑部MRI或脑部CT的检查结果得到估计。基因单型体能检测出FAS的遗传易感性但无实际应用价值。最近发展的一种新的方法可以检测新生儿的头发中乙醇的代谢产物 Fatty Acid Ethyl Esters (FAEE) 的含量，对新生儿在胚胎期是否有酒精暴露作出判断。在临床中的实际使用尚待证明。

【风险评估与预防】

育龄妇女酗酒进而导致FASD的相关风险因子很多，包括酒精饮用量，饮用习惯（社交场合或家族生活），早中孕期的饮用，经济收入，社会地位，社会环境条件，营养，个人性格，还和婚姻状况，恋爱史和生育史，精神健康有直接联系。西方国家一般认为对育龄妇女有必要作FASD风险评估和筛查。最常用的是问卷调查后进行评分。美国临床医生常用所谓TWEAK问卷（表24-5），得分超过2分者需进行进一步评估和给予相应的帮助。

表24-5 临床FASD风险筛查TWEAK* 问卷

问题	回答是时的得分
1. 通常一次你能喝多少酒？（啤酒：杯；白酒：两）（超过2时）	2
2. 在过去一年里，是否有家人或朋友关切你的酗酒问题？	2
3. 你是否有过在早餐前饮酒？	1
4. 你是否有记不起你在喝酒时说的话或做过的事？	1
5. 你是否有觉得你应该减少喝酒？	1

* T: tolerance; W: worry; E: eye-opener; A: amnesia; K: cut down

对高风险育龄妇女和来自酗酒家族环境，低风险的育龄妇女的临床咨询要点有：

1. 酗酒的育龄妇女生育FASD患儿的几率是30%~50%。
2. 如果一名妇女生育过一个FASD患儿，那么她的下一个小孩是FASD患儿的风险是70%。而且，随着怀孕次数增多，生育FASD儿童的风险也增加。
3. 再次强调，妊娠期安全酒精摄取量是零。为了预防FAS，所有妇女在准备怀孕时和怀孕期间应杜绝一切的酒精饮品。
4. 所有育龄妇女必须接受有关FASD的知识教育以保护下一代的健康。

（陈天健 邹小兵）

主要参考文献

1. Amir RE, Van den Veyver IB, Wan M, et al. Rett syndrome is caused by mutations in X-linked MECP2, encoding

methyl-CpG-binding protein 2. Nat Genet, 1999, 23: 185-8
2. Archer HL, Whatley SD, Evans JC, et al. Gross rearrangements of the MECP2 gene are found in both classical and atypical Rett syndrome patients. J Med Genet, 2006, 43: 451-6
3. Ariani F, Mari F, Pescucci C, et al. Real-time quantitative PCR as a routine method for screening large rearrangements in Rett syndrome: Report of one case of MECP2 deletion and one case of MECP2 duplication. Hum Mutat, 2004, 24: 172-7
4. Armstrong DD. Neuropathology of Rett syndrome. J Child Neurol, 2005, 20: 747-53
5. Bertrand J, Floyd LL, Weber MK. Fetal Alcohol Syndrome Prevention Team, Division of Birth Defects and Developmental Disabilities, National Center on Birth Defects and Developmental Disabilities, Centers for Disease Control and Prevention (CDC), Guidelines for identifying and referring persons with fetal alcohol syndrome. MMWR Recomm Rep, 2005, 28, 54: 1-14
6. Buschdorf JP, Stratling WH. A WW domain binding region in methyl-CpG-binding protein MeCP2: impact on Rett syndrome. J Mol Med, 2004, 82: 135-43
7. Brussino A, Gellera C, Saluto A, et al. FMR1 gene premutation is a frequent genetic cause of late-onset sporadic cerebellar ataxia. Neurology, 2005, 64: 145-7
8. Bussani C, Papi L, Sestini R, et al. Premature ovarian failure and fragile X premutation: a study on 45 women. Eur J Obstet Gynecol Reprod Biol, 2004, 112: 189-91
9. California Department of Developmental Services. Autism spectrum disorders: Best practice guidelines for screening, diagnosis and assessment. 2002, Available at: www.ddhealthinfo.org
10. Caprara DL, Klein J, Koren G. Diagnosis of fetal alcohol spectrum disorder (FASD): fatty acid ethyl esters and neonatal hair analysis. Ann Ist Super Sanita, 2006, 42: 39-45
11. Carney RM, Wolpert CM, Ravan SA, et al. Identification of MeCP2 mutations in a series of females with autistic disorder. Pediatr Neurol, 2003, 28: 205-11
12. Centers for Disease Control and Prevention. Prevalence of Autism in Brick Township, New Jersey, 1998. Atlanta, Ga: Centers for Disease Control and Prevention; 2000. Community Report. Available at: www.cdc.gov/ncbddd/dd/rpttoc.htm
13. Chae JH, Hwang H, Hwang YS, et al. Influence of MECP2 gene mutation and X-chromosome inactivation on the Rett syndrome phenotype. J Child Neurol, 2004, 19: 503-8
14. Charman T, Neilson TC, Mash V, et al. Dimensional phenotypic analysis and functional categorisation of mutations reveal novel genotype-phenotype associations in Rett syndrome. Eur J Hum Genet, 2005, 13: 1121-30
15. Cheadle JP, Gill H, Fleming N, et al. Long-read sequence analysis of the MECP2 gene in Rett syndrome patients: correlation of disease severity with mutation type and location. Hum Mol Genet, 2000, 9: 1119-29
16. Clayton-Smith J, Watson P, Ramsden S, et al. Somatic mutation in MECP2 as a non-fatal neurodevelopmental disorder in males. Lancet, 2000, 356: 830-2
17. Coleman M. Advances in autism research. Dev Med Child Neurol, 2005, 47: 148
18. Cornish K, Kogan C, Turk J, et al. The emerging fragile X premutation phenotype: evidence from the domain of social cognition. Brain Cogn, 2005, 57: 53-60.
19. Curry CJ, Stevenson RE, Aughton D, et al. Evaluation of mental retardation: recommendations of a Consensus Conference: American College of Medical Genetics. Am J Med Genet, 1997, 72: 468-77
20. de Vries BB, White SM, Knight SJ, et al. Clinical studies on submicroscopic subtelomeric rearrangements: a checklist. J Med Genet, 2001, 38: 145-50
21. Dragich J, Houwink-Manville I, Schanen C. Rett syndrome: a surprising result of mutation in MECP2. Hum Mol Genet, 2000, 9: 2365-75
22. Dykens EM, Sutcliffe JS, Levitt P. Autism and 15q11-q13 disorders: behavioral, genetic, and pathophysiological issues. Ment Retard Dev Disabil Res Rev, 2004, 10: 284-91
23. Filipek PA, Accardo PJ, Ashwal S, et al. Practice parameter: screening and diagnosis of autism: report of the Quality Standards Subcommittee of the American Academy of Neurology and the Child Neurology Society. Neurology, 2000, 55: 468-79

24. Fombonne E. Epidemiological surveys of autism and other pervasive developmental disorders: an update. J Autism Dev Disord, 2003, 33: 365-82
25. Fu YH, Kuhl DP, Pizzuti A, et al. Variation of the CGG repeat at the fragile X site results in genetic instability: resolution of the Sherman paradox. Cell, 1991, 67: 1047-58
26. Glaze DG. Neurophysiology of Rett syndrome. J Child Neurol, 2005, 20: 740-6
27. Goodlin-Jones BL, Tassone F, Gane LW, et al. Autistic spectrum disorder and the fragile X premutation. J Dev Behav Pediatr, 2004, 25: 392-8
28. Hagerman RJ, Hagerman PJ (eds). Fragile X Syndrome: Diagnosis, Treatment, and Research, 3ed. Baltimore: The Johns Hopkins University Press, 2002
29. Hagerman RJ, Leavitt BR, Farzin F, et al. Fragile-X-associated tremor/ataxia syndrome (FXTAS) in females with the FMR1 premutation. Am J Hum Genet, 2004, 74: 1051-6
30. Hoffbuhr K, Devaney JM, LaFleur B, et al. MeCP2 mutations in children with and without the phenotype of Rett syndrome. Neurology, 2001, 56: 1486-95
31. Hoyme HE, May PA, Kalberg WO, et al. A practical clinical approach to diagnosis of fetal alcohol spectrum disorders: clarification of the 1996 institute of medicine criteria. Pediatrics, 2005, 115: 39-47
32. Huppke P, Ohlenbusch A, Brendel C, et al. Mutation analysis of the HDAC 1, 2, 8 and CDKL5 genes in Rett syndrome patients without mutations in MECP2. Am J Med Genet A, 2005, 137: 136-8
33. Jacquemont S, Hagerman RJ, Leehey M, et al. Fragile X premutation tremor/ataxia syndrome: molecular, clinical, and neuroimaging correlates. Am J Hum Genet, 2003, 72: 869-78
34. Jacquemont S, Hagerman RJ, Leehey MA, et al. Penetrance of the fragile X-associated tremor/ataxia syndrome in a premutation carrier population. JAMA, 2004, 28; 291: 460-9
35. Jamain S, Quach H, Betancur C, et al. Mutations of the X-linked genes encoding neuroligins NLGN3 and NLGN4 are associated with autism. Nat Genet, 2003, 34: 27-9
36. Kankirawatana P, Leonard H, Ellaway C, et al. Early progressive encephalopathy in boys and MECP2 mutations. Neurology, 2006, 67: 164-6
37. Keller K, Williams C, Wharton P, et al. Routine cytogenetic and FISH studies for 17p11/15q11 duplications and subtelomeric rearrangement studies in children with autism spectrum disorders. Am J Med Genet A, 2003, 117: 105-11
38. Makedonski K, Abuhatzira L, Kaufman Y, et al. MeCP2 deficiency in Rett syndrome causes epigenetic aberrations at the PWS/AS imprinting center that affects UBE3A expression. Hum Mol Genet, 2005, 14: 1049-58
39. Manning MA, Eugene Hoyme H. Fetal alcohol spectrum disorders: A practical clinical approach to diagnosis. Neurosci Biobehav Rev. 2006 Sep 6 Online; PMID: 16962173
40. McConkie-Rosell A, Finucane B, Cronister A, et al. Genetic counseling for fragile X syndrome: updated recommendations of the national society of genetic counselors. J Genet Couns, 2005, 14: 249-70.
41. Mnatzakanian GN, Lohi H, Munteanu I, et al. A previously unidentified MECP2 open reading frame defines a new protein isoform relevant to Rett syndrome. Nat Genet, 2004, 36: 339-41
42. Muhle R, Trentacoste SV, Rapin I. The genetics of autism. Pediatrics, 2004, 113: 472-86
43. National Institutes of Health National Institute on Alcohol Abuse and Alcoholism, 10th Special Report to the U.S. Congress on Alcohol and Health, June 2000, (www.niaaa.nih.gov/Publications)
44. National Research Council. Educating Children with Autism. Washington DC: National Academy Press, 2001
45. Osterling J, Dawson G. Early recognition of children with autism: a study of first birthday home videotapes. J Autism Dev Disord, 1994, 24: 247-57
46. Rett Syndrome Diagnostic Criteria Work Group. Diagnostic criteria for Rett syndrome. Ann Neurol, 1988, 23: 425-8
47. Riley EP, McGee CL. Fetal alcohol spectrum disorders: an overview with emphasis on changes in brain and behavior. Exp Biol Med (Maywood), 2005, 230: 357-65
48. Stoller KP. Quantification of neurocognitive changes before, during, and after hyperbaric oxygen therapy in a case of fetal alcohol syndrome. Pediatrics, 2005, 116: 586-91
49. Sherman S, Pletcher BA, Driscoll SA. Fragile X syndrome: diagnostic and carrier testing. ACMG Practice Guideline.

Genet Med, 2005, 7: 584-7

50. Sherman SL. Premature ovarian failure in the fragile X syndrome. Am J Med Genet, 2000, 97: 189-94
51. Van Esch H, Bauters M, Ignatius J, et al. Duplication of the MECP2 Region Is a Frequent Cause of Severe Mental Retardation and Progressive Neurological Symptoms in Males. Am J Hum Genet, 2005, 77: 442-53
52. Verkerk AJ, Pieretti M, Sutcliffe JS, et al. Identification of a gene (FMR-1) containing a CGG repeat coincident with a breakpoint cluster region exhibiting length variation in fragile X syndrome. Cell, 1991, 65: 905-14
53. Wattendorf DJ, Muenke M. Fetal alcohol spectrum disorders. Am Fam Physician, 2005, 15; 72: 279-82

第 25 章 生殖系统疾病遗传咨询

生殖系统遗传病的主要表现是性腺发育异常和性分化异常，对患者的生殖功能和心理影响极大。性腺发育和性别分化主要决定于 X 和 Y 性染色体上多个基因功能的协同，例如 Y 染色体上决定男性发育的 *SRY* 基因和 X 染色体 Xp21 上的具有性别反转作用的 *DDS* 基因等；但其他常染色体上的基因突变（表 25-1）以及其他如基因甲基化、基因印记等的非经典孟德尔遗传机制也起了重要的作用，例如 1 号染色体上的阻止睾丸 Leydig 细胞发育的 *WNT4* 基因等；机制复杂多样化，而且男、女性别之间也不一样；最后，众多的其他遗传疾病也能够导致生殖系统异常；因此，与遗传有关的生殖系统疾病繁多，很难在一章之篇幅能全述。本章主要介绍的是隐睾、葡萄胎以及与性早熟和性腺功能减退有关的常见疾病。

表 25-1 与性别发生和分化相关的基因*

基因与基因分类	染色体定位	基因缺失时的表型
两性相关（生殖腺形成）		
Lhx9	1q31-32	生殖脊（genital ridge）发育受阻
Lim1	11p12-13	肾和生殖脊缺如
Emx2	10q26	肾和生殖脊发育受阻
Sf1	9q33	生殖脊和肾上腺发育受阻
Wt1	11p13	肾、胰腺、肾上腺发育受阻；心功能衰竭；生殖腺缺如
睾丸发育		
Sry	Yp11.3	XY 女性
Sox9	17q24	XY 女性、骨骼畸形
Wt1	11p13	XY 女性、肾脏畸形
M33	17q25	XY 女性
Sf1	9q33	XY 女性、肾上腺功能衰竭
Dmrt1	9p24.3	XY 女性
Fgf9	13q11-13	XY 女性、生殖腺发育不良、肺缺陷
Amh	19p13	无 XY 女性存在，但 XY 个体的 Mullerian 管诱导持续
ATRX	Xq13	XY 女性、智力低下、α地中海贫血
Dax1	Xq21	无 XY 女性存在，但 XY 个体的睾丸精生发上皮细胞渐进性退化
卵巢发育		
Wnt4	1p35	XX 鼠实验证实睾丸酮合成、男性生殖管发生
Gdf9	5p11	卵巢滤泡细胞发育衰竭
FoxL2	3q23	卵巢早衰、眼睑缺陷、XX 男性

*引用于：MacLaughlin DT, Donahoe PK. New Eng J Med 350：367-78, 2004

第一节 McCune-Albright 综合征

McCune-Albright 综合征（McCune-albright syndrome，MAS）[OMIM 174800] 又称为多骨性纤维发育不全（polyostotic fibrous dysplasia，PFD），首先由 McCune 等（1937）和 Albright 等（1937，1938）描述。因患者骨骼改变与甲状腺机能亢进所致囊状纤维性骨炎相似引起 Fuller Albright 的注意

(Axelrod, 1970), Lichtenstein (1938) 将该病称为多骨性纤维发育不全。男女发病比例约为 1∶9。

【遗传病理学】

本病属常染色体显性遗传。研究表明此病与尿嘌呤核苷酸结合蛋白基因 GNAS1 的突变相关。GNAS1 基因定位于 20q13.2，其分子生物学基础是编码合成可持续激活腺苷酸环化酶的 GNAS1 基因的突变，导致细胞内环磷酸腺苷（c-AMP）水平升高，刺激多种激素的生物效应，导致内分泌器官功能的紊乱。GNAS1 突变发生在孕早期，属体细胞性突变，已发现多种不同类型的基因突变，不同程度的镶嵌体可以导致 MAS 的不同程度的表型。有认为 GNAS1 基因有母源性基因印记功能。

可见散发病例，但通常没有 GNAS1 突变。

【临床特征】

典型的 McCune-Albright 综合征包括三个系统的变化：以性早熟为主的内分泌异常、骨骼异常和皮肤色素沉着。三个系统异常的程度在不同的病例之间有高度的异质性，这取决于镶嵌体涉及的特异组织和受累的程度。

发病年龄分布较广，婴儿期即可发病，但大多在儿童时期发病而在青春期有明显表现，病程发展缓慢，可有自限性倾向。

内分泌异常：MAS 可合并下列内分泌疾病：①性早熟和躯体早熟：是最常见的内分泌异常，二者可同时或前后分别发生。大约有 1/3 的女性患者有性早熟并通常伴有卵巢囊肿。男性患者 6 岁时睾丸活检就显示产生成熟精子的精子发生全过程。女性性早熟可为真性（有正常的月经周期并可受孕）或同性假性性早熟，即女性患者先有阴道流血，至青春期年龄才出现其他性成熟特征；男子乳房发育，有的可见溢乳；②甲状腺功能亢进：甲状腺肿大，占病例的 20%～40%；也有甲状腺机能减退的报道；③垂体腺瘤：由于垂体腺瘤的发生，生长激素过量分泌，可导致巨人症；④甲状旁腺肿大；⑤肾上腺机能亢进产生 Cushing 综合征。

内分泌异常以性早熟、躯体早熟和甲状腺功能亢进常见。

骨骼病变：可累及全部骨骼，有强烈的不对称倾向，以四肢长骨、骨盆骨、头颅骨多见。主要表现为弥漫性纤维型骨炎，呈肥厚性和骨发育不全性两种。无痛性骨肿大，病理性骨折或骨畸形是最常见的体征，其中以股骨弯曲和胫骨向内弯曲为典型。近端股骨 Shepherd 钩畸形是骨受累的一个特殊表现。患者通常有假关节病。

皮肤色素沉着：颈背部是常见的受累部位。往往表现为边缘不规则的咖啡色素斑（Café au lait spots），这在黑色人种中不易察觉。皮肤色素沉着可能主要局限于一侧并突然终止于中线。

【治疗和预后】

无特殊治疗方法，仅限于对症处理。

本病到成年时，骨纤维组织增生可停止，遗留骨畸形可行手术治疗。长骨可采用截除术或刮除植骨术，上下颌骨受累可行矫形术。降钙素对降低某些病人的碱性磷酸酶和尿羟脯氨酸过多有效。真性性早熟的女孩可使用睾内酮类药物（如 testolactone）治疗，有报道长效 GnRH-a 治疗可使骨骺融合推迟。

本病发展缓慢，极少并发恶性肿瘤。

【实验室诊断】

根据以上三个方面改变的临床特点，及以下的辅助检查可做出诊断。

实验室检查中，30% 的患者血清碱性磷酸酶升高；病理学可见病骨膨胀，表面光滑；镜下见纤维组织增生，骨细胞多，纤维交错，外缘无骨细胞包绕。X 线可见受累骨骨骼膨胀，粗大，皮质变薄；髓腔扩大呈毛玻璃状；有时伴有囊状阴影；合并内分泌疾病者可见相关的异常内分泌实验室检查结果；基因诊断可以使用患者外周血 DNA 对 GNAS1 基因测序分析，但因 GNAS1 的突变属体细胞性，不同组织来源的 DNA 样本可能得出不同的结果。另外，假性甲状旁腺功能低下（pseudohypoparathyroidism）也可以有 GNAS1 基因的突变，注意临床上的鉴别诊断。

【风险评估与预防】

1. 行家系分析，根据常染色体显性遗传模式进行风险评估，先证者同胞或下一代的再发风险均为 50%。

2. MAS 患者如有生育要求，可建议先行 MAS 患者夫妇的 *GNAS1* 基因的突变检测，对突变阳性者建议作产前诊断，但应注意基因体细胞突变的特点，使用通过脐带血穿刺和羊膜腔穿刺得到的两种不同组织所得到的结果可能不一样。

3. *GNAS1* 的突变是一种体细胞突变，疾病有可能不向下代传递。

4. 并非所有 MAS 的患者存在 *GNAS1* 的突变。

5. 给病人提供性早熟教育的支持性遗传咨询。

第二节　性腺功能减退

性腺具有合成并分泌性激素以及产生生殖细胞，促进第二性征发育，及生育等功能。而性腺发育和性别分化主要决定于性染色体（X，Y）上的性别决定基因以及其他多种位于常染色体上的基因。因此，性腺功能减退（hypogonadism）发生的遗传机制复杂。目前，已知多种与遗传相关的性腺功能减退疾病，这里介绍的是 Noonan 综合征、Kallmann 综合征和卵巢早衰。

一、Noonan 综合征

Noonan 综合征（Noonan syndrome）[OMIM 163950] 又称男性 Turner 综合征，女性假性 Turner 综合征等，患者可为男性或女性。1962 年 Noonan 首次报告 9 例儿童身材矮小和肺动脉瓣狭窄，并于 1963 年和 Ehmke 提出 Noonan 综合征的命名。在活新生儿的发病率是 1/2,500 到 1/1,000。

【遗传病理学】

Ⅰ型 Noonan 综合征占大多数，属常染色体显性遗传，患者核型为 46,XX 或 46,XY。约 50% 的Ⅰ型 Noonan 综合征与编码酪氨酸磷酸酶 SHP2（tyrosine phosphatase，SHP2）的基因 *PTPN11* 突变相关。基因突变类型多样化，包括无义突变等，具有异质性的特点，但都属获得性功能突变，导致磷酸酶活性过度。*PTPN11* 基因定位于 12q24.1。少数病例属Ⅰ型 Noonan 综合征属常染色体隐性遗传，家系可见近亲婚配史。

Noonan 综合征还可以与 *KRAS* 基因相关，属新发生性，其突变发生在生殖细胞。

PTPN11 基因突变也可以导致白血病的发生。

【临床特征】

其实，从临床表型分析，Noonan 综合征不属于一种综合征，临床表现既与 Turner 综合征相似，也有Ⅰ型神经纤维瘤和 22q11 缺失综合征的临床特点。

本病以眼距过宽、上睑下垂和低位耳为特点，也有多种与 Turner 综合征相似的临床表现，如身材矮小、后发际低、颈蹼、胸平而宽和乳头间距增宽等，但染色体核型正常，女性为 46,XX，男性为 46,XY。

PTPN11 基因突变阳性患者通常伴有先天性心血管畸形（例如肺动脉或分支狭窄，房间隔缺损，动脉导管未闭，主动脉狭窄，主动脉瓣狭窄，法洛四联症）和血液肿瘤（如白血病），而 *PTPN11* 基因突变阴性患者多有肥厚性心肌病。男性患者的睾丸通常细小，半数以上有隐睾且不育；女性患者可有性腺发育不良而致不孕。其他异常表现包括皮肤超弹性、第 4 掌骨短和高腭弓等。部分患者有泌尿系统畸形，偶伴感觉神经性听力缺陷。

【实验室诊断】

可以根据类似 Turner 综合征的临床表型而染色体核型为 46,XX 或 46,XY 等作出临床诊断。

实验室检查包括睾酮/雌激素水平低伴有高促性腺激素和采用 MCPP 分子检测方法分析 *PTPN11* 基因突变。

【治疗和预后】

主要是对症治疗，特别要防治心血管病。心脏畸形可行手术矫治。隐睾可手术治疗，也可用激素替代治疗。

【风险评估与预防】

1. 家系分析，如为常染色体显性遗传病模式，同胞或下一代患病风险均为50%。
2. 注意少数常染色体隐性遗传病例的出现。
3. 对散发或有家系的患者均可建议行 *PTPN11* 基因突变的检测。
4. 如患者已检测存在 *PTPN11* 基因突变，可对其下一代行孕期产前诊断。
5. *KRAS* 基因突变属生殖细胞性，因此，家系的染色体显性遗传模式不典型。
6. 要与Ⅰ型神经纤维瘤和22q11缺失综合征鉴别；染色体核型分析是与Turner综合征鉴别诊断的重要方法。
7. 给病人提供性发育教育的支持性遗传咨询。

二、Kallmann 综合征

Kallmann 综合征（Kallmann syndrome）[OMIM 147950、308700、244200]即促性腺激素低下性性腺机能减退伴嗅觉丧失症（hyagonadotropil hypogonadism and anosmia），是一种常见的家族性促性腺激素缺乏症，继发性腺机能低下。发病率为1/10,000～1/7,500，男女发病比例为4:1，女性症状较轻。

【遗传病理学】

大部分病例为X连锁隐性遗传（Ⅰ型），*KAL1* 基因定位于Xp22.3，编码嗅觉缺失素（anosmin），其功能是GnRH神经元和嗅觉神经向下丘脑移动过程中起重要的作用。因此，病变可以损及下丘脑产生促性腺激素释放激素的部位，引起促性腺激素分泌不足和继发性的性腺机能减退，伴有嗅球发育不全、嗅觉完全或不全缺失。*KAL1* 基因突变种类多种，其中以点突变和缺失多见。

部分病例呈常染色体显性遗传（Ⅱ型），基因是 *KAL2*，定位于8p12-p11，编码纤维原始细胞生长因子受体1。也有表现为常染色体隐性遗传（Ⅲ型），基因为 *KAL3*。

只有5%的散发性病例有 *KAL1* 基因突变。

【临床特征】

嗅觉缺失或减退和性腺发育不全是主要的临床特征。

男性呈无睾体征，女性有原发闭经；内外生殖器呈儿童型。患者除性腺机能减退，无性征发育，嗅觉缺失外，可有先天性耳聋、色盲、唇裂或腭裂和肾畸形等不同表现。

【治疗和预后】

采用促性腺激素治疗，并按男女性别分别给予雄性或雌激素替代治疗。预后与早期诊断有关；应强调早诊断，早治疗，可以及时控制或改善患者的性腺发育不全。

【实验室诊断】

主要根据促性腺激素缺乏引起性腺机能减退，伴有嗅觉减退或缺失两个特点即可临床确诊。

实验室检查促性腺激素水平低于正常，可行促黄体生成素兴奋实验或克罗米芬实验，与其他性腺发育不全疾病相鉴别。

作相应的 *KAL1* 或 *KAL2* 基因诊断。目前，*KAL1* 基因的序列分析已成为对Kallmann综合征的常规检查。对与基因缺失相关的男性病例可以用FISH检测，研究证明，如果在Xp22.3上缺失的大小超过 *KAL1* 基因范围，患者通常伴有智力低下的临床表现。

【风险评估与预防】

1. 家系分析，根据可能的遗传模式，对同胞或下一代作再发风险的评估。
2. 呈X连锁隐性遗传模式，男性患者的女孩都是基因携带者；女性患者的女孩都是基因携带者，而全部男孩都是患者。

3. 常染色体显性遗传先证者的同胞及下一代的发病风险均为 50%；而常染色体隐性遗传先证者同胞发病率为 1/4。

4. 对散发或有家系的患者均可建议行 *KAL1* 基因突变的检测；基因缺失多发生在男性患者，所以，对男性病例的实验室诊断应首选 FISH 方法。

5. 对已知基因缺陷类型的患者可对其下一代行产前诊断。

6. 给病人提供性知识教育的支持性遗传咨询。

三、卵巢早衰

卵巢早衰（premature ovarian failure，POF）[OMIM 311360] 指女性在 40 岁以前发生的自然绝经，其发病率是 40 岁以下妇女的 1%；占全部闭经的 0.9%，继发闭经的 4%～20%。

【遗传病理学】

与卵巢早衰发病相关的因素繁多，包括自身免疫、环境毒素、药物和遗传等。遗传方面也有其异质性的特点。

部分病例呈 X 连锁显性遗传，与之相关的基因 *POF1* 和 *POF2* 分别定位在 Xq26-q28，和 Xq13.3-q22，基因突变可以是缺失或其他突变。基因突变导致滤泡过早闭锁或卵巢早衰。

X 染色体异常是原发性无月经性卵巢早衰的主要原因之一。

与脆性 X 染色体综合征相关的基因 *FMR1* 前突变的女性患者通常导致卵巢早衰的发生（详见 24 章），因而，有主张把基因 *FMR1* 前突变作为对卵巢早衰的常规检测项目。

Turner 综合征可以导致性腺发育不全或原发性卵巢功能衰竭；X 染色体结构的异常包括缺失或易位也可能导致卵巢早衰，其中以断裂点发生在 Xq21.1-q22.3 关键区域的结构性染色体结构异常为重要（详见第四节）。

其他遗传的机制还有：垂体活动过度、促进性腺发育不全或原发性卵巢功能衰竭以 17-α 羟化酶缺乏症等。

【临床特征】

患者多于 40 岁以前卵巢功能停止。可先有月经失调，然后闭经，亦可突然闭经。约 50%～60% 患者可有面部潮热等，青春期患者第二性征不明显，成人患者偶可生殖器官萎缩。病理学检查显示缺乏成熟滤泡或卵细胞。

大部分严重病例缺乏青春期发育，有原发性无月经，其中的半数有卵巢发育不良。青春期后发病的卵巢早衰患者的特点是继发性闭经。除不孕症外，激素异常会导致严重的神经系统、代谢和心血管异常以及早期骨质疏松的发生。

【治疗和预后】

本症应早期给予雌激素代替治疗，以免出现绝经期综合征，骨质疏松症等。供卵性人工受精是目前治疗不孕症的唯一办法。

【实验室诊断】

可根据典型症状，阳性家族史和实验室检查进行诊断，染色体核型分析可辅助诊断。FSH、LH 升高及雌激素水平降低至绝经期水平。

【风险评估与预防】

1. 家系分析并询问父系和母系亲属所有 25 岁以后妊娠的女性家族成员的停经年龄。

2. 部分病例可为 X 连锁显性遗传，女患者下一代女性发病风险为 50%；男性患者下一代女性发病风险为 100%。

3. 根据患者的家族史，行脆性 X 染色体综合征相关的 *FMR1* 基因突变检测。

4. 对已知的 X 染色体结构的异常者，可对其下一代行产前诊断。

5. 有目的地向患者解释疾病特点并介绍其到妇科内分泌专科进行激素替代治疗。

第三节 隐 睾

睾丸和附睾的下降对于睾丸的正常发育和生精非常重要。内分泌、遗传及物理机械因素可影响睾丸的正常下降。隐睾（cryptorchidism）是指先天性阴囊内没有睾丸，包括睾丸下降不全、睾丸异位和睾丸缺如。睾丸下降不全指的是出生后睾丸未降至阴囊底部而停留在腹腔或下降途中的某一部位；睾丸异位是指睾丸离开正常下降途径、到达会阴部、股部、耻骨上、甚至对侧阴囊内；睾丸缺如是指一侧或两侧无睾丸，约占隐睾病人的3%～5%。

隐睾的发病率是0.7%～0.8%。由于睾丸在小孩出生后继续下降，故在不同年龄组的发病率不一样。在成熟足月胎儿出生时是3.4%，到1岁时隐睾发生率仅为1%～2%，在成人约为0.4%。发病率也与胎儿的发育有直接的关系，与孕龄及胎儿的体重成反比，在不成熟的胎儿发生率可达30%左右。单侧隐睾较双侧多，约为5:1。

【遗传病理学】

睾丸下降不全的原因有两种学说：①内分泌因素：如果母体绒毛膜促性腺激素不足或睾丸本身有缺陷而对该激素不发生反应，常常引起双侧睾丸下降不全；②机械因素：如精索血管过短、睾丸引带或腹股沟管发育不良、睾丸和腹膜后组织粘连、提睾肌变异等阻碍睾丸下降。这种情况常引起单侧睾丸下降不全。染色体异常也可引起隐睾的发生。

常见的伴有隐睾发生的常见综合征有：Kallmann综合征、Noonan综合征和染色体异常疾病如Klinefelter综合征、Prader-Willi综合征和Down氏综合征等（详见第12章）。另外，真性和假性两性畸形的病人往往有复杂的遗传和内分泌异常，也可以隐睾就诊。

【临床特征】

隐睾患者常表现为阴囊空虚、内无睾丸，或婚后不育。隐睾可以是一个单发的疾病，也可以伴有其他的泌尿生殖系统异常及伴有其他的内分泌疾病和遗传疾病。如可伴有尿道下裂和先天性后尿道瓣膜，可伴有输精管和附睾畸形。

睾丸长期停留在不正常的位置可引起不良后果：①不育症：隐睾由于组织病理学的改变，没有正常的生精功能，隐睾的位置越高，在阴囊以上的位置时间越长，睾丸曲细精管的损害越大。双侧隐睾病人未经治疗，不育症可达100%，如果能够早期治疗生育力可达40%；单侧隐睾早期治疗后生育力可达60%。②恶性变：隐睾患者恶性变的危险较正常阴囊内睾丸大20～48倍；而腹腔内睾丸恶性变的危险较腹股沟睾丸大5倍。隐睾的位置与恶性变有明显的关系，腹内隐睾恶性变发生率四倍于腹股沟隐睾，而双侧腹内隐睾，如一侧发生恶性变，另一侧睾丸有30%的机会亦发生恶性变。③易外伤：睾丸位于阴囊内，活动度较大，外伤的机会较小。位于腹股沟的睾丸，当腹肌收缩时腹股沟管也收缩，其中的睾丸即受到挤压。腹腔内睾丸也经常受腹压改变的挤压。④睾丸扭转：隐睾之睾丸可能有睾丸引带、提睾肌附着异常或睾丸鞘膜的附着异常，形成"钟垂样改变"，因而易于发生睾丸扭转。⑤其他：隐睾患者大约65%合并斜疝。空虚的阴囊可引起自卑感、精神苦闷、性情孤僻。

隐睾的分类方法有多种，如根据发病原因、隐睾的位置和隐睾的性质等。如下的分类方法在临床上较为实用：①可回缩的睾丸；②真性隐睾；包括（a）腹内高位隐睾；（b）腹股沟隐睾；（c）阴囊高位隐睾；（d）滑动性隐睾；③异位睾丸；④无睾畸形（单侧、双侧无睾畸形）。

【治疗和预后】

隐睾的治疗是使处于不正常位置的睾丸移至正常位置。隐睾的治疗主要是基于以下几个主要理由：①恢复正常位置的睾丸可以增加生精；②减少了由于隐睾而致的恶性变发生率，或可早期发现病变；③解除患者及家属的心理压力因素。治疗的主要方法有激素治疗和睾丸固定术。

1. **内分泌治疗**：激素治疗是指使用促性激素或者促性激素释放激素来调整下丘脑-垂体-睾丸内分泌轴而促使隐睾下降。双侧隐睾可先试用绒毛膜促性腺激素治疗，方法如下：①每日肌注500U，共

20~30 天，总量为 10,000~15,000U；②隔日肌注 1,000U，总量同上；③隔日肌注 3,300U，共 3 次，总量为 10,000U。应在 3~5 岁以前进行激素治疗，如果激素治疗无效，不宜继续应用或重复应用，应改为手术治疗。

2. 手术治疗：对于单侧隐睾或用激素治疗无效的双侧隐睾均应手术治疗．睾丸固定术是隐睾的主要治疗疗法，在手术治疗的同时还可以治疗合并的腹股沟疝。手术时机：建议作睾丸固定的年龄越来越早。目前多认为在 2 岁以前作手术较好。对于低位隐睾亦可在 6 岁以前作手术。

【实验室诊断】

隐睾患者常因阴囊空虚、内无睾丸来就诊，也有以"疝"为主诉而就诊者，或因婚后不育而来作检查的。诊断一般不困难，但对于隐睾与睾丸缺如的鉴别应予重视，因为后者不需手术。

对于临床摸不到的隐睾，常常需要采用特殊的诊断方法来做隐睾的定位检查。B 型超声波检查，选择性精索内静脉造影是目前常用的方法，电子计算机断层扫描（CTScan）和核磁共振（MRI）近年来也用于腹内隐睾的定位诊断，腹腔镜近年来已广泛的用于腹内隐睾的诊断和治疗。

另外，应针对隐睾发生的病因，行常规家系分析，细胞遗传学检查，对单基因疾病引起的隐睾病例应行相应的基因诊断。

【风险评估与预防】

1. 对存在有遗传家族史的隐睾患儿，根据具体情况给予同胞复发风险的估算。

2. 对高危孕妇行细胞遗传学产前诊断，及时发现染色体异常；对单基因疾病引起的隐睾病例应行相应的基因诊断。

3. 向咨询者解释隐睾恶性变的危险，其恶性变的危险较正常阴囊内睾丸大 20~48 倍；腹腔内睾丸恶性变的危险较腹股沟睾丸大 5 倍；隐睾的位置与恶性变有明显的关系，腹内隐睾恶性变发生率四倍于腹股沟隐睾，而双侧腹内隐睾，如一侧发生恶性变，另一侧睾丸有 30% 的机会亦发生恶性变。

4. 强调早期诊断早期手术治疗。

5. 给予心理辅导等支持性咨询。

第四节 不孕症

凡婚后未避孕、有正常性生活、同居 2 年而未曾受孕者，称不孕症（infertility）。婚后未避孕而从未妊娠者称原发性不孕；曾有过妊娠（包括足月妊娠，早产，流产，异位妊娠，葡萄胎等）而后来在没有避孕情况下连续 2 年不孕者称继发不孕。根据不孕患者的性别，可分为男性不育与女性不孕，但有时双方都有异常，不易区分。据调查已婚夫妇不孕约占 15%，其中女性不孕约占 40%~50%，男性不育约占 30%~40%，原因不明者占 15%~20%。

【遗传病理学】

不孕的原因繁多复杂，有遗传性的也有非遗传性的，其中的由遗传疾病引起的不孕症也包括生化代谢异常性、染色体异常性和单基因突变性，而且男女有别。在这里只简单介绍与遗传相关的而且比较常见的遗传病理学改变或遗传疾病。

（一）男性不育与遗传

1. Y 染色体数目和结构异常

数目异常：造成男性不育的 Y 染色体数目异常是 Klinefelter 综合征，其核型是 47,XXY，占男性不育症者的 1/10（见第 12 章）；47,XYY 综合征患者生殖器发育正常，大多有生育能力。

结构异常：Y 染色体的短臂或长臂缺失都可以导致男性不育。位于 Y 染色体短末端的 *SRY* 基因决定睾丸生长发育而影响精子的产生，然而，正常精子的产生直接受 Y 染色体短臂上 *SRY* 以外的其他基因的影响，其中主要是位于 Y 染色体长臂近端 Yq11.23 上的 *AZF*（azoospermia factor）基因（包括 *AZFa*、*AZFb* 和 *AZFc*）（图 25-1）。该区域的缺失主要导致男性不育症，又称 Y 染色体微缺失综合征，呈 Y 染色体连锁遗传方式。12%的非阻塞性无精病例和 6%的少精（<5 百万/ml）病例都发现有 AZF 基因在内的 Y 染色体长臂微缺失，并以 AZFc 缺失最常见。

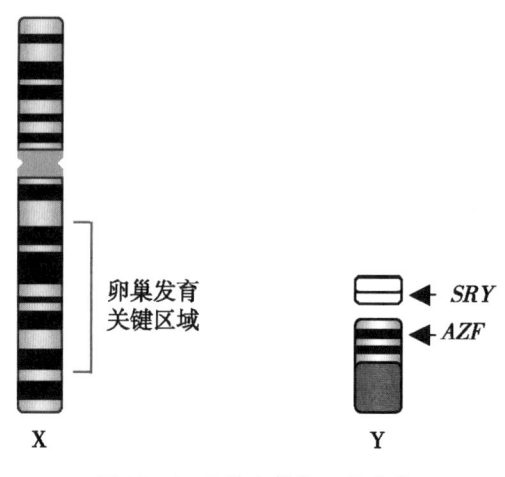

图 25-1　X 染色体和 Y 染色体

其他的 Y 染色体异常包括 Y 倒位等变异性 Y 染色体和 X 染色质异常也可能与男性不育相关（表 25-2）。

表 25-2　性染色体异常导致男性不育女性不孕的可能性

染色体异常	男性不育	女性不孕
X 染色体异常		
X;常染色体间易位		
平衡性	+	少见
非平衡性（不包含 X 失活中心）	+	+
短臂缺失	+	+（断裂点在 Xp21）
长臂缺失	先天性畸形	+（断裂点在 Xq13）
短臂 p21.2-p22.2 区域重复	±	+
周着丝粒倒		+
旁着丝粒倒	±	+
双着丝粒等臂		+
Y 染色体异常		
X;Y 易位	+（Xp;Yp）	+（Yq;Xp11）、（Yq;Xq22）或（Xq22;Yp11）
Y;常染色体间易位	+	
非平衡性 Y;常染色体间易位	+	+
短臂缺失	+	+（女性表型）
长臂缺失	+（断裂点在 q11）	
短臂等臂	+	+（类 Turner 综合征表型）
长臂等臂	±	+
双着丝粒等臂	+（含 AZF 缺失）	
环状 Y	+（含 AZF 缺失）	

2. 其他染色体异常

主要是相互易位，其次是罗伯逊易位。罗伯逊易位、与 X 或 Y 染色体相关的染色体平衡易位和额外标志染色体都会引起生精功能障碍和不育症。这种染色体异常可能导致基因不平衡，产生少精症或无精症。部分病例即使能使怀孕，但往往最终导致流产。

在评估结构性 X 染色体异常导致女性不孕的可能性时应该注意三点：①断裂点是否落在卵巢发育关键区域上，卵巢发育关键区域受累者很可能导致不孕的发生；②X 染色体失活偏好现象对有关异常染色体和有关基因功能的影响（详见第 3 章第六节）；③断裂点是否正好发生在基因上而改变了基因的正常功能。

3. 性逆转综合征（sex reversal syndrome）[OMIM 278850]

患者表现型为男性，染色体核型为 46,XX。临床表现与 Klinefelter 综合征的相似，小睾丸、隐睾、尿道下裂、外生殖器小，乳房增大、无精症。睾丸活检缺乏生精细胞，曲细精管玻璃样变，间质细胞增生。细胞遗传学检查应反复验证，以排除镶嵌体。

4. 家族性真两性畸形

核型为 46,XX，以常染色体隐性遗传的方式传递。表现型为男性，具有两性性腺组织。

5. 原发性睾丸功能减退症

包括多种疾病，其中包括上述的 Kallmann 综合征和 Klinefelter 综合征、强直性肌营养不良（见第 15 章）以及 Reifenstein 综合征、Weinstein 综合征和单纯支持细胞综合征等。

(1) Reifenstein 综合征 [OMIM 312300]

是一种遗传性疾病，是睾酮合成障碍或组织对睾酮不敏感引起的男性假两性畸形。患者外生殖器为男性型，有阴茎，但有严重尿道下裂，阴囊小或呈两半阴囊，睾丸小，第二性征减退，青春期时乳房发育。睾丸活检间质细胞染色体核型为 46,XY。FSH 和 LH 水平往往增高，生殖能力减退。

(2) Weinstein 综合征

本病发病呈家族性，通常有小睾丸、曲细精管透明变性、生殖细胞发育不完全、肥胖、神经性耳聋、失明、高尿酸血症、血清甘油三酯增高和前 β-脂蛋白增高等，睾丸间质细胞发育良好，血浆睾酮水平低于正常，促性腺激素增多，注射大量 HCG 后，血浆睾酮水平并不增加，说明间质细胞分泌睾酮的储备能力欠佳。

(3) 单纯支持细胞综合征（sertoli cell only syndrome）

患者睾丸的曲细精管和精细胞不发育，但间质细胞的发育和功能正常故第二性征发育正常。血睾酮水平较平均水平略低，睾丸小于正常。

(二) 女性不孕与遗传

除了第二节所描述的与卵巢早衰有关的遗传因素外，其他的还包括：

1. X 染色体数目和结构异常

数目异常：以特纳综合征（Turner syndrome）为最常见，染色体核型是 45,X。主要临床表现为青春期无第二性征、原发性闭经、不育、乳房不发育、阴毛和腋毛稀少或缺如等。外生殖器幼女型，性腺呈吐白色纤维条索。个别有自发性月经，甚至妊娠。部分病例有结构性 X 染色体异常（详见第 12 章）。多 X 综合征包括 X 三体征以及少见的 X 四体征或 X 五体征等也可能与不孕相关。

结构异常：其中以断裂点发生在 Xq21.1-q22.3 关键区域的结构性 X 染色体结构异常为常见（表 25-1）。

2. 其他染色体结构异常

其他常染色体异常也可能导致女性不孕的发生，这取决于断裂点是否导致基因的破坏或基因组的改变。

3. 雄激素不敏感综合征（androgen insensitivity syndrome，AIS）[OMIM 313700]

这是一组表现为女性，核型为 46,XY 的患者，性染色质试验阴性。本病为 X 连锁隐性遗传病，是由于雄激素受体基因 AR 突变引起雄激素受体缺乏，使靶细胞对睾丸分泌的雄激素失去敏感，因而不能向男性分化。基因定位于 Xq11-q12 上。基因突变呈异质性，但其突变热点位于雄激素结合区，占病例的 30% 以上。患者身体发育和智力均正常，体形和体态为女性，乳腺发育不良，腋毛稀少。外阴女性型，小阴唇发育或发育不良，阴蒂正常或偏小，无子宫。睾丸位于腹腔或阴唇内。睾丸组织学可见曲细精管萎缩，支持细胞减少，间质细胞增多，无精子生成，有患恶性肿瘤倾向，睾丸女性化往往具有家族性。

【实验室诊断】

不孕症往往是男女双方多因素综合影响的结果。通过男女双方全面检查找出原因，这是治疗不孕症的关键。

男性不育的实验室检查：除了精液常规检查外，染色体核型分析也应该作为一项常规检查。在条件允许的情况下，也应该建议作 AZF 分子诊断以排除 Y 染色体微小缺失。此外，应该针对其他病因作相应的遗传诊断。

女性不孕的实验室检查：应该把染色体核型分析作为一项常规检查。同样，也应该针对其他病因作相应的遗传诊断，例如，蝶鞍X线摄片和血催乳激素测定排除甲状腺及垂体病变；测定尿17-酮、17-羟及血皮质醇排除肾上腺皮质疾病；对基因 AR 测序分析是雄激素不敏感综合征基因诊断的主要方法。

女性不孕特殊检查

1. 卵巢功能检查：方法有B型超声监测卵泡发育、基础体温测定、阴道脱落细胞涂片检查、宫颈粘液结晶检查、月经来潮前子宫内膜活组织检查、女性激素测定等，了解卵巢有无排卵及黄体功能状态。

2. 输卵管通畅试验：常用方法有输卵管通液术、子宫输卵管碘油造影及B型超声下输卵管过氧化氢溶液通液术。

3. 性交后精子穿透力试验：夫妇双方经上述检查未发现异常时进行此试验。

4. 宫颈粘液、精液相合试验：试验选在预测的排卵期进行。

5. 子宫镜检查：了解宫腔内膜情况，能发现宫腔粘连、粘膜下肌瘤、内膜息肉、子宫畸形等。

6. 腹腔镜检查：用于上述检查均未见异常者，仍未受孕，可作腹腔镜进一步了解盆腔情况，直接观察子宫、输卵管、卵巢有无病变或粘连。约有20%患者通过腹腔镜可以发现术前未能诊断的病变。另外，对卵巢表面、盆腔腹膜等处的子宫内膜异位结节可以做电凝破坏，锐性分离附件周围粘连。

【治疗与预后】

（一）男性不育的治疗

引起不育的原因虽很多，寻找原因对因治疗是关键。

近年来，辅助生殖技术的发展，特别是胞浆内精子注射技术（ICSI）给男性不育患者带来了希望。男性绝对不育者可采用供精者精子行辅助生殖技术。

（二）女性不孕的治疗

1. 女性不孕应如根据病情积极治疗生殖器器质性疾病。

2. 无排卵者诱发排卵，应用①氯米芬：为首选促排卵药，适用于体内有一定雌激素水平者；②绒促性素（HCG）：具有类似LH作用，常与氯米芬合用；③尿促性素（HMG）：含有FSH和LH各75U，促使卵泡生长发育成熟；④黄体生成激素释放激素（LHRH）脉冲疗法：适用于下丘脑性无排卵；⑤溴隐亭：属多巴胺受体激动剂，能抑制垂体分泌催乳激素。适用于无排卵伴有高催乳激素血症者。

3. 补充黄体分泌功能，适用于黄体功能不全。

4. 改善宫颈粘液，有利于精子穿过。

5. 输卵管慢性炎症及阻塞的积极治疗。

6. 人工授精精液来源分为两类：①丈夫精液人工授精（AIH）：适用于男方患性功能障碍（阳痿、尿道下裂、性交后试验异常经治疗仍无显效者）和女方宫颈管狭窄、宫颈粘液异常、抗精子抗体阳性等；②供精者精液人工授精（AID）：适用于男方无精症、不良遗传基因携带者（白化病、黑矇性家族痴愚等）。但AID易造成后代近亲结婚和遗传性疾病传播，故不能滥用。

7. 体外受精与胚胎移植（IVF-ET）：主要适用于女性不可逆性输卵管损害，如输卵管阻塞严重不宜做成形术或输卵管切除术后。以 IVF-ET 为代表的辅助生育技术经历 20 余年的发展，对不孕症治疗范围和人类优生学应用已有长足进步。通常将 1978 年 Steptoe 和 Edwards 所创造的 IVF-ET 称第一代试管婴儿技术。1992 年 Palermo 的卵母细胞单精子显微注射（ICSI）称第二代试管婴儿技术，主要用于治疗男性不孕。种植前遗传学诊断（PGD）称第三代试管婴儿技术，是指从体外受精的胚胎取部分细胞进行基因检测，排除带致病基因的胚胎后才移植（详见第 8 章）。

8. 供胚移植 供胚来源于 IVF-ET 中多余的新鲜胚胎或冻存胚胎，受者与供者的月经周期需同步。适用于患卵巢功能不良或严重遗传病女性。

【风险评估与预防】

1. 建议男性不育、女性不孕的患者有必要行染色体核型等细胞遗传学方面的检测。

2. 对各种引起男性不育、女性不孕的细胞遗传缺陷进行常规相应的遗传咨询（见相关各章节）。分析治疗后受孕的可能性，并根据不同遗传病给予相应指导。

3. 对极少数能妊娠者须估计下代有关疾病的复发风险；并可进行孕期产前诊断（参见相关各章节）。

4. 建议有睾丸发育不良的男性不育患者行 *SRY* 基因缺陷的检测；对少精或无精男性不育患者（特别是精子记数≤5×10^6/ml）建议行 Y 染色体微小缺失的检测。

5. 对由绝对不孕不育患者又迫切需求下一代者可提供辅助生殖技术方面的知识的咨询。

6. 应该对选择辅助生殖技术的男、女性不育患者给予选择辅助生殖技术前的常规染色体核型分析或相关的基因诊断、种植前基因诊断以及产前筛查和诊断。

7. 建议选择 ICSI 的男性不育者在 ICSI 之前作 PCR-STSs 检查以排除 *AZF* 缺失。

8. 注意对不孕不育患者的心理咨询，特别是对自卑感的咨询。

第五节 葡萄胎

葡萄胎（hydatidiform mole）[OMIM 231090] 亦称水泡状胎块是指妊娠后胎盘绒毛滋养细胞异常增生，终末绒毛转变成水泡，水泡间相连成串，形如葡萄得名。葡萄胎分为完全性和部分性两类，其中大多数为完全性葡萄胎，且具较高的恶变率；少数为部分性葡萄胎，恶变罕见。两类葡萄胎从发病原因至临床病程均不相同。葡萄胎发生率有明显地域差异，东南亚国家葡萄胎的发生率较高，约 250 次妊娠中有一次葡萄胎，而欧美国家则 1,500～2,000 次妊娠中才有一次。患过一次葡萄胎，1%～3% 病例可第二次发生，较第一次葡萄胎的发病几率高 40 倍。完全性葡萄胎发生率远较部分性葡萄胎高。也有反复发生葡萄胎的遗传家系报道。

【遗传病理学】

基因甲基化和基因印记是葡萄胎的主要遗传病理。一般来说，完全性葡萄胎的基因组只属父源性，属基因印记，而部分性葡萄胎的染色体基因组属双亲性，即来源于父方和母方，候选基因定位在 19q13.3 上。双亲性葡萄胎病例中候选基因纯合子的发现说明其常染色体隐性遗传方式。家族性葡萄胎的异常甲基化是患者生殖细胞在合子形成过程中发生的获得性或新发生性的甲基化异常。遗传物质只来自父方的"遗传学完全性葡萄胎"可能与某些印记基因表达异常（如 *p57*（*KIP2*）及 *CDKN1C* 等）相关。位于 19q13.4 位点上的基因也有可能调节定位于其他染色体上的印记基因的表达。

最近，Murdoch 等报道母性 *NALP7* 基因上 5 种突变与反复性葡萄胎相关，并与习惯性流产、死胎和宫内发育不良有关。

完全性葡萄胎的基因组属父系性，即卵子在卵原核缺失或卵原核失活的情况下和精原核结合后发育形成。染色体核型为二倍体，其中的 90% 为 46,XX，少数为 46,XY。核型为 46,XX 的完全性葡萄胎是由一个"空卵"（无基因物质卵）与一个含 X 染色体的单倍体精子（23,X）受精，经自身复制恢复为二倍体（46,XX），再生长发育而成，称为空卵受精。核型为 46,XY 的完全性葡萄胎由含性染色体不同的双精子（23,X 及 23,Y）同时使空卵受精，称为双精子受精。母系基因丢失的机制仍不清楚。

部分性葡萄胎染色体 DNA 来自父母双方，染色体常常是三倍体，80% 为 69,XXY，其余是 69,XXX 或 69,XYY，可以由一个正常卵子与双精子受精引起，其结果是有一套多余的父方染色体成分；也可由一个正常的单倍体卵子（或精子）与减数分裂失败的二倍体配子结合所致。其表型包括具有三倍体的特征包括发育迟缓和多种先天畸形（详见 12 章）。

母源基因组与父源基因组之间的比例影响胚胎和胚胎外组织的发育。母源基因组对胚胎的生长发育起重要作用，而父系基因组控制滋养细胞增生。因此，父源性基因组导致完全性葡萄胎的发生，而当有少量母源性基因组时则导致部分性葡萄胎的发生。

表型上，部分性和完全性葡萄胎的最大区别是这两种病变的恶性倾向，双亲基因组平衡的变化可影响肿瘤抑癌基因表达，增加恶变倾向。完全性葡萄胎具有局部侵犯或远处转移的潜在危险，葡萄胎恶变率高，在我国为 14.5%；遗传物质来自双亲的部分性葡萄胎无恶变发生。

葡萄胎的发生还可能与营养状况、社会经济及年龄有关。病因学中年龄是一显著相关因素，年龄大于 40 岁者葡萄胎发生率比年轻妇女高 10 倍；年龄小于 20 岁也是发生完全性葡萄胎的高危因素。

由于以上的遗传病理的改变，组织学的特点主要包括：①滋养细胞增生；②绒毛间质水肿；③间质内胎源性血管消失。这些变化在完全性葡萄胎呈弥漫性；部分性葡萄胎则为局灶性改变。

【临床特征】

完全性葡萄胎患者往往具有以下典型症状：

1. 停经后阴道流血

是最常见症状，多数患者在停经 2~4 个月后发生不规则阴道流血，断续不止，开始量少，以后逐渐增多，有时可自然排出水泡状组织，常伴大量阴道流血，而腹痛并不十分明显。流血时间长又未及时治疗者，可导致贫血及继发感染。

2. 子宫异常增大、变软

约有 2/3 葡萄胎患者的子宫大于相应月份的正常妊娠子宫，质地极软，常伴 HCG 显著升高。

3. 卵巢黄素化囊肿

一般不产生症状，偶因急性扭转而致急性腹痛。黄素化囊肿在清除胎块后，随着 HCG 水平下降，会在 4~7 个内自趋消退。完全性葡萄胎时其发生率为 30%~50%，双侧发生，大小不等，部分性葡萄胎一般不伴有黄素化囊肿。

4. 妊娠呕吐及妊高征征象

葡萄胎时出现妊娠呕吐较正常妊娠严重，且持续时间长。葡萄胎在孕 20 周前即可发生高血压、水肿、蛋白尿等妊高征征象，子宫增大迅速者尤易发生。1/4 葡萄胎患者发展为先兆子痫，但子痫罕见。

5. 甲状腺功能亢进现象

约 10% 葡萄胎患者合并轻度甲亢，表现心动过速、皮肤温热及震颤，血浆 T_3、T_4、TSH 浓度上升，但出现明显的甲亢体征仅约 2%，葡萄胎清除后迅速消失。有人认为在葡萄胎患者血清中或葡萄胎组织中含有绒毛膜促甲状腺激素。

6. 滋养细胞肺栓塞

2% 患者出现急性呼吸窘迫，多在大子宫（子宫体积相当于孕 16 周以上）葡萄胎排空宫腔后发生，主要由于滋养细胞栓塞肺血管引起，经积极心血管及呼吸功能支持治疗后，一般在 72 小时内恢复。

部分性葡萄胎可有完全性葡萄胎表现的大多数症状，但程度轻，主要表现为停经后阴道流血，子宫大于停经月份少见，更多的是子宫小于停经月份，无黄素化囊肿出现，故易误诊为不全流产或过期流产，诊断常通过刮宫标本的组织学检查方被诊断。

【治疗与预后】

葡萄胎一经确诊，应及时清除宫腔内容物。子宫＞妊娠 12 周者，一般吸宫 2 次，刮出物均送病理检查。年龄大于40岁者,葡萄胎恶变率较年轻妇女高4至6倍,处理时可直接切除子宫,保留附件。黄素化囊肿一般不需处理。高危病例宜行预防性化疗。处理后随访2年。随访内容除每次必须监测HCG外,应注意有无异常阴道流血、咳嗽、咯血及其他转移灶症状,并作妇科检查,盆腔B型超声及X线胸片。

葡萄胎处理后应避孕1至2年,最好用阴茎套,不宜使用宫内节育器。含有雌激素的避孕药可能促进滋养细胞生长,以不用为妥。

【实验室诊断】

根据停经后不规则阴道流血,子宫异常增大、变软,子宫5个月妊娠大小时尚摸不到胎体,听不到胎心、胎动,应疑诊为葡萄胎。妊娠剧吐、孕28周前的先兆子痫、双侧卵巢囊肿均支持诊断。若在阴道排出血液中查见水泡状组织,葡萄胎的诊断基本可以肯定。诊断有疑问时作下列辅助检查:

1. 绒毛膜促性腺激素测定:葡萄胎时因滋养细胞高度增生,产生大量HCG,血清中HCG浓度通常大大高于正常妊娠相应月份值,利用这种差别可作为辅助诊断。

2. B型超声检查:早期B型超声检查只能检测出大约50%的葡萄胎。超声波可见明显增大的子宫腔内充满弥漫分布的光点和小囊样无回声区,无妊娠囊可见,也无胎儿结构及胎心搏动征。孕14周后超声检查效果会明显改善,检出率也明显提高。

3. 遗传学诊断:葡萄胎组织的细胞核型分析,分子基因诊断可以判定其DNA来源于父方或是来自父母双方。

【风险评估与预防】

1. 无家族遗传史者,患过一次葡萄胎,1%～3%病例可第二次再发,较第一次葡萄胎的发病几率高40倍。完全性葡萄胎发生率远较部分性葡萄胎高。

2. 治疗后随访2年。

3. 完全性葡萄胎具有局部侵犯或远处转移的潜在危险,遗传物质来自单纯父方的完全性葡萄胎的恶变率约为14.5%;遗传物质来自双亲的部分性葡萄胎无恶变发生,仅约4%发展为持续性葡萄胎。提示临床应该重视遗传物质来自单纯父方的葡萄胎病例。

4. 年龄大于40岁者完全性葡萄胎发生率比年轻妇女高10倍,年龄小于20岁也是发生完全性葡萄胎的高危因素;而部分性葡萄胎与孕妇年龄无关。

(刘慧姝　陆国辉)

主要参考文献

1. Agarwal A, Gupta S, Sikka S. The role of free radicals and antioxidants in reproduction. Curr Opin Obstet Gynecol, 2006, 18: 325-32
2. Beck-Peccoz P, Persani L. Premature ovarian failure. Orphanet J Rare Dis, 2006, 1: 9-12
3. Chwindinger WF, Francomano CA, Levine MA. Identification of a mutation in the gene encoding the alpha subunit of the stimulatory G-protein of adenylyl cyclase in McCune-Albright syndrome. Proc Nat Acad Sci, 1992, 89: 5152-6
4. Chocholska S, Rossier E, Barbi G, et al. Molecular cytogenetic analysis of a familial interstitial deletion Xp22.2-22.3 with a highly variable phenotype in female carriers. Am J Med Genet, 2006, 140: 604-10
5. de Sanctis L, Delmastro L, Russo MC, et al. Genetics of McCune-Albright syndrome. J Pediatr Endocrinol Metab, 2006, 2: 577-82
6. De Sanctis L, Romagnolo D, Olivero M, et al. Molecular analysis of the GNAS1 gene for the correct diagnosis of Albright hereditary osteodystrophy and pseudohypoparathyroidism. Pediatr Res, 2003, 53: 749-55
7. Devriendt K. Hydatidiform mole and triploidy: the role of genomic imprinting in placental development. Hum Reprod Update, 2005, 11: 137-42
8. Dode C, Hardelin JP. Kallmann syndrome: fibroblast growth factor signaling insufficiency? J Mol Med, 2004,

82: 725-34
9. El-Maarri O, Slim R. Familial hydatidiform molar pregnancy: the germline imprinting defect hypothesis? Curr Top Microbiol Immunol, 2006, 301: 229-41
10. Fisher RA, Hodges MD, Rees HC, et al. The maternally transcribed gene p57 (KIP2) (CDNK1C) is abnormally expressed in both androgenetic and biparental complete hydatidiform moles. Hum Molec Genet, 2002, 11: 3267-72
11. Fisher RA, Hodges MD, Newlands ES. Familial recurrent hydatidiform mole: a review. J Reprod Med, 2004, 49: 595-601
12. Fowler DJ, Lindsay I, Seckl MJ, et al. Routine pre-evacuation ultrasound diagnosis of hydatidiform mole: experience of more than 1000 cases from a regional referral center. Ultrasound Obstet Gynecol, 2006, 27: 56-60
13. Hagerman PJ, Hagerman RJ. The fragile-X premutation: a maturing perspective. Am J Hum Genet, 2004, 74: 805-16
14. Happle R. The McCune-Albright syndrome: a lethal gene surviving by mosaicism. Clin Genet, 1986, 29: 321-4
15. Ismail SR, el-Beheiry AH, Hashishe MM, et al. Cytogenetic study in idiopathic infertile males. J Egypt Public Health Assoc, 1993, 68: 179-204
16. Kearns WG, Pen R, Graham J, et al. Preimplantation genetic diagnosis and screening. Semin Reprod Med, 2005, 23: 336-47
17. Khan NL, Wood Nw. Prader-Willi syndrome and Angelman syndrome: Update on genetic mechanisms and diagnostic complexities. Current Opinion in Neurology, 1999, 12: 149-54
18. Krausz C, Degl'Innocenti S. Y chromosome and male infertility: update, 2006. Front Biosci, 2006, 11: 3049-61
19. Lee S, Wevrick R. Identification of novel imprinted transcripts in the Prader-Willi syndrome and Angelman syndrome deletion region: further evidence for regional imprinting control. Am J Hum Genet, 2000, 66: 848-58
20. Legius E, Schollen E, Matthijs G, et al. Fine mapping of Noonan/cardio-facio cutaneous syndrome in a large family. EuropJ Hum Genet, 1998, 6: 32-37
21. 刘慧姝, 陈全娘, 曾爱群. 月经紊乱患者的细胞遗传学分析. 中国妇产科临床, 2001, 2: 59-62
22. 罗丽兰主编. 不孕与不育. 北京: 人民卫生出版社, 1998, 377-82; 613-25
23. 陆国辉主编. 产前遗传病诊断学. 广州: 广东科技出版社, 2002, 106-9, 454-7
24. Marozzi A, Manfredini E, Tibiletti MG, et al. Molecular definition of Xq common-deleted region in patients affected by premature ovarian failure. Hum Genet, 2000, 107: 304-11
25. McElreavey K, Ravel C, Chantot-Bastaraud S, et al. Y chromosome variants and male reproductive function. Int J Androl, 2006, 29: 298-303
26. McPhaul MJ. Androgen receptor mutations and androgen insensitivity. Mol Cell Endocrinol, 2002, 198: 61-7
27. Moglabey Y B, Kircheisen R, Seoud M, et al. Genetic mapping of a maternal locus responsible for familial hydatidiform moles. Hum Molec Genet, 1999, 8: 667-71
28. Murdoch S, Djuric U, Mazhar B, et al. Mutations in NALP7 cause recurrent hydatidiform moles and reproductive wastage in humans. Nat Genet, 2006, 38: 300-2
29. Musante L, Kehl HG, Majewski F, et al. Spectrum of mutations in PTPN11 and genotype-phenotype correlation in 96 patients with Noonan syndrome and five patients with cardio-facio-cutaneous syndrome. Europ J Hum Genet, 2003, 11: 201-6
30. Noonan J A. Hypertelorism with Turner phenotype. A new syndrome with associated congenital heart disease. Am J Dis Child, 1968, 116: 373-80
31. Ogata T, Yoshida R. PTPN11 mutations and genotype-phenotype correlations in Noonan and LEOPARD syndromes. Pediatr Endocrinol Rev, 2005, 2: 669-74
32. Oishi K, Gaengel K, Krishnamoorthy S, et al. Transgenic Drosophila models of Noonan syndrome causing PTPN11 gain-of-function mutations. Hum Mol Genet, 2006, 15: 543-53
33. Pastore LM, Karns LB, Pinkerton JV, et al. Acceptance of fragile X premutation genetic screening in women with ovarian dysfunction. Am J Obstet Gynecol, 2006, 194: 738-43
34. Panichkul PC, Al-Hussaini TK, Sierra R, et al. Recurrent biparental hydatidiform mole: additional evidence for a 1.1-Mb locus in 19q13.4 and candidate gene analysis. J Soc Gynecol Investig, 2005, 12: 376-83

35. Portnoi MF, Aboura A, Tachdjian G, et al. Molecular cytogenetic studies of Xq critical regions in premature ovarian failure patients. Hum Reprod, 2006, 21: 2329-34
36. Riminucci M, Fisher LW, Majolagbe A, et al. A novel GNAS1 mutation, R201G, in McCune-Albright syndrome. J Bone Miner. Res, 1999, 14: 1987-9
37. Schlessinger D, Herrera L, Crisponi L, et al. Genes and translocations involved in POF. Am J Med Genet, 2002, 111: 328-33
38. Schollen E, Matthijs G, Gewillig M, et al. PTPN11 mutation in a large family with Noonan syndrome and dizygous twinning. Europ J Hum Genet, 2003, 11: 85-8
39. Schubbert S, Zenker M, Rowe SL, et al. Germline KRAS mutations cause Noonan syndrome. Nat Genet, 2006, 38: 331-6
40. Sensi A, Gualandi F, Pittalis MC, et al. Mole maker phenotype: possible narrowing of the candidate region. Eur J Hum Genet, 2000, 8: 641-4
41. 史本涛, 贺大林, 南勋义. 男性不育症的分子遗传学剖析. 国外医学遗传学分册, 2004, 27: 119-22
42. Tartaglia M, Mehler EL, Goldberg R, et al. Mutations in PTPN11, encoding the protein tyrosine phosphatase SHP-2, cause Noonan syndrome. Nature Genet, 2001, 29: 465-8
43. Tsai PS, Gill JC. Mechanisms of disease: Insights into X-linked and autosomal-dominant Kallmann syndrome. Nat Clin Pract Endocrinol Metab, 2006, 2: 160-71. Review
44. 王培林主编. 遗传病学. 北京: 人民卫生出版社, 2000, 945-58

第26章 线粒体疾病遗传咨询

第一节 Leigh 综合征

Leigh 综合征，又称亚急性坏死性脑病（sub-acute necrotizing encephalopathy），是一种进行性神经退化性疾病。病变的主要特征为中央神经系统的两侧性点状坏死，病变区集中在脑干、丘脑、小脑、脊髓和基底神经节区。病变可为坏死、脱髓鞘、胶质增生、纤维状增生和海绵状变性。

Leigh 综合征最先由 Leigh 在 1951 年发表的文章中描述，随后世界各人群中都有病例发现。随着对疾病的临床表现、细胞、生化和遗传学的深入研究，加深了对此病病理机制的了解。现已明确线粒体功能障碍，特别是氧化磷酸化功能的丧失是本病的病因。

【遗传病理学】

Leigh 综合征是一种高度遗传异质性疾病，和本病有关的基因超过 150 个，可以为常显、常隐、X-连锁和母系遗传。除了编码线粒体内膜上的五个呼吸链复合物各亚基的基因缺陷外，丙酮酸脱氢酶基因的缺陷和线粒体 tRNA 基因的突变也被确认是本病的病因。

Leigh 综合征的发病率约为 1/40,000。国外的资料显示约 15%～20% 的病人由 mtDNA 突变所致，20% 为复合物 I 缺陷，20% 为复合物 IV 缺陷（包括 *SURF-1* 突变），10% 为丙酮酸脱氢酶缺陷，30%～35% 为其他基因缺陷。国内杨艳玲的报道病例中，12% 病例为 *SURF-1* 基因突变，而 A8344G 突变为 mtDNA 基因缺陷的最常见突变。

在表 26-1 中总结了已确认的 Leigh 综合征基因。大部分的核基因组突变为常染色体隐性遗传。mtDNA 的突变可以在蛋白质编码区，也可以在 tRNA 基因中。mtDNA 突变所引致的 Leigh 综合征发病年龄一般相对较迟，同一家庭成员中的临床表现可有很大的差异。

表 26-1 已确认的 Leigh 综合征致病基因

功能复合物		基因	OMIM 编号
核基因组			
	呼吸链复合物 I	NDUFV1	161015
		NDUFS1	157655
		NDUFS3	603846
		NDUFS4	602694
		NDUFS7	601825
		NDUFS8	602141
	呼吸链复合物 II	SDHA	600857
	呼吸链复合物 III	BCS1L	603647
	呼吸链复合物 IV	COX10	602125
		COX15	603646
		SCO2	604272
		SURF1	185620
		LRPPRC	607544
	丙酮酸脱氢酶	DLD	238331
		PDHA1	300502

	功能复合物	基因	OMIM 编号
线粒体基因组	呼吸链复合物 Ⅰ	MT-ND3	516002
		MT-ND5	516005
		MT-ND6	516006
	呼吸链复合物 Ⅳ	MTCO3	516050
	tRNA	MT-TV	590105
		MT-TK	590060
		MT-TW	590095
		MT-TL1	590050

【临床特征】

Leigh综合征的临床表现多样，因受累的中央神经系统的部位不同而异，也和突变的基因不同有关。常见的临床症状有：共济失调、肌张力低下或肌张力异常、痉挛性强直、发育迟缓或倒退、和呼吸异常等；眼部的症状有视力减退、眼肌麻痹和视网膜色素变性等；心肌病和碎红性肌纤维也为常见症状。肝功能受损也有报道。临床症状呈进行性，病况持续恶化，现有的治疗方法并不能有效改善病人的症状。若有感染或体温升高时则可诱发突发性恶化。

Leigh综合征的平均发病年龄为1.5岁，发病后的平均存活为5年。依据发病年龄，Leigh综合征可分为婴儿型和迟发型。大部分的病人为婴儿型。北京大学附属第一医院的病例中，75%的病人发病年龄小于1岁，新生儿期发病的病人均在1岁前死亡。

随着医学影像技术的发展，病人脑部病变可由CT和MRI的检测得以证实。脑部T2-Weighted MRI的影像显示两侧性病变，主要集中在基底神经核区、小脑和脑干部。结合临床表现、生化指标和分子诊断的结果有可能确诊。

【实验室诊断】

1. 生化检查对本病的诊断有重要意义。生化指标异常包括：血浆和脑脊液中的蛋白质、乳酸和丙酮酸的浓度升高，丙氨酸浓度也可能上升。这些指标可以只在脑脊液中出现异常，而血样标本呈正常，因此，脑脊液的生化指标比血样更灵敏，对疑似病例是必做的检测。

2. 丙酮酸脱氢酶和线粒体呼吸链复合物的酶活力测定是非常重要的，不但能对呼吸链各复合物的功能受损程度能作出估计，对预测发生突变的基因也有帮助。

3. 分子诊断包括对线粒体基因组和核基因组突变的检测。与本病有关基因众多，且多数病例呈散发性。选择检测的突变和目标基因是很重要的一环。如果家系分析提示母系遗传，则应作线粒体基因组突变检测，常见突变如A3243G、A8344G等是首选项目，如阴性则应考虑线粒体DNA全测序。对非母系遗传家系，则应参照生化检测结果，确定功能缺陷的复合物以选定目标基因，再从目标基因的突变频谱中选出常见突变进行分析。若阴性，可考虑目标基因的全测序。如果不能确定缺陷基因或缺陷所在的复合物时，SURF1基因应该列为首个目标基因。

【治疗和预后】

Leigh综合征以辅助性治疗为主，改善临床症状，如纠正酸中毒，补充辅酶Q和维生素等。防止细菌和病毒感染以免突发性恶化。预后不良，大多数患儿在发病后5年内死亡。

【风险评估与预防】

1. 本病的遗传病理机制复杂，几乎包括所有的遗传类型。

2. 在对病人家庭做咨询之前，对有多位受累者的家庭，须对家系进行详细分析；对临床生化指征也应有十分明确的了解，以利遗传类型的识别。

3. 如果分子诊断检测发现突变基因和突变位点，则应给予相应的针对性遗传咨询，这可能得出比较准确的再发风险估计。对突变基因不能确定的家庭，必须对本病的遗传病理作全面的介绍，帮助病人家属对本病的理解，从而能帮助病人家庭作最有利的抉择。

第二节　线粒体 DNA 缺失综合征

线粒体 DNA 缺失综合征（mitochondrial DNA deletion syndromes）包括三个临床表现相关的综合征：Kearns-Sayre 综合征（KSS）[OMIM 530000]，进行性眼外肌麻痹（progressive external ophthalmoplegia, PEO) [OMIM 157640] 和 Pearson 综合征 [OMIM 557000]。这三种综合征的症状可以在同一家庭中的病人中，或同一病人不同的疾病期发生转换。其病因均属线粒体 DNA 的缺失性突变。

【遗传病理学】

绝大部分的病人是由于新发生性突变而致病，只有少部分病人的母亲携带有缺失突变。新发生性突变可能发生在母亲的卵子形成过程。如果卵母细胞中的缺失突变 mtDNA 进入胚胎，并在发育过程中以有丝分裂分离方式进入不同胚层，则可导致不同的综合征。若三个胚层均含有缺失突变，可发展为 KSS。如缺失突变只进入造血干细胞则为 Pearson 综合征，如果缺失突变只进入肌肉组织则表现为 PEO。

mtDNA 的缺失突变可分为二类，第一种类型缺失的片段两边各有一小段相同顺序（包括正向和反向），所以这类突变的产生，可能与 DNA 同源重组和不对称交换有关。在一些病人的体内发现除了发生缺失突变外，同时还存在重复突变。第二类突变则没有第一类型的顺序结构，它的发生可能与 mtDNA 复制过程的特点有关。在 mtDNA 的复制过程中，有一段时间存在三股 DNA 的阶段，其中单股 DNA 易于形成缺失。研究发现，在病人的体内所有的受累细胞中缺失突变都相同，即缺失的片段位置和长度都相同，这提示其体内的突变都源自同一细胞的同一突变，即源自卵细胞或早期胚胎细胞。在细胞分裂过程中是否存在缺失突变的选择性扩增，目前尚不清楚。

缺失突变的大小约为 2,000~10,000bp。这种大片段的缺失，使 mtDNA 上紧密排列的基因产生多个基因缺失。80% 以上的 KSS 病人的肌肉标本可发现突变的 mtDNA，甚至高达 95%；Pearson 综合征病人的血液标本中，突变比例也常高达 90% 以上，这些高突变比例的病人常有较严重的临床表现。这一组疾病最常见的突变是 4977bp 的缺失。

【临床表现】

1. KSS 是一种多器官系统疾病，通常在 20 岁之前发病。主要临床表现为视网膜色素变性，眼底呈椒盐状改变，但视野正常。其他眼部症状还有进行性眼外肌麻痹，上睑下垂和复视等。肌肉系统的症状有四肢远端肌无力和运动性不耐症。心血管系统可有心肌病和传导阻滞，神经系统可见脑脊液蛋白浓度上升和小脑性共济失调。其他常见症状还有四肢躯干短小，听力下降和失忆等。内分泌系统可见由胰岛素分泌不足引致的糖尿病，甲状旁腺功能低下和生长激素低下等表现。

2. PEO 发病较迟，常在 40 岁之后，主要为眼部症状，包括进行性眼外肌麻痹、上睑下垂等。随着病情发展，也可出现眼底改变和四肢肌无力等症状。其他器官系统的症状少见。更轻的受累者的眼外肌麻痹的发展甚慢，也有在一定程度之后不再发展。重症 PEO 病人也可逐渐发展而出现 KSS 症状。

3. Pearson 综合征发病较早，通常在 2 周岁之内。主要表现为铁粒幼细胞性贫血和胰腺外分泌功能失常。可见血液生化指标异常，包括血氨上升，血浆乳酸和丙酮酸浓度上升等。若病人能存活至 10 岁之后，则开始出现 KSS 症状。

【实验室检查】

1. 生化指标：血液和脑脊液均需检查，可见血氨浓度上升、血浆丙酮酸、乳酸浓度上升和脑脊液蛋白质浓度上升。

2. 呼吸链酶检查：此项检查通常需作肌肉活检，可见呼吸链各复合物的活力下降，呼吸链总活力下降。但因酶活力与缺失突变的基因有关，有些复合物的酶活力可呈正常。

3. 肌肉活检的病理检查：可见碎红性肌纤维。
4. 脑部 MRT 可呈小脑或脑干部萎缩和基底核区病变。
5. 脊髓检查：Pearson 综合征病人有铁粒幼细胞性贫血，铁染色可见线粒体中铁异常沉积。
6. 分子遗传学诊断：Southern 印迹杂交法能检测出大片段缺失和重复突变。因突变的异质性在不同组织间高低不同，检测的灵敏度也因不同的组织而异。大部分 KSS 病人血液中突变的比例较肌肉组织低而导致血样本的检出灵敏度下降，但大部分 KSS 病人血样本的检出灵敏度仍可高于 90%。对 PEO 病人，血样本的检出灵敏度约为 50%。而对 Pearson 综合征，血样本的检测则十分可靠。长链 PCR 也被用于缺失突变的检测，其灵敏度很高，但特异性很低。特异性低的原因是正常人的体细胞中随着年龄而增大，会累积常见的缺失性突变被 PCR 扩增而造成误诊。故一般不推荐使用长链 PCR 法作该组疾病的检测。分子遗传学检测是确诊该组疾病的最终诊断。该组疾病需作产前诊断的例子很少，但对有需要的家系，可采用分子诊断。

【治疗与预后】

无特效治疗。所有的治疗方法均为对症性，包括安装心脏起搏器、助听器、纠正酸中毒和给予胰酶以助消化。一般给予大量维生素包括辅酶 Q 和叶酸，物理治疗和抗忧郁症也常是必需的。

大部分 KSS 病人预后不良，在发病后十年内死亡；Pearson 综合征病人常在少儿期死亡，少数可存活至 20 岁；PEO 的预后通常良好。

【风险评估与预防】

1. 中国人群中的发病率尚不清楚，先证者的母亲需作分子诊断以明确是否为缺失突变的携带者。若先证者的母亲是缺失突变的携带者则下一个子女的风险约为 4%～5%。若先证者母亲的血样中未能检测出缺失突变则风险降低为 0.4%。

2. 先证者父亲没有患病风险，女性先证者的子女为突变携带者或病人风险约为 5%，男性先证者的子女均无患病风险。

第三节　Leber 遗传性视神经病

Leber 遗传性视神经病（Leber hereditary optic neuropathy，LHON）[OMIM 535000] 是一种无痛性亚急性视力减退疾患。常有家族病史，有时可有类似多发性硬化症的症状。可双眼同时发病或在半年内双眼先后发病，除眼部症状外，轻微神经系统症状，如震颤和腱反射减低也可在病人中发现。男性患者多于女性，但女性患者的病情常常较重。

【遗传病理学】

本病为线粒体 DNA 缺陷性疾病，为母系遗传。缺陷基因为线粒体 DNA 蛋白质编码基因。现在所发现的突变都在线粒体复合物 I 的亚基基因中，如 *MT-ND1*，*MT-ND4*，和 *MT-ND6*。突变有主要突变和次要突变两类。主要突变有三个：即 Gly11778Ala、Thr14484Cys 和 Gly3460Ala。这些突变是已被肯定的病理性突变，携带有主要突变的家系中，常有多位受累病人。次要突变较多，如 Thr4216Cys 和 Gly13708Ala 等。这些突变被认为与本病有关，次要突变除了在病人中可检测出外，在正常人群中也有相当部分的携带者，因此其病理意义尚未明确。

本病的临床症状和致病突变虽然明确，但其病理生理过程则十分复杂，主要的侵袭组织为视网膜胶质层细胞，但线粒体 DNA 上的突变造成这种神经退行性疾病的原因仍不清楚，特别是在健康年轻男性中突然发病的原因。由于本病存在着不完全显性和发病性别差异，也提示着本病可能尚有其他影响因素，包括在核基因组中可能存在着修饰基因，mtDNA 的单倍体遗传背景以及环境因素如吸烟与饮用酒类等。

【临床表现】

所有的病人在发病前均呈健康而无明显症状，多数病人在 20～30 岁之间发病，男性病人多于女性。

因致病突变不同，男女比例有所不同，见表26-2。病理过程可分为二期：

1. 急性期：病人发病后早期症状表现在视力模糊，视力急剧下降和视物颜色改变，约半数的病人双眼同时发病。若单眼发病，则另一眼也常在半年内发病。眼外部检查可无特异性发现。眼底检查和眼底荧光显影检查可见视乳头水肿，边缘模糊。视野检查可见盲区扩大。80%病人视力持续下降至眼前数指。急性期后期，中心视力可逐渐改善。改善的程度与致病突变有关，Thr14484Cys致病突变引起的LHON，中心视力改善可较显著。急性期后，病人逐渐进入视神经萎缩期。

2. 视神经萎缩期：与其他原因所致的视神经萎缩非常相似，以致无法区别，视力也随着视神经的萎缩而下降，最终视力完全丧失而不能再恢复。部分病人可有残留视力并停止恶化。眼底检查可见视乳头苍白、凹陷、边缘不清或扩大。

其他神经系统症状常见于女性病人，但症状均轻微。

表26-2 LHON常见突变和男女发病风险及比例

突变	基因	发病风险		发病平均年龄（岁）	男：女比例
		男	女		
G11778A	MT-ND4	45%	14%	24	3.7∶1
T14484C	MT-ND6	47%	8%	20	7.7∶1
G3460A	MT-ND1	32%	15%	20	4.3∶1

【实验室检查】

1. 生化检查主要检测线粒体复合物的活力，复合物Ⅰ的活力可见下降，但此项检查因需肌肉活检故不常用。

2. 分子遗传检验结果是本病的最终诊断，检测主要包括导致LHON的三个主要突变。西方国家病人中，估计约有95%的LHON病人是由这三个突变引起的，其中Gly11778Ala约占70%。最近，管敏鑫研究组对近300个汉族家系的分析发现，在这些家系中因这三个突变而致病的家系少于50%。Gly11778Ala是主要突变，占40.4%；Thr14484Cys为4.3%；Gly3460Ala则只有1.7%，与西方病人有明显差异（管敏鑫未发表成果，个人通讯，2006年10月）。因其他突变致病的病人可作mtDNA全测序以检测少见突变，但因mtDNA的多态性变异很多，包括已知的次级突变，测序结果很难与LHON的临床表现作相关性解释。因此mtDNA全测序和次级突变的检测目前并不作为LHON的临床常规性检测。

【治疗与预后】

目前尚无有效治疗方法，视力预后常不良，但部分病人尚能保有生活自理的视力。

【风险评估与预防】

1. 本病为母系遗传。本病先证者母亲常为致病突变的携带者，或患者。其父亲无携带者风险。大约60%的本病患者，家系中有多个患者。其他40%的患者，其家庭史可为阴性。无家庭史的患者，除了可能因新发突变外，其家庭史的采集可能不完整或不可靠，另外，还与本病的不完全外显有关。一般而言，新突变的几率很低，先证者同胞均有可能为携带者或病人。男性病人的子女无再发病风险，而女性病人的子女均有获得同一致病突变的风险，其风险高低与其突变的异质性程度相关。先证者母亲的同胞也有为携带者或发病的风险。

2. 如上所述，本病的发病与性别有关，携带有致病突变的男性比女性的发病风险要高，在有些家系中，致病突变的外显度在家系某些分支中呈下降趋势，称为低外显家系，这可能和遗传背景的改变有关。因此，对低外显家系成员作咨询时，其成员的发病风险应作相应的修正。

3. 对于三个致病突变的携带者，其发病风险在30岁后，随着年龄增大而下降，50岁之后发病风险低于5%，但也有迟至70岁发病的病例报道。咨询时，应考虑咨询者年龄而修正其发病风险。

4.LHON 的发病率在不同的人群中有不同。正常人群中估计有 1/100,000～10/100,000 的携带者。调查数据显示约 1% 的澳大利亚盲人为 LHON 患者。

5.大部分已知的 LHON 家系，其致病突变多为同质性，但也有不少异质性家系。一般而言，异质性突变的比例少于75%的携带者，其发病风险很低，低于60%的携带者已没有发病风险。

6.对于高风险家庭中的无症状成年人建议不作分子诊断以免增加其困扰。对要求作分子诊断的无症状成年人应作检测前咨询，并告知分子诊断的结果并不能用于预测是否发病，也不能预测发病年龄，发病的严重程度或病情的进展。但对于整个家庭而言，高风险家庭应有一人作相应检测以明确突变的种类和状态，对此类检测都应作检测前咨询。

7.对已知携带突变的家庭，在怀孕之前应该明确告知携带的突变对其后代的影响和发病风险，以帮助其家庭作出最适合的选择。由于本病是母系遗传疾病，接受赠卵的体外受精是一种可以考虑的选择。

第四节 线粒体脑肌病伴乳酸中毒及中风样发作

线粒体脑肌病伴乳酸中毒及中风样发作（mitochondrial myopathy, encephalopathy, lactic acidosis, and stroke-like episodes, MELAS）[OMIM 540000] 是一种在儿童期发作，累及多器官系统的疾病。临床表现复杂，病情反复发作。病人的视力、运动功能和智力常受损，听力下降也很常见。

【遗传病理学】

MELAS 的致病基因位于线粒体 DNA 上，为母系遗传性疾病。主要的致病突变在线粒体 tRNA^{leu}（*MT-TL1*）和线粒体复合物 I 中 *ND5* 亚基基因上。常见突变和突变检出率见表 26-3。

表 26-3 MELAS 的常见突变和突变检出率

突变位点	突变基因	突变检出率
Ala3243Gly	*MT-TL1*	80%
Thr3271Cys	*MT-TL1*	<7.5%
Ala3252Gly	*MT-TL1*	<5%
Gly13513Ala	*MT-ND5*	<1%
Ala12770Gly	*MT-ND5*	<1%
其他突变	*MT121* 和 *MT-ND5*	<5%

本病的常见致病突变早已明确，但是致病突变的病理机制仍未完全明了。杂交细胞系的研究结果提示 A3243G 突变可抑制线粒体内蛋白质的合成，线粒体耗氧量下降，含有突变的未成熟 RNA 片段增多。这些病理改变的程度和突变的比例成正相关。此外，线粒体内蛋白质的胺酰化修饰程度下降，线粒体膜的通透性改变。这些病理变化都与线粒体中蛋白质合成障碍有关。A3243G 突变可能因变所在的 tRNA 空间结构发生改变，使其与密码子的配对发生错误，从而导致的蛋白质合成障碍。

【临床表现】

MELAS 的发病年龄通常在 2～10 岁，也有报道迟至 40 岁后才发病的病例，但早于 2 岁与迟于 40 岁的病例都少见（表 26-4）。发病前通常无明显发育迟缓，但四肢躯干短小则是常见的表现。最常见的起病症状为癫痫，反复发作性头痛，呕吐，远肢端肌无力和运动性不耐症等（见表 26-5）。

表 26-4　MELAS 的发病年龄分布

发病年龄（岁）	百分比（%）
<2	<8
2~5	20
6~10	31
11~20	17
21~40	23
>40	1

表 26-5　MELAS 的常见临床症状

临床表现	先发症状（%）	后续症状（%）
反复发作性头痛	28	77
癫痫	28	96
呕吐	25	77
肌无力	18	89
中风样发作	17	99
四肢躯干短小	18	82
短暂性晕厥	12	20
精神恍惚	12	
听力下降	10	75
视力下降	8	
运动性不耐症	10	100
发育迟缓	5	
低热	5	
异常步态	1	
乳酸症		94
碎红肌纤维		95
学习障碍		60
偏瘫		83
偏盲		79

注：病人常同时具有多种症状

癫痫伴随中风样发作与短暂性失明常反复发作。中风样发作的后遗症逐渐造成肢体活动障碍，偏瘫，视力下降，失忆等症状。这些后继性症状通常在青春期之前就已出现。在这些病人中，听力下降，精神异常，乳酸症等也呈进行性恶化。

其他常见症状还有：肌阵挛，共济失调，昏迷，视神经萎缩，心肌病，视网膜色素变性，糖尿病和神经炎等。本病累及器官系统多，表现复杂，病情可从轻微至十分严重，也常与其他线粒体疾病的临床表现重叠。致病突变在肌肉组织中高比率的患者可表现类似 MERRF 综合征。

对 MELAS 患者需作全面体检，包括对发育迟缓的评估，听力检测，眼部检查，智力测试，神经系统检查（脑电图，脑部 MRI），心血管功能评估及实验室诊断，以期尽早确诊。

【实验室检查】

1. 生化检测：生化检测常发现血液和脑脊液的乳酸和丙酮酸的浓度升高，血氨增高，氨基酸浓度异常，在激烈运动和中风样发作后，上升尤为明显。脑脊液的蛋白质浓度可升高，但通常低于100mg/dL。

2. 肌肉活检与酶学分析：可检测线粒体呼吸链功能，复合物Ⅰ，Ⅲ，Ⅳ功能均下降，但此项结果也可为正常。

3. 组织化学分析：可有碎红肌纤维（RRF）。与 MERRF 和 KSS 不同的是 MELAS 病人的细胞色素 C 氧化酶活力染色常呈阳性，而 MERRF 和 KSS 病人则常为阴性。MELAS 病人的平滑肌细胞中的线粒体也有增多趋势。

4. 分子遗传学检查：主要检测三个主要突变点（Ala3243Gly，Thr3271Cys 和 Ala3252Gly）突变的检出率在 80%～90% 之间。阴性结果不能排除本病。随着分子诊断方法的发展，线粒体 DNA 全测序也逐渐开展，但测序法对血液样品中的低比率突变的检出灵敏度较差。

致病突变常为异质性，定性检测突变位点结果阳性后，应做定量分析。如可能应做不同组织的突变定量分析，分析结果对病人的病情判断有一定的意义。现在开始常规应用定量 PCR 法作突变检测，可同时检出突变位点和测得突变比率，灵敏度和精确度都明显优于 PCR-RFLP 检测法。

线粒体 DNA 突变所致疾病的临床表现和严重程度均与突变异质性的比率、突变在各组织间的分布和阈值效应有关。但基因型和表型的相关性尚未明确。

对尚未发病的高风险携带者或高风险病人家属应建议尽早作分子遗传学检查，以明确发病风险。对已明确的未发病携带者应定期观察，监测相关指标，同时应注意避免激烈运动和其他可能诱发急性发作的风险因素。

【治疗与预后】

本病无特效的治疗方法，一般为对症治疗。对乳酸升高而导致酸中毒需及时纠正。癫痫可用常规治疗方案，包括抗惊厥治疗。饮食控制糖尿病，补充辅酶 Q、叶酸及维生素等对症状改善有一定的作用。但对二氯乙酸的应用应谨慎以免诱发神经炎。基因治疗方法还在发展中，治疗价值尚未确切。预后通常不良。

【风险评估与预防】

1. 本综合征为母系遗传，常见突变在各种族之间似无明显差异。突变的外显性取决于突变在各组织中的比率高低。在病人同一家族成员中发病的几率与严重程度均可有很大的差异，但一般认为没有遗传早显现象。

2. 本病的发病率和奠基者效应有关，在芬兰北部人群中携有 A3243G 的突变比率高达 16.3/100,000，发病率约为 5.71/100,000。我国尚未见系统的研究报告。

3. 和其他 mtDNA 疾病相同，先证者的父亲不携带致病突变。而先证者的母亲常携带致病突变，但并不一定有症状。因此家系分析时可呈阴性，而呈散发性病例。当先证者母亲的血液样品中未能测得突变，应考虑血样中致病突变的比率低于检测的灵敏度。有必要检测其第二种组织的标本，如发根细胞或口腔粘膜脱落细胞，以期明确先证者母亲是否为携带者。虽然新发突变很少，但已有报道证实先证者因新发突变而致病。

4. 先证者的同胞的患病风险取决于先证者母亲的基因型。若母亲为致病突变的携带者，则所有同胞不分男女均可能为致病突变的携带者，是否发病则取决于该同胞所获的致病突变比率的高低，也和突变在不同组织间的分布相关。

5. 男性先证者的后代均无发病风险。女性先证者的子女均为突变携带者或病人。

6. 先证者的母系亲属均有携带者的风险。先证者基因型明确后对其母系亲属应作同一突变的分子检测，以明确是否为携带者。

必须强调的是，由于线粒体 DNA 疾病的特点和临床表现的多样性，使得在咨询中对检测结果的解释十分困难，基本上不能直接应用突变的检测结果对发病时间和发病严重程度进行预测。从技术上看，产前诊断并无困难，但对胎儿是否为患者的判断则非常困难。女性患者应在怀孕前进行咨询，让患者做是否怀孕的选择。

第五节　肌阵挛性癫痫伴碎红肌纤维病

肌阵挛性癫痫伴碎红肌纤维病（myoclonic epilepsy associated with ragged red fibers，MERRF）[OMIM 545000]。常以肌阵挛，癫痫为首发症状，继以共济失调，失忆，视神经萎缩，心肌病等多系统异常的线粒体病。四肢和躯干短小，听力下降，视网膜色素变性等也为常见症状，因此和MELAS等其他线粒体疾病的临床表现常有重叠，鉴别诊断有一定的困难。

【遗传病理学】

主要致病突变位于线粒体DNA基因组中赖氨酸转移RNA基因（*MT-TK*）。突变位点为Ala8344Gly，Thr8356Cys，Gly8363Ala和Gly8361Ala。Ala8344Gly突变占所有突变的80%，其余三个突变约为10%。约5%的病人携带位于*MT-TK*基因中的其他突变，mtDNA中其他基因的突变也约占5%。

虽然tRNA基因上的突变并不直接导致蛋白质中氨基酸顺序的改变，但其病理机制仍与线粒体中蛋白质合成受抑制有关。与MELAS的Ala3242Gly的突变相似，高突变比率的A8344G能使线粒体内的蛋白质合成下降，赖氨酸含量高的蛋白质尤为明显，线粒体耗氧量和呼吸链的功能均下降。Ala8344Gly的突变的阈值一般较高，突变比例高于80%才对线粒体功能有影响。其余的致病突变的病理机制尚未完全明了，但可能与Ala8344Gly非常相似。

【临床表现】

MERRF常在儿童期发病，但也有部分病人在成年后发病。发病之前，大部分病人的发育接近正常，约半数的病人可有四肢躯干短小。几乎所有的病人的首发症状为肌阵挛，并继以癫痫，超过90%的病人肌肉活检有碎红纤维。除了三个主要特征表现外，听力下降，乳酸症和运动性不耐症也非常普遍。

超过半数的病人有阳性家族史，并符合线粒体疾病母系遗传特征。突变大多为异质性，因阈值较高，所以并不是所有突变携带者都会发病，即使发病同一家系成员严重程度可有很大不同。

MERRF病人的常见临床表现和出现几率总结在表26-6中。

表26-6　MERRF常见临床表现和出现几率

临床表现	病人中出现比率（%）
肌阵挛	100
癫痫	100
碎红肌纤维	92
发病前发育正常	100
听力下降	91
乳酸症	83
阳性家庭史	81
运动性不耐症	80
失忆	75
神经炎	63
四肢躯干短小	57
视神经萎缩	39
心肌炎	33
视网膜色素变性	15

注：病人常同时具有多种症状

脑电图、心电图、肌电图检查常有异常发现。脑部 MRI 可见退行性病变，脑萎缩，基底神经节钙化。

严重的 MERRF 病人还可能出现类似中风样发作或进行性眼外肌麻痹。与 MELAS 表现相似。脑部 MRI 检查可有类似 Leigh 综合征的脊髓小脑退行性病变。少数病人呈不典型 Charcot-Marie-Tooth 病。此外，也有婴儿猝死症（sudden infant death syndrome，SIDS）患者被证实为 MERRF 病人的报道。

【实验室检查】

1. 生化检测：应包括血浆和脑脊液的乳酸，丙酮酸和蛋白质浓度。这些指标在运动之后可有明显升高。

2. 肌肉活检：阳性碎红肌纤维，琥珀酸脱氢酶活力正常，而细胞色素 C 氧化酶活力低下。

3. 分子遗传学诊断：直接检测上述四个突变位点。国外资料显示有约 90% 的检出率。中国病人中的检出率尚未确定，Ala8344Gly 仍是主要致病突变。四个主要致病突变阴性的患者可考虑作线粒体 DNA 全测序和 mtDNA 片断缺失突变的检测。

【治疗与预后】

无特殊治疗方法。对癫痫应行对症治疗。物理疗法和有氧运动对改善肌肉运动能力有一定帮助。辅酶 Q、叶酸、肉碱和其他维生素有一定的辅助作用。儿童期发病病人预后常不良，成人后发病的病人可有较长的生存期。

【风险评估与预防】

1. MERRF 的发病率在某些地区人群中较高，但大部分人群的发病率在 0.5/100,000～1.5/100,000。新发突变几率通常认为较低，大部分病人有阳性家族史。

2. 风险评估请参照 MELAS 和本章其他疾病。

（陈天健　王越英　何玺玉）

主要参考文献

1. Agostino A, Valletta L, Chinnery PF, et al. Mutations of ANT1, Twinkle, and POLG1 in sporadic progressive external ophthalmoplegia (PEO). Neurology, 2003, 60: 1354-6
2. Benit P, Chretien D, Kadhom N, et al. Large-scale deletion and point mutations of the nuclear NDUFV1 and NDUFS1 genes in mitochondrial complex I deficiency. Am J Hum Genet, 2001, 68: 1344-52
3. Benit P, Slama A, Cartault F, et al. Mutant NDUFS3 subunit of mitochondrial complex I causes Leigh syndrome. J Med Genet, 2004, 41: 14-7
4. Bourgeron T, Rustin P, Chretien D, et al. Mutation of a nuclear succinate dehydrogenase gene results in mitochondrial respiratory chain deficiency. Nat Genet, 1995, 11: 144-9
5. Chinnery PF, Howell N, Lightowlers RN, et al. Molecular pathology of MELAS and MERRF. The relationship between mutation load and clinical phenotypes. Brain, 1997, 120: 1713-21
6. Chinnery PF, Howell N, Lightowlers RN, et al. MELAS and MERRF. The relationship between maternal mutation load and the frequency of clinically affected offspring. Brain, 1998, 121: 1889-94
7. Chinnery PF, Johnson MA, Wardell TM, et al. The epidemiology of pathogenic mitochondrial DNA mutations. Ann Neurol, 2000, 48: 188-93
8. Chinnery PF, Andrews RM, Turnbull DM, et al. Leber hereditary optic neuropathy: Does heteroplasmy influence the inheritance and expression of the G11778A mitochondrial DNA mutation? Am J Med Genet, 2001, 98: 235-43
9. Chinnery PF, DiMauro S, Shanske S, et al. Risk of developing a mitochondrial DNA deletion disorder. Lancet, 2004, 364: 592-6
10. Chomyn A, Meola G, Bresolin N, et al. In vitro genetic transfer of protein synthesis and respiration defects to mitochondrial DNA-less cells with myopathy-patient mitochondria. Mol Cell Biol, 1991, 11: 2236-44

11. Chomyn A, Enriquez JA, Micol V, et al. The mitochondrial myopathy, encephalopathy, lactic acidosis, and stroke-like episode syndrome-associated human mitochondrial tRNALeu (UUR) mutation causes aminoacylation deficiency and concomitant reduced association of mRNA with ribosomes. J Biol Chem, 2000, 275: 19198-209
12. Ciafaloni E, Ricci E, Shanske S, et al. MELAS: clinical features, biochemistry, and molecular genetics. Ann Neurol, 1992, 31: 391-8
13. Crimi M, Papadimitriou A, Galbiati S, et al. A new mitochondrial DNA mutation in ND3 gene causing severe Leigh syndrome with early lethality. Pediatr Res, 2004, 55: 842-6
14. Darin N, Oldfors A, Moslemi AR, et al. The incidence of mitochondrial encephalomyopathies in childhood: clinical features and morphological, biochemical, and DNA abnormalities. Ann Neurol, 2001, 49: 377-83
15. DiMauro S, Schon EA. Mitochondrial respiratory-chain diseases. N Engl J Med, 2003, 348: 2656-68
16. Dimauro S, Davidzon G. Mitochondrial DNA and disease. Ann Med, 2005, 37: 222-32
17. DiMauro S, Hirano M. Mitochondrial encephalomyopathies: an update. Neuromuscul Disord, 2005. 15: 276-86
18. Gropman A, Chen TJ, Perng CL, et al. Variable clinical manifestation of homoplasmic G14459A mitochondrial DNA mutation. Am J Med Genet A, 2004, 124: 377-82
19. Hammans SR, Sweeney MG, Brockington M, et al. The mitochondrial DNA transfer RNA (Lys) A-->G (8344) mutation and the syndrome of myoclonic epilepsy with ragged red fibres (MERRF). Relationship of clinical phenotype to proportion of mutant mitochondrial DNA. Brain, 1993, 116: 617-32
20. Hirano M, Pavlakis SG. Mitochondrial myopathy, encephalopathy, lactic acidosis, and strokelike episodes (MELAS): current concepts. J Child Neurol, 1994, 9: 4-13
21. Hirano M, DiMauro S. Clinical features of mitochondrial myopathies and encephalomyopathies. In: Lane RJM (ed) Handbook of Muscle Disease, Vol 1. New York: Marcel Dekker Inc, 1996, pp 479-504
22. Howell N. Leber hereditary optic neuropathy: how do mitochondrial DNA mutations cause degeneration of the optic nerve? J Bioenerg Biomembr, 1997, 29: 165-73
23. Howell N, Mackey DA. Low-penetrance branches in matrilineal pedigrees with Leber hereditary optic neuropathy. Am J Hum Genet, 1998, 63: 1220-4
24. Kaufmann P, Shungu DC, Sano MC, et al. Cerebral lactic acidosis correlates with neurological impairment in MELAS. Neurology, 2004, 62: 1297-302
25. Kaufmann P, Engelstad K, Wei Y, et al. Dichloroacetate causes toxic neuropathy in MELAS: a randomized, controlled clinical trial. Neurology, 2006, 66: 324-30
26. Kirino Y, Yasukawa T, Ohta S, et al. Codon-specific translational defect caused by a wobble modification deficiency in mutant tRNA from a human mitochondrial disease. Proc Natl Acad Sci U S A, 2004, 101: 15070-5
27. Kubota M, Sakakihara Y, Mori M, et al. Beneficial effect of L-arginine for stroke-like episode in MELAS. Brain Dev, 2004, 26: 481-3
28. Lamantea E, Tiranti V, Bordoni A, et al. Mutations of mitochondrial DNA polymerase gammaA are a frequent cause of autosomal dominant or recessive progressive external ophthalmoplegia. Ann Neurol, 2002, 52: 211-9
29. Loeffen JL, Smeitink JA, Trijbels JM, et al. Isolated complex I deficiency in children: clinical, biochemical and genetic aspects. Hum Mutat, 2000, 15: 123-34
30. Man PY, Griffiths PG, Brown DT, et al. The epidemiology of leber hereditary optic neuropathy in the North East of England. Am J Hum Genet, 2003, 72: 333-9
31. Mancuso M, Filosto M, Mootha VK, et al. A novel mitochondrial tRNAPhe mutation causes MERRF syndrome. Neurolog, 2004, 62: 2119-21
32. Masucci JP, Davidson M, Koga Y, et al. In vitro analysis of mutations causing myoclonus epilepsy with ragged-red fibers in the mitochondrial tRNA (Lys) gene: two genotypes produce similar phenotypes. Mol Cell Biol, 1995, 15: 2872-81
33. Mitchell AL, Elson JL, Howell N, et al. Sequence variation in mitochondrial complex I genes: mutation or polymorphism? J Med Genet, 2006, 43: 175-9
34. Mootha VK, Lepage P, Miller K, et al. ES. 2003, Identification of a gene causing human cytochrome c oxidase defi-

ciency by integrative genomics. Proc Natl Acad Sci U S A, 2003, 100: 605-10
35. Moslemi AR, Darin N, Tulinius M, et al. 2005, Two new mutations in the MTATP6 gene associated with Leigh syndrome. Neuropediatrics, 2005, 36: 314-8
36. Naini AB, Lu J, Kaufmann P, et al. 2005, Novel mitochondrial DNA ND5 mutation in a patient with clinical features of MELAS and MERRF. Arch Neurol, 2005, 62: 473-6
37. Oquendo CE, Antonicka H, Shoubridge EA, et al. 2004, Functional and genetic studies demonstrate that mutation in the COX15 gene can cause Leigh syndrome. J Med Genet, 2004, 41: 540-4
38. Pequignot MO, Dey R, Zeviani M, et al. 2001, Mutations in the SURF1 gene associated with Leigh syndrome and cytochrome C oxidase deficiency. Hum Mutat, 2001, 17: 374-81
39. Schon EA. 2003, Rearrangements of mitochondrial DNA. In: Holt I (ed) Genetics of Mitochondrial Diseases. Oxford: Oxford University Press, 2003, 111-24
40. Shanske S, Pancrudo J, Kaufmann P, et al. 2004, Varying loads of the mitochondrial DNA A3243G mutation in different tissues: implications for diagnosis. Am J Med Genet A, 2004, 130: 134-7
41. Tay SKh, Sacconi S, Akman HO, et al. 2005. Unusual Clinical Presentations in Four Cases of Leigh Disease, Cytochrome C Oxidase Deficiency, and SURF1 Gene Mutations. J Child Neurol, 2005. 20: 670-4
42. Wallace DC, Singh G, Lott MT, et al. 1988, Mitochondrial DNA mutation associated with Leber's hereditary optic neuropathy. Science, 1988, 242: 1427-30
43. Yang YL, Sun F, Zhang Y, et al. Clinical and laboratory survey of 65 Chinese patients with Leigh syndrome. Chin Med J (Engl). 2006, 119: 373-7

索 引

+12		452
+19		452
+8		452
+Ph'		452
-5		459
-7		459
11p15 重排		460
11q23 重排		451，460
11β-羟化酶缺陷症		400，402
12p13 重排		451
12p 重排		460
13-三体综合征		188，189
17p 缺失		460
17α-羟化酶缺陷症		404
18-三体综合征	trisomy 18 syndrome	190
1p36 单体综合征		208
21q22 重排		460
21-羟化酶缺陷症		400
21-三体综合征	trisomy 21 syndrome	143，181，281
22q11 微重复综合征	22q11 microduplication syndrome	201
22q13 微缺失综合征		209
3β-羟类固醇脱氢酶缺陷症		403
3-磷酸甘油酸脱氢酶	3-phosphoglycerate dehydrogenase	71
3-磷酸丝氨酸磷酸酯酶	3-phosphoserine phosphatase	71
6q-		451，463
9p21-22 重排		451
ABL1		453
ACE		297
ACTC		284
ADAR		422
Addison 病		399
AF4/MLL		449
AF6/MLL		451
AFP		184
Alagile 综合征		209
Alagille 综合征		198
Albright 综合征		208
ALK/NPM		450

索引

ALOX12B		412
ALOX3		412
Alport 综合征	Alport syndrome	374，378
Amh		491
AML1		458，460
AML1/ETO		460
AML1/EVI1		460
Anderson-Fabry 病		379
Angelman 综合征	Angelman syndrome	20，202，205，475
AP3B1		420
APC		151，432
Apert 综合征		136，343
Apo（a）		291
ApoB		291，294
ApoB		293
ApoE		291，293
ApoE2		293
App		181
AR		397，499
ARG		313
ARSA		333
ASL		313
ASNS		459
ASS		313，453，456
ATM		452，471，472，473
ATN1		261
ATP7B		263
ATRX		491
ATXN1		260
ATXN10		261
ATXN2		260
ATXN3		260
ATXN7		261
AZF		497，498
α 型地中海贫血伴智力障碍综合征		209
Babinski 征		269
Barlow 试验		338
Bart's 水肿胎		237
Bayes 分析方法		162
BCL1		452，466
BCL2		466
BCL6		450，465

BCR		453
BCR/ABL1		449，452，456，460
BCR-ABL		64
BCR-ABL1		453
BCS1L		506
Becker型肌营养不良症	Becker muscular dystrophy	272
Beckwith-Wiedemann综合征		20，198，206，228，446
BLM		471
Bloom综合征	Bloom syndrome	470
BMD		272
BRC1		9
BRC2		9
BRCA1		59，151，434，471
BRCA2		59，151，434，471，472
Burkitt's淋巴瘤		452
CACNA1A		261
Canavan病		151
cat–eye综合征		228
CBFB		460
CCND1		466
CD14		291
CDH23		361，366
CDK4		440
CDK4I		451
CDKN1C		206，501
CDKN2A		440
CGH微阵列		13
Charcot-Marie-Tooth综合征 1A型		198
Charcot-Marie-Tooth病		515
CHEK2		438
CHS1		420
CMT2A		253
CMT2B		253
CMT2D		253
CMT2L		253
C-MYC/IGH		449，452
C-MYC/IGK		452
C-MYC/IGL		449，452
C-MYC/TCRA/TCRD		450
COL17A1		414
COL1A1		14，345，346
COL1A2		14，345，346

COL2A1	232
COL4A1	374
COL4A2	374
COL4A3	374，375，378
COL4A4	374，375，378
COL4A5	14，374，375，378
COL4A6	14，374，375
COL5A1	383
COLTA1	414
Coppock 白内障	354
Cornelia de Lange 综合征	136
COX10	506
COX15	506
CPS I	313
Cri-du-chat 综合征	208
Crouzon 综合征	343
Crouzon 综合征伴黑棘皮症	344
CSF1R	459
Cx26	361
CYP11B1	298，402
CYP11B2	298，402
CYP17	298，404
CYP21	401
CYP21A	401
CYP21B	401
Dandy-Walker 畸形	133，190，228，230
Dax1	491
DDS	491
DEK/CAN	451
del(11)(p13)	452
del(11)(q22)	452
del(13)(q12-q13)	452
del(13)(q14)	453
del(17)(p13)	452
del(17p)/TP53	452
del(20q)	452
del(5q)	459
del(7)(q22-32)	451
del(7q)	459
der(1;7)(q10;p10)	451
DES	285
DiGeorge 1/VCF 综合征	198
DiGeorge 2 综合征	198

DiGeorge 关键区域	DiGeorge critical region	200
DiGeorge 综合征		17
DiGeorge 综合征	DiGeorge syndrome	200
DLD		506
DMD		15，272
DMPK		278
Dmrt1		491
DNA-拓扑异构酶Ⅱ	DNA Topoisomerase Ⅱ	458
DNA 芯片	DNA chip	56
Down 氏综合征	Down syndrome	181，496
Down 氏综合征关键区域	Down syndrome critical region	181
DSCAM		181
DSRAD		422
Duchenne 型肌营养不良症	Duchenne muscular dystrophy	198，272
DYS		286
EDN3		364，421
EDNRB		421
Edwards 氏综合征		190
EGR1		459
Ehlers-Danlos 综合征		337
ELN		207
EMD		286
Emx2		491
EN2		481
ENDRB		364
EPIM		322
EPO		459
ETO/AML1		449
ETS2		181
ETV6		451，460
EVI1/AML1		451
Ewing 肉瘤		453
EWSR1		453
EXO1		433
EYV6/AML1		451
Fabry 病	Fabry's disease	379
FANCA		471
FANCB		471
FANCC		471
FANCD1		472
FANCD2		471
FANCE		471
FANCF		471

FANCG		471
FANCL		471
Fanconi 综合征		312
FBN1		14，341
Fgf9		491
FGFR		343，345
FGFR1		343
FGFR2		343
FGFR3		14，342，343，452
FGFR3 相关性冠状缝早闭综合征	*FGFR3*-associated coronal synostosis syndrome	343
FLG		14
FLI1		453
FLT3		448，457
FLT3-ITD		457
FMR1		476，495
FMR1 基因		57
Fong 综合征		383
FoxL2		491
Friedreich 共济失调	Friedreich's ataxia	256
FSHD1A		275
G1 期	gap I	30
G2 期	gap II	30
G6PD 缺乏症		152，156
GABRB3		481
GALK		322
GALT		322
Gardner 综合征		432
Gaucher 病		151
GCDH		319，320
Gdf9		491
GJB2		361，362
GLA		379
GLC1B		356
GLC1C		356
GLC3B		356
GLO		481
GNAS1		395，492
Goodpasture 综合征		399
Gower 征		273，274
Graves 病		393
GSD Ⅰa		325
Hardy-Weinberg 公式		170

Hb Bart's 胎儿水肿综合征	Hb Bart's hydrops fetalis syndrome	238
HBA1		14
HBA2		14
HD		14
Her2/neu		9，434
HEXA		329
Hirschsprung 病		23
Hirschsprung 氏病		229
HIV 抗药性		151
HNF-1α		390
HNF-1β		390
Hoffmann 征		269
Holt-Oram 综合征		281
HOX		339
HOX1/TCRD		450
HPS1		420
HPS3		420
HPS4		420
HSD11B2		298
HTT		481
Huntington 病		61
Hurler-Scheie 综合征		326
Hurler 综合征		326
i(17q)		452
IDUA		326
IGF2		206
IgH		452
IgH/BCL1		452
IGH/BCL2		452
IgH/BCL3		451
IGK/BCL2		452
IGK/C-MYC		449
IGL/BCL2		452
INS		206
inv(16)(p13q22)		449，460
inv(3)(q22;q26)		451
IPF-1		390
IPW		202，203
IRF1		459
IRF6		232
IVD		315
I 型神经纤维瘤	neurofibromatosis 1	198
JAK2		448

Jervell-Lange-Nielson 综合征		288
KAL1		494
KAL2		494
Kallmann 综合征	Kallmann syndrome	198，209，494，496
kanner 三联症		481
KCNE1		288
KCNE2		288
KCNH2		288
KCNJ2		288
KCNQ1		288，290
KCNQ1OT1		206
Kearns-Sayre 综合征		508
KIT1		421
KITL		421
KLHL1AS		261
Klinefelter 综合征	Klinefelter syndrome	194，198，496，497
KLK1		298
Koenen 瘤		426
KRAS		493
KRT1		412
KRT10		412
KRT14		413
KRT5		413
KRT9		417
KvLQT1		288
LAMC2		414
Langer-Giedion 综合征		198，209
Larsen 综合征		339
LCHAD		321
LDL-R		14
Leber 遗传性视神经病	leber hereditary optic neuropathy	509
Leigh 综合征		506
Lhx9		491
LIMK1		207
LIT1		206
LMA3		414
LMB3		414
LMNA		286
LMX1B		383
LRPPRC		506
Lyon 假说		35
M33		491
Marfan 综合征		281

Martin-Bell 综合征		475
MATP		420
MCAD		320
McCune-Albright 综合征	McCune-albright syndrome	491
Meckal 综合征		227
MECP2		15，481，483
MEN1		151，436
menin		395
MEN-1		395
MET		459
MICM 诊断方法		460
Miller-Dieker 综合征		198，209
MITF		364，421
MLH1		151，433
MLL		451，458，460
MLL/ELL		452
MLL/ENL		449，451
MMSET		452
Mohr-Tranebjaerg 综合征		361
MSH2		151，433
MSH3		433
MSH6		151，453
MT121		511
MTCO3		507
mtDNA 减少综合征	mtDNA depletion syndrome	86
MTS1		451
MT-ND1		509，510
MT-ND3		507
MT-ND4		509，510
MT-ND5		507，511
MT-ND6		507，509，510
MT-TK		507，514
MT-TL1		507，511
MT-TV		507
MT-TW		507
MUT		318
MYBP3		284
MYBPC3		285
MYH11/CBFB		449
MYH7		283
MYL2		284，285
MYO7A		361，366
NALP7		501

NBS1		471
ND5		511
NDN		202,203
NDUFS1		506
NDUFS3		506
NDUFS4		506
NDUFS7		506
NDUFS8		506
NDUFV1		506
NeuroD1		390
NF1		298,438
NF2		370
NIS		393
NLGN3		481
NLGN4		481
Noonan 综合征	Noonan syndrome	136,302,493,496
NPC1		330
NPC2		330
NPM/RARα		457
NPS1		383
NuMA/RARα		457
NUP98		460
OA1		420
OGG1		442
Ortolani 试验		338
OTC		313
OTSC1		368
OTSC2		369
OTSC3		369
OTSC4		369
OTT/MAL		449
P		419
P0		253
P16		451
p190		453
p210		453
PAH		14
PAH		308,309,310
Patau 氏综合征		188
PAX3		364,421
PAX6		445
PBX1/ENL		449
PCCA		317,318

PCCB		317
PCCBC		318
PCDH15		366
PDHA1		506
PDS		362
Pearson 综合征		508
Pelizaeus-Merzbacher 病		198
Perkin 线测量法		338
PEX7		255
PHEX		14,347
Pierre-Rob 综合征		339
PKD1		14,380
PKD2		14,380
PKD3		380
PKHD1		14,382
PLANH1		459
PLZF/RARα		457
PML		456
PML/RARa		449
PML/RARA		460
PML/RARα		457
PML-RARa		64,456
PMS1		151
PMS2		151
PMSL		433
PMSL1		433
POF1		495
POF2		495
Potocki-Shaffer 综合征		198
PPP2R2B		261
Prader-Willi 综合征	Prader-Willi syndrome	20,198,202,475,496
Pringle 皮脂腺腺瘤		426
PRKAG2		284
PSORS1		408,409
PSORS2		408,409
PSORS3		408,409
PSORS4		408,409
PSORS5		408,409
PSORS6		408,409
PSORS7		408,409
PSORS9		408,409
PTEN		151
PTPN11		493

RAB25		452
RARα		456
RB1		151，430，453
RBTN1/TCRD		450
RCP		15
rea(14)(q32)		452
rea(1p)		452
rea(1q)		452
Reed-Sternberg 细胞		463
Refsum 病	Refsum disease	255
Refsum 综合征		350，411
Reifenstein 综合征		499
RELN		481
RET proto2oncogene		298
RET		151，298，395，437
Rett 综合征	Rett syndrome	37，475
Rh 血型		118
RNF139		442
Roberts 综合征		227
Romano-Ward 综合征		288
Rosen 外展投照法		338
RP2		351，352
RP3		352
Rubinstein-Taybi 综合征		198，209
R-S 细胞		463，464
Saethre-Chotzen 综合征		198
SANS		366
SCA		260
SCAD		321
Scheie 综合征		326
SCNN1B		298
SCNN1G		298
SCO2		506
SDHA		506
Sertoli 细胞瘤		398
Sf1		491
SGCA		286
SGCB		286
SGCD		286
SHOX		15
SIM2		181
SLC25A13		314
SLC26A4		367，392

Smith-Lemli-Opitz 综合征		16，136
Smith-Magenis 综合征		198，209
SMPD1		330
SNAI2		364，421
SNRPN		202，203
Sotos 综合征		198
Southern 印迹术	Southern blot	54
SOX10		364，421
Sox9		491
space suit hydrops		193
SRY		491
Sry		491
SRY		501
SSX1		453
SSX2/SYT		453
StAR		404
STAT5b/RARα		457
SURF1		506
SURF-1		506
S 期	synthesis phase	30
t(10;14)(q24;q11.2)		450
t(11;14)(p15;q11.2)		450
t(11;14)(q13;q32)		452，468
t(11;19)(q23;p13.1)		452
t(11;19)(q23;p13.3)		449，451
t(11;22)(q24;q12)		453
t(12;21)(p12;q22)		449，451
t(14,18)(q32;q21)		466，452，468
t(14;19)(q32;q13)		451
t(15;17)(q22;q12)		449，460
t(18;22)(q21;q11.2)		452
t(1;14)(q32;q11.2)		450
t(1;19)(q23;p13.3)		449
t(1;22)(p13;q13)		449
t(1;7)(p32;q35)		450
t(2;18)(p12;q21)		452
t(2;5)(p23;q35)		450
t(2;8)(p12;q24)		449，452
t(3;21)(q26;q22)		451，460
t(4;11)(q21;q23)		449
t(4;14)(p16;q32)		452
t(6;11)(q27;q23)		451
t(6;9)(p23;q34)		451

t(7;10)(q35;q24)		450
t(7;14)(p15;q32)		450
t(7;9)(q35;q34)		450
t(8;14)(q24;q11.2)		450
t(8;14)(q24;q32)		449，452
t(8;21)(q22;q22)		449，460
t(8;22)(q24;q11.2)		449，452
t(9;11)(p21;q23)		449
t(9;22)(q34;q11.2)		449，452，453，460
t(X;18)(p11.2;q11.1)		453
T_3R		393
T594M		298
TAL1/TCRB		450
TAL1/TCRD		450
Tay Sachs 病	Tay Sachs disease	329
Tay 综合征		411
TAZ		286
TBP		261
TBX1		200
TCF-2		390
TCRB/HOX11		450
TCRB/TAL2		450
TCRG/IGH		450
$TCR\alpha$		450
$TCR\beta$		450，464
$TCR\gamma$		450
TEL		451
TEL/AML1		449
TERC 基因		10
Tg		393
TGFBR		151
$TGF\beta_2$		433
TGM1		412
TIN		284
TNNC1		284
TNNI3		284，285
TNNT2		284，285
TP53		151，438，452，460
TPM1		284
TPO		392
TRC8		442，443
Trichorhinophalangeal 综合征		198
tRNALeu		391

TRP1		419
TSC1		425
TSC2		425
TTN		285
TUPLE		200，201
Turcot 综合征		432
Turner-Keiser 综合征		383
Turner 综合征	Turner syndrome	45，137，191，302
TYR		14，418，419
TYRP1		420
UBE3A		202
UFD1L		200
USH1C		366
USH2A		366
USH3		367
Usher 氏综合征		366
van Der Woude 综合征		232
VHL		151，442
VLGR1		367
von Gierke 病		323
Von Recklinghausen 病		438
von Zumbusch 脓疱型银屑病		409
Waardenburg 综合征	Waardenburg syndrome	364，421
Waldeyer 环		467
WD		263
WDR36		356
Weinstein 综合征		499
William 综合征		207
Williams-Beuren 综合征		198
Wilms 瘤	Wilms tumor	198，445，452
Wilms 瘤-无虹膜-生殖泌尿异常-智力低下综合征	Wilms tumor-tumor-aniridia-genitourinary anomalies-mental retardation	198
WNT2		481
WNT4		491
Wnt4		491
Wolf-Hirschhorn 综合征		198，208
WS2		421
WT1		445
Wt1		491
X-连锁干皮病	X-linked ichthyosis	186
X 连锁显性	X-linked dominant	18
X 连锁显性遗传		19
X 连锁遗传	X-linked inheritance	18

索 引

X 连锁隐性	X-linked recessive	18
X 连锁隐性遗传		19
X 染色体失活的偏好现象	skewed X chromosome inactivation	37
X 染色体失活中心	X inactivation center	35
X 染色质	X-chromatin	36
Y 连锁遗传	Y-linked inheritance	18，20
Y 染色体微缺失综合征		497
Y 染色体性别决定区域（sex determining region Y）缺失		198
ZNC127		202，203
Ⅰ型多发性内分泌腺瘤病	multiple endocrine neoplasia，type 1	436
Ⅰ型过氧化物酶体靶信号	peroxisomal targeting signal	78
Ⅰ型胶原蛋白		74
Ⅰ型神经纤维瘤	neurofibromatosis type 1	438
Ⅱ型多发性内分泌腺瘤病	multiple endocrine neoplasia，type 2	437
Ⅱ型神经纤维瘤病	Neurofibromatosis，Type Ⅱ	369
α-2 adducin		299
α-L-艾杜糖苷酸酶	alpha-L-iduronidase	326
α 地贫伴精神发育迟缓综合征	Alpha-thalassemia / mental retardation syndrome	240
β 地中海贫血	β thalassemia	119，123，240
β-甲基巴豆酰辅酶 A 羧化酶	β-methylcrotonyl CoA carboxylase	73
β-甲基巴豆酰甘氨酸	β-methylcrotonylglycine	73
β-晶体蛋白	β-crystallin	354
β-羟丙酸	β-hydroxypropionate	73
β-羟异戊酸	β-hydroxyiso valerate	73
β 肾上腺素能受体	beta adrenergic receptor	390
β 受体阻滞剂		284
β 转化生长因子	transforming growth factor beta	340
阿伐他丁	Artovastatin	282
阿昔洛韦	Ganciclovir	214
阿昔洛韦	Acyclovir	215
埃勒斯-当洛斯综合征	Ehlers-Danlos syndrome	75
艾滋病相关综合征		216
氨基糖苷类抗生素	aminoglycoside antibiotics	363
氨基糖苷类抗生素致聋	aminoglycoside antibiotics induced deafness	363
巴氏小体	Barr body	29，36
白癜风	vitiligo	421
白化病	albinism	418
白瞳征		355
白瞳症		431
白血病		448
板层状鱼鳞病		412

半胱氨酸	cysteine	75
半合子	hemizygote	18
半乳糖-1-磷酸尿苷酰转移酶	galactose-1-phosphate uridyltransferase	322
半乳糖激酶	galactokinase	322
半乳糖症	galactosemia	475
包涵体		477
保护隐私	confidentiality protection	5
背景丢失率	background loss rate	112
苯丙氨酸	phenylalanine	308
苯丙氨酸羟化酶	phenylalanine hydroxylase	157
苯丙酮尿症	phenylketonuria	11，24，73，149，157，158，222，475
鼻骨	nasal bone	102，184
比较基因组杂交	comparative genomic hybridization	38，444
臂间倒位	pericentric inversion	41
臂内倒位	paracentric inversion	41
变形缺陷	deformation	95
变性高效液相色谱	denature high performance liquid chromatography	57
变异性	variability	67
标记染色体	marker chromosome	45
标准发病比率	standardized morbidity ratio	187
表观遗传	epigenetic inheritance	22
表观遗传学	epigenetics	22
表皮分化复合物	epidermal differentiation complex	411
表皮松解性角化过度	epidermolytic hyperkeratosis	412
表皮松解性角化过度鱼鳞病		412
表皮松解性掌跖角化症		416
表现度	expressivity	17
表现度差异	variable expressivity	17
表型	phenotype	14
表型基因		23
表型异质性	phenotypic heterogeneity	24
别异亮氨酸	alloisoleucine	70
冰球棍样	hockey stick	486
丙酸血症	propionic acidemia	317
丙酮酸羧化酶	pyruvate carboxylase	73
丙戊酸盐综合征	Valproate syndrome	226
丙酰辅酶A羧化酶	propionyl CoA carboxylase	73
丙酰辅酶A羧化酶缺乏症	propionyl CoA carboxylase deficiency	317
薄基底膜肾病	thin-basement membrane nephropathy	378
不饱和脂肪酸	unstaturated fatty acid	294
不分离	non-disjunction	31，39，181

中文	英文	页码
不完全显性	incomplete dominance	16
不孕症	infertility	497
残留功能	residual function	23
蚕蚀现象		274
插入	insertion	45，53
产前检测	prenatal testing	62
产前筛查		151
产前诊断	prenatal diagnosis	101
长 Q-T 间期综合征	long Q-T syndrome	288
肠管强回声		186
常规超声检查	routine ultrasound examination	130
常染色体长度	haploid autosomal length	172
常染色体显性	authosomal dominant	15
常染色体隐性遗传	autosomal recessive	17
常染色质	euchromatin	28
超二倍体	superdipoid	39
超甲基化	hypermethylation	476
超声-内镜评估	sono-endoscopic assessment	113
超声检查胎儿畸形		131
超声评分系统	sonographic scoring system	145
沉默突变	silent mutation	51
成骨不全症	osteogenesis imperfecta	74，75
成骨肉瘤		431
成人型多囊肾病		151
乘法法则	mutiplication rule	160
迟发性发作	delayed age onset	61
赤道面	equatorial plane	30
出口弹跳	jerk of exit	338
出生缺陷	birth defect	94
初级精母细胞	primary spermatocyte	34
初级卵母细胞	primary oocyte	34
传统羊膜腔穿刺	conventional amniocentesis	103
串联重复	tandem repeat	44
吹笛脸综合征		339
纯合子	homozygous	14
唇/腭裂		174
次要断裂组区域	minor breakpoint cluster region	453
次缢痕	secondary constriction	27
从性显性	sex-influenced dominance	17
丛状神经纤维瘤	plexiform neurofibroma	439
粗线期	pachytene	32
促甲状腺激素	thyroid stimulating hormone	157

中文	英文	页码
促性腺激素低下性性腺机能减退伴嗅觉丧失症	hyagonadotropil hypogonadism and anosmia	494
脆性X染色体智力迟钝蛋白	fragile X mental retardation protein	476
脆性X相关性卵巢早衰	FMR1-related premature ovarian failure	22，478
脆性X震颤共济失调综合征	fragile X-associated tremor ataxia syndrome	22，477
脆性X综合征	Fragile X syndrome	151，475，485
脆性部位	fragile site	475
错义突变	missense mutation	51，84
大动脉转位		131
大疱性表皮松解症	epidermolysis bullosa congenitalis	413
大疱性先天性鱼鳞病样红皮病	bullous congenital ichthyosiform erythroderma	412
大片段缺失	deletion	84
大片段突变	gross mutation	51
大细胞癌	large cell carcinoma	444
呆小病	cretinism	392
带	band	38
单倍型	haplotype	58
单纯疱疹病毒	herpes simplex virus	215
单纯型大疱性表皮松解症	epidermolysis bullosa simplex	413，415
单纯支持细胞综合征	sertoli cell only syndrome	499
单核苷酸多态性	single nucleotide polymorphism	52，58，123
单基因遗传病	monogenic inheritant disease	14
单精子卵胞浆内注射	intracytoplamic sperm injection	122
单亲二体	uniparental disomy	20，202
单体	monosomy	39
弹跳征	sign of the jerk	338
弹性蛋白	elastin	207
蛋白脂酶	lipoprotein lipase	291
倒位	inversion	40
等臂染色体	isochromosome	45
等位基因	allele	14
等位基因特异性寡核苷酸	allele specific oligonucleotide	56
等位基因脱扣	allele drop-out	123
等位基因异质性	allelic heterogeneity	23
低拷贝重复	low-copy repeat	200
低密度脂蛋白	low density lipoprotein	292
低密度脂蛋白受体	low density lipoprotein receptor	281
低外显基因	reduced penetrance allele	266
地中海贫血		152
地中海贫血筛查		155
第二极体	second polar body	35
第一极体	first polar body	35

颠换	transversion	51
点刻状骨骺	stipple epiphyses	226
点突变	point mutation	51
点状软骨发育不良Ⅰ型	rhizomelic chondrodysplasia punctata type Ⅰ	74，77
奠基者效应	founder effects	87
叠氮胸苷	Zidovudine	216
动脉导管未闭	patent ductus arteriosus	301
动脉粥样硬化	atherosclerosis	290
动态突变	dynamic mutation	21，51，53，57
杜氏假肥大性肌营养不良		115
端粒	telomere	27
端粒酶基因	telomerase gene	10
短串联重复顺序	short tandem repeats	58
多发性骨髓瘤		452
多发性内分泌肿瘤		151
多骨性纤维发育不全	polyostotic fibrous dysplasia	491
多基因遗传	polygenic inheritance	91
多基因遗传病	polygenic disease	91
多囊蛋白-1	polycystin-1	380
多囊肾		131
多囊肾病	polycystic kidney disease	58，380
多囊肾病1型	polycystic kidney disease type 1	198
多体	polysomy	39
多效性	pleiotropy	67
多因子遗传	multifactorical inheritance	91
多因子遗传疾病	multifactorial inheritance	11
多余结构性异常染色体	extra structurally abnormal chromosome	45
多重连接探针扩增法	multiplex ligation-dependent probe amplification	199
多重酶联依赖性探针扩增	multiplex ligation-dependent probe amplification	54
额外小标记染色体	small supernumerary marker chromosomes	45
恶性淋巴瘤	malignant lymphoma	463
恶性外周神经鞘瘤	malignant peripheral nerve sheath tumor	439
腭心面综合征	Velocardiofacial syndrome	17，200
耳廓长度	ear length	135
耳聋	deafness	358
二倍体	diploidy	27，38
"二次打击"理论		22
二环氧丁烷	diepoxybutane	472
二氯乙酸	dichloroacetate	86

二氢硫辛酸转酰基酶	dihydrolipoyl transacylase	71
二氢硫辛酰胺脱氢酶	dihydrolipoamide dehydrogenase	71
二乳糖苷神经酰胺	digalactosylceramide	379
发病阈值		91
发育不良	dysplasia	95
法定家庭	legal family	65
法定盲人	legally blind	357
法律	legal	6
法洛四联症	tetralogy of fallot	301
反向插入	inverted insertion	45
反向点杂交	reverse dot blot	56
反向重复	inverted duplication	44
泛发性脓疱型银屑病	generalized pustular psoriasis	409
范可尼贫血症	Fanconi anemia	434，470
芳基硫酸酯酶 A	arylsulfatase A	333
芳基硫酸酯酶 A 缺乏症	arylsulfatase A deficiency	333
房间隔缺损	atrial septal defect	301
房室共道		144
房室共道畸形		144
非霍奇金淋巴瘤	non-Hodgkin's lymphoma	463，464
非侵入性	noninvasive	101
非亲父源性	non-paternalty	65
非特异性智力障碍综合征		209
非小细胞肺癌	non-small cell lung cancer	444
非指导性咨询	non-direct counseling	3
非综合征型耳聋	non-syndrome deafness	359
肺癌	lung cancer	444
肺动脉狭窄	pulmonary stenosis	301
分裂期	mitotic phase	29
分支 α-酮酸脱氢酶	branched-chain α-keto acid dehydrogenase	70，71
分支氨基酸	branched-chain amino acids	70
分子遗传诊断	molecular genetics analysis	460
分子诊断	molecular diagnosis	51
风险计算	risk calculation	160
风险评估	risk evaluation	7
风疹	rubella	212
复杂遗传病	complex genetic disease	91
复杂易位	complex translocation	43
腹壁裂		228
腹壁缺陷		228
腹围		129
概率	probability	160
干扰素 α		455

甘油激酶缺乏症	glycerol kinase deficiency	198
杆-锥细胞营养不良		351
肝豆状核变性	hepatolenticular degeneration	263
肝血色素病		151，152
高胆固醇血症		151，282
高密度脂蛋白	high density lipoprotein	291
高脂蛋白血症		151
戈谢病	Gaucher disease	331
格列卫	Gleevec	456
个体化医学	individualized medicine	59
个体研究	individual study	65
功能获得	gain of function	343
功能丧失	loss of function	340
肱骨长度		129
肱骨短	short humerus	141
宫内胎儿生长迟缓		134
共显性	codominance	16
孤独症	autism	480
孤独症谱系障碍	autism spectrum disorder	480
谷甾醇	Sitosterol	282
股骨长度		129
股骨短	short femur	140
骨骼发育不良		131
骨髓移植	bone marrow transplantation	327
骨髓增生异常综合征	myelodysplastic syndrome	460
钴胺素	Cobalamin	73
关节病型银屑病	psoriasis arthropathica	410
关系系数	coefficient of relationship	171
胱氨酸	cystine	75
胱氨酸载体蛋白	cystinosin	75
胱氨酸贮积病	cystinosis	74，75
广视野膀胱镜	panendoscope	113
过氧化酶体病	peroxisomal disease	255
哈布纹	Haab's striae	356
核内包涵体	intranuclear inclusion	261
核仁组织区	nucleiolar-organizer region	29
核心颗粒	core-particle	28
核型分析	karyotype analysis	37
黑色素瘤	melanoma	440
黑色素细胞	melanocyte	440
亨廷顿病		119
亨廷顿舞蹈病		151
红皮病型银屑病	erythrodermic psoriasis	410

虹膜结节	iris Lisch nodule	439
后概率	posterior probability	162
后期Ⅰ	anaphase Ⅰ	31，33
后期Ⅱ	anaphase Ⅱ	33
互换	crossing over	32
花斑病	piebaldism	421
华法林综合征	Warfarin syndrome	226
滑膜肉瘤		453
环状染色体	ring chromosome	44
灰区	grey zone	476
灰区基因		266
回顾性诊断	retrospective diagnosis	62
活化B细胞样	activated B-cell-like	465
肌萎缩侧索硬化症	amyotrophic lateral sclerosis	268
肌阵挛性癫痫伴碎红肌纤维病	myoclonic epilepsy associated with ragged red fibers	514
基因多效性	pleiotropy	17
基因剂量补偿作用	gene-dosage compensation	36
基因甲基化		501
基因印记		501
基因转化	gene conversion	430
基因组印迹中心	imprinting center	202
基因组印记	genomic imprinting	20
畸形	malformation	95
极低密度脂蛋白	very low density lipoprotein	291
极体	polar body	63
急变期		455
急性T淋巴细胞白血病		450
急性淋巴细胞性白血病		453
急性髓细胞白血病		448，449
急性早幼粒细胞白血病	acute promyelocytic leukemia	456
脊肌萎缩症	spinal muscular atrophy	270
脊膜疝	meningocele	227
脊髓脊膜疝	myelomeningocel	227
脊髓小脑性共济失调	spinocerebellar ataxia	260
脊柱裂	spina bifida	227
脊椎肌肉萎缩症		151
脊椎小脑共济失调症		151
继发性高血压	secondary hypertension	296
假常染色体区	pseudoautosomal regions	412
加法法则	addition rule	160
加速期		455
家系研究	family study	65

家族性 ApoB100 缺陷症	familial defective apolipoprotein B100	292
家族性低磷酸血症性佝偻病	familial hypophosphateic rickets	347
家族性肥厚型心肌病	familial hypertrophic cardiomyopathy	283
家族性高 β-脂蛋白血症	familial hyper β-lipoproternemia	281
家族性高胆固醇血症	familial hypercholesterolemia	281
家族性肌萎缩侧索硬化症	familial amyotrophic lateral sclerosis	268
家族性甲状腺髓质瘤	familial medullary thyroid carcinoma	437
家族性扩张型心肌病	familial dilated cardiomyopathy	285
家族性透明细胞型肾癌	familial clear cell renal carcinoma	442
家族性腺瘤性息肉病	familail adenomatous polyposis of the colon	432
甲基丙二酸尿症	methylmalonic aciduna	73
甲基丙二酸血症	methylmalonic acidemia	318
甲基丙二酰辅酶 A 变位酶缺乏症	methylmalonyl-CoA mutase deficiency	318
甲基化		22
甲周纤维瘤		426
甲状腺功能减退症	congenital hypothyroidism	392
甲状腺素	thyroxine	158
假常染色体区域	pseudoautosomal region	32
假肥大性肌营养不良症		151，272
假显性遗传	pseudo-dominant inheritance	18
假性甲状旁腺功能低下	pseudohypoparathyroidism	492
间接诊断	indirect diagnosis	58
间期	interphase	29
间期Ⅰ	interphase Ⅰ	31
间期Ⅱ	interphase Ⅱ	33
兼性异染色质	facultative heterochromatin	29
剪接位点突变	splice site mutation	51
减少	depletion	84
减数分裂	meiosis	31
减数分裂Ⅱ期		33
降脂苯酰	Hezafibrate	282
交叉遗传	crisscross inheritance	18
交界型大疱性表皮松解症	junctional epidermolysis bullosa	413，415
胶原蛋白		74
焦虑	anxiety	5
结构性异染色质	constitutive heterochromatin	29
结节性硬化症	tuberous sclerosis	425
结节性硬化症Ⅱ型	tuberous sclerosis 2	198
界标	landmark	38
进行性眼外肌麻痹	progressive external ophthalmoplegia	508
近端着丝粒染色体	acrocentric chromosome	27

近婚系数	coefficient of inbreeding	171
近亲结婚		18
近亲系数	coefficient of inbreeding	10
近肢端肌营养不良症	proximal myotonic myopathy	276
经腹 CVS	transabdominal CVS	106
经腹胚胎-胎儿镜	transabdominal embryofetoscopy	114
经宫颈 CVS	transcervical CVS	106
经宫颈细胞	transcervical cell	117
经皮脐血取样	percutaneous umbilical blood sampling	109
经验风险率	empiric risk	173
经羊膜腔穿刺	trans-amniotic puncture	108
精氨酰琥珀酸尿症	argininosuccinic aciduria	314
精原细胞	spermatogonium	33
颈部皮折增厚	thickened nuchal fold	102
颈部皮褶	nuchal fold	186
颈部水囊瘤		133
颈部水肿		132，133
颈部透明层厚度	nuchal translucency thickness	102
颈项透明层	nuchal translucency	135，184
颈皱增厚	nuchal skin fold thick	135，144
静脉血栓性梗死		151
巨胎	macrosomia	220
巨细胞包涵体病	cytomegalic inclusion diseses	213
巨细胞病毒	cytomegalovirus	213
绝对风险	absolute risk	175
咖啡样斑点	café au lait spots	439
开放性脊柱裂		227
抗维生素 D 佝偻病	Vitamin-D-resistant rickets	347
考来替泊	Colestipol	282
考来烯胺	Cholestyramin	282
可变数量串联重复序列	variable number of tandem repeats	53
克隆进化	clonal evolution	456
克氏综合征		194
扩增前引物延伸法	primer extension preamplification	123
扩增重复序列	expanded repeats	53
扩张型心肌病	dilated cardiomyopathy	285
蓝锥单色视盲	blue-cone monochromatism	353
酪氨酸血症		311
雷特综合征	Rett syndrome	483
类固醇激素急性调节蛋白缺陷症		404
类固醇磷酸激酶缺乏综合征		209
类固醇硫酸脂酶缺乏症	steroid sulfatase deficiency	198
类雷特综合征	Rett-like syndrome	484

累积发生率	cumulative incidence	175
李-弗洛曼尼综合征	Li-Fraumeni syndrome	438
连锁不平衡	linkage disequilibrium	300
连锁分析	linkage analysis	58，300
联合概率	joint probability	160，163
联会	synapis	32
联结	coupling	169
镰状细胞病	sickle cell disease	14
良性家族性血尿	benign familial hematuria	378
良性再发性血尿	benign recurrent hematuria	378
裂解缺陷	disruption	95
裂口 PCR，gap-PCR		54
临床异质性	clinical heterogeneity	24
磷脂酰甘油	phosphatidylglycerol	106
流式细胞仪	flow cytometry	460
硫氮卓酮		284
硫酸角质素	karatan sulfate	326
硫酸皮肤素	dermatan sulfate	326
硫酸软骨素	chondroitin sulfate	326
硫酸乙酰肝素	heparan sulfate	326
硫脂贮积症	sulfatide lipidosis	328
颅缝早闭综合征	craniosynostosis syndrome	343
颅后窝池扩大	cisterna magna	135
滤泡树突状细胞	follicular dendritic cell	465
滤泡细胞淋巴瘤	follicular lymphoma	466
卵巢癌		434
卵巢囊肿		134
卵巢早衰	premature ovarian failure	478，495
卵母细胞单精子显微注射		501
卵原细胞	oogonium	34
伦理	ethics	5
伦理委员会	ethics committee	6
罗伯逊易位	Robertsonian translocation	43
洛伐他丁	Lovastatin	282
洛汀新		284
马凡综合征	Marfan syndrome	337，340
脉络丛囊肿	choroid plexus cysts	134
慢性粒细胞性白血病		452
慢性淋巴细胞白血病		452
慢性期		455
慢性髓细胞白血病	chronic myeloid leukemia	453
慢性小管间质性肾炎		377
猫眼综合征	Cat-eye syndrome	47

毛细管扩张失调症		151
毛细血管扩张性共济失调症	ataxia telangiectasia	472
梅毒螺旋体血凝试验		219
美西律		289
孟德尔遗传病	Mendelian inheritant disease	14
弥漫性大B细胞淋巴瘤	diffuse large B cell lymphoma	465
弥漫性血管角质瘤	diffuse angiokeratoma	379
免疫表型分析	immunophynotyping	460
面肩肱型肌营养不良症	facioscapulohumeral muscular dystrophy	275
末端缺失	terminal deletion	40
末期Ⅰ	telophase Ⅰ	31，33
末期Ⅱ	telophase Ⅱ	33
母系遗传		81，510
母源性苯酮尿症	maternal PKU	222
母源性糖尿病综合征	material diabetics syndrome	220
目标性家族史	targeted family history	478
目的超声检查	targeted imaging for fetal anomalies	130
囊性纤维化病		151
囊性纤维性变病		150
脑积水		131，133
脑裂畸形		134
脑疝	encephalocele	229
脑室扩张		134
内淋巴囊肿瘤	endolymphatic sac tumors	443
尼曼-匹克病	Niemann-Pick disease	330
尼氏征		415
尿道梗阻		131
尿苷二磷酸半乳糖表异构酶	uridine diphosphate galactose-4-epimerase	322
尿素循环	urea cycle	312
柠檬酸甲酯	methylcitrate	73
凝血因子Ⅷ		248
凝血因子Ⅸ		248
牛皮癣		408
牛眼		357
脓疱型银屑病	psoriasis pustulosa	409
偶线期	zygotene	32
排斥	repulsion	169
胚胎镜	embryoscopy	113
胚胎细胞	blastomere	63
胚外体腔穿刺术	coelocentesis	116
胚细胞肿瘤		206
配子供体筛查		153
皮肤白斑病	leukoderma	421

皮脂腺腺瘤		426
葡萄胎	hydatidiform mole	501
葡萄糖-6-磷酸脱氢酶缺乏症	glucose-6-phosphate dehydrogenase deficiency	244
葡萄酰基鞘脂贮积症	glucosylceramide lipidosis	328
普遍性镶嵌型	genernal mosaicism	109
普伐他丁	Pravastatin	282
普萘洛尔	Propranolol	341
槭糖尿病	maple syrup urine disease	70
脐带穿刺	cordocentesis	109
脐带囊性包块		140
脐动脉缺如		140
脐膨出		134，144
脐疝		228
启动子突变	promoter mutation	51
前概率	prior probability	163
前列腺癌		441
前脑无裂畸形	holoprosencephany	16，133，189
前期	prophase	30
前期Ⅰ	prophase Ⅰ	32
前期Ⅱ	prophase Ⅱ	33
前体磷酸酯醚	ether phospholipids	78
前突变	premutation	22，53，476
前瞻性诊断	prospective diagnosis	62
强回声肠管	echogenic bowel	139
强直性肌营养不良症	myotonic dystrophy	276
羟基苯基丙酮酸双加氧酶	p-hydroxyphenylpyruvate dioxygenase	311
鞘髓磷脂贮积症	sphingomyelin lipidosis	328
鞘脂贮积症		328
侵入性	invasive	101
青光眼引流管植入术	claucoma implant	357
青年性肾消耗病-髓质囊性病综合征	juvenile nephronophthisis-medullary cystic disease	384
青少年发病的成人型糖尿病		390
青少年异质接合体家族性高胆固醇血症	heterozygous familial hypercholesterolemia	282
区	region	38
全反式维甲酸		457
全男性遗传	holandric inheritance	20
全色盲	achromatopsia	353
全突变	full mutation	22
醛固酮过多症	glucocorticord-remediable-aldosteronism	296
缺失	deletion	40，53

染色体		134
染色体不稳定综合征	chromosome instability syndrome	470
染色体非整倍体		119
染色体后期迟滞	anaphase lag	40
染色体桥	chromosome bridge	45
染色体亚端粒重组	subtelomere rearrangement	199
染色中心	chromocenter	29
人类免疫缺陷病毒	immunodeficiency virus	216
妊娠龄		128，129
妊娠期糖尿病	gestational diabetes mellitus	220
绒毛膜促性腺激素	hCG	184
绒毛取样	chorionic villus sampling	106
溶酶体 α-半乳糖苷酶 A	α-galactosidase A	379
溶酶体贮积症	Lysosomal storage diseases	326
乳酸	lactic acid	73
乳腺癌		175，434
入口弹跳	jerk of entry	338
软骨发育不全	achondroplasia	75，342
软指标	soft markers	102
三倍体	triploid	38
三倍体综合征	triploidy syndrome	196
三己糖神经酰胺贮积症	triosyl ceramide lipiodosis	379
三价体	trivalent	43
三体	trisomy	39
三叶草样颅骨		344
色素失禁症	incontinentia pigmenti	37
鲨革样斑		426
上皮细胞钠通道	epithelial sodium channel	298
神经管缺陷	neural tube defect	105，154，227
神经节苷脂贮积症	ganliosidosis	328
神经丝轻链	neurofilament protein light polypeptide	253
神经纤维瘤蛋白	neurofibromin	438
肾癌		442
肾母细胞瘤	nephroblastoma	445
肾上腺素受体	adrenergic receptor	298
肾消耗病	juvenil nephronophthisis	384
肾小管范可尼综合征	renal tubular Fanconi syndrome	75
肾盂扩张	renal pelvic dilatation	140
生长不良	failure to thrive	485
生发中心 B 细胞样	germinal center B-cell-like	465
生物胞素	biocytin	73
生物素	biotin	73
生物素酶	biotinidase	73

生物素酶缺失综合征		73
生物学家庭	biological family	65
生殖系突变	germline mutation	51
生殖细胞性突变	germline mutation	443
生殖腺镶嵌体	germline mosaicism	23
十二指肠闭锁		132，133，144
时间相关性	time-related	16
实时 PCR	real-time PCR	57
视杆全色盲	rod monochromatism	353
视网膜瘤	retinoma	430
视网膜母细胞瘤	retinoblastoma	430，453
视网膜母细胞瘤 1 型	retinablastoma 1	198
视网膜色素变性	retinitis pigmentosa	350
视网膜神经生长因子	retinal nerve growth factor	352
适应度	fitness	23
室间隔缺损		144
嗜铬细胞瘤		437
手术性胎儿镜	operative fetoscopy	113
首未重复	internal tandem duplication	457
数量性状	quantitative character	91
双雌受精	digyny	39
双顶径	biparietal diameter	129，185
双泡征		144
双胎输血综合征		128，130
双线期	diplotene	32
双雄受精	diandry	39
双着丝粒染色体	dicentric chromosome	45
水痘带状疱疹病毒	varicella zoster virus，VZV	214
水合氯醛	Chloral hydrate	356
水囊瘤		132
水状淋巴管瘤	cystic hygroma	230
丝氨酸缺失综合征	serine-deficiency syndrome	71
丝裂霉素 C	Mitomycin C	357，472
四倍体	tetraploid	39
四氢生物蝶呤	tetrahydrobiopterin	73，308
随体	satellite	28
髓质囊性病	medullary cystic disease	385
碎红肌纤维	ragged-red fiber	86
羧化全酶合成酶	holocarboxylase synthetase	73
缩醛磷脂	plasmalogen	78
胎儿蛋白 A		154
胎儿丢失	fetal loss	104
胎儿丢失率		108

胎儿活检	fetal biopsy, fetal tissue biopsies	115
胎儿畸形		130
胎儿颈部皮肤透明层厚度		128
胎儿镜	fetoscopy	113
胎儿酒精系列疾病	fetal alcohol spectrum disorder	484
胎儿酒精效应	fetal alcohol effects	485
胎儿酒精综合征	fetal alcohol syndrome	484
胎儿染色体异常		131，133
胎儿水肿		133
胎儿乙内酰脲综合征	fetal hydantoin syndrome	226
胎盘		130
胎盘活检	placental biopsy	106
胎盘类固醇硫酸酯酶	placental steroid sulfatase	412
胎盘早剥		130
胎位		129
胎血取样	fetal blood sampling	109
太空衣水肿症	space suit hydrops	193
唐氏综合征	Down's syndrome	143
糖蛋白类	glycoprotein	326
糖尿病	diabetes mellitus	389
糖尿病性胚胎病	diabetic embryopathy	220
糖原贮积病	glycogen storage disease	323，324
糖原贮积病Ⅰ型		323
套细胞淋巴瘤	mantle cell lymphoma	452，465
特纳综合征	Turner syndrome	499
特异性亚功能	specific subfunctiion	23
特征	traits	238
体细胞突变	somatic mutation	51
体细胞重组	somatic recombination	430
体质性	constitutional	13，174，431
甜菜碱	Betaine	73
条件概率	conditional probability	163
听神经鞘脑膜瘤	optic nerve sheath meningioma	370
同二体	isodisomy	46，203
同型半胱氨酸	homocysteine	295
同型半胱氨酸尿症		475
同义突变	synonymous mutation	51
同源双链	homoduplexes	57
同质性	homoplasmy	82
酮性高甘氨酸血症	ketotic hyperglycinemia	317
头围		129
透明质酸	hyaluronic acid	326
突变筛查	mutation screening	67

突变型等位基因	mutant allele	36
脱氧鸟苷激酶	deoxyguanosine kinase	86
外显	penetrance	16
外显不全	reduced penetrance	16
外展尿枕	frejka's abduction pillow split	338
完全显性	complete dominance	16
完全性葡萄胎	complete hydatidiform mole	197
完全重复	perfect repeats	21
烷化剂	alkylating agent	458
烷基-二羟丙酮磷酸合酶	alkyl-dihydroxyacetone phosphate synthase	78
晚孕期		128
微卫星不稳定	microsatellite instability	433
微小残留病	minimal residual disease	456
微阵列比较基因组杂交	array CGH	54
维甲酸受体α	retinoic acid receptorα	456
维甲酸综合征	Retinoic acid syndrome	226
未知状态	phase-unknown	169
尾骨退化综合征		221
胃肠道狭窄		131
萎缩蛋白	dystrophin	272
萎缩蛋白结合蛋白	dystrophin-associated protein	273
萎缩性肌强直蛋白激酶	dystrophia myotonica protein kinase	276
无家可归感	homeless	10
无精症因子A	azospermia, factor A	198
无精症因子B	azospermia, factor B	198
无精症因子C	azospermia, factor C	198
无脉络膜症	choroideremia	352
无脑畸形	anencephaly	227
无义突变	nonsense mutation	51, 84
戊二酸尿症Ⅰ型	glutaric aciduria Ⅰ	319
戊二酰辅酶A脱氢酶		319
戊二酰辅酶A脱氢酶缺乏症	glutaryl-CoA dehydrogenase deficiency	319
细胞凋亡	apoptosis	72
细胞分裂素激活性蛋白质激酶	mitogen-activated protein kinase	220
细胞核定位讯号区段	nuclear location signal	476
细胞核输出讯号区段	nuclear export signal	476
细胞形态学检查	morphology evaluation	460
细胞遗传学核型分析	cytogenetics analysis	460
细菌抑制法	bacterial inhibition assay	158
细线期	leptotene	32
先天畸形	congenital malformation	91
先天性白内障	congenital cataract	354

中文	英文	页码
先天性白血病		451
先天性代谢缺陷	inborn errors of metabolism	308
先天性肺囊性腺瘤样病变		228
先天性风疹综合征		212
先天性脊椎裂		174
先天性甲减		475
先天性甲状腺功能减退症	congenital hypothyroidism	157，392
先天性髋关节脱位	congenital dislocation of hip	337
先天性卵巢发育不全		191
先天性马蹄内翻足	congenital clubfoot	339
先天性梅毒		218
先天性脑积水	congenital hydrocephalus	230
先天性青少年型开角性青光眼	primary juvenile open-angle glaucoma	356
先天性肾上腺发育不良	adrenal hypoplasia congenita	198
先天性肾上腺皮质增生症	congenital adrenal hyperplasia	400
先天性食管闭锁		228
先天性水痘综合征	congenital varicella syndrome	214
先天性心脏病	congenital heart disease	301，131
纤溶酶原	plasminogen	291
限性遗传	sex-limited inheritance	17
限制性片段长度多态性	restriction fragment length polymorphism	53，58
限制性胎盘镶嵌型	confined placental mosaicism	109
线粒体		320，361
线粒体 DNA	mitochondrial DNA	80，363
线粒体 DNA 缺失综合征	mitochondrial DNA deletion syndromes	508
线粒体基因突变糖尿病		390
线粒体脑肌病伴乳酸中毒及中风样发作	mitochondrial myopathy, encephalopathy, lactic acidosis, and stroke-like episodes	511
相对风险	relative risk	175
相对风险估计值	estimated relative risk	464
相关分析	associated analysis	300
相互易位	reciprocal translocation	41
相间分离	alternate segregation	42
相连的短串联重复序列	linked short tandem repeat	123
相邻分离	adjacent segregation	42
镶嵌	mosaicism	260
镶嵌体	mosaic	36，39
镶嵌型	mosaicism	431
小脑	cerebellum	135
小头畸形		131
小细胞肺癌	small cell lung cancer	444
小直径的胚胎-胎儿镜	thin-gauge embryofetoscopy	114

携带者	carrier	17
携带者检测	carrier testing	62
缬氨酸	valine	70
心包积液		144
心得安		284
心内强回声灶	echogenic intracardiac focus, EIF	138
辛伐他丁	Simvastatin	282
新发生性	*de novo*	181, 430
新生儿筛查		152
新突变	new mutation	23
性别性	gender-related	16
性连锁鱼鳞病	X-linked ichthyosis	411, 412
性逆转综合征	sex reversal syndrome	499
性腺发育不全		191
性腺功能减退	hypogonadism	493
性腺胚细胞瘤		192
胸苷激酶	thymidine kinase 2	86
胸腔积液	pleural effusion	138
雄激素不敏感综合征	androgen insensitivity syndrome	397, 499
嗅觉缺失素	anosmin	494
选择	selection	23, 170
血管紧张素Ⅰ	angiotensin Ⅰ	292
血管紧张素Ⅱ	angiotensin Ⅱ	292
血管紧张素原	angiotensinogen	296
血管紧张素转换酶	angiotensin converting enzyme	292
血红蛋白	hemoglobin	237
血清肌酸激酶	creatine kinase	168
血清肌酸磷酸激酶	creatine-phosphokinase	271
血友病	hemophilia	248
血友病 A		248
血友病 B		248
血缘一致	identical-by-descent	300
寻常型银屑病	psoriasis vulgaris	409
寻常型鱼鳞病	ichthyosis vulgaris	411
亚带	sub-band	38
亚端粒区域缺失		198
亚二倍体	subdiploid	39
亚急性坏死性脑病	sub-acute necrotizing encephalopathy	506
亚甲四氢叶酸还原酶	methylene tetrahydrofolate reductase	73
亚中着丝粒染色体	submetacentric chromosome	27
延迟显性	delayed dominance	16
延胡索酰乙酰乙酸水解酶	fumarylacetoacetate hydrolase	311
衍生染色体	derivative chromosome	199

中文	英文	页码
羊膜破裂	amniotic rupture sequence	232
羊膜腔穿刺	amniocentesis	103
羊膜腔内胚胎-胎儿镜	intra-amniotic embryofetoscopy	114
羊膜腔外穿刺	extra-amniotic puncture	108
羊水过多		130，134
羊水量		130
羊水溢漏	amniotic fluid leakage	104
阳性预计值	positive predictive value	449
药物遗传学检测	pharmacogenetic testing	63
药物诱导性耳聋		151
野生型等位基因	wild allele	36
叶酸	Folic acid	73，230
移码突变	frameshift mutation	51
遗传超声学	genetic sonography	132
遗传度	heritability	91
遗传检测	genetic testing	51
遗传歧视	genetic discrimination	6
遗传筛查	genetic screening	149
遗传性持续性胎儿血红蛋白综合征	hereditary persistence of fetal hemoglobin	241
遗传性代谢病	inherited metabolic diseases	308
遗传性对称性色素异常症	dyschromatosis symmetrica hereditaris	422
遗传性非息肉性肠癌	hereditary non-polyposis colorectal cancer	433
遗传性共济失调性多发性神经炎样病	heredopathia atactica polyneuritiformis	255
遗传性痉挛性截瘫	hereditary spastic paraplegia	258
遗传性神经病伴压迫麻痹倾向	hereditary neuropathy with liability to pressure palsies	198
遗传性血色病		150
遗传性压迫易感性神经病	Hereditary neuropathy with liability to pressure palsies	255
遗传性指甲骨关节发育不全	onychoosteodysplasia	383
遗传学超声	genetic sonogram	102
遗传学完全性葡萄胎		501
遗传异质性	genetic heterogeneity	23，67
遗传早现	anticipation	260
遗传咨询	genetic counseling	3
乙酰胆碱酶		154
乙酰胆碱脂酶	acetycholinesterase	105，229
乙酰辅酶 A 羧化酶	acetyl CoA carboxylase	73
乙型肝炎		217
已知状态	phase-known	169
异二体	heterodisomy	46，203

异构体	isoform	374
异亮氨酸	isoleucine	70
异染色质	heterochromatin	28
异染性脑白质营养不良	metachromatic leukodystrophy	333
异戊酸血症	isovaleric acidemia	315
异戊酰辅酶A脱氢酶缺乏症	isovaleryl-CoA dehydrogenase deficiency	315
异源双链	heteroduplexes	57
异质性	heterogeneity	23，82
抑制素-A	inhibin-A	184
易感性	susceptibility	91
易患性	liability	91
易位	translocation	41
银屑病	psoriasis	408
银屑病性关节炎	psoriatic arthritis	410
银屑病性红皮病	erythroderma psoriaticum	410
隐睾	cryptorchidism	496
隐性脊柱裂		229
印迹丢失	loss of imprinting	446
婴儿猝死症	sudden infant death syndrome	515
荧光螺旋体抗体吸附试验		219
荧光原位杂交	FISH	186
营养不良型大疱性表皮松解症	dystrophical epidermolysis bullosa	413，416
硬纤维镜	rigid fiberoptic endoscope	114
幽门狭窄		174，228
游离雌三醇	uE3	184
有丝分裂	mitosis	29
有丝分裂分离	mitosis segregation	82
鱼鳞病	ichthyosis	411
预测性检测	predictive testing	10
预测性遗传检测	predictive genetic testing	59，152
预定程序	programmed	220
阈值	threshold	82，91
原发性高血压	essential hypertension	296
原发性骨髓纤维化	idiopathic myelofibrosis	448
原发性先天性开角型青光眼	primary congenital open-angle glaucoma	356
原发性血小板增多症	essential thrombocythemia	448
原始生殖细胞	primordial germ cell	34
原始细胞危象期		452
原纤维素原	prefibrillin	340
杂合子	heterozygous	14
杂合子筛查		152
载脂蛋白（a）	apolipoprotein a	291
载脂蛋白	apolipoprotein B	290

载脂蛋白 A-1	Apo A-1	282
载脂蛋白 B-100	Apo B-100	282
载脂蛋白 E	apolipopeotein E	291
再发生	recurrent	181
早发型阿尔兹海默病		151
早老症	progeria	23
早期羊膜腔穿刺	early amniocentesis	104
早现现象	anticipation	20
早中期	prometaphase	30
粘多糖		326
粘多糖贮积症	mucopolysaccharidoses	326
粘附蛋白	laminin	273
掌跖角化症	palmoplantar keratoderma	416
掌跖脓疱型银屑病	palmoplantar pustular psoriasis	410
诊断性检测	diagnostic testing	60
诊断性胎儿镜	diagnostic fetocopy	113
诊断性遗传检测	diagnostic genetic testing	59
真性红细胞增多症	plycythemia vera	448
整倍体	euploid	38
正电子发射计算机断层	positron emission tomography	266
正向插入	direct insertion	45
正向重复	direct duplication	44
症状前检测	pre-symptomatic testing	61
症状杂合子	manifesting heterozygote	37
知情同意书	informed consent	6
肢体缺失		108
蜘蛛指（趾）综合征	arachnodactyly	340
直肠肛门闭锁		228
直接突变分析	direct mutation analysis	54
植入前遗传学诊断	preimplantation genetic diagnosis	122
植入前遗传诊断	preimplantation genetic diagnosis	63
植烷辅酶 A 羟化酶	phytanoyl-CoA hydroxylase	78
植烷酸氧化酶缺乏症	phytanic acid oxidase deficiency	255
纸样胎儿		128
指甲-髌骨综合征	nail-patella syndrome	383
质量性状	qualitative character	91
治疗相关急性髓细胞白血病	therapy-related acute myeloid leukemia	458
致病基因突变	disease-causing mutation	54
致畸敏感期		96
致畸药物		223
致畸原		96，225
智力低下	mental retardation	475
智商	intelligence quotient	475

中部小脑脚区	middle cerebellar peduncles	477
中间密度脂蛋白	intermediate density lipoprotein	291
中间缺失	interstitial deletion	40
中链脂酰辅酶 A 脱氢酶缺乏症	medium-chain acyl-CoA dehydrogenase deficiency	320
中期 I	metaphase I	30，33
中期 II	metaphase II	33
中期羊膜腔穿刺	midtrimester amniocentesis	103
中性替代	neutral substitution	51
中央着丝粒染色体	metacentric chromosome	27
中孕期		128
终变期	diakinesis	32
肿瘤遗传咨询	cancer genetic counseling	8
重复	duplication	44，53，84
重排	rearrangement	53
重组	recombination	169
周围神经髓鞘蛋白 22	peripheral myelin protein 22	252
周围神经髓鞘蛋白零	peripheral myelin protein zero	252
侏儒综合征	dwarfism syndrome	343
主动脉瓣上狭窄	supravalvar aortic stenosis	208
主动脉瓣狭窄	aortic stenosis	301
主动脉缩窄	coarctation of aorta	301
主要断裂组区域	major breakpoint cluster region	453
主缢痕	primary constriction	27
转换	transition	51
转录抑制部位	transcriptional repression domain	483
状态	phase	169
状态一致	identical-by-state	300
着色性干皮病	xeroderma pigmentosum	423
着丝粒	centromere	27
着丝粒超前分离	premature centromere disjunction	426
自闭症	autism	477
自然背景丢失率		104
自身免疫性甲状腺疾病		393
自身免疫性内分泌腺综合征	autoimmune polyendocrinopathy syndrome	399
综合征		94
组装蛋白	peroxins	78
罪恶感	guilty	5，10
座位异质性	locus heterogeneity	24